儿童临床用药指南

GUIDE TO CLINICAL MEDICATION FOR CHILDREN

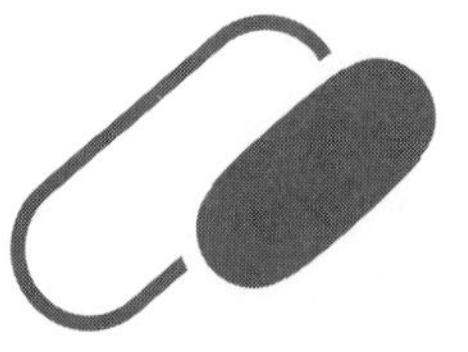

高　原　张晓英　主　编

化学工业出版社

·北京·

内 容 简 介

由于科学技术的发展，国内外新药不断增加，同时为贯彻“国家法定计量单位”，笔者参考《中国药典》配套书籍《临床用药须知》《中国国家处方集（普通版及儿童版）》《国家基本药物》以及国家药监局不断更新的药品说明书，编写了《儿童临床用药指南》一书，每个药物项下分为适应证、药动学、药物相互作用、不良反应、禁忌证、注意、用法与用量栏目叙述。供临床医师、护士、药师使用，也可供医药学院校师生参考。

图书在版编目（CIP）数据

儿童临床用药指南 / 高原，张晓英主编. — 北京：化学工业出版社，2022.8

ISBN 978-7-122-42059-6

Ⅰ. ①儿… Ⅱ. ①高… ②张… Ⅲ. ①小儿疾病－用药法－指南 Ⅳ. ①R720.5-62

中国版本图书馆 CIP 数据核字（2022）第 157645 号

责任编辑：张 蕾 陈燕杰　　加工编辑：何 芳
责任校对：刘曦阳　　装帧设计：水长流文化

出版发行：化学工业出版社（北京市东城区青年湖南街 13 号 邮政编码 100011）
印 装：河北鑫兆源印刷有限公司
787mm×1092mm 1/16 印张 55 字数 1241 千字 2023 年 6 月北京第 1 版第 1 次印刷

购书咨询：010-64518888　　售后服务：010-64518899
网 址：http：//www.cip.com.cn
凡购买本书，如有缺损质量问题，本社销售中心负责调换。

定 价：298.00 元

编写人员名单

主　编　高　原　张晓英

副主编　盛红彬　吕　伟　董　焱　吕白于　程晓莉　高华宏

编　者　张春辉　高　静　朱　蕙　高晓南　杨剑卿

主　审　高鸿慈

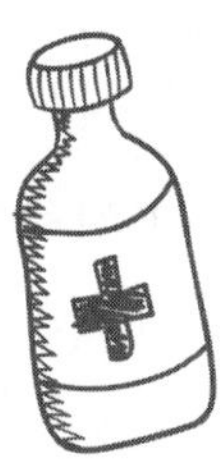

前言

合理用药是保证儿童健康成长的重要一环。由于儿童自身的器官功能和生理功能特点，对合理用药要求比较高。当下，全球儿童用药的品种和剂型偏少，我国临床上开展治疗药物监测（TDM）还不是很普遍，儿童用药在某些情况下是按照成人剂量折算给出的，对合理用药精准要求略显不足，而且不良反应也时有发生，2019年我国颁发了高警示药品目录，儿童用药更要增加风险意识，需格外小心。例如，氯化钾高浓度注射液是13种高警示药品之一，儿童用药极限质量浓度是3.0g/L；极限滴注流量是2.4mmol/（kg · h）。临床上必须严格遵守“浓度”“流量”这两个极限值，以防患于未然。

《儿童临床用药指南》一书统一采用国家法定计量单位，执行1993年中华人民共和国颁发的《量和单位》。例如5%葡萄糖注射液改为50g/L葡萄糖注射液；体重改称体质量；静脉滴注速度改为静脉滴注流量等。在导论部分介绍“法定计量单位”，将本书常用的量的名称、单位和国家标准的编号一一列出，便于读者查证。

本书药品的命名是参照《中华人民共和国药典》《中国国家处方集（普通版及儿童版）》《国家基本药物》等选定的。药品的通用名称后面括号内也收录了少量常用的中文、英文名称，以方便使用。盐类药物的命名只选取盐基，酸根不予列入，例如盐酸氨溴索，只取盐基“氨溴索”。

各药品项下的剂量系参照《中国药典》配套书籍《临床用药须知》《中国国家处方集（普通版及儿童版）》《国家基本药物》《WHO儿童示范处方集》《英国国家处方集（儿童版）》等文献结合临床实践给出。

每个药物项下分为适应证、药动学、药物相互作用、不良反应、禁忌证、注意、用法与用量栏目叙述。用法与用量中的剂量大多数情况下分成人与儿童分别给出。

在各个药品项下都没有设立“制剂与规格”这个栏目，这是因为新剂型不断问世，各生产企业的药物规格经常变动，药物说明书也经常报请国家药品监督管理局审批而更新。《中国药典》配套书籍《临床用药须知》在“多潘立酮”项下，虽然给出儿童肌内注射的剂量，但是国内目前没有注射剂的剂型，2020年及以前各版本的中国药典中也只收载了多潘立酮片剂这一剂型。

本书收载的药物品种，有的只给出成人剂量没有给出儿童用药剂量；有些药物暂时没有儿童剂量，但随着时间的推移，渐渐出现了儿童临床用药资料。如质子泵抑制剂埃

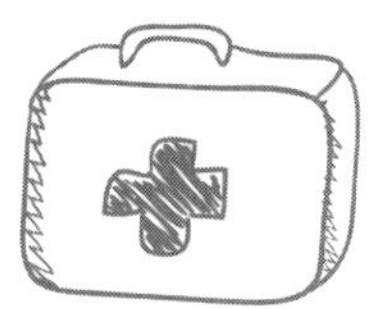

索美拉唑，《中国国家处方集2010年版》称“儿童禁用”，但2013年出版的《中国国家处方集（儿童版）》收载了《英国国家处方集（儿童版）》的给药剂量，《中国药典》的配套书籍《临床用药须知》收载了该药物的小儿剂量。治疗类风湿关节炎的药物非诺洛芬，《临床用药须知》称小儿用药尚缺乏资料，但是美国《儿童风湿病学》（2010年版）推荐：一日35mg/kg，分4次口服，成人一日最大剂量3200mg。其他类似的药物还有美托洛尔、可乐定等也属于这种情况。

本书介绍药物品种具体使用需结合临床并参考最新版《中国药典》及配套的《临床用药须知》和上市药品的药品说明书。儿童用药涉及面广，内容多，收录的药物资料肯定不全面，加之编者水平有限，书中疏漏之处在所难免，恳请读者批评指正。

高原　上海复旦大学药学院

张晓英　上海交通大学医学院附属第九人民医院

2022年6月

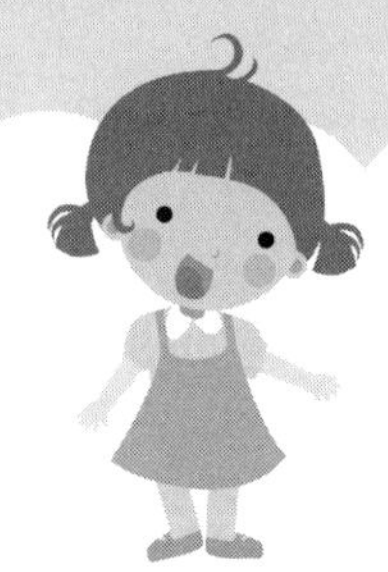

目录

1 导论

2 孕妇、产妇及儿童用药

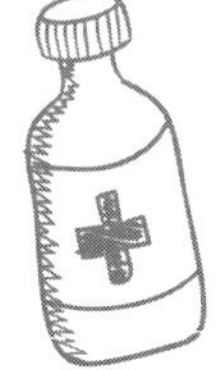

3 呼吸系统药物

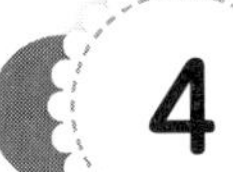

4 消化系统药物

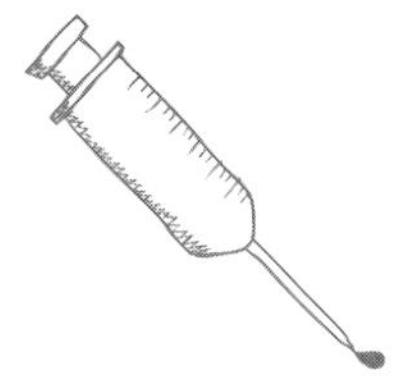

6 泌尿系统药物

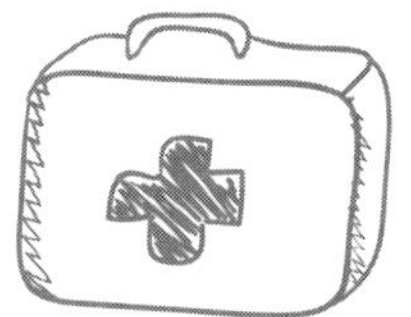

7 血液系统药物

8 抗肿瘤药物

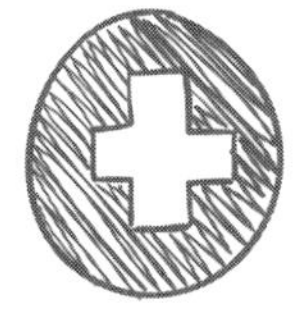

9 镇痛药

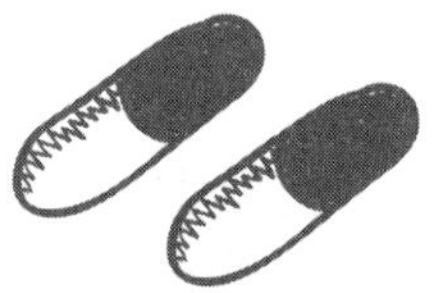

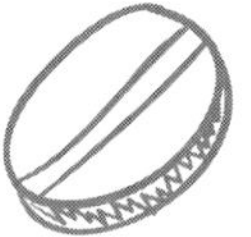

12 免疫调节药

13 抗过敏药物

14 抗感染药物

15 抗寄生虫药物

16 维生素类药物

17 微量元素与营养制剂

18 调节水、电解质、酸碱平衡药物和血容量扩充剂

19 解毒药

20 生物制剂

21 酶制剂

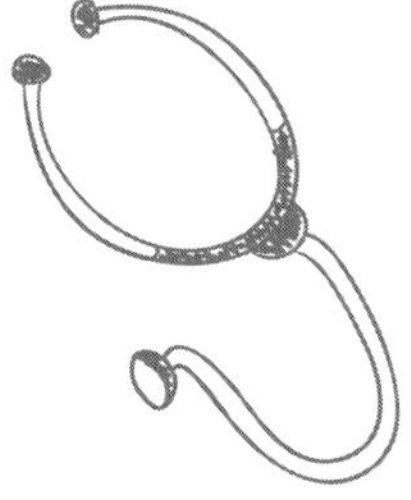

24 眼科、五官科、皮肤科用药

1 导论

1.1 常见物理量名称和法定计量单位

1993年中华人民共和国颁发的《量和单位》是《中华人民共和国法定计量单位》的具体应用形式。表1-1中列出与本书有关的几个量和单位。

表1-1 本书收载的常见与非常见物理量、法定与非法定计量单位

常见物理量和法定计量单位	非常见物理量和非法定计量单位	标准编号
相对原子质量	原子量	GB 3102.8—93
相对分子质量	分子量	GB 3102.8—93
质量浓度（kg/L）	%	GB 3102.8—93
体积分数（%）		GB 3102.8—93
质量分数（%）		GB 3102.8—93
能量（功、热量）（J）	cal	GB 3102.4—93
渗透质量摩尔浓度（mol/kg）	渗透压摩尔浓度（Osmol/kg）	SI
渗透浓度（mol/L）	渗透压摩尔浓度（Osmol/L）	SI
流量（mL/min）	流速（mL/min）	GB 3102.7—93
滴注流量（gtt/min）	滴速（滴/分钟）	

1.1.1 相对分子质量

相对原子质量（旧称原子量）、相对分子质量（旧称分子量）是最基本的化学计量数据，是一切化学计量的基础。相对原子质量和相对分子质量以前统称为无量纲量，按GB 3102.8—93应改为量纲一的量。在表示量纲一的量值时，单位1一般不明确写出。

国际纯粹与应用化学联合会（IUPAC）、国际标准化组织（ISO）决定用“相对原子质量”“相对分子质量”取代“原子量”“分子量”这两个量的名称。中华人民共和国国家标准GB 3102.8—93已经收录相对分子质量的量的名称和单位。中国药典及国内大多数医药书刊还没有改称分子量为相对分子质量。

中国药典称“中分子羟乙基淀粉（130/0.4）平均分子量130000，克分子取代级0.38～0.45……”。羟乙基淀粉后缀“130/0.4”数字，斜线前一组数字代表羟乙基淀粉的摩尔质量，斜线后一组数字代表摩尔取代度。克分子这个量的名称已经取消，所以克分子取代级宜改用“摩尔取代度”［廖亚玲，安薇，高鸿慈. 议羟乙基淀粉的摩尔质量

及摩尔取代度[J]. 数理医药学杂志，2011（23）3：377-378］。

1.1.2 溶液组成的百分比标度

1.1.2.1 国家标准对百分和千分的规定

GB 3101—93中2.3.3指出：“由于百分和千分是纯数，质量百分和体积百分的说法在原则上是无意义的。也不能在单位符号上加其他信息，如%（*m*/*m*）或%（*v*/*v*）。正确的表示方法是：质量分数为0.67或67%；体积分数为0.75或75%。”

1.1.2.2 国家标准中质量分数、体积分数的规定

国家标准中质量分数、体积分数可取代药典中质量百分浓度、体积百分浓度，即中国药典中的“%（g/g）”“%（mL/mL）”可采用国家标准中质量分数和体积分数去代替。

1.1.2.3 国家标准的质量浓度的规定

国家标准中质量浓度为kg/L[❶]，分子可以是g、mg、ng等，分母只能用L，不能任意换用dL、100mL、mL等。所以本书中质量浓度单位采用g/L。

1.1.3 体质量（kg）代替体重

体重是身体的重量，“重量”一词按照习惯可用于表示质量，但是，不赞成这种习惯。重量在GB 3102.3—93的定义是：“物体在特定参考系中的重量为使该物体在此参考系中获得其加速度等于当地自由落体加速度时的力。”在其备注项下称：“当此参考系为地球时，此量常称为物体所在地的重力，值得注意的是重量不仅与物体所在地的引力的合力有关，而且与由于地球自转引起的当地离心力有关，由于浮力的作用被排除，因此所定义的重量是真空中的重量。”

1.1.4 流量、滴注流量

临床上静脉输液的“点滴速度”“输注速度”都是不规范的量的名称。静脉滴注给药用每分钟多少滴即“gtt/min”表示滴注的快慢，常使用“滴速”“滴注速度”“输注速率”或“滴注速率”作为量的名称。国家标准GB 8368—2018《一次性使用输液器 重力输液式》中，图1、图2里标注有“流量调节器”，而不是用“滴速调节器”标注。所以，根据国家标准GB 3102.3—93和GB 8368—2018规定，临床上的输液“滴速”“滴注速度”或“滴注速率”均应该改称“滴注流量”。滴注流量的“量”，可以是体积或质量，也可以是“物质的量”“滴”，即体积/时间、质量/时间、物质的量/时间、滴/时间。临床使用最多的是“gtt/min”。“质量流量”这一量的单位名称为“千克每秒”，符号为“kg/s”。质量流量在临床上也常用，例如静脉脂肪乳的输注是以每天输注多少质量来计量的，即“g/d”。有时临床上也采用“物质的量流量”表示输液滴注流量的，如氯化钾按1g/h剂量给药，钾离子静脉滴注是每小时滴注不得超过13.41mmol，即K^+极限滴注流量是13.41mmol/h。

---

❶ 中国药典中采用百分数表示质量浓度，如5%葡萄糖表示50g/L，0.9%氯化钠表示9g/L。

1.2 高警示药品

高警示药品（high-alert drugs）是指若使用不当会对患者造成严重伤害或死亡的药物。我国借鉴了美国用药安全研究所（Institute for Safe Medication Practices，ISMP）高警示药品目录，在国内调研部分医疗机构，采用德尔菲法在用药安全专家组共识基础上制订了中国高警示药品推荐目录（2019版），共22类、13种药品，见表1-2、表1-3。小儿、妊娠与哺乳期妇女用药都要对高警示药品增加风险意识，格外小心。

高浓度氯化钾注射液是13种高警示药品品种之一，中国药典配套书籍《临床用药须知》规定，浓氯化钾注射液用溶剂稀释后静脉滴注，浓度不能太高，成人极限质量浓度是3.4g/L，静脉滴注流量不能太大，极限滴注流量是0.75g/h（10mmol·h^{-1}），一日补钾量3～4.5g。而儿童静滴氯化钾极限质量浓度是3.0g/L，极限滴注流量是2.4mmol/（kg·h）。临床上成人和儿童静脉滴注氯化钾必须严格遵守“浓度”“流量”这两个极限值的标准。

儿童静脉补钾，取100g/L氯化钾注射液10mL加入氯化钠注射液500mL中稀释，按照儿童补钾极限滴注流量2.4mmol/（kg·h）给药，如小儿体质量10kg，滴斗用滴系数20gtt/mL的输液器滴注给药，可以计算出极限流量15gtt/min是安全的。

表1-2　22类高警示药品目录（2019版）

编号	名称
1	100mL或更大体积的灭菌注射用水（供注射、吸入或冲洗用）
2	茶碱类药物，静脉途径
3	肠外营养制剂
4	非肠道和口服化疗药
5	高渗葡萄糖注射液（200g/L或以上）
6	抗心律失常药，静脉注射（如胺碘酮、利多卡因）
7	抗血栓药（包括抗凝药物、Xa因子拮抗剂、直接凝血酶抑制剂和糖蛋白Ⅱb/Ⅲa抑制剂）
8	口服降糖药
9	氯化钠注射液（高渗，质量浓度>9g/L）
10	麻醉药，普通、吸入或静脉用（如丙泊酚）
11	强心药，静脉注射（如米力农）
12	神经肌肉阻断剂（如琥珀酰胆碱，罗库溴铵，维库溴铵）
13	肾上腺素受体激动药，静脉注射（如肾上腺素）
14	肾上腺素受体拮抗药，静脉注射（如普萘洛尔）
15	小儿用口服的中度镇静药（如水合氯醛）
16	胰岛素，皮下或静脉注射

续表

编号	名称
17	硬膜外或鞘内注射药
18	对育龄人群有生殖毒性的药品，如阿维A胶囊、异维A酸片等
19	对比剂，静脉注射
20	镇痛药/阿片类药物，静脉注射，经皮及口服（包括液体浓缩物，速释和缓释制剂）
21	脂质体的药物（如两性霉素B脂质体）和传统的同类药物（如两性霉素B去氧胆酸盐）
22	中度镇静药，静脉注射（如咪达唑仑）

表1-3　13种高警示药品目录（2019版）

编号	名称
1	阿片酊
2	阿托品注射液（规格≥5mg/支）
3	高锰酸钾外用制剂
4	加压素，静脉注射或骨髓腔内注射
5	甲氨蝶呤（口服，非肿瘤用途）
6	硫酸镁注射液
7	浓氯化钾注射液
8	凝血酶冻干粉
9	肾上腺素，皮下注射
10	缩宫素，静脉注射
11	硝普钠注射液
12	异丙嗪，静脉注射
13	注射用三氧化二砷

2 孕妇、产妇及儿童用药

孕妇、产妇及儿童在临床上使用药物的原则是：尽量减少药物对子代的影响，努力做到最小有效剂量、最短有效疗程、最小不良反应。

2.1 妊娠期妇女用药

在临床上，许多妇女妊娠期间需要进行药物治疗，如癫痫、糖尿病、高血压、哮喘。常规剂量下绝大多数药物都是安全的。但是有一些孕妇用药的安全性必须注意防范。

妇女的妊娠期分为4个时期。第1期为着床前期，从受精到着床，约12日。第2期为器官形成期（妊娠早期），13～56日。第3期占其余妊娠期的70%（妊娠中期），是生长发育期。第4期是分娩期（妊娠晚期），7～14日。妊娠妇女的用药、剂量和作用时间、胎儿的遗传构成和易感性、母亲的年龄及营养状况等诸多因素均决定药物对胎儿的影响。尤其是妊娠早中期（第2、3期），应在医师、药师的指导下，选用一些无致畸作用的药物。对致畸性尚未充分了解的新药，一般避免使用。

根据药物可能对胎儿的不良影响，1979年美国FDA根据药物对胎儿的致畸危险性，将药物分类为A、B、C、D、X五个等级，协助医生为孕妇提供安全的药物处方。

由于该分类系统过于简单，不能反映出有效的可用信息，不能有效地传递妊娠期、哺乳期用药的风险，常常会导致错误用药。随着科学技术的发展，2015年6月30日FDA实施“妊娠和哺乳标签最终规则”（PLLR）的新规。新规要求：药品生产企业需在其药品说明书中提供妊娠期、哺乳期妇女药物风险及获益的详细相关信息。在药品说明书中应删除妊娠期用药的五级分类法的内容。针对孕妇、哺乳期妇女及胎儿、婴儿提供更多的有效信息，包括药物是否泌入乳汁、是否影响婴儿等。

当下，我国的一些文献还在推荐使用美国FDA的药物五级分类法，各文献收载的是美国FDA已经废除的简单的类别，本书一些药物给出原五级分类法的等级，只能作为参考，应该以各药物产品说明书为准。

依据《中华人民共和国药典临床用药须知》，妊娠期妇女禁用的药物名单见表2-1。

表2-1 妊娠期妇女禁用的药物名单

类别	药物
抗感染药物	链霉素、大观霉素、依托红霉素、琥乙红霉素、氯霉素（妊娠晚期禁用）、米诺环素、多西环素、喹诺酮类抗菌药、磺胺嘧啶（临近分娩禁用）、磺胺甲噁唑（临近分娩禁用）、磺胺异噁唑（临近分娩禁用）、甲硝唑（初始3个月禁用）、呋喃唑酮、利福平（初始3个月禁用）、伊曲康唑、阿糖腺苷、利巴韦林、伐昔洛韦、膦甲酸钠、阿巴卡韦、依非韦伦、甲苯咪唑、左旋咪唑、阿苯达唑、噻苯唑、噻嘧啶、乙胺嘧啶、沙利度胺、司他夫定、奎宁、磷酸氯喹、喷他脒

续表

类别	药物
主要作用于精神和神经系统药物	左旋多巴、溴隐亭（妊娠早期禁用）、卡马西平、苯妥英钠、磷苯妥英、三甲双酮（妊娠早期禁用）、扑米酮、夸西泮、咪达唑仑、苯巴比妥、异戊巴比妥、水合氯醛、地西泮（初始3个月禁用）、奥沙西泮、氟西泮、氯硝西泮、三唑仑、艾司唑仑、扎来普隆、赖氨匹林（妊娠晚期禁用）、贝诺酯、双水杨酸酯、尼美舒利、萘普生、双氯芬酸钠（初始3个月禁用）、舒林酸、吡罗昔康（妊娠晚期禁用）、美洛昔康、氯诺昔康、萘丁美酮（妊娠晚期禁用）、依托度酸、塞来昔布、帕瑞昔布、伐地昔布、金诺芬、阿明洛芬、奥沙普秦、芬布芬、洛索洛芬、甲芬那酸、甲氯芬那酸、吲哚美辛、青霉胺、柳氮磺吡啶、秋水仙碱、别嘌醇、麦角胺、丁丙诺啡、戊四氮、贝美格、吡拉西坦、他克林、苯噻啶、阿米替林、丙米嗪、氟西汀、哌替啶（临近分娩禁用）、美沙酮、吡硫醇、甲磺酸双氢麦角毒碱、利扎曲普坦、洛美利嗪、罗匹尼罗、齐拉西酮、左乙拉西坦、多奈哌齐
麻醉药与主要作用于骨骼肌系统药物	咪达唑仑（初始3个月禁用）、氯化筒箭毒碱（妊娠前3个月禁用）、顺阿曲库铵、利鲁唑
主要作用于循环系统药物	伊布曲特、地尔硫䓬（注射剂禁用）、卡维地洛、美托洛尔（中晚期禁用）、索他洛尔（中晚期禁用）、比索洛尔、阿罗洛尔、丁咯地尔、阿托伐他汀、洛伐他汀、普伐他汀、氟伐他汀、匹伐他汀、非诺贝特、辛伐他汀、阿昔莫司、氯贝丁酯、非诺贝特、普萘洛尔（中晚期禁用）、吲达帕胺（妊娠高血压者禁用）、尼索地平、尼群地平、非洛地平、马尼地平、阿折地平、赖诺普利（中晚期禁用）、卡托普利、依那普利、咪达普利、贝那普利、培哚普利、福辛普利、西拉普利、雷米普利、喹那普利、佐芬普利、氯沙坦（中晚期禁用）、缬沙坦、厄贝沙坦（中晚期禁用）、替米沙坦、奥美沙坦酯、坎地沙坦西酯、依普罗沙坦、特拉唑嗪、肼屈嗪、乌拉地尔、利血平、曲匹地尔（初始3个月禁用）、米多君、前列地尔
主要作用于呼吸系统药物	氢溴酸右美沙芬（初始3个月禁用）、厄多司坦、喷托维林、氯哌斯汀、非诺特罗、曲尼司特、异丙托溴铵（妊娠早期禁用）、噻托溴铵（临近分娩禁用）、波生坦
主要作用于消化系统药物	曲硫嗪、哌仑西平、枸橼酸铋钾、胶体果胶铋、碱式碳酸铋、胶体酒石酸铋、西咪替丁、雷尼替丁、法莫替丁、尼扎替丁、枸橼酸铋雷尼替丁、米索前列醇、罗沙前列醇、恩前列素、甘珀酸钠、吉法酯、醋氨己酸锌（初始3个月禁用）、泮托拉唑（初始3个月禁用）、雷贝拉唑钠、埃索美拉唑、西沙必利、奥沙普秦、奥沙拉秦、复方铝酸铋、匹维溴铵、马来酸曲美布汀、多拉司琼、托烷司琼、雷莫司琼、硫酸镁、甲氧氯普胺、硫酸钠、蓖麻油、欧车前亲水胶、苦参素、地芬诺酯、复方樟脑酊、硫普罗宁、甘草酸二铵、甲磺酸加贝酯、乙型肝炎疫苗注射剂、非布丙醇、曲匹布通、羧甲香豆素、熊去氧胆酸、鹅去氧胆酸、西布曲明、奥曲肽、阿糖腺苷、柳氮磺吡啶（临近分娩禁用）、特利加压素、兰瑞肽、生长抑素、鞣酸加压素
主要作用于泌尿和生殖系统药物	布美他尼（初始3个月禁用）、醋甲唑胺、醋羟胺酸、鞣酸加压素、垂体后叶素、缩宫素、麦角胺、马来酸麦角新碱（胎盘未剥离胎儿娩出前禁用）、地诺前列酮（胎位异常者禁用）、呋塞米、氟他胺、比卡鲁胺、非那雄胺、依立雄胺、度他雄胺

续表

类别	药物
主要作用于血液和造血系统药物	促红素、血凝酶、依诺肝素（妊娠早期禁用）、达肝素（妊娠早期禁用）、华法林钠、双香豆素、双香豆素乙酯、醋硝香豆素、茴茚二酮、苯茚二酮、降纤酶、去纤酶、重组人组织型纤溶酶原激酶衍生物、莫拉司亭、硫培非格司亭、阿法达贝泊汀、羟乙基淀粉（妊娠早期禁用）、西洛他唑、沙格雷酯、伊洛前列素
主要作用于内分泌和代谢系统药物	甲磺酸溴隐亭、兰瑞肽、重组促卵泡激素α、重组促卵泡激素β、西曲瑞克、曲安奈德、雌二醇、戊酸雌二醇、炔雌醇、雌三醇、尼尔雌醇、己烯雌酚、尿促性素、氯米芬、亮丙瑞林、曲普瑞林、甲睾酮（妊娠早期禁用）、苯丙酸诺龙、甲地孕酮、左炔诺孕酮、孕三烯酮、氯地孕酮、羟孕酮、米非司酮、卡前列素、卡前列甲酯、甲苯磺丁脲、格列本脲、格列吡嗪、格列齐特、格列喹酮、格列美脲、苯乙双胍、二甲双胍、罗格列奈、吡格列酮、瑞格列奈、那格列奈、降钙素、碘化钾、重组人生长激素、雷洛昔芬、羟乙膦酸钠、帕米膦酸二钠、依替膦酸二钠、氯膦酸二钠、阿仑膦酸钠、伊班膦酸钠、替鲁膦酸钠、利塞膦酸钠
维生素、营养与调节水、电解质和酸碱平衡药物	过量维生素D、过量维生素A、葡萄糖酸锌
抗变态反应药及免疫调节药物	苯海拉明（妊娠早期禁用）、茶苯海明（妊娠早期及晚期禁用）、西替利嗪（妊娠早期禁用）、左西替利嗪、异丙嗪（临近分娩禁用）、依巴斯汀、司他斯汀、左卡巴斯汀、曲尼司特、青霉胺、环孢素、他克莫司、硫唑嘌呤、咪唑立宾、匹多莫德（初始3个月禁用）、来那度胺、抗人淋巴细胞免疫球蛋白、来氟米特、吗替麦考酚酯、干扰素、重组人白介素-2、雷公藤多苷
皮肤与软组织用药	鬼臼毒素、林旦、维胺酯、维A酸、阿达帕林、异维A酸、他扎罗汀、甲氧沙林、三甲沙林
抗肿瘤药物	氮芥、苯丁酸氮芥、硝卡芥、美法仑、氧氮芥、甲氧芳芥、环磷酰胺、异环磷酰胺、甘磷酰芥、嘧啶亚硝脲、氮甲、白消安、六甲蜜胺、雌莫司汀、卡莫司汀、洛莫司汀、司莫司汀、尼莫司汀、福莫司汀、噻替派、达卡巴嗪、卡培他滨、甲氨蝶呤、巯嘌呤（初始3个月禁用）、硫鸟嘌呤（初始3个月禁用）、硫唑嘌呤、氟尿嘧啶（初始3个月禁用）、氟脲苷、卡莫氟、去氧氟尿苷、氟脲脱氧核苷、替加氟（初始3个月禁用）、羟基脲、阿糖胞苷（初始3个月禁用）、吉西他滨、舒尼替尼、丝裂霉素（初始3个月禁用）、平阳霉素、柔红霉素、多柔比星（初始3个月禁用）、吡柔比星、表柔比星、阿柔比星、伊达比星、长春碱、长春新碱、长春地辛、长春瑞滨、依托泊苷、替尼泊苷、拓泊替康、伊立替康、紫杉醇、多西他赛、羟喜树碱、高三尖杉酯碱、门冬酰胺酶（初始3个月禁用）、顺铂、卡铂、奥沙利铂、米托蒽醌、他莫昔芬、托瑞米芬、福美坦、依西美坦、氨鲁米特、来曲唑、阿那曲唑、甲羟孕酮、甲地孕酮、亮丙瑞林、戈舍瑞林、戈那瑞林、阿拉瑞林、曲普瑞林、丙卡巴肼、达卡巴嗪、三氧化二砷、靛玉红、托烷司琼、利妥昔单抗、曲妥珠单抗、氟维司群、替莫唑胺、雷替曲塞、氟尿嘧啶、喜树碱
生物制品	森林脑炎灭活疫苗、冻干黄热病活疫苗、冻干流行性腮腺炎活疫苗、流行性出血热灭活疫苗（Ⅰ型、Ⅱ型）、水痘减毒活疫苗、冻干风疹活疫苗、斑疹伤寒疫苗、霍乱疫苗、甲型肝炎活疫苗、伤寒疫苗、伤寒甲型副伤寒联合疫苗、伤寒甲型乙型副伤寒联合疫苗、伤寒Vi多糖菌苗、钩端螺旋体菌苗、冻干鼠疫活菌苗、冻干人用布氏菌病活菌苗、霍乱菌苗、乙型肝炎疫苗

2.2 哺乳期妇女用药

药物由母体血浆通过血浆-乳汁屏障进入乳汁中，而后经婴儿通过吞咽后在消化道吸收。乳母用药后药物进入乳汁，其中的含量很少超过母亲摄入量的1%~2%，故一般不至于给哺乳婴儿带来危害，然而少数药物在乳汁中的排泄量较大，母亲服用量应考虑对哺乳婴儿的危害，避免滥用。一般药物的相对分子质量<200和在脂肪与水中都能有一定的溶解度的物质较易通过细胞膜。在药物与母体血浆蛋白结合能力方面，只有在母体血浆中处于游离状态的药物才能进入乳汁，而与母体血浆蛋白结合牢固的药物如抗凝药华法林不会在乳汁中出现。另外，要考虑药物的解离度，解离度越低，乳汁中药物浓度也越低。弱碱性药物（如红霉素）易于在乳汁中排泄，而弱酸性药物（如青霉素）较难排泄。哺乳期妇女用药的原则有：尽量减少药对子代的影响，同时，由于母乳是持续地分泌并在体内不滞留，母亲如需服药，要在服药后第6h（一般药物的1个血浆半衰期）再哺乳，如药品对孩子影响太大则停止哺乳，暂时由人工喂养替代。哺乳期妇女禁用的药物名单，见表2-2。

表2-2　哺乳期妇女禁用的药物名单

类别	药物
抗感染药物	链霉素、硫酸巴龙霉素、卡那霉素、氯霉素、林可霉素、红霉素、琥乙红霉素、四环素、米诺环素、多西环素、林可霉素、万古霉素、去甲万古霉素、喹诺酮类抗菌药、磺胺嘧啶、柳氮磺吡啶、磺胺甲噁唑、磺胺异噁唑、呋喃妥因、特比萘芬、伊曲康唑、两性霉素B、氯法齐明、利巴韦林、膦甲酸钠、去羟肌苷、阿巴卡韦、依非韦伦、齐多夫定、甲苯咪唑、阿苯达唑、噻苯唑、替硝唑、乙胺嘧啶、喷他脒、吡喹酮、盐酸左旋咪唑
主要作用于精神和神经系统药物	左旋多巴、金刚烷胺、卡马西平、苯巴比妥、苯妥英钠、磷苯妥英钠、唑吡坦、碳酸锂、甲喹酮、地西泮、硝西泮、奥沙西泮、氟硝西泮、三唑仑、水合氯醛、扎来普隆、扑米酮、利培酮、奥氮平、氟哌利多、甲丙氨酯、氯丙嗪、氟哌啶醇、氯普噻吨、舒必利、氟伏沙明、齐拉西酮、赖氨匹林、对乙酰氨基酚、贝诺酯、双水杨酸酯、可待因、尼美舒利、双氯芬酸钠/米索前列醇、萘普生、吲哚美辛、舒林酸、芬布芬、金诺芬、洛索洛芬、吡罗昔康、美洛昔康、氯诺昔康、萘丁美酮、依托度酸、塞来昔布、奥沙普秦、青霉胺、柳氮磺吡啶、秋水仙碱、别嘌醇、麦角胺、羟考酮、丁丙诺啡、吗啡、戊四氮、贝美格、士的宁、吡拉西坦、他克林、氟西汀、帕罗西汀、西酞普兰、舍曲林、氟伏沙明、草酸艾司西酞普兰、文拉法辛、多奈哌齐、托卡朋
主要作用于循环系统药物	伊布曲特、地尔硫䓬、卡维地洛、比索洛尔、阿罗洛尔、丁咯地尔、氟桂利嗪、马尼地平、阿托伐他汀、洛伐他汀、普伐他汀、非诺贝特、辛伐他汀、匹伐他汀、氯贝丁酯、阿昔莫司、非诺贝特、依那普利、贝那普利、赖诺普利、雷米普利、培哚普利、福辛普利、西拉普利、佐芬普利、厄贝沙坦、替米沙坦、奥美沙坦酯、坎地沙坦西酯、依普罗沙坦、特拉唑嗪、乌拉地尔、肼屈嗪、二氮嗪、米多君
主要作用于呼吸系统药物	厄多司坦、喷托维林、氯哌斯汀、右美沙芬、倍氯米松

续表

类别	药物
主要作用于消化系统药物	西咪替丁、雷尼替丁、法莫替丁、尼扎替丁、罗沙替丁乙酸酯、雷尼替丁枸橼酸铋、泮托拉唑、埃索美拉唑、雷贝拉唑钠、胶体酒石酸铋、米索前列醇、罗沙前列醇、恩前列素、甘珀酸钠、曲美布汀、瑞巴派特、复方铝酸铋、匹维溴铵、雷莫司琼、托烷司琼、多拉司琼、西沙必利、依托必利、酚酞、欧车前亲水胶、地芬诺酯、次水杨酸铋、复方樟脑酊、马洛替酯、硫普罗宁、熊去氧胆酸、非布丙醇、奥利司他、乌司他丁、柳氮磺吡啶、醋酸兰瑞肽、甲磺酸萘莫司他、生长抑素、奥曲肽
主要作用于泌尿和生殖系统药物	环噻嗪、苯噻嗪、泊利噻嗪、贝美噻嗪、乙酰唑胺、醋甲唑胺、黄酮哌酯
主要作用于血液和造血系统药物	双香豆素乙酯、茴茚二酮、苯茚二酮、依诺肝素、达肝素、降纤酶、去纤酶、前列地尔、非格司亭、莫拉司亭、硫培非格司亭、西洛他唑、伊洛前列素、阿法达贝泊汀
主要作用于内分泌和代谢系统药物	甲磺酸溴隐亭、麦角胺、兰瑞肽、西曲瑞克、曲安奈德、雌二醇、戊酸雌二醇、炔雌醇、雌三醇、尼尔雌醇、己烯雌酚、亮丙瑞林、炔诺酮、甲地孕酮、左炔诺孕酮、孕三烯酮、氯地孕酮、羟孕酮、米非司酮、卡前列素、卡前列甲酯、甲苯磺丁脲、格列本脲、苯乙双胍、二甲双胍、罗格列酮、吡格列酮、瑞格列奈、那格列奈、降钙素、卡比马唑、甲硫氧嘧啶、碘化钾、阿仑膦酸钠、伊班膦酸钠、利塞膦酸钠
抗变态反应药及免疫调节药物	苯海拉明、左西替利嗪、依巴斯汀、司他斯汀、曲普利啶、青霉胺、环孢素、他克莫司、麦考酚酯、硫唑嘌呤、咪唑立宾、匹多莫德、来那度胺、抗人淋巴细胞免疫球蛋白、来氟米特、雷公藤多苷、干扰素
皮肤与软组织用药	茶苯海明、鬼臼毒素、林旦、异维A酸、他扎罗汀
抗肿瘤药物	氮芥、苯丁酸氮芥、硝卡芥、美法仑、氧氮芥、环磷酰胺、异环磷酰胺、六甲蜜胺、甘磷酰芥、嘧啶亚硝脲、雌莫司汀、卡莫司汀、洛莫司汀、尼莫司汀、福莫司汀、白消安、塞替派、甲氨蝶呤、硫唑嘌呤、氟尿嘧啶、氟脲苷、卡莫氟、替加氟、去氧氟尿苷、氟脲脱氧核苷、阿糖胞苷、丝裂霉素、平阳霉素、柔红霉素、吡柔比星、多柔比星、阿柔比星、伊达比星、吉西他滨、长春地辛、长春瑞滨、卡培他滨、依托泊苷、替尼泊苷、羟喜树碱、拓扑替康、伊立替康、紫杉醇、多西他赛、高三尖杉酯碱、顺铂、卡铂、奥沙利铂、他莫昔芬、托瑞米芬、福美坦、依西美坦、氨鲁米特、来曲唑、阿那曲唑、甲羟孕酮、甲地孕酮、亮丙瑞林、戈舍瑞林、戈那瑞林、阿拉瑞林、曲普瑞林、丙卡巴肼、达卡巴嗪、米托蒽醌、羟基脲、来曲唑、阿那曲唑、利妥昔单抗、曲妥珠单抗、替莫唑胺、雷替曲塞、门冬酰胺酶、靛玉红、喜树碱
生物制品	森林脑炎灭活疫苗、流行性出血热灭活疫苗、斑疹伤寒疫苗、霍乱疫苗、伤寒疫苗、伤寒甲型副伤寒联合疫苗、伤寒甲型乙型副伤寒联合疫苗、伤寒Vi多糖菌苗、钩端螺旋体菌苗、冻干鼠疫活菌苗、冻干人用布氏菌病活菌苗
维生素、营养与调节水、电解质和酸碱平衡药物	葡萄糖酸锌
对比剂	碘泛酸、碘阿芬酸、碘普罗胺

2.3 儿童用药

儿童疾病的药物治疗要严格掌握适应证。必须严格掌握儿童用药的药物选择、给药方法、剂量计算、药物不良反应及禁忌证等，避免或减少不良反应和药源性损害。

2.3.1 肝功能不全的患者用药

肝脏是人体内最大的实质性腺体，具有十分重要的生理功能，首先是人体各种物质代谢和加工的中枢，并把多余的物质（如糖、蛋白质、脂肪）加以储存；其次，肝脏还有生物转化和解毒功能，绝大部分进入人体的药物和毒物都会在肝脏发生氧化、还原、水解、结合等化学反应，不同程度地被代谢，最后以代谢物的形式排出体外。由于肝细胞不断地从血液中吸取原料，难以避免遭受有毒物质或病毒、毒素、药物和寄生虫的感染或损害，轻者肝细胞丧失一定的功能，重者造成肝细胞坏死，最后发展为肝硬化、肝癌及肝衰竭，甚至发生肝性脑病。

另外，肝脏又是许多药物代谢的主要场所，当肝功能不全时，药物代谢必然受到影响，药物生物转化减慢，血浆中游离型药物增多，从而影响药物的效应并增加毒性。因此必须减少用药剂量或用药次数，特别是给予有肝毒性的药物时更需谨慎。

2.3.1.1 肝功能不全患者的用药原则

①明确诊断，合理选药。

②避免或减少使用对肝脏毒性较大的药物。

③注意药物相互作用，特别应避免与肝毒性的药物合用。

④对肝功能不全而肾功能正常的患者可选用对肝功能毒性小且从肾脏排泄的药物。

⑤开始宜小剂量给药，必要时进行血药浓度监测，做到给药方案个体化。

⑥定期检查肝功能，及时调整治疗方案。

2.3.1.2 肝功能不全患者抗菌药物的选择

①可按常量应用的药物：青霉素、头孢唑林、头孢他啶、氨基糖苷类、万古霉素类和多黏菌素类、喹诺酮类（氧氟沙星、环丙沙星等）。

②对严重肝病者需减量使用的药物（对一般肝病者可按常量应用）：哌拉西林、美洛西林、阿洛西林、羧苄西林、头孢噻肟、头孢曲松、头孢哌酮、红霉素、克林霉素、甲硝唑、氟罗沙星、氟胞嘧啶、伊曲康唑等。

③肝病者减量用药：林可霉素、培氟沙星、异烟肼（异烟肼在肝炎活动期避免使用）。

④肝病者避免使用的药物：红霉素酯化物、四环素类、氯霉素、利福平类、两性霉素B、酮康唑、咪康唑、特比萘芬、磺胺类。

2.3.2 肾功能不全的患者用药

肾脏极易受到某些药物的作用而出现毒性反应。肾毒性的表现有肾小球、肾小管损伤，临床可见蛋白尿、管型尿、血肌酐高、血尿素氮值升高，严重时可引起少尿、无尿直至肾衰竭。磺胺类药除引起血尿外，还可发生结晶尿。肾功能受损时，药物吸收、分布、代谢、排泄以及机体对药物的敏感性均可能发生改变。

2.3.2.1 肾功能不全时药动学和药效学特点

（1）吸收　肾功能不全患者肾单位数量减少、肾小管酸中毒。如维生素D羟化不足，可导致肠道钙吸收减少。慢性尿毒症患者常伴有胃肠功能紊乱，如腹泻、呕吐，这些均减少药物的吸收。

（2）分布　肾功能损害能改变药物与血浆蛋白的结合率。一般而言，酸性药物血浆蛋白结合率下降（如苯妥英钠、呋塞米），而碱性药物血浆蛋白结合率不变（如普萘洛尔、筒箭毒碱）或减低（如地西泮、吗啡）。其作用机制为：①血浆蛋白含量下降。②酸性代谢产物蓄积，竞争血白蛋白，使药物蛋白结合率下降；③血浆蛋白结构或构型改变，导致药物与蛋白结合点减少或亲和力下降。

肾功能不全，血浆蛋白结合率改变，药物分布容积也可改变。大多数药物表现为分布容积增加，某些蛋白结合率低的药物如庆大霉素、异烟肼等分布容积无改变。例外的是，地高辛分布容积减少。

肾功能不全所致药物蛋白结合率及分布容积改变的临床意义很难预测。一方面，药物蛋白结合率下降，游离血药浓度增高作用增强，毒性增加；另一方面，分布容积增加，消除加快，半衰期缩短。

（3）代谢　肾脏含有多种药物代谢酶，氧化、还原、水解及结合反应在肾脏均可发生，所以有肾脏疾病时，经肾脏代谢的药物生物转化有障碍。如尿毒症患者维生素D_3的第二次羟化障碍。

由于肾功能受损，药物的代谢也可能发生改变。如药物的氧化反应加速，还原和水解反应减慢，对药物的结合反应影响不大。肾功能损害患者对苯妥英钠、苯巴比妥和普萘洛尔的排泄均较正常人快。

（4）排泄　肾功能损害时，主要经肾脏排泄的药物消除减慢，消除半衰期延长。因药物在体内蓄积作用加强，甚至产生毒性反应，其作用机制如下。

①肾小球滤过减少：如地高辛、普鲁卡因胺、氨基糖苷类抗感染药物都主要经肾小球滤过而排出体外。急性肾小球肾炎及严重肾缺血患者，肾小球滤过率下降，上述药物排泄减慢。

②肾小管分泌减少：尿毒症患者体内蓄积的内源性有机酸可与弱酸性药物在转运上发生竞争，使药物经肾小管分泌减少。轻中度肾衰竭时，这种竞争所致的有机酸排出减少可能比功能性肾单位减少更重要。

③肾小管重吸收增加：肾功能不全患者体内酸性产物增加，尿液pH下降，弱酸性药物离子化减少，重吸收增加。

④肾血流量减少：某些疾病，如休克、心力衰竭、严重烧伤均可致肾血流量减少。由于肾血流量减少，肾小球滤过及肾小管分泌、重吸收功能均可能发生障碍，从而导致肾药物排泄减少。

某些药物在体内的代谢产物仍有药理活性，有的甚至有毒性，肾功能受损时，这些代谢产物在体内蓄积产生不良反应。其中最典型的是普鲁卡因胺，其代谢产物*N*-乙酰卡尼（NAPA）85%经肾排泄。肾功能不全患者半衰期从正常人的6h延长到45h。美托洛尔代谢产物去甲基美托洛尔经肾脏排泄，若其排泄率仅为总代谢物的5%～10%时，肾功能不全者美托洛尔的半衰期可为正常受试者的4～6倍。在肾功能不全时，抗生素不能及时排出，在血和组织内发生积蓄，更易出现毒性反应。

（5）肾功能不全者对药物的敏感性改变　镇静催眠药对尿毒症患者的中枢抑制作用明显增强，肾功能不全患者对甲基多巴的降压作用更敏感。但进一步研究发现这些现象的产生是由于肾功能损害导致血脑屏障功能受损而进入中枢神经的药量增加所致，并不是真正的机体敏感性改变。

尿毒症患者常伴有电解质及酸碱平衡紊乱。如低血钾可降低心脏传导性，因而增加洋地黄类、奎尼丁、普鲁卡因胺等药物的心脏传导抑制作用；酸血症和肾小管酸中毒可对抗儿茶酚胺的升压作用。这些现象是敏感性发生改变的典型例子。

无论是药物分布的改变，还是机体敏感性的改变，肾功能损害时机体对药物的反应性均可能发生改变。因此，临床应用时应予以考虑。

2.3.2.2 肾功能不全患者用药原则

①明确诊断，合理选药。

②避免或减少使用对肾脏毒性大的药物。

③注意药物相互作用，特别应避免与有肾毒性的药物合用。

④肾功能不全而肝功能正常者可选用具有双通道排泄的药物。

⑤必要时进行血药浓度监测，设计个体化给药方案。

⑥定期检查肾功能，依据肾小球滤过率、肌酐清除率及时调整治疗方案和药物剂量。

2.3.2.3 肾功能不全患者抗菌药物的选择

①可按正常剂量略减剂量使用的抗菌药物：阿莫西林、氨苄西林、美洛西林、哌拉西林、头孢噻肟、头孢哌酮、头孢曲松、红霉素、螺旋霉素、吉他霉素、氯霉素、磷霉素、多西环素、林可霉素、利福霉素、环丙沙星、甲硝唑、酮康唑、异烟肼、乙胺丁醇。

②可按正常剂量减半使用的抗菌药物：青霉素、阿洛西林、羧苄西林、头孢噻吩、头孢氨苄、头孢唑林、头孢拉定、头孢孟多、头孢呋辛、头孢西丁、头孢他啶、头孢唑肟、头孢吡肟、拉氧头孢、氨曲南、亚胺培南、氧氟沙星、磺胺甲噁唑、甲氧苄啶。

③避免应用但确有指征应用时在血药浓度监测下使用并需显著减量的药物：庆大霉素、卡那霉素、妥布霉素、阿米卡星、奈替米星、链霉素、万古霉素、两性霉素B、替考拉宁、氟尿嘧啶。

④禁用的药物：四环素类（多西环素除外）、呋喃妥因、萘啶酸、特比萘芬等。四环素、土霉素的应用可加重氮质血症，硝基呋喃类和萘啶酸可在体内明显积聚，产生对神经系统的毒性反应。故均不宜应用，可选用其他抗菌活性相仿、毒性低的药物替代。

2.3.2.4 肾功能不全患者的药物剂量调整

一般认为，肌酐清除率是测定肾功能的可靠方法，且与药物在血浆中的消除半衰期成反比关系，当肌酐清除率低于正常的25%时，则应调整药物治疗剂量。肾功能不全或低下时，药物按正常人剂量百分数调整。美国的儿童肾病患者根据肾小球滤过率，调整给药间隔时间及透析后追加剂量，见表2-3。

表2-3　肾衰竭患儿调整给药剂量和间隔时间

药物	代谢和排泄	血浆蛋白结合率/%	肾功能正常给药剂量	肾衰时尽量调节 GFR/[mL/(1.73m²·min)]			透析后追加剂量
				30~50	10~29	<10	
抗菌药物							
阿米卡星	无参考	极少	5~7.5mg/kg，q8h	q12~18h	q18~24h	q48~72h	血透：5mg/kg给药后监测浓度 腹透：5mg/kg给药后监测浓度；或IP，LD 25mg/L，维持在12mg/L CRRT：7.5mg/kg，q12h，监测血药浓度[A]
庆大霉素	无参考	无参考	2.5mg/kg，q8h	q12~18h	q18~24h	q48~72h	血透：2mg/kg给药，监测血药浓度 腹透：按2mg/kg给药，监测血药浓度；或IP，LD 8mg/L，维持在4mg/L CRRT：2~2.5mg/kg，q12~24h，监测血药浓度[A]
链霉素	无参考	34	一日20~40mg/kg，q24h	7.5mg/kg，q24h	7.5mg/kg，q48h	7.5mg/kg，q72~96h	血透及腹透：7.5mg/kg，q72~96h CRRT：7.5mg/kg，q24h，监测血药浓度[D]
妥布霉素	无参考	无参考	2.5mg/kg，q8h	q12~18h	q18~24	q48~72h	血透：按2mg/kg给药，监测血药浓度 腹透：按2mg/kg给药，监测血药浓度；或IP，LD 8mg/L，维持在4mg/L CRRT：2~2.5mg/kg，q12~24h，监测血药浓度[A]

续表

药物	代谢和排泄	血浆蛋白结合率/%	肾功能正常给药剂量	肾衰时尽量调节 GFR/[mL/（1.73m²·min）]			透析后追加剂量
				30～50	10～29	＜10	
头孢克洛	20%～50%被透析	25	一日20～40mg/kg，q8～12h	100%	100%	50%	血透：50%，如有需要血透开始后追加剂量 腹透：50% CRRT：不适用[B]
头孢羟氨苄	肾衰患儿半衰期为20～24h	20	一日30mg/kg，q12h	100%	15mg/kg，q24h	15mg/kg，q36h	血透：15mg/kg，q24h 腹透：15mg/kg，q36h CRRT：不适用[D]
头孢拉定	无参考	8～17	一日25～50mg/kg，q6～12h OM：一日75～100mg/kg，q6～12h	12.5～50mg/kg，q12h	12.5～50mg/kg，q24h	12.5～50mg/kg，q36h	血透：血透开始后给予12.5～50mg/kg，首剂后12h、36～48h再次给予 腹透：12.5～50mg/kg，q36h CRRT：不适用[D]
克林霉素	不可清除	94	口服：一日10～30mg/kg，q6～8h 静脉：一日25～40mg/kg，q6h	100%	100%	100%	血透：100% 腹透：100%；IP，LD 300mg/kg，维持在150mL/L CRRT：100%[D]
红霉素	不可清除	75～90	口服：一日30～50mg/kg，q6～8h 静脉：一日15～50mg/kg，q6h	100%	100%	10～17mg/kg，q8h	血透及腹透：10～17mg/kg，q8h CRRT：100%[B]

续表

药物	代谢和排泄	血浆蛋白结合率/%	肾功能正常给药剂量	肾衰时尽量调节 GFR/[mL/（1.73m^2·min）]			透析后追加剂量
				30～50	10～29	<10	
氨苄西林	40%可经透析清除	15～18	一日100～200mg/kg，q6h	35～50mg/kg，q6h	35～50mg/kg，q8～12h	35～50mg/kg，q12h	血透及腹透：35～50mg/kg，q12h CRRT：35～50mg/kg，q6h[B]
万古霉素	无参考	55	10mg/kg，q6h；或15mg/kg，q8h	10mg/kg，q12h	10mg/kg，q18～24h	10mg/kg，需监测血药浓度	血透：10mg/kg需监测血药浓度 腹透：10mg/kg需监测血药浓度；IP，LD 500mL/L，维持在30mg/L CRRT：10mg/kg，q12～24h，需监测血药浓度
抗结核药							
乙胺丁醇	5%～20%可透析	20～30	一日15～25mg/kg，q24h	100%	一日15～25mg/kg，q36h	一日15～25mg/kg，q48h	血透及腹透：15～25mg/kg，q48h CRRT：100%[D]
异烟肼	50%～100%可透析	10～15	治疗：一日10～15mg/kg，q12～24h 预防：一日10mg/kg，q24h	100%	100%	100%	血透：100%，透析后给药 腹透：100% CRRT：100%[D]
镇痛药							
对乙酰氨基酚	经肝代谢	20～50	10～15mg/kg，q4～6h	100%	100%	98h	血透及腹透：q8h CRRT：100%[B]

续表

药物	代谢和排泄	血浆蛋白结合率/%	肾功能正常给药剂量	肾衰时尽量调节 GFR/[mL/（1.73m^2·min）]			透析后追加剂量
				30～50	10～29	＜10	
阿司匹林	经肝代谢，肾排泄：50%～100%可透析	无参考	10～15mg/kg，q4～6h 抗炎治疗：一日60～100mg/kg，q4～6h	100%	100%	避免	血透：透析后给药 腹透：避免 CRRT：100%（监测CFR水平）[D]
哌替啶	肝代谢，极少经肾排泄，去甲哌替啶除外	60～85	0.5～2mg/kg，q3～4h	75%	75%	50%	血透及腹透：避免 CRRT：75%[D]
美沙酮	肝代谢，极少经肾排泄	60～90	口服：0.05～0.2mg/kg，q4～6h，给3～4次，然后q8～12h 静脉：0.03～0.1mg/kg，q4～6h，给3～4次，然后q8～12h	q6～8h	q8～12h	q12～24h	血透及腹透：q12～24h CRRT：以q8～12h起始，逐步加量，在4～5次后，延长至q8～24h [D]
吗啡	经肝代谢，肾排泄	20～35	口服：0.2～0.5mg/kg，q4～6h 静脉：0.05～0.2mg/kg，q2～4h	75%	75%	50%	血透及腹透：50% CRRT：75%逐步加量 [B]
镇静催眠							
地西泮	在肝代谢为活性代谢物，排泄前经葡萄糖苷酸化作用，以奥沙西泮、去甲安定和*N*-替马西泮形式在尿中排泄	新生儿：84～86 成人：98	口服：一日0.12～0.8mg/kg，q6～8h 静脉：0.04～0.3mg/kg，q6～8h	100%	100%	100%	血透及腹透：100% CRRT：100%逐步加量[D]

续表

药物	代谢和排泄	血浆蛋白结合率/%	肾功能正常给药剂量	肾衰时尽量调节 GFR/[mL/（1.73m²·min）]			透析后追加剂量
				30～50	10～29	＜10	
戊巴比妥	在肝脏中经羟基化和氧化作用，只有1%经肾清除	35～55	1～2mg/kg，q2～6h或每小时1～3mg/kg（戊巴比妥会导致昏迷，大剂量使用时应注意）	100%	100%	100%	血透及腹透：100% CRRT：100%逐步加量。注射剂溶解包含10%乙醇和40%丙二醇，监测毒性盐取代物，不可透析[D]
可乐定	肾衰竭患者半衰期延长，透析不可排泄	20～40	一日5～10μg/kg，q8～12h，最大量一日0.9mg	100%	100%	100%	血透：100%，透析后给药 腹透：100% CRRT：100%[D]
肼屈嗪	在肝中乙酰化，14%以原型经尿排泄	85～90	口服：一日0.75～1mg/kg，q6～12h，最大量一日200mg 静脉：0.1～0.2mg/kg，q6h，每次最大剂量20mg	q8h	q8h	q12～24h	血透及腹透：q2～24h CRRT：q8h[D]
米诺地尔	50%～100%可透析	无参考	一日0.25～0.1mg/kg，q12～24h，最大量一日50mg	100%	100%	100%	血透：100%，透析后给药 腹透：100% CRRT：100%[D]
利尿药							
依他尼酸	经肝代谢成半胱氨酸化合物，60%以原型经尿排泄，30%经胆汁排泄	90	1mg/kg，q8～12h	100%	100%	100%	血透：不适用 腹透：100% CRRT：100%[D]

续表

药物	代谢和排泄	血浆蛋白结合率/%	肾功能正常给药剂量	肾衰时尽量调节 GFR/[mL/（1.73m^2·min）]			透析后追加剂量
				30～50	10～29	<10	
呋塞米	经肝代谢，50%口服量，80%静脉量以原型经尿排泄	98	口服：一日1～6mg/kg，q6～12h 静脉：1～2mg/kg，q6～12h	100%	100%	100%	血透：不适用 腹透：100% CRRT：100%，血液或腹膜不可透析[D]
氢氯噻嗪	无参考	无参考	2mg/kg，q12h	100%	不推荐	不推荐	血透及腹透：不推荐 CRRT：100%[D]
螺内酯	经肝代谢成有活性的半胱氨酸化合物，60%以原型经尿排泄，30%经胆汁排泄	91～98	一日1～4mg/kg，q12～24h	100%	100%	不推荐	血透及腹透：不推荐 CRRT：不推荐[D]
抗心律失常及强心苷药							
地高辛	50%～70%以原型经尿排泄	20～25	参考儿科文献	75%	50%或q36h	25%或q48h	血透及腹透：25%或q48h CRRT：75%逐步加量到目标值，监测血药浓度，由于V_d较大，不可透析[B]
利多卡因	90%经肝代谢	60～80（AAG）	负荷剂量0.5～1.5mg/kg，每分钟20～50μg/k	100%	100%	100%	血透及腹透：100% CRRT：100%监测血药浓度，活性代谢物的蓄积具有神经毒性，可引起震颤和癫痫[B]
普萘洛尔	主要经肝代谢，有首关效应	60～90	口服：一日0.5～4mg/kg，q6～8h，最大量一日16mg/kg 静脉：0.01～0.1mg/kg 婴儿日剂量≤1mg；儿童日剂量≤3mg	100%	100%	100%	血透及腹透：100% CRRT：100%不可透析 [D]

续表

药物	代谢和排泄	血浆蛋白结合率/%	肾功能正常给药剂量	肾衰时尽量调节 GFR/[mL/（1.73m^2·min）]			透析后追加剂量
				30～50	10～29	＜10	
普鲁卡因胺	在肝中乙酰化，血液可部分透析，腹膜不可透析	15～20	口服：一日15～50mg/kg，q4～6h 静脉：负荷剂量3～6mg/kg，每分钟20～80μg/kg	口服：q6～12h，连续使用，100%	口服：q6～12h，连续使用，100%	口服：q8～24h 静脉：LD 12mg/kg从低剂量开始以维持剂量停止	血透：口服，透析后q8～24h；静脉，LD 12mg/kg从低剂量开始，以维持剂量停止 腹透：口服，q12～24h；静脉，LD 12mg/kg从低剂量开始，以维持剂量停止 CRRT：口服，q6～12h连续使用，100%。监测血药浓度；普鲁卡因胺可经血液透析20%～50%，不可经腹膜透析；N-乙酰普鲁卡因胺血液、腹膜均不可透析
抗痛风药及抗炎药							
别嘌醇	约75%的药物代谢为活性代谢物，主要是别嘌呤二醇	＜1	参照个体方案	50%	50%	30%	血透及腹透：30% CRRT：50%[D]
布洛芬	45%～80%经尿排出	90	5～10mg/kg，q6h	100%	100%	100%	血透及腹透：100% CRRT：50%[D]
泼尼松	在肝中转化为泼尼松龙	70 蛋白结合	根据适应证调整	100%	100%	100%	血透及腹透：100% CRRT：100%[D]
免疫抑制药及抗肿瘤药物							
多柔比星	在肝和血中代谢为活性和非活性代谢物	75	参照个体方案	100%	100%	100%	血透及腹透：100% CRRT：100%，高胆红素患者应调整剂量[B]

续表

药物	代谢和排泄	血浆蛋白结合率/%	肾功能正常给药剂量	肾衰时尽量调节 GFR/[mL/（1.73m²·min）] 30～50	10～29	<10	透析后追加剂量
巯嘌呤	在胃肠黏膜和肝发生首关效应，20%以原型经肝排泄	19	参照个体方案	q48h	q48h	q48h	血透及腹透：q48h CRRT：q48h[B]
白消安	通过结合谷胱甘肽在肝脏代谢。10%～50%代谢产物经尿排泄	32～55	参照个体方案	100%	100%	100%	血透及腹透：100% CRRT：100%。华盛顿大学实验结果显示调整结果可行[B]
顺铂	不通过肝药酶代谢，50%经尿排泄	>90	参照个体方案	75%	75%	50%	血透：50%，透析后给药 腹透：50% CRRT：75%。在给予最小的剂量前需保证肾功能恢复正常[B]
环磷酰胺	前体药物经羟基化变为有活性的环磷酰胺氮芥。20%原型药物和85%～90%的活性代谢产物经尿排泄	20基础代谢率60	参照个体方案	100%	100%	75%	血透：50%，透析后给药 腹透：75% CRRT：100%。部分可透析20%～50%[B]
阿糖胞苷	主要经胞苷脱氨酶代谢失活。80%代谢产物经尿排泄	13	参照个体方案	100%	100%	100%	血透及腹透：参考其他儿科文献 腹透：无数据 CRRT：100%。CrCl<60mL/min会增加神经毒性风险。肝肾功能患者应减少剂量[B]
长春碱	主要经肝代谢。95%经胆汁排泄	75	参照个体方案	100%	100%	100%	血透及腹透：100% CRRT：高胆红素患者应调整剂量[D]

续表

药物	代谢和排泄	血浆蛋白结合率/%	肾功能正常给药剂量	肾衰时尽量调节 GFR/[mL/（1.73m^2·min）]			透析后追加剂量
				30～50	10～29	＜10	
长春新碱	主要经肝代谢。80%经胆汁排泄	76	参照个体方案	100%	100%	100%	血透及腹透：100% CRRT：高胆红素患者应调整剂量[D]
甲氨蝶呤	在肝脏代谢为7-羟甲氨蝶呤；主要经肾小球滤过和肾小管主动分泌，由尿排泄（90%）	50～60	参照个体方案	50%	50%	30%	血透及腹透：30% CRRT：50%。监测血药浓度，《儿科剂量手册》推荐CrCl 61～80mL/min的患者减少25%，CrCl 51～60mL/min的患者减少31%[A]
作用于神经与精神系统药物							
卡马西平	主要经肝	75～90（主要为AGG）	一日，10～20mg/kg，q8～12h	100%	100%	75%	血透及腹透：75% CRRT：75%。监测血药浓度[B]
苯巴比妥	主要经肝 20%～50%经肾	35～50	一日3～7mg/kg（根据年龄），q12～24h	100%	100%	50%或q24h	血透：100%，补充剂量可在透析过程中也可在透析后，依赖于患者的癫痫发作阈值 腹透：腹透可清除40%～50%，清除量随透析周期不同而变化 CRRT：10mg/kg可能需要更高水平（如60%～80%）监测血药浓度[B]
丙戊酸	主要在肝，极少经肾，血透无需调整剂量，非结合的清除率被减少到20%的清除率	80～90	一日20～60mg/kg，q8～12h 静脉：q6h	100%	100%	100%	血透及腹透：100% CRRT：100%[B]

续表

药物	代谢和排泄	血浆蛋白结合率/%	肾功能正常给药剂量	肾衰时尽量调节 GFR/[mL/（1.73m²·min）]			透析后追加剂量
				30～50	10～29	＜10	
其他药物							
苯海拉明	主要经肝	78	1mg/kg，q4～6h	100%	100%	100%	血透及腹透：100% CRRT：100%[D]
肝素	网状内皮系统代谢，极少经肾排泄	极少	50～100u负荷剂量，之后每小时20U/kg	100%	100%	50%	血透及腹透：50% CRRT：监测PPT或ACT[B]
华法林	主要经肝	99	一日0.1～0.3mg/kg	100%	100%	100%	血透及腹透：100% CRRT：N/A监测PT/INR[D]

注：1. 此表摘自美国内科医师协会《肾衰竭患者药物处方剂量指南（2007年）》（第5版）儿童用药部分（George R Aronoff MD, William M Benntt MD, Jeffrey S Berns MD, et al.Failure Dosing Guidelines for Adults and Children. 5th edition. 2007：35-182.）

2. 数据来源：[A]推荐于多个临床试验，[B]个体个案研究，[C]细胞实验数据，[D]专家对该药物药动学和药效学的评价。q8h，每8h一次；q24h，每24h一次；q12h，每12h一次；q12～18h，每12～18h一次；q48～72h，每48～72h一次；q12～24h，每12～24h一次；q72～96h，每72～96h一次；q18～24h，每18～24h一次；q36h，每36h一次；q6h，每6h一次；q6～8h，每6～8h一次；q8～12h，每8～12h一次；q48h，每48h一次；q4～6h，每4～6h一次；q3～4h，每3～4h一次；q2～4h，每2～4h一次；q6～12h，每6～12h一次。IP，腹腔注射；LD，负荷剂量；CRRT，连续肾脏替代疗法（血液滤过）；GFR，肾小球滤过率；CrCl，肌酐清除率；ACT，活化全血凝固时间；PT/INR，凝血酶原时间/国际标准化比值；SC，皮下注射；N/A，不可用；AAG，α-酸性蛋白；CPK，磷酸肌酸激酶。

2.3.3 儿童药物剂量的换算

一般可根据年龄、体质量、体表面积及成人剂量换算，方法如下。

2.3.3.1 根据成人剂量按儿童体质量计算

①根据成人剂量计算：儿童剂量 = 成人剂量 × 儿童体质量/70kg

此方法简单易记，但对年幼儿剂量偏小，而对年长儿，特别是体质量过大儿，剂量偏大。

②根据推荐的儿童剂量按儿童的体质量计算

每次（日）剂量 = 儿童体质量 × 每次（日）药量/kg

2.3.3.2 根据体表面积计算

儿童剂量 = 成人剂量 × 儿童体表面积/1.73m^2

这种计算比较合理，但比较烦琐，首先要计算儿童体表面积。

体表面积 =（体质量 × 0.035）+ 0.1

此公式不适宜体质量大于30kg以上的儿童。对10岁以上儿童，体质量每增加5kg，体表面积增加0.1m^2。

如30kg = 1.15m^2，35kg = 1.25m^2，50kg = 1.55m^2，70kg = 1.73m^2。体质量超过50kg时，则体质量每增加10kg，体表面积增加0.1m^2。

儿童年龄-体质量-体表面积三者间折算见表2-4。

表2-4 儿童年龄-体质量-体表面积的折算

年龄	体质量/kg	体表面积/m^2	年龄	体质量/kg	体表面积/m^2
出生	3	0.21	4岁	16	0.66
1月龄	4	0.24	5岁	18	0.73
2月龄	4.5	0.26	6岁	20	0.80
3月龄	5	0.27	7岁	22	0.89
4月龄	5.5	0.28	8岁	24	0.94
5月龄	6	0.31	9岁	26	1.00
6月龄	6.5	0.33	10岁	28	1.08
7月龄	7	0.35	11岁	30	1.15
8月龄	7.5	0.36	12岁	33	1.19
9月龄	8	038	13岁	36	1.26
10月龄	8.5	0.40	14岁	40	1.33
11月龄	9	0.42	15岁	44	1.43
12月龄	10	0.44	16岁	50	1.50
2岁	12	0.52	17岁	55	1.55
3岁	14	0.59	18岁	60	1.60

2.3.3.3 据成人剂量比例折算儿童用药

可按表2-5折算；但总的印象是剂量偏小，然而较安全，可供参考。

表2-5 小儿用药按成人剂量折算

年龄	折算比例	年龄	折算比例
初生～1个月	1/18～1/14	2～4岁	1/4～1/3
1～6个月	1/14～1/7	4～6岁	1/3～2/5
6个月～1岁	1/7～1/5	6～9岁	2/5～1/2
1～2岁	1/5～1/4	9～14岁	1/2～2/3

2.3.3.4 根据监测血药浓度计算药物剂量

近年来多主张通过监测血药浓度拟定药物的剂量，根据药物半衰期决定给药的间隔时间，尤其是对那些治疗量与中毒量接近的药物及毒副作用较大的药物，需根据单次给药的血药浓度和药动学参数计算出安全有效的首次负荷量、维持量及给药间隔时间，这样才能使其在体内既可达到有效的治疗浓度，又避免发生毒副作用。

计算药物剂量的基本公式如下。

$$D = \Delta c \times V_d$$

式中，D为药物剂量，mg/kg；Δc为血药物浓度差，mg/L，预期的药物血浓度减去起初的血药浓度，首次剂量计算时，起初的药物血浓度为0，以后的剂量计算，为本次剂量所预期的高峰血药浓度（峰浓度）与首次剂量的低峰血药浓度（谷浓度）之差；V_d为表观分布容积，L/kg。

3 呼吸系统药物

呼吸系统疾病在儿童期最为常见。由于解剖生理学特点，无论鼻腔、咽喉、气管、支气管等均相对较狭窄，且黏膜富含血管，软骨柔软、缺乏弹性组织，兼以纤毛运动差，所以不但易于感染，而且感染后易向肺部蔓延，并影响通气功能，出现气急现象。又因机体为消除炎性分泌物而有咳嗽、多痰等症状，其程度及性质常因病因及病情而异。故除适当选用抗菌药物外，宜根据情况分别选用祛痰、镇咳或平喘药物。

3.1 祛痰镇咳药

一般病变早期常因炎性充血而使管腔狭窄、黏液分泌增多、黏度增高致剧烈干咳、痰不易咳出，此时宜适当松弛支气管，并以促进呼吸道分泌和稀释痰液为主。可用氯化铵、桔梗等恶心祛痰药，口服后能刺激胃黏膜，反射性地兴奋延髓呕吐中枢，引起轻度恶心，致支气管腺体分泌增加，分泌物含水量较多，使痰液变稀而易于咳出。如仍见痰液黏稠、咳痰困难者，可用乙酰半胱氨酸等黏痰溶解药，慢性者可用溴己新以溶解黏痰。碘化钾虽对痰液稀释作用强，但因婴幼儿管腔狭小，痰液易于壅塞，不适于一般急性炎症。咳嗽多痰而伴多量中湿啰音或长期咳嗽伴湿啰音不易消失者，宜用黏液溶解性祛痰药，如厄多司坦等，亦可配合理疗和激光治疗，促使痰液早日吸收。

儿童期一般不用镇咳药，尤其在多痰及肺淤血时忌用。但对百日咳咳嗽剧烈时可适当应用中枢性镇咳药，如喷托维林、右美沙芬等。亦可选用镇静药氯丙嗪或抗过敏药异丙嗪等。

溴己新 Bromhexine

适应证 用于急慢性支气管炎、支气管扩张症等有多量黏痰而不易咳出的患者。

药动学 自胃肠道吸收快而完全，口服吸收后0.5～3.0h血药浓度达峰值。生物利用度为70%～80%，绝大部分的代谢产物随尿排出，粪便仅排出极小部分。

药物相互作用 与四环素族抗生素合用，可增加抗菌作用，与阿莫西林合用可增加其在肺的分布浓度。

不良反应 偶有恶心、胃部不适，可能使血清转氨酶暂时升高。

禁忌证 对本品过敏者禁用。

注意 ①胃炎、胃溃疡和过敏体质者慎用。②肝功能不全患者在医师指导下使用。

用法与用量

（1）成人 ①口服片剂：一次8～16mg，一日3次。②肌内或静脉注射：一次4mg，一日8～12mg。静脉注射时，用葡萄糖注射液稀释后使用。

（2）儿童　口服片剂：① 5岁以下，一次4mg，一日2次；② 5岁以上，一次4mg，一日3次；③ ≥12岁，一次8～12mg，一日3次。

氨溴索 Ambroxol

适应证　本品为盐酸盐。适用于痰液黏稠、不易咳出的患者。尤其是慢性支气管炎急性发作、喘息性支气管炎、支气管哮喘。术后肺部并发症的预防性治疗。早产儿及新生儿的婴儿呼吸窘迫综合征（IRDS）的治疗。

药动学　口服吸收快且几乎完全，达峰时间在0.5～3h。吸收后迅速从血液分布至组织，血浆蛋白结合率为90%，口服生物利用度为70%～80%。肺组织浓度高，血浆半衰期约7h。未观察到累积效应。氨溴索主要通过结合反应在肝脏代谢，约90%由肾脏清除。

药物相互作用　本品与某些抗生素（阿莫西林、头孢呋辛、红霉素、多西环素）合用可升高抗生素在肺组织的浓度。

不良反应　上腹部不适、食欲减退、胃痛、胃部灼热、消化不良、恶心、呕吐、腹泻、皮疹；罕见头痛、眩晕、血管性水肿。快速静脉注射可引起腰部疼痛和疲乏无力感。

禁忌证　对本品过敏者禁用。

注意　①过敏体质者、孕妇及哺乳期妇女慎用。②本品为黏液调节剂，仅对咳嗽症状有一定作用。在使用时应注意咳嗽、咳痰的原因，如使用7日后未见好转，应及时就医。

用法与用量

（1）成人　口服片剂或胶囊，一次30～60mg，一日2～3次，如需长期服用，一次75mg，每日1次，14天后剂量可减半，餐后服。

（2）儿童　①口服液：a.1～2岁，一次2.5mL，一日2次；b.2～6岁，一次2.5mL，一日3次；c.6～12岁，一次5mL，一日2～3次；d.12岁以上，一次10mL，一日2次，进餐时口服。口服液浓度为3g/L或6g/L。

②静脉注射：a.2岁以下，一次7.5mg，一日2次；b.2～6岁，一次7.5mg，一日3次；c.6～12岁，一次15mg，一日2～3次；d.12岁以上，一次15mg，一日2～3次，严重病例可以增至一次30mg。以上注射均应缓慢。婴儿呼吸窘迫综合征一次7.5mg/kg、一日4次给药，应使用注射泵给药，静脉注射时间至少5min。注射液浓度为7.5g/L。

乙酰半胱氨酸 Acetylcysteine

适应证　用于浓稠痰、黏液过多的呼吸系统疾病，如急性支气管炎、慢性支气管炎急性发作、支气管扩张症。

药动学　本品口服吸收良好，2～3h达血药浓度峰值，肺组织可达有效浓度。喷雾吸入在1min内起效，最大作用时间为5～10min。吸收后在肝内脱去乙酰基而成半胱氨酸代谢。

药物相互作用　①本品可减低青霉素、头孢菌素、四环素等的药效，不宜混合或并用，必要时可间隔4h交替使用。②与硝酸甘油合用可增加低血压和头痛的发生。③本品与碘化油、糜蛋白酶、胰蛋白酶是配伍禁忌。

不良反应 偶见恶心、呕吐，极少见皮疹、支气管痉挛。

禁忌证 对本品过敏者，孕妇，哺乳期妇女用药期间停止哺乳，支气管哮喘、苯丙酮尿症患者。

注意 ①支气管哮喘患者在用本品治疗期间，如发生支气管痉挛应立即停药。②有消化道溃疡病史者慎用。③肝功能不全者本品血药浓度增高，应适当减量。

用法与用量

（1）成人 ①口服：一次0.2g，一日2～3次。②静脉滴注：本品8g用100g/L葡萄糖注射液250mL稀释后静脉滴注，一日1次，疗程45日。③喷雾吸入：以9g/L氯化钠溶液配成100g/L溶液喷雾吸入，一次1～3mL，一日2～3次。④气管滴入：本品50g/L溶液经气管插管或直接滴入气管内，一次1～2mL，一日2～6次。⑤气管注入：本品50g/L溶液用注射器自气管的甲状软骨环骨膜处注入气管腔内，一次2mL，一日2次。

（2）儿童 ①口服：a.2～5岁，一次0.1g，一日2～3次；b.6～14岁，一次0.1g，一日3～4次；c.14岁以上，一次0.2g，一日2～3次。②雾化：剂量为一次一支（3mL：0.3g），一日1～2次，持续5～10日，婴儿雾化后及时吸痰。③气管滴入（50g/L溶液），一次0.5～2mL，一日2～6次。

羧甲司坦 Carbocisteine

适应证 用于支气管炎、支气管哮喘等疾病引起的痰液黏稠、咳出困难。

药动学 在胃肠道中能迅速吸收，未吸收的药物或代谢物从尿中排出。Sulphoxiolation、Acetylation、Clearboxylation是其主要代谢物。

药物相互作用 ①应避免同时服用强镇咳药，以免痰液堵塞气道。②如与其他药物同时使用可能会发生药物相互作用。

不良反应 恶心、胃部不适、腹泻、轻度头痛、皮疹。

禁忌证 对本品过敏者，消化道溃疡活动期患者。

注意 孕妇及哺乳期妇女、儿童慎用。消化道溃疡史患者慎用。本品仅对咳痰症状有一定作用。

用法与用量

（1）成人 ①片剂，一次0.25～0.75g，一日3次。②溶液剂，一次0.2～0.5g，一日3次。③泡腾散剂，首日3包，一日3次。而后一次2包，一日3次。

（2）儿童 泡腾片：用温开水溶解缓慢服用，一日30mg/kg，分3～4次口服。

英国国家处方集（儿童版）（BNFC 2010—2011版）推荐：① 2～5岁，一次62.5～125mg，一日4次。② 5～12岁，一次250mg，一日3次。③ 12～18岁，起始剂量为一日2.25g，分次服用；病情好转后一日1.5g，分次服用。

桃金娘油 Gelomyrtol Forte

适应证 用于急慢性支气管炎、支气管扩张症、肺气肿、硅沉着病、鼻窦炎等痰液黏稠或排痰困难者。还可用于支气管造影术后，以利于对比剂的排出。

药动学 本药具有亲脂性，口服后从小肠吸收，大部分由肺及支气管排出，部分也可在体内被降解或水解，与葡糖醛酸结合后随尿排出。

不良反应 本品即使大剂量使用也极少发生不良反应。

禁忌证 对本品过敏者。

注意 ①本品为肠溶胶囊，不可打开或嚼破后服用。②本品宜在餐前30min用较多的凉开水送服。③孕妇及哺乳期妇女慎用。

用法与用量

（1）成人 服用成人装胶囊。①急性患者：一次1粒，一日3～4次。②慢性患者：一次1粒，一日2次。

（2）儿童 口服儿童胶囊。① 4～10岁：a.急性病患者，一次120mg，一日3～4次；b.慢性患者，一次120mg，一日2次。② 10岁以上：a.急性病患者，一次300mg，一日3～4次；b.慢性患者，一次300mg，一日2次。

喷托维林 Pentoxy（Carbetapentane，Toclase）

适应证 本品为非成瘾性镇咳药，对咳嗽中枢有直接抑制作用。适用于急性支气管炎、慢性支气管炎等上呼吸道感染引起的无痰干咳，对小儿疗效优于成人。

药动学 口服易吸收，在20～30min内起效，每次给药作用可持续4～6h。本药吸收后部分由呼吸道排出。

药物相互作用 与氯化铵等祛痰药并用，可增加呼吸道腺体分泌，既能减轻局部刺激，又可适当抑制过度兴奋的咳嗽发生，增强止咳效果。

不良反应 偶有便秘、轻度头痛、头晕、嗜睡、口干、恶心、腹泻、皮肤过敏等。

禁忌证 青光眼、心力衰竭、对本品过敏者。

注意 痰多者、心功能不全伴有肺淤血咳嗽患儿慎用。

用法与用量

（1）成人 口服，一次25mg，一日3～4次。

（2）儿童 口服，用于5岁以上，按体质量，一次0.5～1mg/kg，一日2～3次。

右美沙芬 Dextromethorphan

适应证 本品能抑制延髓咳嗽中枢而产生镇咳作用。用于干咳，适用于感冒、咽喉炎以及其他上呼吸道感染时的咳嗽。

药动学 口服在胃肠道吸收完全，10～30min起效。口服10～20mg时，有效时间为5～6h，口服30mg时有效时间可长达8～12h，故能用于抑制夜间咳嗽以保证睡眠。药物在肝脏代谢，以原型或代谢物由尿液中排出，半衰期为5h。

药物相互作用 ①与奎尼丁、胺碘酮合用，可增高本品的血药浓度，出现中毒反应。②与氟西汀、帕罗西汀合用，可加重本品的不良反应。③与单胺氧化酶抑制药并用时，可致高热、昏迷症状。④与其他中枢抑制药合用可增强本品的中枢抑制作用。⑤酒精可增强本品的中枢抑制作用。

不良反应 偶有头晕、轻度嗜睡、口干、便秘、恶心和食欲缺乏。

禁忌证 有精神病史，妊娠3个月内及哺乳期妇女，对本品过敏者，驾驶及操作机器者，服用单胺氧化酶抑制药停药不满2周的患者。

注意 ①哮喘、痰多患者及肝、肾功能不全者慎用。②用药7日，如症状未缓解，请停药就医。

用法与用量

（1）成人 口服一次10～20mg，一日3～4次。右美沙芬糖浆；一次15～30mg，一日3～4次。右美沙芬缓释片；一次30mg，一日2次，不可掰碎服用。右美沙芬颗粒剂，一次5～10g（含右美沙芬15～30mg），一日3～4次。

（2）儿童 口服片剂或糖浆。① 2岁以下不宜用；② 2～6岁，一次2.5～5mg，一日3～4次；③ 6～12岁，一次5～10mg，一日3～4次。

福尔可定 Pholcodine

适应证 用于剧烈干咳和中等度疼痛。

药动学 口服吸收良好，口服生物利用度约40%，仅10%与血浆蛋白结合；代谢及消除缓慢，半衰期约37h。

不良反应 偶见恶心、嗜睡，具有吗啡类药品等的不良反应。

禁忌证 禁用于多痰者。

注意 儿童易于耐受此药，不致引起便秘和消化功能紊乱。

用法与用量

（1）成人 口服，一次5～15mg，一日3～4次。

（2）儿童 口服。①大于5岁，一次2.5～5mg，一日3～4次。② 1～5岁，一次2.5～5mg，一日3次。

3.2 平喘药

能缓解支气管哮喘的药物称为平喘药，本节除支气管平滑肌松弛药外，尚包括如酮替芬等有抗过敏作用的药物。近年对哮喘发病机制的研究有了新的进展，认为哮喘是一种慢性炎症，所以在应用平喘药物的同时还应当注意进行抗炎治疗，如肾上腺皮质激素吸入疗法等。常用的支气管松弛药主要分三类：β受体激动药、茶碱类药物及抗胆碱药。近年来有将这几类药物配伍制成复方制剂的趋势。

关于β受体激动药近年发展很快，一方面是提高了选择性，即主要作用于β_2受体，而对β_1受体作用很小或几乎无作用。另一方面是延长了作用时间，使用药方便、药效稳定持久。β受体激动药的应用提倡以吸入为主。有报道表明长期单独应用β受体激动药会使β受体数目减少、功能减退，所以应尽量避免单独使用，可与吸入肾上腺皮质激素同用。

研究表明，体内诸多活性物质对炎症、过敏反应和哮喘的病因有一定的作用，如白三烯（LT）等。随之研究了一些白三烯拮抗药，如扎鲁司特、孟鲁司特，已应用于临床，有一定的疗效，也在本节加以介绍。

茶碱类的应用因其不良反应曾一度受到冷落，但研究表明小剂量的茶碱仍能起到平喘作用，并且兼有一定的抗炎作用，所以临床应用又趋广泛。

异丙肾上腺素 Isoprenaline

适应证 支气管哮喘。因近来有多种高选择性β_2受体激动药出现，现本药已很少使用。

药动学 雾化吸入吸收完全，吸入2～5min即起效，作用可维持0.5～2h。5%～10%以原型排出。

药物相互作用 ①与其他拟肾上腺素药物合用可增效，但不良反应也增多。②并用普萘洛尔时本品的作用受到拮抗。

不良反应 常见口咽发干、心悸不安；少见头晕、目眩、面部潮红、恶心、心率增快、震颤、多汗、乏力等。

注意 ①雾化吸入在12h内已喷吸药物3～5次而疗效不显著时应改变治疗药物。②对其他肾上腺素类药物过敏者对本品也有交叉过敏。③患者用药后若出现心律失常或胸痛，应重视。④高血压病、甲状腺功能亢进症、心绞痛、冠状动脉供血不足、糖尿病等患者慎用。

用法与用量

（1）成人 ①气雾吸入，以2.5g/L气雾剂一次吸入1～2揿，一日2～4次，喷吸间隔时间不得少于2h。喷吸时应深吸气，喷毕屏气8s，而后徐缓地呼气。②喷雾吸入，极量一次0.4mg，一日2.4mg。

（2）儿童 ①舌下含服，5岁以上，一次2.5～10mg，一日2～3次。②气雾吸入，2.5g/L吸入，一次1～2揿，一日2～3次。

肾上腺素 Adrenaline

适应证 ①支气管痉挛所致严重呼吸困难；②缓解药物等引起的过敏性休克；③加入局麻药液延长浸润麻醉用药的作用时间；④各种原因引起的心脏骤停进行心肺复苏时使用；⑤该药在休克的治疗中也可作为二线升压药使用。

药动学 局部应用于黏膜表面，因血管剧烈收缩，吸收很少；口服不吸收；皮下注射因局部血管收缩吸收较慢，6～15min后起效，持续作用时间1～2h；肌内注射吸收快而完全，持续作用时间80min左右。在交感神经末梢、肝和其他组织被降解成无活性的物质，经肾排泄，极小量以原型排出。

药物相互作用 ①与α受体阻滞药，如吩噻嗪、酚妥拉明、酚苄明和妥拉唑林以及各种血管扩张药合用时，可对抗本品的升压作用。②与全麻药如氯仿、环丙烷、氟烷等同用，可使心肌对拟交感胺类药反应更敏感，有发生室性心律失常的危险，必须同用时本品用量需减少；用于指（趾）部位作局麻时，药液中不宜加用肾上腺素，以免肢端组织血供不足导致坏死。③与洋地黄合用可导致心律失常，因洋地黄类可使心肌对肾上腺素的反应更敏感。④与麦角胺、麦角新碱或缩宫素合用时，可加剧血管收缩，导致严重高血压或外周组织缺血。⑤与胍乙啶合用时，胍乙啶的降压作用减弱，而肾上腺素的效应增强，导致高血压和心动过速。⑥与降糖药合用，可使降糖效应减弱。⑦与β受体阻滞药普萘洛尔合用，两者的疗效互相抵消，β受体阻滞后α受体作用明显，可有高血压和心动过缓现象，β受体阻滞药还能拮抗本品的支气管扩张作用，增强肾上腺素收缩血管的作用，必须合用时需慎重。⑧与三环类抗抑郁药合用可加强肾上腺素对心血管的作用，产生心律失常、高血压或心动过速。⑨与硝酸酯类药合用，本品升压作用被抵消，可发生低血压，硝酸酯类药的抗心绞痛效应也减弱。⑩与其他拟交感胺类药合用，两者的心血管作用加剧，容易出现不良反应。⑪不可与碳酸氢钠混合，碱性药可使其失去活性。

不良反应 ①胸痛、心律失常为较少见的反应，但出现时即需引起注意，多见于给予大剂量时。②以下反应持续存在时需引起注意：头痛、焦虑不安、烦躁、失眠、面色苍白、恐惧、震颤、眩晕、多汗、心跳异常增快或沉重感。

注意 ①与其他拟交感药如去甲肾上腺素有交叉过敏反应。

②下列情况慎用，如过敏者、器质性脑病、心血管病、青光眼、帕金森病、噻嗪类引起的低血压、精神神经疾病、孕妇及哺乳期妇女、儿童、老年人。

③用量过大或皮下注射误入血管后，可引起血压突然上升导致脑出血。

④与局麻药合用一次使用剂量不可超过300μg，否则可引起心悸、头痛、血压升高等。

⑤抗过敏性休克时，需补充血容量。

⑥本品可通过胎盘屏障，致胎儿缺氧。因本品能松弛子宫平滑肌，延长第二产程，大剂量时减弱宫缩，故分娩时不主张应用。剖宫产麻醉过程中用本品维持血压时，可加速胎儿心跳时，当母体血压超过17.3/10.7kPa（130/80mmHg）时不宜用。

⑦对诊断的干扰，应用本品时可能升高血糖和血清乳酸水平。

用法与用量

（1）成人

①用于抗过敏时，首先皮下或肌内注射0.2～0.5mg，必要时可每隔10～15min重复给药1次，用量可逐渐增加至一次1mg。过敏性休克时，初量为0.5mg，皮下或肌内注射，随后0.025～0.05mg静脉注射，如需要可每隔5～15min重复给药1次。

②治疗支气管痉挛，初量0.2～0.5mg皮下注射，必要时可每隔20min～4h重复1次，逐渐增量至一次1mg。

③用于心搏骤停，稀释后心内注射或静脉注射，一次1mg，必要时可每隔5min重复1次。

④作为血管收缩药用于麻醉期间，肾上腺素在局麻药液中浓度，蛛网膜下隙阻滞时宜偏高（1：10000），总量以0.3mg为度；浸润局麻时宜偏低（1：100000或1：200000），总量不得超过1mg。

（2）儿童

①用于心肺复苏：静脉给药质量浓度0.1g/L，每次0.1mL/kg（0.01mg/kg）。气管插管内给药，质量浓度1g/L，每次0.1mL/kg（0.1mg/kg）。无效时可每3～5min重复使用。

②用于抗休克：持续静脉滴注0.1～1μg/（kg·min），配制方法：所需剂量（mg）=体质量×0.6，加入9g/L氯化钠注射液至100mL。用微量注射泵控制输入流量1mL/h，相当于0.1μg/（kg·min），根据病情调节至所需流量。

③抗过敏性休克：即刻肌内注射，＞12岁0.5mg，6～12岁0.3mg，＜6岁0.15mg。

沙丁胺醇 Salbutamol

适应证 用于缓解支气管哮喘或喘息性支气管炎伴有支气管痉挛的病症。也用于其他肺疾病伴发的支气管痉挛。

药动学 吸入本品5～15min作用开始，最大作用时间为60～90min，持续3～6h。半衰期为3.8h，72%从尿排出，28%为原型，44%为代谢产物。口服30min后作用开始，最大作用时间为2～3h，持续6h，口服后2.5h血药浓度达峰值，半衰期2.7～5h。口服后约76%随尿排出，一日内大部分被排出，60%为代谢产物。约4%由粪便排出。

药物相互作用 ①同时应用其他肾上腺素受体激动药者，其作用可增加，不良反应也可能加重。②并用茶碱类药时，可增加松弛支气管平滑肌的作用，也可能增加不良反应。③本品的支气管扩张作用能被β受体阻滞药普萘洛尔所拮抗，因此不宜与普萘洛尔同用。

不良反应 常见肌肉震颤；亦可见恶心、心率加快或心律失常；偶见头晕、头痛、目眩、口舌发干、烦躁、高血压、失眠、呕吐、面部潮红、低钾血症等。

禁忌证 对本品及其他肾上腺素受体激动药过敏者。对雾化剂中的抛射剂过敏者。

注意 ①肝、肾功能不全的患者需减量。②下列情况慎用：高血压、冠状动脉供血不足、心血管功能不全、糖尿病、甲状腺功能亢进症等，孕妇及哺乳期妇女。③本品仅有支气管扩张作用，作用持续时间约4h，不能过量使用，哮喘症状持续不能缓解者要及时就医。④本品可能引起严重低钾血症，进而可能使洋地黄化者发生心律失常。⑤本品久用易产生耐受性，使药效降低。此时患者对肾上腺素等扩张支气管作用的药物也同样产生耐受性，使支气管痉挛不易缓解，哮喘加重。⑥少数患者同时接受雾化沙丁胺醇及异丙托溴铵治疗时可能发生闭角型青光眼，故合用时不要让药液或雾化液进入眼中。

用法与用量

（1）成人 ①气雾剂：缓解症状，或运动及接触过敏原之前，一次100～200μg；长期治疗，最大剂量一次200μg，一日4次。②溶液：成人一次2.5mg，用氯化钠注射液稀释到2～2.5mL，由驱动式喷雾器吸入。③口服：一次2～4mg，一日3次。④静脉滴注：一次0.4mg，用50g/L葡萄糖注射液100mL稀释后，每分钟滴注3～20μg。

（2）儿童 《中国儿童支气管哮喘防治指南》推荐剂量如下。

①吸入：a.气雾剂，儿童缓解症状或运动及接触过敏原之前10～15min给药，一次100～200μg；在急性发作时第1小时内可每20min给药1次，共连续3次，此后按需每2～4h给药。b.溶液，主要用来缓解急性发作症状。12岁以下儿童的最小起始剂量为一次2.5mg，用氯化钠注射液1.5～2mL稀释后，由驱动式喷雾器吸入。在急性发作时第1小时内可每20min给药1次，共连续3次，此后按需每2～4h给药。

②口服：根据英国国家处方集（儿童版）（BNFC 2010—2011版）推荐。a.1个月至2岁，一次0.1mg/kg，一日3～4次，一次最大剂量不超过2mg；b.2～6岁，一次1～2mg，一日3～4次；c.6～12岁，一次2mg，一日3～4次；d.12～18岁，一次2～4mg，一日3～4次。

茶碱 Theophylline

适应证 主要用于支气管性与心源性哮喘，也可用于心源性水肿。

药动学 口服易吸收，吸收程度视不同的剂型而异，液体制剂与未包衣的片剂吸收快、连续而完全。血药浓度达峰时间：口服溶液为1h，未包衣片为2h，咀嚼片为1～1.5h，缓释胶囊（片）为4～7h，保留灌肠为1～2h。表观分布容积（V_d）为0.3～0.7L/kg，成人与儿童平均为0.45L/kg。蛋白结合率健康成人中等（约60%）。半衰期新生儿（6个月内）>24h，小儿（6个月以上）为（3.7±1.1）h，成人（不吸烟并无哮喘者）8.7h±2.2h，吸烟者（一日吸1～2包）4～5h。在肝内被细胞色素P450酶代谢，由尿中排出，其中约10%为原型。

药物相互作用 ①地尔硫䓬、维拉帕米可干扰茶碱在肝内的代谢，与本药合用增加本药的血药浓度和毒性。②西咪替丁、雷尼替丁可降低本品肝清除率，合用时增加本药的血药浓度和毒性。③某些抗生素如大环内酯类的红霉素，喹诺酮类的伊诺沙星、环丙沙星、氧氟沙星，克林霉素、林可霉素等可降低茶碱清除率，增高血药浓度，尤以伊诺沙星为著，当茶碱与上述药物合用时，应适当减量。④苯巴比妥、苯妥英、利福平可刺激茶碱在肝中代谢，结果加快茶碱的清除率；茶碱也干扰苯妥英的吸收，两者在血浆中浓度均下降，合用时应调整剂量。⑤与锂盐合用，可使锂的肾排泄增加。影响锂盐的作用。⑥与美西律合用，可降低茶碱的清除率，增加茶碱血药浓度，需调整剂量。⑦与咖啡因或其他黄嘌呤类药并用，可增加其作用和毒性。

不良反应 茶碱的毒性常出现在血药浓度为15～20mg/L。特别是在治疗开始，早期多见的有恶心、呕吐、易激动、失眠等，当血药浓度超过20mg/L，可出现心动过速、心律失常，血药浓度超过40mg/L，可发生发热、失水、惊厥等症状。严重的甚至呼吸、心跳停止致死。

禁忌证 ①对茶碱不耐受的患者；②未治愈的潜在癫痫患者；③严重心功能不全患者及心肌梗死伴有血压降低者。

注意 ①本品可通过胎盘屏障，也能分泌入乳汁，随乳汁排出。孕妇、产妇及哺乳期妇女慎用。②新生儿血浆清除率可降低，血清浓度增加，应慎用。③老人因血浆清除率降低，血清浓度增加，55岁以上患者慎用。

用法与用量

（1）成人 ①片剂：一次0.1～0.2g，一日0.3～0.6g。②控释片：口服，一次0.1～0.2g，一日0.2～0.4g。③控释胶囊，吞服整个胶囊，或将胶囊中的小丸倒在半食匙温水中吞服，每12h一次。一次0.2～0.3g。④缓释片：口服，本品不可压碎或咀嚼，只能沿划痕掰开。起始剂量为0.2～0.4g，一日1次，晚间用100mL温开水送服。剂量视病情和疗效调整，但日剂量不超过0.9g，分2次服用。

（2）儿童 ①片剂：口服，3岁以上儿童可按0.1g开始治疗，一日最大剂量不超过10mg/kg。②控释胶囊：口服，1～9岁一次0.1g；9～16岁一次0.2g，整粒吞服，或将胶囊中小丸倒在半食匙温水或流体食物中吞服。③缓释片：不可嚼碎服用，12岁以上儿童起始剂量0.1～0.2g，一日2次，剂量视病情和疗效调整。

氨茶碱 Aminophylline（Aminodur，Diaphylline，Theophyllin）

适应证 用于支气管哮喘、喘息性支气管炎、慢性阻塞性肺疾病，也可用于急性心功能不全和心源性哮喘。

药动学 口服或由直肠或胃肠道外给药均能被迅速吸收。在体内释放出茶碱，后者的蛋白质结合率为60%。分布容积约0.5L/kg。半衰期为3～9h。静注6mg/kg氨茶碱，其在半小时内血药浓度可达10mg/L，它在体内的生物转化率有个体差异。空腹状态下口服本品，在2h血药浓度达峰值。本品的大部分以代谢产物形式通过肾脏排出，10%以原型排出。

药物相互作用 ①与克林霉素、林可霉素及某些大环内酯类、喹诺酮类抗菌药物合用时，可减低本品在肝脏的清除率，使血药浓度升高，甚至出现毒性反应，上述药物相互作用以与依诺沙星合用最为突出，应在给药前后调整本品的用量。②与锂盐合用时，可加速对锂盐的排出，后者疗效因而降低。③与普萘洛尔合用，本品的支气管扩张作用可能受到抑制。④与其他茶碱类药合用时，不良反应可增多。

不良反应 恶心、呕吐、易激动、失眠；心动过速、心律失常；发热、失水、惊厥甚至呼吸、心搏骤停致死。

禁忌证 对本品过敏者、活动性消化道溃疡和未经控制的惊厥性疾病患者。

注意

（1）交叉过敏反应　对本品过敏者，可能对其他茶碱类药也过敏。

（2）可通过胎盘屏障，使新生儿血清茶碱浓度升高到危险程度，需加以监测。

（3）可随乳汁排出，哺乳期妇女服用可引起婴儿易激动或出现其他不良反应。

（4）对诊断的干扰　本品可使血清尿酸及尿儿茶酚胺的测定值增高。

（5）下列情况应慎用　①酒精中毒。②心律失常。③严重心脏病。④充血性心力衰竭。⑤肺源性心脏病。⑥肝脏疾病。⑦高血压。⑧甲状腺功能亢进症。⑨严重低氧血症。⑩急性心肌损害。⑪活动性消化道溃疡或有溃疡病史者。⑫肾脏疾病。

用法与用量

（1）成人　①口服：一次0.1～0.2g，一日3次；极量一次0.5g，一日1g。②静脉注射：一次0.025～0.05g，用20～40mL的250～500g/L葡萄糖注射液稀释后，缓慢静脉注射，注射时间不得短于10min，极量一次0.5g，一日1g。③静脉滴注：一次0.25～0.5g，用50g/L葡萄糖注射液250mL稀释后缓慢滴注。

（2）儿童　①口服，按体质量一日3～5mg/kg，分2～3次服。②静脉注射，按体质量一次2～4mg/kg，用500g/L葡萄糖注射液稀释后，缓慢静脉注射。③静脉滴注，一般用量一次2～3mg/kg，用50g/L葡萄糖注射液500mL稀释后缓慢滴注。根据英国国家处方集（儿童版）（BNFC 2010—2011版）推荐：新生儿危重哮喘呼吸暂停，负荷量为4～6mg/kg，12h后给予维持量，一次1.5～2mg/kg，一日2～3次。且静脉注射时间要大于20min。

色甘酸钠 Sodium Cromoglicate（Cromate，Cromolyn，Intal，Cromoglicic Acid）

适应证 ①气雾吸入用于支气管哮喘，可预防各型哮喘发作；②滴鼻剂及滴眼剂分别可用于季节性及常年性过敏性鼻炎、过敏性结膜炎。

药动学 本品口服后极少吸收（小于1%），故应用气雾剂。粉雾吸入20mg后，有5%～10%经肺吸收，清除相半衰期约为80min。本品以原型排出，50%经过肾脏，50%经过胆汁。喷雾吸入时被吞咽的药物随粪便排出。体内无蓄积。外用点眼吸收甚微。

不良反应 本品毒性甚低，不良反应较少。①吸入时可致刺激性咳嗽、胸部紧迫感，甚至诱发哮喘。②对少数患者初次应用滴眼剂时有局部刺激感；滴鼻有刺痛、烧灼感、喷嚏、头痛、嗅觉改变、一过性支气管痉挛，罕见鼻出血、皮疹等。③偶见排尿困难。

注意 ①由于喷雾吸入所采用的特制喷吸器具常出现故障，对本品有效的病例可采用其他喷吸方法。②由于本品系预防性地阻断肥大细胞脱颗粒而非直接舒张支气管，因此对于季节性外源性过敏原引起的支气管哮喘病例，应在支气管哮喘好发时期之前2～3周用药。③极少数人在开始用药时出现哮喘加重，此时可先适当吸入扩张支气管的气雾剂，如沙丁胺醇。不要中途突然停药，以免引起哮喘复发。④肾功能不全患者慎用。

用法与用量

（1）成人 ①干粉吸入：一次20mg，一日4次。②气雾吸入：一次3.5～7mg，一日3次。③滴眼：滴入结膜囊，一次1～2滴，一日4次，重症患者一日5～6次。在好发季节，可提前2～3周使用。④鼻用：过敏性鼻炎患者可用粉末喷鼻内，一日3～4次，每次每侧鼻孔5～10mg。

（2）儿童 ①干粉吸入：5岁以上，1次20mg，一日4次。症状减轻后，一日40～60mg。维持量，一日20mg。不能吸粉剂的幼儿避免使用。②气雾吸入：6岁以上，一日吸2次，一次3.5～7mg。6岁以下儿童较少选用气雾吸入。③滴眼：一次1滴，一日4次，必要时增至一日6次。④鼻用：滴鼻液滴入鼻内，一次2～3滴，一日3～4次。

◎ 丁溴东莨菪碱（见10章343页）

酮替芬 Ketotifen

适应证 ①预防成人及小儿支气管哮喘发作。②过敏性鼻炎、荨麻疹及其他过敏性瘙痒性皮肤病的治疗。

药动学 口服可迅速完全吸收。半衰期＜1h。当血药浓度达到100～200mg/L时，75%与蛋白结合。在猴试验中，1/3～1/2药量由尿排泄，其余由粪便排出。本品滴眼后全身吸收极少，滴眼数分钟后生效。滴鼻不改变鼻分泌物的性质，不影响黏液纤毛运动。

药物相互作用 ①与抗组胺药物有一定协同作用。②与激素合用可减少激素的用量。③可增加阿托品类药物的阿托品样不良反应。④与其他中枢神经系统抑制药合用，可增强中枢抑制作用。⑤不宜与口服抗糖尿病药物配伍（可出现血小板减少）。

不良反应 ①可出现嗜睡、困倦、倦怠、恶心、头晕、头痛、口干、体质量增加等。②个别患者服药后出现皮疹、皮肤瘙痒、局部皮肤水肿等过敏症状。

禁忌证 ①对本品过敏者禁用。②糖尿病患者不可用本品滴眼。③ 6月龄以下婴儿禁用。

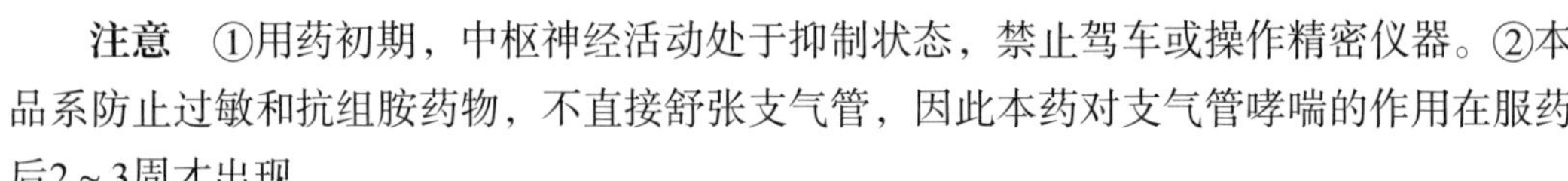

注意　①用药初期，中枢神经活动处于抑制状态，禁止驾车或操作精密仪器。②本品系防止过敏和抗组胺药物，不直接舒张支气管，因此本药对支气管哮喘的作用在服药后2～3周才出现。

用法与用量

（1）成人　口服一次1mg（按酮替芬计），一日2次，极量一日4mg。滴鼻每侧鼻孔1～2滴，每日1～3次。

（2）儿童　口服。① 4～6岁，一次0.4mg。② 6～9岁，一次0.5mg。③ 9～14岁，一次0.6mg。以上均为一日1～2次。

异丙托溴铵 Ipratropine Bromide

适应证　用于慢性阻塞性肺疾病相关的支气管痉挛，包括慢性支气管炎、肺气肿、哮喘等，可缓解喘息症状。

药动学　主要通过气雾吸入法给药，气雾吸入40μg后，与静脉注射0.15mg、口服1.5mg比较，血浆浓度仅为后两种给药途径的千分之一，表明其支气管扩张作用主要依赖局部的药物浓度。本品主要在体内部分代谢，经粪与尿排泄。吸入给药时，48%由粪排出。消除半衰期为3.2～3.8h。

不良反应　常见头痛、恶心和口干；少见心动过速、心悸、眼部调节障碍、胃肠动力障碍和尿潴留等抗胆碱能不良反应；可能引起咳嗽、局部刺激；罕见吸入刺激产生的支气管痉挛，变态反应如舌、唇和面部血管性水肿、皮疹、荨麻疹、喉头水肿和过敏反应。

禁忌证　对阿托品类药物过敏者禁用。

注意　①青光眼患者、前列腺增生患者慎用。②雾化吸入时，避免药物进入眼内。③有囊性纤维化的患者可能会引起胃肠道蠕动紊乱。

用法与用量

（1）成人　定量雾化吸入，一次40～80μg，一日3～4次。溶液雾化吸入一次50～125μg，经雾化器给药。

（2）儿童　①气雾剂，6岁以下儿童一次20μg，6岁以上一次20～40μg，一日3次。②根据英国国家处方集（儿童版）（BNFC 2010—2011版）推荐：a.雾化吸入，1个月～6岁儿童一次20μg，一日3次。6～12岁儿童一次20～40μg，一日3次。12～18岁一次20～40μg，一日3～4次。急性发作患者稳定前可重复给药，单剂量小瓶中每1mL雾化吸入液可用氯化钠注射液稀释至终体积2～4mL。剂量应按患者个体需要做适当调整，在治疗过程中患者应该在医疗监护之下。b.吸入粉剂，12～18岁一次40μg，一日3～4次。

◎ **倍氯米松**（见11章372页）

氟替卡松 Fluticasone Propionate

适应证　用于持续性哮喘的长期治疗，具有轻度持续性哮喘以上程度即可使用。

药动学　吸入本品30min后，与糖皮质激素受体结合的浓度达高峰，比布地奈德快

60min。其与糖皮质激素受体亲和力在吸入性糖皮质激素里最高。口服生物利用度为21%，为二丙酸倍氯米松的1/20，是布地奈德的1/10。消除半衰期为3.1h。

药物相互作用 避免将氟替卡松与利托那韦合用。只有当患者对药物的预期收益超过可能产生系统糖皮质激素不良反应时，才能考虑同时给予氟替卡松和利托那韦。

不良反应 ①常见口腔及喉部的念珠菌病、声嘶。②偶见免疫系统失调、皮肤过敏反应。③罕见血管神经性水肿（主要为面部和口咽部水肿）、呼吸困难或支气管痉挛和过敏样反应，异常支气管痉挛、白内障、青光眼，以及库欣综合征、肾上腺抑制、儿童和青少年生长发育迟缓、骨矿物质密度减少等内分泌失调，以及焦虑、睡眠紊乱、行为改变［包括活动过度、易激怒（主要见于儿童）］等精神失调。④极罕见消化不良和关节痛。

禁忌证 对本品过敏者禁用。

注意 ①下列情况慎用，如活动期或静止期肺结核患者、有糖尿病史的患者、妊娠期妇女。②儿童如长期接受吸入性糖皮质激素治疗，应定期监测身高。③哮喘的治疗应按照阶梯治疗原则进行，患者的病情应通过临床和肺功能试验进行监测。④本品不用于快速缓解急性哮喘症状。⑤长期大剂量接受吸入性糖皮质激素，会引起肾上腺皮质抑制。另外，在紧急情况下或择期手术当中，应考虑附加给予全身糖皮质激素治疗。⑥不可突然中断治疗。⑦一次用药后用水漱口。

用法与用量

（1）成人 气雾吸入，成人和16岁以上儿童起始吸入剂量一日200～2000μg。具体为：①轻度哮喘，一日200～500μg，分2次给予。②中度哮喘，一日500～1000μg，分2次给予。③重度哮喘，一日1000～2000μg，分2次给予。

（2）儿童 气雾吸入。① 4～16岁，一次50～100μg，一日2次；② 16岁以上，100～1000μg，一日2次。

一般初始剂量：①轻度哮喘，一次100～250μg，一日2次。②中度哮喘，一次250～500μg，一日2次。③重度哮喘，一次500～1000μg，一日2次。

布地奈德 Budesonide

适应证 用于支气管哮喘，主要用于慢性持续期支气管哮喘；也可在重度慢性阻塞性肺疾病使用。

药动学 本品和其他吸入糖皮质激素一样，具有高的肝脏清除率，与其他吸入糖皮质激素相比，本品的清除率已接近肝脏最大清除率。它比倍氯米松在肝内灭活代谢快3～4倍，故全身不良反应，特别是下丘脑-垂体-肾上腺轴的抑制作用较小。本品口服生物利用度11%，消除半衰期成人约为2h，儿童约1.5h，吸入的布地奈德中吸收的药物有32%经肾排出。

药物相互作用 酮康唑能提高布地奈德的血药浓度，其作用机制可能是抑制了细胞色素P4503A介导的布地奈德的代谢。

不良反应 轻度喉部、舌部和口腔刺激，咳嗽、口干、溃疡、声嘶、咽部疼痛不适；味觉减弱，口咽部念珠菌感染；头痛、头晕；恶心、腹泻、体质量增加、疲劳；速发或迟发的过敏反应，包括皮疹、接触性皮炎、荨麻疹、血管性水肿和支气管痉挛；精神症状，包括紧张、不安、抑郁和行为障碍等；罕见皮肤淤血、肾上腺功能减退和生长缓慢。

禁忌证 对本品过敏者禁用。

注意 ①肺结核患者，特别是活动性肺结核患者慎用。②哮喘合并感染者需同时用抗生素治疗。

用法与用量

（1）成人 ①口服，治疗病变以回肠、升结肠为主的克罗恩病。一次9mg，一日1次，上午服用。疗程8周，停药前2～4周开始减量。②吸入，成人和16岁以上儿童起始吸入剂量一日400～2000μg，具体为：a.轻度哮喘，一日200～400μg，1次或分2次给予；b.中度哮喘，400μg，一日1～2次，最高剂量为一日1200μg；c.重度哮喘，800μg，一日1～2次，最高剂量为2000μg；d.维持吸入，剂量应依据患者对药物的反应和医生对病情的估计决定。

（2）儿童

①口服，治疗病变以回肠、升结肠为主的克罗恩病。一次9mg，一日1次，上午服用，疗程8周，每周减量3mg，2～4周减完。对于溃疡性结肠炎累及直肠和乙状结肠的12～18岁儿童，一次2mg，睡前灌肠，疗程4周。

②吸入

a.气雾剂：严重哮喘和停用或减量使用口服糖皮质激素的患者，开始使用布地奈德气雾剂的剂量如下。2～7岁，一日200～400μg，分2～4次吸入；7岁以上一日200～800μg，分2～4次吸入。

b.粉雾吸入：6岁和6岁以上儿童治疗哮喘。原未使用口服糖皮质激素，一日200～400μg，一日一次，或一次100～200μg，一日2次。原使用口服糖皮质激素，一日200～400μg，一日一次。儿童最高推荐剂量为一次400μg，一日2次，当哮喘控制后，应减至最低剂量。

c.治疗哮喘维持剂量的范围，儿童一日100～800μg。

d.吸入用混悬液：一次0.25～0.5mg，一日2次。

曲安奈德 Triamcinolone Acetonide

适应证 用于神经性皮炎、湿疹、银屑病等皮肤病，过敏性鼻炎，关节痛，支气管哮喘，肩周炎，腱鞘炎，滑膜炎，急性扭伤，风湿性关节炎，慢性腰腿痛及眼科炎症等。

药动学 口服易吸收，口服5mg，生物利用度约23%，1h血药浓度达峰值10.5μg/L，半衰期为2.0h；肌内注射吸收缓慢，数小时内起效，1～2天达最大效应。作用可维持2～3周；皮内、关节腔内局部注射吸收缓慢，作用持久，一般注射一次疗效可维持1～2周以上。与血浆白蛋白结合少。吸收后在肝、肾和组织中代谢为无活性代谢物，经肾脏排出。

药物相互作用

①与避孕药或雌激素制剂合用，可增强本药疗效，同时也增加不良反应。

②与两性霉素B或碳酸酐酶抑制剂合用，可加重低钾血症。长期与碳酸酐酶抑制剂合用易发生低血钙和骨质疏松。

③与强心苷合用，可增加洋地黄毒性及心律失常的发生。

④与排钾利尿药合用，可致严重低血钾，并由于水钠潴留而减弱利尿药的排钠利尿效应。

⑤非甾体抗炎药可加重本药的致溃疡作用。

⑥与蛋白质同化激素合用，可增加水肿的发生率，使痤疮加重。

⑦与抗胆碱能药（如阿托品）长期合用，可致眼压增高。

⑧三环类抗抑郁药可加重本药所致的精神症状。

⑨因本药可使糖尿病患者血糖升高，与降糖药（胰岛素）合用时，应适当调整降糖药剂量。

⑩与免疫抑制药合用，可增加感染的危险性，并可能诱发淋巴瘤或其他淋巴细胞增生性疾病。

⑪本药鼻喷雾剂与其他皮质激素如曲安西龙（去炎松）同用时，可能增加对下丘脑-垂体-肾上腺的抑制作用，因此对正接受或最近接受曲安西龙或其他皮质激素治疗的患者，喷雾剂治疗时应谨慎。

⑫甲状腺激素可使本药代谢清除率增加，故与甲状腺激素或抗甲状腺药合用时，应适当调整本药剂量。

⑬本药可增加异烟肼在肝脏的代谢和排泄，降低其血药浓度和疗效。

⑭本药可促进美西律在体内代谢，降低其血药浓度。

⑮与生长激素合用，可抑制其促生长作用。

⑯与麻黄碱合用，可增强其代谢清除。

⑰与水杨酸盐合用，可减少血浆水杨酸盐的浓度。

不良反应 本品注射剂量比口服用量小，不良反应少，且短暂而轻微，常见有全身性荨麻疹、支气管痉挛、厌食、眩晕、头痛、嗜睡、月经紊乱、视力障碍，少数患者出现双颊潮红现象，长期应用可导致胃溃疡、血糖升高、骨质疏松、肌肉萎缩、肾上腺萎缩和功能减退及诱发感染等，但一般不会引起水肿、高血压、满月脸等症状。

禁忌证 患有病毒性、结核性或急性化脓性眼病者禁用，孕妇不宜长期使用。

注意 ①关节腔内注射可能引起关节损害。②长期用于眼部可引起眼压升高。③不宜静脉注射。④妊娠期妇女不宜长期使用。

用法与用量

（1）成人 ①肌内注射：一次20～100mg，一周一次。②关节腔内或皮下注射：用量酌定，一般2.5～5.0mg。③对皮肤病可于皮损部位或分数个部位注射，通常每一部位用0.2～0.3mg，视患部大小而定，每处一次不超过0.5mg，必要时每隔1～2周重复使用。④外用软膏、乳膏、滴眼剂，一日1～4次。气雾剂一日3～4次。

（2）儿童

①肌内注射：用于支气管哮喘，一次40mg，每3周一次，连续5次为一个疗程，症状较重者一次80mg；6～12岁儿童剂量减半，在必要时3～6岁儿童可用成人剂量的1/3；用

于过敏性鼻炎，一次40mg，每3周一次，连续5次为一个疗程；或下鼻甲注射，鼻腔先喷10g/L利多卡因液表面麻醉后，在双下鼻甲前端各注射本品1～20mg，一周一次，连续5次为1疗程。

②关节或局部注射：a.用于各种关节病，一次2.5～20mg，溶于2.5g/L利多卡因10～20mL中，用5号针头，一次进针直至病灶，一周2～3次或隔日一次，症状好转后一周1～2次，4～5次为一疗程；b.用于皮肤病，直接注入皮损部位，通常每一部位用0.2～0.3mg，视患处大小而定，每处一次不超过0.5mg，必要时每隔1～2周重复使用。

③外用：应用软膏、乳膏剂涂敷患处，一日1～4次。

④滴眼：一次1～2滴，一日1～4次。

⑤气雾剂喷鼻：一次1～2揿，一日3～4次。说明书推荐，6～12岁儿童，一次每侧鼻孔0.055mg，一日一次，一日最大剂量为一次每侧鼻孔0.11mg，一日一次，12岁以上儿童同成人。

⑥口服：一日0.8～2mg/kg，分3～4次服。

英国国家处方集（儿童版）（BNFC 2010—2011版）对类风湿关节炎等自身免疫性疾病推荐：关节腔或皮下注射，1～18岁，大关节2mg/kg，最大剂量15mg，一般一次2.5～5mg；外用，一日2～3次，涂患处，并轻揉片刻。

孟鲁司特 Montelukast

适应证 用于成人及6岁以上儿童支气管哮喘的长期治疗与预防。包括预防白天和夜间的哮喘症状，治疗对阿司匹林敏感的哮喘患者以及预防运动诱发的支气管哮喘。也用于减轻季节性过敏性鼻炎引起的症状。

药动学 口服吸收迅速、完全。2～5岁每日一次，一次4mg；6～14岁每日一次，一次5mg；15岁及以上每日一次，每次10mg。以10mg规格片剂为例，达峰时间为3h，平均生物利用度为64%。血浆蛋白结合率99%，代谢物由胆汁排泄，半衰期为2.7～5.5h。

药物相互作用 ①不得与特非那定、阿司咪唑、西沙必利、咪达唑仑或三唑仑合用。②与依非韦伦合并用药时，本药的血浆浓度可能降低，与茚地那韦同时服用时，只需增加茚地那韦的剂量到1000mg，8h一次。③与利托那韦联合用药时，建议监测肝脏酶类。④不要与沙奎那韦合用。⑤与克拉霉素联合用药时，应考虑调整克拉霉素的剂量。

不良反应 较轻微，通常不需停药。临床试验中，本药治疗组有≥1%的患者出现与用药有关的腹痛和头痛。

禁忌证 对本品过敏者禁用。

注意 ①哺乳期妇女慎用。②与皮质类固醇合用时，不应骤然使用本药取代吸入或口服皮质类固醇制剂。③口服本药治疗急性哮喘发作的疗效尚未确定，故本药单用不应用于治疗急性哮喘发作。④在减少全身用糖皮质激素剂量时，偶见嗜酸性粒细胞增多症、血管性皮疹、肺部症状恶化、心脏并发症和神经病变。因此患者在减少全身糖皮质激素剂量时，应加以注意并做适当的临床监护。

用法与用量 口服。

（1）15岁以上 一次10mg，一日一次，睡前服。

（2）15岁以下　①2～5岁1次4mg，一日一次；②6～14岁一次5mg，一日一次。

扎鲁司特 Zafirlukast

适应证　用于轻中度慢性哮喘的预防及长期治疗。对于用β_2受体激动药治疗不能完全控制病情的哮喘患者，本品可以作为一线药维持治疗。

药动学　口服吸收良好，约3h血药浓度达峰值，血浆蛋白结合率为99%。主要在肝脏代谢，消除半衰期约10h。经尿排泄是口服剂量的1/10，粪便排泄为89%。食物可降低本品的生物利用度。药动学在正常人群和肾损害患者中无显著差异。但在老年和酒精性肝硬化稳定期患者用同等剂量时，其峰浓度和曲线下面积（AUC）较正常者增高2倍。与食物同服时大部分患者的生物利用度降低，其降低幅度可达40%。动物实验显示有少部分药物通过胎盘屏障，在乳汁中也有低浓度的药物分布。

药物相互作用　①本品在肝脏经CYP2C9药酶代谢，并抑制其酶活性，可升高其他CYP2C9抑制剂如氟康唑、氟伐他汀的血药浓度。②阿司匹林可使本品血药浓度升高。③本品也可抑制CYP2C9活性，使经该药酶代谢的β受体阻滞药、抗抑郁药和抗精神病药的血药浓度升高。④与华法林并用可增高华法林血药浓度。⑤红霉素、茶碱、特非那定可降低本品血药浓度。

不良反应　头痛、胃肠道反应、皮疹、过敏反应（荨麻疹和血管性水肿）、轻微的肢体水肿（极少）、挫伤后出血障碍、粒细胞缺乏症、AST及ALT升高、高胆红素血症。罕见肝功能衰竭。

禁忌证　对本品及其组分过敏、肝功能不全者禁用，12岁以下儿童禁用。

注意　①肝功能不全者、孕妇及哺乳期妇女应慎用。②对于易变性哮喘或不稳定性哮喘的治疗效果尚不明确。③若出现系统性嗜酸性粒细胞增多，有时临床体征表现为系统性脉管炎，与Churg-Strauss综合征临床特点相一致，常与减少口服糖皮质激素的用量有关。④本品不适用于解除哮喘急性发作时的支气管痉挛。⑤不宜用本品突然替代吸入或口服的糖皮质激素治疗。

用法与用量

（1）成人　口服片剂，起始剂量一次20mg，一日2次。维持剂量，一次20mg，一日2次。根据临床反应，剂量可逐步增加至一次最大量40mg、一日2次时疗效更佳。

（2）儿童　12岁以上儿童同成人。

妥洛特罗 Tulobuterol

适应证　用于缓解支气管哮喘、急性支气管炎、慢性支气管炎、肺气肿等气道阻塞性疾病所致的呼吸困难等症状。

药动学　健康成年人24h单次经皮给药2mg时，血药峰浓度1.35μg/L，达峰时间（11.8±2.0）h，生物利用度（27.79±1.58）ng·h/mL，半衰期（5.9±0.6）h。对支气管哮喘的儿童患者24h内单次经皮给药，年龄4～9岁（体质量18.0～26.5kg）1mg、年龄9～13岁（体质量33.0～41.7kg）2mg时，胸部平均血药峰浓度（2.43±0.28）μg/L，达峰时间（13.3±2.2）h，生物利用度（53.37±6.76）ng·h/mL，半衰期（9.2±1）h。对健康成年人24h单次经皮给妥洛特罗贴剂（4mg）时，尿液中主要排泄物为妥洛特罗、3-羟基体、4-羟基体、5-羟基体和其结合体以及4-羟基-5-甲氧基的结合体，其中妥洛特罗的排泄率最大。对健康成人24h单次经皮给本品2mg至给药后3天之内，妥洛特罗的尿中排泄率为5.39%。人血清中的血清蛋白结合率为28.1%。

药物相互作用 ①与黄嘌呤衍生物类、皮质类固醇利尿药合用会发生低钾血症。②与地高辛合用有发生心律失常的风险。

不良反应 严重不良反应为过敏反应（发生频率不明），过敏症状需密切观察，发现呼吸困难、全身潮红、血管性水肿、荨麻疹等时应停止给药，并进行适当的处置；严重的血清钾下降。持续使用时间超过推荐用法和用量时可引起心律失常，此时有引起心脏骤停的危险，因此需注意不要过量使用。

禁忌证 对本品成分有过敏史的患者。

注意 ①慎重用药（以下患者需慎重使用）：甲状腺功能亢进症患者（有症状恶化的危险）、高血压患者（有可能使血压升高）、心脏疾病患者（有可能出现心悸、心律不齐等）、糖尿病患者（有糖代谢亢进、血糖升高的危险）、特应性皮炎患者（粘贴部位易出现瘙痒感、发红等症状）、老年患者。

②重要注意事项：由于本品不是治疗支气管哮喘的基本病理（气道炎症）的药物，因此需视患者的症状，适当并用类固醇制剂、茶碱制剂等药物。按用法和用量正确使用未见效时（标准方案为1～2周），认为不适用本品，应停止使用。

③儿童使用时，需在正确的使用方法指导下，密切观察使用经过。使用时注意清洁粘贴部位皮肤，清洁后方可粘贴本品。为避免刺激皮肤，最好每次变换粘贴部位。本品易于剥离，儿童使用时请贴在手够不到的部位。请勿贴于创伤面。

④孕妇及有妊娠可能的妇女，在判断治疗的有益性高于危险性时，方可使用。妊娠中用药安全性尚未确定。哺乳期妇女使用本品时应避免授乳。

⑤一般老年患者机体功能下降，故需从低剂量开始慎重使用。

用法与用量

（1）成人 贴剂通常1日1次，以妥洛特罗计算成人为2mg，粘贴于胸部、背部及上臂部均可。

（2）儿童 0.5～3岁为0.5mg，3～9岁为1mg，9岁以上为2mg，粘贴于胸部、背部及上臂部均可，一日一次。

班布特罗 Bambuterol

适应证 用于支气管哮喘、慢性喘息性支气管炎、慢性阻塞性肺疾病和其他伴有支气管痉挛的肺部疾病。

药动学 口服一次剂量20%被吸收，吸收后经血浆胆碱酯酶水解及氧化，代谢成特布他林。在2～6h内特布他林（班布特罗剂量的10%转化成特布他林）达到最高血药浓度，有效作用至少持续24h，治疗4～5天后达到稳态。口服后血浆半衰期约13h，其活性代谢产物特布他林半衰期约为17h。班布特罗及其代谢产物经肾排泄。

不良反应 肌肉震颤、头痛、心悸、心动过速等，偶见强直性肌肉痉挛。其严重程度与剂量有关，多用于治疗后1～2周自然消失。

禁忌证 对本品过敏者、肥厚型心肌病患者禁用。

注意 ①甲状腺功能亢进症、糖尿病及心脏病患者慎用。②严重肾功能不全者本品起始剂量应减少。③肝硬化、严重肝功能异常者应根据个体情况给予每日剂量，因班布特罗与特布他林代谢有个体差异。④孕妇及哺乳期妇女慎用。

用法与用量 口服。

（1）成人 起始剂量为10mg，一日一次，睡前服用。根据临床疗效，1～2周后可增至一日20mg。肾功能不全患者（肾小球滤过率≤50mL/min）起始剂量可为5mg。

（2）儿童 2～5岁一次5mg，一日一次；6～12岁一次10mg，一日一次。最高剂量一日不超过10mg。

福莫特罗 Formoterol

适应证 本品适用于哮喘持续期的治疗，尤其适用于夜间哮喘和运动诱发哮喘。因本品起效迅速，亦可用于哮喘急性发作的按需治疗。

药动学 本品吸入2～5min起效，2h内作用达高峰，可维持12h作用。口服起效慢，但作用时间长，可维持20h。本品与血浆蛋白结合率50%，代谢后部分经尿排泄，部分经胆汁排泄。

药物相互作用 ①与肾上腺素、异丙肾上腺素并用，易致心律失常，甚至引起心搏骤停。②与茶碱、氨茶碱、肾上腺皮质激素、利尿药（呋塞米、螺内酯等）合用，可因低血钾而致心律失常。③与洋地黄类药物并用，可增加洋地黄致心律失常的危险性。④与单胺氧化酶抑制药并用，可增加室性心律失常发生率，并可加重高血压。⑤本品可增强泮库溴铵、维库溴铵的神经肌肉阻滞作用。

不良反应 常见头痛、心悸、震颤；偶见烦躁不安、失眠、肌肉痉挛、心动过速；罕见皮疹、荨麻疹、房颤、室上性心动过速、期前收缩、支气管痉挛、低钾血症或高钾血症。个别病例有恶心、味觉异常、眩晕、心绞痛、心电图Q-T间期延长、过敏反应、血压波动和血中胰岛素、游离脂肪酸、血糖、尿酮体水平升高。

禁忌证 对本品过敏者禁用。

注意 ①肝肾功能不全、严重肝硬化患者慎用。②下列情况慎用，如甲状腺功能亢进症、嗜铬细胞瘤、梗阻性肥厚型心肌病、严重高血压、颈内动脉-后交通动脉瘤或其他严重的心血管病（如心肌缺血、心动过速或严重心衰）、孕妇及哺乳期妇女、运动员。③可能造成低钾血症。哮喘急性发作时，应更加注意。联合用药也可能增加血钾降低的作用。④本品能引起Q-Tc间期延长，因此伴有Q-Tc间期延长的患者及使用影响Q-Tc间期的药物治疗的患者应慎用。⑤可影响血糖代谢，糖尿病患者用药初期应注意血糖的控制。⑥本品可能引起气道痉挛。哮喘急性发作时的缺氧会增加此危险性。

用法与用量

（1）成人 ①干粉吸入剂，一次4.5～9μg，一日2次；②口服，一次40～80μg，一日2次。

（2）儿童 ①口服，4.5μg/kg，分2～3次。②吸入，常用量为一次4.5～9μg，一日

1～2次，早晨和晚间用药；或一次9～18μg，一日1～2次，一日最高剂量36μg。哮喘夜间发作，可于晚间给药1次。多用于6岁以上儿童［英国国家处方集（儿童版）仅有6岁以上儿童剂量］。

沙美特罗 Salmeterol

适应证 用于支气管哮喘，包括夜间哮喘和运动引起的支气管痉挛的防治；与吸入性糖皮质激素合用，用于可逆性阻塞性气道疾病，包括哮喘。

药动学 单次吸入50μg后，5～15min达血药峰浓度。用药后10～20min出现支气管扩张作用，可持续12h。

药物相互作用 本品不宜同时使用非选择性β受体阻滞药、单胺氧化酶抑制药及三环类抗抑郁药。

不良反应 可见震颤、心悸及头痛等。偶见心律失常、肌痛、肌肉痉挛、水肿、血管神经性水肿。罕见口咽部刺激。

禁忌证 对本品过敏者、对牛奶过敏者禁用。

注意 ①下列情况慎用：肺结核、甲状腺功能亢进症、对拟交感胺类有异常反应、有低钾血症倾向、已患有心血管疾病、有糖尿病史者，孕妇及哺乳期妇女。②本品不适用于缓解急性哮喘发作。③治疗可逆性阻塞性气道疾病应常规遵循阶梯方案，并应通过观察临床症状及测定肺功能来监测患者对治疗的反应。为避免哮喘急性加重的风险，不可突然中断本品的使用。

用法与用量

（1）成人 ①气雾吸入，一次50μg，一日2次；严重时一次100μg，一日2次。②粉雾吸入，一次50μg，一日2次。

（2）儿童 ①气雾吸入，一次25μg，一日2次；②粉雾吸入，一次25μg，一日2次。

根据英国国家处方集（儿童版）（BNFC 2010—2011版）推荐：粉雾剂吸入，仅用于5岁以上儿童，一次25μg，一日2次；气雾剂用法与用量同粉雾剂。

丙卡特罗 Procaterol

适应证 适用于支气管哮喘、喘息性支气管炎、伴有支气管反应性增高的急性支气管炎、慢性阻塞性肺部疾病。

药动学 口服5min内开始起作用，1.5h左右作用最强，持续6～8h。本药衰减模式呈二相，第一相半衰期为3.0h，第二相半衰期为8.4h。10.3%由尿排泄。

药物相互作用 ①与其他肾上腺素受体激动药及茶碱类药物伍用，疗效可能增强，但心律失常、心率增快等不良反应也会增多。②非选择性β受体阻滞药可部分或全部抑制该药的作用。

不良反应 偶见口干、鼻塞、倦怠、恶心、胃部不适、肌颤、头痛、眩晕或耳鸣。亦见皮疹、心律失常、心悸、面部潮红等。

禁忌证 对本品及肾上腺素受体激动药过敏者禁用。

注意 ①孕妇及哺乳期妇女、婴幼儿、老年人慎用。②有下列情况时慎用：如甲状腺功能亢进症、高血压、心脏病、糖尿病。③该药可能引起心律失常，应予注意。

用法与用量

（1）成人　口服，一次25～50μg，一日2次，清晨及睡前服用；或一次50μg，一日1次，睡前服用。

（2）儿童　6岁以上儿童一次25μg，一日2次。6岁以下儿童可依据年龄、症状和体质量酌情增减用量。

特布他林 Terbutaline

适应证　用于支气管哮喘、慢性支气管炎、肺气肿和其他伴有支气管痉挛的肺部疾病。

药动学　吸入本品5min内开始起作用，持续6h。从吸入器吸入特布他林，仅有小于10%的药物被气道吸收，其余的90%被咽下经肠壁和肝脏代谢。代谢物及原型均由尿液排泄。

口服生物利用度为15%±6%，约30min出现平喘作用，有效血药浓度为3mg/L，血浆蛋白结合率约25%。2～4h作用达高峰，持续4～7h。表观分布容积为（1.4±0.4）L/kg。静脉注射给药后，肺部的原型药为50%～80%。临床试验表明，其扩张支气管作用时间可达8h。皮下注射0.25mg特布他林达峰时间约20min，峰浓度为5.2μg/L。消除半衰期2.9h。皮下给药96h后90%的药物从尿中排泄，其中60%为药物原型。

药物相互作用　①同时应用其他肾上腺素受体激动药、茶碱者作用增加，但不良反应也增加。②非选择性β受体阻滞药可以大大降低特布他林的作用而导致哮喘的发作。

不良反应　震颤、头痛、恶心、强直性痉挛、心动过速、心悸、胃肠道障碍、皮疹和低钾血症。

禁忌证　对本品及其他肾上腺素受体激动药过敏者禁用。

注意　①对其他肾上腺素受体激动药过敏者，对本品也可能过敏。②本品对人或动物未见致畸作用。③下列情况慎用：甲状腺功能亢进症、冠心病、高血压、糖尿病患者及哺乳期妇女。④ $β_2$受体激动药可能会引起低钾血症，当与黄嘌呤衍生物、糖皮质激素、利尿药合用都可能增加低钾血症的发生，因此，在与这些药物合用的情况下需监测血清钾浓度。⑤大剂量应用可使有糖尿病史的患者发生酮症酸中毒。⑥长期应用可产生耐受性，疗效降低。⑦不良反应的程度取决于剂量和给药途径，从小剂量逐渐加至治疗量常能减少不良反应。

用法与用量

（1）吸入　①气雾剂：一次0.25～0.5mg（1～2揿），一日3～4次，24h内的总量不应超过6mg（24喷）。②雾化液：成人及20kg以上儿童一次5mg，一日3次。20kg以下的儿童一次2.5mg，一日3次，不应超过4次。③粉雾剂：一次0.25～0.5mg，每4～6h一次，严重者可增至一次1mg，一日最大量不超过4mg，需要多次吸入时，每吸间隔时间2～3min。

（2）口服　①成人，开始1～2周一次1.25mg，一日2～3次，以后可加至一次2.5mg，一日3次。②儿童，按体质量一次0.065mg/kg（一次总量不应超过1.25mg），一日3次。

3.3 新生儿呼吸窘迫综合征药

新生儿呼吸窘迫综合征是由于缺乏表面活性物质，呼气末肺泡萎缩，致使出生后不久出现进行性加重的呼吸困难和呼吸衰竭。

注射用牛肺表面活性剂 Calf Pulmonary Surfactant for Injection

适应证 用于新生儿呼吸窘迫综合征（简称RDS）的治疗和预防。

药动学 肺表面活性物质是动物体内固有的，成分十分复杂，且主要在肺泡表面起作用，难以在动物体内进行药动学研究。据文献资料，肺泡表面活性物质清除途径有多种可能，其中相当部分为肺泡Ⅱ型细胞摄取，进入板层小体重新利用，其生物半衰期在不同情况下差异较大，肺泡池卵磷脂全部更新时间为3～11h。本品滴入气管后，部分在肺泡发挥作用，其他则进入肺组织进行再循环，再利用。其代谢主要在肺内，基本上不进入体内其他部位进行代谢。本品的肺内清除按一级动力学进行。

药物相互作用 早产儿的母亲产前应用糖皮质激素，可促进肺结构和功能的成熟，增加肺表面活性物质的分泌，提高本品的治疗效果。

不良反应 可有短暂的血氧下降和心率、血压波动，发生不良反应时应暂停给药，给予相应处理，病情稳定后再继续给药。

注意 ①本品仅可用于气管内给药，用药前患儿需进行气管插管。②有气胸患儿需进行处理，然后再用药。③本品的应用要在有新生儿呼吸急救经验的医师指导下进行，并严格遵守有关新生儿急救规范的操作规程。④给药前要拍胸部X线片证实气管插管的位置适中，勿插入过深。⑤给药后肺顺应性（几分钟到1h）很快好转，应及时检查血气，调整呼吸机参数（压力、潮气量、氧浓度），以免通气过度或血氧过高。⑥肺表面活性剂治疗不能解决RDS患儿的所有问题，影响疗效的因素较多。⑦给药后病情改善不明显时要考虑呼吸窘迫的其他原因，如气胸、动脉导管重新开放等。⑧本品开启后应在24h内应用。

用法与用量 患儿出生12h以内，不宜超过48h，一次70mg/kg，加入2mL灭菌注射用水中，气管内给药。必要时在第一次用药后12～24h（至少6h）可应用第二次，最多应用3次。

猪肺磷脂注射液 Porant Alfa Injection

适应证 治疗和预防早产儿的呼吸窘迫综合征（RDS）。

药动学 气管内给药后，本品主要存留在肺内，用^{14}C标记的二棕榈酰磷脂酰胆碱测定其在新生兔体内的半衰期为67h。给药后48h，在血浆和肺以外的器官中仅有微量的表面活性磷脂。

不良反应 肺出血罕见，但有时是早产儿致命的并发症，发育越不成熟的早产儿发病率越高。无任何证据表明使用本品能增加该事件的危险性。没有其他的不良反应报告。

注意 ①本品只能在医院内由对早产儿的护理和复苏训练有素、经验丰富的医生使用。院内应该有适当的通气和RDS婴儿的监护设备。

②婴儿如果在长时间破膜（超过3周）后分娩，可能对外源性表面活性物质反应不佳。

③预防：建议给妊娠≤28周的新生儿做常规预防使用。而妊娠28～32周，至少有以下3项危险因素的RDS高危新生儿应该选择性预防：出生前未使用过皮质激素预防或用量不足、出生时窒息、出生时需要插管、母亲糖尿病、多胎、男性、家族易感性、剖宫产。

④应保证婴儿的一般状态稳定。纠正酸中毒、低血压、贫血、低血糖和低体温。

⑤使用表面活性物质可以减轻RDS的严重程度，或降低其发病率，但是早产婴儿可能因发育不全而有其他合并症，因此不可能完全消除与早产有关的病死率和发病率。

⑥给药后肺顺应性（几分钟到1h）很快好转，应及时检查血气，调整呼吸机参数（压力、潮气量、氧浓度），以免通气过度或血氧浓度过高。

用法与用量 气管内给药。

（1）抢救治疗 推荐剂量为一次100～200mg/kg（1.25～2.5mL/kg）。如果婴儿还需要辅助通气和补充氧气，则可以每隔12h再追加100mg/kg（总剂量最大为300～400mg/kg）。建议一经诊断为RDS，尽快开始治疗。

（2）预防 出生后（15min内）尽早给药一次100～200mg/kg。第一次给药后6～12h可以再给100mg/kg，之后如果发生了RDS需要机械通气，间隔12h给药（总剂量最大为300～400mg/kg）。

4 消化系统药物

婴幼儿消化系统疾病大多数是由急慢性感染性疾病诱发的消化功能紊乱。临床可见食欲减退、呕吐、腹泻或便秘等症状。较大儿童也可由于肝脏疾病或消化性溃疡等器质性疾病引起。

4.1 助消化药、健胃药

凡因消化道外原因引起者，首先应检查和治疗原发病，一般消化功能紊乱可用乳酶生等微生态制剂调整菌群及对症处理，使消化功能紊乱得到控制。此外，也可应用健胃助消化药如胃蛋白酶、胰酶、多酶片等促使消化功能恢复。

乳酶生（表飞鸣） Lactasin（Lactomin，Lacfinex，Biofermin）

适应证 本品为含活肠球菌（主要是粪链球菌，活菌数不少于300万/g）制剂。用于消化不良、饮食不当、肠道菌群失调或肠内异常发酵引起的腹胀、腹泻等。

药物相互作用 ①氨基酸、干酵母与本药联用，可增强药效。②抗菌药物（如红霉素、氯霉素、土霉素等）或吸附剂（如药用炭）可使本药失活，降低本药的疗效，故两者不宜合用，如必须服用则应间隔2～3h。③鞣酸蛋白、铋剂、酊剂、喹碘方、氯化亚汞等可抑制、吸附或杀灭乳酸杆菌，降低本药疗效。

用法与用量

（1）成人 口服，一次0.3～1g，一日3次，饭前服。

（2）儿童 口服。<1岁一次0.1g；1～5岁一次0.2～0.3g；>5岁一次0.3～0.6g。均一日3次，饭前服。

蜡样芽孢杆菌活菌制剂 Live Aerobic Bacillus

适应证 婴幼儿腹泻、轮状病毒胃肠炎、婴幼儿菌痢、成人急性肠炎；慢性肝炎、肝硬化引起的腹胀及其他原因引起的肠道菌群失调。对老年人食欲缺乏、纳差、胃脘胀满、大便稀溏、腹泻与便秘交替出现且经久不愈者有保健预防作用。

药物相互作用 本品不宜与抗菌药物并用。

禁忌证 对微生态制剂有过敏史者禁用。

注意 ①腹泻严重的婴幼儿应注意采取措施预防脱水。②服用的时间以在饭前1h为宜，并用温开水送服。③本品不应与果汁或含乙醇的饮料混合后服用。④婴幼儿服用时，可取药粉加入少量温开水或奶液服用。

用法与用量 口服。

（1）成人 一次1～2粒，一日2～3次，连续用药5～7天。

（2）儿童　成人剂量减半或遵医嘱。

地衣芽孢杆菌制剂 Bacillus Licheniformobiogen Preparation

适应证　用于急慢性腹泻、各种肠炎及肠道菌群失调症的防治。

药物相互作用　①铋剂、鞣酸、药用炭等能抑制活菌，不能与本品合用。②与抗菌药合用可减低本品疗效，合用时宜间隔3h。

不良反应　偶见大便干结、腹胀。大剂量服用可发生便秘。

禁忌证　对微生态制剂有过敏史者禁用。

用法与用量　口服。

（1）成人　一次0.5g，一日3次，首剂加倍。

（2）儿童　＞5岁一次0.5g，一日3次，首剂加倍；＜5岁一次0.25g，一日3次，首剂加倍。

枯草杆菌肠球菌二联活菌制剂 Live Combined Bacillus Subtilisand Enterococcus Faecium Preparation

适应证　本品含有两种活菌——屎肠球菌和枯草杆菌，是健康人肠道中的正常菌群。适用于治疗肠道菌群失调（抗生素、化疗药物等）引起的肠炎、腹泻、腹胀、便秘、消化不良、食欲缺乏等。

药物相互作用　服用本药期间应停用其他抗生素。

不良反应　极罕见有服用本品腹泻次数增加的现象，停药后可恢复。＜3岁的婴幼儿不宜直接服用。直接服用时要注意避免呛咳。

用法与用量　口服。

（1）成人　肠溶胶囊一次1～2粒，一日2～3次。

（2）儿童　12岁以上儿童同成人。12岁以下儿童可服用枯草杆菌肠球菌二联活菌多维颗粒剂，2岁以下一次1袋，一日1～2次；2～12岁一次1～2袋，一日1～2次。

双歧杆菌三联活菌制剂 Bifid Triple Viable

适应证　本品是由双歧杆菌、嗜酸乳杆菌、粪链球菌或由长双歧杆菌、保加利亚乳杆菌、嗜热链球菌经适当配合而成的活菌制剂。这些菌为健康人肠道正常菌群成员。用于肠道肠菌群失调引起的腹泻和腹胀，轻型至中型急性腹泻及慢性腹泻。

药动学　双歧杆菌、嗜酸乳杆菌、粪链球菌口服后可完全、迅速地到达肠道，第2天从服用者的粪便中可检出内服的菌种，第4天菌量达到高峰，第8天维持正常。

药物相互作用　本品不宜与抗菌药物同时服用。

用法与用量　口服。

（1）成人　一次420～840mg，一日2～3次。

（2）儿童　1岁以下儿童一次105mg，1～6岁一次210mg，6～13岁一次210～420mg，均为一日2～3次。婴幼儿可剥开胶囊壳倒出药粉或可将药片碾碎溶于温热（约40℃）牛奶中服用。幼儿可直接嚼服。

酪酸梭菌二联活菌散剂 Combined Clostridum Butyrium and Bifidobacterium Powders, Live

适应证 本品含酪酸梭菌和婴儿双歧杆菌散剂，用于肠道菌群失调引起的腹泻和腹胀，轻型至中型腹泻及慢性腹泻。

药物相互作用 本品不宜与抗菌药物同用。但与氨基糖苷类抗生素、部分β-内酰胺、大环内酯类抗生素等同用不影响其活性。

不良反应 个别患者出现皮疹、腹部不适。

禁忌证 对本品有过敏史者禁用。

用法与用量 口服。

（1）成人 一次2片（0.5亿个/片），一天3次。

（2）儿童 一次1袋散剂（500mg，含酪酸梭菌不低于1.0×10^7CFU/g，婴儿双歧杆菌含量不低于1.0×10^6CFU/g），一日2次。用凉开水、果汁及牛奶冲服。

布拉氏酵母菌 Saccharomyces Boulardii

适应证 用于治疗成人和儿童腹泻及肠道菌群失调所引起的腹泻症状。

药物相互作用 由于该药物属于真菌属，不可与全身性或口服抗真菌药物及某些喹啉类衍生物合用。

不良反应 罕见全身真菌血症、血管神经性水肿、皮疹。偶见全身过敏反应、荨麻疹、顽固性便秘、口干等。停药可恢复。

禁忌证 对本品有过敏史者，有潜在真菌感染危险者，中央静脉导管输液患者，对果糖不耐受者，先天性半乳糖血症及葡萄糖、半乳糖吸收障碍综合征或半乳糖缺乏的患者禁用。

注意 不应与开水、冰水或含酒精饮料混合服用。婴儿服用时，可将小袋的粉末放入少量水或糖水中，混合吞服，也可将小袋内的药粉拌入食物内，但食物不应太冷或太烫。胃肠管饲时，可将药物加到制备的营养液内。如按上述常用剂量治疗2日后症状仍无改善，则应重新评估该药的疗效。

用法与用量 散剂每袋0.25g（1g含活菌数不低于1.3×10^9CFU）。

（1）成人 口服一次1～2袋，1～2次/日。

（2）儿童 3岁以下一次1袋，一日1次；3岁以上一次1袋，一日2次。

胰酶 Pancreatin

适应证 ①各种原因引起的胰腺外分泌功能不足（如囊性纤维化、慢性胰腺炎、胰腺切除术后、胃切除术后、肿瘤引起的胰管或胆总管阻塞）的替代治疗。②胰酶替代治疗，可用于慢性胰腺炎性疼痛、老年性胰腺外分泌不足。③胃肠疾病、肝胆疾病引起的消化酶不足。

药动学 口服后30min起效，120～300min时达最大效应。胰酶制剂口服后，在胃中溶解，释放出数百颗胰酶超微颗粒。这些微粒有肠溶包衣，可避免在胃酸中失活，并在胃内与食糜充分均匀混合。该微粒的大小可保证酶与食物同步地排入十二指肠；肠溶片在十二指肠近端（pH≥5.5）溶解，30min内释放出大于80%的活性酶，保证了适当的消化和及时的营养吸收。

药物相互作用 ①与等量碳酸氢钠同服可增强疗效。②西咪替丁、雷尼替丁、法莫替丁、尼扎替丁等能抑制胃酸分泌，升高胃和十二指肠内的pH，故能防止胰酶失活，增强口服胰酶的疗效。合用时可能需要减少胰酶剂量。③在酸性溶液中活性减弱，甚至被分解灭活，故忌与稀盐酸等酸性药物同服。④与阿卡波糖、吡格列酮合用时，后者的药效降低，故应避免同时使用。⑤胰酶可干扰叶酸的吸收。⑥ pH小于5.5的食物（如鸡肉、小牛肉、绿豆）与本药同时食用时，可使本药的肠衣溶解，降低胰酶的药效，故不应与上述食物同用。

不良反应 偶见过敏反应时，可有打喷嚏、流泪、皮疹、鼻炎和支气管哮喘等。囊性纤维化的患者应用本药治疗时，可见尿中尿酸增多，且与剂量相关。此外，本药制剂常被沙门菌属污染，虽不影响酶的活性，但可使人感染。

注意 ①尚不明确药物对哺乳的影响，哺乳期妇女慎用。②用药期间可检测大便中的氮及脂肪的含量，以了解本药的疗效。用药期间应检测血及尿中的尿酸含量，进行毒性监测。③胰腺外分泌功能测定前本药应至少停用3天。④用药过量的表现有恶心、胃痉挛、皮疹、血尿、关节痛、足或小腿肿胀以及腹泻。用药过量时给予一般支持治疗即可。⑤胰酶有微臭但无腐败臭气，如煮沸或遇酸即失去活力。⑥口服常用肠溶片，以避免被胃酸灭活，但包衣可能会影响胰酶在十二指肠和空肠上端的生物利用度。⑦服用时不可嚼碎，以免药粉残留于口腔内，消化口腔黏膜而发生严重的口腔溃疡。⑧服用胰酶的患者可能需要补充叶酸。

用法与用量

（1）成人　一次0.3～1g，一日3次，饭前或进餐时服。

（2）儿童　5岁以上儿童剂量同成人。

米曲菌胰酶 Oryz-Aspergillus Enzyme and Pancreatin

适应证 用于因消化酶绝对不足或相对不足而引起的各类消化不良症。每片含米曲菌120mg、胰酶220mg。

不良反应 少见，过敏反应常是最初的症状。

禁忌证 12岁以下的儿童禁用。对某一活性成分过敏者禁用。禁用于急性胰腺炎和慢性胰腺炎急性发作期。

用法与用量 口服，成人和12岁以上的儿童一次1片，一日3次，餐中或餐后吞服。

胃蛋白酶 Pepsin

适应证 用于消化不良、食欲减退及慢性萎缩性胃炎等。

药物相互作用 ①本品水溶液遇鞣酸、没食子酸或多数重金属溶液即发生沉淀。②忌与碱性药物配伍，不宜与抗酸药物同服。③与硫糖铝相拮抗，不宜合用。

不良反应 罕见过敏。

注意 胃蛋白酶遇热不稳定，70℃以上即失效。溶液pH＞6时不稳定。

用法与用量

（1）成人　①片剂，一次0.2～0.4g，一日3次，餐前服用，同时服稀盐酸，一次0.5～2mL；②含糖胃蛋白酶片，一次2～4g，一日3次，餐前服用，同时服稀盐酸，一次0.5～2mL；③胃蛋白酶合剂，一次10～20mL，一日3次，餐前或进食时服用。

（2）儿童　胃蛋白酶合剂，2岁以下儿童一次1～2.5mL；2岁以上儿童一次3～5mL，一次最大量10mL。一日3次，餐前或进食时服用。

乳糖酶 Lactase

适应证　主要用于乳糖不耐受症患者，此类患者不能消化乳糖，伴有腹泻、消化不良、腹痛以及肠易激综合征等症状。

药物相互作用　有研究表明乳糖酶会减少钙离子的吸收。

禁忌证　对乳糖酶过敏者禁用。

注意　孕妇慎用。本品应在进食含乳糖的食物前服用。

用法与用量

（1）成人　一次1～3片，嚼服或吞服。

（2）儿童　12岁以上一次1～3片，嚼服或吞服。12岁以下一般不应服用，或在医师指导下使用。

复方阿嗪米特肠溶片 Compound Azintamide Enteric-coated Tablets

适应证　用于因胆汁分泌不足或消化酶缺乏而引起的消化不良症状。本品为肠溶片，含有胰酶100mg、阿嗪米特75mg、二甲硅油50mg。阿嗪米特为一种促进胆汁分泌药物，它可以增加胆汁的液体量，增加胆汁中固体成分的分泌。二甲硅油可减少胃肠道的气体，从而消除因胃肠道胀气引起的胃痛。

禁忌证　严重肝功能障碍、胆石症引起的胆绞痛、胆管阻塞及急性肝炎患者禁用。

用法与用量　成人、儿童相同剂量，一日3次，餐后服用，每次1～2片。

复方消化酶 Compound Digestive Enzyme

适应证　用于食欲缺乏、消化不良，包括腹部不适、嗳气、早饱、餐后腹胀、恶心、排气过多、脂肪便，也可用于胆囊炎和胆结石以及胆囊切除者的消化不良。本品为复方制剂，每粒含胃蛋白酶25mg、木瓜酶50mg、淀粉酶15mg、熊去氧胆酸25mg、纤维素酶15mg、胰蛋白酶2550美国药典单位、胰淀粉酶2550美国药典单位、胰脂肪酶412美国药典单位。

药物相互作用　与含铝制剂共用会影响本品疗效。

不良反应　可见呕吐、腹泻、软便、口内不快感。

禁忌证　对本品过敏、急性肝炎、胆道闭锁患者禁用。

注意　服用时可将胶囊打开，但不可嚼碎药粒。胶囊中白色颗粒在胃底部崩解（胃蛋白酶），橙色颗粒在胃窦崩解（木瓜酶、淀粉酶、熊去氧胆酸），绿色颗粒在幽门崩解（纤维素酶、胰酶、胰脂酶）。

用法与用量 成人、儿童相同，口服，一次1～2粒，一日3次，饭后服。

多酶片 Multlenzyme Tablets

适应证 本品为多种酶的混合物，每片含胰酶0.12g、胃蛋白酶0.04g及淀粉酶0.12g，在中性或弱碱性环境中作用较强。用于消化酶缺乏的消化不良及食欲缺乏。

药动学 本品为胃肠道消化酶，很难吸收进入血液，主要在胃肠道发挥作用。

药物相互作用 本品在酸性环境中活性减低或消失。忌与稀盐酸和（或）含酸的健胃药物并用。与等量碳酸氢钠同服可以增加疗效。

不良反应 罕见过敏。

禁忌证 对本品或其他蛋白过敏者禁用。

注意 勿嚼碎服用。

用法与用量 口服。4～10岁一次1片，11岁以上1～2片。均一日3次，饭后2～3h服用。

干酵母 Dried Yeast

适应证 用于营养不良、消化不良、食欲缺乏、腹泻及胃肠充气，防治多种B族维生素缺乏所引起的疾病，作为辅助治疗。本品为啤酒酵母菌或葡萄汁酵母菌或隐球酵母科产朊假丝酵母菌未经提取的干燥菌体，含有多种B族维生素及叶酸、肌醇、转化酶、麦芽糖酶等。

药物相互作用 ①与磺胺类药物不宜合用。②本药含有大量的酪胺，合用单胺氧化酶抑制药如帕吉林时，可使酪胺不被分解灭活而进入血液循环，可引起高血压等不良反应。

不良反应 服用剂量过大可发生腹泻。

用法与用量 口服。

（1）成人 一次0.5～4g，一日3次，嚼碎后服。

（2）儿童 一次0.3～0.9g，一日3次，嚼碎后服。

4.2 止泻药

鞣酸蛋白 Tannalbin

适应证 鞣酸是一种收敛药，能与黏膜表面蛋白质形成沉淀，起到收敛止泻作用。适用于急性胃肠炎、非细菌性腹泻。

药物相互作用 能影响各种消化酶药效的药物，都不宜同服。

不良反应 口服刺激大，可致恶心、呕吐。吸收后对肝脏有损害。

禁忌证 ①本品不能作为有发热、便血的细菌性痢疾的基本治疗药物。②肠梗阻患者、便秘患者以及胃肠胀气或严重脱水的患者，溃疡性结肠炎的急性发作期以及广谱抗生素引起假膜性肠炎的患者均应禁用。

注意 对急性腹泻，如服用本品48h后临床症状无改善，应及时停用本品，改换其他治疗。

用法与用量 口服。

（1）成人 一次0.9～1.8g，一日3次。

（2）儿童 一次0.2～1g，一日3次。婴儿一次0.05～0.2g，一日3次。

碱式碳酸铋 Bismuth Subcarbonate

适应证 ①缓解胃肠功能不全及吸收不良引起的腹胀、腹泻等。②用于慢性胃炎及胃酸过多引起的胃痛、胃灼热、反酸。③与抗生素合用可治疗与幽门螺杆菌感染有关的消化性溃疡。④本药糊剂可外用于轻度烧伤、溃疡及湿疹等。

药物相互作用 ①本药可减低乳酸杆菌活力而降低乳酶生的疗效，故两药不宜同时应用。②与四环素、土霉素、环丙沙星、诺氟沙星等口服抗菌药合用，可因螯合作用而减少口服抗菌药的吸收，并减少抗菌活性，应避免同时服用（治疗幽门螺杆菌感染有关的消化性溃疡时除外）。③本药可使口服地高辛吸收减少。④本药可降低香连丸的抗菌作用。

不良反应 ①用药期间舌苔和大便可呈黑色。②偶可引起可逆性精神失常。③大量及长期服用可引起便秘和碱中毒。

禁忌证 对本品过敏者、肠道高位阻塞性疾病患者、发热者、3岁以下儿童。

注意 对细菌感染所致的肠炎，宜先控制感染后再使用本品。

用法与用量

（1）成人 ①口服，一次0.6～2.0g，一日3次，饭前服。②外用，糊剂涂敷患处。

（2）儿童 ①口服，3～5岁一次0.2～0.6g，一日3次；5岁以上一次0.6～1g，一日3次。均应饭前服。②外用，糊剂涂敷患处。

地芬诺酯 Diphenoxylate

适应证 地芬诺酯是哌替啶的衍生物，可代替阿片制剂。用于急慢性功能性腹泻、慢性肠炎。

药动学 口服45～60min起效，达峰时间2h，作用持续3～4h，生物利用度90%，表观分布容积324.2L。本品大部分在肝脏快速代谢，给药96h内总药量的13.65%主要以代谢产物形式随尿排泄，49%随粪便排泄，母体消除半衰期2.5h，有活性的地芬诺酯酸代谢物半衰期1.9～3.1h，地芬诺酯酸和阿托品也可以通过乳汁排泄。

药物相互作用 ①地芬诺酯本身具有中枢神经系统抑制作用，因其可加强中枢抑制药的作用，故不宜与巴比妥类、阿片类、水合氯醛、乙醇、格鲁米特或其他中枢抑制药合用。②与单胺氧化酶抑制药合用可能有发生高血压危象的潜在危险。③与呋喃妥因合用可使后者的吸收加倍。

不良反应 成年人服用常规剂量，不良反应轻且少见。偶见口干、恶心、呕吐、头晕、头痛、嗜睡、失眠、抑郁、烦躁、皮疹、腹胀及肠梗阻等，减量或停药后即消失。儿童对本品比较敏感，可能出现呼吸抑制等不良反应。

禁忌证 ① 2岁以下儿童。②青光眼、严重肝病、肝硬化、梗阻性黄疸、脱水患者。③对地芬诺酯或阿托品过敏者。④与假膜性小肠结肠炎或产肠毒素的细菌有关的腹泻者。

注意 ①妊娠期妇女长期服用本品可引起新生儿的戒断症状及呼吸抑制。②儿童服用本品一定要十分慎重，因易出现迟发性地芬诺酯中毒，且儿童对本品的反应也有很大的变异性。使用本品时，必须考虑患儿营养状况和药物的水解度。2～13岁儿童应使用本品溶液剂而不要使用片剂。③下列情况慎用，如慢性肝病患者（可诱发肝性脑病）、正在服用成瘾性药物者、腹泻早期或腹胀者、哺乳期妇女。④用药前后和用药期间应监测粪便黏度及腹泻是否停止，水、电解质是否平衡，有无呼吸抑制，以免引起中毒。⑤地芬诺酯长期应用可产生药物成瘾性。⑥本品不能用作细菌性疾病的基本治疗药物。可与抗菌药物合用治疗细菌性痢疾（简称菌痢），以帮助控制腹泻症状。

用法与用量

（1）成人　口服，一次2.5～5mg，一日2～3次。腹泻得到控制时即可减少剂量。

（2）儿童　口服。①片剂：12～16岁一次2片，一日3次；16～18岁首剂4片，然后2片，一日4次，最大剂量不超过10片。②复方溶液剂（5mL含地芬诺酯2.5mg、阿托品0.025mg）：2～5岁一次5mL溶液，一日2次；5～8岁一次5mL溶液，一日3次；8～12岁一次5mL溶液，一日4次。

消旋卡多曲 Racecadotril

适应证　消旋卡多曲是一种脑啡肽酶抑制剂。可延长消化道内源性脑啡肽的生理活性，减少水和电解质的过度分泌。

药物相互作用　①红霉素、酮康唑等细胞色素酶P450 3A4抑制剂可能减少消旋卡多曲的代谢，增加毒性。②利福平等细胞色素酶P450 3A4诱导剂可能降低消旋卡多曲的抗腹泻作用。

不良反应　偶见嗜睡、皮疹、便秘、恶心和腹痛等。本品不通过血脑屏障，因此对中枢神经系统没有作用。

禁忌证　肝肾功能不全、不能摄入果糖、对葡萄糖或半乳糖吸收不良者，缺少蔗糖酶、麦芽糖酶的患者，对本品过敏者。

注意　①患者如出现脱水现象，本品应与口服补液盐合用。②连续服用本品5天后腹泻症状仍持续者，应进一步就诊或采用其他药物治疗方案；便血伴有发热、呕吐等应及时就医。③肝肾功能不全者慎用。

用法与用量　急性分泌性腹泻，口服每日3次，每次按每千克体质量服用1.5mg；单日总剂量应不超过每千克体质量6mg。连续服用不得超过7天。

药用炭（活性炭） Medicinal Charcoal（Activated Carbon）

适应证　用于食物、生物碱等中毒及腹泻、腹胀等。亦可作为腹部X线平片摄片前和腹部B超检查前用药。

药物相互作用　①作为解毒药应用时，禁止与吐根伍用，吐根能被药用炭吸附，影响解毒效果。②能吸附抗生素、维生素、磺胺类、生物碱、乳酶生等，对消化酶如胃蛋白酶、胰酶的活性也有影响，均不宜合用。

不良反应　口服几乎无不良反应，长期或大量服用可引起便秘。

禁忌证　3岁以下儿童如患长期的腹泻或腹胀禁用本品。

注意 ①服用药用炭可影响小儿营养。②作解毒药用时，应在急性中毒后30min内摄入。治疗中毒时，剂量最小为30g。③片剂或颗粒型制剂的效果一般不及粉剂。可将粉剂与膨润土或羧甲基纤维素调成混悬液服用。④解毒时药用炭摄入后应随即给一剂泻药，以促进毒物-炭复合物迅速排出，否则仍有中毒的可能。

用法与用量

（1）成人 ①解毒，一次30～100g，混于开水中服下。②肠道疾病，一次1～3g，一日3～9g，饭前服用。

（2）儿童 口服，一次0.3～0.6g，一日3次。

洛哌丁胺 Loperamide

适应证 ①各种病因引起的急慢性腹泻。②回肠造口术患者，可增加大便稠度以减少排便次数与排便量。

药动学 易为肠壁吸收，几乎全部进入肝脏代谢，由于它对肠壁的高亲和力和首关代谢，几乎不进入全身血液循环，也几乎不进入中枢神经系统。原型药的血药浓度很低。作用持续24h以上。半衰期平均为10.8（9～14）h。蛋白结合率为97%，经胆汁和粪便排泄。

药物相互作用 尚未发现本品与其他药物同时服用时有相互作用。

不良反应 偶见口干、嗜睡、倦怠、头晕、恶心、呕吐、便秘、胃肠不适和过敏反应。

禁忌证 ①不能作为有发热、便血的细菌性痢疾的治疗药。对急性腹泻，如服用本品48h后临床症状无改善，应停用本品，改换其他药物治疗。②肠梗阻、便秘以及胃肠胀气或严重脱水的患者，溃疡性结肠炎的急性发作期以及广谱抗生素引起假膜性肠炎的患者。③ 2岁以下儿童。

注意 ①肝功能障碍者慎用，可导致体内药物相对过量，应注意中枢神经系统中毒反应。②哺乳期妇女尽量避免使用。③若有过量时，可能出现中枢神经抑制症状，如木僵、调节功能紊乱、嗜睡、缩瞳、肌张力过高、呼吸抑制等以及肠梗阻。可用纳洛酮作为解毒药，由于本品的作用时间长于纳洛酮1～2h，需至少监测48h。

用法与用量 口服。

（1）成人 ①急性腹泻，初量2～4mg。以后每次腹泻后2mg，一日总量不超过16mg。②慢性腹泻，初量2～4mg，以后根据维持大便正常情况调节剂量，一日2～12mg均可。

（2）儿童 急性腹泻，2～5岁一次1mg，一日3次；5～8岁一次2mg，一日2次；8～12岁一次2mg，一日3次。

双八面体蒙脱石 Dioctahedral Smectite

适应证 ①成人及儿童的急慢性腹泻。②肠易激综合征。③食管炎及与胃、十二指肠、结肠疾病有关的疼痛的对症治疗。④肠道菌群失调。

药动学 口服后不被肠道吸收入血，2h后可均匀地覆盖在整个肠腔表面。6h后连同所吸附的攻击因子随消化道蠕动排出体外。

药物相互作用 ①与诺氟沙星合用可提高对致病性细菌感染的疗效。②可减轻红霉素的胃肠反应，提高红霉素的疗效。

不良反应 本药安全性好，无明显不良反应，极少数患者可出现轻微便秘，减量后可继续服用。

注意 ①本品可能影响其他药物的吸收，必须合用时应在服用本品之前1h服用其他药物。②治疗急性腹泻应注意纠正脱水。③少数患者如出现轻微便秘，可减少剂量继续服用。④胃炎、结肠炎和肠易激综合征在饭前服用；腹泻宜在两餐中间服用；胃食管反流于餐后服用。⑤结肠炎和肠易激综合征可采用灌肠疗法。

用法与用量

（1）成人 口服散剂（3g/袋），一日3次，一次3g。将3g倒入50mL温水中，摇匀服用。

（2）儿童 口服。①新生儿一次1/4袋，一日3次；② 1岁以内一日3g，分2～3次服用；③ 1～2岁一日3～6g，分3次服用；④ 2岁以上一日6～9g，分3次服用。急性腹泻者首次剂量加倍。

4.3 泻药

聚乙二醇4000 Macrogol 4000

适应证 用于成人及8岁以上儿童（包括8岁）便秘的症状治疗。

不良反应 因为在消化道内不被吸收或吸收量极少，潜在毒性极低。可能会导致腹泻，少数甚至腹胀、腹痛、恶心，停药后24～48h将恢复正常。重新再服用小剂量即可。罕有过敏反应，如皮疹、荨麻疹和水肿。特例报道有过敏性休克。

禁忌证 ①对本品过敏者。②炎症性肠病（溃疡性结肠炎、克罗恩病）、肠梗阻、肠穿孔、胃潴留、消化道出血、中毒性肠炎、中毒性巨结肠和肠扭转患者。③未确诊的腹痛患者。

注意 ①妊娠及哺乳期妇女慎用。②出现水、电解质紊乱者停药。③建议不要长期使用，儿童应为短期治疗，疗程最好不超过3个月，可配合其他通便措施。

用法与用量 口服。成人和8岁以上儿童一次10g，一日1～2次，或一日20g，一次顿服。将本品溶解在一杯温开水中服用。

◎ **乳果糖（见4章71页）**

硫酸镁 Magnesium Sulfate

适应证 ①导泻、清洗肠道。②十二指肠引流及治疗胆绞痛。③注射剂可作为抗惊厥药，用于子痫。④降低血压。常用于妊娠高血压综合征的治疗。⑤外用，热敷消炎去肿。⑥低镁血症和尖端扭转型室性心动过速。

药动学 口服约有20%吸收进入血流，而后随尿排出。约1h起效，持续作用1～4h；

静脉注射几乎立即起效，作用持续约30min。肌内注射或静脉注射后均经肾排泄，排泄速度与血镁浓度和肾小球滤过率有关。

药物相互作用 ①与氯氮䓬、氯丙嗪、双香豆素、地高辛或异烟肼等并用，上列药物的作用降低。②与四环素合用，可形成不吸收性螯合物，故用四环素后1～3h内忌用泻药。③同时静脉注射钙剂，可拮抗硫酸镁解除抽搐的作用。④与神经肌肉阻滞药同用时，可发生严重的神经肌肉接头冲动传递停顿。

不良反应 ①肾功能不全时或血镁积聚时可出现眩晕和头昏等。②用药过量可导致电解质失调，继发心律失常、精神错乱、肌痉挛、倦怠无力等。③导泻时如服用浓度过高的溶液，则从组织内吸收大量水分而导致脱水。④静脉注射速度过快或用量过大，可引起呼吸抑制、血压急剧下降，最后心脏停止于舒张期。⑤镁离子可自由透过胎盘屏障，造成新生儿高镁血症，表现为肌张力低、吸吮力差、不活跃、哭声不响亮等，少数有呼吸抑制现象。⑥少数妊娠期妇女出现肺水肿。

禁忌证 急腹症、肠道失血患者，妊娠及经期妇女。

注意 ①肾功能不全者慎用。②儿童及老年人慎用。③呼吸系统疾病患者，特别是呼吸功能不全者慎用。④严重心血管疾病患者慎用。⑤服用中枢抑制药中毒需导泻时，应避免使用硫酸镁，改用硫酸钠。⑥本品的致泻作用一般在服药后2～8h出现，故宜早晨空腹服药，并同时大量饮水以加强导泻作用，防止脱水。⑦每次用药前和用药过程中定时做膝腱反射检查，测定呼吸次数，观察排尿量、血镁浓度。当血镁浓度致临床出现膝腱反射明显减弱或消失，或呼吸次数每分钟少于14～16次，尿量每小时少于25～30mL或24h少于600mL，应及时停药。⑧保胎治疗时，不宜与β受体激动药同时使用，否则容易引起血管的不良反应。

用法与用量

（1）成人 ①导泻，口服一次5～20g，用水400mL溶解后顿服。②利胆，一次2～5g，一日3次，配制成330g/L或500g/L的溶液服用。③轻度镁缺乏，1g硫酸镁（4mL，250g/L注射液）肌内注射，或溶于50g/L葡萄糖注射液500mL中静滴，每日总量2g。④重度镁缺乏，也可静脉滴注一次硫酸镁，按体质量0.25mmol/kg将25g/L硫酸镁溶于50g/L葡萄糖注射液或氯化钠注射液中，缓慢滴注3h，严密观察呼吸等生命体征。⑤治疗中重度妊娠高血压综合征、先兆子痫和子痫首次剂量为2.5～4g，用250g/L葡萄糖注射液20mL稀释后，5min内缓慢静脉注射，以后每小时1～2g静脉滴注维持。24h总量为30g，监测膝腱反射、呼吸次数和尿量。⑥治疗早产与妊娠高血压综合征首次负荷量为4g，用250g/L葡萄糖注射液20mL稀释后5min内缓慢静脉注射，以后用250g/L硫酸镁注射液60mL加于50g/L葡萄糖注射液1000mL中静脉滴注，流量为每小时2g，直到宫缩停止后2h，以后口服β受体激动药维持。⑦全静脉内营养补镁，按体质量一日0.125～0.25mmol/kg镁补给。

（2）儿童 ①导泻，一次0.15～0.25g/kg，一日一次，用水100～400mL溶解后顿服。②利胆，服用330g/L的溶液剂，一次5～10mL，一日三次。③轻度镁缺乏，250g/L硫酸镁注射液1g深部肌内注射，或溶于50g/L葡萄糖注射液500mL中静脉滴注，每日总量为2g。④重度镁缺乏60mg/kg，肌内注射，或将2.5g硫酸镁溶于50g/L葡萄糖注射液或氯化钠注射液500mL中缓慢静脉滴注3h，并严密观察呼吸等生命体征。⑤预防镁缺乏：0～12个月按一日50mg/kg；1～12岁按25mg/kg；＞12岁按一日600～1200mg给予口服或静脉滴注。⑥抗惊厥20～40mg/kg，配成200g/L注射液，深部肌内注射，或按30mg/kg，计算250g/L用量，用50～100g/L葡萄糖注射液稀释成10g/L或50g/L浓度后静脉滴注。

液状石蜡 Liquid Paraffin

适应证 本品能使粪便稀释变软，同时润滑肠壁，使粪便易于排出。用于肠梗阻、肠粪块嵌塞、便秘，也用于器械润滑。

药物相互作用 ①由于同时应用多库酯盐可增加液状石蜡的吸收，因此不推荐两者同时应用。②液状石蜡可与欧车前或番泻叶同用，以对有便秘危险和因衰弱或疾病不能正常排便的患者预防便秘。

不良反应 近年来不提倡口服液状石蜡，因为有干扰脂溶性维生素吸收和吸入肺部的危险等可能性。前一作用仅在所用剂量超过临床常用量时才发生。后一作用可叮嘱患者在服用后保持直立位至少2h，以减少脂肪性肺炎的危险。对有吞咽异常者不宜给予口服液状石蜡。曾有报道，在全身性吸收液状石蜡后在肝、脾或肠系膜淋巴结内发生异物肉芽肿或液状石蜡瘤。

禁忌证 婴幼儿禁用。

注意 本品不可久用。因口服可妨碍脂溶性维生素和钙、磷的吸收，并有吸入肺部的危险，在服用后保持直立位至少2h以减少脂肪性肺炎的危险。对有吞咽异常者不宜给予口服液状石蜡。

用法与用量 口服。

（1）成人 一次15～30mL，睡前服用。

（2）儿童 6岁以上，一次10～15mL，睡前服用。

蓖麻油 Oleum Rinii

适应证 用于外科手术前或诊断检查前清洁肠道之用。用于器械润滑。

药物相互作用 忌与脂溶性驱肠虫药同用。

不良反应 泻后可有短期便秘，常见不良反应为恶心、呕吐等。蓖麻油在小肠内可引起形态学改变，并改变黏膜的通透性。可发生腹痛、脱水和电解质失衡。

禁忌证 ①婴儿和哺乳期妇女禁用。②对本药过敏者。③阑尾炎、肠梗阻、直肠出血未明确诊断、充血性心力衰竭和高血压、粪块阻塞者。

注意 不宜作为治疗便秘长期用药。忌与脂溶性驱肠虫药同用。

用法与用量 口服。

（1）成人 一次10～20mL总量不超过60mL。

（2）儿童 一次5～15mL，＜2岁一次1～5mL，均为一日一次。

欧车前亲水胶 Psyllium Hydrophilic Mucilloid

适应证 ①便秘及相关疾病，如功能性便秘、肠易激综合征、憩室病、痔疮、肛裂、肝肠手术后，维持正常的排便功能。②非特异性腹泻。③高胆固醇血症。④非胰岛素依赖型糖尿病的辅助治疗。

药物相互作用 可降低华法林、水杨酸盐、保钾利尿药等的作用。

不良反应 常见腹胀、恶心、肠胀气、肠梗阻、粪便嵌塞、肠绞痛等，宜从小量开始，坚持服用症状可消失。对车前子敏感者，吸入或摄入本品可能会引起过敏反应。亦有支气管痉挛、鼻炎等变态反应。

禁忌证 ①原因不明的腹痛、炎症性肠病、肠梗阻、胃肠出血及粪便嵌塞。②妊娠、哺乳期妇女及婴幼儿。③长期卧床后或吞咽困难者。④对本品或欧车前草过敏者。

注意 服用本品需有足量液体，以使其充分溶解，以免阻塞食管。服后多饮水，有助于增强疗效。

用法与用量 口服。

（1）成人 散剂一次6g，一日1～3次，以300mL水搅匀后，于餐后半小时服用。

（2）儿童 6～12岁为成人剂量的一半，一日1～3次；6岁以下遵医嘱。1包用约300mL水搅匀。

甘油 Glycerol

适应证 ①本药能润滑并刺激肠壁，软化大便，使之易于排出，便秘时可用本品栓剂或质量分数50%溶液灌肠。②溶液用于降低颅内压与眼压。③溶液外用可防止冬季皮肤干燥、皲裂。

药动学 直肠给药用于软化大便15～30min起效。甘油口服后吸收良好，并迅速代谢。用于降低颅内压与眼压时，口服10～30min起效，1h后降低眼压的作用达到最大效应，作用持续5h；静脉给药用于降低颅内压和眼压时亦为10～30min起效。口服和静脉给药降低颅内压的作用持续2～4h。80%的甘油在肝脏中代谢为葡萄糖与糖原，并氧化为水和二氧化碳，10%～20%在肾脏中代谢。甘油可被肾小球滤过，在浓度达到150mg/L时，完全由肾小管重吸收，在高浓度时，甘油可在尿中出现并导致渗透性利尿。甘油的清除半衰期为30～45min。

药物相互作用 严禁与氧化剂配伍。

不良反应 口服有轻微不良反应，如头痛、咽部不适、口渴、恶心、呕吐、腹泻及血压轻微下降等，偶可见大便隐血（国外报道空腹服用不良反应较明显）。本药高浓度（质量分数30%以上）静脉滴注可引起溶血和血红蛋白尿，质量分数不超过10%则不会引起此种不良反应。直肠给药有引起直肠黏膜坏死的危险（国外报道）。

禁忌证 ①糖尿病。②颅内活动性出血。③头痛、恶心、呕吐者。④对甘油制剂中任何成分过敏者。⑤完全无尿者。⑥严重脱水者。⑦急性肺水肿或即将发生急性肺水肿者。⑧严重心衰者。

注意 慎用于心、肝、肾疾病患者及溶血性贫血者。

用法与用量 防皮肤干燥、皲裂，外用质量分数10%～20%甘油溶液局部擦洗。

（1）成人 ①便秘用栓剂3g/粒，一次一粒。灌肠剂，用甘油质量分数50%溶液灌肠。将灌肠剂容器开口插入肛门，液体挤入直肠。②降眼压和颅内压，a.口服质量分数

50%甘油溶液（含9g/L氯化钠），一次200mL，日服1次，必要时一日服2次，但要间隔6～8h。b.静脉滴注多应用复方制剂，一次250～500mL，一日1～2次，每500mL 2～3h滴完，疗程1～2周，剂量可视年龄和症状调整。甘油果糖氯化钠注射液静脉滴注，一次500mL，一日1～2次，滴注流量2mL/min。

（2）儿童 ①便秘用栓剂1.5g/粒，一次一粒。灌肠剂，用甘油质量分数50%溶液灌肠。将灌肠剂容器开口插入肛门，液体挤入直肠，10mL/次。②降眼压和颅内压，口服质量分数50%～70%甘油溶液，按体质量1～1.5g/kg（国外推荐）。

开塞露 Glycerine Enema

适应证 开塞露有两种制剂，一种是含甘油质量分数55%的甘油制剂；另一种是含山梨醇质量分数45%～50%，硫酸镁质量分数10%的复方制剂。两种制剂成分不同，但原理基本一样，都是利用甘油或山梨醇的高浓度有高渗作用，软化大便，刺激肠壁，反射性地引起排便反应，再加上其具有润滑作用，能使大便容易排出。用于便秘。

不良反应 国外报道直肠给药有引起直肠黏膜坏死的危险。

用法与用量 将容器瓶盖取下，涂以油脂少许，缓慢插入肛门，然后将药液慢慢挤入直肠内，保留5min。成人一次1支，儿童一次半支。

比沙可啶 Bisacodyl

适应证 用于便秘的治疗，腹部X线检查或内镜检查前以及手术前后清洁肠道。

药动学 餐后口服，10～12h起作用，直肠给药则1h内起作用。口服仅少量被吸收，以葡萄糖苷酸形式从尿排出（有些患者排出达剂量的38%），10h后约3%的葡萄糖苷酸在胆汁内出现，主要由粪便排出。

药物相互作用 ①不宜与可产生尖端扭转的抗心律失常药合用。②与洋地黄合用易诱发洋地黄的毒性作用。③服用本药前2h不宜服用制酸药。

不良反应 偶见明显的腹部绞痛，停药后即消失；直肠给药有时有刺激性，反复应用可能引起直肠炎，可引起过度腹泻；可出现尿色异常和低钾血症。

禁忌证 ①对本品过敏者。②急腹症（阑尾炎、肠梗阻和胃肠炎等）、炎症性肠病及严重水、电解质紊乱者。③6岁以下儿童不建议用此药，新生儿禁忌直肠给药。

注意 ①本品有较强刺激性，应避免将本品吸入或与眼睛、皮肤黏膜接触。②为避免胃肠道刺激，应用肠溶片在服药时不得咀嚼或压碎。③进餐1h内不宜服用本品，服药前2h不得服牛奶或制酸药。④不宜长期使用（疗程不超过7天）。⑤妊娠期妇女慎用，哺乳期妇女在用药期间应停止哺乳。

用法与用量

（1）成人 ①口服一次5～10mg，一日1次。②直肠给药一次10mg，一日1次。③造影检查和手术前服用，手术前一日晚上口服或直肠用栓10～20mg，早上再服10mg（片剂起效时间10～12h，栓剂起效时间20～60min）。

（2）儿童 ①口服，6～10岁一次5mg，10～18岁一次10mg。以上均为一日一次，睡前连用2日或术前1h用。②直肠给药用栓剂，参照口服剂量。

4.4 止吐药物

多潘立酮 Domperidone

适应证 ①因胃排空延缓、反流性食管炎引起的消化不良。②功能性、器质性、感染性、饮食性、放射性治疗及化疗引起的恶心和呕吐。

药动学 口服、肌内注射或直肠给药后迅速吸收，达峰时间分别是15～30min和1h；肌内注射或口服10mg血药浓度峰值分别为40μg/L和23μg/L，直肠给药60mg血药浓度峰值为20μg/L，静脉注射10mg血药浓度峰值为1.2μg/mL。由于存在首关效应和肠壁代谢，口服的生物利用度较低，口服后生物利用度在10～60mg的剂量范围内可呈线性增加，饭后90min给药生物利用度可明显增加，但达峰时间延迟；直肠给药的生物利用度相似于等剂量口服给药者，而肌内注射的生物利用度为90%。蛋白结合率为92%～93%。静脉注射10mg后，表观分布容积为5.71L/kg。除中枢神经系统外，本药在体内其他部位均有广泛的分布，药物浓度以胃肠局部最高，血浆次之，脑内几乎没有，少部分可排泄到乳汁中，其药物浓度仅为血清浓度的1/4。几乎全部在肝内代谢，主要代谢产物为羟基化合物。口服半衰期为7～8h，主要以无活性的代谢物形式随粪便和尿排泄，总体清除率为700mL/min。24h内口服剂量的30%由尿排泄，原型药物仅占0.4%，4天内约有66%剂量随粪便排出，其中10%为原型药物。多次服药无累积效应。

药物相互作用 ①与红霉素、甘露醇联用时有协同作用，可提高疗效。②可增加对乙酰氨基酚、氨苄西林、左旋多巴、四环素等药物的吸收率。③甲氧氯普胺也为多巴胺受体拮抗药，两者作用基本相似，不宜联用。④可减少地高辛的吸收。⑤可使普鲁卡因、链霉素的疗效降低，两者不宜联用。⑥可使胃黏膜保护药在胃内停留时间缩短，难以形成保护膜，故两者不宜联用。⑦与胃肠解痉药联用时可发生药理拮抗作用，减弱多潘立酮的抗消化不良作用，故两者不宜联用。⑧ H_2受体拮抗药可减少多潘立酮在胃肠道的吸收，其机制可能为H_2受体拮抗药改变了胃内的pH。⑨使助消化药迅速达肠腔，疗效减低，故两者不宜联用。⑩与氨茶碱联用时，氨茶碱的血药浓度峰值下降，有效血药浓度的维持时间延长，故联用时需调整氨茶碱的剂量和服药间隔时间。⑪维生素B_6可抑制催乳素分泌，减轻多潘立酮引起泌乳的不良反应。⑫与锂盐和安定类药联用时可引起锥体外系症状如运动障碍等。⑬禁与酮康唑（口服制剂）、氟康唑、伏立康唑、克拉霉素、胺碘酮合用。

不良反应 头痛、头晕、嗜睡、倦怠、神经过敏，罕见张力障碍性反应、癫痫发作；非哺乳期泌乳、围绝经期妇女及男性乳房胀痛、月经失调；偶见口干、便秘、腹泻、痉挛性腹痛、心律失常、一过性皮疹瘙痒。

禁忌证 对本品过敏、嗜铬细胞瘤、乳腺癌、分泌催乳素的垂体肿瘤（催乳素瘤）、机械性肠梗阻、胃肠道出血、穿孔者禁用。

注意 ①肝功能损害者慎用。②严重肾功能不全者应调整剂量。③妊娠妇女及1岁以下小儿慎用。④血清催乳素水平可升高。⑤心脏病患者（心律失常）、低钾血症以及接受化疗的肿瘤患者使用本品时，有可能加重心律失常。

用法与用量

（1）成人　口服一次10mg（片剂）或10mL（混悬液），一日3～4次。

（2）儿童　①口服，按体质量一次0.3mg/kg，均为餐前15～30min服用。②直肠给药（栓剂），小于2岁，一日2～4枚（幼儿用10mg/枚）；大于2岁，一日2～4枚（儿童用30mg/枚）。

英国国家处方集（儿童版）（BNFC 2010—2011版）推荐，口服：①新生儿一次0.1～0.3mg/kg，一日4～6次，喂奶前半小时。② 1个月～12岁一次0.2～0.4mg/kg（最大量20mg），一日3～4次，饭前半小时。③ 12～17岁一次10～20mg，一日3～4次，饭前半小时。治疗胃食管反流，疗程4周。

甲氧氯普胺 Metoclopramide

适应证　镇吐药。主要用于：①各种病因所致恶心、呕吐、嗳气、消化不良、胃部胀满、胃酸过多等症状的对症治疗。②反流性食管炎、胆汁反流性胃炎、功能性胃滞留、胃下垂等。③残胃排空延迟症、迷走神经切除后胃排空延缓。④糖尿病性胃轻瘫、尿毒症、硬皮病等所致胃排空障碍。

药动学　本药吸收部位主要在小肠。由于本药促进胃排空，故吸收和起效迅速，静脉注射后1～3min，口服后30～60min，肌注后10～15min生效。进入血液循环后，13%～22%迅速与血浆蛋白（主要为白蛋白）结合。口服有首关代谢，血浆峰浓度有显著的个体差异。作用持续时间一般为1～2h。口服给药的生物利用度为70%，直肠给药生物利用度为50%～100%，鼻内给药的平均生物利用度为50.5%，并有显著的个体差异。经肝脏代谢，半衰期一般为4～6h，根据用药剂量大小而有所不同，肾衰竭或肝硬化患者的半衰期延长。经肾脏排泄，口服量约有85%以原型及葡糖醛酸结合物形式随尿排出，也可随乳汁排泄。容易透过血脑屏障和胎盘屏障。

药物相互作用　①与对乙酰氨基酚、左旋多巴、四环素类抗生素、氨苄西林、利福平、锂盐等药物同用时，因胃排空加快，上述药物的小肠内吸收过程因而加快。②可加快胃排空，因而促进麦角胺的吸收，有利于偏头痛的治疗。③可使奎尼丁的血清浓度升高。④与硫酸镁有协同性利胆作用。⑤氨甲酰胆碱可增强本药的药理作用。⑥与中枢抑制药合用时，两者的镇静作用均增强。⑦与地高辛合用时，后者的胃肠道吸收减少。⑧可降低西咪替丁的口服生物利用度，如两药必须合用，则服药时间应至少间隔1h。⑨与阿扑吗啡合用时，后者的中枢性与周围性效应均可被抑制。⑩抗胆碱药（如阿托品、丙胺太林等）能减弱本药增强胃肠运动功能的效应，两药合用时应予注意。⑪苯海索、苯海拉明可治疗本药所致的锥体外系运动亢进。⑫可减轻甲硝唑的胃肠道不良反应。⑬与能导致锥体外系反应的药物如吩噻嗪类药等合用时，锥体外系反应的发生率与严重性均可有所增加。⑭可增加直立性低血压及低血压危险，故与抗高血压药合用时应予重视。⑮单胺氧化酶抑制药、三环类抗抑郁药、拟交感胺类药物均不宜与本药联用。⑯耳毒性药物（如氨基糖苷类抗生素等）禁与本药联用。

不良反应　常见昏睡、烦躁不安、倦怠无力；少见乳腺肿痛、恶心、便秘、皮疹、腹泻、睡眠障碍、眩晕、严重口渴、头痛、易激动、乳汁增多、直立性低血压、躁动不安、昏睡状态、锥体外系反应。

禁忌证 ①对普鲁卡因或普鲁卡因胺过敏者。②癫痫患者（癫痫发作的频率及严重性均可因用药而增加）。③胃肠道出血、机械性肠梗阻或肠穿孔。④嗜铬细胞瘤（可因用药而出现高血压危象）。⑤进行放疗或化疗的乳腺癌患者。⑥抗精神病药致迟发性运动功能障碍史者。

注意 ①肝肾衰竭者慎用。②妊娠期妇女不宜使用。③哺乳期妇女在用药期间应停止哺乳。④儿童不宜长期应用。⑤老年人大量长期应用容易出现锥体外系症状。⑥本品可使醛固酮与血清泌乳素浓度升高。⑦对胃溃疡胃窦潴留者或十二指肠球部溃疡合并胃窦部炎症者有益，不宜用于一般十二指肠溃疡。⑧对晕动病所致呕吐无效。⑨因本品可降低西咪替丁的口服生物利用度，若两药必须合用，间隔时间至少1h。⑩静脉注射时需慢，1～2min注完，快速给药可出现躁动不安，随即进入昏睡状态。

用法与用量

（1）成人

①口服：a.一般性治疗，一次5～10mg，一日10～30mg，餐前30min服用。b.糖尿病性胃排空功能障碍，于症状出现前30min口服10mg，或于三餐前及睡前口服5～10mg，一日4次。

②肌内注射：一次10～20mg，一日剂量不宜超过0.5mg/kg，否则易引起锥体外系反应。

③静脉滴注：一次10～20mg，用于不能口服者或治疗急性呕吐。

④严重肾功能不全患者剂量至少需减少60%。

（2）儿童 《WHO儿童示范处方集》（2010版）推荐。

①口服：a.婴儿（10kg以下）一次0.1mg/kg（最大量1mg），一日2次；b.1～3岁（10～14kg）一次1mg，一日2～3次；c.3～5岁（15～19kg）一次2mg，一日2～3次；d.5～9岁（20～29kg）一次2.5mg，一日3次；e.9～12岁（30kg以上）一次5mg，一日3次。手术前、后一次0.1～0.2mg/kg，一日3～4次。

②肌内注射、静脉注射：必要时使用，用于不能口服者或治疗急性呕吐，一日0.2～0.3mg/kg，分2～3次给予。静脉注射速度宜慢。

地芬尼多 Difenidol

适应证 本品用于防治多种原因或疾病所引起的眩晕、恶心、呕吐，如乘车、船、飞机时的晕动病等，也用于椎-基底动脉供血不足、梅尼埃病等。

药动学 经肠道吸收比较完全，服药后1.5～3h血药浓度达高峰，半衰期为4h。90%以上以原型药经肾排出。

药物相互作用 先服用地芬尼多，可降低阿扑吗啡治疗中毒时的催吐作用。

不良反应 常见口干、心悸、头晕、头痛、嗜睡、不安、心动过速、视物模糊、轻度胃肠不适，停药后即可消失，偶见幻听、幻视、定向力障碍、精神错乱、抑郁、皮疹、一过性低血压反应。

禁忌证 对本品过敏者；肾功能不全者；6个月内的婴儿。

注意 由于本品有轻度抗M型胆碱作用，故青光眼、胃肠道梗阻性或泌尿道梗阻性疾病、窦性心动过速患者慎用。如出现精神症状应终止治疗。

用法与用量 口服。

（1）成人 一次25～50mg，一日3次；预防晕动病宜在出发前30min服药。

（2）儿童 6个月以上按体质量一次0.9mg/kg，一日3次。

昂丹司琼 Ondansetron

适应证 本品是强效、高选择性的5-HT_3受体拮抗药。①细胞毒性药物化疗和放射治疗引起的恶心、呕吐。②预防和治疗手术后的恶心、呕吐。

药动学 口服约2h达血药峰浓度，其生物利用度大约为60%（老年人则更高）。口服或静脉给药时，本品的体内情况大致相同，其消除半衰期约3h，老年人可能延长至5h。药物彻底代谢，代谢物经肾脏（75%）与肝脏（25%）排泄。血浆蛋白结合率为75%。

药物相互作用 ①与地塞米松合用可加强止吐效果。②只能与推荐的静脉输注液混合使用，作静脉输入的溶液应现用现配。在室温（25℃以下）荧光照射下或在冰箱中，本品与上述静脉输注液混合后仍能保持稳定7天。③可用输液袋或注射泵静脉输注本品，每小时1mg流量。如果本品浓度为16～160mg/L（即分别为16mg/L和160mg/L）时，下列药物可通过本品给药装置的Y形管来给药：顺铂、氟尿嘧啶、卡铂、依托泊苷、环磷酰胺、多柔比星及头孢噻甲羧肟等。

不良反应 可有头痛、腹部不适、便秘、口干、皮疹，偶见支气管哮喘或过敏反应、短暂性无症状氨基转移酶增加。上述反应轻微，无须特殊处理。个别患者有癫痫发作。并有胸痛、心律不齐、低血压及心动过缓的罕见报告。

禁忌证 对本品过敏者；胃肠梗阻者。

注意 ①对肾脏损害患者，无须调整剂量、用药次数和用药途径。②对肝功能损害患者，肝功能中度或严重损害患者体内廓清能力显著下降，血清半衰期也显著延长，因此，用药剂量每日不应超过8mg。③腹部手术后不宜使用本品，以免掩盖回肠或胃扩张症状。④实验显示，本品可由授乳动物乳汁中分泌，故此采用本品时暂停母乳喂养。⑤用药过量后会出现下列现象：视觉障碍、严重便秘、低血压及迷走神经节短暂二级房室传导阻滞。这些现象可得到完全纠正。本品无特异的解毒药，当怀疑用药过量时，应适当采取对症疗法和支持疗法。不推荐用吐根治疗本品用药过量，因为患者会因本品自身具有的止吐作用而不反应。

用法与用量

（1）治疗放疗、化疗所致呕吐的用药剂量和途径应视化疗及放疗所致的恶心、呕吐严重程度定。

①成人：对于高度催吐的化疗药引起的呕吐，化疗前15min、化疗后4h、8h各静脉注射8mg，停止化疗以后每8～12h口服8mg，连用5天；对催吐程度不太强的化疗药引起的呕吐，化疗前15min静脉注射8mg，以后每8～12h口服8mg，连用5天；对于放射治疗引起的呕吐，首剂需于放疗前1～2h口服8mg，以后每8h时口服8mg，疗程视放疗的疗程而定；对于预防手术后的恶心呕吐，在麻醉的同时静脉输注4mg或者在麻醉前1h口服片

剂8mg，随后每隔8h口服片剂8mg共两次；对于高剂量顺铂可于化疗前静脉加注20mg地塞米松磷酸钠，可加强本品对高度催吐化疗导致呕吐的疗效。

②儿童：化疗前静脉注射以5mg/m^{2}的剂量，12h后再口服给药；化疗后应持续口服给药，连服5天。

（2）术后恶心和呕吐

①成人：对于预防手术后的恶心和呕吐，应在诱导麻醉的同时肌内注射或缓慢静脉注射本品4mg，对于已出现的术后恶心、呕吐，可肌内注射或缓慢静脉注射一剂4mg。

②儿童：为了预防接受全身麻醉手术的儿童患者出现术后恶心和呕吐，应在诱导麻醉前、期间或之后用本品以0.1mg/kg剂量或最大剂量4mg，缓慢静脉注射。对于儿童患者已出现的术后恶心、呕吐，可用本品0.1mg/kg或最大4mg的剂量缓慢静脉注射。

格拉司琼 Granlsetron

适应证 ①细胞毒性药物化疗和放射治疗引起的恶心、呕吐。②预防和治疗手术后的恶心、呕吐。

药动学 口服吸收迅速且完全。血药浓度达峰时间为3h。在体内分布广泛，血清蛋白结合率为65%。消除半衰期在代谢正常者为8h，代谢不良者为42h。剂量的8%～9%以原型、70%以代谢物的形式从尿中排出，15%从粪便中排出，几乎全部为代谢物。老年人用药后药动学参数与年轻人无异。健康志愿者单次口服1mg，血浆浓度峰值为3.63μg/L，血浆清除半衰期为6.23h，表观分布容积为3.94L/kg，总清除率为0.4L/（h·kg）。癌症患者的清除半衰期显著延长，为9.8～11.6h。健康志愿者在未禁食状态下，单次口服10mg，药-时曲线下面积（AUC）减少5%，峰浓度（c_{max}）增加30%。口服片剂的绝对生物利用度约为90%。健康受试者静注本品20μg/kg或40μg/kg后，平均血浆峰浓度分别为13.7μg/L和42.8μg/L，血浆清除半衰期为3.1～5.9h。

药物相互作用 与利福平或其他肝酶诱导药物同时使用，本品血药浓度减低，应适当增加剂量。

不良反应 常见头痛、便秘、嗜睡、腹泻、转氨酶（ALT、AST）升高，有时可有血压暂时性变化，停药后即可消失。

禁忌证 对本品过敏者；胃肠梗阻者。

注意 ①预防化疗、放疗所致呕吐，首剂应在化疗前1h服用。②可减缓结肠蠕动，患者若有亚急性肠梗阻时，需严格观察。③高血压未控制的患者，口服剂量不宜超过10mg以免引起血压进一步升高。④致癌性研究资料显示，给予两性小鼠及大鼠极量本品时（50mg/kg）（大鼠剂量于第59周时降至25mg/kg一日）发现有肝细胞瘤，于接受5mg/kg本品之大鼠亦发现有肝细胞增生，而于低剂量时（1mg/kg）此种药物无诱发肝细胞增生的现象。⑤本品与食物同时服用吸收略有延迟。⑥哺乳期妇女需慎用，若使用本品时应停止哺乳。

用法与用量

（1）成人 ①口服：一次1mg，一日2次。②静脉注射：一次3mg，用30～50mL葡萄糖注射液（50g/L）或氯化钠注射液（9g/L）稀释后，于治疗前30min静脉注射，给药时间应超过5min。大多数患者只需给药1次，对恶心和呕吐的预防作用可超过24h，必要时可增加1～2次，但每日剂量不应超过9mg。

（2）儿童　一次20μg/kg，一日2次，一般于化疗前1h服用，第2次于12h后服用。

4.5 肝病药物

新生儿期虽然肝酶不足，但正在发育。除极少数因新生儿肝炎而致肝功能受损时使用一些保肝药，如婴幼儿及儿童因肝脏疾病而使肝细胞受影响时，可用谷氨酸钠、精氨酸、γ-氨酪酸、葡醛内酯、细胞色素C、三磷酸腺苷、辅酶A及能量合剂等保肝药。

谷氨酸钠 Sodium Glutamate

适应证　用于血氨过多所致的肝性脑病及其他精神症状。

不良反应　①大量谷氨酸钠治疗肝性脑病时，可导致严重的碱中毒与低钾血症，原因在于钠吸收过多，因此在治疗过程中必须严密监测电解质浓度。②输液太快，可出现流涎、面部潮红、呕吐等症状。③过敏的先兆可有面部潮红、头痛与胸闷等。④儿童可有震颤。⑤合并焦虑状态的患者用后可出现晕厥、心动过速及恶心等反应。

禁忌证　少尿、尿闭者、碱中毒患者禁用。

注意　①肾功能不全者慎用。②儿童、老年人、妊娠及哺乳期妇女慎用。③用药期间应注意电解质平衡，可能时测血二氧化碳结合力及钾、钠、氯含量。④用于肝性脑病时，与谷氨酸钾合用，两者比例一般为3∶1或2∶1，钾低时为1∶1。

用法与用量

（1）成人　静脉滴注：一次11.5g，一日不超过23g，用50g/L葡萄糖注射液稀释后缓慢滴注。

（2）儿童　静脉滴注：一次5.75～11.5g，一日不超过23g，用50～100g/L葡萄糖注射液250mL稀释后缓慢滴注。

精氨酸 Arginine

适应证　参与鸟氨酸代谢，促进尿素生成而降低血氨，用于肝性脑病，适用于忌钠的患者，也适用于其他原因引起血氨过高所致的精神症状及急性应激状态。

药动学　口服经肠道吸收较好，绝对生物利用度约为70%。静脉给药后22～30min、口服给药后90min达血药峰值浓度，单次静脉给药作用可持续约1h。本药在肝脏代谢，经肾小球滤过后几乎被肾小管完全重吸收，其清除半衰期为1.2～2h。

药物相互作用　可以与谷氨酸钠、谷氨酸钾合用，增加疗效。

不良反应　输注流量过大可引起患者流涎、面部潮红、呕吐等。有报道本品可致肝移植术后急性高钾血症。

禁忌证　肾功能不全者禁用。酸中毒者不宜用本品。

注意　①用量过大时可引起高氯血症，可使血尿素氮、血肌酸、血肌酐浓度升高。②肾功能减退或同时应用保钾利尿药时应监测血清钾水平。

用法与用量　静脉滴注。

（1）成人　一次10～20g，以50g/L葡萄糖注射液500～1000mL稀释后缓慢滴注，4h以上滴完。

（2）儿童　一次10～20g（0.5g/kg），以50g/L葡萄糖注射液500～1000mL稀释后缓慢滴注，4h以上滴完。

葡醛内酯 Glucuronolactone

适应证　用于急慢性肝炎的辅助治疗。

药物相互作用　不得与下列注射液配伍：卡那霉素、四环素类、磺胺嘧啶钠、异丙嗪、氨茶碱。

不良反应　偶见面部潮红、轻度胃肠不适，减量或停药后即可消失。

禁忌证　对本品过敏者禁用。

注意　①儿童必须在成人监护下使用。②孕妇及哺乳期妇女用药尚不明确。

用法与用量

（1）成人　①口服：一次100～200mg，一日3次。②肌内或静脉注射：一次100～200mg，一日1～2次。

（2）儿童　①口服：5岁以下儿童一次50mg，5岁以上儿童一次100mg，一日3次。②肌内或静脉注射：一次100～200mg，一日1～2次。

辅酶A Coenzyme A（CoA，CoASH，Coenzymum）

适应证　辅酶类。用于白细胞减少症、原发性血小板减少性紫癜及功能性低热的辅助治疗。

药物相互作用　不得与下列注射液配伍：青霉素、卡那霉素、土霉素、四环素、红霉素、万古霉素、放线菌素D、磺胺嘧啶钠、毛花苷C、毒毛花苷K或G、重酒石酸间羟胺、普鲁卡因胺、洛贝林、葡萄糖酸钙、氢化可的松琥珀酸钠、地塞米松、酚磺乙胺、山莨菪碱、盐酸普鲁卡因、氯丙嗪、异丙嗪、苯海拉明、利血平、麦角新碱、氨茶碱。

不良反应　尚无不良反应的报道。

禁忌证　①对本品过敏者。②急性心肌梗死患者。

用法与用量

（1）成人　①静脉滴注：一次50～200u，一日50～400u。用50g/L葡萄糖注射液500mL溶解后静脉滴注；②肌内注射：一次50～200u，一日50～400u。用氯化钠注射液2mL溶解后肌内注射。

（2）儿童　儿童辅酶A给药剂量见下表（摘自钱漪，沈时霖.儿科临床药物手册.2版.长沙：湖南科技出版社，2000：111）。

规格	计算方式	用法		各年龄组剂量/（u/kg）				
		途径	次/日	新生儿～3个月	6个月岁	1～8岁	9～12岁	成人
粉针剂50u/支	按年龄酌减	肌注	1～2	25	25	50	50	50
		静滴	1	25～50	50	50	50～100	100

左旋多巴 Levodopa（Levodopam，Laradopa，Dopar）

适应证 ①常与多巴胺脱羧酶联合用于帕金森病和帕金森综合征及中枢神经系统一氧化碳与锰中毒后的症状性帕金森综合征（即非药源性震颤麻痹综合征）。②急性肝功能衰竭引起的肝昏迷。③用于儿童、青少年屈光不正性弱视、屈光参差性弱视及斜视性弱视。

药动学 口服后迅速吸收，30%～50%的左旋多巴到达全身循环。胃液的酸度高、胃排空延迟以及消化高蛋白饮食后出现某些氨基酸与本品竞争载体（主动转运系统）时，左旋多巴的吸收量减少。吸收后广泛分布于体内各种组织，可通过血-脑脊液屏障（经芳香族氨基酸主动转运系统），单用时进入中枢神经系统的量不足1%，绝大部分均在外周脱羧成为多巴胺，可通过胎盘进入胎儿血液循环，也可从乳汁分泌。半衰期为1～3h。空腹服药达峰时间为1～3h，但进食时服药达峰时间延迟，峰浓度降低，作用时间可持续5h。口服量的80%于24h内以代谢产物（高香草酸及二羟苯乙酸）由肾脏排泄，代谢产物可使尿色变红。

药物相互作用 ①外周多巴脱羧酶抑制药（苄丝肼或卡比多巴）在脑外（外周）抑制左旋多巴脱羧成多巴胺，使血中有更多的左旋多巴进入脑内脱羧成多巴胺，因而左旋多巴用量可减少75%。

②吩噻嗪类、丁酰苯类、硫杂蒽类等抗精神病药，利血平、萝芙木生物碱类、苯妥英钠、罂粟碱和甲氧氯普胺等药物可减弱、对抗左旋多巴作用。抗酸药、多巴胺受体激动药、金刚烷胺、单胺氧化酶B抑制药和COMT抑制药可增强左旋多巴的作用，需适当减小左旋多巴的用量，否则有可能产生运动并发症和（或）精神障碍。

③与甲基多巴合用可改变左旋多巴的抗帕金森病作用，并产生中枢神经系统的不良反应，包括精神症状。与其他抗高血压药如胍乙啶合用时可产生累加性致低血压作用；中枢抗胆碱药如苯海索可增强左旋多巴的治疗作用；但也能延迟胃排空，影响左旋多巴的吸收。

④吸入全麻药特别是氟烷与本品合用，由于增加内源性多巴胺含量，可引起心律失常；应先停用左旋多巴6～8h后才能用吸入全麻药。

⑤食物特别是高蛋白食物与左旋多巴同用，或先进食后服本品，可减少左旋多巴的吸收。此外，食物中的蛋白质降解为氨基酸后可与左旋多巴竞争转运入脑，使左旋多巴的疗效减弱或不稳定。

⑥禁与单胺氧化酶A（MAO-A）抑制药如呋喃唑酮及丙卡巴肼以及非选择性MAO抑制药如苯乙肼、帕吉林等合用，以免引起高血压危象，在用左旋多巴前应先停用MAO-A抑制药2～4周。

⑦禁与维生素B_6同用，因维生素B_6为多巴脱羧酶的辅酶，能加强多巴脱羧酶的活性，促进左旋多巴在脑外脱羧为多巴胺，从而减少进入中枢神经系统左旋多巴的量，疗效降低，外周不良反应增加。但使用苄丝肼左旋多巴或卡比多巴左旋多巴时应合用维生素B_6，因维生素B_6可通过血-脑脊液屏障，促进脑内左旋多巴脱羧为多巴胺，以增加脑内多巴胺的含量，从而提高其疗效。

⑧肾上腺素受体激动药与左旋多巴合用可能增加心律失常的发生，前者的用量应减少；与苄丝肼、卡比多巴等外周多巴脱羧酶抑制药合用时可减少心律失常的发生。

⑨与异烟肼合用，由于异烟肼对外周和中枢多巴脱羧酶的直接抑制作用，可降低左旋多巴的治疗作用，导致疾病症状加重。

不良反应 ①患者80%会出现胃肠道反应，常见有恶心、呕吐、厌食等，主要是由于在左旋多巴治疗初期增量过快或过大所致，餐后1.5h口服或缓慢增量，或加用多潘立酮可避免胃肠道反应。

② 30%心血管系统患者在治疗初期可出现轻度直立性低血压，随着剂量逐渐缓慢递增和药物耐受性逐渐增加，直立性低血压可逐渐减轻或消失。极少数患者有心悸、心律失常，一般不需抗心律失常治疗，很少需停用左旋多巴，必要时可加用β受体阻滞药。

③神经系统随着帕金森病进展和长期服用左旋多巴后，50%患者在5年后可出现症状波动与运动障碍（异动症），主要表现如下。

a.剂末现象（wearing-off）：左旋多巴的作用时间逐渐缩短，血浆多巴浓度降低，症状呈节律性波动。对于一日3～4次左旋多巴治疗的患者，可缩短用药间隔时间，增加用药次数，也可改用左旋多巴控释片，或加用多巴胺受体激动药、MAO-B抑制药、COMT抑制药。

b.开关现象（ON-OFF）：症状在突然缓解（“开期”）与加重（“关期”）之间波动，“开期”常伴异动症，多见于疾病后期，与服药时间、血药浓度无关，处理困难，可加用多巴胺受体激动药或COMT抑制药。

c.异动症：表现为左旋多巴剂峰期躯干和肢体的舞蹈样动作（剂峰异动症），约30%患者表现为肌张力障碍，常在左旋多巴作用消退时出现，以腿、足痉挛多见（关期肌张力障碍），也有患者的不随意运动与左旋多巴的疗效出现和消退相关联（双相异动症）。对于剂峰异动症可减少左旋多巴剂量；关期肌张力障碍可加用多巴胺受体激动药、MAO-B抑制药或COMT抑制药；双相异动症的治疗较困难，可用弥散型多巴丝肼，或增加服药次数，或加用多巴胺受体激动药，或加用COMT抑制药。

④精神行为改变以精神障碍常见，表现为失眠、焦虑、噩梦、躁狂、幻觉、妄想、抑郁、梦境逼真等，多见于合用其他抗帕金森病药（如抗胆碱药、金刚烷胺、多巴胺受体激动药等），一般不需停用左旋多巴，减少剂量即可缓解症状。有些抑郁、焦虑、痴呆等是帕金森病本身的一种伴随表现，药物使用不当可使其加重，部分患者的精神症状常随运动症状的波动而波动，在“关期”表现为抑郁、焦虑，在“开期”伴有欣快、轻躁狂。控制运动症状后即可缓解伴随的精神症状。三环类抗抑郁药、氟西汀等可治疗持续存在或较重的抑郁、焦虑，曲唑酮可治疗伴有痴呆的抑郁患者。小剂量氯氮平或奥氮平等能较好地治疗精神症状。

用法与用量 口服。

（1）成人 开始250mg，一日2～4次，以后视患者的耐受情况，每隔3～7日增加每日量125～750mg，直至疗效满意为止。维持量为一日1.5～4g，分4～6次服。老年患者对本品更敏感，应酌减剂量。目前应推荐使用复方左旋多巴药。

（2）儿童 根据国外资料介绍，早、晚餐后口服。5～6岁儿童，开始3日一日2次，一次50mg，之后一日2次，一次125mg；7～12岁，开始3日一日2次，一次125mg，之后一日2次，一次250mg。用药剂量和时间应根据病情需要制定。

沙丙蝶呤 Sapropterin

适应证 适用于对四氢生物蝶呤（BH_4）治疗有反应的成人及4岁以上儿童因苯丙酮尿症（PKU）和BH_4缺乏症所导致的高苯丙氨酸血症（HPA）。

不良反应 最常报告的不良反应是头痛和流涕。常见咽喉疼痛、鼻塞、咳嗽、腹泻、呕吐、腹痛、尿频、影响睡眠及低苯丙氨酸血症。

禁忌证 已知对本品活性成分或任何辅料过敏的患者禁用。

注意 ①首先采取限制苯丙氨酸摄入的饮食，保证总蛋白质供应，并定期监测血苯丙氨酸和酪氨酸浓度、营养素摄入量和精神运动发育。②应在开始治疗前和治疗1周后检测本品浓度，如果下降不满意可每周增加本品剂量至最大剂量，继续每周检测本品浓度1个月。反应良好的定义为苯丙氨酸浓度降低≥30%或达到主治医师根据患者个体情况所确定的治疗性血苯丙氨酸的目标值，若患者治疗1个月仍不能达到上述标准，应视为无效，不应继续接受本品治疗。③易发生惊厥的患者，正在接受左旋多巴治疗的患者慎用本品。④尚无本品在4岁以下患者中的专项研究。肝肾功能不全患者对本品的安全性和有效性尚不明确，应慎用。

用法与用量 本品需溶于水，需在20min内服完。

①典型PKU患者：4～18岁，口服起始剂量10mg/kg，一日一次，首选早餐时服用，最大剂量一日20mg/kg，分2～3次服用。

② BH_4缺乏症：4～18岁，口服起始剂量2～5mg/kg，一日一次，首选早餐时服用，最大剂量一日20mg/kg，分2～3次服用。

乳果糖 Lactulose

适应证 用于慢性或习惯性便秘，并预防和治疗各种肝病引起的高血氨以及高血氨所致的肝性脑病。

药动学 口服后，在胃和小肠不会被消化分解，且吸收甚微。本品口服后24～48h起作用，在结肠代谢；仅不到3%未被代谢的乳果糖由尿排出，少量经胆汁、粪便排出。

药物相互作用 与新霉素合用可提高治疗肝昏迷的疗效；与抗酸药合用会降低本药疗效，故不宜合用。

不良反应 偶见腹部不适、胀气或腹痛；剂量大时偶见恶心、呕吐。长期大量使用致腹泻时可出现水、电解质失衡。不良反应在减量或停药后不久消失。

禁忌证 ①本品过敏者。②胃肠道梗阻和急腹症者。③对乳糖或半乳糖不耐受者、乳酸血症者。④尿毒症和糖尿病酸中毒者。

注意 ①以下情况慎用，如妊娠初始3个月妇女、乳果糖不耐受者、糖尿病患者。②本品疗效有个体差异性，需调节剂量。

用法与用量

（1）成人 ①用于便秘，口服一次5～10g，一日1～2次。②用于肝性脑病可口服或灌肠。a.口服：起初1～2天，一次10～20g，一日2～3次，后改为一次3～5g，一日2～3次，以一日排软便2～3次为宜。b.灌肠：200g加于一定量的水或9g/L氯化钠注射液中，保留或流动灌肠30～60min，每4～6h一次。

（2）儿童 ①治疗便秘和临床需要保持软便：口服，婴儿起始剂量一日5mL，维持剂量一日5mL；3～6岁，起始剂量5～10mL，维持剂量一日5～10mL；7～14岁，起始剂量15mL，维持剂量一日10mL。②肝昏迷或昏迷前期：起始剂量一日30～45mL，一日3次；维持剂量应调整至每天最多排软便2～3次。

儿童治疗初期可能会出现腹胀，通常继续治疗即可消失；当剂量高于推荐治疗剂量时，可能会出现腹痛、腹泻，长期大剂量服用会因腹泻而出现电解质紊乱。

促肝细胞生长素 Hepatocyte Growth-promoting Factors

适应证 用于各种重型病毒性肝炎（急性、亚急性、慢性重症肝炎的早期或中期）的辅助治疗。

注意 ①本品使用应以针对重型肝炎的综合治疗为基础。②过敏体质者慎用。③本品溶解后为淡黄色透明液体，如有沉淀、混浊时禁用；冻干制品已变棕黄色时忌用。④肌内注射用的制剂不能用于静脉滴注。⑤用药前后及用药期间应监测肝功能，用药期间注意观察甲胎蛋白（AFP）。

禁忌证 对本品过敏者禁用。

不良反应 可见过敏、皮疹和低热，停药后即可消失；注射部位偶见疼痛和皮肤潮红。

用法与用量 ①静脉滴注：一次80～120mg加入100g/L葡萄糖注射液250mL中，缓慢滴注，一日1次，疗程视病情而定，一般为4～6周，慢性重型肝炎时的疗程为8～12周。②肌内注射：一次20～40mg，用氯化钠注射液稀释后注射，一日2次。③口服：一次100～150mg，一日3次，疗程3个月，可连用2～4个疗程。

门冬氨酸鸟氨酸 L-Omithine-L-Aspartate

适应证 用于因急慢性肝病（如各型肝炎、肝硬化、脂肪肝、肝炎后综合征）引发的血氨升高及治疗肝性脑病，如伴发或继发于肝脏解毒功能受损（如肝硬化）的潜在性或发作期肝性脑病，尤其适用于治疗肝性脑病早期或肝性脑病期的意识模糊状态。

注意 ①儿童、老年人、妊娠及哺乳期妇女慎用。②当使用大剂量的本品时，应监测患者血清和尿中的尿素水平。如患者的肝功能已经完全受损，输液流量必须根据患者的个体情况来调整，以免引起恶心和呕吐。

禁忌证 严重肾功能不全的患者（诊断标准是血清肌酐水平超过30mg/L）禁用本品。

不良反应 偶见恶心，少数病例出现呕吐。总体来说，上述症状都是一过性的，不需停止治疗。如减少药物剂量或减慢输液流量，上述不良反应就可消失。

用法与用量

（1）成人 ①口服：常用量一次5g，一日2～3次，溶解在水中，餐前或餐后服用。②静脉滴注：a.用于急性肝炎，一日5～10g；b.用于慢性肝炎或肝硬化，一日10～20g，病情严重可适当增加剂量，但一日不得超过40g；c.肝性脑病早期可视病情轻重，最多使用不超过40g。

（2）儿童 按照成人剂量酌减。①口服：一次2.5～5g，一日2～3次，溶解在水中，两餐间服用。②静脉滴注：a.用于急性肝炎，一日2.5～5g，一日一次；b.用于慢性肝炎或肝硬化，一日5～10g，一日一次，病情严重可适当增加剂量，但一日不得超过40g；c.肝性脑病早期可视病情轻重，最多使用不超过40g。

复方甘草酸苷 Compound Glycyrrhizin

本品片剂每片含甘草酸苷25mg、甘草酸25mg、蛋氨酸25mg；注射液每20mL含甘草酸苷40mg、甘氨酸400mg、盐酸半胱氨酸20mg。

适应证 ①治疗慢性肝病，改善肝功能异常。②治疗湿疹、皮肤炎、荨麻疹。

药动学 健康成人静脉注射本品40mL（含甘草酸苷80mg）时，血中甘草酸苷浓度在给药10h后迅速下降，以后呈逐渐减少。甘草酸苷加水分解物甘草次酸在给药后6h出现，24h达高峰值，48h后几乎完全消失。尿中甘草酸苷含量随时间逐渐减少，27h的排泄量为给药量的1.2%。6h后尿中出现甘草次酸，并在22～27h后达高峰值。

不良反应 增大药量或长期连续使用，可能增加低血钾症发生率，血压上升、水钠潴留、水肿、体质量增加等假性醛固酮增多症状。在用药过程中，要充分注意观察（如测定血清钾值等），发现异常情况应停止给药。有时可能出现过敏性休克、肌肉痛、感觉异常、发热、换气过度、尿糖阳性等。

禁忌证 ①对本品既往有过敏史患者。②醛固酮症患者、肌病患者、低钾血症患者（可加重低钾血症和高血压）。

注意 ①高龄患者低钾血症发生率高，应慎重给药。②由于本品亦为甘草酸苷制剂，容易出现假性醛固酮增多症，应予以注意。静脉内给药时，应注意观察患者的状态，尽量以缓慢速度给药。③有报道口服甘草酸苷及含甘草的制剂时，可出现横纹肌溶解症。

用法与用量

（1）成人 ①静脉注射，一日1次，5～20mL。可依年龄、症状适当增减。慢性肝病一日1次，40～60mL，静脉注射或者静脉点滴。增量时用药剂量限度为一日100mL。②口服每片25mg，一次2～3片，一日3次，饭后服。可依年龄、症状适当增减。

（2）儿童 静脉注射，用法用量同成人。

4.6 利胆药物

黄疸严重而有胆汁淤积、胆管阻塞的可能，但又未能确诊，或未做手术前，可先选用利胆药物。伴有便秘者亦偶用硫酸镁。

熊去氧胆酸 Ursodeoxycholic Acid

适应证 用于胆固醇型胆结石及胆汁缺乏性脂肪泻，也可用于预防药物性结石形成及治疗脂肪痢（回肠切除术后），还可用于婴儿胆汁淤积症、胆汁反流性胃炎。

药动学 本品口服后通过被动扩散而迅速吸收。吸收最有效部位是中等碱性环境的回肠。通过肝脏时被摄取5%～60%，明显低于鹅去氧胆酸，仅少量药物进入体循环。口服后1h和3h分别出现两个血药浓度峰值。熊去氧胆酸的作用不取决于血药浓度而与胆汁中的药浓度有关。半衰期为3.5～5.8天。熊去氧胆酸在肝脏与甘氨酸或牛磺酸迅速结合，从胆汁排入小肠，参加肝肠循环。小肠内结合的熊去氧胆酸一部分水解恢复为游离型，另一部分在细菌作用下转变为石胆酸，后者进而被硫酸盐化，从而降低其潜在的肝脏毒性。

药物相互作用 口服避孕药可增加胆汁饱和度，用本品治疗时应采取其他节育措施，以免影响疗效。本品不宜与考来烯胺或含氢氧化铝的制剂同时合用，因可阻碍本品吸收。熊去氧胆酸能增加环孢素在小肠的吸收和摄取，同时服用时，需调整环孢素的用量。

不良反应 常见腹泻；偶见便秘、过敏、头痛、头晕、胰腺炎和心动过速等。

禁忌证 ①严重肝功能减退者禁用。②胆道完全梗阻、急性胆囊炎、胆管炎。③妊娠及哺乳期妇女。④胆结石钙化患者，出现胆管痉挛或胆绞痛时。⑤国外认为不能用于消化性溃疡和炎症性肠病患者。

注意 ①长期使用本品可增加外周血小板的数量。②如治疗胆固醇结石中出现反复胆绞痛发作，症状无改善甚至加重，或出现明显结石钙化时，则宜中止治疗，并进行外科手术。③本品不能溶解胆色素结石、混合结石及不透X线的结石。④溶石治疗时应按时服药。⑤定期检测肝功能。

用法与用量 口服。

（1）成人 一日8～10mg/kg，进食时分2～3次服。用于胆汁反流性胃炎时，一日250mg，晚上睡前服。

（2）儿童 一日8～10mg/kg，分2～3次服。英国国家处方集（儿童版）（BNFC 2010—2011版）推荐：口服，新生儿至2岁一次5mg/kg，一日3次。2～18岁，一次5～10mg/kg，一日3次，最大量为一次10mg/kg，一日3次。硬化性胆管炎患儿，最大可至15mg/kg，一日3次。

◎ 考来烯胺（见5章160页）

腺苷蛋氨酸 Ademetionine

适应证 腺苷蛋氨酸是存在于人体所有组织和体液中的一种生理活性分子。主要用于肝硬化前和肝硬化所致肝内胆汁淤积及治疗妊娠期肝内胆汁淤积。

药动学 健康志愿者口服单剂400mg肠溶片后，峰浓度为0.7mg/L，半衰期为2～6h。口服生物利用度仅为5%；肌内注射为95%。本品在人体血浆中的蛋白结合率几乎可以忽略不计。单剂注射400mg后，血浆浓度呈二次指数式衰减，终末半衰期约为90min。静脉注射腺苷蛋氨酸100mg或500mg，24h后34%和40%的原药经尿液排出。

药物相互作用 ①注射剂不可与碱性液体或含钙液体混合。②与多烯磷脂酰胆碱、头孢哌酮钠等存在配伍禁忌。

不良反应 因为本品只有在酸性片剂中才能保持活性，故有些患者服后感烧心和上腹痛。偶可引起昼夜节律紊乱，睡前服用催眠药可减轻此症状。以上作用均表现轻微，不需中断治疗。

禁忌证 对本药过敏者。

注意 ①本品可用于妊娠期及哺乳期妇女。②对驾驶或机械操作的能力无影响。③有血氨增高的患者必须在医生指导下服用本品，并监测血氨水平。④注射用冻干粉针需在临用前用所附溶剂溶解，溶解后只能保存6h。⑤口服片剂为肠溶性，应整片吞服，不得掰开或嚼碎。⑥片剂需在临服前从铝箔中取出，不宜提前取出。建议在两餐之间服用。⑦药物由白色变为其他颜色时不可再使用。

用法与用量

（1）成人　①初始治疗，一日500～1000mg，肌内注射或静脉缓慢注射，共2周。②维持治疗，口服，一日1000～2000mg。

（2）儿童　静脉滴注、口服，一次30～60mg/kg，总量不超过1000mg，疗程2周。注射剂不可与碱性或含钙液配伍。

联苯双酯 Bifendate

适应证　用于迁延性肝炎的主要症状如肝区痛、乏力、腹胀等改善及长期单项ALT异常者。

不良反应　偶见轻度恶心、口干、胃部不适、皮疹等，但不影响治疗，另可见病毒性肝炎患者服用后出现黄疸、肝功能损害和症状加重，但停药后症状迅速消失，肝功能恢复正常。

禁忌证　肝硬化患者禁用。

注意　①慢性活动性肝炎患者慎用。②少数患者在用药过程中ALT可回升，加大剂量可使之降低。停药后部分患者ALT反跳，但继续服药仍有效。若与肌苷联合应用可减少降酶反跳现象。③个别患者于服药过程中可出现黄疸及病情恶化，应及时停药。用药过程中若出现皮疹，一般加用抗组胺药后即可消失。④应用本品治疗需要持续2～3个月，待血清ALT降至正常并平稳后逐渐停药，不宜突然停药，以防血清ALT反跳。⑤本品可改善迁延性肝炎患者的症状但对肝大、脾大的改变无效。

用法与用量

（1）成人　口服片剂，一次25～50mg，一日3次；滴丸一次7.5～15mg，一日3次。

（2）儿童　口服片剂，一次0.5mg/kg，一次最大量25～50mg，一日3次。

4.7 治溃疡病药物

消化性溃疡是指胃肠道黏膜在消化道内胃酸和胃蛋白酶等的腐蚀作用下发生的溃疡，其深度达到或穿透黏膜肌层。胃、十二指肠溃疡是常见的消化性溃疡。一般药物治疗主要包括降低胃酸药、黏膜保护药、胃肠动力药等。

氢氧化铝 Aluminium Hydroxide

适应证　①用于胃酸过多、胃及十二指肠溃疡、反流性食管炎、上消化道出血的治疗。②与钙剂和维生素D合用时可治疗新生儿低钙血症（手足搐搦）。③大剂量可用于尿毒症患者，以减少磷酸盐的吸收，减轻酸血症。

药动学　少量在胃内转化为可溶性的氯化铝自肠内吸收，经肾脏排泄。大部分以磷酸铝、碳酸铝及脂肪酸盐类形式自粪便排出。本药起效缓慢，在胃内作用时效的长短与胃排空的快慢有关。空腹服药作用可持续20～30min，餐后1～2h服药时效可能延长到3h。

药物相互作用 ①与西咪替丁或雷尼替丁同用对解除十二指肠溃疡疼痛症状有效，但一般不提倡两者在1h内同用。与氢氧化铝同时使用可使此两种药的吸收减少。②本药含多价铝离子，可与四环素类药物形成配合物而影响其吸收，不宜合用。③本药可通过多种机制干扰地高辛、华法林、双香豆素、奎宁、奎尼丁、氯丙嗪、普萘洛尔、吲哚美辛、异烟肼、铁盐及巴比妥类药物的吸收和排泄，影响上述药物的疗效。④与肠溶片联用可使肠溶衣加快溶解，对胃和十二指肠有刺激作用。⑤透析患者与别嘌醇同时应用可能导致血清尿酸含量急剧上升，可能由于本药减少别嘌醇吸收所致。⑥铝制剂与枸橼酸盐联用可能导致血铝含量急剧上升。

不良反应 便秘、肠梗阻；长期服用能引起低磷血症导致骨软化、骨质疏松、铝中毒、透析性痴呆、贫血。

禁忌证 ①对本药过敏者。②低磷血症（如吸收不良综合征）患者不宜服用本品，否则会导致骨软化、骨质疏松症，甚至骨折。③早产儿和婴幼儿不宜服用，婴幼儿极易吸收铝，有铝中毒的危险。④有胆汁、胰液等强碱性消化液分泌不足或排泄障碍者不宜使用。⑤骨折患者不宜服用，这是由于不溶性磷酸铝复合物的形成，导致血清磷酸盐浓度降低及磷自骨内移出。⑥阑尾炎或急腹症时，服用氢氧化铝可使病情加重，可增加阑尾穿孔的危险。⑦消化道出血。

注意 ①慎用于肾功能不全者、长期便秘者。②本品有致便秘作用，甚至形成粪结块，故常与镁盐制成合剂应用。③通过与磷酸盐离子结合，在肠内形成不溶性磷酸铝，后者不能被胃肠道吸收，因而导致血清磷酸盐浓度下降，可影响骨质的形成，故长期服用时应在饮食中酌加磷酸盐。④氢氧化铝用量大时可吸附胆盐，因而减少脂溶性维生素的吸收，特别是维生素A。⑤药物对妊娠和哺乳的影响尚不明确。

用法与用量

（1）成人 ①口服氢氧化铝凝胶，一次5～8mL，一日3次，餐前1h服，病情严重时剂量可加倍。②氢氧化铝片，一次0.6～0.9g，一日3次，餐前1h服。③复方氢氧化铝片，一次2～4片，一日3～4次，餐前半小时或胃痛发作时嚼碎后服用。

（2）儿童 口服。①氢氧化铝凝胶，餐后1h服用，病情严重时剂量可加倍。②氢氧化铝片剂，餐后1h服用。③复方氢氧化铝片，餐后1h或胃疼发作时嚼碎后服用。各年龄组剂量表见下。

氢氧化铝各年龄组剂量表

规格	计算方式	用法	各年龄组一次剂量							
		途径	一日次数	2岁	3～4岁	5～6岁	7～8岁	9～10岁	11～12岁	>12岁
片剂（0.3g/片）	按年龄酌减	口服	3次				0.3g	0.3g	0.3～0.6g	0.6～0.9g
凝胶（40g/L）		口服	3次	2mL	3mL	4mL	5～6mL	5～7mL	5～8mL	5～10mL
复方片剂		口服	3次	1/2～1片		1～2片			2～3片	2～4片

铝碳酸镁 Hydrotalcite

适应证 ①急慢性胃炎。②胃和十二指肠溃疡。③与胃酸相关的胃部不适症状，如胃痛、胃灼热感、酸性嗳气、饱胀等。④反流性食管炎。⑤胆汁反流。⑥预防非甾体类药物的胃黏膜损伤。

药动学 本药为不溶于水的结晶性粉末，呈层状网络结构，口服之后不被胃肠道吸收。临床研究表明，服用本药之后，体内无各种成分蓄积，在服用28天（每天6g）后，血清中的铝、镁、钙和其他矿物质仍处于正常范围中。

药物相互作用 ①本药与酸性药物（如氯化铵等）合用时，其抗酸活性降低，两者不能混合使用。②本药可影响或干扰其他药物的吸收，如四环素、环丙沙星、氧氟沙星、含铁药物、抗凝药、地高辛及H_2受体拮抗药等，因此上述药物必须在服用铝碳酸镁之间或之后1～2h使用。

不良反应 本药不良反应少而轻微，仅少数患者有胃肠道不适、消化不良、呕吐、大便次数增多或糊状大便，个别有腹泻。

禁忌证 对本品过敏者、胃酸缺乏者、结肠或回肠造口术、低磷血症、不明原因的胃肠出血、阑尾炎、溃疡性结肠炎、憩室炎、慢性腹泻、肠梗阻者禁用。

注意 ①心功能不全、肾功能不全、胃肠蠕动功能不良、高镁血症、高钙血症者慎用。②妊娠初始3个月慎用。③哺乳期妇女用药安全性尚不明确。④服用本药期间应避免同时服用酸性饮料。

用法与用量 口服。

（1）成人 饭后1～2h，睡前或胃不适时服用1～2片（0.5～1.0g），每日不超过14片。治疗溃疡时，所有症状消失后应持续服用4周。可于两餐之间及睡前服。

（2）儿童 一次0.25～0.5g，一日3次。饭后1h服用。嚼碎服用。

磷酸铝凝胶 Aluminum Phosphate Gel

适应证 能中和缓冲胃酸，使胃内pH升高，从而缓解胃酸过多的症状。可用于食管炎、胃炎、溃疡病、非甾体抗类药（NSAID）引起的胃黏膜损伤。对结肠炎、直肠炎也有疗效。

药物相互作用 ①磷酸铝凝胶可减少或延迟下列药物的吸收：四环素类抗生素、呋噻咪、地高辛、异烟肼、抗胆碱能药及吲哚美辛，故应重视磷酸铝凝胶和这类药物的给药间隔，一般为2h。②磷酸铝凝胶与泼尼松龙、阿莫西林、丙吡胺及西咪替丁并用，可能引起相互作用。

不良反应 偶可引起便秘，大剂量可致小肠梗阻，长期服用可能产生骨软化症、小细胞性贫血等。

禁忌证 慢性肾功能衰竭患者，高磷血症患者禁用。

注意 与四环素、抗胆碱能药物、呋塞米、地高辛、吲哚美辛、异烟肼等药物合用时，注意间隔2h。由于每袋磷酸铝凝胶含蔗糖2.7g，糖尿病患者使用本品时，建议每日不超过1袋。

用法与用量

（1）成人　①通常一天2～4次，或在症状发作时服用，每次1～2包，相当于10～20g凝胶，请于使用前加水或牛奶充分搅拌均匀服用。②根据不同适应证在不同的时间给予不同的剂量：食管裂孔、胃食管反流、食管炎于饭后和晚上睡觉前服用；胃炎、胃溃疡于饭前半小时前服用；十二指肠溃疡于饭后3h及疼痛时服用。

（2）儿童　剂量同成人或为成人的一半。一次10～20g，一日2～4次。

硫糖铝 Sucralfate

适应证　用于胃及十二指肠溃疡、胃炎。

药动学　本药口服后可释放出铝离子和八硫酸蔗糖复合离子，胃肠道吸收仅5%，作用持续时间约5h。主要随粪便排出，少量以双糖硫酸盐随尿排出。慢性肾功能不全者的血清和尿铝浓度明显高于肾功能正常者。

药物相互作用　①可干扰脂溶性维生素的吸收。②可降低口服抗凝药（如华法林）、地高辛、喹诺酮类药物、苯妥英、布洛芬、吲哚美辛、氨茶碱、甲状腺素等药物的消化道吸收。硫糖铝与这些药物必须同时服用时，与这些药物的服药时间宜间隔2h以上。③可影响四环素的胃肠道吸收，其机制可能与四环素和铝离子形成相对不溶的配合物有关。④可明显影响阿米替林的吸收，如需两药合用，应尽量延长两药间隔时间，并注意监测阿米替林的疗效，必要时增加阿米替林的剂量。⑤与多酶片合用时，两者疗效均降低。⑥制酸药可干扰硫糖铝的药理作用，硫糖铝也可减少西咪替丁的吸收，通常不主张合用硫糖铝和西咪替丁。⑦本品在酸性环境中起保护胃、十二指肠黏膜作用，故不宜与碱性药合用。⑧抗胆碱药可缓解硫糖铝所致的便秘和胃部不适等不良反应。

不良反应　常见便秘；少见口干、恶心、呕吐、腹泻、皮疹、眩晕、瘙痒、低磷血症、骨软化。

禁忌证　①对本药过敏者。②早产儿及未成熟新生儿。

注意　①肝肾功能不全者或透析患者慎用或不用。②妊娠期及哺乳妇女不宜服用。③用药前后及用药时应当检查或监测；应配合X线或内镜检查观察溃疡愈合与否；用药期间应监测血清铝浓度。④低磷血症患者不宜长期用药（例如原发性甲状腺旁腺功能亢进症）。⑤用药之前应检查胃溃疡的良恶性。⑥本药对严重十二指肠溃疡效果较差。⑦出现便秘时可加服少量镁乳等轻泻药。⑧必须空腹摄入，餐前1h与睡前服用效果最好。⑨连续应用不宜超过8周。⑩胃痛剧烈的患者可与适量抗胆碱药合用。

用法与用量　口服。

（1）成人　①用于活动性胃、十二指肠溃疡，一次1g，一日3～4次，餐前1h及睡前服用，疗程4～6周。②预防十二指肠溃疡复发，一次1g，一日2次，餐前1h及睡前服用。

（2）儿童　一日10～25mg/kg，分4次服用（一次最大剂量1g），疗程4～8周。

英国国家处方集（儿童版）（BNFC 2010—2011版）推荐口服量。①预防应激性溃疡：1个月～2岁一次250mg，一日4～6次；2～12岁一次500mg，一日4～6次；12～15岁一次1g，一日4～6次；15～18岁一次1g，一日6次，最大量一日8g。②胃、十二指肠溃疡：1个月～2岁一次250mg，一日4～6次；2～12岁一次500mg，一日4～6次；12～15岁一次1g，一日4～6次；15～18岁一次2g，一日2次（晨起和睡前），或一次1g，一日4次（饭前1h和睡前），持续4～6周，可延长至12周。

碳酸钙 Calcium Carbonate

适应证 本药为制酸药、补钙药。①缓解胃酸过多而造成的反酸、烧心等症状，适用于胃、十二指肠溃疡及反流性食管炎的治疗。②补充钙缺乏。适用于机体对钙需求增加的情况，可作为骨质疏松症的辅助治疗，以及纠正各种原因导致的低钙血症。③治疗肾功能衰竭患者的高磷血症，同时纠正轻度代谢性酸中毒。④作为磷酸盐结合剂，治疗继发性甲状旁腺功能亢进纤维性骨炎所致的高磷血症磷酸滞留时。

药动学 碳酸钙在胃酸的作用下转化为氯化钙，部分经肠道吸收，经肾脏排泄，尿中大部分钙经肾小管重吸收入血。本药口服后在碱性肠液的作用下约85%转化为不溶性钙盐，如碳酸钙、磷酸钙等，不溶性钙盐可沉淀于肠黏膜表面，形成保护层，使肠黏膜对刺激的敏感性降低，产生便秘，最后不溶性钙盐自粪便排出体外。

药物相互作用 ①与氧化镁等有轻泻作用的抗酸药联合应用，可减少嗳气、便秘等不良反应。②与噻嗪类利尿药联合应用，可增加肾小管对钙的重吸收，易发生高钙血症。③如与其他药物同时应用，本药会影响其他药物在胃肠道的吸收。④与牛奶同时服用，偶可发生奶-碱综合征。⑤不宜与洋地黄类药物合用。⑥大量饮用含乙醇和咖啡因的饮料以及大量吸烟，均会抑制钙剂的吸收。⑦大量进食富含纤维素的食物能抑制钙的吸收，因钙与纤维素结合成不易吸收的化合物。⑧与苯妥英钠及四环素类同用，二者吸收减少。⑨维生素D、避孕药、雌激素能增加钙的吸收。⑩含铝的抗酸药与本品同服时，铝的吸收增多。⑪与含钾药物合用时，应注意心律失常的发生。

不良反应 ①因释放二氧化碳可致腹胀和嗳气。②大量口服可致高钙血症、肾结石和碱中毒，如同时合并肾功能不全则称为奶-碱综合征。③大量服用本药，可引起胃酸分泌反跳性增高。④偶有便秘。

禁忌证 ①对本药过敏者。②高钙血症。③高钙尿症。④洋地黄化患者。⑤肾结石或有肾结石病史患者。⑥原美国FDA妊娠期用药安全性分级为口服给药C。

注意 ①心、肾功能不全患者慎用。②长期大剂量用药需检测血钙浓度。

用法与用量 口服。

（1）成人 ①用于制酸一次0.5～1g，一日3～4次，餐后1h服用及睡前服用可增加作用持续时间，维持中和胃酸效应达3h以上。②用于高磷血症一日1.5g。最高一日可用至17g，或与氢氧化铝合用。③用于补钙一日1～2.5g，分2次服用。应同时服用维生素D_3。

（2）儿童、孕妇、哺乳期妇女每日需要钙剂量（元素钙） 0～3岁儿童400～800mg；4～6岁800mg；7～10岁800mg；大于10岁800～1200mg；孕妇1.2g；哺乳期妇女1.2g。同时服用维生素D_3。

碳酸氢钠 Sodium Bicarbonate

适应证 用于代谢性酸中毒，碱化尿液以预防尿酸性肾结石，减少磺胺药的肾毒性，及急性溶血时防止血红蛋白沉积在肾小管，治疗胃酸过多引起的症状；静脉滴注对巴比妥类、水杨酸类药物及甲醇等药物中毒有非特异性的治疗作用。

药动学 本品经静脉滴注后直接进入血液循环。血中碳酸氢钠经肾小球滤过，进入尿液排出。部分碳酸氢根离子与尿液中氢离子结合生成碳酸，再分解成二氧化碳和水。前者可弥散进入肾小管细胞，与胞内水结合，生成碳酸，解离后的碳酸氢根离子被重吸收进入血循环。血中碳酸氢根离子与血中氢离子结合生成碳酸，进而分解成二氧化碳和水，前者经肺呼出。

药物相互作用 ①与肾上腺皮质激素（尤其是具有较强盐皮质激素作用者）、促肾上腺皮质激素、雄激素合用时，易发生高钠血症和水肿。②与水杨酸盐、巴比妥类酸性药物合用，后两者经肾脏排泄增多；与苯丙胺、奎尼丁等碱性药物合用，后两者经肾排泄减少，易出现不良反应。本品也可影响肾对麻黄碱的排泄，故合用时麻黄碱剂量应减小。③与抗凝药如华法林和M受体拮抗药等合用，后者吸收减少。④与含钙药物、乳及乳制品合用，可致乳-碱综合征。⑤与西咪替丁、雷尼替丁等H_2受体拮抗药合用，后者的吸收减少。⑥与排钾利尿药合用，发生低氯性碱中毒的危险性增加。⑦本品可减少口服铁剂的吸收，两药服用时间应尽量分开。⑧本品可增加左旋多巴的口服吸收。⑨钠负荷增加使肾脏排泄锂增多，故与锂制剂合用时，锂制剂的用量应酌情调整。⑩碱化尿液能抑制乌洛托品转化成甲醛，从而治疗作用减弱，避免合用。

不良反应 大量注射、存在肾功能不全或长期应用时可出现心律失常、肌肉痉挛、疼痛、异常疲倦虚弱、呼吸减慢、口内异味、尿频、尿急、持续性头痛、食欲减退、恶心呕吐等。

禁忌证 禁用于吞食强酸中毒时的洗胃。

注意 ①对胃酸分泌试验或血、pH测定结果有明显影响。②下列情况慎用：少尿或无尿钠潴留并有水肿时；原发性高血压。③下列情况不做静脉内用药：碱中毒；各种原因导致的大量胃液丢失；低钙血症时。④长期或大量应用可致代谢性碱中毒，并且钠负荷过高引起水肿等。妊娠期妇女应慎用。本品可经乳汁分泌，但对婴儿的影响尚无有关资料。

用法与用量

（1）成人 ①制酸，一次0.25～2.0g，一日3次，餐前服用。②碱化尿液：口服，首次4g，以后每4h给药1～2g。静脉滴注，2～5mmol/kg，4～8h滴注完毕。③代谢性酸中毒：口服，一次0.5～2g，一日3次。静脉滴注，所需剂量按下式计算，补碱量（mmol）=[－2.3－实际测得的BE（剩余碱）值]×0.25×体质量（kg），或补碱量（mmol）=[正常的CO_2CP（mmol）－实际测得的CO_2CP（mmol）]×0.25×体质量（kg）。一般先给计算剂量的1/2，4～8h滴注完毕。④心肺复苏抢救时，首次1mmol/kg，以后根据血气分析结果调整用量（每1g碳酸氢钠相当于12mmol碳酸氢根）。

（2）儿童 口服或静脉滴注。①制酸，6岁以下儿童尚无统一标准剂量。6～12岁者一次0.5g，0.5h可重复一次；大于12岁儿童一次0.5～1.0g，一日3次，餐前服用。②碱化尿液，口服，一日按体质量计算，1～10mmol/kg；静脉注射按体质量，一日1.8～3mmol/kg。③代谢性酸中毒，补碱量[换算为50g/L碳酸氢钠溶液的体积（mL）]=

体质量×（－3－实际测得的BE值）/0.6。一般先给计算剂量的1/3～1/2，4～8h内滴注完毕。以后根据血气分析结果调整剂量。

丙谷胺 Proglumide

适应证 用于治疗胃溃疡和十二指肠溃疡、胃炎等，对消化性溃疡临床的改善、溃疡的愈合有较好疗效。

药动学 口服后自胃肠道吸收迅速而完全，2h后血药浓度达峰值，最小有效血药浓度约2mg/L。吸收后主要分布在肝、肾和胃肠道，半衰期约33h。反复应用未见蓄积性。

药物相互作用 与其他抗溃疡药物如H_2受体拮抗药同用，可增强抑制胃酸分泌作用，加速溃疡愈合。

不良反应 本药无明显不良反应，对肝、肾、造血系统等功能无影响，偶有口干、失眠、腹胀、下肢酸胀等不良反应。

禁忌证 对本药过敏者禁用。

注意 ①孕妇、哺乳期妇女、儿童慎用。②据胃镜或X线检查结果决定用药期限。③经本药治疗后症状缓解的患者，并不能排除胃癌的可能，故应用本药前应先排除胃癌。④胆囊管及胆道完全梗阻的儿童禁用。

用法与用量 口服。

（1）成人 一次0.4g，一日3～4次，饭前15min给药，疗程4～6周。

（2）儿童 一次10～15mg/kg，一日3次。餐前15min服用。

枸橼酸铋钾 Bismuth Potassium Citrate

适应证 用于胃及十二指肠溃疡、急慢性胃炎、幽门螺杆菌感染的根除治疗。

药动学 在胃中形成不溶性沉淀，仅少量铋被吸收，与相对分子质量5万以上的蛋白质结合而转运，吸收到体内的铋约4周达稳态浓度。吸收入体内的铋主要分布在肝、肾组织中，通过肾脏从尿中排泄，清除率约50mL/min。本药未吸收部分通过粪便排出体外。半衰期为5～11天。应用的口服铋剂吸收率低于0.5%。口服单剂枸橼酸铋钾（220mg）的最高血药浓度（c_{max}）小于30μg/L；28天多剂量口服（枸橼酸铋钾一次220mg，一日2次）后，最高血浆铋浓度仍远低于100μg/L，这是铋发生毒性作用的最低水平。枸橼酸铋钾在体外显示能抑制幽门螺杆菌生长，抑制90%幽门螺杆菌的最低浓度（MIC_{90}）为4ng/L。

药物相互作用 ①不宜与抗酸药合用，如需合用至少间隔半小时。②与四环素合用会影响四环素的吸收。③治疗期间不应饮用含乙醇饮料或含碳酸的饮料，少饮咖啡、茶等。

不良反应 口中氨味、舌苔及大便呈灰黑色、恶心、呕吐、食欲减退、腹泻、便秘、头痛、头晕、失眠，长期大剂量服用可导致肾毒性、铋性脑病相关的骨关节病、皮疹。

禁忌证 ①对本药过敏者禁用。②孕妇及哺乳期妇女禁用。③严重肾功能不全者禁用。

注意 ①肝功能不全者、急性胃黏膜病变时慎用。幼儿不推荐使用，儿童慎用。②如服用过量或发生严重不良反应时应立即就医。③服用本品期间不得服用其他铋制剂，且不宜大剂量长期服用，长期使用本药的患者应注意体内铋的蓄积，最好有血铋监测。④服药时不得同时食用高蛋白饮食（如牛奶等），如需食用，应至少间隔半小时。应用于保护胃黏膜时，需于餐前半小时用30～50mL温水送服。⑤除特殊情况外，连续用药不宜超过2个月，停用含铋药物2个月，可再继续下一个疗程。⑥大剂量服用本药会导致可逆性肾病，并于10日内发作。用药过量的治疗：应急救，洗胃、重复服用药用炭悬浮液及轻泻药，监测血、尿中铋浓度及肾功能，对症治疗。当血铋浓度过高并伴有肾功能紊乱时，可用二巯丁二酸或二巯丙醇的螯合疗法治疗，严重肾衰竭者需进行血液透析。

用法与用量

（1）成人 口服。①保护胃黏膜，一次1包（颗粒剂含铋0.11g），一日4次，前3次于三餐餐前半小时，第4次于晚餐后2h服用，或一日2次，早、晚各服2包（或2粒胶囊含铋0.22g），疗程4周，如再继续服用，应遵医嘱。②与抗生素合用杀灭幽门螺杆菌，一日2次，早、晚各服颗粒剂2包（或胶囊2粒），疗程7～14天。

（2）儿童 口服，剂量一日4～6mg/kg（以铋量计算），分3～4次服用，前3次于三餐餐前半小时，第4次于晚餐后2h服用，疗程4～6周。

胶体果胶铋 Colloidal Bismuth Pictin

适应证 用于胃及十二指肠溃疡，也用于慢性浅表性胃炎和消化道出血的治疗。与抗生素合用，可根除幽门螺杆菌。也可与抑制胃酸分泌药（质子泵抑制药和H_2受体拮抗药）组成四联方案，作为根除幽门螺杆菌的补救治疗。

药动学 口服后在肠道内吸收甚微，血药浓度与尿药浓度极低，绝大部分药物随粪便排出体外。

药物相互作用 不宜与强效制酸药物并用，以防降低药效。

不良反应 常规剂量一般无肝、肾及神经系统等不良反应，血、尿、粪常规检查也无改变。偶有轻度便秘。

禁忌证 ①对本药过敏者。②严重肾功能不全患者及孕妇禁用。

注意 服用本药后，粪便可呈无光泽的黑褐色，但无其他不适，属正常现象。停药后1～2天内粪便色泽转为正常。幼儿不推荐使用。

用法与用量

（1）成人 ①治疗消化性溃疡和慢性胃炎，一次120～150mg（以含铋量计），一日4次，于三餐餐前1h各服1次，睡前服1次。疗程一般为4周。②并发消化道出血者，将胶囊内药物倒出，用温开水冲开搅匀服用，日剂量1次服用。

（2）儿童 口服，一日4～6mg/kg（按铋计算），分3～4次服。

吉法酯 Gefamate

适应证 用于胃及十二指肠溃疡、急慢性胃炎、空肠溃疡及痉挛、胃酸过多、胃灼热、腹胀、消化不良。

药动学 本品50mg/kg经口一次给药，吸收率达60%～70%，分布在消化道（特别是胃肠黏膜），作用开始时间约3h，在口服6h后血药浓度达到最高峰，在肝脏代谢。24h后尿中排泄12.4%，呼气排出19.5%，粪便中排泄30%～40%。

不良反应 口干、恶心、心悸、便秘。

禁忌证 对本品过敏者及孕妇禁用。

注意 ①建议哺乳期妇女慎用。②有前列腺素类药物禁忌者如青光眼患者慎用。

用法与用量

（1）成人 ①治疗性用药，一次100mg，一日3次，一般疗程为1个月，病情严重者需2～3个月。对于一般胃不适、胃酸过多、胃痛，应服至症状消失2～3天后停药。②维持性用药，一次50～100mg，一日3次。③最大口服量为一日300mg。④肝功能不全时剂量一次50～100mg，一日2～3次。⑤肾功能不全时剂量一次50～100mg，一日2～3次。⑥透析时剂量一次50～100mg，一日2～3次。⑦老年人剂量酌减。

（2）儿童 一次50～100mg，一日3次。

三硅酸镁 Magnesium Trisilicate

适应证 用于胃及十二指肠溃疡。

药动学 口服吸收缓慢，在胃内与盐酸反应生成氯化镁和二氧化硅，约10%的镁自肠道吸收，由尿排出；其余大部分以可溶性和不溶性镁盐的形式随粪便排出体外。作用时效一般在服药后2～8h开始，持续时间长，但中和胃酸的能力低。

药物相互作用 ①与抗胆碱药物合用时，后者的吸收可能降低而影响疗效。因此必须与制酸药服用时间分开。②与地高辛合用时，后者的吸收可被抑制，血药浓度降低。③与苯二氮䓬类药物合用时，吸收率降低。④与异烟肼合用时，后者的吸收可能延迟或减少，一般异烟肼应于制酸药摄入前1h服用。⑤与左旋多巴合用时，吸收可能增加，胃排空缓慢者尤其明显。⑥应避免氯丙嗪类药与三硅酸镁同时并用，后者可抑制前者的吸收。

不良反应 长期服用偶可发生肾硅酸盐结石。肾功能不全患者服用可出现眩晕、晕厥、心律失常或精神症状、疲乏无力等。

禁忌证 ①对本药过敏者。②严重肾功能不全、阑尾炎、急腹症、肠梗阻、溃疡性结肠炎、慢性腹泻患者、不明消化道出血、肠瘘及5岁以下小儿禁用。

注意 ①本品有轻泻作用，常与铋盐组成复方制剂，以克服上述不良反应。②阑尾炎或急腹症患者服用本品可使病情加重，有增加阑尾穿孔的危险。③骨折患者不宜服用，这是由于不溶性磷酸铝复合物的形成，导致血清磷酸盐浓度降低及磷自骨内移出。④低磷血症（如吸收不良综合征）患者不宜服用本品，否则会导致骨软化、骨质疏松症，甚至骨折。

用法与用量 口服。

（1）成人 一次0.9g，一日3～4次，餐前服。

（2）儿童 5～6岁一次0.3g；7～8岁一次0.3～0.45g；9～10岁一次0.3～0.6g；

11～12岁一次0.3～0.75g；12岁以上一次0.3～0.9g。以上均一日3次，餐间服用。

◎ **丁溴东莨菪碱（见10章343页）**

◎ **山莨菪碱（见10章342页）**

颠茄 Belladonna

适应证 颠茄制剂临床上用于胃及十二指肠溃疡，轻度胃肠平滑肌痉挛，胆绞痛，输尿管结石致腹痛，胃炎及胃痉挛引起的呕吐和腹泻，迷走神经兴奋导致的多汗、流涎、心率慢、头晕等。

药物相互作用 ①本品与尿碱化药（碳酸氢钠）、碳酸酐酶抑制药（乙酰唑胺）同用时，则本品的排泄延迟，疗效和毒性都可因此而加强。②与金刚烷胺、美克洛嗪、吩噻嗪类药（氯丙嗪、奋乃静）、阿托品类药、普鲁卡因胺、三环类抗抑郁药等同用时，本品的不良反应可加剧。③与抗酸药、吸附性止泻药等同用时，本品的吸收减少，疗效减弱。必须同用时可间隔1h以上。④本品可减弱甲氧氯普胺、多潘立酮的作用。

不良反应 可见口干、少汗、瞳孔轻度扩大、排尿困难、皮肤潮红、干燥、呼吸道分泌物减少、痰黏、腹胀、便秘、心悸、视物模糊、头晕、神志不清、谵妄、躁动、幻觉。眼痛、眼压升高、过敏性皮疹及疱疹。

禁忌证 青光眼、前列腺增生症、溃疡性结肠炎、尿潴留、心动过速患者禁用。

注意 ①不能和促动力药合用，酊剂浓度用量不可过大，以免发生阿托品化现象。②遇有一些下列疾病应慎用：21-三体综合征、脑损害、肺部疾病，特别是婴幼儿及衰弱患者，高血压、心脏病，特别是心律失常、充血性心力衰竭、冠心病、二尖瓣狭窄等，反流性食管炎、胃肠道阻塞性疾病、肝肾功能损害、重症肌无力。

用法与用量 口服。

（1）成人 ①颠茄酊剂，一次0.3～1.0mL，极量一次1.5mL，一日3次。②颠茄浸膏，一次8～16mg，极量一次50mg。③颠茄片，一次10mg，必要时4h可重复一次。④复方颠茄片，一次1片。

（2）儿童 ①颠茄浸膏，2岁一次2～3mg；3～6岁一次3～4mg；7～10岁一次4～8mg；11～12岁一次8～12mg；大于12岁一次8～16mg。极量一次50mg。以上均为一日3次。②颠茄片：一日0.2～0.6mg/kg，分三次服，极量一次1mg/kg。

西咪替丁 Cimetidine

适应证 用于胃及十二指肠溃疡、吻合口溃疡、应激性溃疡、反流性食管炎、胃泌素瘤（佐林格-埃利森综合征）、上消化道出血。

药动学 口服后60%～70%由肠道迅速吸收，口服生物利用度约70%，肌内注射与静脉注射生物利用度基本相同，为90%～100%。口服本药300mg后，半小时达有效血药浓度（0.5mg/L），45～90min血药浓度达峰值，平均峰浓度为1.44mg/L。肌内注射后15min血药浓度达峰值。单次服药后，有效血药浓度可维持4h。口服300mg可抑制50%的基础胃酸分泌达4～5h。肌内注射或静脉注射给予本药300mg可抑制80%的基础胃酸分泌长达5h。进餐时服药可延缓吸收并延长作用维持时间。本药广泛分布于全身组织，可透过血脑屏障，可经胎盘到达胎儿体内，并可分泌入乳汁，在乳汁中的浓度可高于血浆浓度。血浆蛋白结合率为15%～20%。表观分布容积为（2.1±1）L/kg。本药在肝脏内代谢，主要经肾排泄，肾脏清除率为（12±3）mL/（kg·min）。24h后口服量的约48%或注射量的约75%以原型自肾脏排出，10%可从粪便排出。肾功能正常时半衰期为2h。肌酐清除率在20～50mL/min时半衰期为2.9h，＜20mL/min时半衰期为3.7h，肾功能不全时半衰期为5h。可经血液透析及腹膜透析清除。

药物相互作用 ①与普萘洛尔合用时，可使后者血药浓度升高，休息时心率减慢；与苯妥英钠或其他乙内酰脲类合用时，使后者的血药浓度升高，可能导致苯妥英钠中毒。

②与环孢素合用时，可使后者血药浓度增加。

③与吗氯贝胺合用时，可使后者的血药浓度增加。

④与茶碱合用时，可使后者的去甲基代谢清除率降低20%～30%，血药浓度增高。

⑤与阿司匹林合用时，可使阿司匹林的溶解度增高，吸收增加，作用增强。

⑥与美沙酮合用时，可使后者的血药浓度增加，有致过量的危险。

⑦与他克林合用时，可增加后者的血药浓度。

⑧与卡马西平合用时，可增加后者血药浓度。

⑨可使维拉帕米的绝对生物利用度提高。

⑩与香豆素类抗凝药合用时，可使后者自体内排出率下降，凝血酶原时间可进一步延长，需调整抗凝药用量。

⑪与利多卡因（胃肠道外用药）合用时，可使后者血药浓度增加。

⑫与咖啡因合用时，可延缓咖啡因的代谢，加强其作用，并易出现毒性反应。

⑬同时服用地高辛和奎尼丁的患者不宜再并用本药，因为本药可抑制奎尼丁的代谢，而后者可将地高辛从其结合部位置换出来，结果使奎尼丁和地高辛的血药浓度均升高。

⑭与抗酸药（如氢氧化铝、氧化镁）合用时，可减缓十二指肠溃疡疼痛，但西咪替丁的吸收可能减少，故一般不提倡两者合用。

⑮与甲氧氯普胺合用时，本药的血药浓度降低，两者如需合用，应适当增加本药剂量。

⑯由于硫糖铝需经胃酸水解后才能发挥作用，而本药抑制胃酸分泌，故两者合用时，硫糖铝的疗效可能降低。

⑰本药使胃液pH升高，与四环素合用时，可使四环素的溶解度降低，吸收减少，作用减弱。但本药的肝药酶抑制作用，却可能增加四环素的血药浓度。

⑱与酮康唑合用时，可干扰后者的吸收。

⑲与卡托普利合用时可能引起精神症状。

⑳与氨基糖苷类抗生素合用时可能导致呼吸抑制或呼吸停止。

㉑本药应避免与中枢抗胆碱药同时使用，以防加重中枢神经毒性反应。

㉒与卡莫司丁合用时，可增加骨髓毒性；与阿片类药物合用时，在慢性肾衰竭患者中有出现呼吸抑制、精神错乱、定向力障碍等不良反应的报道。

㉓与苯二氮䓬类药物合用时，可抑制后者的肝内代谢，升高其血药浓度，加重其镇

静及其他中枢神经抑制症状，并可发展为呼吸及循环衰竭。但是其中劳拉西泮、奥沙西泮与替马西泮似乎不受影响。

不良反应 皮疹、荨麻疹；头痛、头晕、乏力、嗜睡、幻觉；口干、恶心、呕吐、便秘、腹泻、轻度AST及ALT增高，偶见严重肝炎、肝坏死、肝脂肪变性，罕见腹部胀满感及食欲缺乏；偶见白细胞减少、中性粒细胞减少、全血细胞减少，罕见心率增加、血压上升；罕见耳鸣、面部潮红、月经不调、突发性心律失常、心动过缓、心源性休克及轻度的房室传导阻滞、心搏骤停；维生素B_{12}缺乏、男性乳房女性化、女性溢乳、性欲减退、阳痿、急性血卟啉病；视物模糊；关节痛、肌痛；肾功能损伤。

禁忌证 ①对本药过敏者。②由于本药能通过胎盘屏障并能进入乳汁，故哺乳期妇女禁用。③动物实验及临床均有应用本药导致急性胰腺炎的报道，故本药不宜用于急性胰腺炎的患者。④严重肾功能不全。

注意

（1）慎用 ①严重心脏及呼吸系统疾病；②全身性疾病如系统性红斑狼疮，因西咪替丁的骨髓毒性可能增高；③器质性脑病；④中度或重度肾功能损害；⑤肝功能不全；⑥幼儿；⑦有使用H_2受体拮抗药引起血小板减少史的患者（国外资料）；⑧高三酰甘油血症患者（国外资料）。

（2）老年患者由于肾功能减退，故对本品清除减少、减慢，可导致血药浓度升高，因此更容易发生毒性反应，出现眩晕、谵妄等症状，故老年人应慎用。

（3）药物对检验值或诊断的干扰口服后15min内胃液隐血实验可出现假阳性；血液水杨酸浓度、血清肌酐、催乳素、氨基转移酶等浓度均可升高；血液甲状旁腺激素浓度则可能降低。

（4）用药前后及用药时应检查或监测以免发生肾毒性，用药期间应注意检查肾功能；因有报道可引起再生障碍性贫血，故用药期间应注意检查血象。

（5）使用本药可能掩盖胃癌症状，故应在排除胃癌的基础上应用。

用法与用量

（1）成人

①常用量：a.口服，十二指肠溃疡或病理性高分泌状态，一次200～400mg，一日4次；或800mg睡前一次服用，疗程4～6周，治疗佐林格-埃利森综合征时一日可达2g。预防溃疡复发，睡前一次性服用400mg。反流性食管炎，一日800～1600mg，疗程4～8周，必要时可延长4周。反流性食管炎的对症治疗，出现灼烧感和（或）有反酸时可服用200mg，最大剂量一次200mg，一日3次，疗程不得超过2周。b.肌内注射，一次200mg，每6h一次。c.静脉注射，将本品用葡萄糖注射液或葡萄糖氯化钠注射液20mL稀释后缓慢静脉注射（长于5min），一次200mg，每4～6h一次，一日剂量不宜超过2g。d.静脉滴注，将本品用葡萄糖注射液或葡萄糖氯化钠注射液稀释后静脉滴注，一次200～600mg，一日剂量不宜超过2g。

②肾功能不全者应减量：a.肌酐清除率为每分钟30～50mL时，一次200mg，每6h一次。b.肌酐清除率为每分钟15～30mL时，剂量为一次200mg，每8h一次。c.肌酐清除率小于每分钟15mL时，剂量为一次200mg，每12h一次。

③肝功能不全者，最大剂量为一日600mg。

（2）儿童

①口服：新生儿一次5mg/kg，一日4次。一个月～12岁一次5～10mg/kg（最大量400mg），一日4次。12～18岁一次400mg，一日2～4次。均为饭后、晚间睡前服用。

②静脉注射与滴注：a.静脉注射，一次5～10mg/kg，将本品用葡萄糖注射液或葡萄糖氯化钠注射液20mL稀释后缓慢静脉注射（长于5min），一次最大剂量200mg，每4～6h一次，一日剂量不宜超过2g。b.静脉滴注，剂量同静脉注射，本品200mg用50g/L葡萄糖注射液或9g/L氯化钠注射液或葡萄糖氯化钠注射液250～500mL稀释后静脉滴注，流量为每小时1～4mg/kg，一次最大剂量200～600mg，一日剂量不宜超过2g。

③肝肾功能不全者应减量。

雷尼替丁 Ranitidine

适应证 用于胃及十二指肠溃疡、吻合口溃疡、应激性溃疡、反流性食管炎、佐林格-埃利森综合征、上消化道出血。用于应激状态时并发的急性胃黏膜损害和NSAID引起的急性胃黏膜损伤。全身麻醉或大手术后以及衰弱昏迷患者防止胃酸反流合并吸入性肺炎。预防Mendelson's综合征。预防因消化性溃疡引起的反复出血。缓解胃酸过多所致胃痛、烧心、反酸。

药动学 口服吸收迅速但不完全，有首关代谢作用，故生物利用度仅为50%，其吸收不受食物和抗酸药的影响。单次口服本药150mg后1～3h血药浓度达峰值，平均峰值浓度为400μg/L，有效血浓度为100μg/L，作用可维持8～12h。口服后12h内能使五肽促胃液素引起的胃酸分泌减少30%。静脉注射本药1mg/kg，瞬时血药浓度为3000μg/L，维持在100μg/L以上可达4h；以每小时0.5mg/kg流量静滴后，30～60min血药浓度达峰值，峰值浓度与剂量呈正相关。本药在体内分布广，表观分布容积为1.9L/kg，血浆蛋白结合率约为15%。动物实验表明，本药在消化器官、肝脏、肾脏浓度较高，卵巢、眼球浓度较低。可经胎盘到达胎儿体内，乳汁内浓度高于血液浓度，脑脊液内药物浓度为血浓度的1/30～1/20。半衰期为2～3h，肾功能不全时半衰期延长。大部分以原型经肾排泄，肾脏清除率为7.2mL/（kg·min），代谢产物随尿排出，也可经胆汁随粪便排出。静脉注射后剂量的93%经尿排出，5%随粪便排出；口服剂量的60%～70%经尿排出，25%随粪便排出。24h内口服剂量的35%和静脉注射剂量的70%以原型由尿排泄。

药物相互作用 ①与华法林、利多卡因、地西泮、普萘洛尔等经肝代谢的药物合用时，雷尼替丁的血药浓度不会升高而出现不良反应。但本药可减少肝脏血流，因而与普萘洛尔、利多卡因等代谢受肝血流量影响较大的药物合用时，可延缓这些药物的作用。②与抗凝药或抗癫痫药合用时，要比西咪替丁更为安全。③与苯妥英钠合用时，可使后者的血药浓度升高；停用本药后，苯妥英钠的血药浓度可迅速下降。④与普鲁卡因胺合用时，可使后者的清除率降低。⑤与铋制剂合用时，在胃溃疡愈合、根除以及减少溃疡复发等方面，优于本药单独使用。⑥与抗幽门螺杆菌的两种抗生素合用时，可减少溃疡复发。⑦有研究表明，可增加糖尿病患者口服磺酰脲类降糖药（如格列吡嗪和格列本脲）的降糖作用，有引起严重低血糖的危险。但也有雷尼替丁与格列本脲作用减弱的报道。故合用时应警惕可能发生的低血糖或高血糖。同时建议糖尿病患者最好避免同时应用雷尼替丁和磺酰脲类降糖药。⑧含有氢氧化铝和氢氧化镁的复方抗酸药，可使本药的血药浓度峰值下降，曲线下面积（AUC）减少，但本药的清除无改变。⑨因胃肠局部用药可降低消化道吸收，故应间隔两者的服用时间，必须时间隔2h以上。⑩可降低维生素B_{12}的吸收。⑪可减少氨苯蝶啶在肠道的吸收，抑制其在肝脏的代谢，并且以减少肠道吸收为主，故总的结果是氨苯蝶啶的血药浓度降低。⑫有报道本药静脉注射可使依诺沙星的吸收减少，但对环丙沙星的血药浓度无影响。

不良反应

（1）与西咪替丁相比，本药损伤肾功能、性腺功能和中枢神经系统的不良反应较轻。

（2）对心血管系统可出现突发性的心律失常、心动过缓、心源性休克及轻度的房室传导阻滞，另有静脉注射本药发生心搏骤停的个案报道。神经与精神系统可出现头痛、头晕、乏力，有发生严重头痛的报道；也可出现可逆性的神志不清、精神异常、行为异常、幻觉、激动、失眠等。肝、肾功能不全者及老年患者，偶见服药后出现定向力障碍、嗜睡、焦虑的症状。

（3）消化系统　①可出现便秘、腹泻、恶心、呕吐、腹痛。②少数患者服药后可引起轻度肝功能损伤，停药后症状即消失，肝功能也恢复正常。曾怀疑可能系药物过敏反应，与药物的用量无关。③长期服用可持续降低胃内酸度，有利于细菌在胃内繁殖，从而使食物内硝酸盐还原成亚硝酸盐，形成*N*-亚硝基化合物，并在有胃反流的情况下可能发生感染。④曾有报道发生伴或不伴有黄疸的肝炎（肝细胞性、胆小管性或混合性），通常为可逆性的；也偶有发生胰腺炎的报道。⑤对肝脏微粒体混合功能氧化酶的抑制比西咪替丁低10倍，所以对肝脏代谢药物的干扰作用较小。

（4）血液系统　偶见白细胞减少、血小板计数减少、嗜酸性粒细胞增多，停药后即可恢复；罕见粒细胞缺乏症或全血细胞减少的报道，有时会并发骨髓发育不全或形成不良。

（5）代谢与内分泌系统　①长期使用可致维生素B_2缺乏。②男性乳房女性化少见，其发生率随年龄的增加而升高，停药后可恢复。③有极少的报道提示可能导致急性血卟啉病发作，所以有急性血卟啉病史的患者应避免服用雷尼替丁。

（6）过敏反应　罕见过敏性反应，表现为风疹、血管神经性水肿、发热、支气管痉挛、低血压、过敏性休克、胸痛等。减少用量或停药，症状可好转或消失。

（7）眼睛　有少数发生视物模糊的报道，可能与眼球调节改变有关。

（8）皮肤　可出现皮疹、皮肤瘙痒等，但多不严重，停药后可消失；另有极少数发生多形性红斑的报道。

（9）肌肉骨骼　罕见关节痛、肌痛的报道。

（10）其他　①可引起肾功能损伤等，减少用量或停药，症状可好转或消失。②静脉注射后部分患者可出现面热感、头晕、恶心、出汗及胃刺激，持续10min可自行消失。有时在静注部位可出现瘙痒、发红，1h后可消失。有时还可产生焦虑、兴奋、健忘等。

禁忌证　①对本品过敏者。②苯丙酮尿症患者。③急性间歇性血卟啉病既往史者。

④对组胺H_2受体拮抗药过敏者。⑤妊娠及哺乳期妇女。⑥ 8岁以下儿童。

注意 ①肝、肾功能不全者慎用。②肝功能不全者及老年患者，偶见服药后出现定向障碍、瞌睡、焦虑等精神状态。③对诊断的干扰：血清肌酐及氨基转移酶可轻度升高，到治疗后期可恢复到原来水平。④疑为癌性溃疡的患者，用药前应先明确诊断，以免延误治疗。⑤治疗周期超过4～8周尚需继续维持治疗者，应定期进行检查，以防发生意外。

用法与用量

（1）成人

①常用量

a.口服：良性胃溃疡和十二指肠溃疡，一次150mg，一日2次，早、晚餐时服。或300mg睡前顿服，疗程4～8周，如需要可治疗12周；维持治疗一日150mg，夜间顿服，疗程1年以上。用于NSAID相关胃黏膜损伤急性期一次150mg，一日2次，或300mg夜间顿服，疗程8～12周；预防用药一次150mg，一日2次，或300mg夜间顿服；用于反流性食管炎一次150mg，一日2次，或300mg夜间顿服，疗程8～12周，中重度食管炎剂量可增加至一次150mg，一日4次，疗程12周，维持治疗一次150mg，一日2次；佐林格-埃利森综合征宜用大量，一日600～1200mg；间歇性发作性消化不良一次150mg，一日2次，疗程6周；重症患者的应激性溃疡出血或消化性溃疡反复出血预防一次150mg，一日2次，以代替注射给药；Mendelsons综合征预防，手术患者术麻醉前2h服150mg，最好麻醉前1日晚上服150mg；分娩患者一次150mg，每6h一次。如需全身麻醉，应另外给予非颗粒的抗酸药（如枸橼酸钠）。

b.肌内注射：溃疡病出血一次25～50mg，4～8h一次。

c.静脉注射：将本品注射液50mg用葡萄糖注射液或葡萄糖氯化钠注射液20mL稀释后缓慢静脉注射（长于25min），消化性溃疡出血一次25～50mg，每4～8h一次。术前用药于术前1.5h静脉注射100mg。

d.静脉滴注：将本品用葡萄糖注射液或葡萄糖氯化钠注射液稀释后静脉滴注，消化性溃疡出血以每小时25mg的速率间歇静脉滴注2h。一日2次或每6～8h一次；术前用药，加入50g/L葡萄糖液100mL，静脉滴注100～300mg，30min滴完。

②肾功能不全者应减量，严重肾功能损害患者（肌酐清除率＜50mL/min），口服剂量一次75mg，一日2次，注射推荐剂量为25mg。

③肝功能不全者，剂量应减少。

④老年人肝肾功能降低，为保证用药安全，剂量应进行调整。

⑤长期非卧床腹透或长期血透的患者，于透析后立即口服150mg。

（2）儿童

①口服

a.英国国家处方集（儿童版）（BNFC 2010—2011版）推荐：胃食管反流病、消化性溃疡及其他相关性疾病，新生儿一次2mg/kg，一日3次，最大量一次3mg/kg。1～6个月一次1mg/kg，一日3次，最大量一次3mg/kg。6个月～3岁一次2～4mg/kg，一日2次。3～12岁一次2～4mg/kg（最大量150mg），一日2次。在严重的胃食管反流病，可加至一次5mg/kg（最大量300mg），一日2次。12～18岁一次150mg，一日2次，或300mg，晚上顿服；在中重度胃食管反流病可增加至一次300mg，一日2次，或一次150mg，一日4次，持续12周；在佐林格-埃利森综合征，一次150mg，一日3次。

b.我国方案：胃食管反流病，一日4～6mg/kg（一日最大剂量300mg），每12h一次或睡前一次服用，疗程4～8周。消化性溃疡，一日3～5mg/kg，每12h一次或睡前一次服用，疗程4～8周。

②缓慢静脉注射：英国国家处方集（儿童版）（BNFC 2010—2011版）推荐，新生儿一次0.5～1mg/kg，每6～8h一次。6个月～18岁一次1mg/kg（最大50mg），一日2次或每6～8h一次。将本品注射液用9g/L氯化钠注射液或50g/L葡萄糖注射液稀释2.5g/L，作缓慢静脉注射（超过3min）或间歇静脉滴注，流量25mg/h。

③肝肾功能不全者，剂量应减少。

法莫替丁 Famotidine

适应证 用于胃及十二指肠溃疡、吻合口溃疡、应激性溃疡、反流性食管炎、佐林格-埃利森综合征、上消化道出血、急性胃黏膜病变。

药动学 口服吸收迅速但不完全，口服生物利用度约为50%，且不受食物影响。口服后约1h起效，2～3h血药浓度达峰值，作用持续时间约12h以上。在体内分布广泛，消化道、肾、肝、颌下腺及胰腺均有高浓度分布，但不透过胎盘屏障。血浆蛋白结合率15%～20%。不论口服或静注半衰期均为3h，肾功能不全者延长。少量在肝脏代谢成*S*-氧化物，80%以原型自肾脏排泄，胆汁排泄量少。口服和静脉给药后24h内原药经尿排出率分别为35%～44%和85%～91%。也可经乳汁排泄，其药物浓度与血浆浓度相似。不抑制肝药物代谢酶，因此不影响茶碱、苯妥英钠、华法林及地西泮等药物的代谢，也不影响普鲁卡因胺等的体内分布。

药物相互作用 ①丙磺舒可降低本药的清除率，提高本药的血药浓度。②可提高头孢布烯的生物利用度，使其血药浓度升高。③与咪达唑仑合用时，可能会因升高胃内pH而导致咪达唑仑的脂溶度提高，从而增加后者的胃肠道吸收。④可降低茶碱的代谢和清除，增加茶碱的毒性（如恶心、呕吐、心悸、癫痫发作等）。⑤与抗酸药（如氢氧化镁、氢氧化铝等）合用，可减少本药的吸收。⑥在服用本药之后立即服用地红霉素，可使后者的吸收略有增加。此相互作用的临床意义尚不清楚。⑦可减少头孢泊肟、环孢素、地拉夫定的吸收，降低其药效。⑧与妥拉唑啉合用时有拮抗作用，可降低妥拉唑啉的药效。⑨与伊曲康唑、酮康唑等药物合用时，可降低后者的药效。⑩吸烟可降低法莫替丁的疗效。

不良反应 皮疹、荨麻疹；头痛、头晕、乏力、幻觉；口干、恶心、呕吐、便秘、腹泻、轻度ALT及AST增高、罕见腹部胀满感及食欲缺乏；偶见白细胞减少；罕见心率增加，血压上升；罕见耳鸣、面部潮红、月经不调。

禁忌证 对本品过敏者、严重肾功能不全者、妊娠及哺乳期妇女禁用。

注意 ①肝肾功能不全者、老年人、心脏病患者、婴幼儿慎用。②胃溃疡患者应先排除胃癌后才使用。③用药期间可能出现中性粒细胞和血小板计数减少。④长期使用应定期监测肝肾功能及血象。

用法与用量

（1）成人

①口服：a.活动性胃十二指肠溃疡，一次20mg，早、晚各1次，或睡前一次服用40mg，疗程4～6周。b.十二指肠溃疡的维持治疗或预防复发，一日20mg，睡前顿服。c.反流性食管炎，Ⅰ度或Ⅱ度一日20mg，分2次服，于早晚饭后服用，治疗4～8周；Ⅲ度或Ⅳ度一日40mg，分2次服，于早晚饭后服用，治疗4～8周。d.佐林格-埃利森综合征，开始剂量为一次20mg，每6h一次，以后可根据病情相应调整剂量。

②静脉注射、静脉滴注：一次20mg，每12h一次。静脉注射把药物溶解于9g/L氯化钠溶液5～10mL中，然后缓慢注射（至少2min）。静脉滴注应把本品溶解于50g/L葡萄糖注射液100mL中，滴注时间为15～30min。

③肾功能不全者应酌情减量或延长用药间隔时间。肌酐清除率≤30mL/min时，可予一日20mg，睡前顿服。

④老年人剂量酌减。

（2）儿童

①口服：胃食管反流病，一日0.6～0.8mg/kg（一日最大剂量40mg），每12h一次或睡前一次服用，疗程4～8周；消化性溃疡，一日0.9mg/kg（一日最大剂量40mg），睡前一次服用，疗程2～4周。

②静脉滴注：一次不能超过20mg，应把本品溶解于50g/L葡萄糖注射液250mL中，滴注时间不少于30min，每12h一次。

③肾功能不全者应酌情减量或延长用药间隔时间。

奥美拉唑 Omeprazole

适应证 用于胃及十二指肠溃疡、反流性食管炎、佐林格-埃利森综合征、消化性溃疡急性出血、急性胃黏膜病变出血、与抗生素联合用于幽门螺杆菌根除治疗。

药动学 口服经小肠吸收，1h内起效，食物可延迟其吸收，但不影响吸收总量。不同的给药方法、剂型及给药次数均可影响体内药物的血药浓度及生物利用度。单次给药时生物利用度约为35%，反复给药的生物利用度可达60%。口服后0.5～3.5h血药浓度达峰值，峰浓度为0.22～1.16mg/L，药时曲线下面积（AUC）为0.39～2.78（mg·h）/L。吸收入血后主要和血浆蛋白结合，其血浆蛋白结合率为95%～96%。可分布到肝、肾、胃、十二指肠、甲状腺等组织，到达平衡后分布容积为0.19～0.48L/kg，与细胞外液相当。不易透过血脑屏障，但易透过胎盘。在体内完全被肝微粒体细胞色素P450氧化酶系统催化而迅速氧化代谢，至少有6种代谢产物。本药在体内几乎完全以代谢方式进行消除，血浆消除半衰期为0.5～1h，慢性肝病患者约3h；血药浓度在给药4～6h后基本消失，其中有72%～80%的代谢物经肾脏排泄，另有18%～23%的代谢物由胆汁分泌，随粪便排出。无论单次或多次给药，奥美拉唑的氧化代谢存在着明显的个体差异，主要表现为某些个体对药物羟化代谢能力低下或有缺陷，使原型药物消除缓慢，消除半衰期延长而AUC明显增加。

药物相互作用 ①奥美拉唑可提高胰酶的生物利用度，增强其疗效。②对幽门螺杆菌（Hp）敏感的药物（如阿莫西林等）与奥美拉唑联用有协同作用，可提高清除Hp的疗效。③与经肝脏细胞色素P450系统代谢的药物（如双香豆素、华法林、地西泮、苯妥英钠、硝苯地平等）合用时，可使后者的半衰期延长，代谢减慢。但在一般临床剂量下，本药所起的作用不大，对茶碱和安替比林的药动学影响要比西咪替丁小得多，对华法林的影响也无临床意义。④与钙通道阻滞药联用时，两药体内清除均有所减慢，但无临床意义。⑤可抑制泼尼松转化为活性形式，降低其药效。⑥可造成低酸环境，使地高辛较少转化为活性物，降低其疗效。服用奥美拉唑及其停药后短时间内应调整地高辛剂量。⑦可使胃内呈碱性环境，使铁剂、四环素、氨苄西林和酮康唑吸收减少。⑧可影响环孢素的血药浓度（升高或降低），机制不明。⑨可改变胃内pH，从而使缓释和控释制剂受到破坏，药物溶出加快。⑩抑制胃酸使胃内细菌总数增加，致使亚硝酸盐转化为致癌性亚硝酸；联用维生素C或维生素E可能限制亚硝酸化合物形成。⑪使用三唑仑、劳拉西泮或氟西泮期间，给予奥美拉唑可致步态紊乱，停用一种药即可恢复正常。

不良反应 口干、轻度恶心、呕吐、腹胀、便秘、腹泻、腹痛、ALT及AST升高、胆红素升高，萎缩性胃炎；感觉异常、头晕、头痛、嗜睡、失眠、外周神经炎；维生素B_{12}缺乏；致癌性，如肠嗜铬细胞增生、胃部类癌；皮疹、男性乳房发育、溶血性贫血。

禁忌证 对本品过敏者、严重肾功能不全者、婴幼儿禁用。

注意 ①药物可对诊断产生影响，使血中促胃液素水平升高，^{13}C-尿素呼气试验（UBT）假阴性。②用药前后及用药时应当检查或监测的项目：内镜检查了解溃疡是否愈合，UBT试验了Hp是否已被根除，基础胃酸分泌检查了解治疗综合征的效果，肝功能检查，长期服用者定期检查胃黏膜有无肿瘤样增生，用药超过3年者监测血清维生素B_{12}水平。③首先排除癌症的可能后才能使用本品。④不宜再服用其他抗酸药或抑酸药。⑤老年人使用本品不需要调整剂量。⑥肝肾功能不全慎用。⑦妊娠及哺乳期妇女尽可能不用。

用法与用量

（1）成人

①口服：a.胃、十二指肠溃疡，一次20mg，清晨顿服，十二指肠溃疡疗程2～4周，胃溃疡疗程4～8周。b.用于难治性消化性溃疡，一次20mg，一日2次，或一次40mg，一日1次。c.用于反流性食管炎，一日20～60mg，晨起顿服或早、晚各1次，疗程4～8周。d.用于佐林格-埃利森综合征，初始剂量为一次60mg，一日1次，以后酌情调整为一日20～120mg，其疗程视临床情况而定，90%以上患者用一日20～120mg的剂量即可控制症状。如剂量大于一日80mg，则应分两次给药。e.与酸相关性消化不良，上腹部疼痛或不适，伴有或不伴有烧心症状的患者症状的减轻，推荐剂量本品20mg，一日一次。一些患者一日10mg可能已足够，因此10mg可作为起始剂量。如果一日20mg仍未能控制症状，建议做进一步检查。f.严重肝功能损害者一日用量不超过20mg，且需慎用。g.非甾体抗炎药引起的消化性溃疡、胃十二指肠糜烂或消化不良症状，一次20mg，一日1次。通常4周可治愈，若初始疗程疗效不肯定，应再治疗4周。h.预防非甾体抗炎药引起的消化性溃疡、胃十二指肠糜烂或消化不良症状，正常剂量为20mg，一日1次。

②静脉注射：消化性溃疡出血，一次40mg，每12h一次，连续3日。首次剂量可加倍。

③静脉滴注：出血量大时可用首剂80mg之后改为每小时8mg维持，至出血停止。

（2）儿童　口服、静脉注射一次0.5～2mg/kg，一日1～2次。

英国国家处方集（儿童版）（BNFC 2010—2011版）推荐剂量如下。

①口服，一日一次，清晨顿服。新生儿一次0.7mg/kg，7～14日以后必要时增加至1.4mg/kg；有些新生儿可能要求达到2.8mg/kg。一个月～2岁一次0.7mg/kg，必要时增加至3mg/kg（最大量20mg）。体质量10～20kg小儿10mg，必要时增加至20mg（伴有严重溃疡性反流性食管炎，大剂量最长可应用12周）。

a.根除幽门螺杆菌（需协同抗生素同时应用）：1～12岁一次1～2mg/kg（最大40mg）；12～18岁一次40mg。

b.胃食管反流病：开始治疗1mg/kg（一日最大剂量40mg），一日一次，早餐前半小时顿服，有效后减量至0.5mg/kg维持4～8周。

c.消化性溃疡：一日0.6～0.8mg/kg（一日最大剂量40mg），一日一次，清晨顿服，疗程2～4周。

②静脉注射：一个月～12岁最初0.5mg/kg（最大20mg），必要时增加至2mg/kg（最大40mg），一日一次。12～18岁一次40mg，一日一次。静脉注射时先把10mL专用溶剂完全抽出，然后打进有冻干药物的小瓶内，溶解后即组成静脉注射液，应在4h内使用，注射速度不宜过快（每40mg不可少于2.5min）。

③静脉滴注剂量与静脉注射相同，滴注时将专用溶剂注入冻干粉小瓶内溶解药物后加入氯化钠注射液或50g/L葡萄糖注射液100mL中，40mg奥美拉唑稀释后滴注时间不少于20～30min。

④肝功能不全者酌情减量。

兰索拉唑 Lansoprazole

适应证　用于胃及十二指肠溃疡、反流性食管炎、佐林格-埃利森综合征、消化性溃疡急性出血、急性胃黏膜病变出血，与抗生素联合用于Hp根除治疗。

药动学　口服易吸收。健康成年人单次口服30mg，空腹时达峰时间为2h，峰浓度为1038μg/L。半衰期β相为1.3～1.7h，老年人半衰期约为2h，严重肝功能衰竭患者半衰期延长至7h。半衰期虽短，但作用时间却很长，单次口服本药30mg，其抑酸作用可达24h以上。峰浓度与剂量有关，随剂量的增加而递增。绝对生物利用度为85%。餐后服用可延缓吸收，并使峰值浓度降低，但曲线下面积与空腹服用无明显差异。主要通过以下几个反应代谢：亚硫酰基（SO）的氧化和还原；巯苯咪唑环的羟基化；侧链甲基的羟基化；*O*-脱烷基化。代谢产物AG-1812和AG-2000被肝脏的P450 ⅡC18代谢为砜基和羟基，次要代谢产物为亚硫酸盐和羟基砜衍生物。主要经胆汁和尿排泄，尿中测不出原型药物，全部为代谢产物。健康人一次口服本药30mg，24h后尿排泄率为13%～14%。在体内无蓄积作用。

药物相互作用　①与对乙酰氨基酚合用时，可使后者的血浆峰浓度升高，达峰时缩短。②红霉素类与本品合用时，红霉素类在胃中的局部浓度增加，两者用于治疗Hp感染时具有协同作用。③与抗酸药合用能使兰索拉唑的生物利用度减小。其机制可能为胃内

pH的增加妨碍了兰索拉唑颗粒的溶解。故两者如需合用，应在使用抗酸药后1h再给予兰索拉唑。④与茶碱联用时可轻度减少茶碱的血清浓度。两者联用时应在开始或停用兰索拉唑的时候，仔细监测茶碱的血清浓度。⑤可以显著而持久的抑制胃酸分泌，从而使伊曲康唑、酮康唑的吸收减少。故两者应避免同时使用。⑥硫糖铝可干扰兰索拉唑的吸收，使其生物利用度减少，故兰索拉唑应在服用硫糖铝前至少30min服用。⑦与克拉霉素合用时，有发生舌炎、口腔炎和舌头变黑的报道。其确切机制不清。两者合用时应监测口腔黏膜的变化，必要时停用克拉霉素，同时减少兰索拉唑的剂量。⑧如需与地西泮及苯妥英合用时应慎重，注意调整本药剂量并仔细观察其反应。

不良反应　同奥美拉唑。

禁忌证　对本品过敏者。哺乳期妇女禁用。

注意

（1）肝功能障碍者慎用。

（2）老年患者的胃酸分泌能力和其他生理功能均会下降，而对本药的清除时间的延长，故老年人应慎用，用药期间应注意调整剂量，并密切观察。

（3）曾有报告指出，在动物实验中本药可分泌乳汁，所以哺乳妇女不宜用本药。如必须使用本药时，应停止哺乳。

（4）药物对检验值或诊断的影响　①可使血清促胃液素水平上升。②治疗期间，尿素呼气试验（UBT）可能出现假阴性。

（5）用药前后及用药时应该检查或监测　①疗效监测：本药用于Hp感染时，应进行^{13}C-尿素呼气试验，以确定Hp是否已经被根除。应注意的是，治疗期间，UBT可能出现假阴性；本药用于佐林格-埃利森综合征时，应注意观察消化不良的症状是否缓解，并进行内镜检查了解溃疡是否愈合，以及检测基础胃酸分泌是否减少；本药用于消化性溃疡时，为了解治疗效果，应监测疼痛是否缓解，并进行内镜检查了解溃疡是否愈合。应注意的是，疼痛的缓解与溃疡的愈合并非完全一致。②毒性监测：应定期进行全血细胞计数，肝、肾功能检查，血清促胃液素水平的检测。

（6）有可能掩盖胃癌症状，故应在排除恶性肿瘤的基础上再使用。

用法与用量

（1）成人　①胃和十二指肠溃疡、反流性食管炎：通常一次30mg，一日1次，于清晨口服，十二指肠溃疡疗程4周，胃溃疡为4～6周，反流性食管炎为8～10周。②合并Hp感染的胃或十二指肠溃疡：口服，一次30mg，1日1～2次，与2种抗生素联合应用，1～2周为一个疗程。③用于佐林格-埃利森综合征，因人而异，可加大至一日120mg。④肝肾功能不全者：口服，一次15mg，一日1次。

（2）儿童　清晨口服。①体质量30kg以下，一次0.5～1mg/kg（最大15mg），一日一次。②体质量30kg以上，一次15～30mg，一日一次。

埃索美拉唑 Esomeprazole

适应证　用于胃及十二指肠溃疡、反流性食管炎、佐林格-埃利森综合征、消化性溃疡急性出血、急性胃黏膜病变出血，与抗生素联合用于Hp根除治疗。

药动学 口服吸收迅速，达峰时间为1～2h。一日一次重复给药，绝对生物利用度为89%，健康受试者稳态时表观分布容积为0.22L/kg。血浆蛋白结合率97%。一日一次给药无蓄积趋势。一次口服剂量的80%以代谢物形式从尿中排出。

药物相互作用 ①与地西泮、西酞普兰、丙米嗪、氯米帕明、苯妥英等合用，可使后者血药浓度升高，需减少剂量。②与西沙必利合用可使后者AUC增加32%，消除半衰期延长31%。③与克拉霉素合用，可使本品AUC加倍，但剂量无需调整。④本品可使酮康唑、伊曲康唑、铁的吸收减少。⑤与华法林合用时，个别病例有临床显著性的国际标准化比率（INR）上升，因此，当开始合用或停用埃索美拉唑时，建议监测华法林的血药浓度。

不良反应 同奥美拉唑，可出现头痛、腹痛、腹泻、腹胀、恶心、呕吐、便秘等不良反应。

禁忌证 对本品、奥美拉唑或其他苯并咪唑类化合物过敏者，哺乳期妇女。

注意 ①慎用于严重肾功能不全者、肝脏疾病患者，长期用药（尤其是使用1年以上）者应定期进行监测。②药物对检验值或诊断的影响：用药期间胃酸分泌减少会导致血清促胃液素水平升高。

用法与用量

（1）成人 常规剂量口服，本品不能咀嚼或压碎服用，应整片吞服。①糜烂性食管炎一次40mg，一日1次，疗程4周，如食管炎未治愈或症状持续的患者，建议再治疗4周。②食管炎维持治疗一次20mg，一日1次；胃食管反流疾病，一次20mg，一日1次，如果用药4周后症状未得到控制，应对患者进一步检查，一旦症状消除，即按需治疗。③幽门螺杆菌根除，一次服用本品20mg＋阿莫西林1000mg＋克拉霉素500mg，一日2次，共7日。④肾功能不全者无需调整剂量。轻中度肝功能损害的患者无需调整剂量，严重肝功能损害的患者，本品一日剂量不应超过20mg。老年人无需调整剂量。⑤对于不能口服给药的患者，推荐每日一次静脉注射或静脉滴注本品20～40mg。反流性食管炎患者应使用40mg，每日一次；反流性疾病的症状治疗应使用20mg，每日一次。注射用药：40mg和20mg配制的溶液均应在至少3min的时间内静脉注射。滴注用药：40mg和20mg配制的溶液均应在10～30min的时间内静脉滴注。

（2）儿童 口服。1～11岁，胃食管反流病（GERD）时＜20kg一次10mg，＞20kg一次10～20mg，均一日一次，共8周；非糜烂性胃食管反流病（NERD）一次10mg，一日一次，共8周。12～17岁，一次20～40mg，一日一次，共8周。

英国国家处方集（儿童版）（BNFC 2010—2011版）推荐口服量：①胃食管反流（糜烂性食管炎），1～12岁，体质量10～20kg，一次10mg，一日一次，持续8周；20kg以上，一次10～20mg，一日一次，持续8周。12～18岁一次40mg，一日一次，持续4周。如果没有完全治愈或症状持续存在，可延长4周。维持治疗一日20mg。②胃食管反流病症状治疗（无食管炎）1～12岁一次10mg，一日一次，持续8周；12～18岁一次20mg，一日一次，持续4周。

4.8 其他

二甲硅油 Dimethicone

适应证 ①各种原因引起的胃肠道胀气。②胃镜检查时作为消泡剂。

药动学 本品表面张力小，口服后能消除肠道中的泡沫，使被泡沫贮留的气体得以排除，缓解胀气效果明显，服药后1h见效。

注意 水悬液应新鲜配制，3天内用完。气雾剂温度过低时不能使用，应加温后使用。

用法与用量

（1）消胀气，成人一次口服片剂50～100mg，儿童口服25～50mg，一日3～4次，餐前和临睡前服，可连服7～10天。

（2）胃镜检查使用散剂（质量分数6%），在喷用麻醉药前，口服或灌注本品0.5%～1.0%（质量分数）的水悬液30～50mL，半小时内完成胃镜检查。

西甲硅油 Simethicone Fmulsion

适应证 治疗因气体在腹部聚集而引起的胃肠道不适，如腹胀等，术后也可使用。

禁忌证 对二甲硅油、二氧化硅或山梨酸及其盐类过敏的患者禁用。

注意 使用前应摇匀，将药瓶倒置，药液即可滴出；西甲硅油不含糖，适用于糖尿病患者及营养障碍患者。

用法与用量

（1）成人 每日3～5次，每次2mL（相当于50滴）西甲硅油。

（2）儿童 ①婴儿，1mL（相当于25滴）西甲硅油混合到瓶装食物中，喂乳前或喂乳后喂服。1～6岁一次1mL（相当于25滴），一日3～5次。6～14岁一次1～2mL（相当于25～50滴），每日3～5次。②用于显像检查准备：检查前服用3次，2mL/次（50滴），检查当日早晨服用2mL（50滴）或遵医嘱。③作对比剂混悬液的添加剂：1L对比剂内加入4～8mL西甲硅油，用于双重对比显示。

美沙拉秦 Mesalazine

适应证 用于溃疡性结肠炎急性发作、复发、缓解期治疗和克罗恩病急性发作、缓解期治疗。

药动学 本品在肠壁和肝脏主要经乙酰化代谢，半衰期0.5～2h，血浆蛋白结合率43%，其乙酰化产物半衰期可达10h，血浆蛋白结合率75%～83%，本品对肾无直接刺激，经肾排泄量很少，主要通过大肠排泄。

药物相互作用 ①与肾上腺皮质激素同时使用可能增加胃肠道出血的危险。②与磺酰脲类口服降糖药同时使用可能增加其降糖作用。③与螺内酯和呋塞米、丙磺舒和磺吡酮以及利福平同时使用可能降低后者的作用。④与抗代谢药（如甲氨蝶呤、巯嘌呤和硫唑嘌呤）同时使用可能增加毒性。⑤合并使用本品和巯嘌呤的患者出现全血细胞减少。⑥与抗凝药物同时使用会增加出血倾向。

不良反应 药物热、支气管痉挛、外周性心包心肌炎、急性胰腺炎和间质性肾炎等；偶见腹部不适、腹泻、胃肠胀气、恶心、呕吐；个别患者可出现头痛、头晕；偶有肺泡炎，个别病例出现全肠炎；一些与美沙拉秦有类似结构的药物可引起红斑狼疮样综合征，所以不排除美沙拉秦也有引起这种反应的可能性；偶见肌肉痛和关节痛；可能有高铁血红蛋白水平升高；个别病例出现贫血、粒细胞缺乏症、全血细胞减少、中性白细胞减少症、白细胞减少和血小板减少等；罕见转氨酶升高。

禁忌证 水杨酸类及其代谢成分或活性成分过敏者、严重肝肾功能不全者、胃及十二指肠溃疡者、出血体质者（易引起出血）、2岁以下儿童。

注意 ①妊娠及哺乳期妇女用药。只有在严格的指征下，妊娠前3个月才能使用本品。需要生育的妇女，在开始妊娠前，除非没有其他药物可用，应尽可能少使用本品；如个体情况允许，妊娠的最后2～4周应停用本品。哺乳期妇女如确需服用，在用药期间应停止哺乳。②老年患者酌减。③在治疗期间，在医生的指导下，应注意血细胞计数和尿检查。一般情况下，在治疗开始14日，就应该进行这些检查。此后，每用药4周，应进行相应检查，这种检查应进行2～3次。如果未见异常，每3个月应进行1次血清尿素氮（BUN）、血肌酐和尿沉渣等反映肾功能的检查。④治疗期间，注意监测高铁血红蛋白值水平。⑤肺功能障碍的患者，特别是哮喘患者，在治疗期间，应密切进行监测。⑥对包含硫酸酯酶的制剂过敏的患者，只有在医学监测下，才能使用本品。治疗中，如果出现不可耐受反应，如急性腹痛、痉挛、发热、严重头痛以及皮肤红斑等，应立即停用本品。⑦本品过量时，应尽快咨询医师，立即洗胃，并加速排尿。本品无特异拮抗药。

用法与用量

（1）成人

①口服：a.溃疡性结肠炎急性发作期，一日4次，一次1g或遵医嘱；维持期，一日4次，一次500mg或遵医嘱。b.克罗恩病急性期和维持期，一日4次，一次1g或遵医嘱。

②直肠给药：a.栓剂一次250～500mg，一日2～3次塞肛，或一次1g，一日1～2次塞肛。b.灌肠剂一次4g，一日1次，睡前用药，从肛门灌进大肠。

（2）儿童 国内给药方案与英国国家处方集（儿童版）（BNFC 2010—2011版）推荐的相同。

①口服：a.急性发作期，5～12岁一次15～20mg/kg（最大量1g），一日3次。12～18岁一日2～4g，分3～4次给药。b.缓解期治疗，5～12岁一次10mg/kg（最大量500mg），一日2～3次。12～18岁一次0.5～1g，一日2次。

②直肠给药：a.急性发作直肠受累，栓剂，12～18岁一次1g，一日一次塞肛，疗程4～6周；维持治疗，12～18岁一次1g，一日一次。b.降结肠受累，栓剂，12～18岁一次2g，一日一次，疗程4～6周；维持治疗，一次250～500mg，一日2～3次。灌肠剂，12～18岁一次4g，一日一次，从肛门灌进大肠。

奥曲肽 Octreotide

适应证 ①缓解与功能性胃肠胰内分泌瘤有关的症状和体征。②重症胰腺炎、胰腺损伤、手术后胰瘘等，也用于预防胰腺手术后并发症。③与内镜硬化剂等特殊手段联合用于肝硬化所致的食管-胃底静脉曲张出血的紧急治疗。④应激性及消化性溃疡所致出血。⑤突眼性甲状腺肿及肢端肥大。⑥胃肠道瘘管。

药物相互作用 ①与酮康唑合用可产生协同作用，可降低泌尿系统的皮质醇分泌。②与溴隐亭合用会增加溴隐亭的生物利用度。③本药可降低胃肠道对环孢素的吸收，延缓对西咪替丁的吸收。④本药可影响食物中的脂肪吸收。

不良反应 ①局部反应：如注射部位疼痛、局部红肿、烧灼感。②胃肠道反应：如腹胀、腹痛、腹泻、食欲减退、恶心、呕吐，个别患者出现严重水泻，类似急性肠梗阻样腹痛、腹胀、腹肌紧张等。③诱发胆囊结石、胰腺炎。④血糖调节紊乱，偶见持续高血糖、糖耐量减退、低血糖。⑤少数患者肝功能异常，包括胆汁淤积性肝炎。

禁忌证 对本品过敏者。

注意 ①对长期接受同一剂量治疗的患者每个月测定一次生长激素浓度。应定期随诊蝶鞍区磁共振检查，如发现垂体肿瘤增大，尤其出现视交叉压迫等，及时转换治疗。②定期胆囊超声检查及胆囊脂餐试验，及早预防和处理胆囊沉积物。③对有糖尿病尤其在用胰岛素治疗者、胰岛素瘤患者，可能发生低血糖，注意调整胰岛素用量。④注射前让药液达到室温，避免短期内在同一部位注射，减轻注射后的局部反应。在两餐间或睡觉前用药，可减轻胃肠道不良反应的发生。⑤肾功能异常、胰腺功能异常、胆石症、胰岛素瘤、老年人、高尿酸血症、全身感染者应慎用。

用法与用量

（1）成人 ①活动性肢端肥大症：起始剂量50～100μg，皮下注射，每8h一次；以后根据血清生长激素和血清IGF-1水平调整，常用剂量100～200μg，每8h一次；最大剂量500μg，每8h一次。用药1个月后，血清生长激素水平下降小于50%者可停药。血清生长激素下降到正常水平后可尝试减少剂量，以最小有效剂量维持；在起效后可改用长效奥曲肽维持治疗。②胃肠道神经内分泌肿瘤及类癌综合征：本品由一次50～100μg、一日2次、皮下注射起始；按需要调整为一次100～200μg，一日2次或一日3次。③急性胰腺炎：100μg经葡萄糖注射液稀释后缓慢静脉注射，以后每小时维持静脉滴注25～50μg，胰腺手术时从术前1h开始使用。④食管-胃底静脉曲张破裂、上消化道大出血：100μg经葡萄糖注射液稀释后静脉注射，继之以一次25～50μg，每小时静脉滴注。持续24～48h，最长可用5日。

（2）儿童 ①皮下注射：用于预防胰腺手术后并发症治疗，皮下注射一次0.1mg，一日3次，连续7日。第一次用药至少在术前1h进行。②静脉滴注：用于食管静脉曲张出血，连续静脉滴注，每小时25μg，最多治疗5日。

英国国家处方集（儿童版）（BNCF 2010—2011版）推荐：①对于持续性高胰岛素性低血糖，皮下注射。a.新生儿最初一次2～5μg/kg，每6～8h一次。根据血糖酌情调整，最大量一次7μg/kg，每4h一次。b.一个月～18岁最初一次1～2μg/kg，每4～6h一次，根据血糖酌情调整，最大量一次7μg/kg，每4h一次。②食管或胃底静脉曲张大出血时，持续静脉滴注。一个月～18岁每小时1μg/kg或更大量，活动性出血停止后，24h之后可逐渐减量，最大量每小时50μg。

奥沙拉秦 Olsalazine

适应证 用于治疗急慢性溃疡性结肠炎与节段性回肠炎，并用于缓解期的长期维持治疗。

药物相互作用 与华法林同服可增加凝血酶原时间。

不良反应 腹泻最常见，通常短暂，在治疗开始或增加剂量时发生，减少剂量后可缓解；其他不良反应为腹部痉挛、头痛、失眠、恶心、消化不良、皮疹、头晕和关节痛等。

注意 ①尚无老年患者应用本品的资料。②有胃肠道反应者慎用。③一旦发现漏服可立即补服，但不要在同一时间用2倍剂量。

用法与用量 口服。

（1）成人 ①急性发作期治疗：开始一日剂量1g，分3次服，必要时日剂量可增加至3g，分3～4次服用。②维持治疗：一日剂量1g，分2次服用。

（2）儿童 ①急性发作期治疗：2～18岁一次500mg，一日2次，必要时1周后增加至1g（最大量），一日3次。②维持治疗：250～500mg，一日2次，本品随食物同服。

乌司他丁 Ulinastatin

适应证 用于急性胰腺炎、慢性复发性胰腺炎、急性循环衰竭的抢救辅助用药。

药物相互作用 本品应避免与甲磺酸加贝酯制剂或球蛋白制剂混注。

不良反应 ①血液系统：偶见白细胞减少或嗜酸性粒细胞计数增多。②消化系统：偶见恶心、呕吐、腹泻、AST及ALT升高。③注射部位偶见血管痛、发红、瘙痒、皮疹等。④偶见过敏，出现过敏症状应即停药并适当处理。

禁忌证 对本品过敏者禁用。

注意 ①有药物过敏史、对食品过敏者或过敏体质患者慎用。②本品用于急性循环衰竭时，应注意不能代替一般的休克疗法（输液法、吸氧、外科处理、抗生素），休克症状改善后即中止给药。③本品溶解后应迅速使用。

用法与用量 用于成人和儿童，静脉注射或滴注。

①用于急性胰腺炎、慢性复发性胰腺炎，初期一次10万u，溶于50g/L葡萄糖注射液或9g/L氯化钠注射液500mL中滴注，一次1～2h，一日1～3次，以后随症状消退而减量。

②用于急性循环衰竭，一次10万u溶于50g/L葡萄糖注射液或9g/L氯化钠注射液500mL中静脉滴注，一次1～2h，一日1～3次或一次10万u溶于氯化钠注射液2mL中，缓慢静脉注射，一日1～3次，并可根据年龄、症状适当增减。

5 循环系统药物

儿童常见的循环系统疾病有先天性心脏病、心肌炎和血压改变。其突出表现是心功能不全（充血性心力衰竭）、心律失常、高血压或低血压，而低血压又常为各型休克的重要表现之一，因此必须引起临床的重视。

5.1 强心药

强心药是一类加强心肌纤维收缩力的药物，又称正性肌力药。临床上用于治疗心肌收缩力严重损害时引起的充血性心力衰竭（心功能不全）。强心药主要有强心苷类和非苷类（包括磷酸二酯酶抑制药、钙敏化剂、β受体激动药等）。

地高辛 Digoxin

适应证 用于急慢性心力衰竭，控制心房颤动、心房扑动引起的快速心室率、室上性心动过速。

药动学 口服地高辛的肠道吸收率约75%，生物利用度片剂为60%～80%，酊剂为70%～80%，胶囊剂为90%以上。吸收后广泛分布到各组织，部分经肠道吸收入血，形成肝肠循环。表观分布容积为6～10L/kg。蛋白结合率为20%～25%。口服0.5～2h起效，2～6h作用达高峰；毒性消失需1～2天，作用完全消失需3～6天。静脉注射5～30min起效，1～4h作用达高峰，持续作用6h。治疗血药浓度0.5～2.0μg/L。消除半衰期为32～48h。在体内转化代谢很少，主要以原型由肾排泄，尿中排出量为用量的50%～70%。

药物相互作用 ①与两性霉素B、皮质激素或失钾利尿药如布美他尼、依他尼酸等同用时，可引起低血钾而致洋地黄中毒。②与制酸药（尤其三硅酸镁）或止泻吸附药如白陶土与果胶、考来烯胺和其他阴离子交换树脂、柳氮磺吡啶或新霉素同用时，可抑制强心苷吸收而导致强心苷作用减弱。③与抗心律失常药、钙盐注射药、可卡因、泮库溴铵、萝芙木碱、琥珀胆碱或拟肾上腺素类药同用时，可因作用相加而导致心律失常。④ β受体阻滞药与本品同用，可导致房室传导阻滞而发生严重心动过缓，但并不排除用于单用洋地黄不能控制心室率的室上性快速心律。⑤与奎尼丁同用，可使本品血药浓度提高一倍，甚至达到中毒浓度，提高程度与奎尼丁用量相关，合用后即使停用地高辛，其血药浓度仍继续上升，这是奎尼丁从组织结合处置换出地高辛减少其分布容积之故，一般两药合用时应酌减地高辛用量。⑥与维拉帕米、地尔硫䓬或胺碘酮同用，由于降低肾及全身对地高辛的清除率而提高其血药浓度，可引起严重心动过缓。⑦依酚氯铵与本品同用可致明显心动过缓。⑧血管紧张素转换酶抑制药及其受体拮抗药、螺内酯均可使本品血药浓度增高。⑨吲哚美辛可减少本品的肾清除，使本品半衰期延长，有洋地黄中毒的危险，需监测血药浓度及心电图。⑩与肝素同用时，由于本品可能部分抵消肝素的抗凝作用，需调整肝素用量。⑪洋地黄化时静脉用硫酸镁应极其谨慎，尤其是静脉注射钙盐时，可发生心脏传导变化和阻滞。⑫红霉素由于改变胃肠道菌群，可增加本品在胃肠道吸收。⑬甲氧氯普胺因促进肠运动而减少地高辛的生物利用度约25%。溴丙胺太林因抑制肠蠕动而提高地高辛生物利用度约25%。

不良反应 常见心律失常、食欲缺乏、恶心、呕吐、下腹痛、无力和软弱；少见视物模糊、色视、腹泻、中枢神经系统反应如精神抑郁或错乱；罕见嗜睡、头痛、皮疹和荨麻疹。

禁忌证 ①任何洋地黄类制剂中毒者。②室性心动过速、心室颤动、梗阻性肥厚型心肌病（若伴收缩功能不全或心房颤动仍可考虑）。③预激综合征伴心房颤动或心房扑动者。

注意

（1）本品可通过胎盘屏障，故妊娠后期母体用量可能增加，分娩后6周需减量。

（2）本品可排入乳汁，哺乳期妇女需权衡利弊。

（3）下列情况慎用，如低钾血症、不完全性房室传导阻滞、高钙血症、甲状腺功能减退症、缺血性心脏病、急性心肌梗死早期、活动性心肌炎、肾功能不全。

（4）新生儿对本品的耐受性不定，其肾清除减少；早产儿与未成熟儿对本品敏感，按其不成熟程度而减小剂量。按体质量或体表面积，1个月以上婴儿比成人用量略大。

（5）老年人应用时，因肝肾功能不全，表观分布容积减小或电解质平衡失调，对本品耐受性低，必须减少剂量。

（6）用药期间应定期监测地高辛血药浓度，血压、心率及心律，心电图，心功能，电解质尤其是血钾、血钙、血镁，肾功能。疑有洋地黄中毒时，应做地高辛血药浓度测定，地高辛中毒浓度为＞2μg/L。过量时，由于排泄较快，蓄积性小，一般停药后1～2日中毒表现可以消退。

（7）应用本品剂量应个体化。

（8）不能与含钙注射剂合用。

（9）出现心律失常者可用：①氯化钾，静脉滴注，对消除异位心律往往有效；②苯妥英钠，该药能与强心苷竞争性争夺膜Na^+-K^+-ATP酶，因而有解毒效应。成人用100～200mg加注射用水20mL缓慢静脉注射，如情况不紧急亦可口服给药，每次100mg，一日3～4次；③利多卡因，对消除室性心律失常有效，成人用50～100mg加入葡萄糖注射液中静脉注射，必要时可重复；④阿托品，成人用0.5～2mg，皮下或静脉注射，对缓慢性心律失常者可用；⑤异丙肾上腺素，可以加快心率，如心动过缓或完全性房室传导阻滞有发生阿-斯综合征可能，必要时可安置临时起搏器；⑥药用炭，用于吸附洋地黄苷；⑦依地酸钠因其与钙螯合的作用，也可用于治疗洋地黄所致的心律失常；⑧对可能有生命危险的洋地黄中毒可经膜滤器静脉给予地高辛免疫Fab片段，每40mg地高辛免疫Fab片段大约结合0.6mg地高辛或洋地黄毒苷。

用法与用量

（1）成人 ①口服：0.125～0.5mg，一日1次，7日可达稳态血药浓度，若快速负荷量，可一次0.25mg，每6～8h一次，总剂量一日0.75～1.25mg；维持量一次0.125～0.5mg，一日1次。②静脉注射：常用量一次0.25～0.5mg，用50g/L葡萄糖注射液稀释后缓慢注射，以后可用0.25mg，每隔4～6h按需注射，但一日总量不超过1mg；不能口服者需静脉注射，维持量0.125～0.5mg，一日1次。

（2）儿童　①口服：一日负荷量按下列剂量分3次或每6～8h一次给予。早产儿按体质量0.025mg/kg；新生儿0.03mg/kg；1个月～2岁0.045mg/kg；2～5岁0.035mg/kg；5～10岁0.025mg/kg；10岁以上0.75～1.25mg。一日维持剂量为负荷量的1/5～1/4，每12h一次或一日1次给予。②静脉注射：一日负荷量按下列剂量分3次或每6～8h一次给予。早产新生儿按体质量0.02mg/kg；足月新生儿0.03mg/kg；1个月～2岁0.04mg/kg；2～5岁0.03mg/kg；5～10岁0.025mg/kg；10岁以上0.5～1.0mg。

去乙酰毛花苷 Deslanoside

适应证　本品属于洋地黄类强心药。用于急性心力衰竭或慢性心力衰竭急性加重，控制快速心室率的心房颤动、心房扑动的心室率。

药动学　口服很少吸收，故静注给药。蛋白结合率为25%，可迅速分布到各组织。静脉注射后10～30min起效，1～3h作用达高峰，作用持续时间2～5h。消除半衰期为33～36h。经过3～6日作用完全消失。在体内转化为地高辛，经肾脏排泄。由于排泄较快，蓄积较少。

药物相互作用、不良反应、注意　参阅地高辛项下。

用法与用量　肌内注射或静脉注射。

（1）成人　用50g/L葡萄糖注射液20mL稀释后缓慢静脉注射，2周内未用过洋地黄毒苷的患者，初始剂量0.4～0.6mg，以后每2～4h可再给0.2～0.4mg，总量一日1～1.6mg。

（2）儿童　肌内注射或静脉注射，按下列剂量分2～3次或每3～4h给予。早产儿和新生儿或肾功能减退、心肌炎患儿，一日0.022mg/kg；2个月～3岁，一日0.025mg/kg。静脉注射获得满意效果后，可改用地高辛常用维持量。儿童最大初始剂量应不超过0.4～0.6mg，以后每2～4h可再给予0.2～0.4mg，总量一日1～1.6mg。

毒毛花苷K Strophanthin K

适应证　用于急性心力衰竭（特别适用于洋地黄无效者），心率正常或心率缓慢的心房颤动的急性心力衰竭患者。

药动学　口服很少吸收，故静脉给药。作用较去乙酰毛花苷、地高辛快，排泄亦快，蓄积作用小，对迷走神经作用很小。蛋白结合率为2%～5%。静注后5～15min起效，1～2h作用达高峰，作用持续2～3h，消除半衰期为21h。在体内不代谢，以原型经肾排泄。

药物相互作用　本品不宜与碱性溶液配伍，其余见地高辛项下。

不良反应、注意　参见地高辛项下。

用法与用量　静脉注射。

（1）成人　首剂0.125～0.25mg，加入50g/L葡萄糖注射液或9g/L氯化钠注射液20～40mL后缓慢注入，时间不少于5min，按需要可2h后重复一次0.125～0.25mg，总剂量一日0.25～0.5mg。极量一次0.5mg，一日1mg。病情好转后，可改用洋地黄口服制剂。

（2）儿童　一日按体质量0.007～0.01mg/kg或按体表面积0.3mg/m^2，首剂给予一半剂量，其余分成几个相等部分，间隔0.5～2h给予。儿童最大剂量应首剂不超过0.125～0.25mg，加入50g/L葡萄糖注射液后缓慢注射，时间不少于5min，按需要可2h重复一次0.125～0.25mg，总剂量一日0.25～0.5mg。病情好转后，可改用洋地黄口服制剂。

米力农 Milrinone

适应证　用于对洋地黄、利尿药、血管扩张药治疗无效或欠佳的急慢性顽固性充血性心力衰竭。

药动学　口服30min起效，达峰时间为1～3h，作用可维持4～8h。心力衰竭患者的生物利用度为76%。米力农近80%～85%以原型经肾排出，故肾功能受损时半衰期延长，用量应适当减少。米力农半衰期2～3h。

药物相互作用　①与丙吡胺同用，可导致血压过低。②与硝酸异山梨酯合用有相加效应。③本品有加强洋地黄的正性肌力的作用，故应用期间不必停用洋地黄。

不良反应　少见头痛、室性心律失常、无力、血小板计数减少；过量时可有低血压、心动过速。

禁忌证　对本药过敏者、严重低血压、严重室性心律失常、严重瓣膜狭窄病变、梗阻性肥厚型心肌病。

注意　①低血压、心动过速者慎用。②用药期间应监测心率、心律、血压，必要时调整剂量。③不稳定型心绞痛患者慎用。合用强利尿药时，可使左心室充盈压过度下降，且易引起水、电解质失衡。④房扑、房颤患者，因可增加房室传导作用导致心室率增快，宜先用洋地黄制剂控制心室率。⑤肝、肾功能不全者慎用。⑥静脉注射用氯化钠注射液稀释成1～3g/L。

用法与用量

（1）成人　静脉注射，负荷量25～75μg/kg，缓慢静脉注射，以后每分钟0.25～1.0μg/kg静脉滴注维持。最大剂量一日1.13mg/kg。疗程不超过2周。

（2）儿童　静脉注射，负荷量25～75μg/kg，缓慢静脉注射。以后按每分钟0.25～0.5μg/kg，维持2～3天，疗程不超过2周。

多巴胺 Dopamine

适应证　用于心肌梗死、创伤、内毒素败血症、心脏手术、肾衰竭、充血性心力衰竭等引起的休克综合征，也可用于洋地黄和利尿药无效的心功能不全。

药动学　口服无效，静脉滴入后在体内分布广泛，不易通过血-脑脊液屏障。静注5min内起效，持续5～10min，作用时间的长短与用量不相关。在体内很快通过单胺氧化酶及儿茶酚-氧位-甲基转移酶（COMT）的作用，在肝、肾及血浆中降解成无活性的化合物。一次用量的25%左右在肾上腺神经末梢代谢成去甲基肾上腺素。半衰期约为2min。经肾排泄，约80%在24h内排出，尿液内以代谢物为主，极小部分为原型。

药物相互作用 ①与硝普钠、异丙肾上腺素、多巴酚丁胺合用，注意心排血量的改变。②大剂量多巴胺与α受体阻滞药如酚苄明、酚妥拉明、妥拉唑林等同用，后者的扩血管效应可被该品的外周血管的收缩作用拮抗。③与全麻药（尤其是环丙烷或卤代碳氢化合物）合用由于后者可使心肌对多巴胺异常敏感，引起室性心律失常。④与β受体阻滞药同用，可拮抗多巴胺对心脏的$β_1$受体作用。⑤与硝酸酯类同用，可减弱硝酸酯的抗心绞痛及多巴胺的升压效应。⑥与利尿药同用可增加利尿作用。⑦与胍乙啶同用时，可加强多巴胺的加压效应，使胍乙啶的降压作用减弱，导致高血压及心律失常。⑧与三环类抗抑郁药合用，可引起心律失常、心动过速、高血压。⑨与单胺氧化酶抑制药同用，可延长及加强多巴胺的效应；已知该品是通过单胺氧化酶代谢，在给多巴胺前2～3周曾接受单胺氧化酶抑制药的患者，初量至少减到常用剂量的1/10。⑩与苯妥英钠同时静注可产生低血压与心动过缓。在用多巴胺时，如必须用苯妥英钠抗惊厥治疗时，则需考虑两药交替使用。

不良反应 常见胸痛，呼吸困难，心悸，心律失常（尤其用大剂量），乏力；少见头痛，恶心，呕吐。长期应用大剂量或小剂量用于外周血管病患者可见手足疼痛或发凉，外周血管长时期收缩，可能导致局部坏死或坏疽。

禁忌证 嗜铬细胞瘤患者。快速性心律失常，对本品及其他拟交感胺类药高度敏感。

注意

（1）交叉过敏反应对其他拟交感胺类药高度敏感的患者，可能对本品也异常敏感。

（2）下列情况慎用 ①闭塞性血管病（或有既往史者），包括动脉栓塞、动脉粥样硬化、血栓闭塞性脉管炎、冻伤（如冻疮）、糖尿病性动脉内膜炎、雷诺病等慎用；②对肢端循环不良的患者，必须严密监测，注意坏死及坏疽的可能性；③频繁的室性心律失常时应用本品也需谨慎。

（3）在静脉滴注本品时需进行血压、心排血量、心电图及尿量的监测。

（4）药品逾量时的反应为严重高血压，此时应停药，必要时给α受体阻滞药。

（5）应用多巴胺治疗前必须先纠正低血容量。

（6）防药液外溢，以免组织坏死。如已发生液体外溢，可用5～10mg酚妥拉明稀溶液在注射部位做浸润。

（7）静脉滴注流量依据血压、心率、尿量、外周血管灌流情况、异位搏动出现与否等而定。

用法与用量

（1）成人 ①静脉滴注，开始的1min按体质量1～5μg/kg，10min内以每分钟1～4μg/kg流量递增，以达到最佳疗效。②慢性顽固性心力衰竭，静脉滴注开始时按体质量每分钟0.5～2μg/kg，逐渐递增，多数患者给予每分钟按体质量1～3μg/kg即可生效。③闭塞性血管病变患者，静脉滴注开始时按体质量每分钟1μg/kg，渐增至每分钟

5～10μg/kg，直到每分钟20μg/kg以达到最满意效应。④危重病例，先按体质量每分钟5μg/kg滴注，然后以每分钟5～10μg/kg递增至20～50μg/kg，以达到满意效应。

（2）儿童　持续静脉滴注，剂量2～20μg/（kg・min），所需剂量（mg）= 体质量×6，加入9g/L氯化钠注射液或50g/L葡萄糖注射液至100mL，用微量注射泵控制滴注流量1mL/h，相当于1μg/（kg・min），根据病情调节至所需的流量，待血压平稳、休克症状好转后，再逐渐稀释浓度，减低滴注流量，直至休克完全恢复再停药。

多巴酚丁胺 Dobutamine

适应证　用于器质性心脏病时心肌收缩力下降引起的心力衰竭。

药动学　本品口服无效。仅供静脉滴注，滴注体内1～2min内起效，如缓慢滴注可延长到10min起效。一般滴注后10min作用达高峰。其半衰期仅为2min，表观分布容积为0.2L/kg。其代谢途径主要是通过儿茶酚的甲基化和结合反应，尿中排出的代谢物主要是本品与葡糖醛酸的结合物和甲基化衍生物。

药物相互作用　①与β受体阻滞药联用，可使外周血管的总阻力加大。②与全身麻醉药尤其氟烷或环丙烷联用，可致室性心律失常的发生率增加。③与硝普钠联用，可致心排血量增加、肺楔嵌压略降。④本品不得与碳酸氢钠等碱性药物混合使用。

不良反应　可见心悸、恶心、头痛、胸痛、气短等。如出现收缩压升高、心率增快，则多与剂量有关，应减量或暂停用药。

禁忌证　嗜铬细胞瘤，快速性心律失常，对本品及其他拟交感胺类药高度敏感。

注意

（1）交叉过敏反应对其他拟交感药过敏，可能对本品也敏感。

（2）对妊娠的影响在动物中应用未发生问题，但在妊娠妇女中尚未进行足够的以及具有良好对照的研究，妊娠期妇女使用应权衡利弊。

（3）应用多巴胺治疗前必须先纠正低血容量。

（4）本品在老年人中研究尚未进行，但应用预期不受限制。

（5）梗阻性肥厚型心肌病不宜使用，以免加重梗阻。

（6）下列情况应慎用　①心房颤动，多巴酚丁胺能加快房室传导，心室率加速，如需用本品，应先给予洋地黄类药；②高血压可能加重；③严重的机械性梗阻，如重度主动脉瓣狭窄，多巴酚丁胺可能无效；④低血容量时应用本品可加重，故用前需先加以纠正；⑤室性心律失常可能加重；⑥心肌梗死后，使用大量本品可能使心肌氧需增加而加重缺血。

（7）用药期间应定时或连续监测心电图、血压、心排血量，必要或可能时监测肺嵌压。

（8）在连续输注时间延长时会发生对多巴酚丁胺的部分耐受，并且在72h达到有统计学显著性差异的水平。在充血性心力衰竭患者中，连续输注多巴酚丁胺72h心排血量的反应相当于输注2h末时的70%。这一现象可能是由于β受体数量减少（下调）造成的。

（9）像其他β_1受体激动药一样，多巴酚丁胺能够使血清钾浓度产生轻度下降，但极少达到低钾血症的水平。因此，应当考虑对血清钾予以监测。

（10）通常应逐渐减量，不应突然停药。

（11）静脉滴注流量依据血压、心率、尿量、外周血管灌流情况、异位搏动出现与否等而定。

用法与用量 静脉滴注。

（1）成人 将多巴酚丁胺加入50g/L葡萄糖液或9g/L氯化钠注射液中稀释后使用。一次250mg，以每分钟2.5～10μg/kg给予，当流量在每分钟15μg/kg以下时，心率和外周血管阻力基本无变化；偶用>每分钟15μg/kg，但需注意过大剂量仍然有可能加速心率并产生心律失常。

（2）儿童 每分钟2～20μg/kg，将多巴酚丁胺加于50g/L葡萄糖液或9g/L氯化钠注射液中稀释后使用。根据病情调节至所需流量，一般从小剂量开始，视病情调整剂量。

5.2 抗心律失常药

抗心律失常药可根据它们作用于心肌细胞的电活动的机制分为以下几类。

（1）Ⅰ类 膜稳定药（钠通道阻滞药）。①Ⅰa类，如奎尼丁、普鲁卡因胺、丙吡胺、安他唑啉。②Ⅰb类，如利多卡因、美西律、苯妥英钠、阿普林定。③Ⅰc类，如普罗帕酮、莫雷西嗪。

（2）Ⅱ类 β受体阻滞药，如普萘洛尔、美托洛尔、比索洛尔、阿替洛尔、艾司洛尔。

（3）Ⅲ类 钾通道阻滞药，如胺碘酮、索他洛尔（也有Ⅱ类作用）、溴苄铵。

（4）Ⅳ类 钙通道阻滞药，如维拉帕米（不包括二氢吡啶类钙通道阻滞药）。

（5）其他 不属于上述分类而具有抗心律失常的药物，如腺苷。

注意，抗心律失常药有附加的负性肌力作用，尤其对于有器质性心脏病、合并心功能有损害或心肌缺血的患者。必须指出，抗心律失常药物在某种条件下都可引起心律失常（致心律失常作用）。另外低血钾能增强很多药物的致心律失常作用。

奎尼丁 Quinidine

适应证 用于心房颤动或心房扑动经电转复后的维持治疗。

药动学 口服后吸收快而完全。生物利用度个体差异大，为44%～98%。由于与蛋白质的亲和力强，广泛分布于全身，表观分布容积正常人为2～3L/kg，心衰时降低。正常人中蛋白结合率为80%～88%。口服后30min起效，1～3h达最大效应，作用持续约6h。有效血药浓度为3～6mg/L，中毒血药浓度8mg/L，半衰期为6～8h，小儿为2.5～6.7h，肝功能不全者半衰期延长。主要经肝脏代谢，部分代谢产物具有药理活性。肝药酶诱导药可增加本品代谢。以原型随尿排出的量约占用量的18.4%（10%～20%）。主要通过肾小球滤过，酸性尿液中排泄量增加。血液透析可促使原型药及代谢物清除。粪便约可排出5%，乳汁及唾液也有少量排出。

药物相互作用 ①与其他抗心律失常药合用时可致作用相加。②与口服抗凝药合用可使凝血酶原进一步减少，也可减少本品与蛋白的结合。故需注意调整合用时及停药后的剂量。③苯巴比妥及苯妥英钠可以增加本品的肝内代谢，应酌情调整剂量。④本品可使地高辛血清浓度增高以致达到中毒水平，也可使洋地黄毒苷血清浓度升高，故应监测血药浓度及调整剂量。在洋地黄过量时本品可加重心律失常。⑤与抗胆碱药合用，可增加抗胆碱能效应。⑥能减弱拟胆碱药的效应，应按需调整剂量。⑦本品可使神经肌肉阻滞药尤其是筒箭毒碱、琥珀胆碱及泮库溴铵的呼吸抑制作用增强及延长。⑧尿的碱化药如乙酰唑胺、抗酸药或碳酸氢盐等，可增加肾小管对本品的重吸收，以致常用量就出现毒性反应。⑨与抗高血压药、血管扩张药及β受体阻滞药合用时，本品可加剧降压及扩血管作用；与β受体阻滞药合用时还可加重对窦房结及房室结的抑制作用。⑩利福平可增加本品的代谢，使血药浓度降低。⑪异丙肾上腺素可能加重本品过量所致的心律失常，但可慎用于Q-T间期延长所致的扭转型室性心动过速。

不良反应 本品治疗指数低，约1/3的患者发生不良反应。

①心血管：本品有促心律失常作用，产生心脏停搏及传导阻滞，也可发生室性早搏、室性心动过速及室颤。心电图可出现P-R间期延长、QRS波增宽，一般与剂量有关。可造成Q-T间期明显延长而诱发扭转型室性心动过速或心室颤动，发作时伴晕厥，此作用与剂量无关，可发生于血药浓度尚在治疗范围内或以下时。本品可使血管扩张，产生低血压，个别可发生脉管炎。

②消化系统：包括恶心、呕吐、痛性痉挛、腹泻、食欲下降、小叶性肝炎及食管炎。

③金鸡纳反应：可产生耳鸣、胃肠道障碍、心悸、惊厥、头痛及面红。视力障碍如视物模糊、畏光、复视、色觉障碍、瞳孔散大、暗点及夜盲。听力障碍、发热、局部水肿、眩晕、震颤、兴奋、昏迷、忧虑，甚至死亡。一般与剂量有关。

④特异质反应：头晕、恶心、呕吐、冷汗、休克、发绀、呼吸抑制或停止，此与剂量无关。

⑤过敏反应：各种皮疹，尤以荨麻疹、瘙痒多见，另可有发热、哮喘、肝炎及虚脱，此与剂量无关。

⑥肌肉：使重症肌无力加重。使磷酸肌酸激酶增高。

⑦血液系统：血小板减少、急性溶血性贫血、粒细胞减少、白细胞分类左移、中性粒细胞减少。

不良反应的治疗：出现任何由奎尼丁引起的不良反应，首先必须停药。对心脏不良反应，如为心室停搏及传导阻滞，可静脉滴注阿托品或异丙肾上腺素，仍无效则用临时起搏器；如为室性早搏，可用利多卡因、苯妥英钠，持续室性心动过速或心室颤动则需电转复。对扭转型室性心动过速应补钾、补镁，必要时使用临时起搏治疗。其他对症治疗和处理与一般中毒及过敏反应基本一致。过量者可行血液透析，加速药物清除。体外试验证实药用炭可吸附本品。后遗的视力障碍用硝酸酯类及乙酰甲胆碱可能有效。静脉注射硝酸酯钠可缓解急性期中毒性黑矇。

禁忌证 对本品过敏者、本品曾引起血小板减少性紫癜者、没有起搏器保护的二度或三度房室传导阻滞、病窦综合征。

注意 ①肝功能不全者半衰期延长。长期用药需监测肝功能，若肝功能异常需立即停药。②长期用药需监测肾功能，若肾功能异常需立即停药。血液透析可促使原型药及代谢物的清除。③本品可通过胎盘屏障，妊娠期妇女使用时应权衡利弊。④本品可通过乳汁分泌，哺乳期妇女不建议服用本品。⑤对可能发生完全性房室传导阻滞而无起搏器保护的患者应慎用。⑥转复心房扑动或心房颤动时，应先用洋地黄制剂或β受体阻滞药，以免心室率过快。⑦当一日口服量超过1.5g时，或给有不良反应的高危患者用药，应住院，监测心电图及血药浓度。一日超过2g时应特别注意心脏毒性。⑧长期用药需监测肝、肾功能，若出现严重电解质紊乱或肝、肾功能损害时需立即停药，加强心电图监测，QRS间期超过给药前20%应停药。

用法与用量 口服。

（1）成人 用前应先试服0.2g，观察有无过敏及特异质反应，一次0.2～0.3g，一日3～4次。以往曾有用递增大剂量转复心房颤动或心房扑动的做法，现已不推荐使用。处方极量一日3g（一般一日不宜超过2.4g，应分次给予）。

（2）儿童 一日25～30mg/kg，每2h一次，连续5次。一旦转律，改用维持量一日10mg/kg，分3次服。注意本品用前应先给实验量2mg/kg，观察有无过敏及特异质反应。

普鲁卡因胺 Procainamide

适应证 本品为Ⅰa类抗心律失常药物，对心脏自律性、传导性、兴奋性及膜反应作用类似奎尼丁。用于危及生命的室性心律失常。

药动学 本品进入体内后广泛分布于全身，75%集中在血液丰富的组织内。表观分布容积为1.75～2.51L/kg。蛋白结合率为15%～20%。半衰期为2～3h，因乙酰化速度而异。心功能衰竭者可延长，肾功能衰竭者可长达9～16h，因受损程度而异。约25%经肝脏代谢成*N*-乙酰普鲁卡因胺。乙酰化速度受遗传因素影响，中国大多数人为快乙酰化型，乙酰化快者血中乙酰化代谢物可较原型药的浓度高2～3倍。饮酒可增加原型药的乙酰化，因此原型药总的清除增加，血及尿中*N*-乙酰普鲁卡因胺与原药比值也增加。*N*-乙酰普鲁卡因胺的消除相半衰期约为6h。30%～60%以原型经肾排出。本品血浆清除率为400～600mL/min，肾清除率为200～400mL/min。*N*-乙酰普鲁卡因胺主要经肾清除，原药的6%～52%以乙酰化形式从肾清除，肾功能障碍者体内蓄积量可超过原型药。血液透析可清除原型药及*N*-乙酰普鲁卡因胺。静注后即刻起效。有效血药浓度2～10mg/L，中毒血药浓度12mg/L以上。

药物相互作用 ①与其他抗心律失常药合用时，效应相加。②与抗高血压药合用，尤其静脉注射本品时，降压作用可增强。③与拟胆碱药合用时，本品可抑制这类药对横纹肌的效应。④与神经肌肉阻滞药（包括去极化型和非去极化型阻滞药）合用时，神经肌肉接头的阻滞作用增强，时效延长。

不良反应 可见心脏停搏、传导阻滞及室性心律失常、心电图出现QRS波增宽、P-R间期及Q-T间期延长、R-on-T、多形性室性心动过速或心室颤动、严重低血压、心脏传导异常、口苦、恶心、呕吐、腹泻、肝大、ALT及AST升高、荨麻疹、瘙痒、血管神经性水肿及斑丘疹；另见红斑狼疮样综合征，发热、寒战、关节痛、皮肤损害、腹痛等；头晕，精神抑郁及伴幻觉的精神失常，溶血性或再生障碍性贫血，粒细胞减少，嗜酸粒细胞增多，血小板减少及骨髓肉芽肿，血浆凝血酶原时间及部分凝血活酶时间延长，肉芽肿性肝炎及肾病综合征，进行性肌病及Sjogren综合征。

不良反应的治疗：首先应停药。对心脏的不良反应治疗与奎尼丁相似，可分为两类，一为心脏停搏及传导阻滞，可用静脉滴注阿托品、异丙肾上腺素或心室起搏治疗；另一为心肌异常激动，如为室性早搏，可用利多卡因、苯妥英钠，持续室性心动过速或心室颤动则需电转复。对扭转型室性心动过速治疗同奎尼丁。其他治疗措施与一般药物中毒及过敏反应原则大致相同。低血压时可补充液体及静脉滴注升压药。如因过量可进行血液透析，但腹膜透析无效。

用法与用量

（1）成人　①口服：一次0.25～0.5g，每4h一次。②静脉注射：一次0.1g，静脉注射时间5min，必要每隔5～10min重复一次，总量按体质量不得超过10～15mg/kg。③静脉滴注：10～15mg/kg静脉滴注1h，然后以每小时1.5～2mg/kg滴注维持。

（2）儿童　①口服：一日15～50mg/kg，分4～6次，一次最大剂量0.5g，一日最大剂量3g。②静脉注射：负荷量，一次3～6mg/kg，5min内缓慢注射，一次最大总量100mg，必要时每隔10～30min可重复一次，总量应＜10～15mg/kg；维持量，每分钟20～80μg/kg，静脉用一日最大剂量2g。

◎ **苯妥英钠（见9章320页）**

◎ **利多卡因（见23章747页、24章799页）**

普萘洛尔 Propranolol

适应证　用于高血压、心绞痛、快速室上性心律失常、室性心律失常、心肌梗死、肥厚型心肌病、嗜铬细胞瘤、偏头痛、非丛集性头痛。

药动学　口服后经胃肠道吸收较完全（90%），在肝内广泛代谢，代谢产物中至少有一种（4-羟普萘洛尔）被认为具有活性，但代谢产物在总活性中的作用尚不清楚。普萘洛尔的生物利用度约30%。服药后1～2h血药浓度达峰值。血浆蛋白结合率90%～95%。消除半衰期为2～3h。不同个体间血药浓度存在明显差异。表观分布容积（3.9±6.0）L/kg。本品经肾脏排泄，主要为代谢产物，小部分（＜1%）为原型药。普萘洛尔缓释胶囊在胃肠道内缓慢释放，吸收完全，稳态时的血药浓度达峰时间6.6h，血药峰浓度21.5μg/L（剂量为每次60mg），半衰期为7h。与分次服用普通片相比，一次服用同剂量缓释胶囊的24h AUC减少35%～40%，系由于缓慢吸收导致肝脏首关代谢增加所致。普萘洛尔有较高的脂溶性，能通过血脑屏障和胎盘，能进入乳汁。透析不能有效地去除血液中的普萘洛尔。

药物相互作用　①对同时接受耗竭儿茶酚胺药物的患者，必须密切观察，注意有无低血压、心动过缓、眩晕、晕厥和直立性低血压。与可乐定同用而需停药时，需先停用本品，数天后再逐步减停可乐定，以免血压波动。②与钙通道阻滞药同用，特别是静脉给予维拉帕米，要十分警惕对心肌和房室传导的抑制。③曾有报告非甾体抗炎药可以减弱本品的降压作用。④与洋地黄苷类同用，可发生房室传导阻滞而致心率过慢。⑤氢氧化铝凝胶能显著减少普萘洛尔从小肠吸收。⑥乙醇能减缓普萘洛尔的吸收率。⑦与氯丙嗪同用，可使两者的血药浓度均增高。⑧安替比林和利多卡因与本品同用使本品清除减慢。⑨本品与甲状腺素合用可使T_3水平低于预期值。⑩西咪替丁减少本品经肝代谢，延迟其消除并提高其血药浓度。⑪茶碱与本品合用，使本品清除减少。

不良反应 ①心血管系统：心动过缓、充血性心力衰竭、房室传导阻滞加重、低血压、手部感觉异常、血小板减少性紫癜和动脉功能障碍（尤其雷诺现象）。②中枢神经系统：头晕、精神抑郁（嗜睡、疲乏、无力）、视力障碍、幻觉、梦魇以及急性可逆的综合征，表现为定时定向能力和短时记忆丧失、情绪不稳定、轻度意识模糊等。③胃肠道：恶心、呕吐、腹胀、腹痛、腹泻、便秘、肠系膜动脉血栓形成以及缺血性结肠炎。④变态反应过敏反应（包括类过敏反应）咽炎、粒细胞缺乏、红疹、发热伴咽痛和咽喉炎、喉痉挛以及呼吸窘迫。呼吸系统支气管痉挛。⑤血液系统粒细胞缺乏、非血小板减少性紫癜和血小板减少性紫癜。⑥自体免疫极少见系统性红斑狼疮报告。⑦皮肤包括史-约（Stevens-Johnson）综合征、中毒性表皮坏死松解症、剥脱性皮炎、多形性红斑和荨麻疹。多数不良反应轻而持续时间较短，不需要停药。

禁忌证 ①心源性休克。②窦性心动过缓和一度以上房室传导阻滞。③支气管哮喘。④急性心力衰竭，除非心衰由普萘洛尔可治疗的心律失常所引起。

注意

（1）本品可通过胎盘进入胎儿体内，有报道妊娠高血压者用后可致宫内胎儿发育迟缓，分娩时无力造成难产，新生儿可产生低血压、低血糖、呼吸抑制及心率减慢，尽管也有报告对母亲及胎儿均无影响，但必须慎用，不宜作为孕妇的一线治疗药物。

（2）可少量从乳汁分泌，故哺乳期妇女慎用。

（3）老年人对本品代谢与排泄能力低，应适当调整剂量。

（4）对诊断的干扰　用本品时，测定血的尿素氮、脂蛋白、肌酐、钾、三酰甘油、尿酸等都可能增高；血糖则减低，但在糖尿病患者有时会增高。肾功能不全时普萘洛尔的代谢产物可蓄积血中，干扰测定血清胆红素的重氮反应，可出现假阳性。

（5）下列情况应慎用　①过敏史；②心力衰竭；③糖尿病；④肺气肿或非过敏性支气管哮喘；⑤肝功能不全；⑥甲状腺功能减退症；⑦雷诺病或其他周围血管疾病；⑧肾功能减退。

（6）应用本品过程中应定期检查血常规、血压、心功能、肝功能、肾功能，糖尿病患者应定期查血糖。

（7）用量必须强调个体化，不同个体、不同疾病的用量不尽相同，肝、肾功能不全者用小量。

（8）注意血药浓度不能完全预示药理效应，故还应根据心率及血压等临床征象指导临床用药。

（9）冠心病患者使用本品不宜骤停，否则可出现心绞痛、心肌梗死或室性心动过速。

（10）甲亢患者用本品也不可骤停，否则使甲亢症状加重。

（11）普萘洛尔可以产生速发型过敏反应。

（12）运动员慎用。

（13）儿童用药注意事项如下。

①开始使用普萘洛尔治疗之前，必须进行普萘洛尔使用相关风险的筛查，分析病史并进行相应的临床检查。

②如果出现下呼吸道感染并伴有呼吸困难和喘息，则应暂时停药并及时就医。

③使用过程中在不定期进食及呕吐时，容易出现低血糖，低血糖可以癫痫发作、昏睡或昏迷的形式出现。如果有低血糖的临床症状，建议及时补充含糖液体，并暂时停药。

④在第一次摄入和每次剂量增加后，建议监测血压和心率，尤其是小于3个月婴儿。

⑤母乳喂养的患儿，如果母亲正在服用普萘洛尔或与普萘洛尔合用有相互作用的药物时，请告知医师。

用法与用量

（1）成人　①高血压：口服，开始一次10mg，一日3次，根据血压控制及患者耐受情况逐渐调整剂量，至血压控制达标。常用剂量范围一日30～90mg。本品不适用于高血压急症的治疗，高血压时不应静脉给予。②嗜铬细胞瘤：口服，一次10～20mg，一日3～4次，术前用3日，常与α受体阻滞药同用，一般应先用α受体阻滞药，待药效出现并稳定后再加用本品。如肿瘤无法手术切除，可能需要每日给予普萘洛尔30mg进行长期治疗。③心绞痛：口服开始一次10mg，一日3～4次，每3日可增加10～20mg，可渐增至一日200mg，分次服。④心肌梗死：急性心肌梗死发病后5～21天内口服一次40mg，每天4次，随后给予一次80mg，一日2次。⑤心律失常：口服，一次10～30mg，一日3～4次，根据心律失常的控制情况及耐受程度调整用量，可作为长期治疗。严重心律失常应急时可静脉注射普萘洛尔1mg，于1min内缓慢注入，必要时每2min可重复一次，直至总量达清醒状态10mg、麻醉状态5mg。静脉给药时严密监护。⑥肥厚型心肌病：口服一次10～20mg，一日3～4次，按需要及耐受程度调整。⑦甲状腺功能亢进症：口服一次10～40mg，一日3～4次。需要静脉给药时，可静脉注射普萘洛尔1mg，于1min内缓慢注入，必要时每2min可重复一次，直至有效或总量达10mg（清醒状态）或5mg（麻醉状态）。⑧焦虑症：口服一次40mg，一日1次，必要时可增至一日2～3次。⑨原发性震颤：口服一次40mg，一日2～3次，必要时可增至一日160mg（每周增加一次）。⑩偏头痛：一日30～100mg，分3次服。宜从小剂量开始，逐渐增加达到最适治疗剂量。

（2）儿童　①口服：一次0.3～1mg/kg，一日3次。②静脉滴注：按体质量一次0.05～0.15mg/kg（必要时用，需缓滴）。

英国国家处方集（儿童版）（BNFC 2010—2011版）推荐如下。①高血压：口服，新生儿初始剂量一次0.25mg/kg，一日3次，如有必要可增至最大剂量一次2mg/kg，一日3次。1个月～12岁一次0.25～1mg/kg，一日3次，必要时每周增加剂量，最大剂量一日5mg/kg。＞12岁初始剂量一次40mg，一日2次，如有必要每周增加剂量，最大剂量一日160～320mg。②心律失常：口服，新生儿初始剂量一次0.25～0.5mg/kg，一日3次，根据治疗反应调整剂量；1个月～18岁儿童一次0.25～0.5mg/kg，一日3次，根据治疗反应调整剂量，最大剂量一次1mg/kg，一日4次，一日不超过160mg。在心电监护下缓慢静脉注射，一次0.02～0.05mg/kg，如有必要每6～8h重复。③法洛四联症：口服，新生儿一次0.25～1mg/kg，一日2～3次，最大剂量一次2mg/kg，一日3次；1个月～12岁一次0.25mg～1mg/kg，一日3～4次，最大剂量一日5mg/kg。在心电监护下缓慢静脉注射；新生儿初始剂量一次0.015～0.02mg/kg（最大剂量0.1mg/kg），如有必要每12h重复；1个月～12岁初始剂量一次0.015～0.02mg/kg（最大剂量0.1mg/kg），如有必要每6～8h重复。④预防偏头痛：口服，2～12岁一次0.2～0.5mg/kg，一日3次，最大剂量一日4mg/kg，常用剂量一次10～20mg，一日2～3次；＞12岁一次20～40mg，一日2～3次，维持量一日80～160mg。

胺碘酮 Amiodarone

适应证 房性心律失常（心房扑动、心房颤动转律和转律后窦性心律的维持）；交界性心律失常；室性心律失常（治疗危及生命的室性期前收缩和室性心动过速以及心室颤动的预防）；伴预激综合征的心律失常。尤其上述心律失常合并器质性心脏病的患者（冠状动脉供血不足及心力衰竭）。口服适用于危及生命的阵发性室性心动过速及室颤的预防，也可用于其他药物无效的阵发性室上性心动过速、心房扑动、心房颤动，包括合并预激综合征者及持续心房颤动、心房扑动电转复后的维持治疗。可用于持续房颤、房扑时心室率的控制。

药动学 口服吸收迟缓且不规则，达峰时间为3～7h。在血浆中62.1%与白蛋白结合。主要分布于脂肪组织及含脂肪丰富的器官，其次为心、肾、肺、肝及淋巴结，最低的是脑、甲状腺及肌肉。表观分布容积约60L/kg，主要在肝内代谢消除。尿中排碘量占总含碘量的5%，其余的碘经肝肠循环从粪便中排出。单次口服800mg，半衰期为4.6h。服药1个月可达稳态血药浓度，其血药浓度为0.92～3.75mg/L，长期服药半衰期为13～30日。终末半衰期可达40～50日。

药物相互作用 ①可增加华法林的抗凝作用。②与Ⅰa类药及美西律合用可加重Q-T间期延长，极少数可致扭转型室速。③与β受体阻滞药或钙通道阻滞药合用可加重窦性心动过缓、窦性停搏及房室传导阻滞。如果发生则本品或前两类药应减量。④可增加地高辛或其他洋地黄制剂的血药浓度，加强洋地黄类药对窦房结及房室结的抑制作用，甚至可达中毒剂量。当开始用本品时，应停用洋地黄类药或减少其剂量50%，如必须合用应监测血药浓度。⑤与排钾利尿药合用，可增加低血钾所致的心律失常。⑥能增加日光敏感性药物的作用。⑦可抑制甲状腺摄取^{123}I、^{133}I及^{99m}Tc。⑧勿与能致Q-T间期延长甚至诱发尖端扭转型室性心动过速的药物合用。如Ⅰa类抗心律失常药物（奎宁丁）、Ⅲ类抗心律失常药物（索他洛尔）、西沙比利、红霉素（静脉内给药）、咪唑斯汀、莫西沙星。

不良反应 窦性心动过缓、房室传导阻滞，偶有Q-T间期延长伴尖端扭转型室性心动过速，甲状腺功能亢进或减退，角膜黄棕色色素沉着，便秘、恶心、呕吐、腹胀、食欲缺乏。少见震颤、共济失调、近端肌无力、锥体外系征。长期服药可有光敏感、皮肤色素沉着、皮疹、肝炎或脂肪浸润、氨基转移酶增高、过敏性肺炎、肺间质或肺泡纤维化肺炎、小支气管腔闭塞、限制性肺功能改变、低钙血症及血清肌酐升高。

禁忌证 ①甲状腺功能异常或有既往史者；②碘过敏者；③二度或三度房室传导阻

滞，双束支传导阻滞（除非已安装起搏器）；④病态窦房结综合征。

注意 ①下列情况慎用，如窦性心动过缓、Q-T间期延长综合征、低血压、肝功能不全、严重充血性心力衰竭、肺功能不全、低钾血症。②老年人应用时需严密监测心电图、肺功能。③用药期间应定期检查血压、心电图（特别注意Q-T间期）、肝功能、甲状腺功能、肺功能、眼科检查。④多数不良反应与剂量有关，需长期服药患者尽可能用最小维持剂量。⑤本品口服作用的发生及消除均缓慢，临床应用根据病情而异。对危及生命的心律失常宜用短期较大负荷量，必要时静脉负荷。而对于非致命性心律失常，应用小量缓慢负荷。⑥本品半衰期长，故停药后换用其他抗心律失常药时应注意相互作用。

用法与用量

（1）成人 ①治疗室上性心律失常，一日0.4～0.6g，分2～3次服，1～2周后根据需要改为一日0.2～0.4g维持，部分患者可减至一日0.2g、每周5天或更小剂量维持。②治疗严重室性心律失常，一日0.6～1.2g，分3次服用，1～2周后根据需要逐渐改为一日0.2～0.4g维持。③静脉滴注：负荷量按体质量3mg/kg加入50g/L葡萄糖注射液50～100mL稀释后在10min内滴入，然后以1～1.5mg/min静脉滴注维持，6h后减至1～1.5mg/min，一日总量1200mg。最大不超过2.0～2.2g。以后逐渐减量，静脉滴注胺碘酮持续不应超过3～4天。用于体外电除颤无效的室颤时，初始静脉剂量为300mg（或5mg/kg），快速注射，必要时可追加150mg（或2.5mg/kg）。

（2）儿童 ①口服，一日10～20mg/kg，分2次服，7～10天后减至一日5～10mg/kg顿服，10天后可减至2.5mg/kg一日一次维持。②静脉滴注，负荷量按体质量5mg/kg加入50g/L葡萄糖注射液50～100mL混匀，20min～2h滴入。维持量一日10～15mg/kg或以每分钟5～15μg/kg维持，24h最大剂量不超过15mg/kg。新生儿可每12～24h给予负荷剂量，不使用维持剂量。③静脉注射，用于体外电除颤无效的心室颤动或无脉性室性心动过速。一次5mg/kg，大于3min缓慢静脉注射（最大量小于300mg）。

维拉帕米 Verapamil

适应证 ①心绞痛：变异型心绞痛、不稳定型心绞痛、慢性稳定型心绞痛。②心律失常：与地高辛合用控制慢性心房颤动和（或）心房扑动的心室率。③预防阵发性室上性心动过速的反复发作。④原发性高血压。

药动学 口服后90%以上被吸收，有首关效应，生物利用度为20%～35%。单剂量口服后1～2h达峰浓度，作用持续6～8h，蛋白结合率为90%（87%～93%）。大部分在肝脏代谢。口服5天内，约70%以代谢物由尿中排泄，16%经消化道入粪便清除，3%～4%以原型由尿排出。肝功能不全者的清除半衰期延长至14～16h，血浆清除率降低至肝功能正常人的30%。平均半衰期为2.8～7.4h。长期口服（间隔6h给药至少10次）半衰期增加至4.5～12.0h。老年患者半衰期可能延长。肝功能不全时半衰期延长，血浆清除率降低。静脉给药2min（1～5min）开始起效，2～5min达最大作用，作用持续约2h，血流动力学作用3～5min开始，持续10～20min。大部分在肝脏迅速代谢。早期快速分布半衰期约为4min，终末缓慢消除相半衰期为2～5h。

药物相互作用 ①与其他抗高血压药物合用有协同作用，需调整本品剂量。②房室传导功能与左心室收缩功能正常者，同时口服本品与β受体阻滞药不致引起严重不良反应，但在有传导功能障碍及心功能不全者两种药合用不良反应增加。若静脉给药则两药必须相隔数小时，不宜合用。③在密切观察下，口服洋地黄制剂与本品口服或注射剂合用，不致引起严重不良反应，但需进行监护，及时发现房室传导阻滞或心动过缓。本品可减低地高辛的肾清除，使地高辛浓度上升50%～75%，此作用与剂量有关，故两药合用时需减小地高辛剂量。④给本品前48h或后24h内不宜给丙吡胺。⑤蛋白结合率高的药物，因竞争结合使本品游离型血药浓度增高，故合用时必须小心。⑥因本品可抑制细胞色素P450代谢，故可致卡马西平、环孢素、氨茶碱、奎尼丁或丙戊酸盐血药浓度增加，从而增加毒性。⑦环磷酰胺、长春新碱、丙卡巴肼、泼尼松、长春地辛、多柔比星、顺铂等细胞毒性药物减少维拉帕米的吸收。

不良反应　常见便秘；偶见恶心、头晕、头痛、面部潮红、疲乏、神经衰弱、足踝水肿、皮肤瘙痒、红斑、皮疹、血管性水肿；罕见过敏、肌肉痛、关节痛、感觉异常；长期用药后出现齿龈增生、男性乳腺发育；静脉或大剂量给药可能出现低血压、心力衰竭、心动过缓、心脏传导阻滞、心脏停搏。

禁忌证　①心源性休克或低血压。②充血性心力衰竭，除非继发于室上性心动过速而对本品有效者。③二度至三度房室传导阻滞、病态窦房结综合征（除非已安置人工心脏起搏器）。④预激综合征伴发房颤或房扑。⑤对本品过敏者。⑥妊娠期妇女。

注意

（1）对诊断的干扰　①心电图P-R间期在血药浓度小于30μg/L时无变化，大于30μg/L则可能延长，程度与浓度成正比；QRS时间、Q-T间期无变化；②可使氨基转移酶和碱性磷酸酶增高；③血压可能降低；④总血清钙浓度不受影响。

（2）慎用的情况　①明显心动过缓；②轻度心力衰竭，给本品前需先用洋地黄及利尿药控制心力衰竭；③肝功能损害；④轻度至中度低血压，本品的周围血管扩张作用加重低血压；⑤肾功能损害。

（3）用药期间应做的检查　①血压；②静脉给药，或调整口服剂量时需注意心电图；③本品可引起肝细胞损害，长期治疗时需定期测定肝功能。

（4）用药期间不要饮酒。

（5）口服适于治疗心绞痛；静脉注射适于治疗心律失常，但治疗心律失常时应备有急救设备和药品。

用法与用量

（1）成人　①口服：开始一次40～80mg，一日3～4次，按需要及耐受情况可逐日或逐周增加剂量，一日总量一般在240～480mg；极量一日480mg。维拉帕米缓释片一次120～480mg，一日1次。②静脉注射：用于治疗快速性室上性心律失常，必须在连续心电监测下进行，于2～3min内注射5～10mg，必要时5～10min后可再给5mg。对老年患者，为了减轻不良反应，上述剂量经3～4min缓慢注入。③静脉滴注：每小时5～10mg，加入9g/L氯化钠注射液或50g/L葡萄糖注射液中静脉滴注，一日总量不超过50～100mg。

（2）儿童　①口服：普通制剂，按体质量一日4～8mg/kg，分3次。②静脉注射：1～15岁一次0.1～0.3mg/kg，缓慢注射至少2min。15min后可重复相同剂量。最大剂量：

首剂5mg，第2剂10mg。1岁以下小儿禁用本品。

腺苷 Adenosine

适应证 阵发性室上性心动过速，超声心动图药物负荷试验。

药动学 腺苷静脉注射给药后，很快进入血液循环中，主要由红细胞和血管内皮细胞摄取。细胞内的腺苷很快被代谢掉，或经腺苷激酶磷酸化而成单磷酸腺苷，或经细胞内的腺苷脱氨酶脱氨而成肌苷；细胞外的腺苷半衰期小于10s，主要由细胞摄取而清除，其余部分可通过腺苷脱氨的形式进行脱氨。由于腺苷的激活与灭活均不通过肝肾代谢，因此肝肾功能衰退不改变腺苷的药效和耐受性。

药物相互作用 ①双嘧达莫可减少本品的代谢，增加药效。②与卡马西平合用，可加重心脏传导阻滞。③本品的作用可被茶碱和其他甲基黄嘌呤类药物如咖啡因等拮抗。

不良反应 常见恶心、头晕、面部潮红、呼吸困难、胸部不适；罕见低血压，上肢不适，心电图ST段压低，一度或二度房室传导阻滞，神经过敏；严重的有背部不适，无力，出汗，心悸，嗜睡，腹痛，情绪不稳，咳嗽，视物模糊，口干，耳不适，金属味，非致命的心肌梗死，三度房室传导阻滞，室性心动过速，心动过缓，窦房传导阻滞，窦性停搏等。

禁忌证 二度或三度房室传导阻滞者或病窦综合征者（带有人工起搏器者除外）；心房颤动或扑动伴异常旁路者；已知或估计有支气管狭窄或支气管痉挛的肺部疾病患者；对本品过敏者。

注意 ①严重肝功能不全者不可使用。②肾功能不全者伴有止血缺陷者慎用。③孕妇及哺乳期妇女慎用。④下列情况慎用：如存在一度房室传导阻滞及房室束传导分支阻滞者，自主神经功能障碍，瓣膜狭窄性心脏病，心包炎或心包积液，狭窄性颈动脉病，未校正容量减少者，与支气管狭窄无关的阻塞性肺部疾病，哮喘。⑤对心力衰竭患者或先用β受体阻滞药者，用腺苷治疗室上速优于维拉帕米（可防止双重心肌抑制作用）。⑥不宜长期用于预防阵发性室性心动过速。

用法与用量

（1）成人 静脉注射。①室上性心动过速，起始剂量为6mg，在2s内直接快速静脉注射，然后以氯化钠注射液冲洗。如心动过速未终止，间隔1～2min给第二剂和第三剂各12mg；也可先给初始剂量3mg，如心动过速仍未终止，间隔1～2min给第二剂6mg和第三剂12mg。一次给药不超过12mg。②核素心肌血流显像：按每分钟140μg/kg静脉给药，总量为0.84mg/kg，在6min内注射完。肾功能或肝功能不全患者无需调整剂量。

（2）儿童 静脉注射，不稀释，2s内快速弹丸样注射，尽量用接近中心静脉的外周静脉，注入后快速以氯化钠注射液冲管。起始剂量按0.05～0.1mg/kg，若需要，每隔1～2min以0.05～0.1mg/kg缓慢增加剂量，直至心动过速终止。但单剂勿超过最大量：新生儿为0.3mg/kg；1个月～12岁为0.5mg/kg（最大12mg）；12～18岁儿童首剂为3mg，若无效，间隔1～2min给第二剂6mg，若仍需要，间隔1～2min给第三剂12mg。注意：心脏移植患儿对本药作用较敏感，应减量应用；服用双嘧达莫的患儿应用本药应减至1/4剂量。

果糖二磷酸钠 Sodium Diphosphate

适应证 ①用于病毒性心肌炎、各种原因导致的心肌损伤、先天性心脏病、心律失常、心绞痛的辅助治疗。也可用于辅助治疗脑性瘫痪，中枢神经系统感染，新生儿窒息、新生儿缺氧缺血性脑病等，改善脑缺氧症状。②低磷血症。

药动学 给健康志愿者注射250mg/kg果糖二磷酸钠，5min后血药浓度为770mg/L，注射80min后，血浆中药物已不可测得。血浆半衰期为10～15min。血浆中药物的消除是由于其组织分布以及磷酸酶将其水解产生无机磷和果糖所致。

药物相互作用 本品注射液不能与pH在3.5～5.8的不溶解的药物共用，也不能与含高钙盐的碱性溶液共用。

不良反应 口服药物主要表现为消化系统的轻微症状，如腹胀、恶心、上腹烧灼感、稀便等。静脉输入流量超过10mL/min时，患者可出现脸红、心悸、手足蚁感。

禁忌证 对本品过敏者。

注意 ①对严重溃疡病患者宜于饭后服用。②注射药物过程中药液外渗到皮下时会造成疼痛和局部刺激。③肌酐清除率小于50mL/min的患者应监测血液磷酸盐水平。④幼儿只在必要时并需在医生的严格指导下使用。

用法与用量

（1）成人 ①口服：一次1g，一日3次；口服液10～20mL，每日2～3次。②静脉滴注：每日5～10g，滴注流量10mL/min。

（2）儿童 ①口服：<1岁者一次0.5g（口服液5mL），一日2次；>1岁者一次1～2g（口服液10～20mL），一日2～3次。②静脉注射：一次70～250mg/kg。

磷酸肌酸钠 Creatine Phosphate Sodium

适应证 ①心脏手术时加入心脏停搏液中保护心肌。②缺血状态下的心肌代谢异常。

药动学 人体静脉给予磷酸肌酸的平均消除半衰期为0.09～0.2h。缓慢滴注5g的磷酸肌酸40min后，血药浓度下降至5μmol/L以下。10g剂量给药40min后，血药浓度可达10μmol/L。肌内注射50mg，5min后磷酸肌酸出现在血液中，30min后达峰值约为10μmol/L，1h后下降至4～5μmol/L，2h后仍为1～2μmol/L。75mg剂量给药的峰浓度11～12μmol/L。对组织分析显示，外源的磷酸肌酸主要分布在心肌和骨骼肌，脑和肾组织次之，肺和肝组织最少。体内代谢和排泄过程为磷酸肌酸经催化和去磷酸化形式形成肌酸，然后肌酸环化为肌酐，最后经尿排泄。

药物相互作用 本品不与其他药物发生相互作用。

不良反应 动物实验显示，短期和长期使用磷酸肌酸钠进行治疗均无潜在毒性，本品无致畸作用。快速静注1g以上可能会引起低血压。

禁忌证 ①对本品组分过敏者禁用。②慢性肾功能不全患者禁止大剂量（5～10g/d）使用本品。

注意 ①快速静脉注射1g以上的磷酸肌酸钠可能会引起血压降低。②大剂量（5～10g/d）给药引起大量磷酸盐摄入，可能影响钙代谢和调节稳态的激素的分泌，影响肾功能和嘌呤代谢。③上述大剂量需慎用且仅可短期使用。④临床上常与维生素C等联合用药。

用法与用量 静脉滴注0.5～1g/次，一日1～2次，以注射用水、9g/L氯化钠注射液、50g/L葡萄糖注射液溶解后在30～45min内静脉滴注，心脏手术时加入心脏停搏液中保护心肌。浓度为10mmol/L。

◎ **泛癸利酮（见21章718页）**

美西律 Mexiletine

适应证 用于慢性室性心律失常。

药动学 口服后吸收完全。生物利用度为80%～90%。急性心肌梗死者吸收较少。口服后30min作用开始，持续8h，2～3h达到峰值，在体内分布广泛，表观分布容积为5～7L/kg，有或无心力衰竭者相似。血液红细胞内的浓度比血浆中高15%。蛋白结合率为50%～60%。主要消除途径经肝脏代谢成多种产物，药理活性很小。半衰期单次口服为10～12h，长期服药者为13h，急性心肌梗死者为17h，肝功能受损者半衰期也可延长，约10%以原型从尿中排出。碱性尿时排泄减少，长期服药者应注意尿的酸碱度。本品可经血液透析清除。本品口服200mg的血药峰浓度为0.3mg/L，口服400mg时约为1mg/L。治疗血药浓度0.5～2mg/L，中毒血药浓度与有效血药浓度相近，为2mg/L以上。少数患者在有效血药浓度时即可出现严重不良反应。

药物相互作用 ①与其他抗心律失常药可能有协同作用，可用于顽固心律失常，但不宜与Ⅰb类药合用。②在急性心肌梗死早期，吗啡使本品吸收延迟并减少，可能与胃排空延迟有关。③肝药酶诱导药如苯妥英钠、苯巴比妥、利福平可加快本品代谢，降低血药浓度。④抗酸药可减低口服本品时的生物利用度，但也可因尿pH增高，血药浓度升高。⑤西咪替丁可使本品血浓度发生变化，应进行血药浓度监测。⑥阿托品可延迟本品的吸收，但不影响本品的吸收量，可能因胃排空迟缓所致。⑦止吐药如甲氧氯普胺增加胃排空，可增加本品的吸收速度。⑧其他，本品不增高地高辛血药浓度。未见报道与抗凝药、利尿药、支气管扩张药、三环类抗抑郁药合用时出现相互作用。

不良反应 恶心、呕吐、肝功能损害、头晕、震颤、共济失调、眼球震颤、嗜睡、昏迷及惊厥、复视、视物模糊、精神失常、失眠、窦性心动过缓及窦性停搏、胸痛、室性心动过速、低血压、心力衰竭、皮疹，极个别有白细胞及血小板减少。

禁忌证 心源性休克、二度或三度房室传导阻滞、病窦综合征、哺乳期妇女。

注意 ①下列情况慎用：如低血压、严重充血性心力衰竭、室内传导阻滞、严重窦性心动过缓、肝肾功能不全。②老年人应用时应监测肝功能。③用药期间应定期检查血压、心电图、血药浓度。

用法与用量

（1）成人 ①口服，首次200～300mg，必要时2h后再服100～200mg，一般维持量一日为400～800mg，分2～3次服。成人处方极量一日1200mg。②静脉注射，首次负荷量100～200mg，注射10～15min，随后以每分钟1～1.5mg静脉滴注维持；或首次负荷量后按体质量1～1.5mg/kg静脉滴注3h，再减为每分钟0.5～1mg维持。

（2）儿童 ①口服，一次3～5mg/kg，一日3～4次，稳定后可减量。②静脉注射，开始2～3mg/kg，加50g/L葡萄糖注射液20mL，缓慢注射；如无效可半小时后再用一次；维持量0.75～1mg/min。

丙吡胺 Disopyranlide

适应证 本品属Ⅰa类抗心律失常药。用于其他药物无效的危及生命的室性心律失常。

药动学 口服后吸收良好，可达90%（因药物剂型而异）。广泛分布于全身，表观分布容积为3.0～5.7L/kg。蛋白结合率依血药浓度而异，为35%～95%。半衰期为4～10h，肾肌酐清除率低于40mL/min时为10～18h。一次口服300mg后30min～3h可达治疗作用，1～3h血药浓度达峰值，持续2～3h。血药峰浓度按体质量口服5mg/kg时为2.5～3.5mg/L。15min内按体质量2mg/kg静脉滴注时为3mg/L。治疗血药浓度为2～4mg/L。在肝内代谢脱去异丙基，其血浆浓度为原药的1/10。主要经肾排泄，总排出达65%～96%，47%～67%为原型，11%～37%为代谢物。口服后80%在12～14h内排出，静脉注射后大部分在8h内排出。尿液pH不影响清除，粪便中排出8%～45%，静脉注射后经粪便排出可高达45%。中毒血药浓度在人体尚未确定，一般认为超过10mg/L易出现不良反应。缓释片口服后血药浓度较普通片峰谷波动现象明显减少，血药浓度曲线平稳，一次给药可维持药效12h。

药物相互作用 ①与其他抗心律失常药合用时，可进一步延长传导时间，抑制心功能；②中量至大量乙醇与之合用，由于协同作用，低血糖及低血压发生机会增多。③与华法林合用时，抗凝作用可更明显。④与药酶诱导如苯巴比妥、苯妥英钠及利福平同用，可诱导本品的代谢，在某些患者中本品可诱导自身的代谢。

不良反应 可见口干、尿潴留、尿频、尿急、便秘、视物模糊、青光眼加重等，恶心、呕吐、食欲减退、腹泻；呼吸暂停、意识丧失、心脏停搏、传导阻滞及室性心律失常、心电图P-R间期延长、QRS波增宽及Q-T间期延长、尖端扭转型室性心动过速及心室颤动、心力衰竭复发或加重、低血压、休克、肝脏胆汁淤积、肝功能不正常、粒细胞减少、失眠、精神抑郁或失常、低血糖、阳痿、水潴留，静脉注射时血压升高，过敏性皮疹、光敏性皮炎、潮红及紫癜也偶有发生。

禁忌证 二度或三度房室传导阻滞及双束支传导阻滞（除非已有起搏器）、病态窦房结综合征、心源性休克、青光眼、尿潴留、重症肌无力者。

注意 ①肝功能不全者应适当减量。②肾功能受损者应依据肾功能适当减量，肾衰竭时应慎用。血液透析可清除本品，故透析后可能需加量。③本品可通过胎盘屏障，已报道可引起妊娠期妇女子宫收缩。④乳汁中可能有较高的药物浓度。⑤下列情况慎用：如对本品过敏者、一度房室或室内传导阻滞、肾衰竭、未经治疗控制的充血性心力衰竭或有心力衰竭史者、广泛心肌损害、低血压、肝功能受损者、低钾血症。⑥老年人及肾功能受损者应根据肾功能适当减量。⑦用药期间应监测血压、心电图（QRS波增宽超过25%时应停药）、心功能、肝肾功能、眼压和血清钾。⑧心肌病或可能产生心功能不全者不宜服用负荷剂量，并应严密监测血压及心功能情况。⑨服用奎尼丁或普鲁卡因胺者如需换用本品，应先停服奎尼丁6～12h或普鲁卡因胺3～6h。

用法与用量

（1）成人　口服。首剂0.2g，以后一次0.1～0.15g，每6h一次。应根据需要及耐受程度调整用量。

（2）儿童　一日剂量为：＜1岁10～30mg/kg；1～4岁10～20mg/kg；4～12岁10～15mg/kg；12～18岁6～15mg/kg。用法为一日剂量分4次，每6h服一次。

普罗帕酮 Propafenone

适应证　适用于预防或治疗室性或室上性异位搏动，室性或室上性心动过速，预激综合征，电转复律后室颤发作等。经临床试用，疗效确切，起效迅速，作用时间持久，对冠心病、高血压所引起的心律失常有较好的疗效。

药动学　口服吸收良好，其生物利用度呈剂量依赖性，如100mg时是3.4%而300mg时是10.6%，主要分布于肺组织，其浓度比心脏及肝脏组织内高10倍。达峰时间为2～3h，作用可持续6～8h以上，血浆半衰期3～4h，蛋白结合率高达95%，主要经肝脏代谢，肝功能损害时清除减慢。其代谢产物经肾排出。有效血药浓度0.2～3.0mg/L。

药物相互作用　①其他抗心律失常药，包括维拉帕米、普萘洛尔、胺碘酮及奎尼丁等，可能增加本品不良反应。②与抗高血压药合用，可增强降压作用。③与局麻药合用可能增加本品中枢神经系统不良反应。④与地高辛合用，可能增加地高辛血药浓度。⑤与华法林合用，可增加华法林的血药浓度和延长凝血酶原时间。⑥与西咪替丁合用，可使本品血药浓度增加20%，但无心电参数的改变。⑦与苯巴比妥同用，可降低本品的血药浓度。⑧与三环类抗抑郁药、环孢素、茶碱、地高辛、华法林等同用，可增强本品的作用与毒性。⑨与地尔硫䓬同用，二者的血药水平均增高。

不良反应　不良反应与剂量相关。

（1）心血管系统　①可见心动过缓、心脏停搏及房室传导阻滞和室内传导阻滞，尤其原有窦房结或房室结功能障碍者、大量静脉持续应用者较易发生。应停药并静脉用阿托品或异丙肾上腺素。必要时起搏治疗。②有促心律失常作用，文献报道发生率4.7%，多见于有器质性心脏病者。静脉应用于心房扑动有传导比例减少而使心室率突然加快的报道。③4.4%产生低血压，尤其在原有心功能不全者，可用升压药、异丙肾上腺素等；也可加重或诱发心力衰竭，故对原有心力衰竭者应慎用。

（2）消化系统　味觉异常为最常见不良反应，还可出现食欲减退、恶心、呕吐及便秘，也可产生口干及舌唇麻木。减药或停药可消失。

（3）神经系统　头晕、目眩。减药或停药可消失。

（4）其他　肝脏氨基转移酶升高，停药后2～4周恢复正常。

禁忌证　无起搏器保护的窦房结功能障碍、严重的房室传导阻滞、双束支传导阻滞者、严重充血性心力衰竭、心源性休克、严重低血压及对该药过敏者。

注意　①下列情况慎用，如严重心肌损害者、严重的心动过缓、肝肾功能不全者、明显低血压患者、孕妇及哺乳期妇女。②老年患者用药后可能出现血压下降。且老年患者易发生肝、肾功能损害，因此要谨慎应用。老年患者的有效剂量较正常低。③如出现窦房性或房室性高度传导阻滞时，可静脉注射乳酸钠、阿托品、异丙肾上腺素等解救。

用法与用量

（1）成人　①口服，1次100～200mg，6～8h一次。处方极量一日900mg，分次服。②静脉注射，按体质量一次1～1.5mg/kg或以70mg用50g/L葡萄糖注射液稀释，于10min内缓慢静脉注射，必要时10～20min后可重复1次。总量不超过210mg。以后可以每分钟0.5～1mg流量静脉滴注。

（2）儿童　①口服，一日按体表面积200～600mg/m^2，或体质量＜15kg者一日10～20mg/kg；＞15kg者一日7～15mg/kg，分3次服用。②静脉注射，负荷量一次1～1.5mg/kg，于10min内缓慢注射，必要时10～20min后可重复；维持量每分钟4～7μg/kg，24h总量不超过6mg/kg。

◎ **阿托品（见10章339页）**

◎ **氯化钾（见18章649页）**

阿替洛尔 Atenolol

适应证　用于高血压、心绞痛、心肌梗死、心律失常、甲状腺功能亢进症、嗜铬细胞瘤。

药动学　口服吸收很快，服后2～4h作用达峰值，作用时间较久，可达24h，在体内分布广泛，表观分布容积为50～75L。主要以原型自尿排出，肾功能受损者清除率降低。成人半衰期6～7h，儿童半衰期为4～5h。蛋白结合率6%～16%。本品脂溶性很低，极少量进入脑部，能迅速透过胎盘，可积聚于乳汁，但婴儿血药浓度含量甚微。

药物相互作用　参阅普萘洛尔项下。

不良反应　可见低血压，心动过缓，头晕、四肢冰冷、疲劳、乏力、肠胃不适、精神抑郁、脱发、血小板减少症、银屑病样皮肤反应、皮疹及干眼等。

禁忌证　参阅普萘洛尔项下。

注意　①乳汁中浓度是血浆中的1.5～6.8倍，有新生儿发生心动过缓的报道，故哺乳期妇女慎用。②本品对β_2受体不是绝对无作用，大剂量时仍有发生支气管痉挛的可能。③本品的临床效应与血药浓度可不完全平行，剂量调节以临床效应为准。④肾功能损害时剂量需减少。⑤本品可经血液透析清除。⑥运动员慎用。⑦慢性阻塞性肺病患者慎用。⑧对于儿童本品不宜与维拉帕米合用。

用法与用量

（1）成人　口服或静脉注射。①高血压：口服开始一日12.5～25mg（一次服）。2周后按需要及耐受情况可增至50～100mg。一般1～2周达最大作用。肾功能损害时，肌酐清除率小于每分钟15mL/1.73m^{2}者，一日25mg；每分钟15～35mL/1.73m^{2}者，一日最多50mg。②心绞痛：口服一次12.5～25mg，一日2次，可渐增至每日总量150～200mg。③心律失常：用于心律失常的急诊处理，可以1mg/min的流量静脉注射2.5mg，必要时每5min重复一次，总量不超过10mg。阿替洛尔也可以150μg/kg的剂量在20min内静脉滴注给予。必要时，静脉注射和滴注可每12h重复一次。心律失常控制后，可以每日50～100mg口服维持。④急性心肌梗死的早期治疗：在无禁忌证的情况下尽早应用。当患者在剧烈胸痛、快速性心律失常或血压显著升高时，给予静脉用药。应于胸痛开始后12h内以1mg/min的流量缓慢静脉注射5mg，如无不良反应，15min后再口服50mg；也可在10min后重复静脉给药一次，再于10min后给予口服50mg，12h后再给50mg口服，再12h后开始给予维持量，每日100mg，应注意防止低血压和心力衰竭。⑤预防偏头痛：每天口服50～100mg。

（2）儿童　口服，一日0.8～1.5mg/kg，分3次服。

英国国家处方集（儿童版）（BNFC 2010—2011版）推荐：口服。①高血压，新生儿一日0.5～2mg/kg，1次或分2次给药。一个月～12岁一日0.5～2mg/kg（剂量一般不超过一日50mg），1次或分2次给药。>12岁一日25～50mg，1次或分2次给药。②心律失常，新生儿一日0.5～2mg/kg，1次或分2次给药。一个月～12岁一日0.5～2mg/kg（剂量一般不超过一日100mg），1次或分2次给药。>12岁一日50～100mg，1次或分2次给药。

索他洛尔 Sotalol

适应证　用于各种危及生命的快速性室性心律失常。

药动学　生物利用度90%～100%。口服达峰时间2.5～4h。一日2次口服，2～3天可达稳态浓度。在一日160～640mg的范围内血药浓度与剂量相关。不与血浆蛋白结合，也无肝脏代谢。不易通过血脑屏障。全部以原型从肾脏排出。半衰期为12h，肾功能障碍时半衰期延长，但肝功能不全对本品代谢无影响。

药物相互作用　①与其他Ⅰa、Ⅱ、Ⅲ类抗心律失常药同用时有协同作用。②与钙通道阻滞药同用时可加重心传导障碍，进一步抑制心室功能，降低血压。③与儿茶酚胺类药（如利血平、胍乙啶）同用可产生低血压和严重心动过缓。

不良反应　①心血管系统：低血压、心动过缓、传导阻滞、外周灌注不足的症状。②神经系统：头痛、头晕、嗜睡、乏力、惊厥等。③呼吸、消化系统：气管痉挛、呼吸困难、消化不良、腹部不适、恶心、呕吐、便秘、口干等。④注射部位发生炎症反应，如水肿、红斑、烧灼感、血栓性静脉炎和外渗性皮肤坏死。

禁忌证　下列情况禁用本品：支气管哮喘，窦性心动过缓、二度或三度房室传导阻滞（除非有起搏器）、先天性或获得性Q-T间期延长综合征、心源性休克、未控制的心衰及有过敏史者。

注意　①因有促心律失常作用，一般不作为首选用于非持续性室性心动过速和室上性心律失常。②肾功能障碍者可造成本品蓄积，应根据肌酐清除率延长用药间隔。③本品可通过胎盘和泌入乳汁，孕妇和哺乳期妇女应慎用。④与其他β受体阻滞药相同，不可骤然停药。⑤下列情况慎用：用洋地黄控制的心力衰竭、低钾血症、低镁血症、一度房室传导阻滞。⑥应用时要注意监测：心电图尤其是Q-T间期的改变、血压、电解质、肾功能。⑦可使血糖增高，需增加胰岛素和降糖药用量。⑧本品同其他β受体阻滞药一样，具有明显种族差异，用药剂量必须根据患者的治疗反应和耐受性而定，致心律失常可能发生在治疗开始时。

用法与用量

（1）成人　①口服，初始剂量一次80mg，一日2次开始，根据反应在2～3日内增加剂量至一次120～160mg，一日2次。极量为一日640mg。②静脉给药，按体质量一次0.5～1.5mg/kg稀释于50g/L葡萄糖注射液20mL中，10min内缓慢静脉注射，继以每小时10mg的流量静脉滴注。

（2）儿童　英国国家处方集（儿童版）（BNFC 2010—2011版）推荐如下。①口服：a.新生儿初始剂量一次1mg/kg，一日2次，如有必要，隔3～4天增加剂量，最大每次4mg/kg，一日2次。b.1个月～12岁初始剂量一次1mg/kg，一日2次，如有必要隔2～3天增加剂量，最大每次4mg/kg，一日2次（最大剂量80mg，一日2次）。c.＞12岁初始剂量80mg，一日1次，或者一次40mg，一日2次，如有必要隔2～3天增加剂量，常用剂量一次80～160mg，一日2次。对于威胁生命的室性心动过速在医师监护下，最大剂量一日可达480～640mg。②静脉注射：推荐按体质量0.5～1.5/kg的剂量加50g/L葡萄糖注射液稀释，10min内缓慢注射，如有必要可6h后重复。

美托洛尔 Metoprolol

适应证　用于高血压、心绞痛、心肌梗死、肥厚型心肌病、主动脉夹层、心律失常、心房颤动控制心室率、甲状腺功能亢进症和预防偏头痛、心脏神经症、慢性心力衰竭、快速性室上性心律失常、预防和治疗急性心肌梗死患者的心肌缺血、快速性心律失常和胸痛。

药动学　本品口服吸收迅速、完全，首关代谢约50%。在服药后1～2h达到最大的β受体阻滞作用。每日一次口服100mg后，对心率的作用在12h后仍显著。主要在肝脏由CYP2D6代谢，三个主要的代谢物已被确定，均无具有临床意义的β受体阻滞作用。血浆半衰期为3～5h，约5%的美托洛尔以原型由肾排泄，其余均被代谢。

药物相互作用　①抑制CYP2D6的药物如奎尼丁、特比萘芬、帕罗西汀、氟西汀、舍曲林、塞来昔布、普罗帕酮和苯海拉明。对服用美托洛尔的患者，在上述药物的治疗开始时应减低美托洛尔的剂量。②本品应避免与下列药物合并使用：巴比妥类药物、维拉帕米。③与下列药物合并使用时可能需要调整剂量：胺碘酮、Ⅰ类抗心律失常药物、非甾体抗炎药（NSAID）、抗风湿药、苯海拉明、地尔硫䓬、肾上腺素、苯丙醇胺、奎尼丁、可乐定、利福平。

不良反应　可见心率减慢、心脏传导阻滞、血压降低、心衰加重、外周血管痉挛导致的四肢冰冷或脉搏不能触及、雷诺现象、疲乏和眩晕、抑郁、头痛、多梦、失眠、幻觉、恶心、胃痛、便秘、腹泻、气急、关节痛、瘙痒、腹膜后腔纤维变性、耳聋、眼痛等。

禁忌证　重度或急性心力衰竭、二度或三度房室传导阻滞、失代偿性心力衰竭（肺水肿、低灌注和低血压）、有临床意义的窦性心动过缓或病态窦房结综合征、心源性休克、末梢循环灌注不良、严重的周围血管疾病、哮喘及喘息性支气管炎、治疗快速性室上性心律失常时，收缩压＜110mmHg的患者不宜采用酒石酸美托洛尔静脉给药。

注意　①下列情况慎用：如肝脏功能不全、低血压、心脏功能不全、慢性阻塞性肺部疾病。②对胎儿和新生儿可产生不利影响，尤其是心动过缓孕妇不宜使用。③嗜铬细胞瘤应先行使用α受体阻滞药。④对于要进行全身麻醉的患者，至少在麻醉前48h停用。

用法与用量 美托洛尔有酒石酸盐和琥珀酸盐，前者100mg含量等于后者95mg含量。

（1）成人

①高血压、心绞痛：口服。a.普通片和胶囊，起始剂量一次25～50mg，一日2～3次，以后按需每次可增加至100mg，一日2次。b.琥珀酸美托洛尔缓释片，一次95～190mg，一日一次，无效时可增加剂量。c.酒石酸美托洛尔，一次100mg，一日一次。

②心律失常：口服一次25～50mg，一日2～3次，必要时增加到一日200mg，分次服用。用于心律失常急性处理，可以每分钟1～2mg的流量静脉注射，起始的最大剂量为5mg。必要时5min后可重复，直到总量达10～15mg。急性心律失常控制后，可在静脉给药后4～6h给予口服维持治疗，一次剂量不超过50mg，一日3次。

③急性心肌梗死：在无禁忌证的情况下尽早口服应用。当患者存在剧烈胸痛、快速性心律失常或血压显著升高时，给予静脉用药。可静脉注射2.5～5mg（2min内），每5min一次，总量达15mg、15min后，已接受全剂量美托洛尔的患者开始口服，一次25～50mg，每6～12h一次，共2天，然后口服一次50～100mg，共2日，以后剂量为口服一次100mg，一日2次，对未接受静脉注射美托洛尔作为急性心肌梗死的早期治疗者，从小剂量开始，一次25～50mg，逐渐调整美托洛尔剂量至一次100mg，一日2次。

④心力衰竭：治疗病情稳定而有症状的慢性心力衰竭者，可给予美托洛尔。a.普通片和胶囊起始剂量为一次6.25mg，一日2～3次，以后视临床情况数日至1周逐渐增加至6.25～12.5mg，一日2～3次。最大剂量一次50～100mg，一日2次。b.琥珀酸美托洛尔缓释片，心功能Ⅱ级，起始剂量23.75mg，一日一次，在患者能够耐受的情况下每2周增加一次剂量，最大剂量190mg，一日一次。心功能Ⅲ～Ⅳ级，起始剂量11.875mg，一日一次，在患者能够耐受的情况下1～2周增加至23.75mg，一日一次，以后若耐受则每2周剂量加倍，最大剂量190mg，一日一次。

⑤甲状腺功能亢进症：口服作为辅助治疗，一次50mg，一日4次。

⑥偏头痛：口服预防偏头痛，可每日50～200mg，从小剂量开始，逐渐增加，达到有效治疗。

（2）儿童 英国国家处方集（儿童版）（BNFC 2010—2011版）推荐如下。

①口服：a.高血压，1个月～12岁初始剂量一次1mg/kg，一日2次，如有必要最大剂量可增至一日8mg/kg，分2～4次给药；＞12岁初始剂量一日50～100mg，如有必要剂量可增至一日200mg，分1～2次给药。b.心律失常，1个月～12岁起始剂量一日0.5～1mg/kg，分2～3次，常用剂量一日3mg/kg；＞12岁儿童常用剂量一日50mg，分2～3次，如有必要剂量可增至一日300mg，分次口服。c.心力衰竭，1个月～12岁起始剂量一日0.5/kg，分2次服，2～3周内逐渐增加剂量达一日2mg/kg，分2次服；＞12岁儿童起始剂量一次6.25mg，一日2～3次，以后视临床情况每2～4周可增加剂量，一次6.25～12.5mg，一日2～3次。最大剂量可用至一次50～100mg，一日2次。

②静脉注射：快速性室上性心律失常时在心电监测下谨慎使用。一次0.1mg/kg（不超过5mg）静脉注射，如病情需要可间隔5min重复注射2～3次。

◎ 倍他洛尔（见24章781页）

卡维地洛 Carvedilol

适应证 用于原发性高血压、有症状的心力衰竭。

药动学 口服后易于吸收，绝对生物利用度（*F*）为25%～35%，有明显的首关效应，消除相半衰期为6～10h。与食物一起服用时，其吸收减慢，但对生物利用度没有明显影响，且可减少引起直立性低血压的危险性。与血浆蛋白结合率大于98%。血浆清除率为500～700mL/min。卡维地洛代谢完全，其代谢产物先经胆汁再通过粪便排出，不到2%以原型随尿液排出。表观分布容积约为2L/kg。

药物相互作用 ①本品可加强其他抗高血压药物（如利血平、甲基多巴、可乐定、钙通道阻滞药、α受体阻滞药等）及有降压不良反应的药物、吩噻嗪、三环类抗抑郁药的降压作用，相应的不良反应也增加。②西咪替丁能增高卡维地洛的血浆药物浓度。③与胺碘酮合用时，对心脏的效应增强，可出现低血压、心动过缓或心脏停搏。④与地尔硫䓬或维拉帕米同用可能发生心脏传导阻滞。⑤本药可能会增加胰岛素或口服降糖药的作用。⑥莫索尼定与本药合用能出现反跳性高血压。⑦本药能抑制环孢素的代谢，使后者的毒性增加。⑧本药可增加地高辛的生物利用度及浓度，使其对心脏的作用增强，出现房室传导阻滞并可引起地高辛的毒性症状，应加强对地高辛血药浓度的监测。⑨非甾体抗炎药能降低本药的降压作用；⑩利福平、利福布汀等肝药酶诱导药可诱导本药的代谢，从而减弱本药的作用。⑪本药能阻滞肾上腺素的β效应，从而引起心搏徐缓并拮抗肾上腺素的过敏反应。⑫与芬太尼合用可产生严重低血压。

不良反应 常见头晕、头痛、水肿、房室传导阻滞、心动过缓、低血压、使原有间歇性跛行或雷诺现象患者症状加重、恶心、呕吐、腹痛、腹泻、便秘；偶见肾功能损害和肝功能异常；罕见过敏反应。

禁忌证 ①对本品过敏者。②肝功能损害者。③支气管痉挛或哮喘、慢性阻塞性肺病患者。④显著的心动过缓（心率＜50次/分）和病窦综合征、二度至三度房室传导阻滞。心源性休克。⑤低血压（收缩压＜85mmHg）。⑥心功能Ⅳ级的心力衰竭，需要静脉给予正性肌力药者。⑦糖尿病酮症酸中毒、代谢性酸中毒。

注意 ①在血糖波动较大和有酸中毒的糖尿病患者慎用。②肺、肝、肾功能不良者慎用。③周围循环障碍者如有间歇性跛行或雷诺病者慎用。④嗜铬细胞瘤患者单用本品可致血压骤升，故应同时给α受体阻滞药。⑤较长期应用本品者应定期监测心功能、肝肾功能，如有心动过缓或低血压，应及时减量或停药。⑥拟撤用本品时不宜突然停药而需逐步减量。过量服用发生心动过缓或传导阻滞时可给予阿托品、异丙肾上腺素或起搏治疗；发生心力衰竭或低血压时给强心药、补液药或升压药，发生支气管痉挛时给β_2受体激动药。

用法与用量

（1）成人 口服，必须个体化给药，应在医师的密切监测下加量。

①高血压：起始剂量一次6.25mg，一日2次，如果可耐受，以服药后1h的立位收缩压作为指导，维持该剂量7～14日，然后根据谷浓度时的血压，在需要的情况下增至一

次12.5mg，一日2次。同样，剂量可增至一次25mg，一日2次。一般在7～14日内达到完全的降压作用。总量不得超过一日50mg。本品需和食物一起服用，以减慢吸收，避免直立性低血压。

②心功能不全：在使用本品之前，洋地黄类药物、利尿药和ACEI（如果应用）的剂量必须稳定。推荐起始剂量一次3.125mg，一日2次，服2周，如果可耐受，可增至一次6.25mg，一日2次。此后可每隔2周剂量加倍至患者可耐受的最大剂量。每次应用新剂量时，需观察1h，患者有无眩晕或轻度头痛。推荐最大剂量：体质量＜85kg者一次25mg，一日2次；体质量≥85kg者一次50mg，一日2次。每次加量前应评估心功能，如心功能恶化、血管扩张（眩晕、轻度头痛、症状性低血压）或心动过缓症状，以确定对卡维地洛的耐受性。一过性心功能不全恶化可通过增加利尿药剂量治疗，偶尔需要卡维地洛减量或暂时停药。血管扩张的症状对利尿药或ACEI减量治疗有反应，如果症状不能缓解，可能需卡维地洛减量。心功能不全恶化或血管扩张的症状稳定后，才可增加本品剂量。如果心功能不全患者发生心动过缓（脉搏＜55次/分），必须减量。

（2）儿童　英国国家处方集（儿童版）（BNFC 2010—2011版）推荐：2～18岁心力衰竭患者，口服起始剂量一次0.05mg/kg（最大剂量3.125mg），一日2次，每隔2周渐增剂量（至原剂量2倍），直至一次0.35mg/kg（最大25mg），一日2次。

艾司洛尔 Esmolol

适应证　用于心房颤动、心房扑动时控制心室率，围术期高血压，窦性心动过速。

药动学　本药静脉注射后即刻产生β受体阻滞作用，5min后达最大效应，单次注射持续时间为10～30min。若以50～300μg/（kg・min）的流量持续给药，约30min可达稳态，应用负荷量后时间可缩短。注射后很快被红细胞胞质中的酯酶水解，半衰期α相仅2min，β相约9min，属超短效β受体阻滞药，肾功能障碍者半衰期可延长10倍。本药脂溶性低，脑脊液中可分布量少，尚不清楚是否可分泌入乳汁。主要以代谢产物从尿中排泄，原型药物不到2%。

药物相互作用　参阅其他β受体阻滞药的药物相互作用项下。

不良反应　①心血管系统：低血压、心动过缓、传导阻滞、外周灌注不足的症状。②神经系统：头痛、头晕、嗜睡、乏力、惊厥等。③呼吸、消化系统：气管痉挛、呼吸困难、消化不良、腹部不适、恶心、呕吐、便秘、口干等。④注射部位发生炎症反应，如水肿、红斑、烧灼感、血栓性静脉炎和外渗性皮肤坏死。

禁忌证　同普萘洛尔。

注意　①酸性代谢产物从肾脏排泄，肾功能障碍者半衰期可延长10倍。②高浓度给药可造成注射部位反应，故应避免用10g/L以上的浓度给药，尽量采用大静脉。

用法与用量

（1）成人　①治疗室上性心律失常：每分钟0.5mg/kg，1min内静脉注射完毕后继以每分钟0.05mg/kg静脉注射维持4min。取得理想疗效即可维持。若疗效不好，再给同样负荷量后以每分钟0.1mg/kg维持。可根据病情以每分钟50μg/kg的增幅调整剂量。极量不应超过每分钟0.3mg/kg。②术中控制高血压：以80mg负荷量30s内静脉注射完毕，继以每分钟0.15mg/kg维持，可较快达到目的。缓慢控制法同室上性心律失常。

（2）儿童　英国国家处方集（儿童版）（BNFC 2010—2011版）推荐如下。①心律失常，高血压危象：1个月～18岁静脉给药剂量，开始负荷剂量0.5mg/kg，静脉注射1min，然后每分钟0.05mg/kg静脉滴注，4min后若疗效理想继续维持（如果血压或心率太低需调整流量），若疗效欠佳，重复负荷量，随之静脉滴注以每分钟0.05mg/kg的剂量递增。直到治疗效果满意，或者最大静脉滴注流量每分钟0.2mg/kg。②法洛四联症：新生儿首次剂量0.6mg/kg。静脉注射1～2min，必要时每分钟0.3～0.9mg/kg维持。

噻吗洛尔 Timolol

适应证　用于原发性开角型青光眼、高眼压症、闭角型青光眼的辅助治疗，手术后引起的高眼压反应、原发性高血压、心绞痛或心肌梗死后的治疗，预防偏头痛。

药动学　噻吗洛尔口服吸收迅速完全，有首关效应，可减少房水生成，有明显的降低眼压作用，但不影响瞳孔。口服后2h达血药浓度峰值，分布容积为1.3～1.7L/kg，蛋白结合率约60%。主要经肝脏代谢，代谢产物和部分原型药物由尿中排泄。消除半衰期4～5h。滴眼后15～20min起效；1～2h达最大效应，作用可持续24h；在眼房水中分布良好；血浆蛋白结合率低于10%，半衰期约5h；经肝脏代谢，肾脏排泄，血液透析不能清除。

药物的相互作用　①与其他β受体阻滞药合用不增加降眼压作用，但可增加毒副作用。与肾上腺素或地匹福林合用协同作用不明显。②与缩瞳药、碳酸酐酶抑制药、α_2受体激动药合用具有协同降压作用。③与肾上腺素药物合用可引起瞳孔散大。④与钙通道阻滞药、洋地黄制剂合用易诱发房室传导阻滞、心力衰竭及低血压，有心功能不全的患者应避免联合应用；⑤与肼屈嗪合用，能延长或增强后者的降压作用。

不良反应　可见眼烧灼感及刺痛，心动过缓，头晕，重症肌无力的症状加重，感觉异常，嗜睡，失眠，噩梦，抑郁，精神错乱，幻觉，支气管痉挛，呼吸衰竭，呼吸困难，鼻腔充血，咳嗽，上呼吸道感染，掩盖糖尿病患者应用胰岛素或降糖药后的低血糖症状。

禁忌证　同普萘洛尔。

注意　①可从乳汁分泌，故妇女哺乳期慎用。②肾功能损害时剂量需减少。③本品过量的处理同普萘洛尔。

用法与用量

（1）成人

①口服：a.高血压，开始一次2.5～5mg，一日2～3次，1周后按需要及耐受情况可加量，逐渐加至一日20～40mg。一日最大剂量为80mg。b.冠心病，开始一次2.5mg，一日2次，可渐增至一日总量20mg。c.偏头痛，一次10mg，一日2次，可渐增至一日总量30mg。6～8周无效则应停用。

②滴眼：滴入结膜囊。先用2.5g/L滴眼液，一次1滴，一日2次；如眼压已控制，可改为一次1滴，一日1次。如眼压不能控制，改用5g/L滴眼液，一次1滴，一日2次；如眼压已控制，可改为一次1滴，一日1次。详见24章本品滴眼剂。

（2）儿童　原发性开角型青光眼滴眼，一次1滴，一日1～2次。效果不明显可改用浓度高的滴眼液。

◎ **左布诺洛尔（见24章779页）**
◎ **卡替洛尔（见24章779页）**

5.3 抗高血压药

高血压是以体循环动脉压升高、周围小动脉阻力增高同时伴有不同程度的心排血量和血容量增加为主要表现的临床综合征。临床上可分为原发性及继发性两大类。儿童与青少年时期发生的高血压以继发性高血压为主，影响因素较多，如肥胖、家族史、低出生体质量、早产、盐摄入过多、睡眠不足、体力活动缺乏等。儿童继发性高血压病因比较明确，如肾脏疾病、肾动脉狭窄、主动脉缩窄、内分泌疾病或药物等。抗高血压药分为6类，即利尿药、β受体阻滞药、钙通道阻滞药（CCB）、血管紧张素转换酶抑制药（ACEI）、血管紧张素受体Ⅱ拮抗药（ARB）和α受体阻滞药。可以根据高血压的病因选择应用。

利血平 Reserpine

适应证　用于高血压、高血压危象（当前不推荐为第一线用药）。

药动学　口服后吸收快，平均3.5h血药浓度达峰值，迅速分布到主要脏器，包括脑组织。起效缓慢，数日至3周降压起效，3～6周达高峰，停药后作用持续1～6周。分布相半衰期与消除相半衰期分别为4.5h与45～168h，无尿时消除半衰期为87～323h。肌内注射4h降压作用达高峰，持续10h。静脉注射后1h起降压作用，平均半衰期为33h。约96%与血浆蛋白结合。主要在肝内代谢。60%以上口服药以原型于给药3～4日后从粪便排出，8%从尿中排出，其中不到1%为原型。

药物相互作用　①与乙醇或中枢神经抑制药同用可使中枢抑制作用加强。②与其他抗高血压药合用、与利尿药同用使降压作用加强，合用有益，但剂量需调整。③与β受体阻滞药合用可能使后者作用增强。④与洋地黄类或奎尼丁同用可引起心律失常，在常用剂量时甚少发生，但用大剂量时需小心。⑤与左旋多巴合用可引起多巴胺耗竭而致帕金森病。与间接性拟肾上腺素类如麻黄碱、苯丙胺等同用，可使儿茶酚胺贮存耗竭，使拟肾上腺素类的作用受抑制。⑥与直接性拟肾上腺素类如肾上腺素、异丙肾上腺素、去甲肾上腺素、间羟胺、去氧肾上腺素等同用，可使拟肾上腺素类的作用延长。⑦与三环类抗抑郁药同用，利血平的降压作用减弱，抗抑郁药作用也受干扰。

不良反应　大量口服或注射给药易出现不良反应，常见有注意力不集中、倦怠、晕厥、头痛、乏力、神经紧张、抑郁、焦虑、多梦、梦呓、清晨失眠、阳痿、性欲减退、帕金森病等。较常见腹泻、眩晕、口干、食欲减退、恶心、呕吐、鼻塞等，上述不良反应持续出现时需多加注意。较少见便血、呕血、胃痛、心律失常、心动过缓、支气管痉挛、手指强硬颤动等；偶见体液滞留、充血性心力衰竭、皮肤潮红、皮疹、视物模糊等。

禁忌证　对本品及萝芙木制剂过敏；活动性溃疡；溃疡性结肠炎；抑郁症；严重肾

功能障碍及孕妇。

注意 ①本品可通过胎盘屏障，可能引起胎儿呼吸道分泌物增多、鼻充血等，故妊娠期妇女禁用。②本品可由乳汁分泌，可能引起婴儿分泌物增多、鼻充血、发绀、低温、食欲缺乏等，故哺乳期妇女慎用。③下列情况慎用，如过敏患者、体弱和老年患者、帕金森病、癫痫、心律失常、心肌梗死、心脏抑制、呼吸功能不全、消化性溃疡、溃疡性结肠炎、胃肠功能失调、胆石症、高尿酸血症和有痛风病史者、慢性肾功能不全、儿童和老年人。儿童减量慎用。老年人减量慎用。

用法与用量

（1）成人 ①口服：初始剂量一次0.1～0.25mg，一日1次，经1～2周调整剂量，最大剂量一次0.5mg。②肌内注射：高血压危象时首次0.5～1mg，以后按需要每4～6h肌内注射0.4～0.6mg。

（2）儿童 ①口服：一日0.005～0.02mg/kg或0.15～0.6mg/m^2，分1～2次口服，最大一日0.25mg。②肌内注射：一次0.07mg/kg，最大量1.25mg，一日1～2次。

肼屈嗪 Hydralazine

适应证 用于高血压、心力衰竭。

药动学 口服后吸收达90%。口服生物利用度为30%～50%。血浆蛋白结合率为87%。本品在肝内经乙酰化产生有活性的代谢产物。口服后1～2h血药浓度达高峰。半衰期为3～7h，肾功能衰竭时延长，但不必调整剂量。由于本品持久存在于血管壁内，故其降压作用的半衰期比血药浓度半衰期为长。口服后45min起作用，持续3～8h。2%～4%以原型经肾排出。

药物相互作用 ①与非甾体抗炎药同用可使降压作用减弱。②拟交感胺类与本品同用可使本品的降压作用降低。③与二氮嗪或其他抗高血压药同用可使降压作用加强。

不良反应 常见头痛、恶心、呕吐、腹泻、心悸、心动过速，少见便秘、低血压、脸部潮红、流泪、鼻塞；罕见免疫变态反应，长期大量应用（一日400mg以上）可见皮疹、瘙痒、胸痛、淋巴结肿大、周围神经炎、水肿、红斑狼疮样综合征。

禁忌证 对本品成分过敏者，主动脉瘤、脑卒中、严重肾功能不全、系统性红斑狼疮患者，哺乳期妇女禁用。

注意 ①合并冠心病患者慎用。②老年人对本品的降压作用较敏感，并易有肾功能减退，故宜减少剂量。③对中度原发性高血压，肼屈嗪合并应用利尿药和β受体阻滞药则可以获得良好疗效，本药不宜单独应用。④动物实验中发现本品大剂量有致肿瘤作用，已有的研究未发现本品的致突变作用。⑤用药期间随访检查抗核抗体、血常规，必要时查红斑狼疮。⑥长期给药可产生血容量增大、液体潴留，反射性交感兴奋而心率加快、心排血量增加，使本品的降压作用减弱。⑦缓慢增加剂量或合用β受体阻滞药可使不良反应减少。⑧停用本品需缓慢减量，以免血压突然升高。⑨食物可增加其生物利用度，故宜在餐后服用。

用法与用量

（1）成人 ①口服：一次10mg，一日4次，餐后服用。2～4日后，加至一次

25mg，一日4次，共1周；第2周后增至一次50mg，一日4次。最大剂量不超过一日300mg。②肌注：一般开始用小剂量，一次10mg，一日3～4次，用药2～4日，以后逐渐增加用量。维持剂量为一日30～200mg，分次肌内注射。③产科用于重度妊娠高血压综合征急需控制血压的患者，可静脉注射；一般开始先静脉缓慢注射1mg试验剂量，如1min后无不良反应，可在4min内给予4mg缓慢注射；以后根据血压情况每20min用药一次，一次5～10mg。

（2）儿童　①口服：按体质量一次0.75mg/kg，一日2～4次，1周内渐增至最大量，一日7.5mg/kg或一日300mg。②肌注：与利血平合用，一次0.15mg/kg，每12～24h一次。

英国国家处方集（儿童版）（BNFC 2010—2011版）推荐口服。①新生儿，一次0.25～0.5mg/kg，每8～12h给药一次，如有必要最大剂量可增加到一次2～3mg/kg，每8～12h给药一次。②一个月至12岁，一次0.25～0.5mg/kg，每8～12h给药一次，如有必要最大剂量可增加到一次7.5mg/kg（一日不超过200mg）。③ >12岁，一次25mg，一日2次，通常增加到一次50～100mg，一日2次。

乌拉地尔 Urapidil

适应证　各种类型高血压、重症高血压、高血压危象，控制围术期高血压。充血性心力衰竭。儿童用于治疗嗜铬细胞瘤。

药动学　口服吸收较快，4～6h血药浓度达峰值，在肝内广泛代谢。口服吸收后80%与血浆蛋白结合，大部分代谢产物和10%～20%原药通过肾脏排泄，余下的通过粪便排出。口服半衰期为4.7h，静脉半衰期为2.7h。

药物相互作用　①不能与碱性液体混合，可引起溶液混浊或絮状物形成。②与抗高血压药同用或饮酒可增强本品降压作用。③与西咪替丁同用可增加本品血药浓度15%。④若同时使用其他抗高血压药物、饮酒或患者存在血容量不足的情况，如腹泻、呕吐，可使本品的降压作用增强。

不良反应　可见头痛、头晕、恶心、呕吐、出汗、烦躁、乏力、心悸、心律失常、呼吸困难；少见过敏反应（瘙痒、皮肤发红、皮疹等）；罕见血小板计数减少；超量用药可见头晕、直立性低血压、虚脱、疲劳等。

禁忌证　对本品成分过敏，主动脉峡部狭窄或动静脉分流（肾透析时的分流除外），妊娠期及哺乳期妇女。

注意　①肝功能不全者应慎用。②孕妇仅在绝对必要的情况下方可使用本品。③老年人慎用，初始剂量宜小。④如果联合其他抗高血压药，使用本品前应间隔一定的时间，必要时调整本药的剂量。⑤血压骤然下降可能引起心动过缓甚至心脏停搏，治疗期限一般不超过7日。⑥对本品过敏有皮肤瘙痒、潮红、皮疹时应停药。⑦可能影响患者驾驶或操作机械的能力。⑧过量可致低血压，可抬高下肢及增加血容量，必要时加升压药。⑨针剂应静脉注射或静脉滴注，患者需取卧位，治疗期限一般不超过7日。

用法与用量

（1）成人

①口服：缓释制剂，30～60mg，一日2次，维持剂量一日30～180mg。

②静脉注射：①一次25～50mg（5～10mL），如用50mg则应分2次给药，中间间歇5min。②用于高血压危象时先用25mg，以后再用25mg。③围术期高血压先用25mg（5mL），间隔2min再注射一次。

③静脉滴注：本品250mg溶于9g/L氯化钠注射液或50～100g/L葡萄糖注射液中，滴注流量6～24mg/h，维持剂量平均9mg/h。

（2）儿童　治疗嗜铬细胞瘤初始剂量，口服30～60mg，一日2次，随个体血压调整；用于高血压危象时可静脉注射或静脉滴注。

米诺地尔 Minoxidil

适应证　用于高血压（第二或第三线用药）。

药动学　口服吸收良好，血浆药物浓度达峰时间约1h，降压作用约1.5h起效，2～3h达高峰，可持续75h。主要在肝脏代谢，经肾排出。消除半衰期约4h。

药物相互作用　①β受体阻滞药等其他抗高血压药、利尿药可增强本品作用。②合用胍乙啶可致严重直立性低血压。③非甾体抗炎药、拟交感胺类药可减弱本品作用。

不良反应　常见心率加快、心律失常、皮肤潮红、水钠潴留、体质量增加、下肢水肿、毛发增生；较少见心绞痛、胸痛、头痛；少见过敏反应、皮疹、瘙痒。

禁忌证　对本品过敏者。嗜铬细胞瘤。

注意　①老年人对降压作用敏感，通常肾功能较差，口服本品应减量，使用溶液时应谨慎。如脑血管病、非高血压所致的心力衰竭、冠心病、心绞痛、心肌梗死、心包积液、肾功能不全，孕妇及哺乳期妇女。②使用本品治疗初期血尿素氮及血肌酐增高，但继续治疗后下降至用药前水平；血浆肾素活性、血清碱性磷酸酶、血钠可能增高；血细胞计数及血红蛋白可能因血液稀释而减低。③应用本品期间应定时测量血压、体质量。④突然停药可致血压反跳，故宜逐渐撤药。

用法与用量

（1）成人　口服，初始一次2.5mg，一日2次，以后每3日剂量加倍，逐渐增至出现疗效，维持量一日10～40mg，单次或分次服用。最多一日不能超过100mg。

（2）儿童　英国国家处方集（儿童版）（BNFC 2010—2011版）推荐口服。①1个月～12岁，初始剂量一日0.2mg/kg，分1～2次口服，以后每3日增加剂量一次，每次增加0.1～0.2mg/kg，最大剂量一日1mg/kg。②＞12岁，初始剂量一日5mg，分1～2次口服，以后至少3日增加剂量一次，每次增加5～10mg，最大剂量一日100mg（很少需要超过50mg）。

硝普钠 Nitroprusside

适应证　高血压急症（高血压危象、高血压脑病、恶性高血压、嗜铬细胞瘤手术前后阵发性高血压、外科麻醉期间进行控制性降压）、急性心力衰竭、急性肺水肿。

药动学　静脉滴注后立即达血药浓度峰值，其水平随剂量而定。本品由红细胞代谢为氰化物，在肝脏内氰化物代谢为硫氰酸盐，代谢物无扩张血管活性；氰化物也可参与到维生素B_{12}的代谢过程中。本品给药后几乎立即起作用并达到作用高峰，静脉滴注停止后作用维持1 ~ 10min；硫氰酸盐代谢的半衰期为7天，肾功能不良或血钠过低时半衰期延长。经肾排泄。

药物相互作用 ①与其他抗高血压药同用可使血压剧降。②与多巴酚丁胺同用，可使心排血量增多而肺毛细血管嵌压降低。③与拟交感胺类同用，本品的降压作用减弱。

不良反应 血压降低过快过剧时可出现眩晕、大汗、头痛、肌肉抽搐、神经紧张、焦虑、烦躁、胃痛、反射性心动过速、心律失常，症状的发生与静脉给药流量有关；硫氰酸盐中毒或逾量时，可出现运动失调、视物模糊、谵妄、眩晕、头痛、意识丧失、恶心、呕吐、耳鸣、气短、皮肤出现光敏感、皮肤色素沉着、过敏性皮疹，氰化物中毒或超量时可出现反射消失、昏迷、心音遥远、低血压、脉搏消失、皮肤粉红色、呼吸浅、瞳孔散大。

禁忌证 对本品成分过敏者、代偿性高血压（如动静脉分流或主动脉缩窄）、孕妇及哺乳期妇女。

注意 ①肾功能不全而本品应用超过48 ~ 72h者，每日需测定血浆中氰化物或硫氰酸盐，保持最终代谢产物硫氰酸盐不超过100mg/L，代谢中间产物氰化物不超过3mmol/L。②下列情况慎用：如脑血管或冠状动脉供血不足，麻醉中控制性降压时应先纠正贫血或低血容量，脑病或其他颅内压增高，肝、肾功能不全，甲状腺功能过低，肺功能不全，维生素B_{12}缺乏。③老年人用本品需注意增龄时肾功能减退对本品排泄的影响，老年人对降压反应也比较敏感，故用量宜酌减。④本品应缓慢静脉注射或使用微量输液泵。⑤在用药期间，应经常监测血压，急性心肌梗死患者使用本品时需监测肺动脉舒张压或楔压。⑥药液有局部刺激性，谨防外渗。⑦如静脉滴注已达每分钟10μg/kg，经10min降压仍不满意，应考虑停用本品。⑧左心衰竭伴低血压时，应用本品需同时加用心肌正性肌力药如多巴胺或多巴酚丁胺。⑨偶尔出现耐药性，视为氰化物中毒先兆，减慢流量即可消失。

用法与用量

（1）成人　用前将本品50mg溶解于50g/L葡萄糖注射液5mL中，再稀释于250 ~ 1000mL的50g/L葡萄糖注射液中，在避光输液瓶中静脉滴注。溶液的保存与应用不应超过24h。溶液内不宜加入其他药品。静脉滴注：成人开始按每分钟0.5μg/kg。根据治疗反应以每分钟0.5μg/kg递增，逐渐调整剂量，常用剂量为每分钟3μg/kg，极量为每分钟10μg/kg，总量为3500μg/kg。

（2）儿童　用前将本品50mg溶解于50g/L葡萄糖注射液5mL中，然后立刻以50g/L葡萄糖注射液稀释到质量浓度0.05 ~ 0.2g/L（如需限制液量，质量浓度最高不超过1g/L），在避光输液瓶中静脉滴注。为更准确控制流量，最好以输液泵静脉滴注。溶液的保存与应用不应超过24h。溶液内不宜加入其他药品。高血压危象时静脉滴注剂量，开始按每分钟0.5μg/kg，根据治疗反应如有必要以每分钟0.2μg/kg递增，逐渐调整剂量，最大剂量为每分钟8μg/kg（如果超过24h，最大剂量为每分钟4μg/kg）。

二氮嗪 Diazoxide

适应证 用于恶性高血压、高血压危象、幼儿特发性低血糖症、胰岛细胞瘤引起的严重低血糖。

药动学 口服吸收良好。蛋白结合率82%～94%，尿毒症时结合减少。快速静脉注射后1min内起效，2～3min达高峰，持续作用2～12h。肾功能正常时半衰期为21～36h，无尿时为20～53h。在肝内代谢。经肾排泄，约50%为原型，其余为代谢产物从尿排出。小量随粪便排出。本品可通过胎盘及血脑屏障，也可通过透析被清除。本品的血浆半衰期比降压作用时间长，重复给药会有蓄积。

药物相互作用 ①与麻醉药、其他抗高血压药或血管扩张药同用，可使降压作用加强而发生低血压，此时应调整剂量，并严密观察血压。②与β受体阻滞药合用可防止由本品降压后发生的反射性心动过速。③与呋塞米、依他尼酸或噻嗪类同用，可使降压作用加强，增高血糖和血尿酸的作用也加强，需调整用量。④与降糖药同用，可使本品的升血糖作用减弱，糖尿病患者用药时应调整降糖药剂量。⑤与口服抗凝药同用时，可使抗凝作用加强，应调整抗凝药剂量。⑥非甾体抗炎药如吲哚美辛可减弱本品的降压作用。

不良反应 常见头痛、恶心、呕吐、腹泻、心悸、心动过速；少见便秘、低血压、脸潮红、流泪、鼻塞；罕见免疫变态反应；长期大量应用（一日400mg以上）可见皮疹、瘙痒、胸痛、淋巴结肿大、周围神经炎、水肿、红斑狼疮样综合征。

禁忌证 对本品成分过敏者、充血性心力衰竭、糖尿病、孕妇及哺乳期妇女。

注意 ①对噻嗪类利尿药、袢利尿药、碳酸酐酶抑制药等过敏者，对本品也可能过敏。②下列情况慎用，如急性主动脉夹层、心肌梗死、代偿性高血压、冠状动脉或脑动脉供血不足、痛风、 低钾血症、肝功能不全患者。③儿童不宜久用。④单胺氧化酶抑制药和嗜铬细胞瘤引起的高血压无效。⑤可加剧高血糖和高尿酸血症。⑥注射时防止漏出血管外，以免引起疼痛和炎症。⑦二氮嗪注射液不宜与其他药物及输液配伍。

用法与用量

（1）成人　静脉注射，一次150mg，或按体质量1～3mg/kg。严重高血压隔5～15min后重复注射一次，以达疗效出现，以后按需要每4～24h给药一次，直到随后所有口服抗高血压药发生作用，此过程一般需要4～5日，一日极量1.2g。

（2）儿童　静脉注射，1～18岁高血压危象患儿一次1～3mg/kg（最大150mg）。原液（不稀释）静脉注射至少30s，间隔5～15min重复给药，直到血压控制。24h最多给药4次。

氢氯噻嗪 Hydrochlorothiazde

适应证 ①水肿性疾病排泄体内过多的钠和水，减少细胞外容量，消除水肿。常见的包括充血性心力衰竭、肝硬化腹水、肾病综合征、急慢性肾炎水肿、慢性肾功能衰竭早期、肾上腺皮质激素和雌激素治疗所致的钠、水潴留；②用于原发性高血压时可单独或与其他抗高血压药联合作用；③中枢性或肾性尿崩症；④特发性高尿钙症。

药动学 口服吸收快但不完全，生物利用度为65%～70%。进食能增加吸收量，可能与药物在小肠的滞留时间延长有关。本药部分与血浆蛋白结合，蛋白结合率为40%；另部分进入红细胞内。本品吸收后消除相开始阶段血药浓度下降较快，以后血药浓度下降明显减慢，可能与后阶段药物进入红细胞内有关。可通过胎盘，也可从乳汁中分泌。给药量的50%～70%以原型从尿排泄。半衰期为15h，肾功能受损者半衰期延长。

药物相互作用 ①肾上腺皮质激素、促肾上腺皮质激素、雌激素以及两性霉素B（静脉用药）能降低本药的利尿作用，增加发生电解质紊乱（尤其是低钾血症）的风险。②非甾体抗炎药，尤其是吲哚美辛，能降低本类药物的利尿作用，与前者抑制前列腺素合成有关。与吲哚美辛合用，可能导致急性肾功能衰竭，与阿司匹林合用，可能引起或加重痛风。③与可激动α受体的拟肾上腺素类药物合用时，利尿作用减弱。④考来烯胺能减少胃肠道对本类药物的吸收，故应在口服考来烯胺1h前或4h后服用本类药。⑤与治疗量的多巴胺合用，利尿作用加强。⑥与抗高血压药合用时，利尿、降压作用均加强。⑦与阿替洛尔合用除有协同降压作用外，控制心率效果优于单用阿替洛尔。⑧使抗凝药的抗凝作用减弱，主要是由于利尿后机体血浆容量下降，血中凝血因子水平升高，加上利尿使肝脏血液供应改善，合成凝血因子增多。⑨降低降糖药的作用，因本药可升高血糖，故合用时应注意调整降糖药的剂量。⑩与强心苷类、胺碘酮等药物合用可导致严重的低钾血症，而低血钾可增加强心苷类、胺碘酮等的毒性。⑪与锂盐合用，增加锂的肾毒性。因本类药物可减少肾脏对锂的清除。⑫乌洛托品与本类药物合用，其转化为甲醛受抑制，疗效下降。⑬本类药物可增强非去极化型肌松药的肌松作用，与本药使血钾下降有关。⑭与碳酸氢钠合用，发生低氯碱中毒机会增加。⑮在用本药期间，给予静脉麻醉药羟丁酸钠可致严重低钾血症。⑯与维生素D合用，需注意高血钙。⑰与巴比妥类药合用，可导致直立性低血压。⑱与β受体阻滞药合用时，可使其升高血脂、血尿酸和血糖的作用增强。⑲可影响肾小管排泄尿酸，使血尿酸升高，故合用抗痛风药时需增加后者剂量。⑳与金刚烷胺合用，可产生肾毒性。㉑与三氧化二砷、氟哌利多、氟卡尼、左醋美沙多、索他洛尔、酮色林等合用，由于本品可引发低钾血症或低镁血症，从而可诱发室性心律失常或Q-T间期延长。㉒与吩噻嗪类药物合用，可导致严重的低血压或休克。㉓与二氮嗪合用，可使血糖升高作用增强。㉔与甲氧苄啶合用，易发生低钠血症。㉕溴丙胺太林可明显增加本药的胃肠道吸收。㉖过多输入氯化钠溶液可抵消本药的降压利尿作用。

不良反应 低钾血症、低氯性碱中毒、低氯低钾性碱中毒、低钠血症及上述水、电解质紊乱导致的口干、烦渴、肌肉痉挛、恶心、呕吐和极度疲乏无力；高糖血症，高尿酸血症，少见过敏反应（皮疹、荨麻疹），血白细胞减少或缺乏症、血小板减少性紫癜；罕见胆囊炎、胰腺炎、光敏感、色觉障碍。

禁忌证 对磺胺类、噻嗪类药物过敏者，无尿者。

注意

（1）本药与磺胺类药物、呋塞米、布美他尼、碳酸酐酶抑制药有交叉过敏反应。

（2）可能对泌乳产生影响，有证据显示本品可改变乳汁的组分，如不能改用其他药物，应监测乳儿的不良反应和是否有足够的乳汁摄取。

（3）儿童用药无特殊注意事项。但慎用于黄疸的婴儿，因本药可使血胆红素升高。

（4）老年人应用本药较易发生低血压、电解质紊乱和肾功能损害。

（5）对诊断的干扰　可干扰蛋白质结合碘的测定，可致糖耐量降低，血糖、尿糖、血胆红素、血钙、血尿酸、血胆固醇、血三酰甘油和血低密度脂蛋白胆固醇升高，血镁、血钾、血钠及尿钙降低。

（6）下列情况慎用　①肾功能减退，对本药不敏感，大剂量使用时可致药物蓄积、毒性增加；②糖尿病；③高尿酸血症或有痛风病史者；④低钠血症者；⑤肝功能损害；⑥高钙血症者；⑦系统性红斑狼疮，可加重病情或诱发狼疮活动；⑧低血压；⑨交感神经切除者；⑩水、电解质紊乱。

（7）随访检查　①血电解质（包括血钙、血磷）；②血糖；③血尿酸；④血肌酐、血尿素氮；⑤血压。

（8）本药过量使用时，应尽早洗胃，给予支持、对症处理，并密切随访血压、电解质、肾功能。

用法与用量　口服。

（1）成人　①水肿性疾病，一次50mg，一日1～2次，或隔日治疗，或一周连服3～5日。②高血压，一日12.5～25mg，分1～2次服用，并按降压效果调整剂量。

（2）儿童　按体质量一日1～2mg/kg或按体表面积一日30～60mg/m^2，分1～2次服，并按疗效调整剂量。一日最大量一般不超过100mg。

甲基多巴 Methyldopa

适应证　用于高血压（二线用药，用于难治性高血压）。

药动学　口服吸收不确定，约为50%。与血浆蛋白结合少，不到20%。单剂口服后4～6h降压作用达高峰，作用持续12～24h；多次口服后2～3日降压作用达高峰，作用持续至停药后24～48h。正常人血浆半衰期约为1.7h，无尿时为3.6h。主要在肝内代谢，产生活性代谢产物α-甲基去甲肾上腺素。近70%以原型和少量代谢物的形式经尿排泄。血液或腹膜透析均可将本品除去。

药物相互作用　①可增强口服抗凝药的抗凝作用。②可加强中枢神经抑制药的作用。③三环类抗抑郁药可减弱本品的降压作用。④非甾体抗炎药可减弱本品的降压作用。⑤可使血生乳素浓度增高并干扰溴隐亭的作用。⑥与其他抗高血压药有协同作用。⑦与左旋多巴同用使中枢神经毒性作用增强。⑧拟交感胺类可使本品降压作用减弱。

不良反应　常见下肢水肿、口干、头痛、乏力，较少见药物热、嗜酸性粒细胞增多、肝功能变化、精神改变（抑郁或焦虑、梦呓、失眠）、性功能减退、乳房增大、恶心、呕吐、腹泻、晕倒等；少见肝功能损害、骨髓抑制、白细胞及血小板减少、溶血性贫血、帕金森病样表现等。

禁忌证　活动性肝脏疾病；抗人球蛋白（Coombs）试验阳性。

注意　①本药能通过胎盘屏障，在人体的研究尚不充分，已有的研究显示妊娠期妇女服药后对胎儿没有明显有害的影响，因此在必要的情况下甲基多巴可用于妊娠期妇女。②可分泌入乳，不建议哺乳期服用本药。③下列情况慎用，如嗜铬细胞瘤、冠心病、溶血性贫血、有抑郁病史、肝肾功能不全者。④老年人对降压作用敏感，且肾功能较差，必须酌减药量。⑤用药前和用药过程中应定期检查血常规、Coombs试验和肝功能，若发生溶血性贫血应立即停药，通常贫血很快好转，否则应使用糖皮质激素治疗。该类患者不能再次使用甲基多巴。⑥需定期检查肝功能，尤其在用药的头2～3个月。发现问题立即停药者体温和肝功能可恢复。用药后肝功能受影响的患者不能再次使用甲基多巴。⑦服用甲基多巴出现水肿或体质量增加的患者可用利尿药治疗。一旦水肿进行性加重或有心力衰竭迹象应停服本品。⑧患有严重双侧脑血管病者，若服药过程中发生不自主性舞蹈症，必须立即停药。

用法与用量

（1）成人　口服一次250mg，一日2～3次。每2日调整剂量一次，至预期疗效。一般晚上加量以减少药物的过度镇静作用。若与噻嗪类利尿药合用时，初始剂量一日0.5g，维持剂量一日0.5～2g，分2～4次服，最大剂量一日＜3g。用药2～3个月后可产生耐药性，给利尿药可恢复疗效。

（2）儿童　口服按体质量一日10mg/kg，分2～4次服。以后每2日调整剂量一次，至达到疗效。最大剂量一日65mg/kg或3g。

英国国家处方集（儿童版）（BNFC 2010—2011版）推荐口服。① 1个月至12岁，初始剂量一日0.25mg/kg，一日3次，如有必要间隔至少2天逐渐增加剂量，最大剂量一日65mg/kg（每天不超过3g）。② 12～18岁，初始剂量250mg，一日2～3次，如有必要间隔至少2天逐渐增加剂量，最大剂量一日3g。

可乐定 Clonidine

适应证　用于高血压（不作为一线用药）、高血压急症、偏头痛、绝经期潮热、痛经、阿片类成瘾的戒毒治疗。滴眼液用于青光眼、高眼压症。贴剂外用于抽动-秽语综合征。

药动学　口服后70%～80%吸收，吸收后很快分布到各器官，组织内药物浓度比血浆中浓度高，能通过血脑屏障蓄积于脑组织。蛋白结合率为20%～40%。口服本品后30～60min发生降压作用，3～5h血药浓度达峰值，一般为1.35μg/L，作用持续6～8h。贴片经皮肤吸收后进入血液循环，能以平稳速度释放可乐定。除去贴片，局部皮肤内贮存的药物仍能维持有效血药浓度24h。缓慢静脉注射后可在10min内产生降压作用，最大作用在注射完后30～60min，持续3～7h，产生降压作用前可出现短暂高血压现象。消除半衰期在正常肾功能时为12.7（6～23）h，肾功能不全时延长。在肝内代谢，约50%吸收的剂量经肝内生物转化，40%～60%以原型于24h内经肾排出，20%经肝肠循环由胆汁排出。

药物相互作用　①与乙醇、巴比妥类或镇静药等中枢神经抑制药同用可使中枢抑制作用加强。②与其他抗高血压药同用可使降压作用加强。③与β受体阻滞药同用后停药，可使可乐定的撤药综合征危象发生增多，故宜先停用β受体阻滞药，再停用可乐定。④与三环类抗抑郁药、非甾体抗炎药同用可使可乐定的降压作用减弱。

不良反应　常见口干、倦怠、头痛、眩晕、血管神经性水肿、短暂肝功能异常、便秘等；较少见头晕、性功能减退、直立性低血压、心悸、心动过速、心动过缓、水钠潴留、恶心、呕吐等。罕见烦躁不安、幻视幻听、心力衰竭、心电图异常、短暂血糖升高、血清肌酸激酶升高。

禁忌证　对本品过敏者、低压性青光眼。

注意　①妊娠及哺乳期妇女尚无充分研究，仅在必要时使用。②下列情况慎用：如脑血管病、冠状动脉供血不足、精神抑郁、近期心肌梗死、雷诺病、慢性肾功能不全、窦房结或房室结功能低下、血栓闭塞性脉管炎。③老年人对降压作用较敏感，肾功能随年龄增长降低，应用时必须减量，并注意防止直立性低血压。④长期用药由于液体潴留及血容量扩充，可产生耐药性，降压作用减弱，加利尿药可纠正。⑤停药必须在1～2周逐渐减量，同时加以其他降压治疗以免血压反跳。如需手术必须停药，应在术前4～6h停药，术中静滴抗高血压药，术后复用本品。⑥使用本品期间可影响驾车和机械操作的能力。

用法与用量

（1）成人

①口服：a.用于高血压，初始剂量一次0.1mg，一日2次；隔2～4日后可按需一日递增0.1～0.2mg。常用维持剂量为一日0.3～0.9mg，分2～4次口服。b.用于严重高血压紧急治疗，首剂0.2mg，继以每小时0.1mg，直至舒张压控制或总量达0.7mg，后改用维持剂量。

②静脉注射：用于降压，常用剂量0.15～0.3mg，加入50g/L葡萄糖注射液20～50mL缓慢注射，一日不宜超过0.75mg。

（2）儿童　英国国家处方集（儿童版）（BNFC 2010—2011版）推荐，用于2～18岁严重高血压儿童。

①口服：初始剂量一次0.5～1μg/kg，一日3次，如有必要逐渐增加剂量，最大剂量一日25μg/kg，分次口服（最大不超过一日1.2mg）。

②缓慢静脉注射：2～6μg/kg（最大剂量300μg），以9g/L氯化钠注射液或50g/L葡萄糖注射液稀释后静脉注射，时间至少10～15min。

拉贝洛尔 Labetalol

适应证　本品为盐酸盐，兼有α受体及β受体阻滞作用，用于各种类型高血压。

药动学　本品从胃肠道吸收迅速而完全，但首关代谢明显，绝对生物利用度25%，不同个体的生物利用度的差别大，伴随进食可增加其生物利用度。服后1～2h血药浓度达峰值，可持续8～12h，半衰期为6～8h。血浆蛋白结合率为50%左右。55%～60%的原型药物和代谢产物由尿中排出。本品脂溶性低，在动物实验中只有少量能通过血脑屏障。血液透析和腹膜透析均不易清除。治疗效应与血药浓度明显相关。

药物相互作用　①与三环类抗抑郁药同用可产生震颤。②西咪替丁可增加本品的生物利用度。③本品可减弱硝酸甘油的反射性心动过速，但降压作用可协同。④与维拉帕米类钙通道阻滞药合用时需谨慎。

不良反应　可见眩晕、乏力、幻觉、恶心、消化不良、腹痛、腹泻、口干、头皮麻刺感、心动过速、急性肾衰竭、瘙痒、乏力、胸闷、直立性低血压、哮喘加重等。

禁忌证　病态窦房结综合征、心脏传导阻滞（二度或三度房室传导阻滞）未经安装起搏器的患者、重度或急性心力衰竭、心源性休克患者、脑出血、支气管哮喘、对本品过敏者。

注意 ①孕妇忌用静脉注射，口服制剂可安全有效地用于妊娠高血压，不影响胎儿生长发育。②乳汁中的浓度为母体血液的22%～45%，哺乳期妇女慎用。忌静脉注射。③下列情况慎用：如有严重过敏史，充血性心力衰竭，糖尿病，甲状腺功能减退，肺气肿或非过敏性支气管炎，肝、肾功能不全，雷诺综合征或周围血管疾病者。④儿童慎用，忌用静脉注射。⑤老年人用药生物利用度高，因此，可适当减少用药剂量。⑥少数患者可在服药后2～4h出现直立性低血压，因此用药剂量应该逐渐增加。给药期间患者应保持仰卧位，用药后要平卧3h。若降压过低，可用去氧肾上腺素或阿托品予以拮抗。⑦本品用量必须强调个体化，不同个体、不同疾病用量不尽相同，避免突然停药。⑧本品用于嗜铬细胞瘤的降压有效，但少数病例有血压反常升高的报道，故用药时应谨慎。

用法与用量

（1）成人 ①口服：一次100mg，一日2～3次，2～3天后根据需要加量。常用维持量为一次200～400mg，一日2次。饭后服。一日最大剂量2400mg。②静脉注射：一次25～100mg，加100g/L葡萄糖注射液20～40mL，于5～10min内缓慢注射，如降压效果不理想可于15min后重复一次，直至产生理想的降压效果或以每分钟1～2mg的速度静脉滴注，总量可达300mg。

（2）儿童 英国国家处方集（儿童版）（BNFC 2010—2011版）推荐如下。

①口服：a.1个月～12岁，一次1～2mg/kg，一日3～4次。b.＞12岁，初始剂量一次50～100mg，一日2次，如有必要间隔3～4天增加剂量，常用剂量一次200～400mg，一日2次（剂量再大需一日3～4次），最大剂量一日2.4g。

②静脉注射：a.1个月～12岁，一次0.25～0.5mg/kg，最大不超过20mg。b.＞12岁，一次25～50mg于5～10min缓慢静脉注射，如有必要15min后重复，总剂量不应超过200mg。

③静脉滴注：主要用于高血压危象。a.新生儿，每小时0.5mg/kg，根据治疗反应间隔至少15min调整剂量，最大剂量每小时4mg/kg。b.1个月～12岁，初始剂量每小时0.5～1mg/kg，根据治疗反应间隔至少15min调整剂量，最大剂量每小时3mg/kg。c.＞12岁，每小时30～120mg，根据治疗反应间隔至少15min调整剂量。

卡托普利 Captopril

适应证 用于高血压、心力衰竭、高血压急症、肾炎合并蛋白尿和糖尿病肾病。诊断肾血管性高血压试验用药。

药动学 口服本品后吸收迅速，吸收率在75%以上，餐中服用胃肠道内有食物存在可使本品的吸收减少30%～40%，故宜在餐前1h服药。血液循环中本品的25%～30%与蛋白结合。用于降压，口服后15min开始起效，1～1.5h作用达高峰，持续6～12h，其时间长短与剂量相关。降压作用为进行性，约数周达最大治疗作用。半衰期小于3h时，肾功能衰竭时延长。在肝内代谢为二硫化物等。经肾排泄，40%～50%以原型排出，其余为代谢物，可在血液透析时被清除。本品不能通过血脑屏障。注射本品15min后生效，1～2h作用达高峰，持续4～6h。

药物相互作用 ①与利尿药同用使降压作用增强，但应避免引起严重低血压，故原用利尿药者宜停药或减量，本品开始用小剂量，逐渐调整剂量。②与其他血管扩张药同用可能致低血压，如拟合用，应从小剂量开始。③与潴钾药物如螺内酯、氨苯蝶啶、阿米洛利同用可能引起血钾过高。④与内源性前列腺素合成抑制药如吲哚美辛同用，将使本品降压作用减弱。⑤与其他抗高血压药合用，降压作用加强，与引起肾素释出或影响交感活性的药物呈相加作用，与β受体阻滞药呈小于相加的作用。

不良反应 常见皮疹、心悸、心动过速、胸痛、咳嗽、味觉迟钝；少见蛋白尿、眩晕、头痛、晕厥、血管性水肿、心律失常、面部潮红或苍白、白细胞与粒细胞减少。

禁忌证 对本品或其他血管紧张素转换酶抑制药过敏；双侧肾动脉狭窄；有血管神经性水肿史，妊娠期妇女。

注意 ①肾功能不全时谨慎使用并监测；更易出现高钾血症或其他不良反应。初始剂量为一次12.5mg，一日2次。②可分泌入乳，哺乳期妇女需权衡利弊。③下列情况慎用：自身免疫性疾病如严重系统性红斑狼疮，骨髓抑制，脑动脉或冠状动脉供血不足，血钾过高，肾功能不全，主动脉瓣狭窄，严格饮食限制钠盐或进行透析者。④儿童仅限于其他降压治疗无效时。⑤老年人对降压作用较敏感，应用本品需酌减剂量。⑥在用药期间，应定期监测白细胞计数和分类计数，最初3个月每2周查一次，每月查一次尿蛋白。⑦食物可使本品吸收减少30%～40%，宜在餐前1h服药。⑧本品可使血尿素氮、血肌酐浓度增高，常为暂时性，在有肾病或长期严重高血压而血压迅速下降后易出现，偶有血清ALT和AST增高。⑨可能加重高钾血症，与保钾利尿药合用时尤应注意检查血钾。⑩用本品时如蛋白尿逐渐增多，暂停本品或减少用量。⑪若白细胞计数过低，暂停用本品，可以恢复。⑫出现血管神经水肿，应停用本品，迅速皮下注射1：1000肾上腺素0.3～0.5mL。⑬本品可引起尿丙酮检查假阳性。

用法与用量

（1）成人

①口服：a.高血压，初始剂量一次12.5mg，一日2～3次，按需要1～2周增至一次25mg，一日2～3次；b.心力衰竭，初始剂量一次12.5mg，一日2～3次，根据耐受情况逐渐增至一次25～50mg，一日2～3次。

②静脉注射：用于高血压急症，需个体化给药。常用量一次25mg，溶于100g/L葡萄糖注射液20mL，缓慢静脉注射10min，随后用50mg溶于100g/L葡萄糖注射液500mL，静脉滴注1h。

③用于肾血管性高血压药物诊断：在常规肾图或肾动态检查后当日，口服卡托普利25～50mg（粉末状），每隔15min测一次血压至60min，饮水300～500mL或8mL/kg后进行常规肾图或肾动态显像。

（2）儿童

①口服：降压与治疗心力衰竭初始剂量，按体质量一次0.3mg/kg，一日3次，必要时每8～24h增加0.3mg/kg。

②英国国家处方集（儿童版）（BNFC 2010—2011版）推荐口服。a.1个月～12岁，试验剂量0.1mg/kg（最大6.25mg），认真监控血压1～2h。如果耐受一次0.1～0.3mg/

kg、一日2～3次给药，必要时可逐渐增加剂量，最大剂量一日6mg/kg分次口服（一个月～1岁患儿最大剂量一日4mg/kg）。b. > 12岁，试验剂量0.1mg/kg或者6.25mg，认真监测血压1～2h。如果耐受一次12.5～25mg、一日2～3次给药，必要时可逐渐增加剂量，最大剂量一日150mg分次口服。

氯沙坦 Losartan

适应证 用于治疗高血压可单独应用或与其他抗高血压药如利尿药合用。

药动学 口服吸收良好，经首关代谢后形成羧酸型活性代谢物及其他无活性代谢物；生物利用度约为33%。氯沙坦及其活性代谢产物的血药浓度分别在1h及3～4h达到峰值。半衰期分别为2h和6～9h。氯沙坦及其活性代谢产物的血浆蛋白结合率≥99%；血浆清除率分别为600mL/min和50mL/min。肾清除率分别为74mL/min和26mL/min。氯沙坦及其代谢产物经胆汁和尿液排泄。

药物相互作用 在临床药动学的研究中，已确认和氢氯噻嗪、地高辛、华法林、西咪替丁、苯巴比妥、酮康唑和红霉素不具有临床意义上的药物相互作用。已有报道利福平和氟康唑可降低活性代谢产物水平。这些相互作用的临床结果还没有得到评价；与其他抑制血管紧张素Ⅱ及其作用的药物一样，氯沙坦片与保钾利尿药（如螺内酯、氨苯蝶啶、阿米洛利）、补钾剂或含钾的盐代用品合用时，可导致血钾升高；与其他抗高血压药物一样，非甾体抗炎药吲哚美辛可降低氯沙坦的抗高血压作用。

不良反应 轻微而短暂的头晕，剂量相关性直立性低血压。罕见皮疹、荨麻疹、血管神经性水肿［包括面、唇和（或）舌肿胀］。腹泻及偏头痛。偶有高血钾，罕见ALT升高。敏感个体和动脉狭窄的患者可出现肾功能异常。

禁忌证 对本品任何成分过敏者禁用。

注意 ①肝硬化患者氯沙坦的血浆浓度明显增加，对肝功能不全患者应该考虑使用较低剂量。②妊娠期妇女在妊娠中期和后期用药时，可引起正在发育的胎儿损伤，甚至死亡。③哺乳期妇女停止哺乳或停用药物。④以下情况慎用，如血管容量不足的患者、肾功能不全、肾功能依赖于肾素-血管紧张素-醛固酮系统活性的患者（如严重的充血性心力衰竭患者）、双侧肾动脉狭窄或只有单侧肾脏而肾动脉狭窄的患者。⑤已在1个月至16岁的儿童中建立本品抗高血压的应用，不推荐肾小球滤过率小于每分钟30mL和肝脏受损的儿童使用本品。

用法与用量

（1）成人 对大多数患者，通常起始和维持剂量为每天一次50mg。治疗3～6周可达到最大降压效果。在部分患者中，剂量增加到每天一次100mg可产生进一步的降压作用。对血管容量不足的患者（例如应用大剂量利尿药治疗的患者），可考虑采用每天一次25mg的起始剂量。对老年患者或肾损害患者包括做血液透析的患者，不必调整起始剂量。对有肝功能损害病史的患者应考虑使用较低剂量。本品可同其他抗高血压药物一起使用。本品可与或不与食物同时服用。

（2）儿童 口服。① 6～16岁：体质量20～50kg者初使剂量25mg一日一次，根据治疗反应最大剂量可增至一日50mg；体质量大于50kg者初使剂量50mg一日一次，根据治疗反应最大剂量可增至一日100mg。②大于16岁：初使剂量50mg一日一次（血容量不足的患者初使剂量25mg，一日一次）。如需要，数周后最大剂量可增至100mg一日一次。

厄贝沙坦 Irbesartan

适应证 用于原发性高血压。

药动学 口服给药吸收良好；其绝对生物利用度为60%～80%，进食不会明显影响其生物利用度。血浆达峰时间为1～1.5h，消除半衰期为11～15h。每天一次服药，3天内达稳态。厄贝沙坦通过葡糖醛酸化或氧化代谢，体外研究表明主要由细胞色素P450酶CYP2C9氧化。本品及代谢物经胆道和肾脏排泄。血浆蛋白结合率约为96%，其分布容积为53～93L。厄贝沙坦的药动学在10～600mg范围内显示线性和剂量相关性。

药物相互作用 ①本品与利尿药合用时应注意血容量不足或因低钠可引起低血压。与保钾利尿药（如氨苯蝶啶等）合用时，应避免血钾升高。②本品与华法林之间无明显的相互作用。③与洋地黄类药如地高辛、β受体阻滞药如阿替洛尔、钙通道阻滞药如硝苯地平等合用不影响相互作用的。④与锂盐合用，血清锂可逆性升高和出现毒性作用，不推荐合用。

不良反应 常见眩晕、呕吐、疲劳、直立性眩晕、直立性低血压；偶见心动过速、皮肤潮红、咳嗽、腹泻、消化不良、胃灼热、性功能障碍、胸痛；罕见皮疹、荨麻疹、血管神经性水肿、高钾血症、头痛、耳鸣、味觉缺失、肝功能异常、肝炎、肌痛、关节痛、肾功能损害。

禁忌证 对本品过敏，妊娠4～9个月及哺乳期妇女。

注意 ①肾功能损害患者无须调整剂量；进行血液透析的患者，初始可考虑使用低剂量（75mg），并定期监测血清钾和肌酐。②妊娠的前3个月最好不使用本品。③以下情况慎用，如血容量不足、肾血管性高血压、主动脉和二尖瓣狭窄、梗阻性肥厚型心肌病患者。④不推荐原发性醛固酮增多症的患者使用本品。⑤本品用于6岁以下儿童的安全性和疗效尚未建立。⑥尽管75岁以上老年人可考虑起始剂量为75mg，但通常对老年人不需要调整剂量。⑦肾功能损害和肾脏移植患者推荐对血清钾和肌酐进行监测，无近期肾脏移植患者使用的经验。

用法与用量

（1）成人 口服初始剂量，一次150mg，一日1次。根据病情可增至一次300mg，一日1次。进行血液透析和年龄超过75岁的患者，初始剂量一次75mg，一日1次。单独使用氢氯噻嗪或厄贝沙坦150mg不能有效控制血压的患者，可用厄贝沙坦氢氯噻嗪150mg/12.5mg复方，一日1次。单独使用厄贝沙坦300mg或使用150mg/12.5mg复方不能有效控制血压的患者可用300mg/12.5mg复方，一日1次。空腹或进餐时使用。不推荐一日剂量大于300mg/25mg。必要时，本品可以合用其他抗高血压药。

（2）儿童 口服。①6～12岁初始剂量75mg，一日一次，必要时可增至150mg，一日一次。②大于12岁，初始剂量150mg，一日一次，必要时最大剂量可增至300mg，一日一次。

依那普利 Enalapril

适应证 适用于各种原发性高血压，也可用于慢性充血性心力衰竭的治疗，尤其常规应用洋地黄或利尿药难以控制者，能延缓充血性心力衰竭症状的临床进展及减少住院治疗的需要。由于本品效果优于卡托普利，不良反应又较轻，故使用日益广泛，为抗高血压治疗的首选药。

药动学 口服后吸收68%，吸收不受胃肠道内食物的影响。吸收后在肝内水解所生成的二羧酸依那普利拉抑制血管紧张素转换酶的作用比本品强，但口服依那普利拉吸收极差。口服本品后约1h血药浓度达高峰，而依那普利拉高峰血药浓度是在3～4h。多数给本品后依那普利拉的有效半衰期为11h，肝功能异常者依那普利转变成依那普利拉的速度延缓。口服本品后，降压作用于1h开始，4～6h达高峰，按推荐剂量给药，降压作用可维持24h以上。主要经肾排泄，口服剂量的94%左右以本品或依那普利拉存在于尿和粪便中，无其他代谢产物。肾小球滤过率减至每分钟30mL以下时，达峰时间、达稳态时间均延迟。依那普利拉可经透析清除，其速率为每分钟62mL。本品不易通过血脑屏障，依那普利不进入脑。

药物相互作用 ①与利尿药同用降压作用增强，可引起严重低血压。在开始治疗前利尿药应停用或减量，依那普利开始剂量宜小，以后再根据血压情况逐渐调整。②与排钾利尿药同用可减少钾丢失，但与保钾利尿药、补钾药及钾盐制剂同用可引起血钾明显增高。接受依那普利治疗的心衰患者一般不要使用保钾利尿药。③与锂同用可致锂中毒，停药后毒性反应可消失。④非甾体抗炎药尤其吲哚美辛可抑制肾前列腺素合成，引起水、钠潴留，从而减弱依那普利的降压效果。阿司匹林也可明显降低依那普利的降压作用，同用时应注意。

不良反应 头晕、头痛，亦有倦怠、乏力、低血压与直立性低血压、晕厥、腹泻、肌肉痛性痉挛、皮疹与咳嗽。可引起血管神经性水肿、外周神经麻痹、紫癜、味觉障碍、嗜睡、口干、上腹不适、恶心、胸闷或胸痛、蛋白尿、疲劳等，偶见尿素氮、肌酐或ALT、AST轻度上升。

禁忌证 对本品过敏者；双侧肾动脉狭窄者；有血管神经性水肿史者禁用。

注意 ①肝功能不全时应密切监测肝功能。②肾功能不全时谨慎使用并监测；更易出现高钾血症或其他不良反应；肌酐清除率小于每分钟30mL时起始剂量为一次2.5mg，一日1次。③下列情况慎用，如主动脉瓣狭窄、肥厚型心肌病、哺乳期妇女。④儿童无须调整剂量。新生儿和肾小球滤过率小于每分钟30mL的儿童患者中不推荐使用。⑤在用药期间，应定期监测白细胞计数和肾功能。⑥接受本品治疗在用高流量透析膜（如AN69）进行血液透析时有较高的类过敏反应发生率。

用法与用量

（1）成人 ①降压，口服一次5～10mg，每日一次，以后随血压反应调整剂量至每日10～20mg，一日最大剂量40mg，分1～2次服，如疗效仍不满意，可加用利尿药。在肾功能损害时，肌酐清除率在每分钟30～80mL时，初始剂量为5mg，如肌酐清除率＜30mL/min，初始剂量为2.5mg；在透析患者，透析日剂量为2.5mg。②治疗心力衰竭，开始剂量为一次2.5mg，1天1次，给药后2～3h内注意血压，尤其合并用利尿药者，以防低血压。一般每天用量5～20mg，分2次口服。

（2）儿童　英国国家处方集（儿童版）（BNFC 2010—2011版）推荐口服。① 1个月～12岁：初始剂量0.1mg/kg，一日一次，认真监测血压1～2h。如有必要剂量可增至1mg/kg，分1～2次口服。②大于12岁：初始剂量2.5mg，一日一次，认真监测血压1～2h。常用维持量一日10～20mg，分1～2次给药。体质量大于50kg者剂量一日40mg，分1～2次给药。

硝苯地平 Nifedipine

适应证　用于治疗高血压、心绞痛（如川崎病合并冠状动脉狭窄），特别是变异型心绞痛和冠状动脉痉挛所致心绞痛。

药动学　口服吸收良好，经15min生效，1～2h达最大效应，作用维持4～8h。舌下含服作用较口服迅速。喷雾给药10min即出现降压作用，经1h疗效最显著，约3h后血压回升（个别可持续11h）。蛋白结合率约90%。静脉注射10min内可降低血压21%～26%。在肝内代谢，80%从肾排出。缓释片口服后，达峰时间为1.6～4h，药-时曲线平缓长久：每服药一次，能维持最低有效浓度10μg/L的时间达12h。控释片口服后，血药浓度逐渐增加，约6h达浓度平台，波动小，可维持12h。

药物相互作用　①与其他抗高血压药同用可致血压过低。②与β受体阻滞药同用可导致血压过低、心功能抑制，心力衰竭。③突然停用β受体阻滞药治疗而启用本品，偶可发生心绞痛，需逐步递减前者用量。④与蛋白结合率高的药物如双香豆素、洋地黄、苯妥英钠、奎尼丁、奎宁、华法林等合用时，这些药的游离浓度常发生改变。⑤与硝酸酯类合用，治疗心绞痛作用可增强。⑥与西咪替丁等合用时本品的血药浓度峰值增高，需注意调节剂量。

不良反应　常见面部潮红、头晕、头痛、恶心、下肢肿胀、低血压、心动过速。较少见呼吸困难。罕见胸痛、昏厥、胆石症、过敏性肝炎。

禁忌证　对硝苯地平过敏者，心源性休克者，妊娠及哺乳期妇女。

注意　①严重肝功能不全时减小剂量。②老年人用药应从小剂量开始。③严重主动脉瓣狭窄者慎用。④终止服药应缓慢减量。⑤影响驾车和操作机械的能力。⑥不得与利福平合用。

用法与用量

（1）成人　①片剂：开始一次10mg，一日3次，每1～2周剂量递增一次，渐增至最大疗效而能耐受的剂量。住院患者可每隔4～6h增加一次，一次10mg。若按症状的发生次数和严重程度作为衡量疗效的标准，则剂量调整可以在3天内完成。但必须严密观察监护。成人单剂最大量为30mg。一日内总量不超过120mg。②缓释片：一次10～20mg，一日2次。③控释片：一次30～60mg，一日一次。

（2）儿童　①口服或含服：一次10～20mg，一日3次。②静脉注射：一次1mg。③喷雾剂喷雾：一次1.5～2mg。

英国国家处方集（儿童版）（BNFC 2010—2011版）推荐口服。① 1个月～12岁，初始剂量一次0.2～0.3mg/kg，一日3次，最大一日不超过3mg/kg或90mg。②大于12岁，一次5～20mg，一日3次，最大一日不超过90mg。如为缓释和控释制剂，可减少用药次数，每天1～2次给药。用于高血压危象时，可舌下含化，推荐剂量一次0.25～0.5mg/kg，一般体质量＞20kg者用10mg，10～20kg者用5mg，小于10kg者用2.5mg。

氨氯地平 AmLodipine

适应证 用于高血压、稳定型心绞痛和变异型心绞痛。

药动学 口服吸收缓慢而完全，不受摄入食物的影响；单次用药6～12h血药浓度达峰值，连续用药7～8天达稳态，生物利用度62%～80%，表观分布容积21L/kg，血浆蛋白结合率为97.5%，消除相半衰期35～50h，在肝脏内进行广泛代谢成为无活性的代谢物，90%以上的代谢物和约5%的药物原型从尿中排出。

药物相互作用 ①本品与吸入烃类麻醉药同用，可引起低血压。②非甾体抗炎药，尤其吲哚美辛与本品同用可减弱降压作用。③ β受体阻滞药与本品同用耐受性良好，但可引起低血压。④与雌激素同用可增加液体潴留而增高血压。⑤与锂制剂同用，可引起神经中毒，有恶心、呕吐、腹泻等，需谨慎使用。⑥拟交感神经可减弱本品的降压作用。⑦与磺吡酮合用可使氨氯地平蛋白结合增加，有血药浓度变化。

不良反应 较少见头痛、面部潮红；少见头晕、恶心、低血压、足踝部水肿、心绞痛发作；过敏者可见过敏性肝炎、皮疹、剥脱性皮炎。

禁忌证 对二氢吡啶类药物或本品任何成分过敏者、重度主动脉瓣狭窄、严重低血压、急性卟啉病。

注意 ①肝功能不全时半衰期延长，慎用。②肾功能损害可采用正常剂量。③孕妇只在必要时使用。④尚不知本品能否通过乳汁分泌，服药的哺乳期妇女应中止哺乳。⑤下列情况慎用：心力衰竭者、严重肝功能不全。⑥老年人宜从小剂量开始，逐渐增量。

用法与用量

（1）成人 口服：初始剂量一次5mg，一日1次；以后可调整，最高剂量为一次10mg，一日1次。

（2）儿童 英国国家处方集（儿童版）（BNFC 2010—2011版）推荐，口服。① 1个月～12岁，初始剂量一次0.1～0.2mg/kg，一日1次，如有必要间隔1～2周逐渐增加剂量，可增至0.4mg/kg，最大剂量一次10mg，一日1次。②大于12岁，一次5mg，一日1次，如有必要间隔1～2周逐渐增加剂量，最大剂量一次10mg，一日1次。

尼卡地平 Nicardipine

适应证 用于高血压、稳定型心绞痛、手术时异常高血压的急救处置及高血压急症（注射给药）。

药动学 口服吸收完全，20min后血中可测得本品，血药浓度峰值出现于服药后0.5～2h（平均1h），餐后服用本品血药浓度降低。由于饱和肝脏首关代谢，呈非线性动力学特征。口服20mg、30mg和40mg本品（一日3次）稳态时的达峰浓度分别为36μg/L、88μg/L和133μg/L，且个体差异较大。每日给药3次，2～3天后血药浓度达稳态，稳态时的血药浓度比单剂量给药时高2倍，平均消除半衰期8.6h。口服30mg稳态时的生物利用度为35%。本品的血浆蛋白结合率高（95%）。在肝脏广泛代谢，60%从尿中排出，35%从粪便排出，尿中检测到的原型药物小于1%。给药后48h内回收的药物总量为90%。本品不诱导自身代谢，也不诱导肝微粒体代谢酶。严重肝功能失常患者的体内药物浓度高于正常受试者，半衰期明显延长。本品在肾功能不全患者（基线血肌酐浓度1.2～5.5mg/dL）体内的血药浓度高于健康受试者。口服30mg（一日3次）本品达稳态时，肾功能不全患者的峰浓度C_{max}和AUC比健康受试者高2倍。

药物相互作用 ①与西咪替丁合用，本品血药浓度增高；②与地高辛合用未见地高辛血药浓度增高，但需测定地高辛血药浓度；③与环孢素合用时环孢素血药浓度增高。

不良反应 常见足踝部水肿、头晕、头痛、面部潮红；另见心悸、心动过速、乏力、失眠、恶心、呕吐、便秘、腹泻、腹痛、食欲缺乏、皮疹、感觉异常、尿频、粒细胞减少、抑郁、阳痿；注射部位可出现疼痛、发红等。

禁忌证 对本品过敏、颅内出血尚未完全止血、脑卒中急性期颅内压增高、重度主动脉瓣狭窄或二尖瓣狭窄、急性心功能不全、心源性休克。

注意 ①严重肝功能不全时半衰期延长，可能需要减少剂量。②中度肾功能不全时，小剂量开始使用。③本品可分泌入乳，哺乳期妇女避免使用。④下列情况慎用：脑卒中史、主动脉瓣狭窄、心力衰竭、青光眼、急性脑梗死和脑缺血患者、孕妇和儿童。⑤老年人应从低剂量开始。⑥在用药期间应定期监测血压、心率、心电图。

用法与用量

（1）成人

①口服：初始剂量一次20mg，一日3次；维持剂量一次20～40mg，一日3次；增加剂量前至少连续给药3日。缓释片或缓释胶囊一次40mg，一日2次。

②静脉滴注：用9g/L氯化钠注射液或50g/L葡萄糖注射液稀释，配成质量浓度为0.1～0.2g/L后使用。

a.手术时异常高血压的紧急处理：滴注流量为每分钟2～10μg/kg，根据血压调节滴注流量，必要时可增至每分钟10～30μg/kg。

b.高血压急症：滴注流量为每分钟0.5～6μg/kg，根据血压调节滴注流量。

（2）儿童 ①口服，大于12岁者一次20～30mg，一日3次。缓释制剂一日1～2次用药。②高血压急症时连续静脉滴注，用9g/L氯化钠注射液或50g/L葡萄糖注射液稀释，配成质量浓度0.1g/L后使用。自每分钟0.5μg/kg开始，根据血压调节滴注流量，常用维持剂量1～4μg/kg。

哌唑嗪 Prazosin

适应证 用于高血压（第二线药）、充血性心力衰竭（严重的难治性患者），也用于麦角胺过量。

药动学 口服吸收完全，生物利用度50%～80%，蛋白结合率97%，口服后2h起降压作用，血药浓度达峰时间为1～3h，持续作用10h。主要在肝内代谢，随胆汁与粪便排泄，尿中仅占6%～10%，5%～11%以原型排出，其余以代谢产物排出。半衰期为

2～3h，充血性心力衰竭、肾衰竭患者的药物半衰期延长，心力衰竭时可长达6～8h。不能被透析清除。

药物相互作用 ①与钙通道阻滞药同用，使降压作用加强，但可能心率加快，剂量需适当调整。与其他抗高血压药或利尿药同用，也需同样注意。②与非甾体抗炎药同用，尤其与吲哚美辛同用，可使本品的降压作用减弱。③与拟交感类药物同用，本品的降压作用减弱。

不良反应 可见直立性低血压引起的晕厥；常见眩晕、头痛、嗜睡、心悸、呕吐、腹泻、便秘、水肿、抑郁、易激动、皮疹。少见腹痛、肝功能损害、感觉异常、幻觉、大小便失禁、手足麻木、阳痿、阴茎持续勃起。不良反应主要在服药初期出现。

禁忌证 对本品过敏者禁用。

注意 ①肝病患者应减小剂量。②肾功能不全时应减小剂量，起始剂量以一次1mg、一日2次为宜。③可以单独或与其他药物联合应用来控制妊娠期严重高血压。④对哺乳期妇女未见不良反应。⑤老年人对本品的降压作用敏感，有使老年人发生体温过低的可能，老年人肾功能降低时剂量需减小。⑥精神病患者、机械性梗阻引起的心力衰竭患者慎用。⑦剂量必须按个体化原则，以降低血压反应为准。⑧首次给药及以后加大剂量时，建议应卧床时给药，不做快速起立动作，以免发生直立性低血压反应。⑨与其他抗高血压药合用时，降压作用加强，较易产生低血压，而水钠潴留可能减轻。合用时应调节剂量以求每一种药物的最小有效剂量。为避免这些不良反应的产生，可将哌唑嗪减为一次1～2mg、一日3次。⑩治疗心力衰竭时可能出现耐药性，早期是由于降压后反射性交感兴奋，后期是由于水钠潴留。前者可暂停给药或增加剂量，后者则宜暂停给药，改用其他血管扩张药。

用法与用量

（1）成人 首剂0.5mg，睡前顿服，此后一次0.5～1mg，一日2～3次，逐渐按疗效调整为一日6～15mg，分2～3次服。

（2）儿童 7岁以下儿童一次0.01mg/kg，一日2～3次，渐增至0.02mg～0.04mg/kg，一日2～3次；7～12岁儿童一次0.5mg，一日2～3次，按疗效调整剂量。

英国国家处方集（儿童版）（BNFC 2010—2011版）推荐如下。①高血压：口服。1个月～12岁一次0.01～0.015mg/kg（首次给药需卧床），一日2～4次，逐渐增加到最大剂量一日0.5mg/kg，分次口服（一日最大不超过20mg）。>12岁一次0.5mg，一日2～3次（首次给药需卧床），间隔3～7天剂量增加至一次1mg，一日2～3次，如有必要进一步逐渐增加剂量，最大剂量一日20mg，分次口服。②充血性心力衰竭（很少应用）：口服。1个月～12岁一次0.005mg/kg（首次给药需卧床），一日2次，逐渐增加到最大剂量一日0.1mg/kg，分次口服。>12岁一次0.5mg，一日2～4次（首次给药需卧床），剂量可增加至一日4～20mg，分次口服。

特拉唑嗪 Terazosin

适应证 ①轻度或中度高血压治疗。可与噻嗪类利尿药或其他抗高血压药物合用，也可单独使用。②治疗良性前列腺增生症引起的症状如尿频、尿急、尿线变细、排尿困难、夜尿增多及排尿不尽感。③儿童用于治疗嗜铬细胞瘤。

药动学 口服吸收完全、迅速，不受食物影响。生物利用度达90%左右。首过消除甚微，与血浆蛋白结合多达90%～94%。口服给药后1h血药浓度达峰值。单剂量口服15min降压作用开始，作用维持24h。多次给药6～8周达最高疗效。在肝内代谢，4种代谢产物中仅1种有活性。半衰期约12h。排泄途径：① 20%以原型从粪便排出；② 40%经胆汁排出，以代谢物为主；③ 40%从尿排出，其中10%为原型。

药物相互作用 ①吲哚美辛或其他非甾体抗炎药与本品同用时使降压作用减弱，可能由于肾前列腺素合成受到抑制或水钠潴留。②雌激素与本品同用，前者的液体潴留作用使降压作用减弱。③本品与其他抗高血压药合用，降压作用增强。④拟交感胺类与本品同用使前者的升压作用与后者的降压作用均减弱。

不良反应 常见体虚、疲乏、心悸、恶心、外周水肿、眩晕、嗜睡、鼻充血/鼻炎和视物模糊/弱视。其他可见背痛、头痛、心动过速、直立性低血压、晕厥、水肿、体质量增加、肢端疼痛、性欲降低、抑郁、神经质、感觉异常、呼吸困难、鼻窦炎、阳痿。偶见过敏反应、血小板减少症和阴茎异常勃起等。

禁忌证 已知对本品及α受体阻滞药过敏者、孕妇。

注意 ①肾功能损伤患者无需改变剂量。②哺乳期妇女使用本品时应停止授乳。③老年患者较年轻患者更易发生直立性低血压。④加用噻嗪类利尿药或其他抗高血压药时应减少本药用量。⑤建议特拉唑嗪不用于有排尿晕厥史的患者。建议给予初始剂量12h内或剂量增加时应避免从事驾驶或危险工作。⑥首次用药、剂量增加时或停药后重新用药会发生眩晕、轻度头痛或瞌睡，一般连续用药阶段不会再发生该反应。如果发生眩晕，应当将患者放置平卧姿势。⑦使用本品治疗良性前列腺增生症前应排除前列腺癌的可能性。

用法与用量

（1）成人 口服。①高血压：初始剂量为睡前服用1mg，且不应超过，以尽量减少首剂低血压事件的发生。1周后一日单剂量可加倍以达到预期效应。常用维持剂量为一日2～10mg。②良性前列腺增生症：初始剂量为睡前服用1mg，且不可超过。1周或2周后一日单剂量可加倍以达到预期效应。常用维持剂量为一次2～4mg，一日1次，最大剂量不超过10mg。③老年人不必改变剂量。④肾功能损伤患者不必改变剂量。

（2）儿童 治疗嗜铬细胞瘤初始剂量1mg，逐渐增量至2～5mg，一日1次。

◎ 硫酸镁（见4章57页）

赖诺普利 Lisinopril

适应证 用于高血压、充血性心力性心力衰竭、急性心肌梗死。

药动学 口服本品后吸收约25%（6%～60%），吸收不受食物的影响。本品不在肝内转化产生有活性的代谢产物，与血浆蛋白基本不结合。半衰期为12h，肾功能衰竭时延长。口服本品单剂后7h药浓度达峰值，在急性心肌梗死时略延长。口服本品单剂后1h内起作用，6h达峰作用，作用维持约24h。本品100%经肾清除，血液透析时本品可被透析清除。

不良反应 常见头痛、头晕、疲乏、嗜睡、恶心、咳嗽；可见低血压、心悸、周围性水肿、皮疹、胃炎、便秘、焦虑、失眠、关节及肌肉痛、哮喘、血管神经性水肿及肾损害。

禁忌证 对本品过敏、有血管神经性水肿史、双侧肾动脉狭窄。

注意 ①肾功能不全时谨慎使用并监测；易出现高钾血症或其他不良反应，肌酐清除率为每分钟31～70mL时，初始剂量为一日1次5～10mg，肌酐清除率小于30mL/min时，儿童不推荐使用。②妊娠期妇女不宜使用。③哺乳期妇女避免使用。④下列情况慎用：如肾功能损害、急性心肌梗死。⑤老年人按肾功能及血压控制情况调整剂量。⑥接受本品治疗在用高流量透析膜（如AN69）进行血液透析时有较高的类过敏反应发生率。

用法与用量

（1）成人 ①高血压：初始剂量一次10mg，一日1次，维持剂量可达20～40mg，一日1次；最大剂量一次80mg，一日1次。服用利尿药时提前2～3日停用利尿药或减小初始剂量，至一次5mg，一日1次。②心力衰竭：初始剂量一次2.5mg，一日1次，根据耐受性逐渐加量至一次5～20mg，一日1次。③急性心肌梗死：首剂5mg，24h及48h后再分别给予5mg和10mg，此后一次10mg，一日1次；收缩压＜120mmHg或心肌梗死后3日内给予较低量一次2.5mg，一日1次。用药应持续6周，出现心力衰竭症状时应继续使用。

（2）儿童 英国国家处方集（儿童版）（BNFC 2010—2011版）推荐口服。①高血压：6～12岁初始剂量0.07mg/kg（最大量5mg），一日一次，间隔1～2周可增至最大剂量一日0.6mg/kg（或40mg），一日一次；大于12岁初始剂量2.5mg，一日一次，常用维持量10～20mg，一日一次，最大剂量一日40mg。②心力衰竭：大于12岁初始剂量2.5mg，一日一次，常用维持量5～20mg，一日一次。

5.4 抗休克血管活性药

休克是由于维持生命的重要器官（如心、脑、肾等）得不到足够的血液灌流而产生的、以微循环血流障碍为特征的急性循环不全的综合病征。

抗休克的治疗应根据休克的不同病因和不同阶段采取相应的，除进行病因治疗、补充血容量、纠正酸血症外，应用血管活性药物（血管收缩药和血管扩张药）改变血管功能和改善微循环，是治疗休克的一项重要措施。

去甲肾上腺素 Noradrenaline

适应证 用于急性心肌梗死、体外循环引起的低血压，血容量不足所致休克、低血压，嗜铬细胞瘤切除术后的低血压，急救时补充血容量的辅助治疗，椎管内阻滞时的低血压，心搏骤停复苏后血压维持。

药动学 静脉给药后起效迅速，停止滴注后作用时效维持1～2min。主要在肝内代谢，一部分在各组织内，依靠儿茶酚氧位甲基转换酶（COMT）和单胺氧化酶作用，转为无活性的代谢产物。经肾排泄，极大部分为代谢产物，仅微量以原型排泄。

药物相互作用 ①与全麻药如三氯甲烷等同用，可使心肌对拟交感胺类药反应更敏感，容易发生室性心律失常，不宜同用，必须同用时减量给药。②与β受体阻滞药同用，各自的疗效降低，β受体拮抗后α受体作用突出，可发生高血压、心动过缓。③与抗高血压药同用，降压效应被抵消或减弱。④与甲基多巴同用还使本品加压作用增强；与洋地黄类同用，易致心律失常，需严密注意心电监测。⑤与其他拟交感胺类同用时，心血管作用增强。⑥与麦角制剂如麦角胺、麦角新碱或缩宫素同用，促使血管收缩作用加强，引起严重高血压，外周血管的血容量锐减。⑦与三环类抗抑郁药合用，由于抑制组织吸收本品或增强肾上腺素受体的敏感性，可增强本品的心血管作用，引起心律失常、心动过速、高血压或高热，如必须合用，则开始本品用量需小，并严密监测。⑧与甲状腺激素同用使二者作用均增强。⑨与妥拉唑林同用可引起血压下降，继以血压过度反跳上升，故妥拉唑林逾量时不宜用本品。

不良反应 药液外漏可引起局部组织坏死；本品强烈的血管收缩可以使重要脏器器官血流减少，特别是肾血流可锐减；持久或大量使用时后果严重；静脉输注时沿静脉径路皮肤发白、注射局部皮肤破溃、皮肤发绀、发红，严重可眩晕，上述反应虽属少见，但后果严重；过敏反应，有皮疹、面部水肿；过量时，可出现心律失常、血压升高、心率减慢、严重头痛及高血压、焦虑不安、抽搐等。

禁忌证 可卡因中毒及心动过速、原发性高血压患者，妊娠期妇女，对其他拟交感胺类药交叉过敏反应者。

注意 ①下列情况慎用：如缺氧、高血压、动脉硬化、甲状腺功能亢进症、糖尿病、闭塞性血管炎、血栓病。②用药过程中必须监测动脉压、中心静脉压、尿量、心电图。③儿童应选择粗大静脉，并需更换注射部位。④老人长期大量使用可使心排血量减低。

用法与用量 本品静脉滴注宜用50g/L葡萄糖注射液或葡萄糖氯化钠注射液稀释，不宜以氯化钠注射液稀释。

（1）成人 开始以每分钟8～12μg流量滴注，调整流量以达到血压升到理想水平；维持量为每分钟2～4μg，必要时可增加，需注意保持或补足血容量。

（2）儿童 开始按体质量每分钟0.02～0.1μg/kg流量滴注，按需要调节流量每分钟0.1～2μg/kg持续滴入。

间羟胺 Metaraminol

适应证 用于防治椎管内阻滞麻醉时发生的急性低血压，由于出血、药物过敏、手术并发症及脑外伤或脑肿瘤合并休克而发生的低血压的辅助对症治疗，心源性休克或败血症所致的低血压。

药动学 肌内注射约10min起效，皮下注射5～20min起效，作用持续约1h；静脉注射1～2min起效，作用持续20min。主要在肝内代谢，代谢物大多数经胆汁和尿液排出，尿液酸化可增加原型自肾排泄。

药物相互作用 ①与单胺氧化酶抑制药合用，使升压作用增强，引起严重高血压。②与洋地黄或其他拟肾上腺素药合用，可致异位心律。③与环丙烷、氟烷或其他卤化羟类麻醉药合用，易致心律失常。

不良反应 升压反应过快、过猛可致急性肺水肿、心律失常、心脏停搏。

禁忌证 对本品过敏者，使用氯烷、氟烷、环丙烷进行全身麻醉者，2周内使用过单胺氧化酶抑制药者。

注意 ①下列情况慎用：如甲状腺功能亢进症、高血压、冠心病、充血性心力衰竭、糖尿病、疟疾病史。②血容量不足者应先纠正后再用本品。③本品有蓄积作用，用药后血压上升不明显，需观察10min后再决定是否增加剂量，以免血压上升过高。④给药时选取较粗大静脉注射，并避免药液外溢。⑤短期内连续应用，可出现快速耐受性，作用逐渐减弱。⑥用药过量可表现为抽搐，严重高血压。⑦长期使用骤然停药时可能发生低血压。⑧静脉用药时药液外溢，可引起局部组织坏死、糜烂或红肿硬结形成脓肿。⑨配制后应于24h内用完，滴注液中不得加入其他难溶于酸性溶液及有配伍禁忌的药物。

用法与用量

（1）成人 ①肌内或皮下注射：一次2～10mg，在重复用药前对初始量效应至少应观察10min。②静脉注射：初量0.5～5mg，继而静脉滴注。③静脉滴注：将间羟胺15～100mg加入50g/L葡萄糖液或9g/L氯化钠注射液500mL中滴注，调节流量以维持合适的血压。④成人极量一次100mg（每分钟0.3～0.4mg）。

（2）儿童 ①肌内或皮下注射：用于严重休克，按体质量0.1mg/kg。②静脉滴注：按体质量0.4mg/kg或按体表面积12mg/m^2给药，用氯化钠注射液稀释至每25mL中含间羟胺1mg的溶液，滴注流量以维持理想的血压为度。

去氧肾上腺素 Phenylephrine

适应证 用于休克及麻醉时维持血压，室上性心动过速。

药动学 在胃肠道和肝脏内被单胺氧化酶降解，不宜口服。皮下注射，升压作用10～15min起效，持续50～60min；肌注一般也是10～15min起效，持续30～120min；静注立即起效，持续15～20min。

药物相互作用 ①先用α受体阻滞药如酚妥拉明、酚苄明、妥拉唑林、吩噻嗪类等后再给药时，可减弱本品的升压作用。②与全麻药（尤其环丙烷或卤代碳氢化合物）同用，易引起室性心律失常；也不宜将本品加入局麻药液中用于指（趾）末端，以避免末梢血管极度收缩，引起组织坏死溃疡。③与抗高血压药同用，可使降压作用减弱。④与胍乙啶同用，可降低胍乙啶的作用，并使本品的升压作用增效。⑤与催产药同用，可引起严重的高血压。⑥与单胺氧化酶（MAO）抑制药同用，可使本品的升压作用增强，在使用单胺氧化酶抑制药后14天内禁用本品。⑦与拟交感神经药同用，可使这类药潜在的不良反应容易显现。⑧与甲状腺激素同用，使二者的作用均加强。⑨同用三环类抗抑郁药时本品升压作用增强。⑩与硝酸酯类同用，可使本品的升压作用与硝酸酯类的抗心绞痛作用均减弱。

不良反应 少见胸部不适、胸痛、眩晕、易激怒、震颤、呼吸困难、虚弱、持续头痛、异常心率缓慢、呕吐、头胀或手足麻刺痛感（提示用药过量）；静脉注射给药治疗阵发性心动过速时常见心率加快或不规则（提示用药过量）。

禁忌证 高血压、冠状动脉硬化、甲状腺功能亢进症、糖尿病、心肌梗死、近2周内用过单胺氧化酶抑制药者。

注意 ①交叉过敏反应：对其他拟交感胺如苯丙胺、肾上腺素、去甲肾上腺素、奥西那林、间羟异丙肾上腺素等过敏者，可能对本品也异常敏感。②妊娠晚期或分娩期间使用，可使子宫的收缩增强，血流量减少，引起胎儿缺氧和心动过缓。③老年人慎用，以免引起严重的心动过缓和（或）心排血量降低。④下列情况慎用：严重动脉粥样硬化、心动过缓、高血压、甲状腺功能亢进症、糖尿病、心肌病、心脏传导阻滞、室性心动过速、周围或肠系膜动脉血栓形成等患者。⑤本品不能替代血容量补充，治疗休克或低血压时需及早补充血容量。⑥酸中毒或缺氧时本品疗效减弱。⑦治疗期间除应经常测量血压外，需根据不同情况做其他必要的检查和监测。⑧静脉注射前应先用灭菌注射用水稀释到1g/L。静脉注射不得有外溢。皮下注射可引起组织坏死或溃烂。⑨ α受体阻滞药如酚妥拉明能拮抗本品的全身和局部作用，为防止外溢后组织坏死，可用5～10mg酚妥拉明用9g/L氯化钠注射液稀释至10～15mL局部浸润注射。

用法与用量

（1）成人　①升高血压：轻或中度低血压，肌内注射2～5mg，再次给药间隔不短于10～15min，静脉注射一次0.2mg，按需每隔10～15min可给药1次。②严重低血压和休克（包括与药物有关的低血压）：可静脉滴注给药，50g/L葡萄糖注射液或氯化钠注射液每500mL中加本品10mg（1：50000浓度），开始时为每分钟100～180滴，血压稳定后递减至每分钟40～60滴，必要时浓度可加倍，流量则根据血压而调节。③阵发性室上性心动过速，初始剂量静脉注射0.5mg，20～30s注入，以后用量递增，每次加药量不要超过0.1～0.2mg，一次量以1mg为限。④为了预防蛛网膜下隙阻滞期间低血压，可在阻滞前3～4min肌内注射本品2～3mg。⑤瞳孔检查：用20～50g/L溶液滴眼。

（2）儿童　肌内注射、皮下注射　一次0.1～0.25mg/kg，1～2h一次。

◎ 异丙肾上腺素（见3章30页）

酚妥拉明 Phentolamine

适应证 控制嗜铬细胞瘤患者可能出现的高血压危象，嗜铬细胞瘤的诊断性检查，预防静脉或静脉外注射去甲肾上腺素后出现的皮肤坏死或腐烂；勃起功能障碍（口服制剂）。

药动学 酚妥拉明口服疗效较差，并可能通过肝脏首关代谢。肌注20min血药浓度达峰值，作用持续30～45min；静注迅即生效，作用持续15～30min。血清蛋白结合率为54%。能产生广泛的代谢变化，平均13%以原型形式从尿液中排出。明显的代谢产物是羟基苯衍生物，占剂量的17%。尿中的排泄物和代谢物占剂量的70%，粪中占3%。

药物相互作用 ①与胍乙啶合用，直立性低血压或心动过缓的发生率增高。②与拟交感胺药合用，可使后者的周围血管收缩作用抵消或减弱。③与二氮嗪同用，使二氮嗪抑制胰岛素释放的作用受抑制。

不良反应 常见直立性低血压、心动过速、心律失常、鼻塞、恶心、呕吐；少见晕厥、乏力；罕见心绞痛、心肌梗死、意识模糊、头痛、共济失调、言语含糊。

禁忌证 ①严重动脉硬化。②严重肾功能不全。③胃炎或胃溃疡，由于本品有拟胆碱作用，使胃肠平滑肌兴奋，有组胺样作用，能使胃酸分泌增加。④对本品过敏者。

注意 ①对妊娠的影响在人体研究尚不充分，应用必须权衡利弊，只有在必须使用且确定对胎儿利大于弊后，方可在妊娠期使用。②在哺乳期妇女中应用未发现问题。但尚不知本品是否经乳汁分泌，为慎重起见，哺乳期妇女要选择停药或者停止哺乳。③儿童中应用缺乏研究，但尚未发现问题。④老年人对其降压作用敏感，易诱发体温降低、肾功能减低，应用本品时需慎重。⑤下列情况慎用：冠状动脉供血不足、心绞痛、心肌梗死，但在有心力衰竭时可以考虑使用。⑥药物过量主要影响心血管系统，出现心律失常、心动过速、低血压甚至休克；另外也可能出现兴奋、头痛、大汗、瞳孔缩小、恶心、呕吐、腹泻和低血糖。如果出现严重的低血压或休克，应立即停药，同时给予抗休克治疗。患者置于头低脚高卧位，并扩张血容量。必要时可静脉注射去甲肾上腺素，并持续静脉滴注直至血压恢复至正常水平。但不宜用肾上腺素，以防低血压进一步下降。

用法与用量

（1）成人 ①用作酚妥拉明试验，静脉注射5mg，也可先注入2.5mg，若反应阴性，再给5mg，如此则假阳性的结果可以减少，也减少血压剧降的危险性。②用于防止皮肤坏死，在每1000mL含去甲肾上腺素溶液中加入本品10mg做静脉滴注，作为预防之用。已经发生去甲肾上腺素外溢，用本品5～10mg加10mL氯化钠注射液做局部浸润，此法在外溢后12h内有效。③用于嗜铬细胞瘤手术，术前1～2h静脉注射5mg，术时静脉注射5mg，或静脉滴注每分钟0.5～1mg，以防肿瘤手术时肾上腺素大量释出。④用于心力衰竭时减轻心脏负荷，静脉滴注每分钟0.17～0.4mg。

（2）儿童 ①分次静脉滴注：一次0.2～0.3mg/kg，必要时4～6h可重复。②持续静脉滴注：1～5μg/（kg·min），配制方法为所需剂量（mg）= 体质量×6，加入9g/L氯化钠注射液至100mL，用微量注射泵控制滴注流量，根据病情调节至所需流量。③英国国家处方集（儿童版）（BNFC 2010—2011版）推荐，用于嗜铬细胞瘤手术中控制高血压。a.1个月～12岁：术前1～2h静脉注射0.05～0.1mg/kg（最大5mg），至少3～5min。如有必要可重复。b. > 12岁：术前1～2h静脉注射2～5mg，至少3～5min。如有必要可重复。

多沙唑嗪 Doxazosin

适应证 用于良性前列腺增生症、原发性高血压、嗜铬细胞瘤的治疗。

药动学 胃肠道吸收好，生物利用度约65%，与蛋白结合率达98%～99%。在肝脏广泛代谢，虽然已确认几种活性和非活性代谢物，但其量不足以产生作用。对高血压者，给药1h内血压轻度下降，2h后降压作用明显。对良性前列腺增生症1～2周起作用。口服后达峰时间为1.5～3.6h，稳态时血浆峰浓度与剂量呈正线性关系。口服1mg多沙唑嗪，标准化峰浓度是9.6μg/L。单剂量抗高血压峰作用时间为5～6h，作用持续24h。半衰期为19～22h，不受年龄或轻中度肾功能受损的影响。主要由粪便排出，5%为原型，63%～65%为代谢产物，肾脏排泄9%。血液透析不能去除本品。

药物相互作用 ①吲哚美辛或其他非甾体抗炎药物与本品同用可减弱降压作用。可能由于抑制肾前列腺素合成和（或）引起水钠潴留。②西咪替丁可轻度增加多沙唑嗪血药浓度，但其临床意义尚不详。③雌激素与本品合用，由于液体潴留而使降压作用减弱。④其他抗高血压药与本品同用降压作用增强，需调整剂量。⑤拟交感胺类与本品合用可使前者升压作用与后者降压作用均减弱。

不良反应 常见直立性低血压、头晕、乏力、外周性水肿、呼吸困难、头痛、全身不适、直立性头晕、眩晕、虚弱、嗜睡、腹痛、腹泻、恶心、呕吐、胃肠炎、口干、背痛、胸痛、心悸、心动过速、肌痛、支气管炎、咳嗽、瘙痒、尿失禁、膀胱炎及鼻炎、阴茎异常勃起、阳痿、皮疹、血小板减少症、紫癜、鼻出血、白细胞减少、血尿、胆汁淤积、黄疸、肝功能异常及视物模糊。

禁忌证 已知对喹唑啉类或本品的任何成分过敏者、近期发生心肌梗死者、已接受本品治疗者如发生心肌梗死，应针对个体情况决定其梗死后治疗。有胃肠道梗阻、食管梗阻或任何程度胃肠道腔径缩窄病史者禁用。

注意 ①肝功能不全者慎用。②妊娠及哺乳期妇女慎用。③本品可能出现头晕、疲劳（特别是刚治疗开始时）、嗜睡，可能导致反应能力下降，从事驾驶或机械操作者应谨慎。④本药首次服用、加量或停药数日后再次用药常会出现明显的直立效应。⑤在治疗良性前列腺增生症前，应先排除前列腺癌。

用法与用量

（1）成人 口服开始一次1mg，一日1次，睡前服用。不得咀嚼、掰开或碾碎后服用。维持量1～8mg，一日1次。

（2）儿童 治疗嗜铬细胞瘤初始剂量0.5mg，逐渐增加为2～8mg，一日1次。

妥拉唑林 Tolazoline

适应证 用于血管痉挛性疾病，如肢端动脉痉挛症、手足发绀、闭塞性血栓静脉炎、视网膜中央动脉栓塞等；也用于治疗经给氧或机械呼吸而系统动脉血氧浓度仍达不到理想水平的新生儿持续性肺动脉高压。

药动学 本品在胃肠道吸收，经40～100min达最大作用；从肾脏消除较快，不易达到有效浓度。肌内注射吸收更快，可于30～60min达最大作用，持续数小时。在新生儿体内的半衰期为3～10h，也有报道长达40h，并与尿量成反比。本品主要以原型经肾脏排出。

药物相互作用 ①本品可拮抗大剂量多巴胺所致的外周血管收缩作用。②本品可降低麻黄碱的升压作用。③大剂量的本品与肾上腺素或去甲肾上腺素合用可导致反常性血压下降，随后发生反跳性剧烈升高。④与间羟胺合用，降低其升压作用。⑤应用本品后，再应用甲氧明或去甲肾上腺素将阻滞后者的升压作用，可能出现严重的低血压。

不良反应 常见胃肠道出血、低氯性碱中毒、体循环低血压、急性肾功能损害；较少见恶心、呕吐、腹泻、上腹痛、麻刺感、寒冷、发抖、出汗、周围血管扩张、皮肤潮红、反射性心动过速；罕见瞳孔扩大。

禁忌证 缺血性心脏病、低血压、脑血管意外、对本品过敏。

注意 ①本品主要通过肾脏排泄，肾功能障碍时应减量，肾功能不全或少尿患者注射时应适当降低维持量（小于每小时0.9mg/kg），减小输液流量。②下列情况慎用：如二尖瓣狭窄、酸中毒、消化性溃疡。③婴儿使用本品后有发生低氯性碱中毒、急性肾衰竭和十二指肠穿孔的报道。适当减少剂量能增加使用本品的安全性。婴儿预先使用抗酸药可能会防止胃肠道出血的发生。新生儿不应该使用含有苯甲醇的稀释液。④在用药期间需随访全血细胞计数、动脉血气、血压、心电图、血电解质、胃抽吸物的隐血试验、肾功能包括尿量。⑤应在婴幼儿监护病房中使用，监护病房应具备受过婴幼儿重症监护专门培训的医护人员及完善的抢救设施。⑥为理想地控制用量，应使用微量泵。

用法与用量

（1）成人 ①用于外周血管疾病，口服一次15mg，一日45～60mg；皮下或肌内注射一次25mg，每日一次。②球后注射，一次12.5～25mg，每日或隔日一次，多用于治疗视网膜中央动脉栓塞；皮下或肌内注射，每次25mg，每日1～2次；静脉注射，每次25～50mg，用于治疗视网膜中央动脉栓塞、视神经萎缩等。③结膜下注射，每次10mg，1～2日。作青光眼激发试验时，应于注射后5min、15min、30min、60min、90min各测眼压一次，眼压升高9mmHg以上者为阳性。

（2）儿童 肺动脉高压的新生儿，初始剂量，静脉注射1～2mg/kg，5～10min内注射完。维持剂量，静脉滴注每小时0.2mg/kg，负荷量1mg/kg，动脉血气稳定后逐渐减量，必要时在维持输注中可重复初始剂量。通过头皮静脉或回流至上腔静脉的其他静脉注射，以使本品最大量地到达肺动脉。对于肾功能不全和少尿患者应减慢输液流量，适当降低维持量小于每小时0.9mg/kg。

酚苄明 Phenoxybenzamine

适应证 用于嗜铬细胞瘤的治疗和术前准备，周围血管痉挛性疾病，休克，前列腺增生症引起的尿潴留。

药动学 口服吸收不完全，约30%从胃肠道吸收。口服后数小时开始作用，持续3～4日。静脉注射后1h作用达高峰。半衰期为约为24h。在肝内代谢，多数在24h内从肾及胆汁排出，少量在体内保留数日。

药物相互作用 ①与拟交感胺类药同用，升压效应减弱或消失。②与胍乙啶同用，易发生直立性低血压。③与二氮嗪同用时，可拮抗二氮嗪的抑制胰岛素释放作用。④本品可阻断左旋去甲肾上腺素引起的体温过高，亦可阻断利血平引起的体温过低症。

不良反应 常见直立性低血压、鼻塞、口干、瞳孔缩小、反射性心跳加快、胃肠刺激；少见意识模糊、倦怠、头痛、阳痿、嗜睡；偶可引起心绞痛和心肌梗死。

禁忌证 低血压、心绞痛、心肌梗死、对本品过敏。

注意 ①本品对妊娠的影响尚未做充分研究，对妊娠期妇女只有非常必要时应用。②哺乳期妇女宜停药或者停止哺乳。③下列情况慎用：如脑供血不足、代偿性心力衰竭、冠心病、上呼吸道感染、肾功能不全。④老年人对本品降压作用敏感，易发生低温、肾功能减低，应用本品时需慎重。⑤用药期间需定时测血压。⑥动物实验证明，长期口服可引起胃肠道癌。⑦开始治疗嗜铬细胞瘤时，建议定时测定尿儿茶酚胺及其代谢物，以决定用药量。⑧反射性心率加速可加用β受体阻滞药。⑨与食物或牛奶同服以减少胃肠道刺激。⑩酚苄明过量时，不能使用肾上腺素，否则会进一步加剧低血压，这称为肾上腺素的反转效应。⑪给药需按个体化原则，根据临床反应和尿中儿茶酚胺及其代谢物含量调整剂量。⑫本药局部刺激性强，不做皮下或肌内给药，可采用静脉用药。

用法与用量

（1）成人 ①静脉滴注：用于心力衰竭或休克，按体质量0.5～1mg/kg加入200～500mL氯化钠注射液中滴注1h以上，一日总量不宜超过2mg/kg。用于嗜铬细胞瘤，术前应用3日，必要时麻醉诱导时给药1次。②口服：用于治疗周围血管病和嗜铬细胞瘤术前准备或非手术治疗。开始一次10mg，一日2次，以后隔日增加10mg，直至取得疗效。以一次20～40mg、一日2次维持。

（2）儿童

①《中国药典临床用药须知》给药方案：口服，开始按体质量一次0.2mg/kg，一日2次，或按体表面积6～10mg/m^2，一日一次，以后每隔4日增量1次，直至出现疗效；维持量一日按体质量0.4～1.2mg/kg或按体表面积12～36mg/m^2，分3～4次服。

②英国国家处方集（儿童版）（BNFC 2010—2011版）推荐：a.嗜铬细胞瘤合并高血压（1个月～18岁），口服一次0.5～1mg/kg，一日2次，根据治疗反应调整剂量；静脉滴注一日0.5～1mg/kg，以9g/L氯化钠注射液稀释后2h滴完。一日剂量偶可用至2mg/kg，24h内不能重复给药。b.心脏手术后严重休克，静脉滴注，最初1mg/kg，以9g/L氯化钠注射液稀释后2h滴完。根据治疗反应，如有必要每8～12h重复0.5mg/kg。

◎ **山莨菪碱（见10章342页）**

◎ **丁溴东莨菪碱（见10章343页）**

◎ **阿托品（见10章339页）**

◎ **双嘧达莫（见7章192页）**

硝酸甘油 Nitroglycerin

适应证 ①治疗或预防心绞痛、心力衰竭和心肌梗死。②外科手术中诱导低血压和控制高血压。

药动学 易自口腔黏膜及胃肠道吸收，也可以从皮肤吸收，舌下给药吸收迅速完全，生物利用度80%。口服因肝脏首关代谢，在肝内被有机硝酸酯还原酶降解，生物利用度仅为8%。蛋白结合率60%。舌下给药2～3min起效，5min达最大效应，血药浓度峰值为2～3mg/L，作用持续10～30min。半衰期（舌下）为1～4min。静脉滴注即刻作用，贴膜药30min内起作用，口腔喷雾2～4min起作用。主要在肝内代谢，代谢迅速且近乎完全，在血浆中酶也能予以分解。代谢后经肾排出。

药物相互作用 ①与乙酰胆碱、组胺或去甲肾上腺素同用时，疗效可减弱。②与其他拟交感胺类药如去氧肾上腺素、麻黄碱或肾上腺素同用时可能降低抗心绞痛的效应。③中度或过量饮酒时，可导致血压过低。④与抗高血压药或血管扩张药同用时可使硝酸甘油的直立性降压作用增强。⑤与三环类抗抑郁药同用时，可加剧抗抑郁药的低血压和抗胆碱效应。

不良反应 可见头痛、眩晕、虚弱、心悸、心动过速、直立性低血压、口干、恶心、呕吐、虚弱、出汗、苍白、虚脱、晕厥、面部潮红、心动过缓、心绞痛加重、药疹和剥脱性皮炎。

禁忌证　对硝酸酯类药过敏者、心肌梗死早期、严重贫血、青光眼、颅内压增高者、梗阻性肥厚型心肌病，禁止与V型磷酸二酯酶抑制药（西地那非）合用。

注意　①仅当确有必要时方可用于妊娠妇女。②哺乳妇女应谨慎使用。③下列情况慎用：如血容量不足、收缩压低、严重肝肾功能不全。④可使梗阻性肥厚型心肌病引起的心绞痛恶化。⑤不应突然停止用药，以避免反跳现象。⑥长期连续用药可产生耐药性。

用法与用量

（1）成人　根据不同的临床需求，硝酸甘油可以通过舌下含服给药、黏膜给药、口服给药、透皮给药或静脉途径给药。①用于治疗急性心绞痛，可舌下含服、舌下喷雾或黏膜给药，起效快，能迅速缓解心绞痛。也可在可能诱发心绞痛的活动或应激事件之前给药。片剂（每片0.3～0.6mg）置于舌下。必要时可重复含服，但必须告诉患者如在15min内已含服3次仍不能缓解疼痛即应就医。如采用喷雾给药，则可每次将0.4～0.8mg（1～2揿）喷至舌下，然后闭嘴，必要时可喷3次。硝酸甘油黏膜片应置于上唇和齿龈之间，1～2mg的剂量通常已经足够。②用于稳定型心绞痛的长期治疗，硝酸甘油通常以缓释片（胶囊）或透皮给药的形式给予，这些药的剂型（或给药途径）能提供较长的作用时间。敷贴药是将硝酸甘油贮存于不能穿透的背面与使药物恒速释放的半透膜之间，将膜敷贴于皮肤上，药物以恒速进入皮肤。作用时间长，几乎可达24h。切勿修剪敷贴药，贴敷处避开毛发、瘢痕、破损或易刺激处皮肤。每次贴敷需更换部位以免引起刺激。③硝酸甘油静脉滴注，开始剂量按每分钟5.0μg，最好经恒定的输液泵滴注，若左心室充盈压或肺毛细血管嵌压为正常或低的患者（如无其他并发症的心绞痛患者），则可能已是充分有效或可能已过量。用于控制性降压或治疗心力衰竭，可每3～5min增加5μg/min以达到满意效果。如在20μg/min时无效可以10μg/min递增，以后可20μg/min维持，一旦有效则逐渐减小剂量及延长给药间期。由于各个患者对本品反应差异很大，静脉滴注无固定适合剂量，每个患者需按所要求的血流动力学来滴定其所需剂量，因此需监测血压、心率、其他血流动力学参数如肺嵌压等。由于许多塑料输液器可吸附硝酸甘油，应采用非吸附本品的输液装置如玻璃输液瓶等。

（2）儿童　静脉滴注，用50g/L葡萄糖注射液或9g/L氯化钠注射液稀释，每分钟0.25～6μg/kg。

硝酸异山梨酯 Isosorbide Dinitrate

适应证　用于冠心病的长期治疗，心绞痛的预防，心肌梗死后持续心绞痛，与洋地黄、利尿药联合用于慢性心力衰竭，肺动脉高压。

药动学　口服吸收完全，生物利用度口服为22%，舌下含服为59%。蛋白结合率低。口服15～40min起效，持续4～6h；舌下2～5min起效，15min达最大效应，作用持续1～2h；缓释片30min起效，持续作用12h。喷雾剂进入口腔后，立即经黏膜吸收，5～7.5min血药浓度达峰值。本品主要在肝脏代谢，口服后首关效应明显，经酶脱硝后生成具有活性的中间代谢物2-单硝基异山梨酯和5-单硝基异山梨酯，经肾排出。静脉注射、舌下含服、口服半衰期分别为20min、1h和4h，口腔喷雾后半衰期为30～60min。

药物相互作用 ①与其他血管扩张药、钙通道阻滞药、β受体阻滞药、抗高血压药、三环类抗抑郁药及乙醇合用，可增强本类药物的降血压效应。②可加强二氢麦角碱的升压作用。③同时使用非甾体抗炎药可降低本药的疗效。④禁止与磷酸二酯酶-5-抑制药（如西地那非）合用，两者合用可发生显著低血压。

不良反应 本品用药初期可能会出现硝酸酯引起的血管扩张性头痛，还可能出现面部潮红、眩晕、直立性低血压和反射性心动过速。偶见血压明显降低、心动过缓和心绞痛加重，罕见虚脱及晕厥。

禁忌证 急性循环衰竭（休克、循环性虚脱）、严重低血压（收缩压＜90mmHg）、急性心肌梗死伴低充盈压（除非在有血流动力学监测的条件下）、梗阻性肥厚型心肌病、缩窄性心包炎或心脏压塞、严重贫血、青光眼、颅内压增高、原发性肺动脉高压、对硝基化合物过敏者。

注意 ①主动脉或二尖瓣狭窄、直立性低血压、妊娠妇女、哺乳妇女、严重肝肾功能不全慎用。②不要突然停药，以免出现反跳现象。③长期连续用药可产生耐药性。

用法与用量

（1）成人 ①普通片口服，预防心绞痛，一次5～10mg，一日2～3次，一日总量10～30mg。由于个体反应不同，需个体化调整剂量。舌下给药，一次5mg，缓解症状。②缓释片（胶囊）口服，一次40～80mg，8～12h一次。③注射药物静脉滴注，可用本品注射液10mg加入50g/L葡萄糖注射液250mL静滴，从40μg/min开始，根据情况每4～5min增加10～20μg/min，一般药量为每小时2～10mg，药量需根据患者反应而调节。用药期间，必须密切监测心率及血压。④气雾剂有效剂量2.5mg。⑤乳膏剂宜自小剂量开始，逐渐增量。贴在左胸前区（可用胶布固定），一日1次（必要时8h一次），可睡前贴用。药物过量时出现与血管过度扩张有关的反应，无特异拮抗药可对抗血管扩张作用，用肾上腺素和其他动脉收缩药可能弊大于利，处理方法包括抬高患者的下肢以促进静脉回流以及静脉补液。也可能发生高铁血红蛋白症，治疗方法是静脉注射亚甲蓝1～2mg/kg。

（2）儿童 ①口服：一次0.2～0.3mg/kg，一日2～4次。②静脉滴注：常用浓度为50mg/L或100mg/L，需要限制液体摄入时浓度可为200mg/L。滴注每分钟0.5～20μg/kg。

5.5 血脂调节药物

脂质代谢异常可引起动脉粥样硬化，儿童、青少年、成年人都需要用调血脂药防治动脉粥样硬化。针对严重血脂异常特别是纯合子型家族性高胆固醇血症者，很可能在青少年时期就发生心血管疾病，应加强规范化降脂治疗。临床上可选用的调脂药物有：①羟甲基戊二酰辅酶A还原酶抑制药（他汀类）如辛伐他汀、阿托伐他汀、普伐他汀等；②氯贝丁酯类如苯扎贝特；③烟酸类目前暂无被推荐作为儿童降脂药物；④其他有考来烯胺、依折麦布。

本书收载的调脂药物兼顾儿童、青少年、成年人用药。

辛伐他汀 Simvastatin

适应证 用于高脂血症、冠心病和脑卒中的防治，10～17岁的杂合子家族性高胆固醇血症的儿童。

药动学 本品在进食后吸收良好。吸收后肝内的浓度高于其他组织，在肝内广泛代谢，水解为代谢物，以β-羟酸为主的三种代谢物有活性。本品与β-羟酸代谢物的蛋白结合率高达95%。血药浓度达峰时间为1.3～2.4h。半衰期为3h。60%经胆汁从粪便排出，13%从尿排出。治疗2周可见疗效，4～6周达高峰。长期治疗后停药，作用仍可持续4～6周。

药物相互作用 ①与抗凝药同用可使凝血酶原时间延长。②考来替泊、考来烯胺可使本品的生物利用度降低，故应在服前者4h后服本品。③与环孢素、红霉素、吉非贝齐、烟酸、免疫抑制药同用使肌溶解和急性肾功能衰竭的发生概率增加。

不良反应 常见恶心、腹泻、皮疹、消化不良、瘙痒、脱发、眩晕；罕见肌痛、胰腺炎、感觉异常、外周神经病变、血清AST显著和持续升高、横纹肌溶解、肝炎、黄疸、血管神经性水肿、脉管炎、血小板减少症、嗜酸性粒细胞增多、关节痛、光敏感、发热、潮红、呼吸困难等。

禁忌证 ①对本品过敏者。②有活动性肝病患者。

注意 ①本品是否排入乳汁尚不清楚，故不推荐用于哺乳期女性。②应用本品时血丙氨酸氨基转移酶可能增高，有肝病史者用本品治疗期间应定期监测。③对其他HMG-CoA还原酶抑制药过敏者慎用。④应用本品时如有低血压、严重急性感染、创伤、代谢紊乱等情况，需注意可能出现的继发于肌溶解后的肾功能衰竭。⑤用药期间随访检查血胆固醇、肝功能试验和肌酸磷酸激酶。⑥严重肾功能不全者（肌酐清除率小于30mL/min）应慎用，起始剂量应为一日5mg，并密切监测。

用法与用量

（1）成人 口服。①高胆固醇血症：初始剂量一次10～20mg，晚间顿服。心血管事件高危人群，推荐初始剂量一次20～40mg，晚间顿服。调整剂量应间隔4周以上。②纯合子家族性高胆固醇血症：推荐一次40mg，晚间顿服；或一日80mg，分早晨20mg、午间20mg和晚间40mg服用。

（2）儿童 口服。① 5～10岁：推荐初始剂量一日10mg，晚间顿服。如有必要可间隔4周后用到最大剂量20mg，晚间顿服。② 10～17岁，推荐初始剂量一日10mg，晚间顿服。最大剂量为40mg，应按个体化调整剂量。

阿托伐他汀 Atorvastatin

适应证 ①各型高胆固醇血症和混合型高脂血症。②冠心病和脑卒中的防治。③心肌梗死后不稳定型心绞痛及血管重建术后。④对急性冠脉综合征可显著减少心血管事件、心绞痛、脑卒中的危险性。

药动学 口服后迅速被吸收，血药浓度达峰值时间为1～2h。绝对生物利用度12%。血浆蛋白结合率98%以上。本品在肝脏经细胞色素P4503A4代谢。原药半衰期约14h；因其代谢产物也具活性，对HMG-CoA还原酶抑制的半衰期可长达20～30h。本品及其代谢产物主要由胆管排泄，经尿排出的不到2%。本品可分泌至乳汁。

药物相互作用 ①当他汀类药物与环孢素、贝丁酸类、大环内酯类抗生素、唑类抗真菌药和烟酸合用时，肌病发生的危险性增加。在极罕见情况下，可导致横纹肌溶解，伴有肌红蛋白尿而后继发肾功能不全。②阿托伐他汀由细胞色素P4503A4代谢。基于其他HMG-CoA还原酶抑制药的应用经验，本品与细胞色素P4503A4的抑制药（环孢素、大环内酯类抗生素如红霉素、三唑类抗真菌药如伊曲康唑）合用时应谨慎。细胞色素P4503A4的诱导药（利福平、苯妥英）对本品的作用不详。本品与该同工酶的其他底物间可能的相互作用不详，但对治疗指数窄的药物如Ⅲ类抗心律失常药物（胺碘酮）应多加注意。健康受试者服用本品和抑制细胞色素P4503A4的红霉素（500mg一日4次）时，阿托伐他汀的血浆浓度增高。③本品与抗高血压药物或降糖药物合用的临床试验中未发现有临床意义的药物相互作用。④本品多剂量与地高辛联合用药时，地高辛的稳态血浆浓度增加约20%。服用地高辛的患者应采取适当监测措施。⑤本品与口服避孕药合用时，炔诺酮和炔雌醇雌二醇的浓度增高。选用口服避孕药时应注意其浓度增高。⑥考来替泊与本品合用时，阿托伐他汀钙及其活性代谢产物的血浆浓度下降约25%。但二药合用的降脂效果大于单一药物使用的降脂效果。⑦本品与含有氢氧化镁和氢氧化铝的口服抗酸药混悬药合用时，阿托伐他汀及其活性代谢产物的血浆浓度下降约35%，但其降低低密度脂蛋白胆固醇的作用未受影响。⑧本品与华法林合用，凝血酶原时间在最初几日内轻度减少，15日后恢复正常。即便如此，服用华法林的患者加服本品时应严密监测。⑨本品多剂量与安替比林联合用药时未发现对安替比林清除的影响。

不良反应 常见胃肠道不适（便秘、胃胀气、消化不良、腹痛）、头痛、头昏、感觉异常、失眠、皮疹、瘙痒、视物模糊、味觉障碍；少见厌食、呕吐、血小板减少症、脱发、高糖血症、低糖血症、胰腺炎、外周神经病、阳痿；罕见肝炎、胆汁淤积性黄疸、肌炎、肌痛、横纹肌溶解（表现为肌肉疼痛、乏力、发热，并伴有血肌酸激酶升高、肌红蛋白尿等）。

禁忌证 对本品过敏、活动性肝脏疾病及血清ALT及AST持续超过正常上限3倍且原因不明者、肌病、孕期、哺乳期及任何未采取适当措施的育龄妇女禁用。

注意 ①肾功能不全者无须调整剂量。②以下情况慎用：如大量饮酒、肝病史、妊娠及哺乳期妇女。③儿童中使用经验仅限少数严重血脂异常者，推荐初始剂量为一日10mg，最大剂量可一日80mg。尚无对儿童生长发育的安全性资料。④对于有弥漫性的肌痛、肌软弱及肌酸激酶（CK）升高至大于正常值10倍以上的情况应考虑为肌病，需立即停止本品的治疗。

用法与用量

（1）成人 口服。①常用起始剂量一次10mg，一日1次。可在一天内的任何时间服用，并不受进餐影响，但最好在晚饭后服用。应根据低密度脂蛋白胆固醇基线水平、治疗目标和患者的治疗效果进行剂量的个体化调整。剂量调整时间间隔应为4周或更长。本品最大剂量为一日1次80mg。大剂量的应用主要在急性冠状动脉综合征的临床试验，在我国尚缺乏这方面的经验，尤其是安全性。②原发性高胆固醇血症和混合性高脂血症的治疗，大多数患者服用阿托伐他汀一次10mg，一日1次。其血脂水平可得到控制。治疗2周即可见明显疗效，治疗4周可见显著疗效，长期治疗可维持疗效。③杂合子型家族性高胆固醇血症患者初始剂量为一日10mg，应遵循剂量的个体化原则并以4周为时间间隔逐步调整剂量至一日40mg。如果仍然未达到满意疗效，可选择将剂量调整至最大剂量一日80mg或以40mg本品配用胆酸螯合药治疗。④纯合子型家族性高胆固醇血症患者，本品剂量一日10～80mg。

（2）儿童　口服，仅用于少数严重血脂异常者。① 10～17岁：推荐初始剂量为一日10mg，间隔4周可增加到最大剂量为一日20mg。② 17～18岁：推荐初始剂量为一日10mg，间隔4周可增加到最大剂量为一日80mg。

普伐他汀 Pravastatin

适应证　用于原发性高胆固醇血症、混合型高脂血症、冠心病和脑卒中的防治，儿童高脂血症包括家族性高胆固醇血症的防治。

药动学　本品口服后吸收迅速，吸收率约为34%。生物利用度18%。本品吸收不受食物影响。本身具有活性，在肝内水解为无活性或极低活性的代谢产物。本品的蛋白结合率为50%，血药浓度达峰时间约1h。半衰期为1.3～2.7h。本品通过肝、肾两种途径清除，70%从粪便排出，20%从尿排出。

药物相互作用　①与抗凝药同用可使凝血酶原时间延长。②考来替泊、考来烯胺可使本品的生物利用度降低，故应在服药4h后服本品。③与环孢素、红霉素、吉非贝齐、烟酸、免疫抑制药同用使肌溶解和急性肾功能衰竭的发生概率增加。

不良反应　常见腹泻、胀气、眩晕、头痛、恶心、皮疹；少见阳痿、失眠；罕见肌痛、肌炎、横纹肌溶解（肌肉疼痛、发热、乏力，常伴血肌酸磷酸激酶增高）。

禁忌证　对本品过敏、活动性肝病、肝功能试验持续升高、孕妇及哺乳期妇女。

注意　①以下情况慎用，严重肾损害或既往史者，大量饮酒者，肝病史者。②血清ALT和AST高至正常上限3倍时，必须停止本品治疗。③对于有弥漫性的肌痛、肌软弱及肌酸激酶（CK）升高至大于正常值10倍以上的情况应考虑为肌病，需立即停止本品的治疗。

用法与用量

（1）成人　口服，初始剂量一次10～20mg，睡前顿服。最大剂量一日40mg。

（2）儿童　口服。8～14岁儿童初始剂量一次10mg，睡前顿服，如有必要可间隔4周后用到最大剂量20mg，晚间顿服。14～18岁儿童初始剂量一次10mg，睡前顿服，如有必要可间隔4周后用到最大剂量40mg。

苯扎贝特 Beazafibrate

适应证　用于高三酰甘油血症、高胆固醇血症、混合型高脂血症、儿童高脂血症包括家族性高胆固醇血症的防治。

药动学　口服后吸收迅速，接近完全，2h后血药浓度达峰值。与血浆蛋白的结合率为95%，主要经肾排出，50%为原型，其余为代谢产物，半衰期1.5～2h，在肾病腹膜透析患者可长达20h。缓释片半衰期为26h。

药物相互作用　①能加强香豆素类药的抗凝作用。②能加强降糖药物的作用。

不良反应　常见腹部不适、腹泻、便秘、乏力、头痛，性欲丧失、阳痿、眩晕、失眠、肌炎、肌痛、肌无力、肌病；偶见横纹肌溶解；有使胆石增加的趋向。

禁忌证 ①对本品过敏者。②有活动性肝病、胆囊病或胆石症者。

注意 ①由于本品在妊娠期的安全性未定，故孕妇不推荐使用本品。②本品是否排入乳汁尚不清楚，故不推荐用于哺乳期女性。③有肾功能障碍者慎用，如果使用剂量应减少。④用药期间随访检查血脂、肝肾功能。⑤对诊断的干扰，用本品时可有血清丙氨酸氨基转移酶升高、血红蛋白及白细胞减少、血肌酐升高。

用法与用量

（1）成人 口服。①片剂，一次200～400mg，一日3次，餐后服或与饭同服。维持量一次200mg，一日2次。肾功能障碍时按肌酐清除率调整剂量：40～60mL/min者一次400mg，一日2次；15～40mL/min者一次200mg或400mg，一日或隔日1次；低于15mL/min者一次200mg，每3日1次。②缓释片剂，一次400mg，一日1次。本品不可掰开或嚼服。

（2）儿童 口服，10～18岁儿童一次200mg，一日1次。根据治疗反应调整用量，最大量一次200mg、一日3次。本品不可掰开或嚼服。

考来烯胺 Colestyramine

适应证 ①Ⅱa型高脂蛋白血症（高胆固醇血症）。本品降低血浆总胆固醇和低密度脂蛋白胆固醇浓度，对血清三酰甘油浓度无影响或使之轻度升高，因此，对单纯三酰甘油升高者无效。②胆管不完全阻塞所致的瘙痒。

药动学 本品不从胃肠道吸收。用药后1～2周，血浆胆固醇浓度开始降低，可持续降低1年以上。部分患者在治疗过程中，血清胆固醇浓度开始降低，后又恢复或超过基础水平。用药后1～3周，因胆汁淤滞所致的瘙痒得到缓解。停药1～2周后，再次出现因胆汁淤滞所致的瘙痒。停药后2～4周血浆胆固醇浓度恢复至基础水平。

药物相互作用 ①本品可延迟或减少其他一些药物的吸收，特别在合用酸性药物时。②本品能与保泰松、噻嗪类利尿药、甲状腺素、巴比妥酸盐类、四环素、洛哌丁胺、洋地黄类、有关的生物碱、华法林、普萘洛尔、雌激素类、甲羟孕酮类、苯氧乙酸类调脂药等结合，影响这些药物的吸收。为了避免此种影响，至少要在服用本品1h前或4h以后才能服用其他药物。③本品还可影响脂溶性维生素A、维生素D、维生素K、叶酸、铁剂的吸收，长期应用应予以补充维生素和矿物质。④交换树脂在小肠也与其他一些药物结合，如叶酸、地高辛、华法林、氯噻嗪类、苯巴比妥、保泰松、口服抗凝药、甲状腺素、贝特类、他汀类等，应避免同时服用。一般可在服树脂前1h或4h后服用其他药物。

不良反应 多发生于服用大剂量及超过60岁的患者。有报道，长期服用本品偶尔可致骨质疏松。

（1）较常见的 ①便秘，通常程度较轻，短暂性，但可能很严重，可引起肠梗阻；②烧心感；③消化不良；④恶心呕吐；⑤胃痛。

（2）较少见的 ①胆石症；②胰腺炎；③胃肠出血或胃溃疡；④脂肪泻或吸收不良综合征；⑤嗳气；⑥肿胀；⑦眩晕；⑧头痛。

禁忌证 对考来烯胺过敏者、胆道完全闭塞者禁用。

注意 ①本品增加大鼠在服用强致癌物时的小肠肿瘤的发生率。②对孕妇的影响还缺乏人体研究。本品口服后几乎完全不被吸收，但可能影响孕妇对维生素及其他营养物质的吸收，对胎儿产生不良作用。③对哺乳婴儿的影响尚缺乏人体研究。本品口服后几乎完全不被吸收，但可能影响哺乳期女性对维生素及其他营养物质的吸收，对乳儿产生不利影响。④长期使用可造成血氯过高甚至中毒，特别是对儿童。有报道患高氯血症的儿童服用本品可导致血叶酸浓度下降，建议在治疗期间补充叶酸。⑤为防止误吸或食管不适，本品的粉剂应与120～180mL水或其他液体混合形成混悬液后再服用。⑥疗程中出现便秘或症状加重，为防止肠梗阻的发生，本品应减量或停用。⑦用于治疗高脂血症时需注意：a.发生血浆胆固醇浓度反常性增高时，应停用本品；b.治疗3个月无效应停药，但治疗结节性黄瘤可能需时1年。用于治疗瘙痒症，症状缓解后剂量应减小。

用法与用量

（1）成人　口服，维持量一日2～24g（无水考来烯胺），用于止痒，分3次于饭前服或与饮料拌匀服用。

（2）儿童　口服，用于降血脂，初始剂量一日4g（无水考来烯胺），分2次服用，维持剂量一日2～24g（无水考来烯胺），分2次或多次服用。

依折麦布 Ezetimibe

适应证 用于原发性高胆固醇血症、纯合子家族性高胆固醇血症、纯合子谷甾醇血症。

药动学 口服后被迅速吸收，并广泛结合成具药理活性的酚化葡萄糖苷酸（依折麦布葡萄糖苷酸）。依折麦布葡萄糖苷酸结合物在服药后1～2h达到平均血药峰浓度，而依折麦布则在4～12h出现平均血药峰浓度。10mg依折麦布片同食物（高脂或无脂饮食）一起服用并不影响其生物利用度。本品可以与食物一起或分开服用。主要在小肠和肝脏代谢，给药量的78%经粪便排出，11%经肾排泄，依折麦布和依折麦布葡萄糖苷酸结合物均有肝肠循环，半衰期为22h。尚无小于10岁的儿童的药动学资料。

药物相互作用 ①依折麦布与他汀类药物如阿托伐他汀、普伐他汀、洛伐他汀和辛伐他汀合用具有良好的协同作用。但可见头痛、乏力、恶心、腹痛、腹胀、腹泻、便秘、肌痛等不良反应，曾发现氨基转移酶持续升高（≥正常上限的3倍），故联用前应进行肝功能测定，联用后需进行肝功能监测。②非诺贝特或吉非贝齐可分别升高依折麦布浓度1.5倍和1.7倍，故不宜与贝特类药物合用。③与环孢素合用，可升高依折麦布的血药浓度，慎与环孢素合用。④依折麦布与辛伐他汀联合用药时，具有额外的抗炎作用。⑤与考来烯胺合用，可降低依折麦布平均AUC值约55%。在考来烯胺基础上加用依折麦布以增强降LDL-C的作用时，其增强效果可能因上述相互作用而降低。

不良反应 单独应用本品常见头痛、腹痛、腹泻；与他汀类联合应用常见头痛、乏力、腹痛、便秘、腹泻、腹胀、恶心、ALT升高、AST升高、肌痛。

禁忌证 对本品过敏者、活动性肝病或不明原因的血清ALT及AST持续升高的患者。

注意 ①孕妇及哺乳期妇女慎用。应权衡利弊后决定是否使用。② 9岁以下儿童不推荐应用。③在儿童和青少年（10～18岁）人群中本品的吸收及代谢与成年患者相近。根据总依折麦布的血药浓度，青少年与成年人药动学并无差异。儿童及青少年患者（9～17岁）的临床资料仅限于在纯合子家族性高胆固醇及谷甾醇血症患者中。④老年患者（大于65岁）总依折麦布的血药浓度是年轻患者（18～45岁）的2倍。用药后LDL-C的降低量和安全性在老年患者与年轻患者中无显著差别。因此，老年患者无需调整用药剂量。

用法与用量

（1）成人　口服，一次10mg，一日1次。可单独服用或与他汀类、贝丁酸类联合应用，本品可在一日之内任何时间服用，可空腹或与食物同时服用。

（2）儿童　口服，儿童及青少年患者（9～17岁）仅限用于纯合子家族性高胆固醇血症及谷甾醇血症患者。口服一次10mg，一日一次，可单独服用或与他汀类、贝丁酸类联合应用，本品可在一日之内任何时间服用，可空腹或与食物同时服用。

6 泌尿系统药物

泌尿系统尤其肾脏是人体的主要排泄器官，对排泄代谢产物及调节水、电解质和酸碱平衡起重要作用。如有病变，可出现少尿、多尿（尿崩）或排尿不能控制（遗尿）等症状。儿童常见的泌尿系统疾病是先天性畸形、肾炎、肾病、尿路感染以及多种原因引起的急慢性肾功能衰竭等。其治疗药物包括利尿药、脱水药、尿崩症用药、治遗尿药和泌尿系抗感染药物。

6.1 利尿药物

利尿药是一类促进肾脏排尿功能从而增加尿量的药物。利尿作用可通过影响肾小球的过滤、肾小管的再吸收和分泌等功能而实现，主要是影响肾小管的再吸收。利尿药作用于肾脏，使肾小管在增加水排出的同时增加钠的排出，达到增加尿量、消除水肿的目的。

临床上根据其利尿效能将利尿药划分为高效能、中效能和低效能三个等级。①高效能利尿药，又称髓袢利尿药，最常用的是呋塞米（速尿），利尿酸钠使用较少，可能因其不良反应较大。丁苯氧酸作用更强。②中效能利尿药，最常用的是噻嗪类利尿药，如氢氯噻嗪。③低效能利尿药，又称留钾利尿药，常与噻嗪类药物联合应用。一方面增加噻嗪类疗效，另一方面减少钾的排出。有螺内酯（又称安体舒通）、氨苯蝶啶、氨氯吡咪。另外尚有渗透性利尿药。有机汞利尿药（如汞撒利）因毒性大已被淘汰。碳酸酐酶抑制剂（如乙酰唑胺）利尿作用弱，目前仅眼科用于降低眼压治疗青光眼等。

呋塞米 Furosemide

适应证 ①充血性心力衰竭、肝硬化、肾脏疾病（肾炎、肾病及各种原因所致的急慢性肾衰竭）、与其他药物合用治疗急性肺水肿和急性脑水肿等。②预防急性肾衰竭。用于各种原因导致的肾脏血流灌注不足，如失水、休克、中毒、麻醉意外以及循环功能不全等。在纠正血容量不足的同时及时应用，可减少急性肾小管坏死的机会。③高血压危象。④高钾血症、高钙血症、稀释性低钠血症（尤其是当血钠浓度低于120mmol/L时）。⑤抗利尿激素分泌过多症。⑥急性药物及毒物中毒。

药动学 口服吸收率为60%～70%，进食能减慢吸收，但不影响吸收率及其疗效。终末期肾脏病患者的口服吸收率降至43%～46%。充血性心力衰竭和肾病综合征等水肿性疾病时，由于肠壁水肿，口服吸收率也下降，故在上述情况应肠外途径用药。主要分布于细胞外液，分布容积平均为体质量的11.4%，血浆蛋白结合率为91%～97%，几乎均与白蛋白结合。本药能通过胎盘屏障，并可泌入乳汁中。口服和静脉用药后作用开始时间分别为30～60min和5min，达峰时间为1～2h和0.33～1h。作用持续时间分别为6～8h

和2h。半衰期β相存在较大的个体差异，正常人为30～60min，无尿患者延长至75～155min，肝肾功能同时严重受损者延长至11～20h。新生儿由于肝、肾廓清能力较差，半衰期β相延长至4～8h。88%以原型经肾脏排泄，12%经肝脏代谢由胆汁排泄，肾功能受损者经肝脏代谢增多。本药不被透析清除。

药物相互作用 ①糖皮质激素、盐皮质激素、促肾上腺皮质激素及雌激素能降低本药的利尿作用，并增加电解质紊乱尤其是低钾血症的发生机会。②非甾体抗炎药能降低本药的利尿作用，增加肾损害机会，与前者抑制前列腺素合成、减少肾血流量有关，③本药可增强抗高血压药的降压作用，两者合用时，后者剂量应酌情调整。④与可激动α受体的拟肾上腺素药及抗癫痫药合用时，利尿作用减弱。⑤与氯贝丁酯合用，两药的作用均增强，并可出现肌肉酸痛、强直。⑥与治疗剂量的多巴胺合用，利尿作用加强。⑦饮酒及含乙醇制剂和可引起血压下降的药物能增强本品的利尿作用；与巴比妥类药物、麻醉药合用，易引起直立性低血压。⑧本药可使尿酸排泄减少，血尿酸升高，故与治疗痛风的药物合用时，应调整后者的剂量。⑨降低降糖药的疗效。⑩降低抗凝药物和抗纤溶药物的作用，主要是利尿后血容量下降，致血中凝血因子浓度升高，以及利尿使肝血液供应改善、肝脏合成凝血因子增多有关。⑪本品加强非去极化型肌松药的作用，与血钾下降有关。手术如用筒箭毒碱作为肌松药，应于术前1周停用本药。⑫与两性霉素、头孢菌素、氨基糖苷类抗生素等药物合用，肾毒性增加，尤其是原有肾损害时；与氨基糖苷类抗生素、依他尼酸或其他具有耳毒性的药物合用，耳毒性增加。⑬与抗组胺药合用时耳毒性增加，易出现耳鸣、头晕、眩晕。⑭与锂盐合用可增加锂浓度，锂毒性明显增加，应尽量避免合用。⑮服用水合氯醛后静脉注射本药可致出汗、面色潮红和血压升高，此与甲状腺素由结合状态转为游离状态增多，导致分解代谢加强有关。⑯与碳酸氢钠合用发生低氯性碱中毒机会增加。⑰与洋地黄类强心苷合用应注意补钾，因低钾易致心律失常。⑱与三氧化二砷、氟哌利多、多非利特、苄普地尔、左醋美沙多、索他洛尔、酮色林等合用，由于本品可引发低钾血症或低镁血症，从而可诱发室性心律失常（Q-T间期延长、尖端扭转型室性心动过速）。⑲与阿司匹林相互竞争肾小管分泌，两者合用可使后者排泄减少。⑳与卡托普利合用偶可致肾功能恶化。㉑与食物合用，吸收减少，生物利用度可下降30%。

不良反应 ①常见与水、电解质紊乱有关的症状，如直立性低血压、休克、低钾血症、低氯血症、低氯性碱中毒、低钠血症、低钙血症以及与此有关的口渴、乏力、肌肉酸痛、心律失常。②少见过敏反应（皮疹、间质性肾炎、心搏骤停）、视觉模糊、黄视症、光敏感、头晕、头痛、食欲缺乏、恶心、呕吐、腹痛、腹泻、胰腺炎、肌肉强直、粒细胞减少、血小板减少性紫癜、再生障碍性贫血、肝功能损害、指（趾）感觉异常、高糖血症、尿糖阳性、原有糖尿病加重、高尿酸血症。耳鸣、听力障碍多见于大剂量静脉快速注射时（每分钟剂量＞4～15mg），多为暂时性，少数为不可逆性，尤其当与其他有耳毒性的药物同时应用时。在高钙血症时，可引起肾结石。尚有报道本药可加重特发性水肿。

禁忌证 对磺酰胺类、噻嗪类药物过敏者，低钾血症、肝性脑病、超量服用洋地黄者。

注意 ①无尿或严重肾功能损害者慎用，后者因需加大剂量，用药间隔时间应延长，以免出现耳毒性等不良反应。②本品可通过胎盘屏障，妊娠期妇女尤其是妊娠前3个月应尽量避免应用。③可经乳汁分泌，哺乳期妇女应慎用。④下列情况慎用：如糖尿病、高尿酸血症或痛风、急性心肌梗死、胰腺炎或有此病史者、有低钾血症倾向者（尤其是应用洋地黄类药物或有室性心律失常者）、红斑狼疮、前列腺增生症。⑤本药新生儿的半衰期明显延长，故新生儿用药间隔应延长。⑥老年人应用本药时发生低血压、电解质紊乱、血栓形成和肾功能损害的概率增多。⑦在用药期间，应定期检查血电解质、血压、肾功能、血糖、血尿酸、酸碱平衡情况、听力。⑧药物剂量应从小剂量开始，然后根据利尿反应调整剂量，以减少水、电解质紊乱等不良反应的发生。⑨存在低钾血症或低钾血症倾向时，应注意补充钾盐。⑩肠道外用药宜静脉给药，不主张肌内注射。常规剂量静脉注射时间应超过1～2min，大剂量静脉注射时每分钟不超过4mg，静脉用药剂量为口服的1/2时即可达到同样疗效。⑪本品为钠盐注射液，碱性较高，故静脉注射时宜用氯化钠注射液稀释而不宜用葡萄糖注射液稀释。⑫与抗高血压药合用时，后者剂量应酌情调整。⑬少尿或无尿患者应用最大剂量后24h仍无效时应停药。

用法与用量

（1）成人

①口服：a.治疗水肿性疾病，起始剂量为20～40mg，一日1～2次，必要时6～8h后追加20～40mg，直至出现满意利尿效果。但一般应控制在100mg以内，分2～3次服用。以防过度利尿和不良反应发生。部分患者剂量可减少至20～40mg，隔日1次，或一周中连续服药2～4日，一日20～40mg。b.高血压，起始一日40～80mg，分2次服用，并酌情调整剂量。c.高钙血症，一日80～120mg，分1～3次服。

②静脉注射：成人水肿性疾病，紧急情况或不能口服者可静脉注射，开始20～40mg，必要时每2h追加剂量，直至出现满意疗效。维持用药阶段可分次给药。急性左心衰竭，起始40mg静脉注射，必要时每小时追加80mg，直至出现满意疗效。急性肾衰竭时可200～400mg加入9g/L氯化钠注射液100mL内静脉滴注，滴注流量不超过每分钟4mg。有效者可按原剂量重复应用或酌情调整剂量，一日总剂量不超过1g，利尿效果差时不宜再增加剂量，以免出现肾毒性，对急性肾衰竭恢复不利。慢性肾功能不全，通常一日40～120mg。高血压危象时起始40～80mg。伴急性左心衰竭或急性肾衰竭时可酌情增加剂量。高钙血症时一次20～80mg。

（2）儿童 ①口服：治疗水肿性疾病，起始按体质量2mg/kg，必要时4～6h追加1～2mg/kg。一日最高量不超过40mg。新生儿应延长用药间隔。②静脉注射、静脉滴注：一次0.5～1mg/kg。

英国国家处方集（儿童版）（BNFC 2010—2011版）推荐如下。①口服：新生儿一次0.5～2mg/kg，一日1～2次（31周以下早产儿一日一次）；1个月～12岁一次0.5～2mg/kg，一日2～3次，一日总量不超过80mg；12～18岁一日20～40mg，一日最高不超过80～120mg。②静脉注射：新生儿一次0.5～1mg/kg，一日1～2次（31周以下早产儿一日一次）；1个月～12岁一次0.5～1mg/kg（最大量4mg/kg），必要时每8h重复一次；12～18岁一次20～40mg，必要时每8h重复一次。

布美他尼 Bumetanide

适应证 ①水肿性疾病。如充血性心力衰竭、肝硬化、肾脏疾病（肾炎、肾病及各种原因所致的急慢性肾衰竭），与其他药物合用治疗急性肺水肿和急性脑水肿等。②预防急性肾衰竭，用于各种原因导致的肾脏血流灌注不足，如失水、休克、中毒、麻醉意外以及循环功能不全等，在纠正血容量不足的同时及时应用，可减少发生急性肾小管坏死的机会。③高血压危象。④高钾血症、高钙血症、稀释性低钠症（尤其是当血钠浓度低于120mmol/L时）。⑤抗利尿激素分泌过多症。⑥急性药物及毒物中毒。⑦对某些呋塞米无效的病例仍可能有效。

药动学 口服吸收迅速且较完全。口服后30min起效，1～2h达高峰，作用持续3～6h；静注后约5min开始利尿，0.5～1h达高峰，作用持续2～3h。生物利用度约80%；表观分布容积为0.15L/kg；血浆蛋白结合率95%；主要经肾以原型排出，肾小管分泌在药物消除中占重要地位，24h内可排出服用剂量的65%。血浆半衰期为1.5h。肾功能衰竭时本品仍能从循环中迅速移出。77%～85%经尿排泄，其中45%为原型药物，15%～23%由胆汁和粪便排泄。本品经肝脏代谢较少且不能被透析清除。

药物相互作用 见呋塞米项下。

不良反应 有报道本药偶见未婚男性遗精和阴茎勃起困难。大剂量时可发生肌肉酸痛、胸痛、男性乳腺发育。对糖代谢的影响可能小于呋塞米。其他同呋塞米。

禁忌证、注意 见呋塞米项下。

用法与用量

（1）成人

①水肿性疾病：a.口服，初始剂量一次0.5～2mg，一日1次，必要时每隔4～5h重复，最大剂量一日10～20mg。也可间隔用药，即隔1～2日用药1次。b.肌内注射或静脉注射，起始剂量一次0.5～1mg/kg，必要时每隔2～3h重复，最大剂量一日10mg。

②急性肺水肿及左心衰竭：a.静脉注射起始一次1～2mg，必要时隔20min重复。b.静脉滴注：一次2～5mg，加入9g/L氯化钠注射液500mL中稀释后，缓慢静脉滴注，滴注时间不短于30～60min。

（2）儿童 ①口服：按体质量一次0.01～0.02mg/kg，一日1次，必要时每4～6h一次，最大剂量一日5mg。②静脉滴注：英国国家处方集（儿童版）（BNFC 2010—2011版）推荐，1个月～12岁一次0.025～0.05mg/kg，12～18岁一次1～5mg，加入9g/L氯化钠注射液稀释后，30～60min缓慢静脉滴注。

◎ **氢氯噻嗪（见5章132页）**

苄氟噻嗪 Bendroflumethiazide

适应证 参阅第5章氢氯噻嗪项下。

药动学 口服吸收迅速、完全，血浆蛋白结合率94%，口服1～2h起作用，达峰时间6～12h，作用持续时间18h以上，半衰期为3～4h。在体内代谢，绝大部分由肾脏排泄（30%为原型），少量由胆汁排泄。

药物相互作用 见呋塞米项下。

不良反应 大多数不良反应与剂量和疗程有关。常见粒细胞及血小板减少。电解质紊乱引起口干、嗜睡、肌痛。个别病例可有胃肠道反应如恶心、呕吐、腹胀、腹泻。皮疹、光敏性皮炎、瘙痒。结晶尿、高尿酸血症、急性痛风、肌肉痛、血糖升高。长期服用可致低钠血症、低氯血症和低钾血症。突然停药可引起钠、氯及水的潴留。

禁忌证 ①对本药过敏或对磺胺类药物过敏者。②无尿症。

注意 参阅第5章氢氯噻嗪项下。

用法与用量

（1）成人 口服。①治疗水肿性疾病或尿崩症，开始每次2.5～10mg，每日1～2次，或隔日服用，或每周连续服用3～5日。维持阶段则一次2.5～5mg，每日1次，或隔日1次，或每周连续服用3～5日。②治疗高血压，开始每日2.5～20mg，单次或分两次服，并酌情调整剂量。

（2）儿童 口服。①治疗水肿性疾病或尿崩症，开始每日按体质量0.4mg/kg，单次或分两次服用。维持阶段每日0.05～0.1mg/kg。②治疗高血压，每日0.05～0.4mg/kg，分1～2次服用。

氯噻酮 Chlortalidone

适应证 用于水肿性疾病（充血性心力衰竭、肝硬化腹水、肾病综合征、急慢性肾炎、慢性肾衰竭早期）、高血压、中枢性或肾性尿崩症、肾石症（预防含钙盐成分的结石）。

药动学 口服吸收不规则，主要与细胞内碳酸酐酶结合，而与血浆蛋白结合很少，严重贫血时与血浆蛋白（主要是白蛋白）的结合增多。口服2h起作用，达峰时间为2h，作用持续时间为24～72h。半衰期为35～50h，本药半衰期和作用持续时间显著长于其他噻嗪类药物的原因是由于本药主要与红细胞碳酸酐酶结合，故排泄和代谢均较慢。可通过胎盘，也可从乳汁中分泌。主要以原型从尿中排泄，部分在体内被代谢，由肾外途径排泄，胆道不是主要的排泄途径。

药物相互作用 ①肾上腺皮质激素、促肾上腺皮质激素、雌激素、两性霉素B（静脉用药），能降低药的利尿作用，增加发生电解质紊乱的机会，尤其是低钾血症。②非甾体抗炎药尤其是吲哚美辛，能降低本药的利尿作用，与前者抑制前列腺素合成有关。③与拟交感胺类药物合用，利尿作用减弱。④考来烯胺（消胆胺）能减少胃肠道对本药的吸收，故应在口服考来烯胺1h前或4h后服用本药。⑤与多巴胺合用，利尿作用加强。⑥与抗高血压药合用时，利尿降压作用均加强。（与钙通道阻滞药合用时减弱）。⑦与抗痛风药合用时，后者应调整剂量。⑧使抗凝药作用减弱，主要是由于利尿后机体血浆容量下降，血中凝血因子水平升高，加上利尿使肝脏血液供应改善，合成凝血因子增多。⑨降低降糖药的作用，因本品可升高血糖，故合用时应注意调整降糖药的剂量。⑩洋地黄类药物、胺碘酮等与本药合用时，应慎防因低钾血症引起的副作用。⑪与锂制剂合用，因本类药物可减少肾脏对锂的清除，增加锂的肾毒性。⑫乌洛托品与本药合用，其转化为甲醛受抑制，疗效下降。⑬增强非去极化肌松药的作用，与血钾下降有关。⑭与碳酸氢钠合用，发生低氯性碱中毒机会增加。

不良反应 大多数不良反应与剂量和疗程有关。

（1）水、电解质紊乱所致的不良反应较为常见 低钾血症较易发生与噻嗪类利尿药排钾作用有关，长期缺钾可损伤肾小管，严重失钾可引起肾小管上皮的空泡变化，以及引起严重快速性心律失常等异位心律。低氯性碱中毒或低氯低钾性碱中毒多因噻嗪类特别是氢氯噻嗪常明显增加氯化物的排泄。此外低钠血症亦不罕见，导致中枢神经系统症状及加重肾损害。脱水造成血容量和肾血流量减少亦可引起肾小球滤过率降低。上述水、电解质紊乱的临床常见反应有口干、烦渴、肌肉痉挛、恶心、呕吐和极度疲乏无力等。

（2）高糖血症 可使糖耐量降低，血糖升高，此可能与抑制胰岛素释放有关。

（3）高尿酸血症 干扰肾小管排泄尿酸，少数可诱发痛风发作。由于通常无关节疼痛，故高尿酸血症易被忽视。

（4）过敏反应 如皮疹、荨麻疹等，但较为少见。

（5）血白细胞减少或缺乏症、血小板减少性紫癜等亦少见。

（6）其他 如胆囊炎、胰腺炎、性功能减退、光敏感、色觉障碍等，但较罕见。

禁忌证 参阅第5章氢氯噻嗪项下。

注意 ①一日用药1次时，应在早晨用药，以免夜间排尿次数增加，间歇用药能减少电解质紊乱的发生。②下列情况慎用，如无尿或严重肾功能减退、糖尿病、高尿酸血症或有痛风病史、严重肝功能损害、高钙血症、低钠血症、红斑狼疮、胰腺炎、交感神经切除者，有黄疸的婴儿。③严重肝功能损害时慎用，低血钾可能造成肝性脑病。④无尿或严重肾功能减退者（GFR≤20mL/min）慎用。⑤能通过胎盘屏障，对妊娠高血压综合征无预防作用，故妊娠期妇女使用应慎重。⑥哺乳期妇女不宜服用。

用法与用量

（1）成人 口服。①治疗水肿性疾病，一日25～75mg，当肾脏疾病肾小球滤过率低于每分钟10mL时，用药间歇应在24～48h以上。②治疗高血压，一次25～75mg，并依据降压效果调整剂量。

（2）儿童 按体质量一次2mg/kg，一日1次，1周连服3日。

英国国家处方集（儿童版）（BNFC 2010—2011版）推荐口服，5～12岁0.5～1.7mg/kg，晨起服用，隔日一次。12～18岁25～50mg，晨起服用，一日一次或隔日一次。必要时可服用100～200mg。

螺内酯 Spironolactone

适应证 ①水肿性疾病，与其他利尿药合用，治疗充血性水肿、肝硬化腹水、肾性水肿等水肿性疾病，其目的在于纠正上述疾病时伴发的继发性醛固酮分泌增多，并对抗其他利尿药的排钾作用。也用于特发性水肿的治疗。②高血压，作为治疗高血压的辅助药物。③原发性醛固酮增多症，本品可用于此病的诊断和治疗。④低钾血症的预防，与噻嗪类利尿药合用，增强利尿效应和预防低钾血症。

药动学 口服吸收较好，生物利用度大于90%，血浆蛋白结合率在90%以上，进入体内后80%由肝脏迅速代谢为有活性的坎利酮。口服1日左右起效，2～3日达高峰，停药后作用仍可维持2～3日。依服药方式不同半衰期有所差异，每日服药1～2次时平均半衰期19h（13～24h），每日服药4次时半衰期为12.5h（9～16h）。无活性代谢产物从肾脏和胆道排泄，约有10%以原型从肾脏排泄。

药物相互作用 ①肾上腺皮质激素尤其是具有较强盐皮质激素作用者，促肾上腺皮质激素能减弱本药的利尿作用，而拮抗本药的潴钾作用。②雌激素能引起水钠潴留，从而减弱本药的利尿作用。③非甾体抗炎药，尤其是吲哚美辛，能降低本药的利尿作用，且合用时肾毒性增加。④拟交感神经药物降低本药的降压作用。⑤多巴胺加强本药的利尿作用。⑥与引起血压下降的药物合用，利尿和降压效果均加强。⑦与下列药物合用时，发生高钾血症的机会增加，如含钾药物、库存血（含钾30mmol/L，如库存10日以上含钾高达65mmol/L）、血管紧张素转换酶抑制药、环孢素。⑧与葡萄糖胰岛素液、碱剂、钠型降钾交换树脂合用，发生高钾血症的机会增加。⑨本药使地高辛半衰期延长。⑩与氯化铵合用易发生代谢性酸中毒。⑪与肾毒性药物合用，肾毒性增加。⑫甘珀酸钠、甘草类制剂具有醛固酮样作用，可降低本药的利尿作用。⑬本品有弱的酶诱导作用，加快安替比林和地高辛的代谢降解。

不良反应

（1）常见不良反应 ①高钾血症，最为常见，尤其是单独用药、进食高钾饮食、与钾剂或含钾药物如青霉素钾等合用以及存在肾功能损害、少尿、无尿时。即使与噻嗪类利尿药合用，高钾血症的发生率仍可达8.6%～26%，且常以心律失常为首发表现，故用药期间必须密切随访血钾和心电图。②胃肠道反应，如恶心、呕吐、胃痉挛和腹泻；尚有报道可致消化性溃疡。

（2）少见不良反应 ①低钠血症，单独应用时少见，与其他利尿药合用时发生率增高。②抗雄激素样作用或对其他内分泌系统的影响，长期服用本药在男性可致男性乳房发育、阳痿、性功能低下，在女性可致乳房胀痛、声音变粗、毛发增多、月经失调、性功能下降。③中枢神经系统表现，长期或大剂量服用本药可发生行走不协调、头痛等。

（3）罕见不良反应 ①过敏反应，出现皮疹甚至呼吸困难。②暂时性血浆肌酐、尿素氮升高，主要与过度利尿、有效血容量不足、引起肾小球滤过率下降有关。③轻度高氯性酸中毒。④肿瘤，有报道5例患者长期服用本药和氢氯噻嗪发生乳腺癌。

禁忌证 高钾血症、低钠血症患者禁用。

注意 ①肝功能不全者慎用，因本药引起电解质紊乱，可诱发肝性脑病。②肾功能不全者慎用。③本药可通过胎盘，但对胎儿的影响尚不清楚。孕妇应在医师指导下用药，且用药时间应尽量短。④下列情况慎用，如无尿、低钠血症、酸中毒、乳房增大或月经失调者。⑤老年人用药较易发生高钾血症和利尿过度。⑥给药应个体化，从最小有效剂量开始使用，以减少电解质紊乱等不良反应的发生。如一日服药一次，应于早晨服药，以免夜间排尿次数增多。⑦用药前应了解患者血钾浓度，但在某些情况血钾浓度并不能代表机体内钾含量，如酸中毒时可从细胞内转移至细胞外而易出现高钾血症，酸中毒纠正后血钾即可下降。⑧本药起作用较慢，而维持时间较长，故首日剂量可增加至常规剂量的2～3倍，以后酌情调整剂量。与其他利尿药合用时，可先于其他利尿药2～3日服用。在已应用其他利尿药再加用本药时，其他利尿药剂量在最初2～3日可减量50%，以后酌情调整剂量。在停药时，本药应先于其他利尿药2～3日停药。⑨用药期间如出现高钾血症，应立即停药。⑩应于进食时或餐后服药，以减少胃肠道反应，并可能提高本药的生物利用度。

用法与用量

（1）成人 口服。①水肿性疾病：一日40～120mg，分2～4次服，至少连服5日。以后酌情调整剂量。②高血压：开始一日40～80mg，分2～4次服，至少2周，以后酌情调整剂量，不宜与血管紧张素转换酶抑制药合用，以免增加发生高钾血症的机会。③原发性醛固酮增多症：手术前患者一日80～240mg，分2～4次服用。不宜手术的患者则选用较小剂量维持用药。④用于心功能不全：一次20mg，一日一次；老年人对本药较敏感，开始用量宜偏小。

（2）儿童 ①口服，一日1～3mg/kg，分2～4次服。②英国国家处方集（儿童版）（BNFC 2010—2011版）推荐口服，新生儿一日1～2mg/kg，分1～2次，最大剂量一日7mg/kg；一个月～12岁一日1～3mg/kg，分1～2次，最大剂量一日9mg/kg；12～18岁一日50～100mg，分1～2次，最大剂量一日9mg/kg或400mg。

氨苯蝶啶 Triamterene（Dyrenium，Urocaudol，Pterofen）

适应证 慢性心力衰竭、肝硬化腹水、肾病综合征、肾上腺糖皮质激素治疗过程中发生的水钠潴留，特发性水肿。亦用于对氢氯噻嗪或螺内酯无效者。

药动学 口服后30%～70%迅速吸收，血浆蛋白结合率为40%～70%。单剂口服后2～4h起作用，达峰时间为6h，作用持续时间7～9h。半衰期为1.5～2h，无尿者每日给药1～2次时延长至10h，每日给药4次时延长至9～16h（平均12.5h）。吸收后大部分迅速由肝脏代谢，经肾脏排泄，少数经胆汁排泄。

药物相互作用 ①因可使血尿酸升高，与噻嗪类和袢利尿药合用可使血尿酸进一步升高，故应与治疗痛风的药合用。②与降糖药合用可使血糖升高，后者剂量应适当加大。③避免与其他潴钾利尿药合用。余见螺内酯项下。

不良反应 常见高钾血症；偶见恶心、呕吐、嗜睡、轻度腹泻、软弱、口干及皮疹、肝损害、肝功能异常、巨幼细胞贫血等；大剂量长期使用或与螺内酯合用，可出现血钾过高现象，停药后症状可逐渐消失；少见低钠血症、头晕、头痛、光敏感；罕见过敏反应、血液系统损害（粒细胞减少、血小板减少性紫癜、巨幼细胞贫血）、肾结石。

禁忌证 高钾血症者禁用。

注意 ①肝、肾功能不全者慎用。②动物实验显示本药能透过胎盘，但在人类的情况尚不清楚，孕妇慎用。哺乳期妇女慎用。③下列情况慎用，如无尿、糖尿病、低钠血症、酸中毒、高尿酸血症或有痛风病史者、肾结石或有病史者。④老年人应用本药时较易发生高钾血症和肾损害。⑤用药期间应随时注意血常规变化、肝功能或其他特异反应，随时调整剂量。⑥给药应个体化，从最小有效剂量开始使用，以减少电解质紊乱等不良反应。如一日给药1次，应于早晨给药，以免夜间排尿次数增多。

用法与用量

（1）成人 口服，初始剂量一日25～100mg，分2次服用，与其他利尿药合用时，剂量可减少。维持阶段可改为隔日疗法。最大剂量不超过一日300mg。

（2）儿童　初始剂量按体质量一日2～4mg/kg或按体表面积120mg/m^2，分2次服用，一日或隔日疗法，以后酌情调整剂量。12～18岁初始剂量一日25～100mg，分2次服用，与其他利尿药合用时剂量可减少，维持阶段可改为隔日疗法。最大剂量不超过一日300mg。

乙酰唑胺 Acetazolamide

适应证　用于治疗各种类型的青光眼，对青光眼急性发作时的短期控制，是一种有效的降低眼压的辅助药物。

药动学　口服易吸收，蛋白结合率很高。口服500mg后1～1.5h眼压开始下降，2～4h血药浓度达峰值，可维持4～6h，血药峰浓度为12～27mg/L，消除相半衰期2.4～5.8h。口服本品缓释胶囊500mg后2h眼压开始下降，8～12h血药浓度达峰值，可维持18～24h，血药峰浓度为6mg/L。静脉注射500mg，2min后眼压开始下降，15min血药浓度达峰值，可维持4～5h。本品无论口服或静脉注射，在24h内给药量的90%～100%将以原型由肾脏排泄。缓释剂型在24h内排出给药量的47%。

药物相互作用　①口服本品时，同时使用拉坦前列素滴眼液，药效相加。②口服本品时，同时服用等量或二倍量的碳酸氢钠，能够减轻患者的感觉异常和胃肠道症状，还能缓冲电解质失调，减轻酸中毒和低钾血症的发生。③本品和枸橼酸钾合用，不仅能控制眼压，且能防止尿结石的发生和复发。④本品与甘露醇或尿素合用，在增强降低眼压作用的同时可增加尿量。⑤本品与促肾上腺皮质激素、糖皮质激素，尤其是与盐皮质激素合用，可导致严重的低血钾，在联合用药时应注意监护血清钾的浓度及心脏功能。长期同时使用有增加低血钙的危险，可导致骨质疏松，因为这些药都能增加钙的排泄。⑥本品与苯丙胺、抗M胆碱药，尤其是和阿托品、奎尼丁等合用时，由于形成碱性尿，本品排泄减少，会使不良反应加重或时间延长。⑦本品与胰岛素等抗糖尿病药合用时，可减少低血糖反应，因为本品可以造成高血糖和尿糖，故应调整剂量。⑧本品与苯巴比妥、卡马西平或苯妥英等合用，可引起骨软化发病率上升。⑨本品与洋地黄苷类合用，可提高洋地黄的毒性，并可发生低钾血症。⑩本品与维生素C等酸性药物合用，增加不良反应的发生。⑪本品与噻嗪类排钾利尿药合用，增加低钾血症发生的危险性。

不良反应　恶心、呕吐、腹泻、味觉失调、食欲缺乏、感觉异常、面部潮红、头痛、眩晕、疲劳、易激动、抑郁、性欲降低、代谢性酸中毒和电解质紊乱、嗜睡、意识模糊、听力障碍、荨麻疹、皲裂、尿糖增加、血尿、肾结石、血液病（包括粒细胞缺乏症和血小板减少症）、皮疹（包括多形性红斑和中毒性表皮坏死松解症）、光过敏、肝功能损害、迟缓性瘫痪、惊厥、暂时性近视。

禁忌证　①对本品或磺胺药过敏者禁用。②肝肾功能不全所致低钾血症、低钠血症、高氯性酸中毒者禁用。③肝性脑病者禁用。④肾上腺衰竭及肾上腺皮质功能减退症（艾迪生病）者禁用。

注意　①肺功能障碍、糖尿病、肝功能不全及肾功能不全患者慎用。②老年患者慎用。③孕妇慎用。④一般不推荐长期使用。如要长期使用，则需要监控血细胞计数、血浆电解质浓度。

用法与用量

（1）成人　口服。①开角型青光眼：首量250mg，一日1～3次，维持量应根据患者对药物的反应决定，尽量使用较小的剂量使眼压得到控制；一般一次250mg，一日2次。②继发性青光眼和手术前降眼压：一次250mg，每4～8h一次，一般每日2～3次。③急性病例：首次药量500mg，以后用维持量，一次125～250mg，一日2～3次。

（2）儿童　用于青光眼患者。① 1月龄～12岁儿童口服5mg/kg，一日2～4次，根据治疗的反应调整剂量，最大剂量不超过一日750mg。② 12～18岁青少年口服250mg，一日2～4次。

6.2 脱水药物

凡静脉注射后通过渗透压作用而阻止肾小管对原尿的再吸收，使尿量急增和组织脱水的药物称为脱水药，亦称渗透性利尿药。常见的是甘露醇，用于各种疾病引起的脑水肿或用于急性肾功能衰竭等。

甘露醇 Mannitol

适应证　①组织脱水药，用于治疗各种原因引起的脑水肿，降低颅内压，防止脑疝。②降低眼压，可有效降低眼压，应用于其他降眼压药无效或眼内手术前准备。③渗透性利尿药，用于鉴别肾前性因素或急性肾功能衰竭引起的少尿。亦可应用于预防各种原因引起的急性肾小管坏死。④作为辅助性利尿措施，治疗肾病综合征、肝硬化腹水，尤其是当伴有低蛋白血症时。⑤对某些药物逾量或毒物中毒（如巴比妥类药物、锂、水杨酸盐和溴化物等），本药可促进上述物质的排泄，并防止肾毒性。⑥作为冲洗剂，应用于经尿道内前列腺切除术。⑦术前肠道准备。

药动学　甘露醇口服吸收很少。静脉注射后迅速进入细胞外液而不进入细胞内。但当血甘露醇浓度很高或存在酸中毒时，甘露醇可通过血脑屏障，并引起颅内压反跳。利尿作用于静注后1h出现，维持3h。降低眼压和颅内压作用于静注后15min内出现，达峰时间为30～60min，维持3～8h。本药可由肝脏生成糖原，但由于静脉注射后迅速经肾脏排泄，故一般情况下经肝脏代谢的量很少。本药半衰期为100min，当存在急性肾功能衰竭时可延长至6h。肾功能正常时，静脉注射甘露醇100g，3h内80%经肾脏排出。

药物相互作用　①可增加强心苷的不良反应，与低钾血症有关。②增加利尿药及碳酸酐酶抑制剂的利尿和降眼压作用，与这些药物合并时应调整剂量。③本药可引起低血钾或低血镁，与三氧化二砷、氟哌利多、左醋美沙多或索他洛尔合用，诱发Q-T间期延长的风险增加。④与顺铂同时缓慢静脉滴注，可减轻顺铂的肾和胃肠道反应。⑤可降低亚硝脲类抗癌药及丝裂霉素的毒性，但不影响其疗效。⑥可降低两性霉素B的肾毒性。⑦可降低秋水仙碱的不良作用。

不良反应　常见水和电解质紊乱、寒战、发热、排尿困难、血尿、血栓性静脉炎、皮疹、荨麻疹、呼吸困难、过敏性休克、头晕、视物模糊、口渴、渗透性肾病。

禁忌证　有活动性脑出血、急性肾小管坏死或慢性肾衰竭、严重失水、急性肺水肿者。

注意 ①心功能不全、低血容量者、高钾血症或低钠血症者慎用。②应严格掌握适应证，对于眼压非显著增高者、年龄较大者可尽量不用，对肾功能损害或有潜在疾病者，应避免或减量使用。③过敏体质者尽量不用，如必须使用，可先给予地塞米松10mg静脉注射，并严密观察。④使用本品的时间不宜过长，剂量不宜过大。⑤使用本品过程中应注意水和电解质平衡，密切观察肾功能。⑥老年人使用本品较易出现肾损害，应适当控制用量。⑦孕妇、哺乳期妇女及儿童慎用。⑧明显肾功能损害、高钾血症或低钠血症、低血容量患者慎用。

用法与用量

（1）成人 ①利尿：常用量为按体质量1～2g/kg，一般用200g/L溶液250mL静脉滴注，并调整剂量使尿量维持在每小时30～50mL。②治疗脑水肿、颅内高压和青光眼：按体质量0.25～2g/kg，配制为150～250g/L于30～60min内静脉滴注。当患者衰弱时，剂量应减小至0.5g/kg。严密随访肾功能。③鉴别肾前性少尿和肾性少尿：按体质量0.2g/kg，以200g/L于3～5min内静脉滴注，如用药后2～3h以后每小时尿量仍低于30～50mL，最多再试用一次，如仍无反应则应停药。已有心功能减退或心力衰竭者慎用或不宜使用。④预防急性肾小管坏死：先给予12.5～25g，10min内静脉滴注，若无特殊情况，再给50g，1h内静脉滴注，若尿量能维持在每小时50mL以上，则可继续应用50g/L溶液静滴；若无效则立即停药。⑤治疗药物、毒物中毒：50g以200g/L溶液静滴，调整剂量使尿量维持在每小时100～500mL。⑥肠道准备：术前4～8h，100g/L溶液1000mL于30min内口服完毕。

（2）儿童 ①利尿：按体质量0.25～2g/kg或按体表面积60g/m^2，以150～200g/L溶液2～6h内静脉滴注。②治疗脑水肿、颅内高压和青光眼：按体质量1～2g/kg或按体表面积30～60g/m^2，以150～200g/L溶液于30～60min内静脉滴注。患者衰弱时剂量减至0.5g/kg。③鉴别肾前性少尿和肾性少尿：按体质量0.2g/kg或按体表面积6g/m^2，以150～250g/L溶液静脉滴注3～5min，如用药后2～3h尿量无明显增多，可再用1次，如仍无反应则不再使用。④治疗药物、毒物中毒：按体质量2g/kg或按体表面积60g/m^{2}以50～100g/L溶液静脉滴注。⑤肠道清洗用于结肠手术、结肠镜检查、影像学检查，口服一次4～5mL/kg，同时速饮糖盐水15mL/kg。但行电切/电凝治疗时，不能使用本品。

甘油果糖氯化钠注射液

适应证 脑血管病、脑外伤、脑肿瘤、颅内炎症及其他原因引起的急慢性颅内压增高、脑水肿等。

药动学 本药经血液进入全身组织，2～3h达到分布平衡，进入脑脊液和脑组织较慢，清除也较慢，大部分代谢为二氧化碳及水排出。它经肾脏排泄少，故肾功能不良者亦可用。

不良反应 常见瘙痒、皮疹、头痛、恶心、口干、溶血。

禁忌证 遗传性果糖耐受不良症、高钠血症、无尿、严重脱水、对本品过敏者。

注意 ①妊娠及哺乳期妇女慎用。②严重循环功能障碍、尿崩症、糖尿病、溶血性贫血者及有严重活动性颅内出血无手术条件时慎用。③儿童、老年人慎用。④急性硬膜下、硬膜外血肿出血应在明确不出血时应用。⑤使用本品应注意氯化钠的摄入量。

用法与用量 静脉滴注。

（1）成人 一次250～500mL，一日1～2次，一次500mL需滴注2～3h，250mL滴注时间为1～1.5h。根据年龄、症状可适当增减。

（2）儿童 一日1～2次，一次5～10mL/kg，250mL滴注时间为1～1.5h，连续给药1～2周。

6.3 尿崩症用药

尿崩症是因血管升压素（又称抗利尿激素）分泌不足所致，又称中枢性或垂体性尿崩症或因肾脏对血管升压素反应缺陷而引起的一组症候群（又称肾性尿崩症），其临床特点是多尿、烦渴、低密度尿和低渗尿。中枢性尿崩症的治疗主要采用血管升压素替代疗法，但治疗剂量应个体化且从小剂量开始，以避免治疗过度。其他治疗药物可选用氢氯噻嗪、氯磺丙脲、卡马西平等。

加压素 Vasopressin

适应证 ①中枢性尿崩症、头部手术或外伤所致的暂时性尿崩症的治疗。②用于中枢性尿崩症、肾性尿崩症的鉴别诊断试验。③食管静脉曲张破裂出血及咯血。

药动学 主要经肝脏和肾脏代谢，半衰期10～20min，作用持续时间2～8h，静脉注射给药后，5%～15%以原型由尿排泄。

药物相互作用 ①与卡马西平、氯磺丙脲或氯贝丁酯合用时能增强本品抗利尿作用。②与锂制剂、去甲肾上腺素或脱甲氯四环素合用时，可减弱本品抗利尿作用。

不良反应 大剂量可出现恶心、皮疹、腹泻、盗汗、女性子宫收缩；重者可有支气管痉挛、休克、心肌缺血、室性心律失常、心肌梗死；注射局部皮肤坏疽、血栓及局部刺激等。

禁忌证 对本品过敏者，妊娠期及哺乳期妇女，动脉硬化、心力衰竭、冠心病、高血压、肾功能不全氮质血症期患者。

注意 ①癫痫、偏头痛、哮喘患者慎用。②用药后如出现面色苍白、出汗、心悸、胸闷、腹痛、过敏性休克等，应立即停药。③注射局部如有严重炎症反应时，应注意更换注射部位。④加压素水剂注射液一般不作为长期治疗用药，可在手术、外伤、昏迷时短期或临时使用。

用法与用量

（1）成人 ①中枢性尿崩症的诊断：禁水-加压素试验时，皮下注射加压素水剂3mg后，继续禁水2h，测血和尿渗透压、尿量、尿密度、血压、脉率等。②食管静脉曲张破裂出血或咯血：加压素水剂3mg稀释后缓慢静脉注射，或6～12mg加入200～500mg的50g/L葡萄糖注射液中缓慢静脉滴注。③中枢性尿崩症患者的长期治疗常使用鞣酸加压素油质注射液，起始剂量2～4mg，每3～6日注射一次，根据维持时间和尿量调整剂量和注射间隔时间。

（2）儿童　①中枢性尿崩症、头部手术或外伤所致的暂时性尿崩症的治疗，皮下或肌内注射，一次1～1.5mg，一日2～3次。②中枢性尿崩症诊断试验，5mg（5u）/m^2，最大量5mg。

去氨加压素 Desmopressin

本品是加压素的类似物，为1-脱氨基-8-右旋精氨酸加压素，系去氨加压素的醋酸盐，简称DDAVP。结构的改变使其较天然加压素的抗利尿作用显著增强，而对平滑肌的收缩作用显著减弱，避免了天然加压素升压的不良反应。

适应证　①治疗中枢性尿崩症，可减少尿量，提高尿渗透压，降低血浆渗透压。②用于尿崩症的诊断和鉴别诊断。③用于治疗夜间遗尿症（≥6岁患者）。④本药可以促进内皮细胞释放FⅧ：C，也可促进vWF（血管性血友病因子）而增加FⅧ：C的稳定性使之活性增高，故可用于血友病A及血管性血友病。

药动学　静脉注射本品2～20μg，血浆半衰期为50～158min，其半衰期呈剂量依赖关系。鼻腔给药后，血浆半衰期变化较大，为24～240min，平均为90min。鼻腔给药的生物利用度为10%～20%，口服给药后，大部分药物在胃肠道内被破坏，生物利用度仅为0.5%，但能产生足够的抗利尿作用，达到临床治疗效果。

药物相互作用　①吲哚美辛、辛伐他汀可增强患者对本药的反应，但不会影响本药作用的持续时间。②某些能增加抗利尿激素释放的药物，如三环类抗抑郁药、氯丙嗪、卡马西平等与本药合用时可增加其抗利尿作用并有引起水潴留的危险。

不良反应　常见头痛、腹痛、恶心、低钠血症；罕见皮肤过敏、情绪障碍；个别有全身过敏。用药后若不限制饮水可能会引起水潴留、低钠血症，头痛、呕吐、体质量增加，严重者可引起抽搐。

禁忌证　习惯性或精神性烦渴症（尿量24h超过40mL/kg）、心功能不全或其他疾病需服用利尿药、中重度肾功能不全（肌酐清除率低于每分钟50mL）、抗利尿激素分泌异常综合征（SIADH）、低钠血症、高血压、对本品过敏者及哺乳期妇女。急迫性尿失禁、糖尿病、器官病变导致的尿频和多尿者不宜使用。

注意　①对急迫性尿失禁患者，器官病变导致的尿频和多尿不适合用本品治疗。②治疗夜间遗尿时，应在服药前1h至服药后8h内限制饮水，否则易出现水潴留和（或）低钠血症及其并发症（头痛、恶心、呕吐和体质量增加，更严重者可引起抽搐），到时应终止治疗直到患者完全康复。③老年人、血钠低和24h尿量多（>2.8～3.0L）者发生低钠血症危险性较高。④与已知可导致抗利尿激素分泌异常综合征的药物、非甾体抗炎药合用时应严格控制饮水并监测血钠水平。⑤治疗期间，出现体液和（或）电解质失衡急性并发症（如全身感染、发热和肠胃炎）时应立即停用。⑥妊娠期妇女慎用；慎用于年幼患者；因出现低钠血症的可能性较高，故不建议65岁以上老人使用。

用法与用量

（1）成人

①醋酸去氨加压素注射液治疗中枢性尿崩症：常用剂量一日1～4μg，皮下或静脉注射，通常分早、晚2次给药。长期治疗时一般不采用注射剂。

②醋酸去氨加压素鼻喷溶液：起始时，鼻喷一次10μg，半小时后尿量明显减少。8～16h后尿量开始增多，待尿量达到用药前的60%以上时可第二次用药，根据尿量调整喷药时间与次数。

③醋酸去氨加压素片：a.尿崩症，一般一次0.025～1mg，一日1～3次，根据疗效调整剂量。对多数成人患者，适宜的剂量为一次0.1～0.2mg，一日2～3次。b.夜间遗尿症，首次用量为睡前0.2mg，如疗效不显著可增至0.4mg，连续使用3个月后停用本品至少1周，以评估是否需要继续治疗。用药前1h到服药后8h内限制饮水量。

（2）儿童

①治疗中枢性尿崩症：英国国家处方集（儿童版）（BNFC 2010—2011版）推荐口服。a.新生儿，初始剂量一次1～4μg，一日2～3次，之后酌情调整。b.一月龄～2岁，初始剂量一次0.01mg，一日2～3次，之后可调整，一日可0.03～0.15mg。c.2～12岁，初始剂量一次0.05mg，一日2～3次，之后酌情调整，一日0.1～0.8mg。d.12～18岁，初始剂量一次0.1mg，一日2～3次，之后酌情调整，一日0.2～1.2mg。

②治疗夜间遗尿症：口服初始剂量为睡前服0.2mg，如疗效不显著可增至0.4mg，连续使用3个月后至少停药1周，以便评估是否需要继续治疗。治疗期间需要限制饮水，鼻腔给药，有效剂量10～40μg，从20μg开始，睡前给药，治疗期间限制饮水并注意观察。

6.4 治遗尿药

遗尿症通常系指儿童5岁后仍不自主地排尿而尿湿了裤子或床铺，但无明显的器质性病因。对原因不明的遗尿症可适当应用丙米嗪、甲氯芬酯等药物治疗。

丙米嗪 Imipramine

适应证 用于各种类型的抑郁症，但对精神分裂症伴发的抑郁状态几乎无效或疗效差，也用于小儿遗尿症。

药动学 口服吸收良好，有首关代谢，达峰时间为2～8h。血浆蛋白结合率60%～96%（活性代谢产物地昔帕米为73%～92%），体内分布广，可以通过血-脑脊液屏障和胎盘，可进入乳汁。在肝内代谢，主要产物为具有生物活性的地昔帕米，其他还有羟化衍生物*N*-氧化衍生物。代谢产物主要由尿液排出，少量从粪便排出。血浆浓度个体差异大。半衰期为6～20h。

药物相互作用 ①与CYP抑制药合用可增加丙米嗪的血药浓度及不良反应，故需监测血药浓度，并且适当调节剂量。②与CYP诱导药合用可降低丙米嗪血药浓度，影响临床疗效。③与华法林、双香豆素、茴茚二酮等合用时，抗凝药的代谢减少、吸收增加，增加出血风险，应密切监测凝血酶原时间。④与单胺氧化酶抑制药合用可引起5-HT综合征（高血压、高热、肌阵挛、意识障碍等）。⑤与抗组胺药或抗胆碱药合用，抗胆碱作用增强。⑥与乙醇或其他中枢神经系统抑制药合用可增强中枢抑制作用，用药期间应避免饮酒。⑦与可延长Q-T间期的药物合用时，会增加室性心律失常的风险。⑧可降低癫痫发作阈值，与抗癫痫药合用时，可降低其疗效。⑨吸烟可降低血药浓度。

不良反应 ①偶见骨髓抑制、白细胞减少，严重时可见异常出血、巩膜或皮肤黄染等。②心动过速、心肌损害、直立性低血压。③便秘、口干、腹泻、恶心、呕吐、食欲减退、麻痹性肠梗阻。偶见中毒性肝损害。④焦虑、精神紊乱、震颤、视物模糊、眩晕、失眠、嗜睡、疲劳、虚弱及激动不安。严重者可有惊厥、意识障碍，可手足麻木。偶见癫痫发作。⑤尿潴留、性功能减退、乳房肿痛（包括男性）。⑥可能发生变态反应。还可导致机体的光敏感性增加。⑦体质量增加、体液潴留、脱发、皮疹、多汗、发声或吞咽困难、运动障碍等。

禁忌证 对三环类抗抑郁药过敏者、癫痫、谵妄、粒细胞减少、高血压、严重心脏病、青光眼、甲状腺功能亢进症、排尿困难、尿潴留、支气管哮喘、肝肾功能不全者及妊娠期妇女、6岁以下儿童禁用。

注意 ①对其他三环类抗抑郁药过敏者，也可对本药过敏。②对有癫痫发作倾向、精神分裂症、严重抑郁症、前列腺炎、膀胱炎患者慎用。③儿童对本药较敏感。④老年人代谢和排泄下降，对本药的敏感性增强，服药后产生不良反应（如头晕、排尿困难等）的危险性增大，用药时尤应防止出现直立性低血压。⑤本品可分泌进入乳汁，哺乳期妇女在使用期间应停止哺乳。⑥用药前后及用药时应当监测血细胞计数、血压、心肝肾功能。⑦停用单胺氧化酶抑制药2周后才能使用本药，禁止两者合用。⑧宜在餐后服药，以减少胃部刺激。对易发生头晕等不良反应者可在晚间顿服，以免影响白天工作。⑨开始用药时常先出现镇静作用，抗抑郁的疗效需在2～3周之后才出现。⑩骤然停药可产生头痛、恶心等反应，宜在1～2个月逐渐减量停药。停药后，本药的作用至少可持续7日，故停药期间仍应继续观察服药期内的所有反应。

用法与用量

（1）成人 口服。①初始剂量为一次25～50mg，一日2次，早上与中午服。以后逐渐增至一日100～250mg，维持量为一日50～150mg。一日极量为300mg。②老年人剂量应从小剂量开始，视病情酌减用量。

（2）儿童

①中国治疗6岁以上儿童的遗尿症，一日1次，睡前1h服25mg。如在1周内未获满意效果，12岁以下者一日剂量可增至50mg；12岁以上者一日可增至75mg。一日量超过75mg并不一定能提高治疗遗尿症的效果，产生疗效后逐渐减量，以减少复发。

②英国国家处方集（儿童版）（BNFC 2010—2011版）推荐。a.遗尿症：口服，6～8岁儿童一日25mg，8～11岁儿童一日25～50mg，11～18岁儿童一日50～75mg。自低剂量起始，睡前一次顿服。b.小儿抑郁症：口服，家长知情同意下，低剂量起始，逐渐加量，12岁以上儿童一日50～200mg，分早上和中午两次服用，最大剂量不超过300mg。

甲氯芬酯 Meclofenoxate

适应证 用于改善脑出血、脑手术、脑外伤、脑动脉硬化引起的意识障碍。也可用于老年痴呆、慢性记忆障碍、抑郁症、小儿智力发育迟钝及小儿遗尿症等。

药物相互作用 注射剂如与其他药物同时使用可能会发生药物相互作用。

不良反应 胃部不适、兴奋、失眠、倦怠、头痛等。

禁忌证 精神过度兴奋、高血压、明显炎症者、锥体外系症状患者及对本品过敏者。

注意 水溶液易水解，故临用前配制。

用法与用量

（1）成人 ①口服，一次0.1～0.3g，一日0.3～0.9。②肌内注射或静脉滴注，一次0.25g，一日1～3次，溶于50g/L葡萄糖注射液50～500mL中静脉滴注。

（2）儿童 ①口服，一次100mg，一日3次。②肌内注射或静脉滴注，一次60～100mg，一日2次。新生儿可注入脐静脉。

6.5 泌尿系抗感染用药

泌尿系感染是指病原体在尿路中生长繁殖，并侵犯泌尿道黏膜或组织而引起的炎症，是细菌感染中最常见的一种感染。尿路感染分为上尿路感染和下尿路感染，上尿路感染指的是肾盂肾炎，下尿路感染包括尿道炎和膀胱炎。

小儿尿路感染大都无明显症状，极易漏诊，若不及时诊断与治疗，可发展为慢性肾盂肾炎及肾功能衰竭而危及生命。

治疗泌尿系感染的抗感染药物有β-内酰胺类、喹诺酮类、磺胺类、硝基呋喃类等。

◎ **呋喃妥因（见14章537页）**

◎ **磺胺甲噁唑（见14章530页）**

◎ **磺胺异噁唑（见14章533页）**

◎ **诺氟沙星（见14章539页）**

◎ **氧氟沙星（见14章541页）**

◎ **环丙沙星（见14章542页）**

◎ **环丙沙星滴眼液（见24章765页）**

◎ **环丙沙星滴耳液（见24章786页）**

7 血液系统药物

儿童期血液系统疾病包括贫血、出凝血机制障碍及白血病等，许多其他恶性肿瘤亦可导致上述改变。

贫血是儿童期最常见的血液系统疾病。贫血原因首推铁质缺乏或吸收不良，但由于红细胞生成素及红细胞核糖核酸代谢以及反复感染造成混合性贫血者也不少。为了纠正贫血以利于儿童健康成长，除注意营养、增强体质以减少感染性疾病外，还必须重视铁剂、维生素B_1、维生素B_{12}、叶酸以及其他锌、铜等元素的补充。

出血、凝血的改变在儿童期多半与发育过程、先天性遗传性疾病或急性感染有关，必须分析病情适当处理。新生儿由于生理性的凝血因子低下在注射维生素K后可达根治外，大多数均系其他原因所致，所以不能忽视对病因的纠治，尤其是感染性疾病发展严重时，应选择不同时期应用抗凝或防凝药物，以达到辅助治疗、稳定病情的作用。

许多感染性疾病，尤其是病毒性感染疾病，通常严重抑制白细胞或颗粒白细胞的生成以致影响机体的抵抗力，所以在抗感染的同时，如周围白细胞低于4×10^9/L，而粒细胞减少时，即宜应用升白细胞药物。这类药物还可以用于放疗或化疗所造成的白细胞抑制。

其他血液系统疾病如血友病等亦常首先在儿童时期发现，可选用抗血友病球蛋白等生物制品治疗。

7.1 抗贫血药

贫血的种类很多，病因各异，治疗药物也不同。能补充特殊造血成分或刺激骨髓功能而用于贫血症治疗的药物称抗贫血药。抗贫血药主要有铁剂、叶酸类、维生素B_1、维生素B_{12}、红细胞生成素类等。

硫酸亚铁 Ferrous Sulfate

适应证 用于各种原因（如慢性失血、营养不良、妊娠、儿童发育期等）引起的缺铁性贫血的治疗及预防。

药动学 铁剂以亚铁离子形式主要在十二指肠及空肠近端吸收。对非缺铁者，口服后摄入铁的5%～10%可自肠黏膜吸收。体内铁储存量的缺乏者，其吸收量可成比例地增加，所以对一般缺铁患者，摄入铁的20%～30%可被吸收。与食物同时摄入铁，其吸收量较空腹时减少1/3～1/2。铁吸收后与转铁蛋白结合，再进入血液循环，作为机体生成红细胞的原料，也可以铁蛋白或含铁血黄素形式储存在肝、脾、骨髓及其他网状内皮组织。本药的蛋白结合率在血红蛋白中很高，而在肌红蛋白、酶及转运铁的蛋白中均较低，在铁蛋白或含铁血黄素中也很低。铁从尿液、胆汁、汗液、脱落的肠黏膜细胞及酶内排泄，每天排泄量极微，丢失总量为0.5～1.0mg。女性由于月经、妊娠、哺乳等原因，每天平均排铁1.5～2.0mg。口服后不能自肠道吸收者均随粪便排出。

药物相互作用 ①维生素C与该药品同服有利于吸收。②与磷酸盐类、四环素类及鞣酸等同服，可妨碍铁的吸收。③本品可减少左旋多巴、卡比多巴、甲基多巴及喹诺酮类药物的吸收。④与其他药物同时使用可能会发生药物相互作用。

不良反应 ①可见胃肠道不良反应，如恶心、呕吐、上腹疼痛、便秘。②本品可减少肠蠕动，引起便秘，并排黑粪。

禁忌证 ①对本品过敏者禁用。②肝、肾功能严重损害，尤其是伴有未经治疗的尿路感染者禁用。③铁负荷过高、血色病或含铁血黄素沉着症患者禁用。④非缺铁性贫血（如珠蛋白生成障碍性贫血）患者禁用。

注意 ①过敏体质者慎用。②一般使用口服铁剂，仅在少数完全不能耐受口服铁剂或不能吸收时才采用注射给药。③应用铁剂治疗期间，大便颜色发黑，大便隐血试验阳性，应注意与上消化道出血相鉴别。④治疗剂量不得长期使用，应在医师确诊为缺铁性贫血后使用，且治疗期间应定期检查血象和血清铁水平。⑤酒精中毒、肝炎、急性感染、肠道炎症、胰腺炎等患者慎用；胃与十二指肠溃疡、溃疡性结肠炎患者慎用。⑥本品不应与浓茶同服；宜在餐后或餐时服用，以减轻胃部刺激。

用法与用量

（1）成人 ①预防量为一次0.3g，一日1次，餐后服用。②治疗量一次0.3g，一日3次。

（2）儿童 ①硫酸亚铁片剂：a.12岁以上儿童预防量一次0.3g，一日1次，餐后服用；治疗量一次0.3g，一日3次。b.12岁以下预防量一日5mg/kg；治疗量1岁以下一次60mg，一日3次，1～5岁一次120mg，一日3次，6～12岁一次0.3g，一日2次。②硫酸亚铁缓释片：6岁以上儿童一次0.45g，一日一次；6岁以下儿童一次0.25g，一日一次。③ 25g/L硫酸亚铁糖浆：一日0.6～1.2mL/kg，分3次口服。

葡萄糖酸亚铁 Ferrousgluconate

适应证 本品含铁116g/kg。抗贫血药，用于缺铁性贫血及儿童发育期所致的缺铁性贫血。

药动学 亚铁吸收率高，其进入血液后，立刻氧化为三价铁离子，并与血浆中转铁蛋白结合成血浆铁，并以转铁蛋白为载体转运到肝、脾、骨等组织，以铁蛋白形式贮存，在骨中铁蛋白的铁可结合成血红蛋白，在骨骼肌中成为肌红蛋白，在缺铁时，血浆铁转运率增加，吸收率也加速，使铁吸收量增加。本品主要经肠道、皮肤排泄，少量经胆汁和汗排泄。

药物相互作用、不良反应、注意、禁忌证 参阅硫酸亚铁项下。

用法与用量 口服。

（1）成人 ①治疗用，一次0.3～0.6g，一日3次。②预防用，一次0.3g，一日1次。

（2）儿童 ① 12岁以上：预防量一次0.3g，一日一次；治疗量一次0.3～0.6g，一日3次。② 12岁以下：一日30mg/kg，分3次服。

枸橼酸铁铵 Ferric Ammonium Citrate

本品为三价铁剂，不如二价亚铁盐易吸收，含铁量也较低，故不适于重症贫血病例；但收敛作用小，刺激性较小，患者易耐受，适用于不能吞服片剂者。

用法与用量 配制成复方的合剂或溶液服用。

（1）成人 口服，一次0.5～2g。一日3次。

（2）儿童 口服，一日20～40mg，分3次服。

琥珀酸亚铁 Ferrous Succinate

适应证 见硫酸亚铁项下。

药动学 本药为一种新型的口服补铁剂，吸收平衡，无很高的吸收峰，较其他补铁剂有更高的吸收率，生物利用度高，能改善缺铁状态。其他参见硫酸亚铁项下。

药物相互作用、不良反应、禁忌证、注意 见硫酸亚铁项下。

用法与用量

（1）成人 ①治疗用，一次0.1～0.2g，一日3次，餐后服用。②预防用，一次0.1g～0.2g，一日1次。

（2）儿童 ① 12岁以上：预防量一次0.1～0.2g，一日一次；治疗量一次0.1～0.2g，一日3次，餐后服用。② 12岁以下：一日6～18mg/kg，分3次服。

多糖铁复合物 Iron Polysaccharide Complex

适应证 用于治疗单纯性缺铁性贫血。

药物相互作用 ①抗酸药、四环素类药可阻碍铁的吸收和利用。②长期较大量补锌可影响铁的代谢。

不良反应 罕见恶心、呕吐、胃肠刺激或便秘。

禁忌证 见硫酸亚铁项下。

注意 对于治疗孕产妇缺铁性贫血，其优越性尤为突出。本药为有机复合物，不含游离铁离子，对胃肠黏膜无刺激性，可连续给药。本品在消化道中能以分子形式被吸收，其吸收率不低于硫酸亚铁，且不受胃酸减少、食物成分的影响，有极高的生物利用度。婴儿补铁过量时，多数新生儿易发生大肠埃希菌感染。

用法与用量 口服。

（1）成人 一次150～300mg，一日一次。

（2）儿童 ① 12岁以上：一次150～300mg，一日一次。② 6～11岁：一次100～150mg，一日一次。③ 6岁以下：一次50～100mg，一日一次。

富马酸亚铁 Ferrous Fumarate

适应证、药物相互作用、不良反应 参阅硫酸亚铁项下。

用法与用量 口服。

（1）成人 ①预防用一次0.2g，一日1次。②治疗用一次0.2～0.4g，一日3次。

（2）儿童　口服。① 12岁以上：预防用一次0.2g，一日一次；治疗用一次0.2～0.4g，一日3次。② 12岁以下：1岁以下一次35mg，一日3次；1～5岁一次70mg，一日3次；6～12岁一次140mg，一日3次。

叶酸 Folic Acid

适应证　各种原因引起的叶酸缺乏及由叶酸缺乏所致的巨幼细胞贫血；小剂量用于妊娠期妇女预防胎儿神经管畸形。

药动学　口服给药，在胃肠道（主要是十二指肠上部）几乎完全被吸收，5～20min后可出现在血中，1h后可达最高血药浓度。叶酸大部分贮存在肝内，半衰期约为40min。由胆汁排至肠道中的叶酸可再被吸收，形成肝肠循环。治疗量叶酸约90%自尿中排泄，少量经胆汁、乳汁排泄

药物相互作用　①维生素C与叶酸同服，可抑制叶酸在胃肠中吸收。②与苯妥英同用可降低抗癫痫作用。③甲氨蝶呤、乙胺嘧啶等对二氢叶酸还原酶有较强的亲和力，能阻止叶酸转化为四氢叶酸，可中止叶酸的治疗作用；反之在甲氨蝶呤治疗肿瘤、白血病时，如使用大剂量叶酸，也会影响甲氨蝶呤的疗效。④叶酸可减少柳氮磺吡啶、胰酶的吸收。

不良反应　偶见过敏反应。长期用药可出现畏食、恶心、腹胀等胃肠症状。大量服用时，可使尿呈黄色。

禁忌证　非叶酸缺乏的贫血或诊断不明的贫血，对叶酸及其代谢物过敏者。

注意　①诊断明确后再用药。若为试验性治疗，应口服生理剂量，一日0.5mg。②恶性贫血及只有维生素B_{12}缺乏者不能单独用叶酸治疗。③叶酸一般不用维持治疗，除非是吸收不良的患者。

用法与用量

（1）成人　口服，治疗量一次5～10mg，一日3次，直至红细胞数量恢复正常；维持量一日2.5～10mg；预防量一次0.4mg，一日1次。

（2）儿童　①叶酸缺乏症：0～1岁500μg/kg（最大5mg），一日一次，疗程4个月；吸收不良状态最大可用到10mg。大于1岁500μg/kg（最大5mg），一日一次，疗程4个月；吸收不良状态最大可用到15mg。②溶血性贫血：1个月～12岁一次2.5～5mg，一日一次。

亚叶酸钙 Calcium Folinate

适应证　用于大剂量甲氨蝶呤的解毒治疗。与氟尿嘧啶联用使其增效。可用于口炎性腹泻、营养不良、妊娠期或婴儿期引起的巨幼细胞贫血。

药动学　本品口服后易于吸收，（1.72±0.8）h后，血清还原叶酸达峰值。本品肌注后，达峰时间（0.71±0.09）h，血清还原叶酸半衰期，静脉注射、肌内注射或口服后为3.5～6.2h。无论何种途径进入体内，药物作用持续3～6h。经肝和肠黏膜作用后本品代谢为5-甲基四氢叶酸，口服后代谢较肌内注射快而充分。80%～90%经肾排出，5%～8%随粪便排泄。

药物相互作用　本品较大剂量与巴比妥、扑米酮或苯妥英钠同用，可影响抗癫痫

作用。

不良反应 很少见，偶见皮疹、荨麻疹或哮喘等其他过敏反应。长期应用偶见食欲减退、腹胀、恶心等。大量使用后尿液呈黄色。

禁忌证 不宜单独用于维生素B_{12}缺乏的巨幼细胞贫血或诊断不明的贫血者。

注意 ①应用本品作为抗叶酸药的解救药时应进行有关的实验室监测。②根据甲氨蝶呤浓度调节其剂量。

用法与用量

（1）成人

①口服：a.作为一般剂量甲氨蝶呤的“解救”疗法，本品剂量最好根据血药浓度测定。一般采用的剂量为5～15mg，每6～8h一次，连续2日，直至甲氨蝶呤血药浓度在5×10^{-8}mol/L以下。b.作为乙胺嘧啶或甲氧苄啶等的解毒药，每日剂量5～15mg，视中毒情况而定。c.用于巨幼细胞贫血，每日口服1mg。如每日口服量需在25mg以上，宜改用肌内注射，因为口服吸收饱和剂量为每日25mg。

②肌内注射：a.作为中大剂量甲氨蝶呤的“解救”疗法，本品剂量最好根据甲氨蝶呤血药浓度调整。一般采用剂量按体表面积为9～15mg/m^2，自甲氨蝶呤停药开始，每6～8h一次，持续2日，直至甲氨蝶呤血清浓度在5mg$\times10^{-8}$mol/L以下。b.作为乙胺嘧啶或甲氧苄啶等的解毒药，肌内注射，每次剂量9～15mg，视中毒情况而定。c.用于巨幼细胞贫血，每日肌内注射1mg。

③静脉注射：作为结肠直肠癌的辅助治疗，与氟尿嘧啶联合应用。本品静脉注射按体表面积200mg/m^{2}静脉注射时间不短于3min，接着用氟尿嘧啶按体表面积300～400mg/m^2，静脉注射，一日1次，连续5日为一疗程，根据毒性反应，每隔4～5周可重复一次。

（2）儿童 ①口服作为抗叶酸药（甲氨蝶呤）的解救药。首剂5～15mg，6～8h一次，连续2日，根据甲氨蝶呤血药浓度调节剂量。②肌内注射或静脉注射作为抗叶酸药（甲氨蝶呤）的解救药，6～15mg/m^2，每6～8h一次，直到甲氨蝶呤浓度在5×10^{-8}mol/L以下，一般持续2日。也用于叶酸缺乏所致的巨幼细胞贫血口服效果不佳者，一日1～3mg。

维生素B_{12} Vitamin B_{12}

适应证 ①维生素B_{12}缺乏所致的巨幼细胞贫血。②神经炎的辅助治疗。③用于维生素B_{12}的补充。

药动学 口服维生素B_{12}在胃中与胃黏膜壁细胞分泌的内因子形成维生素B_{12}内因子复合物。当该复合物至回肠末端时与回肠黏膜细胞微绒毛上的受体结合，通过胞饮作用进入肠黏膜细胞，再吸收入血液。口服后8～12h血药浓度达峰值；肌注40min时，约50%吸收入血液。肌注维生素B_{12} 1mg后，血药浓度在1mg/L以上的时间平均2.1个月。维生素B_{12}吸收入血液后即与转钴胺相结合，转入组织中。转钴胺有三种，其中转钴胺Ⅱ是维生素B_{12}转运的主要形式，占血浆中维生素B_{12}总含量的2/3。肝脏是维生素B_{12}的主要贮存部位。人体内维生素B_{12}贮存总量为3～5mg，其中1～3mg贮于肝脏。口服维生素B_{12}，24h后肝中维生素B_{12}的浓度达到高峰。5～6日后，用量的60%～70%仍集中在肝脏。主要经肾代谢，除肌体需求量外，几乎皆以原型随尿排出。肌注维生素B_{12} 1mg，72h后，总量的75%以原型随尿排出。尿排出量随注入量而增加，肌注5μg后，8h排出3～4μg；肌注1mg后，8h排出量可达330～470μg。

药物相互作用 ①氨基水杨酸可减弱本品从肠道吸收。②与氯霉素、考来烯胺、氨基糖苷类、抗惊厥药如苯巴比妥、苯妥英钠、扑米酮或秋水仙碱合用，本品吸收减少。

不良反应 可见低血压、高尿酸血症。少见暂时轻度腹泻。罕见过敏性休克。

禁忌证 对维生素B_{12}有过敏史者禁用。有家族遗传性球后视神经炎及弱视症者禁用。

注意 ①可致过敏反应，甚至过敏性休克，不宜滥用。②有条件时，用药过程中应监测血中维生素B_{12}浓度。③治疗巨幼细胞贫血，在起始48h，监测血钾水平，以防止低钾血症。④对恶性贫血者（内因子缺乏）口服本品无效，必须采用肌内注射给药。

用法与用量

（1）成人 肌内注射：一日0.025～0.1mg或隔日0.05～0.2mg。用于神经炎时，用量可酌增。

（2）儿童 肌内注射或口服。

①英国国家处方集（儿童版）（BNFC 2010—2011版）推荐如下。a.巨幼细胞贫血不伴有精神症状：肌内注射，1个月～12岁儿童，使用其羟钴胺（Hydroxocobalamin）250μg～1mg，每周3次，连续2周，随后250μg，每周一次，直到血细胞计数正常，然后根据需要每3个月一次，每次1mg。b.巨幼细胞贫血伴有精神症状：肌内注射，一个月～12岁儿童，隔日1次，一次1mg，直至症状消失，然后2个月一次，每次1mg。

②国内推荐如下。a.对单纯由于营养缺乏的巨幼细胞贫血，建议用维生素B_{12} 500～1000μg，一次肌内注射。b.其他少见的维生素B_{12}吸收障碍性贫血需终身应用维生素B_{12}。

腺苷钴胺 Cobamamide

适应证 用于巨幼细胞贫血、营养不良性贫血、妊娠期贫血、多发性神经炎、神经根炎、三叉神经痛、坐骨神经痛、神经麻痹等。也可用于营养性神经疾病以及放射线和药物引起的白细胞减少症的辅助治疗。

药动学 肌内注射后吸收迅速且完全，1h后血浆浓度达峰值，贮存于肝脏，成人总贮存量4～5mg。主要从肾排出，大部分在最初8h排出。

药物相互作用 ①氯霉素可减少其吸收。②考来烯胺可结合维生素B_{12}减少其吸收。③与对氨基水杨酸钠不能合用。

不良反应 口服偶可引起过敏反应；肌内注射偶可引起皮疹、瘙痒、腹泻、过敏性哮喘；长期应用可出现缺铁性贫血。

禁忌证 对本品过敏者禁用。家族遗传性球后视神经炎者禁用。

注意 ①注射用溶液配制后遇光易分解，溶解后要尽快使用。②治疗后期可能出现缺铁性贫血，应补充铁剂。神经系统损害者在诊断未明确前应慎用本品。

用法与用量

（1）成人 ①口服，一次0.5～1.5mg，一日3次，一日1.5～4.5mg。②肌内注射：一次0.5～1.5mg，一日1次。

（2）儿童 ①口服，一次0.5～1.5mg，一日2～3次。②肌内注射，一次0.5～1.5mg，一日1次。

7.2 止血、凝血药

卡巴克络 Carbazochrome

适应证 用于因毛细血管损伤及通透性增加所致的出血，如鼻出血、视网膜出血、咯血、胃肠出血、血尿、痔疮及子宫出血等。

药物相互作用 ①抗组胺药、抗胆碱药的扩血管作用可影响本品的止血效果，如合并用药应加大本品剂量。②本品可降低抗癫痫药和氟哌啶醇等抗精神病药物的疗效。③本品注射液不得与下列注射液配伍使用：垂体后叶素、青霉素钾、盐酸氯丙嗪。

不良反应 本品毒性低，可产生水杨酸样反应，如恶心、呕吐、头晕、耳鸣、视力减退等。对癫痫患者可引起异常脑电活动。注射部位有痛感。

禁忌证 ①对本品过敏者。②对水杨酸过敏者禁用本品水杨酸钠盐。

注意 ①有癫痫史及精神病史的患者慎用。②妊娠期及哺乳期妇女慎用。③对水杨酸过敏者慎用。

用法与用量

（1）成人 ①口服，一次2.5～5mg，一日3次。②肌内注射，一次5～10mg，一日2～3次。

（2）儿童 ①口服，小于5岁一次1.25～2.5mg，大于5岁一次2.5～5mg，一日2～3次。②肌内注射，小于5岁一次2.5～5mg，大于5岁一次5～10mg，一日2～3次。

维生素K Vitamin K

维生素K是具有叶绿醌生物活性的一类物质。有K_1、K_2、K_3、K_4等几种形式，其中K_1、K_2是天然存在的，是脂溶性维生素，即从绿色植物中提取的维生素K_1和肠道细菌（如大肠埃希菌）合成的维生素K_2。而K_3、K_4是通过人工合成的，是水溶性的维生素。K_3是亚硫酸氢钠甲萘醌，K_4是甲萘氢醌。最重要的是维生素K_1和维生素K_2。

适应证 用于维生素K缺乏或活力降低，导致凝血因子Ⅱ、Ⅶ、Ⅸ或Ⅹ合成障碍的出血性疾病。①新生儿出血。②肠道吸收不良所致维生素K缺乏。③广谱抗生素或肠道灭菌药致肠道内细菌合成的维生素K减少或缺乏。④双香豆素等抗凝药过量导致的出血。

药动学 天然的维生素K_1和维生素K_2为脂溶性，口服后必须依赖胆汁吸收；人工合成的维生素K_3和维生素K_4为水溶性，口服直接吸收，活性也较强。口服维生素K_1后6～12h即发生作用；注射后1～2h起效，3～6h止血效应明显，如肝功能基本正常，12～24h后凝血酶原时间恢复正常。维生素K_4注射后8～24h作用才开始明显。维生素K吸收后在肝内迅速代谢，经肾及胆道排泄，大多不在体内储藏。肠道细菌合成的维生素K_2可随粪便排出。

药物相互作用 ①口服抗凝药如双香豆素类可干扰维生素K代谢，两药同用，作用相互抵消。②较大剂量水杨酸类、磺胺类药、奎宁、奎尼丁、硫糖铝、考来烯胺、放线菌素等也可影响维生素K效应。

不良反应 ①静脉注射维生素K偶尔可发生过敏样反应，曾有因快速静脉注射而致死的报道。可出现味觉异常、面部潮红、出汗、支气管痉挛、心动过速、低血压，甚至休克、心搏骤停等，有个别致死的报告。②维生素K_3可引起新生儿特别是早产儿高胆红素血症和溶血，但维生素K_1则少见。③肌内注射有时可有局部红肿、疼痛、硬结、荨麻疹样皮疹。

维生素K_1 Vitamin K_1

用法与用量

（1）成人 ①口服：一次10mg，一日3次或遵医嘱。②注射：低凝血酶原血症，肌内或深部皮下注射，一次10mg，一日1～2次，24h内总量不超过40mg。

（2）儿童 口服、肌内注射、静脉注射。

①预防新生儿出血性疾病：肌内注射，出生时一次性注射0.5～1mg；口服，出生时2mg，4～7日再次2mg，母乳喂养婴儿在一个月时再次2mg；静脉注射，早产新生儿400μg/kg（最大1mg）。静脉注射的婴儿需要继续给予口服剂量。

②治疗新生儿出血性疾病：静脉注射每次1mg，根据需要，每8h给予1次。

③治疗华法林诱导的没有或有轻微出血的低凝血酶原血症：静脉注射，单次剂量，1个月～12岁15～30μg/kg（最大1mg），根据需要重复给药。

④治疗华法林诱导的低凝血酶原血症，逆转抗凝或伴有明显出血；治疗维生素K缺乏性出血；静脉注射，单次剂量，1个月～12岁，250～300μg/kg（最大10mg）。

⑤长期使用不含维生素K的肠外营养液：儿童每周肌内注射维生素$K_1$5～10mg，婴儿肌内注射2mg。

亚硫酸氢钠甲萘醌（维生素K_3） Menadione Sodium Bisulfit

用法与用量

（1）成人 ①口服，一次2～4mg，一日3次。②肌内注射，一次2～4mg，一日4～8mg。防止新生儿出血，妊娠期妇女于产前1周肌内注射，一日2～4mg。

（2）儿童 凝血与止血。①口服，一次1～2mg，一日3次。②肌内注射，一次4mg，一日2～3次。

甲萘氢醌（维生素K_4）

用法与用量

（1）成人 ①口服，一日5～10mg。②肌内注射或皮下注射，一次5～15mg。

（2）儿童 凝血与止血。①口服，一日2～4mg，一日3次。②肌内注射，一次5～10mg，一日1～2次。

凝血酶 Thrombin

适应证 凝血酶为一种丝氨酸蛋白酶，是血液凝血级联反应中的主要效应蛋白酶，能促使纤维蛋白原转化为纤维蛋白，用于手术中不易结扎的小血管止血、消化道出血及外伤出血等。

药物相互作用 ①本品遇酸、碱、重金属发生反应而降效。②为提高上消化道出血的止血效果，宜先服一定量制酸剂中和胃酸后口服本品，或同时静脉给予抑酸剂。③本品还可用磷酸盐缓冲液（pH7.6）或冷牛奶溶解。如用阿拉伯胶、明胶、果糖胶、蜂蜜等配制成乳胶状溶液，可提高凝血酶的止血效果，并可适当减少本品用量。

不良反应 偶可致过敏反应。外科止血中应用本品曾有致低热反应的报道。

禁忌证 对本品有过敏史或过敏体质者。

注意 ①严禁注射。如误入血管可导致血栓形成、局部坏死危及生命。②必须直接与创面接触，才能起止血作用。③应新鲜配制使用。④妊娠期妇女仅在具有明显指征下，病情必需时才能使用。

用法与用量

成人与儿童：①局部止血：用9g/L氯化钠注射液溶解成50～200kU/L的溶液喷雾或用本品干粉喷撒于创面。②消化道止血：用9g/L氯化钠注射液或温开水（不超过37℃）溶解成10～100kU/L的溶液，口服或局部灌注，也可根据出血部位及程度增减浓度、次数。

血凝酶 Hemocoagulase

适应证 用于需减少流血或用于止血的各种医疗情况，如外科、内科、妇产科、眼科、耳鼻喉科、口腔科等临床科室的出血及出血性疾病；也可用于预防出血，如手术前用药，可避免或减少手术部位出血及手术后出血。

药动学 血凝酶注射液皮下与肌内使用，在15～25min后开始产生作用，药效在40～45min内达到顶点。静脉内使用，在5～10min后就开始产生作用。

药物相互作用 不能与无水乙醇、乙氧乙醇直接混合注射，否则可降低止血疗效。能结合钙成分的物质（如EDTA）会减弱本品疗效。

不良反应 偶见过敏样反应。

禁忌证 ①对本药或同类药物过敏者。②有血栓病史者。

注意 ①弥散性血管内凝血及血液病所致的出血不宜使用。②血中缺乏血小板或某些凝血因子时，宜在补充血小板或缺乏的凝血因子或输注新鲜血液的基础上应用。③原发性纤溶系统亢进的情况下宜与抗纤溶酶的药物合用。④防止用药过量，否则其止血作用会降低。⑤用药期间应监测患者的出凝血时间。⑥血凝酶含有两种有效成分，矛头蝮蛇巴曲酶和磷脂依赖性凝血因子X激活酶。⑦妊娠期妇女不宜使用。

用法与用量 成人与儿童，灭菌注射用水溶解，静脉、肌内或皮下注射，也可局部用药。

（1）一般出血　成人1～2ku；儿童0.3～0.5ku。

（2）紧急出血　立即静脉注射0.25～0.5ku，同时肌内注射1ku。

（3）外科手术　术前1日晚肌内注射1ku，术前1h肌内注射1ku，术前15min静脉注射1ku，术后3日每日肌内注射1ku。

（4）咯血　每12h皮下注射1ku，必要时，开始时再加静脉注射1ku，最好是加入10mL的9g/L氯化钠注射液中注射。

（5）异常出血　剂量加倍，间隔6h肌内注射1ku，至出血完全停止。

（6）局部外用　本药溶液可直接以注射器喷射于血块清除后的创面局部，并酌情以敷料压迫（如拔牙、鼻出血等）。

氨基己酸 Aminocaproic Acid

适应证　适用于预防及治疗纤维蛋白溶解亢进引起的各种出血。①前列腺、尿道、肺、肝、胰腺、脑、子宫、肾上腺、甲状腺等富有纤溶酶原激活物脏器的外伤或手术出血，组织纤溶酶原激活物（t-PA）、链激酶或尿激酶过量引起的出血。②弥散性血管内凝血（DIC）晚期，以防继发性纤溶亢进症。③可作为血友病患者拔牙或口腔手术后出血或月经过多的辅助治疗。④可用于上消化道出血、咯血、原发性血小板减少性紫癜和白血病等各种出血的对症治疗，对一般慢性渗血效果显著。

药动学　口服吸收完全，生物利用度为80%，服药后达峰时间约2h，分布于血管内外间隙，并迅速进入细胞、胎盘。本品在血中以游离状态存在，不与血浆蛋白结合，在体内维持时间短，不代谢，给药后12h，有40%～60%以原型从尿中迅速排泄。半衰期为61～120min。

药物相互作用　①与避孕药或雌激素合用，可增加血栓形成的可能。②同时给予高浓度激活的凝血酶原复合物和抗纤维蛋白溶解药，有增加血栓形成的危险。③可拮抗链激酶、尿激酶的作用。

不良反应　常见恶心、呕吐和腹泻；其次为眩晕、瘙痒、头晕、耳鸣、全身不适、鼻塞、皮疹等，当一日剂量超过16g时，尤易发生。快速静脉滴注可出现低血压、心律失常，少数人可发生惊厥及心脏或肝脏损害。大剂量或疗程超过4周可产生肌痛、软弱、疲劳、肌红蛋白尿甚至肾衰竭等，停药后可缓解恢复。

禁忌证　有血栓形成倾向或过去有血管栓塞者，弥散性血管内凝血高凝期患者。

注意　①本品排泄快，需持续给药，否则难以维持稳定的有效血药浓度。②对凝血功能异常引起的出血疗效差，对严重出血、伤口大量出血及癌肿出血等无止血作用。③本品不能阻止小动脉出血，术中有活动性动脉出血，仍需结扎止血。④使用避孕药或雌激素的妇女，服用氨基己酸时可增加血栓形成的倾向。⑤本品静脉注射过快可引起明显血压降低、心律失常。⑥尿道手术后出血的患者慎用。本品从尿排泄快，尿中浓度高，能抑制尿激酶的纤溶作用，可形成血凝块，阻塞尿路。因此，泌尿科术后有血尿的患者慎用。⑦心、肝、肾功能损害者慎用。⑧妊娠期妇女慎用。

用法与用量

（1）全身用药

①成人：a.口服，一次2g，一日3～4次，依病情用7～10日或更久；b.静脉滴注，初

始剂量4～6g溶解于9g/L氯化钠注射液或50～100g/L葡萄糖注射液100mL，15～30min滴完；维持剂量为每小时2g，维持时间依病情决定，一日不超过20g，可连续用3～4日。

②儿童：a.口服，一次0.1g/kg，一日3～4次。b.静脉滴注，本品在体内的有效抑制纤维蛋白溶解的浓度至少为130mg/L。对外科手术出血或内科大量出血者，迅速止血，要求迅速达到上述血液浓度。初量4～6g溶于100mL氯化钠注射液或50g～100g/L葡萄糖溶液中，于15～30min滴完。持续剂量为每小时1g，可滴注也可口服。

（2）局部应用　① 5g/L溶液冲洗膀胱用于术后膀胱出血；②拔牙后可用100g/L溶液漱口和蘸药的棉球填塞伤口；③亦可用50～100g/L溶液纱布浸泡后敷贴伤口。

氨甲环酸 Tranexamic Acid

适应证　用于急性或慢性、局限性或全身性原发性纤维蛋白溶解亢进所致的各种出血。①前列腺、尿道、肺、脑、子宫、肾上腺、甲状腺、肝等富有纤溶酶原激活物脏器的外伤或手术出血。②用作组织型纤溶酶原激活物（t-PA）、链激酶及尿激酶的拮抗物。③人工流产、胎盘早期剥落、死胎和羊水栓塞引起的纤溶性出血。④局部纤溶性增高的月经过多、眼前房出血及严重鼻出血。⑤防止或减轻凝血因子Ⅷ或凝血因子Ⅸ缺乏的血友病患者拔牙或口腔手术后的出血。⑥中枢动脉瘤破裂所致的轻度出血。⑦治疗遗传性血管神经性水肿，可减少其发作次数和严重度。⑧血友病患者发生活动性出血，可联合应用本药。

药动学　口服吸收慢且不完全，吸收率为30%～50%，达血药峰浓度时间约为3h。半衰期约为2h。本品可透过血脑屏障，并达有效血药浓度。如按体质量静脉注射（10mg/kg）或口服（20mg/kg），其血清抗纤溶活性可维持7～8h、组织内17h、尿中48h。口服量的39%或静脉注射量的90%于24h内经肾排泄。本品可经乳汁分泌。

药物相互作用　口服避孕药、雌激素和凝血酶原复合物与本品联用，有增加血栓形成的危险。

不良反应　偶有药物过量所致颅内血栓形成和出血；尚有腹泻、恶心及呕吐，较少见经期不适；注射后少见视物模糊、头痛、头晕、疲乏等。

禁忌证　①对本品过敏者。②有血栓形成倾向或有纤维蛋白沉积时。

注意　①以下情况慎用，如血友病或肾盂实质病变发生大量血尿时，心功能损害者，肝、肾功能损害者和妊娠期及哺乳期妇女。②本品与其他凝血因子（如凝血因子Ⅸ）等合用，应警惕血栓形成。一般认为在凝血因子使用后8h再用本品较为妥当。③弥散性血管内凝血所致的继发性纤溶性出血，应在肝素化的基础上应用本品。④前列腺手术出血时，用量应减少。⑤长时间用本品，应做眼科检查监护（例如视力测验、视觉、视野和眼底）。⑥蛛网膜下腔出血和颅内动脉瘤出血应用本品止血时优于其他抗纤溶药，但必须注意并发脑水肿或脑梗死的危险性，对于重症有手术指征患者，本品仅可作辅助用药。

用法与用量

（1）成人　①口服：一次1～1.5g，一日2～6g。②静脉注射或静脉滴注：一次0.25～0.5g，一日0.75～2g。以葡萄糖注射液或氯化钠注射液稀释后使用。

（2）儿童　①口服：一次0.25g，一日3～4次。②静脉滴注：一次0.25g（加入250g/L葡萄糖注射液20mL静脉推注，或加入50～100g/L葡萄糖注射液或9g/氯化钠注射液静脉滴注），一日2次。

鱼精蛋白 Protamine

适应证　用于因注射肝素过量所引起的出血。

药动学　本品作用迅速，注射后0.5～1min即发挥止血效能。作用持续约2h，半衰期与用量相关，用量越大，半衰期越长。

药物相互作用　碱性药物可使其失去活性。与头孢菌素及青霉素有配伍禁忌。

不良反应　可见心动过缓、胸闷、呼吸困难及血压降低；肺动脉高压或高血压；恶心、呕吐、面部潮红、潮热及倦怠；极个别对鱼类食物过敏患者可发生过敏反应；用鱼精蛋白锌胰岛素患者偶可发生严重过敏反应；可加重心脏手术体外循环所致的血小板减少。

禁忌证　对本品过敏者。

注意　①本品易破坏，口服无效。②静脉注射速度过快可致热感、皮肤发红、低血压、心动过缓等。③对鱼类过敏者应用时应注意。

用法与用量

（1）成人　静脉注射，抗肝素过量，用量与最后1次肝素使用量相当（本品1mg可中和100u肝素），但一次用量不超过50mg。缓慢静注。一般以每分钟0.5mL的流量静注，在10min内注入量以不超过50mg为度。2h内（即本品作用有效持续时间内）不宜超过100mg。除非另有确凿依据，不得加大剂量。

（2）儿童　①静脉滴注，抗自发性出血，一日5～8mg/kg，分2次，间隔6h，每次以300～500mL氯化钠注射液稀释后使用，3日后改用半量。一次用量不超25mg。②缓慢静脉注射，抗肝素过量，用量与最后一次肝素使用量相当。一般用其质量分数1%溶液，每次不超过2.5mL（25mg）

氨甲苯酸 Aminomethylbenzoic Acid

适应证　用于纤维蛋白溶解过程亢进所致出血，如肺、肝、胰、前列腺、甲状腺、肾上腺等手术时的异常出血，妇产科和产后出血及肺结核咯血或痰中带血、血尿、前列腺增生症出血、上消化道出血等。此外，尚可用于由链激酶或尿激酶过量所起的出血。

药动学　口服后胃肠道吸收率为（69±2）%。体内分布浓度从高到低依次为肾、肝、心、脾、肺、血液等。服药后3h血药浓度即达峰值，口服按体质量7.5mg/kg，峰值一般为4～5mg/L。口服8h血药浓度已降到很低水平；静脉注射后有效血药浓度可维持3～5h。口服药24h后，给药总量以原型随尿排出，静脉注射则排出其余为乙酰化衍生物。

药物相互作用　①口服避孕药、雌激素或凝血酶原复合物浓缩剂与本品合用，有增加血栓形成的危险。②与青霉素或尿激酶等溶栓剂有配伍禁忌。

不良反应　常见腹泻、恶心、呕吐，偶见用药过量导致血栓形成倾向。

禁忌证 对有血栓栓塞病史者禁用。

注意 ①本品用量过大可促进血栓形成，对有血栓形成倾向者、心肌梗死者慎用。②肾功能不全者、肾盂实质性病变发生大量血尿者、血友病者慎用。③本品对一般慢性渗血效果较显著，但对癌症出血以及创伤出血者无止血作用。

用法与用量

（1）成人 ①口服：一次0.25～0.5g，一日3次，一日最大剂量为2g。②静脉注射或静脉滴注：一次0.1～0.3g，一日最大用量0.6g。

（2）儿童 ①口服：青少年一次0.25～0.5g，一日3次，一日最大剂量2g；5岁以下儿童一次0.1～0.125g，一日2～3次。②静脉用药：用50g/L葡萄糖注射液或9g/L氯化钠注射液稀释滴注，新生儿一次0.02～0.03g；5岁以下儿童一次0.05～0.1g；5岁以上参照成人剂量。

酚磺乙胺 Etamsylate

适应证 用于防治各种手术前后的出血，也可用于血小板功能不良、血管脆性而引起的出血。

药动学 静注后1h血药浓度达高峰，作用持续4～6h，大部分以原型从肾排泄，小部分从胆汁、粪便排出。静脉注射、肌内注射的半衰期分别为1.9h和2.1h。口服也易吸收，1h起效。

药物相互作用 ①本品可与维生素K注射液混合使用，但不可与氨基己酸注射液混合使用。②不得与碳酸氢钠注射液配伍使用，以免引起变色反应。③与右旋糖酐同用可降低本品疗效，如必须联用，应间隔时间（尽量先使用本品）。

不良反应 可有恶心、头痛、皮疹、暂时性低血压等，静脉注射后偶可发生过敏性休克。

禁忌证 ①对本品及其中任何成分过敏者禁用。②急性卟啉病患者禁用。

注意 ①血栓栓塞性疾病（缺血性脑卒中、肺栓塞、深静脉血栓形成）患者或有此病史者慎用。②肾功能不全者慎用。③勿与氨基酸混合注射，以免引起中毒。④老年、儿童、妊娠及哺乳期妇女慎用。

用法与用量 肌内注射、静脉注射或静脉滴注。用氯化钠注射液2mL溶解后使用，也可稀释于氯化钠注射液或50g/L葡萄糖注射液中使用。

（1）成人 ①肌内注射或静脉注射，一次0.5g，一日0.5～1.5g；静脉滴注，一次0.5g，一日2～3次，或遵医嘱。②预防手术后出血：术前15～30min静脉滴注或肌内注射0.5g，必要时2h后再注射0.25g，或遵医嘱。

（2）儿童 按体质量一次10mg/kg，一日3次。

人纤维蛋白原 Human Fibrinogen

适应证 ①先天性纤维蛋白原减少或缺乏症。②获得性纤维蛋白原减少症：严重肝脏损伤、肝硬化、弥散性血管内凝血、产后大出血、因大手术（外伤或内出血等）引起的纤维蛋白原缺乏而造成的凝血障碍。

药动学 文献资料显示，未采用100℃ 30min干热法处理的纤维蛋白原半衰期为3～4天。本品为经过100℃ 30min干热法处理的纤维蛋白原，尚未进行药动学研究。

药物相互作用 不可与其他药物同时合用。

不良反应 少数过敏体质患者会出现变态反应，如出现皮疹、发热等严重反应者应采取应急处理措施。

注意 ①本品专供静脉输注。②本品溶解后为澄清略带乳光的溶液，允许有少量细小的蛋白颗粒存在，为此用于输注的输血器应带有滤网装置，但如发现有大量或大块不溶物时，不可使用。③在寒冷季节溶解本品或制品刚从冷处取出温度较低的情况下，应特别注意先使制品和溶解液的温度升高到30～37℃，然后进行溶解，温度过低往往会造成溶解困难并导致蛋白变性。④本品一旦溶解应尽快使用（2h内滴注完毕）。⑤孕妇及哺乳期妇女慎用。

用法与用量 成人与儿童。①用法：使用前先将本品及灭菌注射用水预温至30～37℃，然后按瓶签标示量注入预温的灭菌注射用水，置30～37℃水浴中，轻轻摇动使制品全部溶解（切忌剧烈振摇以免蛋白变性）。用带有滤网装置的输液器进行静脉滴注。滴注流量一般以每分钟60滴左右为宜。②用量：应根据病情及临床检验结果决定，一般首次给药1～2g，如需要可遵照医嘱继续给药。

7.3 抗凝药

抗凝药可以降低血液凝固，主要用于病理性血凝增强，以避免血栓的继续形成或扩大，如肝素、双香豆素、双嘧达莫等药物均能降低血液的凝固性，达到抗凝血的目的。

双嘧达莫 Dipyridamole

适应证 用于缺血性心脏病、血栓栓塞性疾病、诊断心肌缺血的药物实验（注射剂）。对川崎病冠状动脉瘤者，应与阿司匹林联用。

药动学 口服吸收迅速，平均达峰时间约75min，但血药浓度波动大，普通制剂难以维持较稳定的有效浓度，抑制血小板聚集的血药浓度。健康志愿者，一日口服200mg，其血药浓度波动于1.8～5.6μmol/L。少量药物可透过胎盘屏障，分布于乳汁。本品口服生物利用度37%～66%，血浆蛋白结合率99%。药物在肝内代谢，与葡糖醛酸结合后从胆汁排泌，进入小肠后再吸收入血，故作用较持久，尿中排泄量很少，血浆半衰期为2～3h。

药物相互作用 ①与阿司匹林有协同作用。②与肝素、香豆素类、头孢孟多、头孢替安、普卡霉素或丙戊酸等合用，可加重低凝血酶原血症，或进一步抑制血小板聚集，引起出血。

不良反应 胃肠道反应、头痛、眩晕、疲劳、皮疹、潮红。

禁忌证 对本品过敏者。

注意 ①未在孕妇中做适当的对照研究，仅在确有必要时可用于孕妇。②下列情况慎用，如低血压、有出血倾向者、哺乳期妇女。③严重冠脉病变患者使用后缺血可能加重（窃血现象）。④与肝素合用可能引起出血倾向。⑤不宜与葡萄糖以外的其他药物混合注射。

用法与用量

（1）成人　①口服：一次25～50mg，一日3次，餐前1h服用。缓释胶囊一次200mg，一日2次。②注射：诊断心肌缺血的药物试验，用50g/L或100g/L葡萄糖注射液稀释后静脉滴注。给药流量为按体质量每分钟0.142mg/kg，静脉滴注共4min。

（2）儿童　①口服，一日2～6mg/kg，分3次服，餐前1h服。②心脏手术后预防血栓形成，口服，1个月～12岁小儿一次2.5mg/kg，一日2次；12～18岁小儿一次100～200mg，一日3次。

肝素 Heparin

适应证　用于防治血栓形成或栓塞性疾病（如心肌梗死、血栓性静脉炎、肺栓塞等），各种原因引起的弥散性血管内凝血，血液透析、体外循环、导管术、微血管手术等操作中及某些血液标本或器械的抗凝处理。

药动学　起效时间与给药方式有关。直接静注即刻发挥最大抗凝效应，以后逐渐下降，3～4h后血凝恢复正常。静滴一次负荷量可立即发挥抗凝效应，否则起效时间取决于滴注流量。皮下注射起效一般在20～60min，有个体差异。本品口服不吸收，皮下、肌内或静注吸收良好，分布于血细胞和血浆中，部分可弥散到血管外组织间隙。由于分子较大，不能通过胎盘组织。静注后能与血浆内低密度脂蛋白极高度结合，形成复合物，也结合于球蛋白及凝血因子Ⅰ由单核-巨噬细胞系统摄取，在肝内代谢，经肝内肝素酶作用，部分分解为尿肝素。慢性肝肾功能不全及过度肥胖者，肝素代谢排泄延迟，有体内滞留可能，代谢物一般为尿肝素，经肾排泄，大量静注给药，50%以原型排出。静注后半衰期为1～6h，平均1.5h，与用量有相关性。按体质量静注100u/kg、200u/kg或400u/kg，半衰期分别为56min、96min、152min。血浆内肝素浓度不受透析的影响。

药物相互作用

（1）与下列药物合用，可加重出血危险　①香豆素及其衍生物，可导致严重的因子Ⅸ缺乏而致出血。②阿司匹林及非甾体抗炎药能抑制血小板功能，并诱发胃肠道溃疡出血。③双嘧达莫、右旋糖酐等可能抑制血小板功能，增加出血危险性。④肾上腺皮质激素、促肾上腺皮质激素等易诱发胃肠道溃疡出血。⑤其他尚有利尿酸、阿替普酶（rt-PA）、尿激酶、链激酶等。

（2）甲巯咪唑、丙硫氧嘧啶等与本品有协同作用。

（3）下列药物与本品有配伍禁忌　硫酸阿米卡星、头孢噻啶、头孢孟多、头孢氧哌唑、头孢噻吩钠、硫酸庆大霉素、卡那霉素、妥布霉素、乳糖酸红霉素、万古霉素、多黏菌素B、多柔比星、柔红霉素、氢化可的松琥珀酸钠、氯喹、麻醉性镇痛药、氯丙嗪、异丙嗪等。

不良反应　自发性出血倾向，有黏膜、伤口、齿龈渗血，皮肤瘀斑或紫癜，月经量过多等；严重时有内出血征象、麻痹性肠梗阻、咯血、呕血、血尿、血便及持续性头痛；偶见过敏反应，过量甚至可使心脏停搏。肌内注射可引起局部血肿，静脉注射可致短暂血小板减少症（肝素诱导血小板减少症）；长期使用有时反可形成血栓及ALT、

AST升高。

禁忌证 对本品过敏；有自发出血倾向；血液凝固迟缓者（如血友病、紫癜、血小板减少）外伤或术后渗血；先兆流产或产后出血；亚急性感染性心内膜炎；海绵窦细菌性血栓形成；胃、十二指肠溃疡；严重肝肾功能不全；重症高血压；胆囊疾病及黄疸。

注意 ①以下情况慎用：如有过敏性疾病及哮喘病史，要进行易致出血的操作（如口腔手术等），已口服足量的抗凝药，月经量过多，肝肾功能不全，出血性器质性病变，视网膜血管疾病，妊娠期妇女。②不可肌内注射给药。③用药期间定期检测凝血时间，避免肌内注射其他药物。

用法与用量

（1）成人 ①深部皮下注射，首次5000～10000u，以后每8h给药8000～10000u或每12h给予15000～20000u，每24h总量30000～40000u，根据凝血试验监测结果调整剂量。②静脉注射，首次5000～10000u，之后按体质量每4h给予100u/kg，用9g/L氯化钠注射液稀释后应用。应按APTT测定结果调整剂量。③静脉滴注，每日20000～40000u，加至9g/L氯化钠注射液1000mL中持续滴注。静脉滴注前应先静脉注射5000u作为初始剂量。静脉注射过程中按APTT测定结果调整剂量。④预防性治疗，高危血栓形成患者，大多是用于手术之后，以防止深静脉血栓形成。在外科手术前2h给5000u肝素皮下注射，然后每隔8～12h给5000u，共约7日。

（2）儿童 ①静脉注射：常用量为按体质量一次50u/kg，以后每4h给予50～100u。治疗弥散性血管内凝血时，静脉注射30～125u/kg，每4～6h一次，或以24h总剂量静脉维持给药，同时根据病情补充凝血因子和血小板。②静脉滴注：按体质量50u/kg，以后按体表面积24h给予20000u/m^2，加至氯化钠注射液中缓慢滴注。③皮下注射：每次250u/kg，一日2次。根据APTT（活化部分凝血酶原时间）调整剂量。

达肝素 Dalteparin

适应证 用于急性深静脉血栓，血液透析和血液滤过期间防止凝血，不稳定型冠脉疾病（如不稳定型心绞痛、非ST段抬高心肌梗死），预防手术相关血栓形成。

药动学 静脉注射3min起效，最大效应时间2～4h，消除半衰期约2h。皮下注射2～4h起效，半衰期3～5h。皮下注射的生物利用度约为87%。尿毒症患者的半衰期将延长。在治疗剂量范围（30～120u/kg）外，半衰期与剂量略相关。药物消除主要通过肾脏排泄。

药物相互作用 合并使用影响止血的药物，例如溶栓药物、阿司匹林、非甾体抗炎药、维生素K拮抗剂和葡聚糖可能加强本品的抗凝血效果。

不良反应 可出现注射部位皮下血肿，暂时性轻微血小板减少症（Ⅰ型），暂时性AST、ALT升高；罕见皮肤坏死、脱发、过敏反应、注射部位以外的出血；很少见严重的免疫介导型血小板减少症（Ⅱ型）伴动静脉血栓或血栓栓塞。

禁忌证 对本品或其他低分子量肝素过敏；急性胃、十二指肠溃疡；急性脑出血；严重凝血系统疾病；脓毒性心内膜炎；中枢神经系统、眼部、耳部的损伤或手术；进行急性深静脉血栓治疗伴用局部麻醉。

注意 ①不推荐妊娠期妇女使用。②以下情况慎用，如血小板减少症和血小板缺陷，严重肝肾功能不全，未控制的高血压，高血压性或糖尿病性视网膜病，近期手术后大剂量使用时，哺乳期妇女。③禁止肌内注射。④使用时需监测血小板计数。

用法与用量

（1）成人

①急性深静脉血栓治疗：皮下注射，按体质量一次200u/kg，一日1次，一日总量不超过18000u；出血风险较高者，也可按体质量一次100u/kg，一日2次。使用本品可同时开始口服华法林治疗，待INR达到2.0～3.0时停用本药（通常需联合治疗5日左右）。

②血液透析和血液滤过期间防止凝血：a.慢性肾功能衰竭，患者无已知出血危险，血液透析和血液滤过不超过4h者，快速静脉注射5000u；血液透析和血液滤过超过4h者，快速静脉注射30～40u/kg，继以静脉滴注每小时10～15u/kg。b.急性肾功能衰竭，患者有高度出血危险，快速静脉注射5～10u/kg，继以静脉滴注每小时4～5u/kg；进行血液透析且治疗间隔较短者，应对抗Ⅹa因子进行全面监测，血浆浓度应保持在抗Ⅹa因子0.2～0.4/mL的范围内。

③急性冠状动脉综合征（不稳定型心绞痛和非ST段抬高心肌梗死）：皮下注射，一次120u/kg，一日2次。最大剂量为每12h给予10000u。至少治疗6日，如有必要可以延长，此后推荐使用固定剂量治疗，直至进行血管重建。推荐同时使用低剂量阿司匹林，总治疗周期不超过45日。根据性别和体质量选择剂量，女性＜80kg和男性＜70kg，每12h皮下注射5000u；女性≥80kg和男性≥70kg，每12h皮下注射7500u。

④预防与手术有关的血栓形成：a.中度血栓风险者，术前1～2h，皮下注射2500u；术后一日一次，皮下注射2500u，直至可以活动，一般需5～7日或更长。b.高度血栓风险（患某些肿瘤的特定患者和某些矫形手术后）者，术前晚间皮下注射5000u；术后每晚皮下注射5000u，持续至可以活动为止，一般需5～7日或更长。也可术前1～2h皮下注射2500u；术后8～12h皮下注射2500u；然后一日一次，皮下注射5000u。

（2）儿童　英国国家处方集（儿童版）（BNFC 2010—2011版）推荐如下。①治疗血栓栓塞性疾病：皮下注射。新生儿一次100u/kg，一日2次；1个月～12岁小儿一次100u/kg，一日2次；12～18岁小儿200u/kg，一日1次，大剂量不超过18000u。如有出血危险，可改为一次100u/kg，一日2次。②预防血栓性疾病：皮下注射，新生儿100u/kg，一日1次；1个月～12岁小儿100u/kg，一日1次；12～18岁小儿一日2500～5000u，一日1次，

依诺肝素 Enoxaparin

适应证　用于预防静脉血栓栓塞性疾病，深静脉血栓（伴或不伴有肺栓塞），不稳定型心绞痛及非ST段抬高心肌梗死，血液透析体外循环中防止血栓形成。

药动学　皮下注射后迅速吸收，血浆中最高活力于3～5h出现，生物利用度为92%，半衰期4.4h，肾脏是本品排泄的基本途径。抗Ⅹa活力可持续24h左右。

禁忌证　对肝素及低分子量肝素过敏；严重的凝血障碍；低分子量肝素或肝素诱导的血小板减少症史（以往有血小板计数明显下降）；活动性消化道溃疡；有出血倾向的器官损伤；急性感染性心内膜炎（心脏瓣膜置换术所致的感染除外）。

注意　①肝功能不全患者应给予特别注意。②肾功能损害时出血危险性增大。轻中

度肾功能不全者治疗时严密监测；严重肾功能不全时需要调整剂量，推荐剂量预防时一次2000u，一日1次，治疗时一次100u/kg，一日1次。③孕妇仅在必要时才可使用。④哺乳期妇女使用时应停止哺乳。⑤以下情况慎用，如止血障碍、肝肾功能不全、消化道溃疡史、出血倾向的器官损伤史、糖尿病性视网膜病变、近期接受神经或眼科手术和蛛网膜下腔/硬膜外麻醉者。⑥出血性脑卒中、难以控制的动脉高压不推荐使用。⑦肾功能在正常范围内的老年人，预防性用药时无须调整剂量或一日用药次数。⑧禁止肌内注射。⑨使用前和使用中应监测血小板计数，如显著下降（低于原值的30%～50%），应停用本品。

用法与用量

（1）成人

①外科患者中预防静脉血栓栓塞性疾病：a.中度血栓形成危险时，皮下注射一次2000u（0.2mL），一日1次，或一次4000u（0.4mL），一日1次；b.普外手术时，术前2h给予第一次皮下注射；c.高度血栓形成倾向时，推荐剂量为术前12h开始给药，皮下注射一次4000u，一日1次（0.4mL）。治疗一般持续7～10天；d.某些患者适合更长的治疗周期，若有静脉栓塞倾向，应延长治疗至静脉血栓栓塞危险消除且患者不需卧床为止；e.在矫形外科手术中，连续3周一日1次4000u是有益的。

②内科患者预防静脉血栓栓塞性疾病：皮下注射一次4000u（0.4mL），一日1次。治疗最短应为6天，直至患者不需卧床为止，最长14天。

③伴有或不伴有肺栓塞的深静脉血栓：皮下注射一次150u/kg，一日1次，或一次100u/kg，一日2次。合并栓塞性疾病时，一次100u/kg，一日2次。疗程一般为10天。应在适当时开始口服抗凝药治疗，并应持续本品治疗直至达到抗凝治疗效果（INR 2～3）。

④不稳定型心绞痛及非ST段抬高型心肌梗死：皮下注射一次100u/kg，12h一次，应与阿司匹林同用（一日1次100～325mg）。推荐疗程最少为2天，至临床症状稳定。一般疗程为2～8天。

⑤血液透析体外循环中，防止血栓形成：一次100u/kg。对于有高度出血倾向的血液透析患者，应减量至双侧血管通路给予低分子量肝素50u/kg或单侧血管通路75u/kg。应于血液透析开始时，在动脉血管通路给予低分子量肝素钠。上述剂量药物的作用时间一般为4h。然而，当出现纤维蛋白环时，应再给予50～100u/kg的剂量。

（2）儿童　英国国家处方集（儿童版）（BNFC 2010—2011版）推荐如下。①治疗血栓栓塞性疾病：皮下注射。新生儿一次1.5～2mg/kg，一日2次；1～2个月婴儿一次1.5mg/kg，一日2次；2个月～18岁一次1mg/kg，一日2次。②预防血栓性疾病：皮下注射。新生儿一次0.75mg/kg，一日2次；1～2个月婴儿一次0.75mg/kg，一日2次；2个月～18岁一次0.5mg/kg，一日2次，最大剂量一日40mg。

低分子量肝素 Low Molecular Weight Heparin

适应证　主要用于血液透析体外循环防血凝块形成。也可用于治疗深部静脉血栓形成。

药动学　本品对血浆中抗Ⅹa因子活性的研究，皮下注射低分子量肝素钠可迅速并完全被吸收，达峰血药浓度时间为3h，生物利用度接近95%。抗Ⅹa活性存在于血管内。本品主要在肝脏代谢，其抗Ⅹa活性的半衰期为3.5h，经尿排出，在老年患者中消除半衰期略延长。

药物相互作用 低分子量肝素在应用口服抗凝药、抗血小板药、非甾体抗炎药、右旋糖酐和溶栓药的患者中可增加出血危险，上述药物合用低分子量肝素时应谨慎。

不良反应 ①常见注射部位血肿，局部疼痛。②偶见过敏反应（如紫癜、皮疹、发热，注射部位瘙痒、疱疹等）和皮肤坏死。③偶尔发生血小板减少（＜1%）。④少数患者可引起血清丙氨酸氨基转移酶（ALT）和谷氨酰转肽酶轻度升高，但停药后可恢复。⑤偶见高血压，但通常是可逆的。

禁忌证 ①对本品过敏者禁用。②使用本品诱发血小板减少症患者禁用。③凝血功能严重异常、脑血管意外、组织器官损伤出血、急性消化道出血、急性细菌性心内膜炎患者禁用。

注意

（1）本品下列情况慎用 ①对有肝素诱发血小板减少史的患者使用本品必须慎重。②对有出血危险的患者，如严重未控制的高血压、先天性或获得性出血性疾病、血小板减少、活动性溃疡、近期消化道出血或近期内脑、脊髓、眼部手术者慎用。③接受脊髓或硬膜外麻醉和腰椎穿刺患者慎用（因可发生脊髓或硬膜外血肿而导致截瘫）。④对严重肝病、肾功能不全、感染性心内膜炎及糖尿病视网膜病变者慎用。

（2）本品不能与肝素以单位换算的方式交替使用，因为各种制剂相对分子质量不同，活性比不同，每种药物必须按各自说明书使用。

（3）如在使用本品的过程中发生了血栓栓塞事件，应停药并给予适宜治疗。

（4）哺乳期妇女慎用。

用法与用量 本品不能肌内注射给药，各种制剂规格不同，有的是钙盐，有的是钠盐，表示剂量的单位也不同（u和mg），使用时应以产品说明书为准，根据患者的病情需要，由医生决定。

华法林 Warfarin

适应证 用于预防及治疗深静脉血栓及肺栓塞，预防心肌梗死后血栓栓塞并发症（脑卒中或体循环栓塞），预防心房颤动、心瓣膜疾病或人工瓣膜置换术后引起的血栓栓塞并发症（脑卒中或体循环栓塞）。

药动学 口服易吸收，生物利用度达100%，血浆蛋白结合率为98%～99%，能通过胎盘，母乳中极少。主要在肺、肝、脾和肾中储积。由肝脏代谢，代谢物经肾脏排泄。服药12～18h起效，36～48h达抗凝高峰，维持3～6天，抗血栓形成则为6天，单次给药的持续时间为2～5天，多次给药则为4～5天。分布容积为0.11～0.2L/kg。*R*-华法林对映异构体的半衰期为20～89h，*S*-华法林对映异构体的半衰期为18～43h。急性病毒性肝炎不会影响华法林的半衰期。*S*-华法林对映异构体表现出的抗凝血的活性为*R*-华法林对映异构体的2～5倍。本品以无活性的形式通过乳汁排泄，并对所喂养婴儿的凝血酶原时间无影响；也以无活性代谢产物排泄入胆汁，再被重吸收，从尿中排出。

药物相互作用 ①下列药物可增强本品的抗凝作用：阿司匹林、保泰松、羟基保泰松、水杨酸钠、胰高血糖素、奎尼丁、吲哚美辛、奎宁、依他尼酸、甲苯磺丁脲、甲硝唑、别嘌醇、氯霉素、红霉素、某些氨基糖苷类抗生素、头孢菌素类、苯碘达降、西咪替丁、氯贝丁酯、右旋甲状腺素、对乙酰氨基酚等。②下列药物可降低本品的抗凝作用：苯妥英钠、巴比妥类、口服避孕药、雌激素、考来烯胺、利福平、维生素K类、氯噻酮、螺内酯、扑痫酮、皮质激素等。③不能与本品合用的药物：肾上腺素、阿米卡星、维生素B_1、维生素B_2、间羟胺、缩宫素、氯丙嗪、万古霉素等。④本品与水合氯醛合用，其药效和毒性均增强，应减量慎用。维生素K的吸收障碍或合成下降也影响本品的抗凝作用。

不良反应 出血，早期表现有瘀斑、紫癜、齿龈出血、鼻出血、伤口出血经久不愈、月经量过多等；肠壁血肿可致亚急性肠梗阻；硬膜下颅内血肿和穿刺部位血肿；偶见恶心、呕吐、腹泻、瘙痒性皮疹、过敏反应及皮肤坏死；罕见双侧乳房坏死、微血管病或溶血性贫血以及大范围皮肤坏疽。

禁忌证 肝肾功能不全；未经治疗或不能控制的高血压；近期手术者；中枢神经系统或眼部手术；凝血功能障碍，最近颅内出血；感染性心内膜炎、心包炎或心包积液；活动性溃疡；外伤；先兆流产；妊娠期妇女。

注意 ①少量华法林可由乳汁分泌，常规剂量对婴儿影响较小。②老年人及妇女经期慎用。③严格掌握适应证，在无凝血酶原测定的条件时，切不可滥用本品。④本品个体差异较大，治疗期间应严密观察病情及出血，并依据凝血酶原时间、INR值调整用量，理想的INR应维持在2～3.0。⑤严重出血可静注维生素K，必要时可输全血、血浆或凝血酶原复合物。⑥本品起效缓慢，如需快速抗凝，先用肝素治疗后，开始华法林和肝素同时用，延续肝素最少5～7日直至INR在目标范围内2日以上，才可停用肝素。

用法与用量

（1）成人 口服常用量，前3日一日3～4mg（年老体弱及糖尿病患者半量即可），3日后可给维持量一日2.5～5mg。

（2）儿童 英国国家处方集（儿童版）（BNFC 2010—2011版）推荐口服。1个月～18岁小儿首日0.2mg/kg，从第二天开始改为0.1mg/kg，一日一次口服，最大剂量5mg（如果INR仍低于1.5，可应用0.2mg/kg，一日一次口服，最大剂量10mg；如果INR高于3.0，可下调剂量为0.05mg/kg，一日一次口服，最大剂量2.5mg；如果INR高于3.5，则需停药）。此后根据INR调整剂量，一般维持量为0.1～0.3mg/kg，一日一次。

尿激酶 Urokinase

适应证 用于血栓栓塞性疾病的溶栓治疗（包括急性广泛性肺栓塞、胸痛6～12h的冠状动脉栓塞和心肌梗死、症状短于3～6h的急性期脑血管栓塞、视网膜动脉栓塞和其他外周动脉栓塞症状严重的髂-股静脉血栓形成者）；人工心脏瓣膜手术后预防血栓形成；保持血管插管和胸腔及心包腔引流管的通畅。

药动学 本品静脉给药后经肝脏快速清除，半衰期≤20min。少量药物经胆汁和尿液排出。肝硬化等肝功能受损患者的半衰期延长。

药物相互作用 急性心肌梗死时，本品与阿司匹林联合应用，可增加溶栓疗效，不显著增加严重出血的发生率。与肝素合用可能轻度减少再梗死发生，但也轻度增加出血的发生。

不良反应 常见出血；其他有头痛、恶心、呕吐、食欲缺乏；少见有发热、过敏等。

禁忌证 由于溶栓治疗会导致严重出血甚至脑出血，在下列情况下应禁忌溶栓治疗。①活动性内脏出血（月经除外）。②既往任何时间的出血性脑卒中和1年以内的缺血性脑卒中或脑血管事件（包括TIA）。③颅内肿瘤。④可疑主动脉夹层。⑤入院时严重且不能控制的高血压（＞170/110mmHg）或严重原发性高血压史。⑥近期（1个月）内外伤（包括头部外伤）和大手术。⑦创伤性或较长时间（＞10min）心肺复苏。⑧不能压迫的大血管穿刺。⑨近期（2～4周）脏器出血史。⑩活动性消化性溃疡。⑪已知出血倾向或目前正在使用治疗剂量的抗凝药。⑫糖尿病合并视网膜病变。⑬感染性心内膜炎、二尖瓣病变伴心房颤动且疑有左心房内血栓者。⑭严重肝、肾功能障碍及进展性疾病。

注意 ①冠状动脉内血栓的快速溶解，可发生再灌注性心律失常，因此溶栓过程中必须严密监测，并给予相应处理。②虽然本品在大鼠和小鼠的研究中未见影响受精和损害胚胎，但动物的生殖研究不能预示人类的反应。本品在孕妇的使用未经适宜的有良好对照的研究，对孕妇只在非常必要时使用。

用法与用量

（1）成人

①急性心肌梗死以本品150万u溶于9g/L氯化钠注射液或50g/L葡萄糖注射液50～100mL中，在30min内静脉滴注，剂量可随体质量情况略做调整。冠状动脉内溶栓治疗目前已不主张应用，仅造影或冠状动脉介入治疗时在冠状动脉发生血栓栓塞者，于梗死相关动脉内缓慢注射本品20万～100万u（每分钟1万～2万u）。

②急性肺栓塞：仅在大面积肺栓塞尤其伴血流动力学不稳定者应用，治疗方案有两种：a.给予本品负荷量4400u/kg在10min内静脉注入，继之以2200u/（kg·h）的流量持续静脉滴注12h；b.20000u/kg在2h内静脉注射。目前推荐短时间给药法。

③深静脉血栓：可每日给予20万～25万u，自患肢静脉注射，连续数日。也有人主张采用急性肺栓塞相似的溶栓方案，但给药时间可适当延长，继以肝素和华法林抗凝治疗。近年来已不推荐对深静脉血栓患者常规采用静脉溶栓治疗，仅在巨大髂-股静脉血栓有肢体坏疽危险时建议使用。

④缺血性脑卒中：仅用于超早期（发病3h内），超过6h可增加颅内出血的危险。100万～150万u溶于100～200mL 9g/L氯化钠注射液或50g/L葡萄糖注射液，半小时内静脉注入。需注意阿司匹林必须在溶栓治疗24h后使用。

⑤眼科应用：用于溶解眼内出血引起的前房血凝块。使血块崩解，有利于手术取出。常用量为5000u用2mL 9g/L氯化钠注射液配制冲洗前房。

（2）儿童 ①心肌梗死：以9g/L氯化钠注射液配制本品，按4400u/kg在10～15min滴注完毕。然后以每小时4400u/kg静脉滴注维持。滴注前应先静脉给予肝素。②脓胸或心包积脓：常用抗生素和脓液引流治疗。引流管常因纤维蛋白形成凝块而阻塞引流管。此时可胸腔或心包腔内注入用灭菌注射用水配制（5000u/mL）的本品5000～10000u，保留24h后吸出，既可保持引流管通畅，又可防止胸膜或心包粘连或形成心包缩窄。

链激酶 Streptokinase

适应证 本品是从β型溶血性链球菌培养液中提纯精制而成的一种高纯度酶，具有促进体内纤维蛋白溶解系统的活力，使纤维蛋白溶酶原转变为活性的纤维蛋白溶酶，引起血栓内部崩解和血栓表面溶解。用于急性心肌梗死等血栓性疾病。

药动学 本品的血浆单向清除时间为18～30min。其生物半衰期（自活化至溶栓效果的半衰期）为82～104min，故本药应采用静脉滴注方式给药。链激酶-纤溶酶原复合物很快即从血浆清除，但是与抗纤溶酶相结合的纤溶酶则在血栓部位释出，后者可使停止滴注后的溶栓效果延长12h。本药不通过胎盘，但与抗体结合后能通过胎盘。静脉注射后主要分布于肝脏，其代谢产物主要从肾脏经尿液排泄。

药物相互作用 ①抗血小板药物：本品与阿司匹林联合应用，可增加疗效，且不显著增加严重出血的发生率。②肝素：本品与肝素联用，可能轻度降低再梗死发生率，但也增加出血发生率。

不良反应 可见发热、寒战、恶心、呕吐、肩背痛、过敏性皮疹；低血压（静脉滴注）；罕见过敏性休克；出血（穿刺部位出血，皮肤瘀斑，胃肠道、泌尿道或呼吸道出血，脑出血）；再灌注心律失常，加速性室性自搏性心律、室性期前收缩或心室颤动等；偶见溶血性贫血，黄疸及ALT升高；溶栓后继发性栓塞（肺栓塞，脑栓塞或胆固醇结晶栓塞等）。

禁忌证 对本品过敏者；2周内有出血、手术、外伤史、心肺复苏或不能实施压迫止血的血管穿刺者等；近2周内有溃疡出血病史、食管静脉曲张、溃疡性结肠炎或出血性视网膜病变者；未控制的高血压（血压＞180/110mmHg）；不能排除主动脉夹层者；凝血障碍及出血性疾病患者；严重肝肾功能障碍患者；二尖瓣狭窄合并心房颤动伴左心房血栓者；感染性心内膜炎患者；妊娠及哺乳期妇女；链球菌感染者。

注意 用本品治疗血管再通后，发生再梗死，可用其他溶栓药。

用法与用量 静脉滴注。

（1）成人 ①急性心肌梗死：给予本品150万u，溶于生理盐水或50g/L葡萄糖注射液100mL中，在60min内匀速静脉输注完毕。冠状动脉内溶栓目前已不主张应用，仅用于造影或冠状动脉介入治疗时发生血栓栓塞者，可先给予2万u，推注，继之以2000u/min的流量匀速注入，共60min。②肺栓塞：给予本品25万u，于30min内输入作为负荷量，继之1万u/h，共输注24h。国内尚缺乏使用本品进行肺栓塞治疗的经验。③深静脉血栓：给予本品25万u，于30min内输入，继之1万u/h，共72h，国内也无应用经验。④动脉血栓栓塞：给予本品25万u，于30min内输入，继之10万u/h，共24～72h，给药时间取决于血栓溶解情况，国内也无应用经验。

（2）儿童 英国国家处方集（儿童版）（BNFC 2010—2011版）推荐用于急性心肌梗死静脉溶栓治疗。1个月～12岁2500～4000u/kg，溶解于50g/L葡萄糖注射液，静脉滴注30min以上，然后以每小时500～1000u/kg持续3日以上直至出现再灌注表现。应尽早开始，争取发病12h内开始治疗。12～18岁25万u溶解于50g/L葡萄糖注射液，静脉滴注

30min以上，然后以每小时10万u持续3日以上直至出现再灌注表现。

阿替普酶 Alteplase

适应证 本药是一种血栓溶解药，主要成分是糖蛋白，含526个氨基酸。①急性ST段抬高心肌梗死（AMI）的溶栓治疗。②伴有血流动力学不稳定的急性肺栓塞及经客观检查（如肺动脉造影或肺核素扫描等）诊断的大块肺栓塞（阻断一个肺叶或多个肺段血流者）。③急性缺血性脑卒中（发病3h内）的溶栓治疗。④颅内静脉窦血栓形成。

药动学 本药经静脉注射后迅速自血中消除，用药5min后，总药量的50%自血中消除；用药10min后，体内剩余药量仅占总给药量的20%；用药20min后，则剩余10%。本药主要在肝脏代谢。

药物相互作用 本品与华法林、血小板聚集抑制药、肝素和其他影响凝血的药物合用，可增加出血的危险。但在溶栓治疗中本品需与阿司匹林和肝素联合应用（缺血性脑卒中除外），由于本品半衰期短、循环中纤维蛋白原降低较少，与肝素联合应用可降低再梗死发生率，但也轻度增加出血发生率，因此，必须严密监测APTT，调整肝素剂量。

不良反应 常见出血；其他有头痛、恶心、呕吐、食欲缺乏；少见发热、过敏等。

禁忌证 出血体质；口服抗凝药；目前或近期有严重的或危险的出血；已知有颅内出血史或疑有颅内出血；疑有蛛网膜下腔出血或处于因动脉瘤而导致蛛网膜下腔出血状态，有中枢神经系统病变史或创伤史（如肿瘤、动脉瘤以及颅内或椎管内手术）；最近（10日内）曾进行有创的心外按压、分娩或非压力性血管穿刺（如锁骨下或颈静脉穿刺）；严重的、未得到控制的动脉高血压；主动脉夹层；感染性心内膜炎或心包炎；急性胰腺炎；最近3个月有胃肠溃疡史、食管静脉曲张、动脉瘤或动脉/静脉畸形史；出血倾向的肿瘤；严重的肝病，包括肝衰竭、肝硬化、门静脉高压（食管静脉曲张）及活动性肝炎；最近3个月内有严重的创伤或大手术。治疗急性心肌梗死、急性肺栓塞时的补充禁忌证，有脑卒中史。治疗急性缺血性脑卒中时的补充禁忌证，缺血性脑卒中症状发作已超过3h尚未开始静脉滴注治疗或无法确知症状发作时间；开始静脉滴注治疗前神经学指征不足或症状迅速改善；经临床（NIHSS＞25）和（或）影像学检查评定为严重脑卒中；脑卒中发作时伴随癫痫发作；CT扫描显示有颅内出血迹象；尽管CT扫描未显示异常，仍怀疑蛛网膜下腔出血；48h内曾使用肝素且凝血酶原时间高于实验室正常值上限；有脑卒中史并伴有糖尿病；近3个月内有脑卒中发作；血小板计数低于$100 \times 10^9/L$；收缩压＞185mmHg或舒张压＞110mmHg，或需要强力（静脉内用药）治疗手段以控制血压；血糖低于2.8mmol/L或高于22.2mmol/L。

注意 本品不适用于18岁以下及80岁以上的急性脑卒中患者。

用法与用量

（1）《中国药典》配套的《临床用药须知》推荐

①急性ST段抬高心肌梗死（AMI）：目前国际上通常采用打开闭塞性动脉的通用性策略（即GUSTO加速给药方案），对体质量＞67kg的患者，给予本品15mg静脉推注，继之50mg在30min内静脉输注，35mg在随后的60min内输注，总剂量100mg（在90min内静滴完毕）。对体质量≤67kg的患者，用药量应按体质量调整，15mg静脉推注，继之

0.75mg/kg在30min内输入（最大剂量不超过50mg），0.5mg/kg在随后的60min内输入（最大不超过35mg）。辅助治疗：在溶栓治疗开始前必须尽快口服阿司匹林150～300mg，以后可减量为一次75～150mg，一日1次，长期服用。并推荐溶栓开始前肝素60u/kg（最大剂量4000u）静脉推注，继之12u/（kg・h）（最大1000u）静脉输注，至少48h，监测APTT，调理肝素滴注流量，使APTT维持在50～75s。根据国内的临床研究，应用半量（50mg）本品溶栓治疗可能降低严重出血（包括脑出血）发生率，但冠状动脉通畅率低于常规剂量，其方法如下：本品8mg静脉推注或42mg在90min内输入。阿司匹林及肝素的用法同常规治疗方案。

②肺栓塞：国外推荐的用法为本品100mg在2h内输注，先取10mg在1～2min内静脉推注，剩下90mg在2h内静脉输注。溶栓以后APTT值低于正常上限2倍时开始肝素静脉滴注，监测APTT，调整肝素剂量，使APTT维持在基础值的1.5～2.5倍。我国推荐50～100mg，在2h内输入，肝素用法同前。

③缺血性脑卒中：由于目前本品用于脑梗死尚处于探索性阶段，因此需在有经验的医师监督下谨慎选用，且严格掌握用药指征，应在急性脑梗死发病3h内应用，超过6h可增加颅内出血的危险。剂量不超过0.9mg/kg，先将总量的10%于2～5min内静注，然后将剩余的90%于60～90min内静脉滴注。阿司匹林、肝素需在溶栓24h后才能使用。

（2）中国国家处方集（儿童版）推荐　用于川崎病患者的急性冠状动脉栓塞的溶栓治疗采用静脉滴注，以注射用水配制浓度为1g/L或2g/L，用氯化钠注射液稀释至0.2g/L，不要用葡萄糖注射液稀释。按0.5～0.7mg/kg剂量先取10%在1～2min注入，其余90%在3～6h内滴注，再次应用前应用超声心电图监测治疗效果。

巴曲酶 Batroxobin

适应证　①急性缺血性脑血管病（包括短暂性脑缺血发作）；②慢性动脉闭塞症（如闭塞性血栓脉管炎、闭塞性动脉硬化症）；③突发性耳聋；④振动病患者的末梢循环障碍。

药动学　健康成人静脉滴注本品10Bu，隔日一次，共3次。第1、2、3次消除半衰期分别为5.9h、3.0h及2.8h。大部分代谢产物由尿排出。

药物相互作用　①与抗凝药及血小板抑制药（如阿司匹林等）合用可能会增加出血倾向或使止血时间延长。②本品能生成desA纤维蛋白聚合物，可能引起血栓栓塞症，因此与溶栓药合用应特别注意。

不良反应　本品可引起注射部位出血、创面出血、头痛、头晕、头重感、氨基转移酶增高，偶可引起恶心、呕吐、荨麻疹等。

禁忌证　①有出血史或出血倾向、正在使用抗凝药或抗血小板药及抗纤溶制剂的患者禁用。②有严重肝肾功能不全及乳头肌断裂、心源性休克、多脏器功能衰竭患者禁用。③对本药过敏者禁用。

注意　①有消化道溃疡史者、患有脑血管病后遗症者、70岁以上高龄患者及妊娠期、哺乳期妇女慎用。②本品具有降低纤维蛋白原作用，用药后可能有出血或止血延缓现象。因此治疗前及治疗期间应对患者进行血纤维蛋白原和血小板凝集情况的检查，并密切注意临床症状。首次用药后第一次血纤维蛋白原低于1g/L者，给药治疗期间出现出血或可疑出血时应终止给药，并采取输血或其他措施。③用药期间应避免动脉或深部静脉穿刺、手术及拔牙，否则有可能致血肿形成或出血不止。

用法与用量

（1）成人　静脉滴注，首次10Bu（巴曲酶单位），以后隔日一次，一次5Bu；使用前用100mL以上氯化钠注射液稀释，静脉滴注1h以上通常疗程为1周，必要时可增加3～6周。但在延长期内每次用量减至5Bu，隔日静脉滴注。

（2）儿童　①可用于外用蘸药压迫止血。②肌内注射一次0.3～0.5Ku（克氏单位），一日一次，一般疗程为2日。

7.4 促白细胞增生药物

当周围血液中白细胞计数持续低于4×10^9/L时称为白细胞减少症。如果粒细胞绝对值，成人低于1.8×10^9/L，儿童低于1.5×10^9/L，称为粒细胞减少症；若白细胞在2.0×10^9/L以下，而粒细胞极度减少，有时仅剩1%～2%，甚至完全缺乏，称为粒细胞缺乏症。除极少数白细胞减少症属于生理性外，大部分属于病理性。临床上分为原发性和继发性两种，以继发性为多见。近年来各种病因引起的粒细胞症逐渐增多，如苯中毒、抗肿瘤药、解热镇痛药、X线及放射性物质、某些感染或其他疾病等。除针对病因采取积极措施外，可应用促白细胞增生药物治疗。

鲨肝醇 Batiol

适应证　①治疗各种原因引起的白细胞减少症，如放射性、抗肿瘤药等所致的白细胞减少症。②治疗不明原因所致的白细胞减少症。

不良反应　少数患者服药后出现头痛、无力、便秘、口干、呕吐、皮疹、药物热并伴有阵发性腹痛、腹胀等症状，但继续服药均能耐受，服药1周后不适症状可自行减轻、消失，但严重者建议停药。偶见心慌、咳喘。

注意　①临床疗效与剂量相关，应根据个体化寻找最佳剂量。②对病程较短、病情较轻及骨髓功能尚好者，本品疗效较好。③用药期间应经常检查外周血象，尤其白细胞计数。

用法与用量　口服。

（1）成人　一日50～150mg，分3次服，4～6周为一疗程。

（2）儿童　一次1～2mg/kg，一日3次。

◎ 亚叶酸钙（见7章182页）

腺嘌呤 Adenine

适应证　用于防治各种原因引起的白细胞减少症、急性粒细胞减少症，尤其是对肿瘤化学和放射治疗以及苯中毒等引起的白细胞减少症。

不良反应　推荐剂量下，未见明显不良反应。

注意 ①注射时，需溶于2mL磷酸氢二钠缓冲液中，缓慢注射，不能与其他药物混合注射。②由于此药是核酸前体，故与肿瘤化疗或放疗并用时，应考虑它是否有促进肿瘤发展的可能性。③需连续使用1个月左右才能显效。④妊娠及哺乳期妇女慎用。

用法与用量

（1）成人　口服一次10～20mg，一日3次。

（2）儿童　①口服，一次5～10mg，一日2次。②肌内注射或静脉注射，一日20～30mg。

肌苷 Inosine

适应证　用于急慢性肝炎、白细胞减少症、血小板减少症、心脏疾病、眼科疾病（如中心视网膜炎、视神经萎缩）等的辅助治疗。

不良反应　偶见胃部不适、面部潮红、轻度腹泻、腹痛、恶心、胸部灼热感。

禁忌证　对本品过敏者禁用。

注意　过敏体质者，妊娠及哺乳期妇女慎用。

用法与用量

（1）成人　口服，一次200～600mg，一日3次。

（2）儿童　①口服：一次200mg，一日3次。②静脉注射或静脉滴注：一次200～600mg，一日1～2次。③肌内注射：一次100～200mg，一日1～2次。

◎ **辅酶A****（见4章68页）**

◎ **亚叶酸钙****（见7章182页）**

氨肽素 Aminopolypeptide

适应证　用于血小板减少性紫癜、再生障碍性贫血、白细胞减少症。亦可用于银屑病。

不良反应　尚未见不良反应的报道。

禁忌证　对本品过敏者禁用。

注意　用药至少4周，有效者可连续服用。妊娠及哺乳期妇女尚不明确。

用法与用量

（1）成人　口服，一次1g，一日3次。

（2）儿童　参照成人用药量，酌减或遵医嘱。

利血生 Leucogen

适应证　为半胱氨酸的衍生物，用于预防和治疗白细胞减少症及血小板减少症。

不良反应　毒性低，连续服用未见明显不良反应。

用法与用量

（1）成人　口服。一次20mg，一日3次。

（2）儿童　参照成人剂量，儿童根据体质量和病情酌减。

7.5 抗血小板药物

当血管壁损伤时，正常血液循环中的血小板与内皮破损，可导致黏附、聚集和释放反应，而血管内皮细胞内含有大量前列腺素合成酶，能使PGE_1和PGH_2转变为前列环素（PGI_2），前列环素是一种强有力的血小板聚集抑制物，它还能解除已经形成的血小板聚集。抗血小板药物有阿司匹林、噻氯匹定、氯吡格雷等。

◎ 阿司匹林（见9章270页）

噻氯匹定 Ticlopidine（Ticlid）

适应证 用于预防和治疗因血小板高聚集状态引起的心、脑及其他动脉的循环障碍疾病。

药动学 口服吸收良好，1～3h后血药浓度达峰值。单剂量口服250mg后体内药物的平均峰浓度为0.3mg/L，4h的浓度平均为0.087mg/L，12h的浓度为0.022mg/L。噻氯匹定的半衰期为12～22h。在体内大部分被代谢，其2-酮代谢产物的抗血小板作用比母体强5～10倍。近年来国内临床应用噻氯匹定的资料显示，中国人的有效剂量较西方人群为低。每次250mg，2次/日，口服后24h显效，1周后药物生物效应最大并达稳态。每次250mg，3次/日，3天达生物效应稳态。每次250mg，1次/日，服药2周后，抑制ADP聚集反应的作用可达稳态。停药后4～8天药物作用才消失。

药物相互作用 ①与茶碱合用，可降低后者的清除率，升高其血药浓度，从而有过量的危险，故用药期间及用药后应调整后者的剂量，必要时应监测后者的血药浓度。②与其他血小板聚集抑制药、溶栓药、导致低凝血酶原血症或血小板减少的药合用，均可加重出血，如临床必须联用，需密切观察并进行实验室监测。③与地高辛合用，可使后者血药浓度轻度下降（约15%），但一般不影响其疗效。④偶有报道，与环孢素合用，可使后者的血药浓度降低，故两者联用时，应定期监测后者的血药浓度。

不良反应 可见白细胞减少、粒细胞缺乏、血栓性血小板减少性紫癜、再生障碍性贫血。严重的粒细胞缺乏及血小板减少有致命的危险。还有胆汁阻塞性黄疸、肝功能损害。偶见轻度的胃肠道反应。罕见恶心、腹泻、皮疹、瘀斑、齿龈出血。妊娠期妇女慎用。

禁忌证 对本品过敏，血友病或其他出血性疾病，凝血障碍或活动性病理性出血，有血小板减少、白细胞减少或粒细胞减少病史，再生障碍性贫血等禁用。

注意 ①严重的肝功能损害患者，由于凝血因子合成障碍，往往增加出血的危险，不宜使用。②严重的肾功能损害患者，由于肾清除率降低，导致血药浓度升高，从而加重肾功能损害。故使用本品时应密切监测肾功能，必要时可减量。③本品可透过胎盘屏障，应避免用于妊娠期妇女。④本品可进入母乳，应避免用于哺乳期妇女。⑤用药期间应定期监测血象，最初3个月内每2周一次，一旦出现白细胞或血小板下降即应停药，并继续监测至恢复正常。⑥服用本品时若患者受伤且有导致继发性出血的危险时，应暂停服本药。⑦择期手术（包括拔牙）前10～24日应停用本品。⑧用药过程中若发生出血并发症，输血小板可帮助止血。

用法与用量 口服，本品宜于进餐时服药，因食物可提高其生物利用度并减低胃肠道的不良反应。

（1）成人　一次0.25g，一日1次。

（2）儿童　小儿剂量尚缺乏相应资料。有研究推荐剂量为：一日2～5mg/kg，分2次服。

氯吡格雷 Clopidegrel

适应证　用于心肌梗死（从几日到35日），缺血性脑卒中（从7日到6个月），确诊的外周动脉性疾病，急性冠状动脉综合征。

药动学　氯吡格雷口服吸收迅速，血浆蛋白结合率98%，主要由肝脏代谢，代谢产物无抗血小板聚集作用，消除半衰期8h。

药物相互作用

（1）华法林　因能增加出血强度，不提倡与华法林合用。

（2）阿司匹林　阿司匹林不改变氯吡格雷对由ADP诱导的血小板聚集的抑制作用，但氯吡格雷增强了阿司匹林对胶原诱导血小板聚集的作用效果。伴随氯吡格雷使用阿司匹林500mg，一天服用两次，使用一天，并不显著增加氯吡格雷引起的出血时间延长，长期同时服用阿司匹林和氯吡格雷的安全性还没有定论。

（3）肝素　在健康志愿者的研究中，氯吡格雷不改变肝素在凝血上的作用，不必要改变肝素的剂量。同时服用肝素不影响氯吡格雷诱导的对血小板聚集的抑制效果。由于同时服用的安全性没有确定，因此使用应谨慎。

（4）非甾体抗炎药（NSALD）　健康志愿者同时服用萘普生和氯吡格雷，胃肠道隐性出血增加，因此，非甾体抗炎药和氯吡格雷同时口服时应小心。

（5）糖蛋白Ⅱb/Ⅲa拮抗剂　已经接受血小板糖蛋白Ⅱb/Ⅲa（GPⅡb/Ⅲa）拮抗剂治疗的患者应慎用氯吡格雷，避免增加出血危险。

（6）溶栓药物　在急性心肌梗死患者中，对氯吡格雷与纤维蛋白特异性或非特异性的溶栓剂和肝素联合用药的安全性进行了评价。临床出血的发生率与溶栓药、肝素和阿司匹林联合用药者相似。

（7）抑制CYP2C9的药物　抑制CYP2C9的药物（如奥美拉唑）可导致氯吡格雷活性代谢物水平的降低并降低临床有效性。

不良反应　偶见胃肠道反应（腹痛、消化不良、便秘或腹泻），皮疹、皮肤黏膜出血；罕见白细胞减少和粒细胞缺乏。

禁忌证　对本品过敏者，严重肝功损害患者，活动性病理性出血（如活动性消化性溃疡或颅内出血）者，哺乳期妇女。

注意　①肾功能不全时不需要调整剂量，但经验有限，需慎用。②妊娠期间避免使用。③下列情况慎用，如创伤、外科手术或其他病理状态使出血危险性增加者，接受阿司匹林、非甾体抗炎药、肝素、血小板糖蛋白Ⅱb/Ⅲa抑制药或溶栓药物治疗者，出血性疾病（尤其是胃肠及眼内疾病）者。④用药期间监测异常的出血情况、白细胞和血小板计数。择期手术且无须抗血小板治疗者，术前1周停用本药。⑤合用质子泵抑制药可能影响疗效。

用法与用量

（1）成人　口服，一次75mg，一日1次。①非ST段抬高急性冠状动脉综合征（不稳定型心绞痛或非Q波心肌梗死），单次负荷量300mg开始，然后一日1次75mg连续服药（联合阿司匹林一日75～325mg），推荐阿司匹林不超过100mg。最佳疗程尚未确定。② ST段抬高急性心肌梗死，以负荷量氯吡格雷开始，然后一日1次75mg连续服药，合用阿司匹林，可合用或不合用溶栓剂。年龄超过75岁时，不使用负荷剂量。症状出现后尽早开始联合治疗，至少用药4周。③冠状动脉内药物支架置入后，应持续服用一日1次、每次75mg不少于1年，并应与阿司匹林一日100mg联合应用。

（2）儿童　儿童剂量缺乏资料。美国心脏病协会制定的《川崎病诊断、治疗及长期随访指南》，推荐口服一次1mg/kg（最大剂量75mg），一日一次。

前列地尔 Alprostadil

适应证　①心肌梗死、血栓性脉管炎、闭塞性动脉硬化等。②治疗慢性动脉闭塞症如血栓闭塞性脉管炎、慢性动脉粥样硬化所致的肢体慢性溃疡，微血管循环障碍所致的四肢静息性疼痛。③可作为血管移植术后的抗栓治疗，用于抑制移植血管内的血栓形成（本品能用于小儿先天性动脉导管未闭症的手术前治疗，用于缓解低氧血症、保持导管血流以等候时机手术治疗）。④勃起功能障碍疾病的诊断和治疗。

药动学　本品静脉注射后30min起效。在血浆中主要与白蛋白结合，其次与α球蛋白结合。经过肺循环时被迅速代谢（流经肺部一次，70%～90%被代谢），母体化合物消除半衰期为5～10min，故必须持续输注给药。代谢产物24h内完全自尿中排出。严重呼吸功能不全患者肺清除本品的能力减退，可使血药浓度升高。

药物相互作用　①本药与磷酸二酯酶抑制药（如双嘧达莫）合用可相互增强疗效。②本品可增强抗高血压药物、血管扩张药、抗凝药、抗血小板药物的疗效。③棉酚与小剂量本品合用，可降低棉酚的抑制生精作用，但大剂量本品与棉酚有协同性抑制生精作用。④阿司匹林、非甾体抗炎药与本品有药理性拮抗作用，不宜合用。

不良反应　①偶见休克，要注意观察，发现异常现象时应即停药，采取适当的措施。注射部位有时出现血管炎、血管疼痛、红肿、发硬、瘙痒等。②循环系统：有时出现心力衰竭加重、肺水肿、胸闷、血压下降等，一旦出现立即停药，偶见面部潮红、心悸。③消化系统：可见腹泻、腹胀、胃肠不适，偶见腹痛、食欲缺乏、呕吐、便秘、ALT及AST升高等。④精神和神经系统：可见头晕、头痛、发热、疲劳感，偶见发麻。⑤皮肤：偶见皮疹、荨麻疹、瘙痒。⑥血液系统：偶见嗜酸性粒细胞增多、白细胞减少。⑦其他：偶见视力下降、口腔肿胀感、脱发、四肢疼痛、水肿、发热及不适感。

禁忌证　①对本品过敏者、严重心力衰竭或心功能不全患者、妊娠或可能妊娠的妇女。②因患镰状细胞贫血、多发性骨髓瘤、白血病而易诱发阴茎异常勃起的患者。③阴茎解剖学畸形［阴茎成角、海绵体纤维化、阴茎硬结症（Peyronie病）］患者。④阴茎植入假体者。

注意

（1）下列情况慎用：心功能不全、青光眼或眼压增高、活动性胃溃疡、间质性肺炎患者。

（2）本品仅是对症治疗，缓解慢性动脉闭塞症或脉管炎的临床症状，如静息性肢痛或慢性下肢溃疡的促进愈合。停药后有复发的可能。

（3）在阴茎海绵体注射后出现异常勃起时应及时就医。

（4）给药时注意以下几点：①出现不良反应时，应采取调整给药速度或停止给药等措施；②本制剂不能与输液以外的药品混合使用，避免与血浆增容剂（右旋糖酐、明胶制剂等）混合；③本制剂与输液混合后在2h内使用，剩余液体不能再使用；④不能使用冻结的药品。

用法与用量

（1）成人

①静脉滴注：将本品溶于250mL、500mL 9g/L氯化钠注射液或50g/L葡萄糖注射液中。a.心肌梗死，一日剂量100～200μg，重症可适当增加，但不得超过400μg。b.用于血栓性脉管炎治疗、闭塞性动脉硬化，一日剂量100～200μg。c.视网膜中央静脉血栓，一日100～200μg。

②阴茎海绵体内局部注射治疗勃起功能障碍，在海绵体内直接注射，一般剂量一次10～20μg，一日1次或一周3次。具体给药方法：首次剂量2.5μg，间隔5～10s，如有轻微反应，再次剂量可增至5μg；然后根据勃起反应可再增加剂量5～10μg，以达到充分勃起而且勃起持续时间不超过1h为最佳剂量。对于神经性勃起功能障碍，首次剂量1.25μg，再次剂量2.5μg，第三次剂量5μg，然后每次增加5μg，直至达到满意勃起则为最合适剂量。在专业医师指导下，按每个患者的阴茎勃起程度确定剂量，直到该剂量使阴茎勃起能完成性交且勃起时间不超过1h。维持治疗时，调整剂量需按照初始剂量时的标准，注射频度不超过一日1次及一周3次。

（2）儿童　新生儿用于维持动脉导管通畅，国外推荐用法为：初始剂量0.05～1μg/（kg·min），经大静脉或脐动脉内置入的导管持续输注，若有效则剂量逐渐减小，如0.25μg/（kg·min）、0.01μg/（kg·min），直至维持疗效的最小剂量。

8 抗肿瘤药物

8.1 烷化剂

氮芥 Chlormethine

适应证 本品为双功能烷化剂，与DNA交叉联结，或在DNA和蛋白质之间交叉联结，阻止DNA复制，造成细胞损伤或死亡。用于治疗霍奇金病、恶性淋巴瘤与肺癌，腔内注射用于控制癌性胸腔积液。

药动学 静脉注射后，迅速分布于肺、小肠、脾、肾和肌肉中，脑中含量最少。该药进入血中后迅速水解或与细胞的某些成分结合，在血中停留的时间只有0.5～1min，90%在1min内由血中消失。24h内50%以代谢物形式排出。

药物相互作用 烷化剂的耐药性与DNA受损后的修复能力有关，咖啡因、氯喹可阻止其修复，故可增效。本品与氯霉素、磺胺类药、保泰松等合用可加重骨髓的抑制作用。使用本品前宜加用止吐药如昂丹司琼或格拉司琼等，以减轻胃肠道反应。

不良反应

（1）血液系统 本品对骨髓抑制可引起显著的白细胞及血小板减少，严重者使全血细胞减少。白细胞计数下降最低值一般在注射后第7～15日出现，停药后2～4周多可恢复。

（2）消化系统 恶心、呕吐等反应常出现于注射后3～6h后，可持续24h，使用本品前宜加用镇静止吐药。

（3）局部反应 对局部组织的刺激较强，多次注射可引起血管硬化、疼痛及血栓性静脉炎，如药液外溢可致局部组织坏死；高浓度局部灌注可致严重的外周静脉炎、肌肉坏死及脱皮。局部应用也常产生迟发性皮肤过敏反应。

（4）生殖系统 可见月经不调、卵巢功能衰竭、睾丸萎缩、精子减少等。

（5）中枢神经系统 剂量按体质量超过0.6mg/kg可致中枢神经系统毒性；高剂量也可引起低钙血症及心脏损伤；少见头晕、乏力及脱发等。霍奇金病患者应用含有氮芥的MOPP方案，在2～3年后急性非淋巴细胞白血病及非霍奇金淋巴瘤的发病率明显增加。

禁忌证 对本品过敏者，妊娠及哺乳期妇女，骨髓抑制、感染、肿瘤细胞浸润骨髓、曾接受过化疗或放射治疗者。

注意 ①本品剂量限制性毒性为骨髓抑制，故应密切观察血象变化，每周查血象1～2次。②剂量按体质量超过0.6mg/kg可导致中枢神经系统毒性、严重骨髓抑制及心脏毒性，必须在有经验的专科医师指导下用药。③在用药期间，应定期检查肝肾功能，测定血清尿酸水平。④长期应用氮芥，继发性肿瘤发生的危险性增加。⑤本品可使血及尿的尿酸水平增加，血浆胆碱酯酶浓度减少。⑥有严重呕吐患者应该测定血浆氯化物、血钠、血钾和血钙水平。⑦静脉给药由近针端液皮管中冲入；体腔内注射时用9g/L氯化钠注射液20～40mL稀释，在抽液后即时注入。⑧极少用于腹腔内，因可能引起严重疼痛、肠梗阻。

用法与用量

（1）成人 ①静脉给药：一次5～10mg（0.1～0.2mg/kg），一周1～2次，1个疗程总量为30～60mg；因有蓄积毒性，故疗程间歇不宜少于2～4周。②腔内注射：一次10～20mg（0.2～0.4mg/kg），溶于20～40mL氯化钠注射液中，尽量抽去腔内积液后注入，注射后5min内应多次变换体位，以使药液在腔内分布均匀，5～7日1次，4～5次为1个疗程。③动脉给药：一次5～10mg（0.1～0.2mg/kg），以氯化钠注射液10mL稀释，一日或隔日1次，总量可较静脉给药量稍高。④创面冲洗：一次5～10mg，稀释后冲洗手术创面。

（2）儿童 ①淋巴瘤：MOPP方案，6mg/m^2，静脉给药，第1、8天，每28天为一个疗程。②脑瘤：MOPP方案，3mg/m^2，静脉给药，第1、8天，每28天为一个疗程。

苯丁酸氮芥 Chlorambucil

适应证 本品是一种活性细胞毒类药物。用于慢性淋巴细胞白血病、恶性淋巴瘤、多发性骨髓瘤、巨球蛋白血症、卵巢癌。

药动学 口服吸收完全，生物利用度大于70%，在1h内，肝脏可达最高的组织浓度。其代谢产物苯乙酸氮芥于用药后2～4h在血浆中达峰值，半衰期1～2h，药-时曲线下面积大，具有双功能烷化剂作用。蛋白结合率约99%。24h内60%的药物随尿排出，其中90%为苯丁酸氮芥和苯乙酸氮芥的水解物。部分的药物分子有亲脂肪特性而储存于脂肪中，从而延长本品的临床作用时间。

药物相互作用 ①与其他骨髓抑制药物同时应用可增加疗效，但剂量必须适当调整。②与活疫苗同用，有增加被活疫苗感染的风险。但处于缓解期的白血病患者，可以在化疗停止后至少间隔3个月再接种活疫苗。

不良反应 胃肠道反应较轻，较大剂量也可出现恶心、呕吐；长期服用本品可产生免疫抑制与骨髓抑制；少见肝毒性、皮炎；长期服用本品，在白血病患者中易产生继发性肿瘤；青春期病例长期应用可产生精子缺乏或持久不育；长期或高剂量应用可致间质性肺炎。儿童中度骨髓抑制者，用药可发生惊厥。

禁忌证 对本品过敏者，妊娠及哺乳期妇女，严重骨髓抑制、感染者。

注意 ①下列情况慎用，如痛风病史、泌尿系统结石者。②在用药期间，应定期检查白细胞计数及分类，血小板计数，定期做肾功能检查（尿素氮、肌酐清除率），定期检查肝功能（血清胆红素及AST）和测定血清尿酸水平。③与其他骨髓抑制药物同时应用可增加疗效，但剂量必须适当调整。

用法与用量 口服。

（1）成人 按体质量0.2mg/kg，一日一次或分3～4次服。每3～4周连服10～14日。

（2）儿童 ①诱导：一日按0.1～0.2mg/kg或一日4.5mg/m^2，用药3～6周。②维

持：一日0.03～0.1mg/kg。分1～3次。

氮甲 *N*-Formylmerphalan

适应证 本品为我国创制的一种抗癌药物。对睾丸精原细胞瘤的疗效最好，对多发性骨髓瘤、恶性淋巴瘤也有效。

药动学 口服吸收迅速，吸收后分布于各组织脏器中，以肾含量最高，肝、脾、肺和血液次之。在口服后30min即在尿中出现，1h后血药浓度达到高峰，8h后即不能测出，血中的生物半衰期为15min。在24h内由尿排出服用剂量的10%，尿中代谢产物为羟基水解物。

药物相互作用 参见8.1烷化剂下其他品种。

不良反应 常见食欲减退、恶心、呕吐、腹泻、乏力、头晕及脱发，对骨髓的抑制也较其他细胞毒素药轻且缓和；白细胞计数下降多在治疗开始后2～3周出现，在停药后2～4周即可恢复，此药对血小板的影响比白细胞计数为轻；对肝肾功能则无明显的影响。

禁忌证 妊娠期、哺乳期妇女禁用。

注意 ①下列情况慎用，如骨髓抑制、严重感染、肿瘤细胞浸润骨髓、以前曾接受过化疗或放射治疗等。②在用药期间，应定期检查白细胞计数及分类，测定血清尿酸水平。③应用本品应停止母乳。

用法与用量 口服。

（1）成人 一日按体质量3～4mg/kg，加碳酸氢钠1g同服，睡前1次或分3次服用。总剂量为5～7g。

（2）儿童 一日按体质量3～4mg/kg，睡前1次或分3次口服。

环磷酰胺 Cyclophosphamide

适应证 环磷酰胺是氮芥类衍生物。用于恶性淋巴瘤、急性或慢性淋巴细胞白血病、多发性骨髓瘤、乳腺癌、睾丸肿瘤、卵巢癌、肺癌、头颈部鳞癌、鼻咽癌、神经母细胞癌、横纹肌肉瘤及骨肉瘤。

药动学 本品口服后吸收完全，血药浓度1h后达高峰，生物利用度为74%～97%。吸收后迅速分布到全身，在肿瘤组织中浓度较正常组织高，脏器中以肝脏浓度较高。本品能少量通过血-脑脊液屏障，脑脊液中的浓度仅为血浆浓度的20%。本品本身不与白蛋白结合，其代谢物约50%与血浆蛋白结合。静脉注射后血浆半衰期为4～6.5h。50%～70%在48h内通过肾脏排泄，其中68%为代谢物，32%为原型。

药物相互作用 ①本品可增加血清尿酸水平，与抗痛风药如别嘌醇、秋水仙碱、丙磺舒等合用，应调整抗痛风药的剂量，以能控制高尿酸血症与痛风疾病为度；别嘌醇可增加本品的骨髓毒性，如必须合用，应密切观察其毒性反应。②与大剂量巴比妥或糖皮质激素合用可增加急性毒性。③与多柔比星合用，可增加心脏毒性。④本品可抑制胆碱酯酶而延长可卡因的代谢，因此可延长可卡因的作用并增加毒性。⑤本品可降低血浆中假性胆碱酯酶的浓度，因此加强琥珀胆碱的神经肌肉阻滞作用，使呼吸暂停延长。

不良反应 常见白细胞减少，用药后1～2周达最低值，2～3周可恢复；食欲减退、恶心、呕吐，停药1～3天可恢复；大剂量使用，缺乏有效预防措施，可致出血性膀胱炎；表现少尿、血尿、蛋白尿，其代谢产物丙烯醛刺激膀胱所致；脱发、口腔炎、中毒性肝炎、皮肤色素沉着、肺纤维化、月经紊乱、无精或少精、不育症。

禁忌证 对本品过敏者、妊娠及哺乳期妇女、骨髓抑制、感染、肝肾功能损害者。

注意 ①应用本品时应鼓励患者多饮水，大剂量应用时应水化、利尿，同时给予尿路保护药美司钠。②当大剂量用药时，除应密切观察骨髓功能外，尤其要注意非血液学毒性如心肌炎、中毒性肝炎及肺纤维化等。③当肝肾功能损害、骨髓转移或既往曾接受多程化放疗时，环磷酰胺的剂量应减少至治疗量的1/3～1/2。④由于本品需在肝内活化，因此腔内给药无直接作用。⑤环磷酰胺水溶液仅能稳定2～3h，最好现配现用。

用法与用量

（1）成人 单药静脉给药按体表面积一次500～1000mg/m^2，加9g/L氯化钠注射液20～30mL，静脉给药，每周1次，连用2次，休息1～2周重复。联合用药500～600mg/m^2。

（2）儿童 静脉给药，一次10～15mg/kg，加9g/L氯化钠注射液20mL稀释后缓慢注射，每周1次，连用2次，休息1～2周重复。也可肌内注射。

异环磷酰胺 Ifosfamide

适应证 用于肺癌、卵巢癌、睾丸肿瘤、软组织肉瘤、乳腺癌、肾上腺癌、子宫内膜癌及恶性淋巴瘤。

药动学 在体内主要通过肝脏激活，并可在肝脏内降解。活性代谢物仅少量可通过血-脑脊液屏障。按体表面积一次3.8～5.0g/m^2，血药浓度曲线呈双相，终末相半衰期为15h；按体表面积一次1.6～2.4g/m^2，血药浓度曲线呈单相，半衰期为7h。70%～86%通过肾脏清除，按体表面积一次5.0g/m^{2}高剂量时，61%以原型排出，按体表面积一次1.2～2.4g/m^{2}剂量时，仅12%～18%以原型排出。

药物相互作用 ①曾应用顺铂的患者骨髓抑制、神经毒性及肾毒性明显。②同时使用抗凝药物，可能引起凝血机制紊乱而导致出血危险。③同时使用降糖药物例如磺酰脲类，可增强降血糖作用。④与其他细胞毒性药物联合应用时，应酌情减量。

不良反应 ①骨髓抑制为主要毒性，表现为轻至中度白细胞减少和血小板减少，给药后7～14日为最低，大多可在第21日恢复正常。②代谢产物可产生出血性膀胱炎，表现为尿血、排尿困难、尿频和尿痛，可在给药后几小时或几周内出现，通常停药后几天内消失。若给保护药美司钠，分次给药和适当水化可减少这一不良反应的发生率。③中枢神经系统毒性与剂量有相关性，通常表现为焦虑不安、神情慌乱、幻觉和乏力等，少见晕厥、癫痫样发作甚至昏迷。④少见一过性无症状肝、肾功能损害。若高剂量给药可因肾毒性产生代谢性酸中毒。注射部位可产生静脉炎。心脏和肺毒性罕见。⑤其他不良反应包括脱发、恶心和呕吐等。⑥长期用药可产生免疫抑制、垂体功能低下、不育症和继发性肿瘤。

禁忌证 孕妇及哺乳期妇女禁用。严重骨髓抑制者禁用。对本品过敏者禁用。

注意 ①本品应与泌尿系统保护药美司钠合用，同时应水化利尿。②低蛋白血症，肝、肾功能不全，骨髓抑制及育龄期患者应慎用。③用药期间应定期检查白细胞、血小板计数和肝、肾功能测定。

用法与用量 成人静脉注射或静脉滴注。①单药治疗按体表面积一日1.2～2.5g/m^2，连续5日为一疗程。②联合用药按体表面积一日1.2～2.0g/m^2，连续3～5日为一疗程。治疗肉瘤时，也可6～10.0g/m^2，持续静脉给药72～96h。③每一疗程3～4周。④给予本品的同时及其后第4小时、第8小时，将美司钠400mg溶于氯化钠注射液10mL，静脉注射（美司钠剂量为异环磷酰胺的20%）。

洛莫司汀 Lomustine

适应证 用于脑部原发肿瘤（如成胶质细胞瘤）及继发肿瘤；与氟尿嘧啶合用治疗胃癌及直肠癌，与甲氨蝶呤、环磷酰胺合用治疗支气管肺癌；治疗霍奇金病。

药动学 口服易吸收，体内迅速变为代谢产物。器官分布以肝（胆汁）、肾为多，次为肺、心、肌肉、小肠、大肠等。能透过血脑屏障，数分钟后脑脊液中药物浓度为血浆浓度的15%～30%，可经胆汁排入肠道，形成肝肠循环，故药效持久。血浆蛋白结合率50%（代谢物）。半衰期为16～48h，其持久存在可能引起迟发性骨髓抑制。本品的50%以代谢物形式从尿中排泄，但4日排泄量小于75%；从粪中排泄少于5%，从呼吸道排出约10%。

药物相互作用 以本品组成联合化疗方案时，应避免合用有严重降低白细胞和血小板的抗癌药。

不良反应 口服后6h内可发生恶心、呕吐，预先用镇静药或甲氧氯普胺并空腹服药可减轻；少见胃肠道出血及肝功能损害；服药后3～5周可见血小板减少，白细胞降低可在服药后第1及第4周先后出现两次，第6～8周才恢复；骨髓抑制有累积性；偶见全身性皮疹，有致畸胎的可能，亦可能抑制睾丸或卵巢功能，引起闭经或精子缺乏。

禁忌证 肝功能损害者，严重骨髓抑制者，妊娠及哺乳期妇女。

注意 ①下列情况慎用，如骨髓抑制、感染、肾功能不全、经过放射治疗或化疗的患者、有白细胞计数低下、有溃疡病或食管静脉曲张者。②在用药期间，应注意检查血象、血尿素氮、血尿酸、肌酐清除率、血胆红素、ALT及AST。③本品可引起肝功能一过性异常。④用药当日不能饮酒。⑤有感染的患者应先治疗感染。⑥本品有延迟骨髓抑制的作用，两次给药间歇不宜短于6周。

用法与用量 口服：成人和儿童均按体表面积一次80～100mg/m^2，间隔6～8周，3次为一疗程。

司莫司汀 Semustine

适应证 本品是洛莫司汀的衍生物，为亚硝脲类抗瘤谱较广的药物。用于脑部原发肿瘤（如成胶质细胞瘤）及继发肿瘤；与氟尿嘧啶合用治疗胃癌及直肠癌；治疗霍奇金病。

药动学 口服吸收迅速，达峰时间为1～6h。代谢迅速，口服10min后即可在血浆中检测到分解部分。可与血浆蛋白结合，存在肝肠循环，代谢产物血浆浓度持续时间长，可能是出现延迟性毒性的原因。服药30min后脑脊液的药物水平为血浆的15%～30%。本品在肝、胃、肠、肺、肾中浓度最大。约47%以代谢产物形式24h内经尿排泄，＜5%由粪便排出，＜10%自呼吸道排出。

药物相互作用 ①与氯霉素、氨基比林、磺胺类药合用，可加重骨髓抑制。②与皮质激素合用，可加重免疫抑制。

不良反应 恶心、呕吐，肝脏与肾脏均可因与较高浓度的药物接触，影响器官功能；血小板减少，白细胞降低，由于本品对造血干细胞亦有抑制，可在服药后第1周及第4周先后出现两次，第6～8周才恢复正常，但骨髓抑制有累积性；全身性皮疹，有致畸可能，亦可能抑制睾丸或卵巢功能，引起闭经或精子缺乏。

禁忌证 严重骨髓造血功能抑制者、肝肾功能不全者、妊娠及哺乳期妇女。

注意 ①下列情况慎用，如骨髓抑制、感染、肝肾功能不全、有白细胞计数低下史，有溃疡病或食管静脉曲张者。②在用药期间，应注意随访检查血常规及血小板、血尿素氮、血尿酸、肌酐清除率、血胆红素、ALT及AST等。③本品可引起肝功能一过性异常。④合并感染时应先治疗感染。

用法与用量 口服。

（1）成人 按体表面积一次100～120mg/m^2，间隔6～8周。临睡时与止吐药、安眠药同服。

（2）儿童 按体表面积一次80～100mg/m^2，间隔6～8周。

达卡巴嗪 Dacarbazine

适应证 用于恶性黑色素瘤、软组织肿瘤及恶性淋巴瘤。

药动学 血浆蛋白结合率20%～28%，仅少量可通过血-脑脊液屏障。一次静脉注射后30min，血浆中药物浓度达峰值。静脉给药后，正常人分布半衰期为19～38min，而肾功能或肝功能不全患者的分布半衰期延长55min左右。主要在肝脏代谢，也可经胆汁排泄。本药经静脉给药时，正常人的消除半衰期为5h，而肾功能不全或肝功能不全患者的消除半衰期分别约为55min和7.2h。

药物相互作用 ①与其他抑制骨髓药合用，应减少本药剂量；②与白介素-2合用，易出现过敏反应；③与活疫苗同用，有增加疫苗感染风险。故用药期间应禁止活疫苗接种，且应避免口服脊髓灰质炎疫苗。

不良反应 可见白细胞计数和血小板减少、贫血、食欲减退、恶心、呕吐、腹泻、黏膜炎、全身不适、发热、肌肉痛、面部麻木、脱发、注射部位刺激反应，偶见肝肾功能损害，罕见肝静脉血栓形成所致的肝坏死。

禁忌证 水痘或带状疱疹患者，严重过敏史者，妊娠期妇女。

注意 ①肝肾功能损害、感染者慎用。②用药期间应停止哺乳。③用药期间禁止接种活性病毒疫苗。④可引起血尿素氮、AST及ALT、乳酸脱氢酶暂时升高。⑤定期检查血尿素氮、血肌酐、血尿酸、血清胆红素、ALT及AST、乳酸脱氢酶。⑥本品对光和热极不稳定，在水中不稳定，需临时配制，尽量避光。⑦静脉滴注流量不宜太快，防止药液外漏。

用法与用量

（1）成人　①静脉滴注：一次2.5～6mg/kg或一次200～400mg/m^2，用9g/L氯化钠注射液10～15mL溶解后，用50g/L葡萄糖溶液250～500mL稀释，滴注30min以上，一日1次，连续5～10日为1个疗程，每3～6周重复给药；单次大剂量，650～1450mg/m^2，每4～6周1次。②静脉注射：一次200mg/m^2，一日1次，连续5日，每3～4周重复给药。③动脉灌注：位于四肢的恶性黑色素瘤，可用同样剂量动脉灌注。

（2）儿童　静脉注射、静脉滴注同成人。

白消安 Busulfan

适应证　主要适用于慢性粒细胞白血病的慢性期，亦可用于治疗原发性血小板增多症、真性红细胞增多症等慢性骨髓增殖性疾病。

药动学　口服吸收迅速，药物迅速从血浆中清除。反复给药则逐渐在体内累积。在体内水解为4-甲磺基氧丁醇，然后经环化作用变为4-羟呋喃等中间产物。主要代谢在肝内进行。以^{35}S标记，白消安全部以甲烷磺酸形式排出，以^{14}C或^{3}H标记，则主要以1,1二氧-3-羟基四氢噻吩的形式由尿中排出。

药物相互作用　由于服用本品可增加血及尿中的尿酸量，因此对原合并痛风或服本品后血尿酸增加的患者，可服适量的抗痛风药物。若服本品的同时或曾于短期内用过其他抑制骨髓的药物或放射治疗者，可酌情减量。

不良反应　粒细胞缺乏、血小板减少，长期用药可产生骨髓抑制并发生药物性再生障碍性贫血，严重者需及时停药；肺纤维化、皮肤色素沉着、高尿酸血症及性功能减退、男性乳房女性化、睾丸萎缩、女性月经不调等；罕见白内障、多形红斑皮疹、结节性多动脉炎。

禁忌证　妊娠及哺乳期妇女。急性白血病和再生障碍性贫血或其他出血性疾病患者。

注意　①于开始治疗前及疗程中要每周1～2次定期密切随访血象与肝肾功能的动态变化，以便及时调整药物剂量。应定期检查肾功能（血尿素氮、肌酐清除率）、肝功能（血清胆红素、ALT）。②下列情况慎用，如骨髓有抑制现象、痛风病史、感染、尿酸性肾结石病史、以往曾接受过细胞毒性药或放射治疗者。③儿童长期服用，可发生骨髓抑制和肺纤维化。

用法与用量

（1）成人　①慢性粒细胞白血病，一日总量按体表面积为4～6mg/m^2，直至白细胞计数下降至15×10^9/L以下停药。如服药3周，白细胞计数仍不见下降，可适当增加剂量。对缓解期短于3个月的患者，可给维持量每周2次，一次2mg以维持白细胞计数在10×10^9/L左右。②真性红细胞增多症，一日4～6mg，分次口服，以后根据血常规、病情及疗效调整剂量。

（2）儿童　慢性粒细胞白血病，口服按体表面积。一日1.8～4.6mg/m^2，分3次服。

卡莫司汀 Carmustine

适应证 用于脑瘤（恶性胶质细胞瘤、脑干胶质瘤、成神经管细胞瘤、星形胶质细胞瘤、室管膜瘤）、脑转移瘤、脑膜白血病、恶性淋巴瘤、多发性骨髓瘤，与其他药物合用对恶性黑色素瘤有效。

药动学 本品口服迅速吸收，但仅在静脉注射时有效。患者静脉注射本品60～170mg/m^2，早期血浆峰浓度可达5μmol/L，分布相半衰期和消除相半衰期分别为6min和68min；在体外血浆内的分解半衰期约15min，在体内的半衰期比体外延长，可能由于分布于周边室内的药物重新回到血浆中所致。本品可通过血-脑脊液屏障，在脑脊液中的浓度为血浆浓度的50%或更高些。由肝脏代谢，代谢物可在血浆中停留数日，造成延迟骨髓毒性。可能有肝肠循环。60%～70%由肾排出（其中原型不到1%）由粪排出，10%以二氧化碳形式由呼吸道排出。

药物相互作用 以本品组成联合化疗方案时，应避免合用有严重降低白细胞、血小板作用或产生呕吐反应的抗癌药。

不良反应

（1）血液系统 一次静脉注射后，骨髓抑制常发生在用药后4～6周，白细胞计数最低值见于5～6周，在6～7周逐渐恢复；但多次用药，可延迟至10～12周恢复；一次静脉注射后，血小板最低值见于4～5周，在6～7周恢复，血小板下降常比白细胞计数严重；静脉注射部位可产生血栓性静脉炎，大剂量可产生脑脊髓病，长期作用可产生间质性肺炎或肺纤维化；有时甚至1～2个疗程后即出现肺并发症，部分患者不能恢复。

（2）消化系统 可见恶心、呕吐，用药后2h即可出现，常持续4～6h；另对肝、肾均有影响，肝脏损害常可恢复，肾脏毒性可见氮质血症、肾功能减退、肾脏缩小。

（3）生殖系统 可致畸胎，可抑制卵子或睾丸功能，引起闭经或精子缺乏。

禁忌证 对本品过敏者，妊娠及哺乳期妇女。

注意 ①老年人易有肾功能减退，可影响排泄，应慎用。②下列情况慎用，如骨髓抑制、感染、肝肾功能异常、接受过放射治疗或抗癌药治疗的患者。③对诊断的干扰：本品可引起肝肾功能异常。④在用药期间，应注意检查血常规、血小板、肝肾功能、肺功能。⑤本品可抑制身体免疫机制，使疫苗接种不能激发身体抗体产生。化疗结束后3个月内不宜接种活疫苗。⑥预防感染，注意口腔卫生。

用法与用量 成人、儿童静脉滴注：按体表面积100mg/m^2，一日1次，连用2～3日；或200mg/m^2，用1次，每6～8周重复。溶入50g/L葡萄糖或9g/L氯化钠注射液150mL中快速静脉滴注。

8.2 抗代谢药

甲氨蝶呤 Methotrexate

适应证 本品是抗代谢疗法药物。用于乳腺癌、妊娠性绒毛膜癌、恶性葡萄胎或葡萄胎、急性白血病、恶性淋巴瘤、非霍奇金淋巴瘤、蕈样肉芽肿、多发性骨髓瘤、卵巢癌、宫颈癌、睾丸癌、头颈部癌、支气管肺癌、软组织肉瘤，高剂量用于骨肉瘤，鞘内注射用于预防和治疗脑膜白血病及恶性淋巴瘤的神经侵犯，还可用于银屑病。

药动学 本药用量小于30mg/m^{2}时，口服吸收良好，1 ~ 5h血药浓度达最高峰；肌内注射后达峰时间为0.5 ~ 1h。血浆蛋白结合约为50%。本药透过血-脑脊液屏障的量甚微，但鞘内注射后则有相当药量可达全身循环。部分经肝细胞代谢转化为谷氨酸盐，部分通过胃肠道细菌代谢。主要经肾（40% ~ 90%）排泄，大多以药物原型排出体外；不到10%通过胆汁排泄。分布相半衰期为1h，消除相半衰期为2 ~ 3h，终末半衰期为8 ~ 10h。小量甲氨蝶呤及其代谢产物以结合型形式贮存于肾脏和肝脏等组织中，有时可长达数月。在有胸腔积液或腹腔积液时，本药的清除速度明显延迟；清除率的个体差别极大，老年患者更甚。

药物相互作用 ①乙醇和其他对肝脏有损害的药物与该品同用时，可增加肝脏的毒性。②由于用该品后可引起血液中尿酸的水平增高，对于痛风或高尿酸血症患者应相应增加别嘌醇等药剂量。③该品可增加抗血凝作用，甚至引起肝脏凝血因子的缺少和（或）血小板减少症，因此与其他抗凝药同用宜谨慎。④与保泰松和磺胺类药物同用后，因与蛋白质结合的竞争，可能会引起本品血清浓度的增高而导致毒性反应的出现。⑤口服卡那霉素可增加其吸收，而口服新霉素钠可减少其吸收。⑥与弱有机酸和水杨酸盐等同用，可抑制本品的肾排泄而导致血药浓度增高，继而毒性增加，应酌情减少用量。⑦氨苯蝶啶、乙胺嘧啶等药物均有抗叶酸作用，如与本品同用可增加其毒副作用。⑧先用或同用时，与氟尿嘧啶有拮抗作用，如先用该品，4 ~ 6h后再用氟尿嘧啶则可产生协同作用。该品与门冬酰胺酶合用也可导致减效，如用后者10日后用该品，或于该品用药后24h内给门冬酰胺酶，则可增效而减少对胃肠道和骨髓的毒副作用。有报道如在用该品前24h或10min后用阿糖胞苷，可增加本品的抗癌活性。该品与放疗或其他骨髓抑制药同用时宜谨慎。

不良反应 ①血液系统：可见白细胞计数减少、血小板减少、贫血、丙种球蛋白减少、多部位出血、败血症。②消化系统：可见口腔炎、口唇溃疡、咽喉炎、恶心、呕吐、食欲减退、厌食、腹痛、腹泻、黑粪、消化道溃疡和出血、肠炎、急性肝萎缩和坏死、黄疸、ALT及AST升高、碱性磷酸酶升高、γ-谷氨酸转肽酶升高、脂肪变性、肝门静脉纤维化。③泌尿系统：可见肾衰竭、氮质血症、膀胱炎、血尿、蛋白尿、少尿、尿毒症。④呼吸系统：可见咳嗽、气短、肺炎、肺纤维化。⑤皮肤及软组织：可见红斑、瘙痒、皮疹、光敏感、脱色、瘀斑、毛细血管扩张、痤疮、疖病、脱发。⑥中枢神经系统：可见眩晕、头痛、视物模糊、失语症、轻度偏瘫和惊厥。⑦生殖系统：短期精液减少、月经不调、闭经、不育、流产、胎儿先天缺陷和严重肾病，可并发感染、代谢改变、糖尿病加重、骨质疏松、组织细胞异常改变。⑧其他：鞘内注射后可出现惊厥、麻痹症、吉兰-巴雷综合征或脑脊液压力增加。

禁忌证 对本品高度过敏者，妊娠及哺乳期妇女，肾功能受损、营养不良、肝肾功能不全或伴有血液疾病者。

注意 ①长期应用存在导致继发性肿瘤的风险。②影响生殖功能。③全身极度衰竭、恶病质或并发感染及心、肺、肝、肾功能不全时禁用本品。④白细胞计数

< 3.5×10^9/L或血小板 < 50×10^9/L时不宜使用。⑤有肾病史或发现肾功能异常时，未准备好解救药亚叶酸钙（CF），未充分进行液体补充或碱化尿液时，禁用大剂量疗法。大剂量疗法需经住院并随时监测其血药浓度。⑥滴注时间不宜超过6h。

用法与用量

（1）成人

①口服：一次10～15mg，一周1～2次；蕈样肉芽肿患者可一日2.5～5mg，连服数周甚或数月。

②肌内注射或静脉注射：a.一次10～50mg，一周1～2次。b.甲氨蝶呤大量疗法指按体表面积一次1～5g/m^2，溶于氯化钠注射液或葡萄糖氯化钠注射液中于4～6h滴完。自用药前1日开始至用药后1～2日每天补液3000mL，开始用药后24h起每3h肌内注射亚叶酸钙9～12mg，连用3～6次或直至甲氨蝶呤血药浓度降至5×10^8mol/L以下。

③鞘内注射：一次10～15mg，每3～7日1次，注射流量宜缓慢，注入溶液最多不能超过抽出脑脊液量。

④腔内注射：一次30～40mL，一周1次，抽出胸腔积液量少于500mL时酌减。

⑤联合化疗：CMF（环磷酰胺、甲氨蝶呤和氟尿嘧啶），主要用于乳腺癌；CMC（环己亚硝脲、甲氨蝶呤和环磷酰胺），主要用于支气管肺癌；CONP（环磷酰胺、长春新碱、甲氨蝶呤和泼尼松）以及CAMP（环磷酰胺、多柔比星、甲氨蝶呤和泼尼松或丙卡巴肼），主要用于恶性淋巴瘤等。

（2）儿童　①口服、静注、肌注：连续一日3.2mg/m^2，间歇15～20mg/m^2，每周2次。②静脉注射：白血病时可达1～5g/m^2，实体瘤8～12g/m^2，每3周1次。需用四氢叶酸钙解救。③鞘内注射：根据不同年龄一次可用8～15mg。

巯嘌呤 Mercaptopurine

适应证　巯嘌呤属于抑制嘌呤合成途径的细胞周期特异性药物，用于绒毛膜上皮癌、恶性葡萄胎、急性淋巴细胞白血病及急性非淋巴细胞白血病及慢性粒细胞白血病的急变期。

药动学　口服胃肠道吸收不完全，约50%广泛分布于体液内，血浆蛋白结合率约为20%，本品吸收后的活化分解代谢过程主要在肝脏内进行，在肝内经黄嘌呤氧化酶等氧化及甲基化作用后分解为硫尿酸等而失去活性。静脉注射后的半衰期约为90min，约半量经代谢后在24h即迅速从肾脏排泄，其中7%～39%以原型排出，最慢的于开始服药后17日才经肾脏排出。

药物相互作用　①与别嘌醇同时服用时，由于后者抑制了巯嘌呤的代谢，明显地增加巯嘌呤的效能与毒性。②本品与对肝细胞有毒性的药物同时服用时，有增加对肝细胞毒性的危险。③本品与其他对骨髓有抑制的抗肿瘤药物或放射治疗合并应用时，会增强巯嘌呤效应，因而必须考虑调节本品的剂量与疗程。

不良反应　较常见骨髓抑制、白细胞及血小板减少、肝脏损害；并可致胆汁淤积，出现黄疸、恶心、呕吐、食欲减退、口腔炎、腹泻、高尿酸血症、尿酸性肾病；少见间质性肺炎及肺纤维化。

禁忌证 妊娠初期3个月内妇女。

注意 ①老年白血病患者确需服用本品时，需加强支持疗法，并严密观察症状、体征及周围血象等动态改变，及时调整剂量。②对诊断的干扰：白血病时有大量白血病细胞破坏，在服用本品时则破坏更多，致使血及尿中尿酸浓度明显增高，严重者可产生尿酸性肾结石。③下列情况应慎用：如骨髓已有显著的抑制现象，血象表现有白细胞计数减少或血小板显著降低，并出现相应的严重感染或明显的出血倾向，肝肾功能损害，胆道疾病，痛风病史，尿酸盐肾结石病史，4～6周接受过细胞毒性药物或放射治疗者。④定期检查外周血象及肝肾功能，对血细胞在短期内急剧下降者，应每日观察血象。

用法与用量 口服。

（1）成人 用于绒毛膜上皮癌，一日6～6.5mg/kg，分2次口服，10日为1个疗程，疗程间歇为3～4周。用于白血病，开始一日2.5mg/kg或80～100mg/m^2，一日1次或分次服用，一般于用药后2～4周可显效，如用药4周后仍未见临床改进及白细胞计数下降，则可考虑在仔细观察下加量至一日5mg/kg；维持量一日1.5～2.5mg/kg或50～100mg/m^2，一日1次或分次服用。

（2）儿童 一日1.5～2.5mg/kg或50～100mg/m^2，一日1次或分次服用。溃疡性结肠炎、慢性肉芽肿炎症的重症或顽固病例，口服，2～18岁一日1～1.5mg/kg，最大剂量不超过50mg，一日一次。

硫唑嘌呤 Azathíoprine

适应证 硫唑嘌呤是嘌呤类似物的免疫抑制药。用于系统性红斑狼疮、皮肌炎、系统性血管炎及其他自身免疫性疾病及难治性特发性血小板减少性紫癜。

药动学 硫唑嘌呤的肠吸收较6-巯基嘌呤为佳，口服吸收良好，进入体内后很快被分解为6-巯基嘌呤，然后再分解代谢生成多种氧化的和甲基化的衍生物，随尿排出体外，24h尿中排泄量为50%～60%，48h内大便排出12%，血中浓度低，服药后1h达最高浓度，3～4h血中浓度降低一半，用药后2～4天方有明显疗效。

药物相互作用 ①与别嘌醇、巯嘌呤醇合用，可竞争性抑制本品代谢，预防本品代谢物6-硫尿酸形成高尿酸血症。②与多柔比星合用，可增强本品的肝毒性。③与氯霉素、氯喹合用，可使骨髓毒性增加。④与复方磺胺甲噁唑合用，增强本品骨髓抑制。⑤与华法林合用，能降低后者的抗凝作用。⑥与卡托普利等具有白细胞减少的药合用，副作用相加。⑦与泼尼松合用，可改善毛细血管功能及减轻免疫抑制药的副作用。⑧与环孢素合用，可能发生免疫过度抑制及淋巴瘤。⑨与减毒活疫苗合用，对免疫抑制患者可能发生致命性全身性疾病。⑩可增强去极化神经节阻滞药的神经阻滞作用，削弱非除极化型肌松药的作用。避免与箭毒、泮库溴铵等肌松药合用。

不良反应 ①生殖系统：对精子、卵子有一定的损伤，使用时应注意。②消化系统：厌食、恶心、呕吐等常见。偶可致胰腺炎。肝脏毒性亦较常见，用药后，患者可见肝中心及小叶静脉消失，出现黄疸、肝大、腹痛、腹水、肝性脑病、胆汁淤积、AST及ALT升高、肝实质细胞坏死、肝细胞纤维化、肝硬化等。③血液：可出现白细胞计数及血小板减少、巨幼细胞贫血等。大剂量及用药过久时可有严重骨髓抑制，甚至出现再生障碍性贫血。④其他：可继发感染、脱发、黏膜溃疡、腹膜出血、视网膜出血、肺水肿等。另外长期用药可增加风湿病患者发生肿瘤的危险性。

禁忌证 对硫唑嘌呤和巯嘌呤过敏者，妊娠或准备妊娠的妇女及哺乳期妇女。

注意 ①周围全血细胞计数检查以监测骨髓抑制征象，监测频率在最初服用时需4周1次，之后可减少至3个月1次。大剂量用药和肝肾功能损伤患者可增加监测频率，出现出血、感染、肝功能损伤时应立即减量或停药。②原有肝肾功能不全患者或老年人应减少用药剂量。③准备妊娠的妇女及哺乳期妇女不宜使用。④发生非霍奇金淋巴瘤、皮肤癌、肉瘤和原位子宫颈癌的危险性增加。

用法与用量

（1）成人 口服。①器官移植，开始一日2～5mg/kg，口服或静脉注射。维持剂量需按临床需要、患者的个体反应以及血液系统的耐受性调整，通常为一日0.5～3mg/kg；兼有肝和（或）肾功能不全者，剂量酌减。老年人用药的不良反应发生率较其他患者高，应采用推荐剂量范围的低限值。②自身免疫性疾病，起始剂量一日1～3mg/kg，疗效明显时应将剂量减至最小有效维持量，如3个月内病情无改善应停用。

（2）儿童 通常起始剂量为1～3mg/（kg・d），当有临床疗效时，应逐渐调整至最低有效剂量，如果3个月仍无疗效，应考虑停药；维持剂量可在1～3mg/（kg・d）范围内，儿童最大限制剂量为每次50mg，每日3次。儿童移植：首日最高剂量为5mg/（kg・d），口服或静脉注射；维持剂量1～4mg/（kg・d），依据临床反应和血液学检查。

硫鸟嘌呤 Tioguanine

适应证 本品为天然存在的鸟嘌呤的结构类似物。用于急性淋巴细胞白血病及急性非淋巴细胞白血病的诱导缓解期及继续治疗期，慢性粒细胞白血病的慢性期及急变期。

药动学 口服后吸收不完全，约30%。仅有较少量药物能从血液渗透入血脑屏障，因而一般口服量不足以预防和治疗脑膜白血病。本品的活化及分解过程均在肝脏内进行，经甲基化作用转为氨甲基巯嘌呤或经脱氨作用转为巯嘌呤而失去活性，但灭活的代谢过程与黄嘌呤氧化酶无关，因而服用别嘌醇对本品的代谢并无明显的抑制作用。静脉注射的半衰期为25～240min，平均为80min。经肾脏排泄，一次口服后约40%的药物在24h内以代谢产物形式经尿液排出，尿中仅能测出微量的硫鸟嘌呤。本品可透过胎盘。

药物相互作用 ①本品有增加血尿酸含量的作用，因而和抗痛风药物同时使用时，需调节抗痛风药的剂量，以控制高尿酸症及痛风疾病。②本品与其他对骨髓有抑制的抗肿瘤药或放射治疗合并使用时，会增强本品的效应，因而需考虑调节本品的剂量与疗程。③和阿糖胞苷合用可提高疗效，与硫唑嘌呤、巯基嘌呤合用时应减量。

不良反应 可见骨髓抑制白细胞计数减少、血小板减少、恶心、呕吐、食欲减退、肝功能损害、黄疸、高尿酸血症、尿酸性肾病、睾丸或卵巢功能抑制、闭经或精子缺乏。

禁忌证 妊娠初期3个月内的妇女。

注意 ①哺乳期妇女慎用。②老年患者耐受性较差，用药时需加强支持疗法。③明显骨髓抑制、肝肾损害、胆道疾病、痛风病史、尿酸盐结石病史、4～6周接受过细胞毒性药物或放疗者慎用。④注意检查周围血象和肝肾功能。

用法与用量 口服。

（1）成人 初始一日2mg/kg或一日100mg/m^2，一日1次或分次服用，如4周后临床未见改进，白细胞计数未见抑制，可慎将剂量增至一日3mg/kg。维持量一日2～3mg/kg或一日100mg/m^2。

（2）儿童 一日2～3mg/kg，1次或分次服，或75mg/m^2，连用5～7天。

羟基脲 Hydroxycarbamide

适应证 本品是一种核苷二磷酸还原酶抑制药。用于慢性粒细胞白血病、黑色素瘤、肾癌、头颈部癌，联合放疗治疗头颈部及宫颈鳞癌。

药动学 口服易吸收，达峰时间为1h，然后迅速下降。血浆半衰期约2h。本品在肝脏代谢。1次给药在24h内由尿排出50%～80%。本品能通过血-脑脊液屏障，易透过红细胞膜。

药物相互作用 ①与可使白细胞或血小板减少的药物合用时，应严密观察患者的血象，并根据白细胞及血小板计数适当调整羟基脲的用量。②由于服用本药后会使患者的免疫功能受到抑制，也可减弱患者接种疫苗后产生抗体的反应，最好停用本药3个月到1年才接种疫苗。与活疫苗（如轮状病毒疫苗）合用，将增加活疫苗感染的风险。接受免疫抑制化疗的患者不能接种活疫苗。缓解期白血病患者，至少要停止化疗3个月，才允许接种活疫苗。

不良反应 可见骨髓抑制、白细胞计数和血小板减少、胃肠道反应、睾丸萎缩和畸胎，中枢神经系统症状有脱发、药物性发热。

禁忌证 水痘、带状疱疹及各种严重感染者，妊娠及哺乳期妇女。

注意 ①本品可抑制免疫功能，用药期间避免接种病毒疫苗。②服用本品时应适当增加液体的摄入量，以增加尿量及尿酸的排泄。③定期监测白细胞计数、血小板、血尿素氮、血尿酸及血肌酐。④老年患者应适当减少剂量。⑤下列情况应慎用：如严重贫血未纠正前、骨髓抑制、肾功能不全、痛风、尿酸盐结石史等。

用法与用量

（1）成人 口服治疗慢性粒细胞白血病，一日20～60mg/kg，一周2次，连续6周为1个疗程。头颈癌、宫颈鳞癌等一次80mg/kg，间隔3日1次，需与放疗合用。

（2）儿童 口服治疗慢性粒细胞白血病，一日20～60mg/kg，白血病下降后减量，直至达到血液学完全缓解，以后用小剂量将白细胞维持在正常范围内。

氟尿嘧啶 Fluorouracil

适应证 本品为抗嘧啶类抗代谢药。用于消化道肿瘤、绒毛膜上皮癌、乳腺癌、卵巢癌、肺癌、宫颈癌、膀胱癌及皮肤癌。

药动学 口服吸收不规则，达峰时间为20min。静脉注射后迅速分布到全身各组织：脑脊液和肿瘤组织中，24h后大部分消失，血浆半衰期为15～20min。大剂量用药能透过血-脑脊液屏障，主要在肝脏代谢分解，10%～30%由尿排出，60%～80%分解以二氧化碳的形式由呼吸道排出，约15%在给药1h内经肾以原型排出体外。

药物相互作用 用本药前先用甲氨蝶呤可产生协同作用。因用甲氨蝶呤后，细胞内磷酸核糖焦磷酸含量增加，可增加氟尿嘧啶核苷酸的形成，增强本品的抗癌能力。别嘌醇能降低本品的毒性，并可能改进治疗指数。亚叶酸钙可增强本品的治疗效果。与地高辛、氨基糖苷类抗生素合用，在肠道的吸收减少，作用降低。与西咪替丁合用，本品的首关效应降低，用药期间不宜饮酒或同用阿司匹林类药物，以减少消化道出血。

不良反应 常见恶心、食欲减退、呕吐、白细胞计数减少、脱发、注药静脉上升性色素沉着，偶见口腔黏膜炎或溃疡、腹部不适、腹泻、心肌缺血、心绞痛和心电图的变化；罕见血小板计数减少；极少见咳嗽、气促、小脑共济失调；长期应用可致神经系统毒性；长期动脉插管可引起动脉栓塞或血栓形成、局部感染、脓肿形成或栓塞性静脉炎。

禁忌证 对本品过敏者，伴水痘或带状疱疹者，衰弱患者，妊娠初期3个月内妇女。

注意 ①用药期间应停止哺乳。②除较小剂量做放射增敏剂外，不宜与放疗同用。③有下列情况慎用，如肝功能明显异常，白细胞计数 $< 3.5 \times 10^9$/L、血小板 $< 50 \times 10^9$/L者，感染，出血（包括皮下和胃肠道）或发热超过38℃者，明显胃肠道梗阻者，脱水和（或）酸碱、电解质平衡失调者。④治疗前及疗程中定期检查周围血象。⑤用药期间不宜饮酒或同用阿司匹林类药。⑥不能做鞘内注射。

用法与用量

（1）成人

①静脉滴注：一日0.5～1g，每3～4周连用5日；或一次0.5～0.75g，一周1次，连用2～4周后休息2周作为1个疗程。滴注流量越慢，疗效越好，不良反应相应越轻。

②动脉插管注射：一次0.75～1g。

③联合化疗：a.丝裂霉素、氟尿嘧啶和长春新碱用于消化道腺癌；b.环磷酰胺、甲氨蝶呤和氟尿嘧啶用于乳腺癌。c.氟尿嘧啶、多柔比星、丝裂霉素或氟尿嘧啶、多柔比星和亚硝脲类（环亚硝脲或甲基环亚硝脲基），用于胃癌或胆道系统和胰腺癌。

④浆膜腔内注射：尽量抽尽积液后，注入500～1000mg（溶于氯化钠注射液50～100mL中）也可加用丝裂霉素10mg（置另一注射器中）和顺铂50～60mg，然后转动体位使药物与胸腔、腹膜腔多方面接触，每7～10日可重复1次，连用3～5次为一疗程。动静脉给药可用氯化钠注射液或50g/L葡萄糖注射液稀释，浓度不高于50g/L。

（2）儿童 静脉注射，起始量一日12mg/kg，用4～5日。连续静脉注射时，一日500mg/m^2，持续4h以上共5天，21天为一疗程。

阿糖胞苷 Cytarabine

适应证 本品主要作用于S期的周期特异性药。用于急性非淋巴细胞白血病的诱导缓解和维持治疗，急性淋巴细胞白血病，慢性髓细胞白血病（急变期），联合用药治疗儿童非霍奇金淋巴瘤。单独或与其他药物联合治疗高危白血病，难治性和复发性急性白血病，鞘内应用可预防或治疗脑膜白血病。

药动学 口服很快代谢，吸收较差，故需经静脉给药。静脉注射后主要在肝脏迅速脱氨，变成阿糖尿嘧啶而失活。为维持血药浓度，常采用静脉持续滴注、分次注射或皮下注射。本药80%在24h内由尿排出，90%以上为阿糖尿嘧啶，原型少于10%。本品易通过血-脑脊液屏障，脑脊液中浓度可达血浆浓度的40%～60%。由于脑脊液中脱氨酶水平低，药物灭活缓慢，半衰期为2～11h。

药物相互作用 ①四氢尿苷可抑制脱氨酶，延长阿糖胞苷血浆半衰期，提高血中浓度，有增效作用。胞苷也有类似增效作用。②柔红霉素、多柔比星、环磷酰胺及亚硝脲类药物可以使本药增效。③阿糖胞苷能阻止氟胞嘧啶的抗真菌作用，降低氟胞嘧啶的效应。④与活疫苗（如轮状病毒疫苗）合用，将增加活疫苗感染的风险。接受免疫抑制化疗的患者不能接种活疫苗。缓解期白血病患者至少要停止化疗3个月才允许接种活疫苗。

不良反应

（1）血液系统　常见贫血、白细胞计数减少、血小板减少、巨幼红细胞增多和网状红细胞减少。

（2）消化系统　常见厌食、恶心、呕吐、腹痛、腹泻、肝功能异常、黄疸、食管溃疡、严重的胃肠道溃疡、小肠积气囊肿所致的腹膜炎、肝脓肿、肝脏损害伴高胆红素血症、肠坏死和坏死性结肠炎、口腔或肛周炎症或溃疡。

（3）泌尿系统　可见尿潴留、肾功能不全。

（4）中枢神经系统　可见神经炎、眩晕、咽痛、胸痛、发热、头痛。

（5）呼吸系统　可见肺炎、呼吸困难。

（6）皮肤及软组织　可见皮疹、血栓性静脉炎，少见脓毒血症、荨麻疹、雀斑、结膜炎、脱发、过敏、瘙痒。大剂量治疗时，可能出现可逆性的角膜毒性和出血性结膜炎，大脑及小脑功能失调、性格改变、嗜睡和昏迷、神经病变、心肌病变、肺水肿、脱发、高尿酸血症、尿酸性肾病；注射部位可见蜂窝织炎和皮肤溃疡。

另外，本品综合征通常发生于用药后6～12h，主要表现为发热、肌痛、骨痛，偶尔胸痛、斑丘疹、咽痛、结膜炎和全身不适。

禁忌证　对本品过敏者。

注意　①妊娠及哺乳期妇女慎用。②本品可引起ALT、血及尿中尿酸增高。③骨髓抑制、白细胞计数及血小板显著减低、肝肾功能不全、胆道疾病者、痛风病史、尿酸盐肾结石病史、近期接受过细胞毒性药物或放疗者慎用。④用药期间定期检查，如周围血象、血细胞和血小板计数、骨髓涂片、肝肾功能。⑤应用本品时宜适当增加患者的液体摄入量，使尿液保持碱性。⑥鞘内注射不用含苯甲醇的稀释液，可用不含防腐剂的氯化钠注射液配置并立即使用。

用法与用量

（1）成人

①常用量：a.诱导缓解，静脉注射，按体质量一日2mg/kg，连用10日，如无明显不良反应，剂量可增大至按体质量一日4mg/kg；静脉滴注按体质量一日0.5～1mg/kg，持续1～24h，连用10日，如无明显不良反应，剂量可增大至按体质量一日2mg/kg。b.维持巩固，完全缓解后改用继续治疗量，皮下注射，按体质量一次1mg/kg，一日1～2次。

②中至大剂量阿糖胞苷方案：a.中剂量，按体表面积一次0.5～1.0g/m^2，一般静脉滴注1～3h，每12h一次，以2～6日为一疗程。b.大剂量，按体表面积一次1～3g/m^2，静脉

滴注1～3h，每12h一次，以2～6日为一疗程。由于阿糖胞苷的不良反应随剂量增大而加重，有时反而限制了其疗效，故现多偏向用中剂量方案。中或大剂量阿糖胞苷主要用于治疗难治性或复发性急性白血病，亦可用于急性白血病的缓解后，试以延长其缓解期。

③小剂量阿糖胞苷方案：按体表面积一次10mg/m^2，皮下注射，每12h一次，以14～21日为一疗程，如不缓解而患者情况允许，可于2～3周重复一疗程。本方案主要用于治疗原始细胞增多或转化型原始细胞增多的骨髓增生异常综合征患者，亦可治疗低增生性急性白血病、老年性急性非淋巴细胞白血病等。

④鞘内注射：本品为鞘内注射防治脑膜白血病的二线药物，剂量为一次10～25mg，加地塞米松5mg鞘内注射，一周2次，共约5次，如为预防性则每4～8周1次，中枢神经系统已有病变者则应加用放射治疗。

（2）儿童　①皮下注射或静脉注射，一日75～200mg/m^2，一般连用5～7日，最长可用至10日。②鞘内注射，25～30mg/m^2。③静脉滴注，用大剂量即1～3g/m^2，12h一次，2～3日为一疗程。

氟达拉滨 Fludarabine

适应证　移植预处理，尤其非清髓移植预处理。

药动学　2F-ara-AMP是氟达拉滨（2F-ara-A）的水溶性前体药物，在人体内可以被快速定量地脱磷酸化为核苷酸2F-ara-A。另外一种代谢产物，2F-ara-次黄嘌呤在犬中是主要的代谢产物，而在人体中仅仅观测到微量。

通过2F-ara-A药动学研究之间的比较得出，2F-ara-A平均血浆总清除率（CL）是79mL/（min·m^2），个体间的数据差异很大。静脉注射氟达拉滨后，2F-ara-A血药浓度和血药浓度曲线下面积（AUC）增加均与药物剂量呈线性关系，而半衰期、血浆清除率和分布容积保持不变，提示与药物剂量无关。

2F-ara-A主要靠肾脏排出，静脉注射剂量的40%～60%通过尿液排出。在实验室动物中用3H-2F-ara-AMP进行的药物总出入量实验发现，从尿液中可以完全回收放射性标记物。

不良反应　常见骨髓抑制、白细胞计数和血小板减少、贫血、肺炎、咳嗽、发热、疲倦、虚弱、恶心、呕吐、腹泻、胃肠道出血、食欲减退、黏膜炎、口腔炎、ALT及AST异常、寒战、水肿、全身不适、周围神经病变、意识模糊、视力障碍、皮疹和严重的机会性感染。

禁忌证　对本品或其所含成分过敏者，肌酐清除率＜30mL/min的肾功能不全者，失代偿性溶血性贫血者，妊娠及哺乳期妇女。

注意　①注意本品引起的神经毒性、骨髓抑制、输血相关的移植物抗宿主病、疾病进展及转化、既往的皮肤癌病变加重、肿瘤溶解综合征、自身免疫现象、肾功能减低。②健康状况差的患者，如严重骨髓功能障碍、免疫缺陷或有机会性感染病史的患者慎用。③有生育能力的男性或女性在治疗期间及治疗后6个月需采取避孕措施。④儿童和＞75岁的老年人慎用。⑤治疗期间或治疗后避免接种活疫苗。⑥再次使用本品单一疗法很可能对初次使用其治疗有效的患者仍然有效，对本品耐药的患者对苯丁酸氮芥也可表现出耐药。⑦受本品治疗的患者需要输血时只能使用被照射过的血液。

用法与用量

（1）静脉注射　成人，一日25mg/m^2，连续5日，28日为1个周期，每个小瓶用2mL注射用水配制成25g/L的溶液，将所需剂量抽入注射器内；如果静脉注射，需再用9g/L氯化钠注射液10mL稀释；如果静脉输注，需再用9g/L氯化钠注射液100mL稀释，输注时间30min。

（2）口服　一次40mg/m^2，一日1次，连续5日，28日为1个周期，以水吞服。儿童缺乏循证医学资料。

8.3 抗肿瘤抗生素

丝裂霉素 Mitomycin

适应证　丝裂霉素为从放线菌的培养液中分离出的抗肿瘤药物，对多种实体瘤有效。用于胃癌、结肠及直肠癌、肺癌、胰腺癌、肝癌、宫颈癌、宫体癌、乳腺癌、头颈部肿瘤、膀胱肿瘤。

药动学　本品主要在肝脏中生物转化，不能透过血-脑脊液屏障，静脉注射后分布相半衰期和消除相半衰期分别为5～10min和50min。主要通过肾脏排泄。

药物相互作用　本品与多柔比星同时应用可增加心脏毒性。

不良反应　①血液系统：可见溶血性尿毒综合征、微血管性溶血性贫血，若出现伴有破碎红细胞的贫血、血小板减少、肾功能损害等表现，应停药并适当处置。另可见全血细胞减少、白细胞计数减少、中性粒细胞减少、血小板减少、出血、贫血等骨髓功能抑制。②泌尿系统：可见膀胱炎、膀胱萎缩、急性肾衰竭等严重肾功能损害，若出现血尿素氮、血肌酐及肌酐清除率值等异常，应及时停药并适当处置。③呼吸系统：可见间质性肺炎、肺纤维化（伴发热、咳嗽、呼吸困难、胸部X线片异常、嗜酸性粒细胞增多）等，若出现此类症状，应停药并给予糖皮质激素进行适当处置。④消化系统：可见食欲减退、恶心、呕吐、口内炎、腹泻。⑤其他可见蛋白尿、血尿、水肿、高血压、皮疹、疲乏、脱发等反应。

禁忌证　对本品成分过敏者、水痘或带状疱疹、妊娠及哺乳期妇女。用药期间禁止活病毒疫苗接种。

注意　①下列情况慎用：如肝损害或肾损害、骨髓功能抑制、合并感染症、水痘患者。

②小儿用药应慎重，尤应注意不良反应的出现，并考虑对性腺的影响。

③有时会引起骨髓功能抑制等严重不良反应，故应频繁进行临床检验（血液检查、肝功能及肾功能检查等），注意观察患者状态。若出现异常应减量或暂停并适当处置。另外，长期用药会加重不良反应呈迁延性推移，故应慎重给药。

④充分注意感染症、出血倾向的出现或恶化。

⑤给药时注意事项：a.静脉内给药时，有时会引起血管痛、静脉炎、血栓，故应充分注意注射部位和注射方法等，尽量减慢注射流量。b.静脉内给药时，若药液从血管渗

漏，会引起注射部位硬结、坏死，故应慎重给药以免药液渗漏。c.动脉内给药时，有时会出现动脉支配区域的疼痛、发红、红斑、水疱、糜烂、溃疡等皮肤损害，导致皮肤及肌肉坏死，若出现此类症状应停药并适当处置。d.肝动脉内给药时，会因药液流入靶位以外的动脉而引起胃及十二指肠溃疡、出血、穿孔等，故应以造影等方法充分确认导管先端位置及药物分布范围，随时注意导管的脱逸、移动、注入流量等。另外，若出现此类症状应停药并适当处置。

⑥配制方法：使用低pH溶液有时会降低效价，故溶解后尽快使用为宜。另外，尽量避免同低pH的注射剂配伍。水溶液状态易受pH影响，在pH 8.0时稳定，但在pH 7.0以下时，随pH下降其稳定性也降低。

⑦本品与其他抗恶性肿瘤药物合用有时会发生急性白血病（有时伴有白血病前相）、骨髓增生异常综合征（MDS）。

用法与用量

（1）成人　①间歇给药方法，通常一日4～6mg，一周静脉注射1～2次。②连日给药法，通常一日2mg，连日静脉注射。③大量间歇给药法，通常一日10～30mg，间隔1～3周以上静脉注射。④与其他抗恶性肿瘤药物合用，通常一日2～4mg，每周与其他抗恶性肿瘤药物合用1～2次。另外，必要时通常一日2～10mg，注入动脉内、髓腔内或胸腔及腹腔内。应随年龄及症状增减。⑤注射液的配制方法：每2mg丝裂霉素以5mL注射用水溶解。⑥膀胱肿瘤：预防复发时，一日1次或隔日4～10mg丝裂霉素。治疗时，一日1次膀胱内注射10～40mg丝裂霉素。应随年龄及症状适宜增减。

（2）儿童　静脉注射，每2日5～6mg/m^2，总量不超过30mg/m^2。

米托蒽醌 Mitoxantrone

适应证　本品抗肿瘤活性相当或略高于多柔比星，明显高于环磷酰胺、氟尿嘧啶、甲氨蝶呤、长春新碱和阿糖胞苷，而且抗瘤谱广。用于恶性淋巴瘤、乳腺癌、急性白血病、肺癌、黑色素瘤、软组织肉瘤、多发性骨髓瘤、肝癌、大肠癌、肾癌、前列腺癌、子宫内膜癌、睾丸肿瘤、卵巢癌和头颈部癌。

药动学　此药在血浆中的清除曲线符合三室模型，静脉注射后很快由血浆中广泛分布到组织中，然后缓慢释放。半衰期40～120h。其中6.5%以原型由肾排泄，18.3%由粪便排出。肝功能异常能影响药物从体内清除。

药物相互作用　①与多柔比星同用可加重心脏毒性。②本品有骨髓抑制作用，与其他抗肿瘤药物联合应用时应注意。③与多柔比星等蒽环类抗癌药仅呈部分交叉耐药，与丝裂霉素、长春新碱、氟尿嘧啶、环磷酰胺、他莫昔芬等其他抗肿瘤药合用可提高疗效，减少不良反应，但若合用应注意用药剂量。④用药期间接种活疫苗，会增加被活疫苗感染的风险。处于缓解期的白血病患者，可在化疗停止后至少间隔3个月再接种活疫苗。

不良反应　常见对骨髓抑制，可引起白细胞计数和血小板减少，为剂量限制性毒性；少见心悸、期前收缩、心电图异常、恶心、呕吐、食欲减退、腹泻等；偶见乏力、脱发、皮疹、口腔炎等。

注意 ①下列情况慎用，如一般情况差，有并发病及心、肺功能不全者。②在用药期间，应严格检查血象。③有心脏疾病，用过蒽环类药物或胸部照射的患者，应密切注意心脏毒性的发生。④用药时应注意避免药液外溢，如发现外溢应立即停止，再从另一静脉重新进行。⑤本品不宜与其他药物混合注射。⑥本品遇低温可能析出晶体，可将安瓿置热水中加温，晶体溶解后使用。

禁忌证 对本品过敏者；对肝功能不全或骨髓抑制者；妊娠及哺乳期妇女。

用法与用量

（1）成人 将本品溶于100mL 50g/L葡萄糖注射液中滴注，时间不少于30min。静脉滴注：单用本品，按体表面积一次12～14mg/m^2，3～4周1次；或按一次4～8mg/m^2，一日1次，连用3～5日，间隔2～3周。联合用药，一次5～10mg/m^2。

（2）儿童 按体表面积计算剂量，用法同成人。

放线菌素D Dactinomycin

适应证 本品能抑制RNA的合成，对多种肿瘤有抑制作用。用于霍奇金病、神经母细胞瘤、绒癌、睾丸癌，联合放疗治疗儿童肾母细胞瘤、尤因肉瘤及横纹肌肉瘤。

药动学 口服吸收差，静脉注射2min后血药浓度很快降低，30min消失，分布在网状内皮系统浓度较高，用药12h仍能测出。由于其生物半衰期长（约36h），在体内代谢的量很小，9日后还能发现注射剂量的30%。约有50%的药物以原型排入胆汁，10%以原型由尿中排出。不能通过血-脑脊液屏障。

药物相互作用 ①与氯霉素、磺胺类、氨基比林合用可加重骨髓抑制。②可减弱维生素K的作用。③使用期间禁用活疫苗。④可提高放射敏感性，与放射治疗同时应用，可能加重放射治疗降低白细胞和局部组织损害作用。

不良反应 常见白细胞计数减少、血小板减少、厌食、恶心、呕吐、腹泻、口腔溃疡、胃炎、肠炎、肝功能不全、脱发、皮肤红斑、脱屑、色素沉着、免疫抑制、致畸、闭经或精子缺乏。药液外漏可致疼痛、静脉炎、局部硬结及溃疡。哺乳期妇女、1岁以下幼儿慎用，妊娠期妇女禁用。

禁忌证 患水痘病史者，妊娠期妇女。

注意 ①哺乳期妇女、1岁以下幼儿、骨髓功能低下者、有出血倾向者、痛风病史、肝功能损害、感染、尿酸盐性肾结石病史、近期接受过放疗或化疗者慎用。②可使尿及血中尿酸增加干扰诊断。③定期检查周围血象及肝肾功能。④外漏时，立即用10g/L普鲁卡因注射液局部封闭，或用50～100mg氢化可的松局部注射及冷湿敷。

用法与用量

（1）成人 ①静脉注射：一日300～400μg或6～8μg/kg，溶于氯化钠注射液20～40mL中，一日1次，10日为1个疗程，间歇期2周，1个疗程总量4～6mg。②腔内注射：如胸腹腔注射，一次400～600μg。③联合化疗：剂量和时间尚不统一。

（2）儿童 静脉注射，一日15μg/kg，连续5日。

博来霉素 Bleomycin

适应证 本品与铁的复合物嵌入DNA，引起DNA单链和双链断裂。用于皮肤恶性肿瘤、头颈部肿瘤（颌癌、舌癌、唇癌、咽部癌、口腔癌等）、肺癌（尤其是原发性和转移性鳞癌）、食管癌、恶性淋巴瘤（网状细胞肉瘤、淋巴肉瘤、霍奇金瘤）、子宫颈癌、神经胶质瘤、甲状腺癌。

药动学 口服无效，需经肌内或静脉注射。注射给药后，在血中消失较快，广泛分布到肝、脾、肾等各组织中，尤以皮肤和肺较多，因该处细胞中酰胺酶活性低，博来霉素水解失活少。部分药物可透过血脑屏障。血浆蛋白结合率仅1%。连续静脉滴注4～5日，每日30mg，24h内血浆浓度稳定在146mg/L，一次量静脉注射后初期和终末消除半衰期分别为24min及4h，3岁以下儿童则为54min及3h。静脉滴注射后半衰期$t_{1/2\beta}$及$t_{1/2\gamma}$分别为1.3h和8.9h，肌注或静注博来霉素15mg，血药峰浓度分别为1mg/L及3mg/L。本品在组织细胞内由酰胺酶水解而失活。主要经肾排泄，24h内排出50%～80%。不能被透析清除。

药物相互作用 ①与顺铂合用，可降低本品消除率。②与地高辛合用时，本品可降低地高辛的治疗作用，继发心脏代偿失调。对必须合用者，需密切监测。③与苯妥英合用，本品可降低苯妥英在肠内的吸收而降低其作用。治疗期间应监测苯妥英的血药浓度水平，必要时可增加苯妥英的剂量。④使用本品时接种活疫苗（如轮状病毒疫苗），将增加活疫苗所致感染的危险，故接受免疫抑制化疗的患者禁止注射活疫苗；处于缓解期的白血病患者，化疗结束后至少间隔3个月才能注射活疫苗。⑤与长春新碱并用时，应注意观察其交叉耐药性。

不良反应 常见间质性肺炎、肺纤维化、白细胞计数减少；少见食欲减退、恶心、呕吐、厌食、口内炎、腹泻、皮疹、荨麻疹、发热伴红皮症；罕见休克发生，特别是第一、二次用药量要少；注意病变，因药物引起坏死出血、脱发、皮炎、色素沉着、发红、糜烂、皮肤增厚、指甲颜色改变、肝功能异常、残尿感、尿频、尿痛、头痛、嗜睡、发热、全身不适、注射部位静脉壁肥厚、管腔狭窄、硬结、肿瘤部位疼痛等。

禁忌证 对本类药物有过敏史；严重肺部疾病，严重弥漫性肺纤维化；严重肾功能障碍；严重心脏疾病；胸部及其周围接受放射治疗者；妊娠及哺乳期妇女。

注意 ①本品所致不良反应的个体差异显著，即使投用较少剂量，也可出现不良反应。应从小剂量开始使用。②总用量应在300mg以下。③儿童及生育年龄患者，应考虑对性腺的影响。④应用同类药物者，原则是博来霉素与该药剂量总和，为总用药量。⑤间质性肺炎、肺纤维化，捻发音是最初出现的体征。发现异常时应该立即停药，按特发性肺纤维化处置，给予糖皮质激素及抗生素预防继发感染。⑥肺功能基础较差者，间质性肺炎及肺纤维化出现频率较高，总剂量应在150mg以下。⑦用药过程中出现发热、咳嗽、活动性呼吸困难等，应立即停药。进行胸部X线检查、血气分析（$A\text{-}aD_{O_2}$）、动脉氧分压、一氧化碳扩散度等相关检查。随后2个月定期检查。⑧血气分析、氧分压等每周检查一次，持续2周以上。出现下降时应立即停药。当血气分析，氧分压比用药前低10mmHg以上，结合临床表现，怀疑药物引起时，应立即停药，同时给予激素治疗。

当DL_{CO}（肺一氧化碳弥散量）比用药前低15%，亦按以上处理。用药前如肺功能检查数值较低，应慎重。如检查值有降低趋势，应立即停药。⑨长期使用博来霉素，不良反应有增加及延迟性发生倾向，应十分注意。⑩避免药物接触眼睛。用手涂抹黏膜附近病变后，应立即洗手。

用法与用量

（1）成人　①肌内注射、静脉注射或动脉注射：一次15mg，一日一次，或一周2～3次，总量不超过400mg。②胸腔内注射：注射前抽净胸腔积液，一次20～60mg，并让患者变换体位使药液均匀分布。

（2）儿童　静脉注射，0.3～0.6mg/kg，每周1～2次。

柔红霉素 Daunorubicin

适应证　本品可抑制RNA和DNA的合成，对RNA尤为明显。用于：①急性粒细胞性白血病，无论是单一使用柔红霉素或者与其他抗肿瘤药物合用，柔红霉素均适用于治疗该病的各个分期。亦用于治疗早幼粒白血病。②急性淋巴细胞白血病，用柔红霉素治疗该病，缓解率很高，但由于其不良反应大及尚有其他有效治疗方法，故柔红霉素只适用于那些对其他药物已产生耐药的病例。在急淋急性期联合使用柔红霉素、泼尼松和长春新碱已证实十分成功。③其他肿瘤，已观察到柔红霉素对神经母细胞瘤及横纹肌肉瘤有良好的疗效。

药动学　本药口服无效，不能透过血-脑脊液屏障。给药40～50min后即在肝内代谢成具有抗癌活性的柔红霉素醇，并与本药原型一起分布至全身，以肾脏、脾脏、肝和心脏浓度较高。柔红霉素半衰期α相为45min，β相为18.5h，柔红霉素醇半衰期为26.7h，其他代谢物半衰期为50～55h，因此，本药的血药浓度持续时间较长。经尿排泄约25%为具有抗癌活性的代谢物，经肝排泄达40%。

药物相互作用　①与氧烯洛尔合用可加重心脏毒性。②对心脏或肝脏有毒性的药物不能与本药同用。③和大多数抗癌药一样，使用本药期间，接种活疫苗将增加活疫苗所致感染的危险，故用药期间不能接种活疫苗。化疗停止至少3个月才能接种活疫苗。

不良反应　骨髓抑制及心脏毒性是最重要的不良反应；脱发是常见不良反应，不过治疗停止后可恢复正常；口腔炎如不是由于肿瘤本身所表现的，会在注射药物5～10日后出现，其特点是溃烂区域的疼痛，尤其是在舌两侧及舌下黏膜区域；另可出现消化道症状，如恶心、呕吐、腹泻。如注射柔红霉素时发生药物外渗会导致严重的坏死；选用小静脉或一条静脉重复多次注射，可造成静脉硬化症。

禁忌证　柔红霉素因有增加心脏毒性作用的危险而不适用于那些有心脏病史的患者；对有严重或有潜在心脏病患者；对有严重感染患者；妊娠及哺乳期妇女。

注意　①在急性白血病诱导缓解期使用柔红霉素的患者需住院，治疗在持续的监控下进行。

②柔红霉素可迅速溶解肿瘤细胞而致血中尿素和尿酸升高。在治疗的第一周，至少需监测3～4次血浆尿素和尿酸水平。在严重的病例中，应给予充足的液体和别嘌醇，以避免尿酸性肾病。

③柔红霉素对所有患者都有骨髓抑制作用，对某些患者甚至有严重的骨髓再生障碍。所以在开始治疗之前，应时常注意药物的骨髓毒性，从而做好充分的支持疗法准备，如应用抗生素、输血、输血小板成分，最后也可输注白细胞。治疗的第一周必须每日检查白细胞计数、红细胞及血小板数。

④在治疗开始及治疗期，提倡用一般实验室的检验如测ALT及AST、碱性磷酸酶、胆红素和BSP来评估患者的肝功能。

⑤必须特别注意，柔红霉素引起的心脏毒性。如果柔红霉素的累计量在20mg/kg的限量以下，心力衰竭的危险性较小，大约2%。但累计量过高，则发生率就相应增加。联合治疗（放疗及应用其他潜在心脏毒性的药物治疗）或有与病症相关的临床情况，如贫血、感染、心包或心肌浸润都会加强柔红霉素的心脏毒性。心力衰竭有可能在完全缓解期发生或在停用柔红霉素治疗几周后发生，而且一般常用的内科治疗并不能改善心力衰竭。每一治疗周期之前及之后，都要做基础心电图。心电图的改变，如T波低平或倒置，或ST段下降，或心律失常发作，并不是停止用药的指征。现在认为QRS波低电压是心脏毒性较为特异的表现。如果发生QRS波低电压，需慎重权衡继续用药治疗的益处与发生不可逆心脏损害危险性两者间的利害关系。在累计量很高时，心力衰竭可随时发生，而心电图预先无任何改变。

⑥柔红霉素引起男性不育和女性不孕，引起畸胎或对胎儿造成损害的可能性尚未得到足够评估。实验室资料显示柔红霉素可能引起胎儿生存率下降。故此，需慎重权衡孕妇用药的益处与药物对胎儿或胚胎潜在毒性两者间的利害关系。有报道指出，柔红霉素像其他抗肿瘤药物和免疫抑制药一样对特定实验模型动物有潜在致癌作用。

⑦注射柔红霉素1～2日后，尿液可呈橘红色。如果皮肤或黏膜意外接触到柔红霉素溶液，应立即彻底冲洗，虽然柔红霉素显示有部分抗菌活性，但决不用作抗生素。

用法与用量

（1）成人　本品只能静脉注射给药。应先静脉滴注9g/L氯化钠注射液，以确保针头在静脉内，然后才在这一通畅的静脉输液管内注射柔红霉素。这项技术可减少药物外渗的危险性及保证在注射完毕后可冲洗静脉。柔红霉素切不可与肝素混合，因可产生沉淀物，柔红霉素可与其他抗白血病药物联合应用，但切不可用同一针筒来混合这些药物。单一剂量0.5～3mg/kg。0.5～1mg/kg的剂量需间隔1日或以上才可重复注射；而2mg/kg的剂量则需间隔4日或以上才可重复注射。虽然很少应用2.5～3mg/kg的剂量，这个剂量需间隔7～14日才可重复注射。每个患者需要注射的次数不同。每个患者应根据各自对药物的反应和耐受性，应根据各自的血象和骨髓象情况来调整剂量，亦应考虑与其他抗肿瘤药物合用时调整剂量。无论成人或儿童，总剂量不能超过20mg/kg。肝功能不良的患者需减量，以避免药物毒性的增强。

（2）儿童　同成人。治疗儿童急性淋巴细胞白血病也可按体表面积25～30mg/m^2给药，每周一次连用4周或连用3日。

多柔比星 Doxorubicin

适应证　本品为抗有丝分裂和细胞毒性药物。用于恶性淋巴瘤、乳腺癌、肺癌、软组织肉瘤、食管癌、胃癌、肝癌、胰腺癌、黑色素瘤、结肠直肠癌、卵巢癌、多发性骨髓瘤、白血病。膀胱内给药有助于浅表性膀胱癌、原位癌的治疗和预防其经尿道切除术后的复发。

药动学 本品只能静脉或动脉内给药，也可以从膀胱内给药。静脉给药后与血浆蛋白结合率很低，能迅速分布于心、肾、肝、脾、肺组织中，但不能透过血脑屏障。主要在肝内代谢，经胆汁排泄，50%以原型排出，23%以具活性的代谢物排出，在6h内仅5%～10%从尿液中排泄。本品的清除曲线是多相的，其三相半衰期分别为0.5h、3h和40～50h。

药物相互作用 ①各种骨髓抑制细胞毒性药物特别是亚硝脲类、大剂量环磷酰胺或甲氨蝶呤、丝裂霉素或放射治疗，如与多柔比星同用，后者每次量与总剂量均应酌减。②多柔比星如与链佐星同用，后者可延长多柔比星的半衰期，因此，前者剂量应予以酌减。③任何可能导致肝损害的药物如与本品同用，可增加多柔比星的肝毒性；与阿糖胞苷同用可导致坏死性结肠炎；与肝素、头孢菌素等混合应用易产生沉淀。④本品与柔红霉素呈交叉耐药性。与甲氨蝶呤、氟尿嘧啶、阿糖胞苷、氮芥、丝裂霉素、博来霉素、环磷酰胺以及亚硝脲类等则不呈交叉耐药性，且与环磷酰胺、氟尿嘧啶、甲氨蝶呤、顺铂以及亚硝脲类药物同用，有不同程度的协同作用。⑤用药期间慎用活病毒疫苗接种，需确定静脉通畅后才能给药。

不良反应 不良反应有脱发、男性有胡须生长受抑、黏膜炎（常见舌侧及舌下黏膜）、胃肠功能紊乱、恶心、呕吐、腹泻。偶见发热、寒战、荨麻疹、色素沉着、关节痛。注射部位如有药液外溢，可致红肿、局部疼痛、蜂窝织炎或坏死。罕见肝肾功能损害，有慢性肝病或肝转移时可引起ALT及AST升高或黄疸。2岁以下幼儿慎用。本品能透过胎盘，有致流产的可能，因此严禁在妊娠初期的3个月内应用多柔比星。妊娠期妇女用本品后，对胎儿的毒性反应有时可长达数年后才出现，故哺乳期妇女禁用。

禁忌证 曾用其他抗肿瘤药或放疗已引起骨髓抑制、心肺功能失代偿、严重心脏病、妊娠及哺乳期妇女、周围血象白细胞计数$<3.5\times10^9$/L或血小板$<50\times10^9$/L、明显感染或发热、恶病质、失水、电解质或酸碱平衡失调，胃肠道梗阻、明显黄疸或肝功能损害、水痘或带状疱疹患者。

注意 ①少数患者用药后可引起黄疸或其他肝功能损害，肝功能不全者用量应予酌减。

②经肾排泄虽较少，但在用药后1～2日可出现红色尿，一般都在2日后消失。肾功能不全者用本品后，要警惕高尿酸血症的出现；痛风患者，如应用多柔比星，别嘌醇用量要相应增加。

③下列情况慎用：如2岁以下幼儿，老年患者。

④在用药期间，应监测：a.用药前后要测定心功能、心电图、超声心动图、血清酶学和其他心肌功能试验；b.随访检查周围血象（每周至少1次）和肝功能试验；c.应经常查看有无口腔溃疡、腹泻及黄疸等情况，应劝患者多饮水以减少高尿酸血症的可能，必要时检查血尿酸或肾功能。

⑤过去曾用过足量柔红霉素、表柔比星及本品者不能再用。

⑥本品可用于浆膜腔内给药和膀胱灌注，但不能用于鞘内注射。

⑦在进行纵隔或胸腔放疗期间禁用本品，以往接受过纵隔放射治疗者，多柔比星的一次用量和总剂量亦应酌减。

⑧外渗后可引起局部组织坏死，需确定静脉通畅后才能给药。

用法与用量 静脉冲入、静脉滴注或动脉注射。

（1）成人 临用前加灭菌注射用水溶解，浓度为2g/L，静脉冲入。①单独用药为50～60mg/m^2，3～4周1次，或一日20mg/m^2，连用3日，停用2～3周后重复。②联合用药为40mg/m^2，3周1次，或25mg/m^2，一周1次，连续2周，3周重复。总剂量一般不宜超过450mg/m^2。分次用药的心肌毒性、骨髓抑制、胃肠道反应（包括口腔溃疡）较3周一次轻。

（2）儿童 静脉滴注，临用前加注射用水溶解，浓度为2g/L，静脉冲入。①一日20～25mg/m^2，连续3日，停用2～3周后重复。②联合用药为40mg/m^2，每3周一次，或25mg/m^2，每周一次，连续2周，3周重复，总剂量一般不宜超过400mg/m^2。分次用药心肌毒性、骨髓抑制、胃肠道反应（包括口腔溃疡）较3周一次轻。

表柔比星 Epirubicin

适应证 本品属于抗生素类抗肿瘤药。用于恶性淋巴瘤、乳腺癌、肺癌、软组织肉瘤、食管癌、胃癌、肝癌、胰腺癌、黑色素瘤、结肠直肠癌、卵巢癌、多发性骨髓瘤、白血病。膀胱内给药有助于浅表性膀胱癌、原位癌的治疗和预防其经尿道切除术后的复发。

药动学 体内代谢和排泄较多柔比星快，平均血浆半衰期约40h，主要在肝脏代谢，经胆汁排泄。48h内，9%～10%的给药量由尿排出，4天内，40%的给药量由胆汁排出，该药不通过血脑屏障。

药物相互作用 ①表柔比星可与环磷酰胺、氟尿嘧啶、甲氨蝶呤、顺铂等合用发生协同抗癌作用，但表柔比星用量应减低。联合用药时，不得在同一注射器内使用。②表柔比星不可与肝素混合注射，因为二者化学性质不配伍，在一定浓度时会发生沉淀反应。③表柔比星主要在肝脏代谢，伴随治疗中任何能引起肝功能改变的药物将会影响表柔比星的代谢、药动学、疗效和（或）毒性。④在表柔比星给药前使用紫杉醇类药物会引起表柔比星药物原型及代谢物血药浓度升高，其中代谢物既没有活性也没有毒性。当紫杉醇或多西紫杉醇类药物和表柔比星联合用药时，先给表柔比星则对其药动学没有影响。⑤使用本药时同时接种活疫苗，可能增加活疫苗感染的风险，故应谨慎。⑥不宜与地塞米松或琥珀酸氢化可的松同时滴注。⑦本品与柔红霉素和多柔比星有交叉耐药性。⑧给药期间，同用大剂量维生素C、维生素E或辅酶Q_{10}有可能减轻表柔比星的心脏毒性，并有保护肝脏的作用。

不良反应 与多柔比星相似，但程度较低，尤其是心脏毒性和骨髓抑制毒性。其他不良反应有脱发、男性有胡须生长受抑、黏膜炎（常见舌侧及舌下黏膜）、胃肠功能紊乱、恶心、呕吐、腹泻。偶见发热、寒战、荨麻疹、色素沉着、关节痛。注射部位如有药液外溢，可致红肿、局部疼痛、蜂窝织炎或坏死。罕见肝肾功能损害，有慢性肝病或肝转移时可引起ALT及AST升高或黄疸。

禁忌证 因化疗或放疗而造成明显骨髓抑制的患者；已用过大剂量蒽环类药物（如多柔比星或柔红霉素）的患者；近期或既往有心脏受损病史的患者；血尿患者膀胱内灌注；妊娠期及哺乳期妇女。

注意

（1）肝功能不全者应减量，以免蓄积中毒；中度肾功能受损患者无需减少剂量，因为仅少量的药物经肾脏排出。使用本品因肿瘤细胞的迅速崩解而引起高尿酸血症。应检查血尿酸水平。另外，在用药1～2日可出现尿液红染。

（2）可导致心肌损伤，心力衰竭；对目前或既往接受纵隔、心包区合并放疗的患者，表柔比星心脏毒性的潜在危险可能增加，在确定表柔比星最大蓄积剂量时，与任何具有潜在心脏毒性药物联合用药时应慎重；在每个疗程前后都应进行心电图检查；当表柔比星总累积剂量超过900mg/m^{2}时进展行CHF的发生率明显增高，并有引起原发性心肌症的风险，超过该累积剂量的使用需要非常小心。

（3）可引起白细胞计数及血小板减少，应定期进行血液学监测。

（4）给药说明 ①静脉给药，用注射用水稀释，使终浓度不超过2g/L。②建议先注入9g/L氯化钠注射液检查输液管通畅性及注射针头确实在静脉之后，再经此通畅的输液管给药。以此减少药物外溢的危险，并确保给药后静脉用生理盐水冲洗。③表柔比星注射时溢出静脉会造成组织的严重损伤甚至坏死。小静脉注射或反复注射同一血管会造成静脉硬化。建议以中心静脉输注较好。④不可肌内注射和鞘内注射。

（5）继发性白血病，可伴或不伴白血病前期症状。下列情况下出现继发性白血病更为常见：与作用机制为破坏DNA结构的抗癌药合用时；患者既往多次使用细胞毒性药物治疗；蒽环类治疗剂量有所提升。潜伏期一般为1～3年。

（6）本品能破坏精子染色体，接受本药治疗的男性患者应避孕。本品可能引起绝经前妇女闭经或绝经期提前。

用法与用量

（1）成人

①常规剂量：单独用药剂量为按体表面积一次60～120mg/m^2，当表柔比星用来辅助治疗腋下淋巴阳性的乳腺癌患者联合化疗时，推荐的起始剂量为100～120mg/kg，静脉注射，每个疗程的总起始剂量可以一次单独给药或者连续2～3日分次给药。根据患者血象可间隔21日重复使用。

②优化剂量：高剂量可用于治疗肺癌和乳腺癌。单独用药时，推荐起始剂量为按体表面积一次最高可达135mg/m^2，在每个疗程的第1日一次给药或在每疗程的第1、2、3日分次给药，3～4周1次。联合化疗时，推荐起始剂量按体表面积最高可达120mg/m^2，在每个疗程的第1日给药，3～4周1次。静脉注射给药。根据患者血象可间隔21日重复使用。

③膀胱内给药：表柔比星应用导管灌注并应在膀胱内保持1h左右。在灌注期间，患者应时常变换体位，以保证膀胱黏膜能最大面积地接触药物。为了避免药物被尿液不适当稀释，应告知患者灌注前12h不要饮用任何液体。医师应指导患者在治疗结束时排空

尿液。浅表性膀胱癌，表柔比星50mg溶于9g/L氯化钠注射液25～50mL中，一周1次，灌注8次。对于有局部毒性（化学性膀胱炎）的病例，可将一次剂量减少至30mg，患者也可接受50mg，一周1次，共4次，然后1个月1次，共11次的同剂量药物膀胱灌注。可根据患者病情调整给药次数。

（2）儿童　静脉滴注，一次25～35mg/m^2，每3周一次。总量不超过800mg/m^2。

吡柔比星 Pirarubicin

适应证　吡柔比星为半合成的蒽环类抗癌药。对恶性淋巴瘤和急性白血病有较好疗效，对乳腺癌、头颈部癌、胃癌、泌尿系统恶性肿瘤、卵巢癌、子宫内膜癌、子宫颈癌等有效。单用吡柔比星的有效率分别为20%～70%。与多种化疗药物如阿糖胞苷、环磷酰胺、巯嘌呤、甲氨蝶呤、氟尿嘧啶、顺铂等联合应用抗癌作用增加。

药动学　①本品体内代谢和排泄较多柔比星快，平均血浆半衰期约为15h。②本品主要在肝脏代谢，经胆汁排泄，48h内7.5%～10%的给药量由尿排出，20%的给药量由胆汁排出。③本品静注后迅速吸收，组织分布广，脾、肺及肾组织浓度较高，心脏内较低。④对有肝功能受损的患者，给予本品时应考虑减小剂量。

药物相互作用　本品与其他有潜在心脏毒性药物或细胞毒性药物合用时，可能出现心脏毒性或骨髓抑制作用的叠加，应密切注意心脏功能和血液学的监测。

不良反应　①血液系统：骨髓抑制为剂量限制性毒性，主要为粒细胞计数减少，平均最低值在第14日，第21日恢复，贫血及血小板减少少见。②循环系统：心脏毒性低于ADM，急性心脏毒性主要为可逆性心电图变化，如心律失常或非特异性ST-T段异常，慢性心脏毒性呈剂量累积性。③消化系统：可见恶心、呕吐、食欲减退、口腔黏膜炎，有时出现腹泻；肝肾功能异常。④皮肤及软组织：可见脱发、皮肤色素沉着等，偶见皮疹。⑤局部反应：膀胱内注射可出现尿频、尿痛、血尿等膀胱刺激症状，甚至膀胱萎缩。

禁忌证　对本品过敏者，严重器质性心脏病或心功能异常者，妊娠期、哺乳期及育龄期妇女。

注意　①下列情况慎用，如合并感染、水痘等症状的患者。②儿童及生长期的患者用药时注意对性腺影响。③高龄者酌情减量。④严格避免注射时渗漏至血管外，密切监测心脏、血象、肝肾功能及继发感染等情况。原则上每周期均要进行心电图检查。⑤溶解本品只能用50g/L葡萄糖注射液或注射用水，以免pH的原因影响效价或混浊。⑥溶解后的药液应及时用完，室温下放置不得超过6h。

用法与用量　将本品加入50g/L葡萄糖注射液或注射用水10mL溶解。可静脉、动脉、膀胱内注射。

（1）成人　①静脉注射：一般按体表面积一次25～40mg/m^2。②动脉给药：如头颈部癌按体表面积一次7～20mg/m^2，一日1次，共用5～7日，亦可一次14～25mg/m^2，一周1次。③膀胱内给药：按体表面积一次15～30mg/m^2，稀释为500～1000mg/L，注入膀胱腔内保留1～2h，一周3次为1个疗程，可用2～3个疗程。

（2）儿童　静脉注射，按体表面积一次25～40mg/m^2，每3周一次。

8.4 抗肿瘤植物药、中草药

长春碱 Vinblastine

适应证 长春碱是一种双吲哚型生物碱，临床上用其硫酸盐。可用于霍奇金淋巴瘤、淋巴细胞瘤、组织细胞性淋巴瘤、晚期蕈样真菌病、晚期睾丸肿瘤、Kaposi肉瘤、组织细胞增生症、绒癌、乳腺癌、卵巢癌、单核细胞白血病。

药动学 本药口服吸收差，需静脉注射给药。静脉注射后迅速分布至体内各组织，但很少透过血-脑脊液屏障。血浆蛋白结合率为75%（大部分与α球蛋白、β球蛋白结合）。三相半衰期分别为3.7min、1.64h、24.8h。主要在肝脏代谢成脱乙酰长春碱。33%经胆汁随粪便排泄，21%以原型随尿液排出。

药物相互作用 本品联合化疗方案内若有其他降低白细胞药物时应减量。与别嘌醇、秋水仙碱或丙磺舒合用，长春碱可升高血中尿酸浓度。

不良反应 常见骨髓抑制、白细胞计数减少、恶心、呕吐、便秘、口疮、腹泻、倦怠、腹痛、直肠出血、喉炎、出血性直肠结肠炎、消化性溃疡或出血、四肢麻木、感觉异常、外周神经炎、深部肌腱反射消失、头痛、惊厥、全身不适、软弱、头晕、精神抑郁、肿瘤部位疼痛、皮肤起疱、脱发、血栓性静脉炎、局部组织坏死、抑制睾丸或卵巢功能。

禁忌证 白细胞计数减少者、细菌性感染者、妊娠期妇女。

注意 ①哺乳期用药应终止哺乳。②可使血及尿尿酸升高而干扰诊断。③骨髓抑制、痛风病史、肝功能损害、感染、肿瘤侵犯骨髓、尿酸盐性肾结石病史、经过放疗或化疗的患者慎用。④用药期间应注意检查血常规、血胆红素、ALT及AST、乳酸脱氢酶、血尿素氮、血尿酸、肌酐清除率。⑤本品有致癌作用。

用法与用量 静脉注射或滴注，严禁鞘内注射。

（1）成人 一次3.7～10.1mg/m^2，不得超过18.5mg/m^2，一周1次，剂量递增。

（2）儿童 一次2.5～7.5mg/m^2，不得超过12.5mg/m^2，一周1次，剂量递增。

长春新碱 Vincristine

适应证 长春新碱为夹竹桃科植物长春花中提取的有效成分。用于急性白血病、急性和慢性淋巴细胞白血病、恶性淋巴瘤、生殖细胞肿瘤、小细胞肺癌、尤因肉瘤、肾母细胞瘤、神经母细胞瘤、乳腺癌、消化道癌、黑色素瘤和多发性骨髓瘤。

药动学 口服吸收极差，静脉给药后迅速分布至各组织，神经细胞内浓度较高，很少透过血脑屏障，脑脊液浓度是血浆浓度的1/30～1/20。蛋白结合率75%。在成人，分布相半衰期小于0.07h，消除相半衰期为2.27h，终末相半衰期长达85h。在肝内代谢，在胆汁中浓度最高，主要随胆汁排出，粪便排泄70%，尿中排泄5%～16%。长春新碱能选择性地集中在癌组织，可使增殖细胞同步化，进而使抗肿瘤药物增效。

药物相互作用 ①本药可阻止甲氨蝶呤从细胞内渗出而提高其细胞内浓度，故常先注射本药再用甲氨蝶呤。②与门冬酰胺酶、异烟肼合用可加重神经系统毒性；与非格司亭、沙莫司亭合用，可能产生严重的周围神经病。③本药可改变地高辛的吸收而降低其疗效。④卡马西平、磷苯妥英钠、苯妥英钠可增加本药的清除而降低其效力。⑤国外资料报道，使用本药时接种活疫苗（如轮状病毒疫苗），可增加活疫苗感染的风险，故使用本药时禁止接种活疫苗，处于缓解期的白血病患者，化疗结束后间隔至少3个月才能接种活疫苗。⑥替尼泊苷与长春新碱合用可增强长春新碱的神经毒性。⑦长春新碱与钙通道阻滞药如维拉帕米、硝苯地平、尼莫地平等合用，能提高肿瘤细胞对长春新碱的摄取量，并阻滞其外流，使细胞内维持较高浓度，增强抗癌疗效。

不良反应 可见四肢麻木、腱反射迟钝或消失、外周神经炎、腹痛、便秘、麻痹性肠梗阻、运动神经和感觉神经及脑神经症状、骨髓抑制、消化道反应、生殖系统毒性、脱发、血压改变、血栓性静脉炎、局部刺激和局部组织坏死。药物可致畸、致突变，故孕妇不能使用。

禁忌证 妊娠期妇女禁用。

注意 ①应用本品应终止哺乳。② 2岁以下儿童的周围神经的髓鞘形成尚不健全，应慎用。③有痛风病史、肝功能损害、白细胞计数减少、神经肌肉疾病、尿酸盐性肾结石病史、近期接受过放疗或化疗者慎用。④定期检查周围血象、肝肾功能，注意观察心律、肠鸣音及腱反射等。⑤本品可使血钾、血尿酸及尿尿酸升高。⑥一旦药液外漏应停止输液，并予相应处理。防止药液溅入眼内，一旦发生立即用大量氯化钠注射液冲洗，之后应用地塞米松眼膏保护。冲入静脉时应避免日光直接照射。

用法与用量

（1）成人 静脉注射，一次1～2mg（或1.4mg/m^2），一次量不超过2mg。65岁以上者一次最大量1mg。

（2）儿童 ①维持治疗特发性血小板减少性紫癜，一次1.5mg/m^2，最高2mg/m^2，一周一次，静脉滴注，持续6～8h，一般一个疗程4～6周。②静脉注射或冲入，一次1～2mg/m^{2}或0.05mg/kg，一周一次，联合化疗连续2周为一周期。

长春地辛 Vindensine

适应证 本药为长春碱的衍生物。用于非小细胞肺癌、小细胞肺癌、乳腺癌、食管癌、恶性黑色素瘤；对其他药物耐药的急性淋巴细胞白血病患儿；慢性粒细胞白血病急变期；对治疗无反应的恶性淋巴瘤。

药动学 本品体内代谢符合三室模型，分布相半衰期0.037h，消除相半衰期0.912h，终末消除相半衰期24.2h。静脉给药，分布在脾、肺、肝、周围神经和淋巴结中，主要由胆汁分泌排出，约10%由尿排出。本品很少通过血脑屏障。

药物相互作用 联合化疗方案内若有其他降低白细胞药物时应减量。与脊髓放疗等合用可加重神经系统毒性。

不良反应 常见白细胞计数降低、中性粒细胞减少、血小板减少、食欲减退、恶心、呕吐、末梢神经炎、腹胀、便秘、静脉炎。

禁忌证 骨髓功能低下者，严重感染者，妊娠期妇女。

注意 ①严重白细胞计数及血小板低下者应停药。②长春碱或鬼臼素类药物可能增加神经毒性，肝肾功能不全的患者慎用。③避免漏出血管外和溅入眼内。④药物溶解后应在6h内使用。⑤本品有致畸作用。

用法与用量

（1）成人　仅供静脉使用。单药，按体表面积3mg/m^2，一周一次。联合化疗，依据所用方案选择剂量与给药时间。本品需溶于氯化钠注射液或50g/L葡萄糖注射液，于15～20min输入，然后输入大量氯化钠注射液或50g/L葡萄糖注射液冲洗静脉。

（2）儿童　静脉滴注，3mg/m^{2}开始，每周一次，联合应用时注意药物不良反应监测。

长春瑞滨 Vinorelbine

适应证　本品是一种半合成的长春花生物碱，其对微管的选择性作用比长春新碱（VCR）更强。用于非小细胞肺癌及乳腺癌。

药动学　单独静脉注射本品30mg/m^2，其代谢属三室模型。最高血药浓度为1088mg/L，血清半衰期为21h，分布容积高达43L。本品的组织吸收迅速，并广泛分布于组织中，组织与血的比率为20∶80。在肝脏的浓度最高，其次为肺、脾、淋巴器官和股骨，几乎不透过脑组织。其在组织中浓度明显高于长春新碱，在肺内差别最大，而在脂肪和胃肠道组织中仅有微小差异。本品的代谢主要发生在细胞外，大部分的代谢物通过胆道由粪便排出，并且持续3～5周，仅10%～15%随尿排泄，持续3～5天。

不良反应　常见粒细胞减少、贫血、深腱反射消失、感觉异常、下肢无力、麻痹性肠梗阻、便秘、恶心、呕吐、呼吸困难、支气管痉挛、心肌缺血、脱发、下颌痛、局部皮肤红肿甚至坏死。

禁忌证　禁用于治疗前粒细胞计数$<1\times10^9$/L患者。对本品过敏及严重肝功能不全患者禁用。

注意　①治疗需在血液学监测下进行。粒细胞$<0.2\times10^9$/L时应延迟至患者血象恢复正常再用药。②肝功能不全时应减量。如无法检测肾功能，需谨慎用药。缺血性心脏病患者需慎用。③外渗可引起严重局部刺激，此时应立即停止注药，渗出部位局部皮下注射1mL透明质酸（250u/mL）和热敷，余药从另一静脉输入。④治疗操作时谨防药物污染眼球而引起严重刺激甚至角膜溃疡，一旦发生应立即冲洗。⑤进行肝脏放疗时忌用本品。

用法与用量　仅供静脉使用。

（1）成人　①单药治疗，一周25～30mg/m^2，最大耐受量30mg/m^2，低于20mg/m^{2}疗效降低或无效。②联合化疗，依据所用方案选择剂量与给药时间。本品须溶于氯化钠注射液，于15～20min输入，然后输入大量氯化钠注射液冲洗静脉。

（2）儿童　①单药治疗，推荐剂量一次25～30mg/m^2，21天为1个周期，分别在第1、第8天各给药一次，2～3个周期为一个疗程。②联合化疗，依据所用方案选择剂量与给药时间。③本品需溶于氯化钠注射液50mL中，于短时间内（6～10min）输入，然后用250～500mL氯化钠注射液冲洗静脉。

紫杉醇 Paclitaxel

适应证 紫杉醇是一种新型的抗微管药物。用于卵巢癌、乳腺癌、非小细胞肺癌、头颈癌、食管癌、精原细胞瘤、复发非霍奇金淋巴瘤及与艾滋病相关性卡波西肉瘤。

药动学 静脉给药后，血浆浓度呈双室模型。消除半衰期为5.3 ~ 17.4h。血浆蛋白结合率89% ~ 98%，血浆峰浓度与滴注剂量相关，组织分布广。在肝脏代谢，主要经胆道排泄，经肾脏清除只占总清除率的1% ~ 8%，紫杉醇在肝肾功能不全的患者体内代谢尚不清楚。

药物相互作用 ①倘若先给予顺铂之后再给予紫杉醇时，可产生更为严重的骨髓抑制，因为前者使后者的清除率降低约1/3。②对接受酮康唑治疗的患者，本品的代谢有可能受到抑制。③与其他细胞毒性药物联合应用时，应酌情减量。

不良反应 ①血液系统：可见骨髓抑制、中性粒细胞减少、血小板减少、发热、贫血。②呼吸系统：可见呼吸困难、面部潮红、胸痛、间质性肺炎、肺纤维化、肺栓塞。③消化系统：可见恶心、呕吐、腹泻、胆红素升高、碱性磷酸酶升高、AST升高。④循环系统：可见心律失常、心动过缓、低血压或高血压、心电图异常、心肌梗死、房颤、室上性心动过速。⑤中枢神经系统：可见寒战、背痛、运动神经异常、感觉神经异常、自主神经异常、视神经异常、关节痛、肌痛。⑥泌尿系统：可见肾功能异常及血肌酐升高。⑦其他：可见黏膜炎、脱发、皮疹、指甲改变、水肿和注射部位反应。⑧脂质体的上述反应较注射液者为少。

注意 ①治疗前使用地塞米松、苯海拉明和H_1受体拮抗药预防过敏。②骨髓抑制是剂量限制性毒性反应。③输注期间若出现传导异常，应密切观察，必要时给予治疗。④肝功能不全的患者慎用。⑤哺乳期妇女用药应停止哺乳。⑥本品溶液不应接触聚氯乙烯塑料（PVC）装置、导管或器械。滴注时先经0.22μm孔膜滤过。

禁忌证 对本品或聚氧乙基代蓖麻油过敏者，中性粒细胞计数$<1500/mm^3$的实体瘤患者，中性粒细胞计数$<0.1\times10^9/L$的艾滋病相关性卡波西肉瘤患者，妊娠期妇女。

用法与用量

（1）成人 ①预防用药：在治疗前12h及6h口服地塞米松20mg，治疗前30 ~ 60min肌内注射苯海拉明50mg，以及治疗前30 ~ 60min静脉注射西咪替丁300mg或雷尼替丁50mg。②静脉给药：滴注时间 > 3h。a.单药，一次135 ~ 200mg/m^2，在G-CSF支持下剂量可达250mg/m^2。b.联合用药，一次135 ~ 175mg/m^2，3 ~ 4周一次。

（2）儿童 同成人。

三尖杉酯碱 Parringtonine

适应证 本品是从三尖杉属植物提出有抗癌作用的生物酯碱，用于治疗急性粒细胞性白血病、急性单核细胞性白血病，对骨髓增生不良综合征（MDS）、真性红细胞增多症、慢性粒细胞性白血病亦有一定的疗效。

药动学 本药肌内注射或口服给药吸收慢而不完全，静脉注射后骨髓内的浓度最高，肾、肝、肺、脾、心及胃肠内次之，肌肉及脑组织内最低。静脉注射2h后，本药在各组织的浓度迅速下降，而在骨髓的浓度下降较慢。半衰期α相为2.1min，β相为53.7min。在体内代谢较为活跃，主要在肝内进行，但其代谢物（尚不明确）主要经肾脏及胆道排泄，少量经粪便排泄，约1/3以药物原型排出。给药后24h内约有50%排出体外，其中42.2%经尿液、6.3%经粪便排出。

药物相互作用　①本药与阿糖胞苷、干扰素α合用，在体外显示可协同抑制慢性粒细胞白血病慢性期的白血病细胞生长。②本药与其他可能抑制骨髓功能的抗癌药合用可加重毒性，故合用时应调整本药的剂量及疗程。与蒽醌类抗癌药合用，可增加心脏毒性。应避免在已反复使用多柔比星或柔红霉素等蒽醌类治疗的患者中使用本药。

不良反应　①骨髓抑制：主要为白细胞和血小板减少，属可恢复性的。②胃肠道反应：食欲缺乏、恶心、呕吐。③心脏毒性：心动过速、胸闷、心悸，偶有心律失常，甚至心力衰竭。若引起心房扑动应立即停药，部分病例有心肌损害。④其他：头晕、乏力、注射局部疼痛。

注意

（1）白血病时有大量白细胞破坏，采用本品时破坏会更增多，血液及尿中尿酸浓度可能增高。

（2）心血管疾病：原有心律失常及各类器质性心血管疾病患者应慎用或不用本品。对严重或频发的心律失常及器质性心血管疾病患者则不选用本品。

（3）下列情况也应慎重：骨髓功能显著抑制或血象呈严重粒细胞减少或血小板减少、肝功能或肾功能损害，有痛风或尿酸盐肾结石病史患者。

（4）用药期间应密切观察下列各项：①周围血象，每周应检查白细胞计数及分类、血小板、血红蛋白1～2次，如白细胞在短期内有急剧下降现象者，则应每日观察血象；②肝、肾功能；③心脏体征及心电图检查。

（5）妊娠期及哺乳期妇女慎用。

（6）由于老年患者对化疗耐受性较差，因而选用本品时亦需加强支持疗法，并严密观察各种不良反应。

用法与用量

（1）成人　①静脉滴注，一日1～4mg，加50g/L葡萄糖注射液200～500mL缓慢滴注，一日一次，5～10日为1个疗程，疗程间隔7～14日。②鞘内注射，神经系统白血病一次0.5mg，用氯化钠注射液稀释至4～5mL缓慢注入鞘内，5～7日一次，直至脑脊液转阴后改为每周1次，连用2次。

（2）儿童　一日0.05～0.3mg/kg，加50g/L葡萄糖注射液200～500mL缓慢滴注，一日一次，5～10日为一疗程，疗程间隔7～14日。

高三尖杉酯碱　Homoharringtonine

适应证　本品是从我国三尖杉属植物中分离出的抗肿瘤生物碱之一。用于急性非淋巴细胞白血病、骨髓增生异常综合征、慢性粒细胞白血病和真性红细胞增多症。

药动学　本品经肌内注射或口服吸收慢而不完全，主要用于静脉注射。静脉注射后，骨髓内的浓度最高，肾、肝、脾、心及胃、肠次之，肌肉及脑组织最低。在静脉注射2h后，在各组织的浓度迅速下降，而骨髓的浓度下降较慢，半衰期3～50min，主要在肝内进行。经肾脏及胆道排泄，少量经粪便排泄。在排出物中，原型药占1/3。给药后24h内的排出量约为总量的50%，其中42.2%经尿排出，6.3%经粪便排出。

药物相互作用　①本品与其他可能抑制骨髓功能的抗癌药物或放射疗法合并应用时应调节本品的剂量与疗程。②蒽环类抗生素有心肌毒性作用，老年患者及已反复采用多柔比星或柔红霉素等蒽环类抗生素治疗的患者应慎用或不用三尖杉酯碱，以免增加心脏毒性。

不良反应　可见骨髓抑制、厌食、恶心、呕吐、肝功能损害、脱发、皮疹、过敏性休克、心脏毒性、窦性心动过速、房性或室性期前收缩，心电图出现ST段变化及T波平坦、奔马律、房室传导阻滞及束支传导阻滞、心房颤动及低血压。

禁忌证　妊娠及哺乳期妇女，严重或频发的心律失常者，器质性心血管疾病者。

注意　①老年、心律失常、器质性心血管病、肝肾功能不全、骨髓功能显著抑制、严重粒细胞或血小板减少、肝肾功能损害、痛风或尿酸盐肾结石病史的患者慎用。②会引起血及尿液中尿酸浓度增高而干扰诊断。③静脉滴注流量过快或长期持续或重复给药时，会产生心脏毒性。对原有心律失常及器质性心血管疾病患者应慎用或不用。④定期检查周围血象、肝肾功能、心脏体征及心电图。⑤慎与碱性药物配伍。

用法与用量

（1）成人　静脉滴注，一日1～4mg，溶于50g/L或100g/L葡萄糖注射液250～500mL，缓慢滴入3h以上，4～6日为1个疗程，间歇1～2周再重复用药。

（2）儿童　静脉滴注，临用时以50g/L葡萄糖注射液250～500mL溶解。一日0.08～0.1mg/kg，以4～9日为一疗程；或间歇给药，一日0.1～0.15mg/kg，以5～10日为一疗程，停药1～2周再重复用药。更详细用量及联合用药时的用法应根据具体治疗方案而定。

替尼泊苷 Teniposide

适应证　本品为鬼臼酯半合成衍生物。用于恶性淋巴瘤、霍奇金淋巴瘤、急性淋巴细胞白血病、成人与儿童的高危患者、胶质母细胞瘤、室管膜瘤、星形细胞瘤、膀胱癌、神经母细胞瘤和儿童的其他实体瘤。

药动学　口服胶囊生物利用度为50%，血中浓度仅为静脉注射的52%±8%。口服药后0.5～4h血药浓度可达峰值，半衰期为（4.9±0.4）h。静脉输注后，药物从中央室清除，分布相半衰期约为1h。替尼泊苷在体内的高蛋白结合率（>99%）可能限制其在体内的分布。由于其分子小、脂溶性高，易通过血-脑脊液屏障，脑原发肿瘤和脑转移瘤中浓度较高，脑脊液中浓度较低，约相当于血浆浓度的10%。大部分在肝脏代谢分解，主要经胆汁排泄。肾清除率仅占总清除率的10%左右。

药物相互作用　①苯巴比妥和苯妥英类抗惊厥药可增加替尼泊苷的平均清除率，进而导致既定剂量的替尼泊苷的系统暴露时间缩短。对接受抗惊厥治疗的患者，可能需增加本品用量。②已观察到甲苯磺丁脲、水杨酸钠和磺胺甲噻二唑可从血浆蛋白中置换出与血浆蛋白结合的替尼泊苷。③与环孢素合用，可增强免疫抑制。④使用本药时接种活疫苗，将增加活疫苗感染的危险。

不良反应 可见白细胞计数减少、血小板减少、贫血、恶心、呕吐、口腔炎、黏膜炎、厌食、腹泻、腹痛、肝功能异常、寒战、发热、心动过速、支气管痉挛、呼吸困难、荨麻疹、脱发、低血压、神经病变、感染、肾功能不全、高血压、头痛、神经混乱、肌无力等。

禁忌证 对本品过敏者，严重白细胞计数、血小板减少者，妊娠及哺乳期妇女。

注意 ①肝肾功能异常或肿瘤已侵犯骨髓者慎用。②联合用药、老年及骨髓功能欠佳、多次化疗患者酌情降低剂量。③定期检测白细胞计数和血小板计数。④保证药液输入静脉。⑤因有低血压的报道，在输注开始30～60min监测主要生命体征。⑥本品有致癌性、致突变性和生殖毒性。

用法与用量

（1）成人 静脉滴注，每疗程总剂量为300mg/m^2，在3～5日给予，每3周或待骨髓功能恢复后可重复1个疗程。

（2）儿童 同成人。

拓扑替康 Topotecan

适应证 本品是一种喜树碱类似物，为拓扑异构酶Ⅰ的抑制剂。用于小细胞肺癌，一线化疗失败的晚期转移性卵巢癌。

药动学 对癌症患者以1.5mg/m^2的剂量30min静脉滴注，在体内呈二室模型，分布非常快，肝、肾等血流丰富的组织、器官浓度较高，其分布相半衰期仅为4.1～8.1min。代谢产物内酯式拓扑替康的消除相半衰期为1.7～8.4h，总拓扑替康消除相半衰期为2.3～4.3h。与血浆蛋白结合率为6.6%～21.3%。药物可进入脑脊液，在脑脊液中有蓄积。大部分（26%～80%）经肾脏排泄，其中90%在用药后12h排泄，小部分经胆汁排泄。肾功能不全的患者对本药清除率降低。肝功能不全患者对本药的代谢和毒性与正常人无明显差异。

药物相互作用 实验发现，本品与烷化剂尤其是DDP联合应用产生协同的细胞毒作用。也有本品降低多西他赛清除率的报道。

不良反应 可见白细胞计数减少、血小板减少、贫血、骨髓抑制、恶心、呕吐、胃炎、腹泻、便秘、肠梗阻、腹痛、口腔炎、厌食、脱发、皮炎、瘙痒、胸痛、头痛、关节痛、肌肉痛、全身痛、感觉异常、呼吸困难、肝功能异常、ALT及AST升高、血胆红素升高、疲乏、全身不适、发热、局部刺激、红肿及血管神经性水肿。

禁忌证 对喜树碱类药物或其任何成分过敏者，重度骨髓抑制者，中性粒细胞$<0.15\times10^9$/L者，妊娠及哺乳期妇女。

注意 ①需在有经验的医师观察下使用，对可能出现的并发症需有明确的诊断和适当处理的设施与条件。②治疗期间需监测外周血象，观察患者有无感染、出血倾向，如有异常应减量或停药。③本品在避光包装内20～25℃时保持稳定，开瓶后应立即使用。

用法与用量

（1）成人 静脉滴注，首推剂量一次1.2mg/m^2，一日1次，滴注30min，连续5日，21日为1个疗程。治疗中严重的粒细胞减少0.2mg/m^2或与G-CSF同时使用，使用从第6天开始，即在连续5天使用本品后24h后再用G-CSF。

（2）儿童　静脉滴注。一次1.2mg/m^2，一日一次，滴注30min，连续5日，21日为一疗程。

依托泊苷 Etoposide

适应证　本品为细胞周期特异性抗肿瘤药物，作用于DNA拓扑异构酶Ⅱ。用于小细胞肺癌、恶性淋巴瘤、恶性生殖细胞瘤、白血病、神经母细胞瘤、横纹肌肉瘤、卵巢癌、非小细胞肺癌、胃癌及食管癌。

药动学　本品静脉滴注其分布相半衰期为1.4h，消除相半衰期为5.7h，74%～97%与血浆蛋白结合。脑脊液中的浓度（给药2～20h后）为血药浓度的1%～10%。44%～60%由肾排泄（其中67%以原型排泄）。粪便排泄仅占16%。

药物相互作用　①与阿糖胞苷、环磷酰胺、卡莫司汀有协同作用。②与其他抗肿瘤药物合用，可能加重骨髓抑制的不良反应。③与环孢素合用，当环孢素的血药浓度大于2000μg/L时，可增加本药的分布容积并降低其清除率，从而使本药毒性增加。④与伐司扑达（valspodar）合用时，伐司扑达可导致本药清除率明显降低（40%～60%），合用时应减少本药用量的66%。⑤与他莫昔芬合用，可增加本药的毒性，但原因不明。⑥本药血浆蛋白结合率高，故凡可与血浆蛋白结合的药物都可影响本药的排泄。⑦使用本药时，将增加活疫苗所致感染的危险。故禁止同时接种活疫苗（如轮状病毒疫苗）。处于缓解期的白血病患者，化疗结束后间隔至少3个月才能接种活疫苗。

不良反应　可见骨髓抑制、白细胞计数及血小板减少、食欲减退、恶心、呕吐、口腔炎、脱发、低血压及喉痉挛。

禁忌证　骨髓抑制者，白细胞计数、血小板明显低下者，心、肝肾功能严重障碍者，妊娠期妇女；本品含苯甲醇，儿童禁用于肌内注射。

注意　①哺乳期妇女慎用。②定期检查周围血象和肝肾功能。③不宜静脉注射，静脉滴注流量不得过快，至少30min。④不得做胸腔、腹腔和鞘内注射。

用法与用量

（1）成人　①口服，按体表面积一次70～100mg/m^2，一日一次，连用5日；或一次30mg/m^2，一日一次，连用10～14日，每3～4周为一个疗程。②静脉滴注，睾丸肿瘤及支气管肺癌等联合化疗方案中，按体表面积一日50～100mg/m^2，静脉滴注，连续3～5日，每3～4周为一个疗程。

（2）儿童　①静脉滴注，用氯化钠注射液稀释，浓度不超过0.25g/L。一日100～150mg/m^2，连续3～5日。②口服：一日70～100mg/m^2，连续5日，或30mg/m^2，连续10～14日，3～4周为1个疗程。

8.5 激素类抗癌药

戈那瑞林 Gonadorelin

适应证　①用于垂体兴奋试验。②下丘脑异常所致的无排卵性不孕，或男性生精异常所致不育。③下丘脑病变所致的青春期发育迟缓。④激素依赖型前列腺癌和乳腺癌、子宫内膜异位症。

药动学 静脉注射后半衰期初始相为2～10min，终末相为10～40min，作用时间3～5h，在血浆中很快代谢为无活性的片段，经尿排出。

药物相互作用 氯米芬与本药合用，可引起卵巢过度刺激综合征。

不良反应 ①消化系统：少见胃肠道反应，如恶心、腹痛或腹部不适。②神经系统：头痛、头晕目眩、失眠，但不常发生。③泌尿生殖系统：可引起多囊卵巢及多胎妊娠；偶有暂时性阴茎肥大、精子生成受抑制、阳痿；还有月经过多、阴道干燥、性欲减退、黄体解体、卵巢迅速肥大、血尿或尿塞感等。④代谢/内分泌系统：可出现骨质疏松。⑤局部反应：注射部位疼痛、肿胀、瘙痒、血栓性静脉炎以及局部血肿、感染等。⑥变态反应：可发生全身或局部过敏，如支气管痉挛、皮疹、荨麻疹、面部潮红、瘙痒等。⑦其他：下肢无力、感觉异常，罕见睾丸萎缩、男性乳房发育。

禁忌证 ①对本品过敏者。②对苯甲醇过敏者（本品注射液可能含苯甲醇）。③多囊卵巢、无睾丸、无卵巢者。④妊娠期妇女。

注意 ①垂体兴奋试验，女性进行此试验时宜选择在卵泡期及早给药。②以本品作垂体兴奋试验时，由于肾上腺糖皮质激素、性激素（雌激素、雄激素、孕激素或口服避孕药）、螺内酯、左旋多巴、地高辛、吩噻嗪以及能够升高催乳素水平的多巴胺拮抗药，可通过对垂体的负反馈作用而影响试验结果，故不能同时使用该类药物。③在用药期间，本品对垂体-性腺起兴奋作用，继续用药则起抑制作用，因此在开始几周常加用雄激素拮抗药环丙孕酮以对抗用药早期睾酮浓度的增高。④闭经合并肥胖者，应在体质量减轻后再行治疗。⑤在治疗前列腺癌等肿瘤的第一周内，可出现病情加重，表现为骨痛加剧、血尿、尿道阻塞加重、下肢软弱无力或感觉异常，对有脑转移的患者，该反应更为严重，为了防止肿瘤症状加剧，可加用氟他胺或醋酸环丙孕酮。⑥本品避免与其他可刺激排卵的药物（如尿促性素）或其他促性腺激素释放激素、脑垂体激素同时使用。

用法与用量

（1）成人

①静脉注射：a.垂体兴奋试验：一次25μg（女性），溶于9g/L氯化钠注射液2mL内静脉注射，分别于注射前和注射后25min、45min、90min、180min测定LH、FSH值。b.下丘脑异常所致无排卵性女性不育，使用定时注射泵，每隔90～120min注入5～15μg，昼夜不停。连续使用14日。期间监测卵泡发育，排卵后2日可改用肌内注射人绒促性素（HCG）1000u，一周2次，共3～4次，以支持黄体功能。

②皮下注射：下丘脑异常所致无排卵性女性不育：同静脉注射。

③静脉滴注：不孕，一次按5～20μg/min的流量，共给药90min，于月经周期的第2～4日给药。如无排卵（测基础体温），可重新给药。排卵后肌内注射HCG 1500u；一般2～4个周期后可受孕。

国外用法用量：①皮下注射：评价下丘脑-垂体功能，单次给药100μg，弹丸式注射。给药前15min和给药后立即抽取患者静脉血，分别测其LH浓度，将两次结果平均后可得到LH的基线值。注射后分别于15min、30min、45min、60min和120min抽取静脉血，采取同样的方法测LH浓度，根据LH的6次测试值评价下丘脑-垂体功能。②静脉给药：a.评价下丘脑-垂体功能，同皮下注射。b.原发性下丘脑性闭经，将本药800μg/8mL加入脉冲泵内给药，该泵每一脉冲释放本药50μL（即5μg），调节给药频率，保证每90min静脉给药5μg。推荐一个疗程使用21日。治疗3个疗程仍无效的患者，可逐渐加量。出现排卵后，应持续治疗2周，以维持黄体期。

（2）儿童 英国国家处方集（儿童版）（BNFC 2010—2011版）及2010年卫生部颁布《儿童性早熟指南》推荐静脉注射。儿童戈那瑞林激发试验：戈那瑞林100μg/m^2，最大量100μg，溶解于2mL氯化钠注射液中，静脉注射，分别于注射前，注射后30min、60min、90min取血测定LH及FSH，如LH峰值/FSH峰值＞0.6，提示下丘脑性腺轴即将启动。

亮丙瑞林 Leuprorelin

适应证 ①子宫内膜异位症。②对伴有月经过多、下腹痛、腰痛及贫血等的子宫肌瘤，可使肌瘤缩小和（或）症状改善。③绝经前乳腺癌，且雌激素受体阳性患者。④前列腺癌。⑤中枢性性早熟症。

药动学 本药醋酸盐口服无效，皮下或肌内注射吸收好。一次皮下注射醋酸亮丙瑞林3.75mg，1～2天达血药浓度峰值。用于子宫内膜异位症时，皮下注射醋酸亮丙瑞林3.75mg，每4周给药1次，共给药6次，血中原型药物的血药浓度约为0.2μg/L。用于前列腺癌时，皮下给予醋酸亮丙瑞林3.75mg，每4周1次，共3次，血中稳态药物浓度在0.2～1.0μg/L。醋酸亮丙瑞林在体内遇水分解，产生4种降解产物，通过泌尿系统排泄。皮下注射一次亮丙瑞林，28天后原型药物及代谢物的尿累积排泄率分别为2.9%和1.5%。

药物相互作用 乙醇可加重本药的不良反应。

不良反应 ①内分泌系统：发热、面部潮红、出汗、性欲减退、阳痿、男子女性化乳房、睾丸萎缩、会阴部不适等现象。②肌肉骨骼系统：可见骨疼痛、肩腰四肢疼痛。③泌尿系统：可见排尿障碍、血尿等。④循环系统：可见心电图异常、心胸比例增大等。⑤消化系统：恶心、呕吐、食欲缺乏等。⑥过敏反应：可见皮疹瘙痒等。注射局部疼痛、硬结、发红。⑦其他：可见水肿、胸部压迫感、发冷、疲倦、体质量增加、感觉异常、听力衰退、耳鸣、头部多毛，血尿酸、血尿素氮、乳酸脱氢酶、ALT及AST等升高；由于雌激素降低作用而出现的围绝经期综合征样的精神抑郁状态；已有因使用本品引起血栓形成及肺栓塞的报告。

禁忌证 ①对本品所含成分以及合成的促黄体生成释放激素或促黄体生成释放激素衍生物有过敏史者。②孕妇或有可能妊娠的妇女、哺乳期妇女。③有性质不明的、异常的阴道出血患者。

注意 ①已存在由脊髓压迫或尿潴留引起的肾功能损害者或者是有重新发作可能性的患者慎用。②女性在治疗前应确认没有妊娠，且于月经周期的第1～5日开始用药，并在治疗期间应采用非激素性方法避孕。③哺乳期妇女不应给予。④下列情况慎用：对含有明胶的药物或含有明胶的食物有过敏史者，例如休克、过敏性症状（荨麻疹、呼吸困难、口唇水肿、喉头水肿等）。⑤对早产儿、新生儿和婴儿的安全性尚未确定。⑥老年人和高龄者慎用。⑦首次用药初期，由于高活性LH-RH衍生物对垂体-性腺系统的刺激作用，使血清睾酮浓度上升，可见骨性疼痛暂时加重、尿潴留或脊髓压迫症状，应对症处理。⑧给药时应注意与类似疾病（恶性肿瘤等）鉴别，如给药过程中肿瘤增大，临床症状未见改善时应中止给药。⑨由于雌激素降低可引起骨质的损失，故需长期给药或再次给药时，应尽可能检查骨密度，慎重用药。

用法与用量

（1）成人　控释注射剂每支含3.6mg，用已配备的悬浮液2mL调制后皮下注射，每28日注射1次，连续使用12～24周。

（2）儿童　皮下注射，2010年卫生部颁布《儿童性早熟指南》推荐，中枢性性早熟，治疗剂量为儿童首剂80～100μg/kg，以后每4周一次维持量，60～80μg/kg，剂量宜个体化，以控制症状为宜。最大剂量3.75mg。

甲羟孕酮 Medroxyprogesterone

适应证　①月经不调、功能性子宫出血及子宫内膜异位症等。②用于不能手术、复发性或转移性激素依赖性肿瘤的姑息治疗或辅助治疗，如晚期乳腺癌、子宫内膜癌。

药动学　口服在胃肠道吸收，在肝内降解。肌内注射后2～3天血药浓度达峰值。血药峰值越高，药物清除也越快。肌内注射150mg后6～9个月血中才检不出药物，血中醋酸甲羟孕酮水平超过0.1g/L时，黄体生成素（LH）和雌二醇均受到抑制而抑制排卵。

药物相互作用　与氨鲁米特同用，可显著抑制氨鲁米特的生物利用度。孕酮会抑制环孢素的代谢，导致环孢素的血浆浓度增加。利福平会加速孕酮的代谢，导致药效降低。

不良反应　①乳房痛、溢乳、闭经、子宫颈柱状上皮异位或子宫颈分泌改变以及男性乳房女性化。②精神方面：神经质、失眠、嗜睡、疲乏、头晕。③皮肤与黏膜：包括瘙痒、麻疹、血管神经性水肿至全身性皮疹等过敏反应，以及痤疮、脱发或多毛。④胃肠道：恶心、消化不良、类似肾上腺皮质激素反应及高血钙反应及阻塞性黄疸。

禁忌证　①各种血栓栓塞性疾病（血栓性静脉炎、肺栓塞等）、严重肝功能损害、因骨转移产生的高钙血症、血尿及月经过多患者。②孕妇或哺乳期妇女。

注意　①心功能不全、肾功能不全、癫痫、偏头痛、哮喘者及糖尿病患者慎用。②有抑郁症病史的患者慎用，若抑郁复发至严重程度需停药。③一旦出现增强凝血机制而致血栓栓塞症状，如偏头痛、视力减退、复视等情况应立即停药。④连续大剂量治疗时，应注意有无高血压、水钠潴留、高钙血症倾向等，如出现这些症状应调整用药。

用法与用量

（1）成人　①功能性闭经：口服给药，每天4～8mg，连服5～10天。②功能失调性出血（功血）止血，口服一次10～20mg，每4～8h一次，连用2～3日；血止后每隔3日递减1/3剂量，直至维持量每日100mg，连续用药至血止后21日停药。③功血调整月经周期：于月经后半周期（撤药性出血的第16～25日）开始口服，一次10mg，一日一次，连用10～14日，酌情应用3～6个周期。④子宫内膜异位症：一日30mg，连服用6个月。⑤子宫内膜癌：a.口服，一次100mg，一日3次；或一次口服500mg，一日1～2次。b.肌内注射，起始剂量为0.4～1g，一周后可重复一次。待病情改善和稳定后，剂量改为肌内注射400mg，每月一次；或口服500mg，每月一次。⑥避孕：肌内注射，每3个月肌内注射一次，一次150mg，于月经来潮第2～7日注射。

（2）儿童　口服。①功能性闭经：一次4～8mg，一日一次，连用5～10日。②子宫内膜癌：一次100mg，一日3次，或一次500mg，一日1～2次。③各种癌症患者恶病质及疼痛的姑息治疗：一次500mg，一日1～2次。

甲地孕酮 Megestrol

适应证　①治疗月经失调、功能性子宫出血、子宫内膜异位症。②晚期乳腺癌和子宫内膜腺癌。

药物相互作用　与利福平、苯巴比妥、氨苄西林、非那西丁及吡唑酮类镇痛药（保泰松）等合用，可产生肝微粒体酶效应，加速甲地孕酮在体内的代谢，导致子宫内膜突破性出血。

不良反应　①体质量增加。②罕见血栓栓塞，包括血栓性静脉炎及肺动脉栓塞。③乳房痛、溢乳、阴道出血、月经失调、面部潮红。④糖皮质激素作用与不良反应，如满月面、高血压、高血糖。⑤子宫出血、恶心、呕吐、呼吸困难、心力衰竭、皮疹。

禁忌证　严重血栓性静脉炎、血栓栓塞性疾病、严重肝功能损害和因骨转移产生的高钙血症患者。

注意　①对未控制的糖尿病及高血压患者慎用。②不主张用于乳腺癌的术后辅助治疗。

用法与用量　口服，片剂、膜剂。

（1）成人　①闭经：一次4mg，一日2～3次，连服2～3日，停药2～7日后即有撤退性出血。②功能失调性子宫出血：一次4mg，每8h一次，每3日减量1次，减量不超过原剂量的1/2，直至每日维持量4mg，共20日。③子宫内膜异位症：一次4mg，一日2次，连服7日，改为每次4mg，一日3次，连服7日，改为一日8mg，一日2次，再服7日，然后增至一日20～40mg，6个月为一个疗程。④子宫内膜癌：一次10～80mg，一日4次，一日总剂量40～320mg；或一次160mg，一日1次。

（2）儿童　同成人。

他莫昔芬 Tamoxifen

适应证　他莫昔芬为非固醇类抗雌激素药物。用于复发转移性乳腺癌、乳腺癌术后的辅助治疗。用于治疗外周性性早熟。

药动学　口服吸收迅速，4～7h达血药峰浓度。消除半衰期7天。连续给药7日后血中稳定在高水平。其代谢产物为*N*-去甲基他莫昔芬和4-羟他莫昔芬。大部分以结合物形式由粪便排出，少量从尿中排出。

药物相互作用　①雌激素可影响本品治疗效果。②抗酸药如西咪替丁、法莫替丁、雷尼替丁等可改变胃内pH。使本品肠衣片提前分解，对胃有刺激作用。故与上述药物合用应间隔1～2h。

不良反应 常见食欲减退、恶心、呕吐、腹泻、月经失调、闭经、阴道出血、外阴瘙痒、子宫内膜增生、子宫内膜息肉和子宫内膜癌、面部潮红、皮疹及脱发，偶见白细胞计数和血小板减少、肝功能异常；罕见精神错乱，肺栓塞（表现为气短）、血栓形成、乏力、嗜睡。

禁忌证 妊娠及哺乳期妇女，有眼底疾病者。

注意 ①肝肾功能异常者慎用。②有肿瘤骨转移患者在治疗初期需定期查血钙。③运动员慎用。

用法与用量 口服：成人一次10～20mg，一日2次。儿童剂量个体化。

8.6 其他

门冬酰胺酶 Asparaginase

适应证 门冬酰胺酶是一种对肿瘤细胞具有选择性抑制作用的药物。用于急性淋巴细胞白血病、急性粒细胞白血病、急性单核细胞白血病、慢性淋巴细胞白血病、霍奇金淋巴瘤及非霍奇金淋巴瘤和黑色素瘤。

药动学 本品经肌肉或静脉途径吸收，血浆蛋白结合率约30%，吸收后能在淋巴液中测出，但在脑脊液中的浓度很低。注射本品后，血中门冬酰胺浓度几乎立即下降到不能测出的水平，说明本品进入体内后很快就开始作用。经肌内注射的血浆半衰期为39～49h，静注的血浆半衰期为8～30h。肌注后的达峰时间为12～24h，但停用本品后的23～33日，血浆中还可以测出门冬酰胺，本品排泄似呈双相性，仅有微量呈现于尿中。

药物相互作用 ①泼尼松或促皮质素或长春新碱与本品同用时，会增强本品的致高血糖作用，并可能增大本品引起的神经病变及红细胞生成紊乱的危险性，但有报告如先用前述各药后再用本品，则毒性似较先用本品或同时用两药者为轻。②由于本品可增高血尿酸的浓度，故当与别嘌醇或秋水仙碱、磺吡酮等抗痛风药合用时，要调节上述抗痛风药的剂量以控制高尿酸血症及痛风。③本品与甲氨蝶呤同用时，本品可通过抑制细胞复制的作用而阻断甲氨蝶呤的抗肿瘤作用。有研究说明如本品在给甲氨蝶呤9～10日前应用或在给甲氨蝶呤后24h内应用，可以避免产生抑制甲氨蝶呤的抗肿瘤作用，并可减少甲氨蝶呤对胃肠道血液系统的不良反应。

不良反应 可见过敏反应、休克、荨麻疹、血管肿胀、皮疹、瘙痒、面部水肿、关节肿痛、寒战、呕吐、ALT及AST升高、胆红素升高、肝衰竭、腹痛、恶心、呕吐、腹泻，严重者可发生急性胰腺炎。偶见呼吸困难、意识不清、痉挛、血压下降、血糖过高、高氨血症、高尿酸血症、高热、昏迷、意识障碍、定向障碍、广泛脑器质性障碍、凝血功能异常、脑出血或脑梗死、肺出血、血浆纤维蛋白原减少、凝血酶原减少、纤维蛋白溶酶原减少、血清白蛋白浓度降低。妊娠3个月内的孕妇避免使用，在哺乳期间接受治疗的乳母应停止哺乳。

禁忌证 对本品有过敏史或皮试阳性者，有胰腺炎病史或现患胰腺炎者，患水痘、广泛带状疱疹等严重感染者，妊娠期妇女。

注意 ①肝肾损害、骨髓功能抑制、合并感染、糖尿病、痛风或肾尿酸盐结石、接受过细胞毒性药物或放疗者慎用。②用药期间密切监测凝血功能，警惕可能发生严重胰腺炎及骨髓功能抑制等不良反应。③儿童及育龄患者慎用，哺乳期妇女应停止哺乳。④来源于大肠埃希菌与来源于欧文菌族的门冬酰胺酶间偶有交叉敏感发生。⑤接受本品治疗3个月内不得接种活病毒疫苗。⑥可干扰甲状腺功能试验、肝功能、血糖、血氨、血钙、尿素氮、尿酸、凝血酶时间的测定与诊断。⑦患者需住院治疗，首次使用或用过本品但已停药1周或以上者，在注射本品前需做皮试。⑧忌用9g/L氯化钠注射液溶解，溶解后尽快使用，仅用于静脉滴注。

用法与用量

（1）成人 ①静脉注射：注射前必须用灭菌注射用水或氯化钠注射液加以稀释，每1万u的小瓶稀释液量为5mL。静脉注射给药时，本品应经正在输注的氯化钠注射液或50g/L葡萄糖注射液的侧管注入，静脉注射的时间不得短于半小时。②静脉滴注：本品要先用氯化钠注射液或50g/L葡萄糖注射液稀释，然后加入氯化钠注射液或50g/L葡萄糖注射液中滴入。③肌内注射：先要在含本品1万u的小瓶内加入2mL氯化钠注射液加以稀释，每一个注射部位每一次的注射量不应超过2mL。不论经静脉或肌内注射，稀释液一定要澄清才能使用，且要在稀释后8h内应用。根据不同病种，不同的治疗方案，本品的用量有较大差异。以急性淋巴细胞白血病的诱导缓解方案为例：按体表面积一日500u/m^{2}或1000u/m^2，最高可达2000u/m^2，10～20日为1个疗程。

（2）儿童 根据治疗阶段：①诱导期治疗，每次5000～10000u/m^2，共8～10次；②延迟强化治疗：每次6000～10000u/m^2，共4～10次。

培门冬酶 Pegaspargase

适应证 本品为门冬酰胺酶与聚乙二醇共价结合物，可用于儿童急性淋巴细胞白血病患者一线治疗。一般用于联合化疗，推荐与长春新碱、泼尼松、柔红霉素联合应用，尚无单药使用临床研究信息。

药动学 本品起效慢，急性淋巴细胞白血病患者肌注后14日起效，可分布于胸腔积液、腹水等渗出液中。其代谢部位与天冬酰胺酶相似：通过血清蛋白酶分解和单核-巨噬细胞系统清除。消除半衰期为5.73日。几乎不通过肾脏排出，静脉给药后4日在尿中未检测出本品。

药物相互作用 ①培门冬酶可抑制细胞复制，从而阻断甲氨蝶呤的抗肿瘤作用。②培门冬酶可损耗血清蛋白，故可增强高蛋白结合率药物的毒性。③使用培门冬酶后可能有出血或栓塞倾向，故合用肝素、双嘧达莫、阿司匹林及其他NSAID时应特别谨慎。④培门冬酶可增加活疫苗感染的风险，故在使用本品时应禁用活疫苗。白血病患者在化疗结束后至少3个月才能接种疫苗。

不良反应

（1）血液 可引起血清凝血因子Ⅰ水平降低、抗凝血酶Ⅲ活性降低致血栓形成、凝血酶原时间（PT）延长、白细胞减少、血小板减少、全血细胞减少等。

（2）心血管系统 可见高血压、低血压、心动过速、胸痛、感染性心内膜炎。

（3）精神神经系统　约33%的患者出现乏力和疲劳，10%的患者出现思维混乱和定向障碍，另有患者出现头痛、头晕、盗汗、嗜睡、昏迷、情绪不稳定、感觉障碍、癫痫发作和帕金森样症状等。

（4）代谢/内分泌系统　高血糖症、低血糖症、低钠血症、高尿酸血症、酸中毒及血氨升高。

（5）胃肠道　恶心、呕吐、腹胀、腹痛、腹泻、便秘以及食欲缺乏或食欲增强。静脉用药约50%的患者出现轻中度恶心和呕吐，食欲缺乏、腹痛和腹泻的发生率分别为28%、33%和38%，本品可导致胰腺炎。

（6）泌尿生殖系统　血尿素氮和肌酐水平升高、蛋白尿、血尿、尿频等。

（7）肝　血清丙氨酸氨基转移酶、天门冬酸氨基转移酶及胆红素水平升高，可出现黄疸、腹水及低白蛋白血症。肝功能异常大多可恢复，个别患者出现肝衰竭。

（8）皮肤　皮肤瘙痒、皮疹、水疱、紫癜、红斑、指甲发白和起皱、脱发等。

（9）呼吸系统　咳嗽、支气管痉挛等。

（10）肌肉骨骼系统　可见关节痛、关节僵硬和肌肉痉挛等。

（11）超敏反应　本品超敏反应（包括速发型和迟发型）发生率为10%，主要症状包括支气管痉挛、呼吸困难、关节痛、红斑、硬化、水肿、寒战、发热等。

（12）其他　全身不适、感染以及注射局部疼痛、肿胀和发红。

禁忌证　①对本品严重过敏史患者。②既往使用门冬酰胺酶治疗出现过急性血栓症者。③胰腺炎患者或有胰腺炎病史者。④既往使用天冬酰胺酶治疗出现严重出血事件者。

注意

（1）用药前后及用药时应检查或监测血常规、血糖、血淀粉酶、血浆总蛋白及凝血功能、肝肾功能。

（2）治疗中建议连续监测本品血药浓度。

（3）本品可能是接触性刺激剂，溶液必须小心处理，戴手套，必须避免吸入蒸汽和接触皮肤、黏膜，尤其眼睛。如果接触，应用大量水冲洗至少15min。

（4）虽然本品可以被以前对天然L-天冬酰胺酶过敏的许多患者良好耐受，但这种过敏反应的危险包括即刻的和威胁生命的变态反应伴随本品的应用而存在。作为常规预防，患者用药后必须严密观察1h，并做好过敏反应的急救用品和必需药物的准备。

（5）本品使用时不可振摇。

（6）慎用　①对天冬酰胺酶过敏者慎用。②糖尿病患者或血糖高于正常者慎用。③肝功能不全者慎用。

用法与用量

（1）成人　肌内注射或静脉滴注，一次2500u/m^2，每1～2周1次，10周为一疗程。

（2）儿童　肌内注射或静脉滴注，体表面积0.6m^2者一次2500u/m^2，每2周一次；体表面积低于0.6m^2者一次82.5u/kg，每2周一次。

丙卡巴肼 Procarbazine

适应证 用于恶性淋巴瘤，如恶性黑色素瘤、多发骨髓瘤、脑瘤（原发或继发）等。

药动学 口服吸收完全。吸收后迅速分布至各组织，肝、肾中浓度最高，并易透过血-脑脊液屏障。30～60min达血药浓度峰值。半衰期约为10min，在肝内代谢，尿中排泄70%，仅5%为原型物。亦可自呼吸道随呼气排出。

药物相互作用 ①本品为单胺氧化酶抑制药，在服用本品前14日内，不可服其他单胺氧化酶抑制药，7日内不宜服三环类抗抑郁药（如丙米嗪等）。②由于抑制单胺氧化酶，还可影响某些依赖单胺氧化酶破坏的药物（或食物）的反应。不宜与拟交感胺类药物如苯丙胺、麻黄碱合用，以防血压升高。③若同时服用巴比妥类药、抗组胺药、麻醉药及抗高血压药（如利血平、胍乙啶、甲基多巴）、噻嗪类利尿药，应减少剂量，以免造成中枢神经过度抑制。④本品可加强降糖药的作用，糖尿病患者用药前调整降糖药剂量。

不良反应 ①骨髓抑制为剂量限制性毒性，可致白细胞及血小板减少，出现较迟，一般发生于用药后4～6周，2～3周后可恢复。②常见恶心、呕吐、食欲缺乏，偶见口腔炎、口干、腹泻、便秘、眩晕、嗜睡、精神错乱、脑电图异常、肝损害、皮炎、皮肤色素沉着、脱发、外周神经炎等。

禁忌证 对本品过敏者、妊娠尤其妊娠初期3个月内妇女禁用。

注意 ①定期监测肝、肾功能。②肝肾功能不全、糖尿病（本品能加强降糖药的作用）、严重感染、近期经过放疗或化疗者应减量。③对儿童及青少年长期大剂量用药可有潜在的致癌、致畸性，故临床上可使用其他药物如依托泊苷来替代。④老年人可酌情减量。哺乳期妇女用药不确定。

用法与用量 口服。

（1）成人 一日100～150mg，分2～3次口服，服药2周，停药2周。

（2）儿童 一日3～5mg/kg或100mg/m^2，分次口服，服药1～2周，停药2周。

顺铂 Cisplatin

适应证 本品是二价铂同两个氯原子和两个氨分子结合的配合物，类似于双功能烷化剂，可抑制DNA的复制过程。用于小细胞与非小细胞肺癌、睾丸癌、卵巢癌、宫颈癌、子宫内膜癌、前列腺癌、膀胱癌、黑色素瘤、肉瘤、头颈部肿瘤及各种鳞状上皮癌和恶性淋巴瘤。

药动学 静脉注射、动脉给药或腔内注射吸收均极迅速。注射后广泛分布于肝、肾、前列腺、膀胱、卵巢，亦可达胸腔、腹腔，极少通过血脑屏障。血浆蛋白结合率为90%。消除半衰期为57～73h，若并用利尿药半衰期可明显缩短。本品主要由肾排泄，通过肾小球过滤或部分由肾小管分泌，用药后96h内25%～45%由尿排出。腹腔内注射后腔内器官浓度为静脉注射的2.5～8.0倍。

药物相互作用 ①与秋水仙碱、丙磺舒、磺吡酮并用时，可致高尿酸血症。②抗组胺药、吩噻嗪类药或噻吨类药可掩盖本品所致的耳鸣、眩晕等症状。③氨基糖苷类抗生素、两性霉素B或头孢噻吩等与本品并用，有肾毒性叠加作用。④本品可减少博来霉素的肾排泄而增加其肺毒性。⑤氯霉素或呋塞米或利尿酸钠可增加本品耳毒性。

不良反应

（1）肾毒性　单次中至大剂量用药后，偶见轻微可逆的肾功能障碍，可出现微量血尿。多次高剂量和短期内重复用药，会出现不可逆的肾功能障碍，严重时肾小管坏死，导致无尿和尿毒症。

（2）消化系统　可见恶心、呕吐、食欲减退和腹泻等，反应常在给药后1～6h发生，最长不超过24～48h；偶见肝功能障碍、ALT及AST增高，停药后可恢复。

（3）血液系统　白细胞计数或血小板减少，一般与用药剂量有关。骨髓抑制一般在3周左右达峰，4～6周恢复。

（4）中枢神经系统　多见于总量超过300mg/m^2的患者，周围神经损伤多见，表现为运动失调、肌痛、上下肢感觉异常等；少数患者可能出现大脑功能障碍，亦可出现癫痫、球后视神经炎等；耳毒性以耳鸣和高频听力减低为表现，多为可逆性，不需要特殊处理。

（5）过敏反应　可出现心率加快、血压降低、呼吸困难、面部水肿、变态性发热反应等。

（6）循环系统　少见心律失常、心电图改变、心功能不全等，也可有血管性病变，如脑缺血、冠状动脉缺血、外周血管障碍类似雷诺综合征等不良反应少见，但可能与顺铂使用有关。

（7）免疫系统　可出现免疫抑制反应。

（8）牙龈　牙龈可有铂金属沉积。

（9）生殖系统　可见精子、卵子形成障碍和男子乳房女性化等现象。继发性非淋巴细胞白血病的出现与顺铂化疗使用有关。

（10）其他　高尿酸血症常出现腿肿胀和关节痛；电解质紊乱有低镁血症、低钙血症、肌肉痉挛。患者接受动脉或静脉注射的肢体可局部肿胀、疼痛、红斑及皮肤溃疡、局部静脉炎等。

禁忌证　对顺铂和其他铂化合物制剂过敏者、妊娠及哺乳期妇女、骨髓功能减退、严重肾功能损害、失水过多、水痘、带状疱疹、痛风、高尿酸血症、近期感染及因顺铂而引起的外周神经病等患者。

注意　①下列情况慎用，如既往有肾病史、造血系统功能不全、听神经功能障碍，用药前曾接受其他化疗或放射治疗及非顺铂引起的外周神经炎等。②治疗前后、治疗期间和每个疗程之前应做如下检查：如肝肾功能、全血计数、血钙及听神经功能、神经系统功能等检查。此外，在治疗期间，每周应检查全血计数。通常需待器官功能恢复正常后，才能重复下一个疗程。③化疗期间与化疗后，男、女患者均需严格避孕。治疗后若想妊娠，需事先进行遗传学咨询。④顺铂可能导致注意力集中，影响驾驶和机械操作能力。⑤本品应避免接触铝金属（如铝金属注射针器等）。⑥在化疗期间与化疗后，患者必须饮用足够的水分。

用法与用量　临用时用9g/L氯化钠注射液或50g/L葡萄糖溶液溶解稀释，静脉注射或静脉滴注。

（1）成人　一次用量20mg/m^2，连用5日，间隔3～4周重复用药。亦可一次80～100mg/m^2，每3～4周一次，或动脉注射。

（2）儿童　单药治疗，推荐以下两种剂量：50～120mg/m^2，每3～4周一次，15～20mg/（m^2·d）连续5天，每3～4周重复；如果联合化疗，推荐用量为20mg/m^{2}或更高剂量，每3～4周一次，但不可超过顺铂单药剂量。根据儿童体质量，本品需用适量氯化钠注射液稀释滴注。

卡铂 Carboplatin

适应证　本品为第二代铂类化合物。用于卵巢癌、小细胞肺癌、非小细胞肺癌、头颈部鳞癌、食管癌、精原细胞瘤、膀胱癌、间皮瘤等。

药动学　口服无效，静脉注射或滴注后迅速与组织结合，在24h内血浆浓度降到最低水平，呈二室开放模型。卡铂的血浆蛋白结合率很低，且不可逆。主要由肾脏排出，但有小部分由胆汁和粪中排出。卡铂在血浆半衰期为29h。静脉滴注每小时给予20～520mg/m^2，24h尿中排出铂67%（63%～73%）。静脉推注11～99mg/m^2，24h排出铂平均值54%。

药物相互作用　①本药与环孢素合用，可增加免疫抑制作用，在出现耐药性的一些肿瘤病例中可合用。②本药与活疫苗（如轮状病毒疫苗）合用时，可增加感染的危险性。故接受本药治疗的患者禁止注射活疫苗。处于缓解期的白血病患者，化疗结束后至少间隔3个月才能注射活疫苗。③阿米卡星、庆大霉素、卡那霉素、奈替米星、链霉素、妥布霉素等氨基糖苷类抗生素与本药合用时耳毒性增加。④本药与苯妥英钠合用，可使苯妥英钠的胃肠道呼吸减少，作用降低。

不良反应　①血液系统：骨髓抑制为剂量限制毒性，白细胞计数与血小板在用药21日后达最低点，通常在用药后30日左右恢复；粒细胞的最低点发生于用药后21～28日，通常在35日左右恢复；白细胞计数与血小板减少与剂量相关，有蓄积作用。②过敏反应：常见皮疹、瘙痒，偶见喘咳，可发生于用药后几分钟之内，指（趾）麻木或麻刺感，高频率的听觉丧失首先发生，耳鸣偶见；视物模糊、黏膜炎或口腔炎。③消化系统：可见恶心、呕吐、便秘、腹泻、食欲减退、肝功能异常。④中枢神经系统：可见脱发、头晕或注射部位疼痛。

禁忌证　有明显骨髓抑制和肝肾功能不全者；对顺铂或其他铂类化合物过敏者；对甘露醇过敏者；妊娠及哺乳期妇女。

注意

（1）下列情况慎用：如水痘、带状疱疹、感染、肾功能减退及老年患者。

（2）应用本品前应检查血象及肝肾功能，治疗期间至少每周检查1次白细胞计数与血小板。

（3）在用药期间，应随访检查：①听力；②神经功能；③血尿素氮、肌酐清除率与血清肌酐测定；④血细胞比容，血红蛋白测定，白细胞计数和分类，血小板计数；⑤血清钙、镁、钾、钠含量的测定。

（4）静脉注射时应避免漏于血管外。

（5）本品溶解后，应在8h内用完。

（6）滴注及存放时应避免直接日晒。

用法与用量 用50g/L葡萄糖注射液溶解本品，浓度为10g/L，再加入50g/L葡萄糖注射液250～500mL中静脉滴注。

（1）成人 按体表面积一次200～400mg/m^2，每3～4周给药1次；2～4次为1个疗程。也可采用按体表面积一次50mg/m^2，一日1次，连用5日，间隔4周重复。

（2）儿童 ①静脉滴注用50g/L葡萄糖注射液溶解药物，再加入50g/L葡萄糖注射液250～500mL中静脉滴注，按体表面积一次400～600mg/m^2，每4周给药一次。②神经母细胞瘤预处理一日250mg/m^2，连用4天；体质量小于12kg时，一日8.33mg/kg，连用4天。

亚砷酸 Arsenious Acid

适应证 首选急性早幼粒细胞白血病，其次用于慢性髓性白血病及加速期及原发性肝癌晚期。

药动学 本品静脉给药，组织分布较广，停药时检测组织中砷含量由高到低依次为皮肤、卵巢、肝脏、肾脏、脾脏、肌肉、睾丸、脂肪、脑组织等。停药4周后检测，皮肤中砷含量与停药时基本持平，脑组织中含量有所增加，其他组织中砷含量均有所下降。本品治疗PAL患者的药动学检测：持续2h静脉滴注本品10mg，血药浓度高峰为（0.94±0.37）mg/L，达峰时间为4h，达峰后血浆砷被迅速清除，分布相半衰期为（0.89±0.29）h，消除相半衰期为（12.13±3.31）h；系统清除率为（1.43±0.17）L/h，分布容积为（2.83±0.45）L。在持续用药过程中，药动学参数基本保持一致。治疗中，24h尿排砷量为每日给药量的1%～8%。指（趾）甲和毛发砷蓄积明显增加，可高达治疗前5～7倍。停药后，尿排泄的砷和末梢蓄积的砷则逐渐下降，结果表明，本品是治疗APL较安全有效的药物。停药后尿砷即开始下降，停药1～2个月尿砷排泄可下降25%～75%不等。

药物相互作用 在本品的使用过程中，未发现与其他药品之间有药物相互作用。

注意 ①在M_3型白血病治疗过程中部分患者有白细胞增高现象，常在用药2～3周时，不必停止治疗，1周后白细胞可自行下降，必要时可口服羟基脲降低白细胞。②用药过程中部分患者AST及ALT可轻度增高，可加用保肝药，停药2周后可恢复至用药前水平。③用药期间不宜哺乳。④儿童不宜作为首选药。⑤用药期间出现外周血白细胞过高时，可酌情选用白细胞单采分离，或应用羟基脲、高三尖杉酯碱、阿糖胞苷等药。⑥本品为医疗用毒性药物，遇未按规定用法与用量用药而发生急性中毒者，可用二巯丙醇等药物解救。

禁忌证 长期接触砷或有砷中毒者，非白血病所致的严重肝、肾功能损害者，孕妇禁用。

不良反应 可见消化道不适、皮肤干燥、色素沉着、心电图异常改变等、停药或相应处理后可逐渐恢复正常。

用法与用量

（1）成人 ①一日5～10mg，日剂量不超过10mg，本品加入250～500mL 9g/L氯化钠注射液或50g/L葡萄糖注射液中，一日1次，静脉滴注3～4h滴完。②诱导缓解治疗。连续用药28日为1个疗程，未缓解者继续治疗直至完全缓解；复发及难治患者连续用药28日而效果不明显者，可适当增加剂量。③巩固维持治疗。完全缓解后必须给予巩固治疗，28日为1个疗程，连续用药5年，第1、2、3年各疗程之间间隔为1个月、2个月、3个月，第4～5年各疗程之间间隔4～5个月。

（2）儿童　一日0.16～0.20mg/kg，日剂量不超过10mg，加入250～500mL 9g/L氯化钠注射液或50g/L葡萄糖溶液中，一日1次，静脉滴注3～4h滴完。一般连续用药14～28日为一个疗程。未缓解者继续治疗直至完全缓解；复发及难治患者连续用药28日而效果不明显者，可适当增加剂量。

8.7 其他辅助药物

◎ 昂丹司琼（见4章65页）

◎ 格拉司琼（见4章66页）

替莫唑胺 Temozolomide

适应证　替莫唑胺为咪唑并四嗪类具有抗肿瘤活性的烷化剂。用于新诊断的多形性胶质母细胞瘤，开始先与放疗联合治疗，随后作为辅助治疗；常规治疗后复发或进展的多形性胶质母细胞瘤或间变性星形细胞瘤。

药动学　口服给药后，本品快速而完全地吸收，口服生物利用度为98%。血浆药物浓度于1h内达峰。食物可减少其吸收速率和程度。本品消除迅速，平均半衰期为1.8h，在治疗剂量范围内呈线性动力学。平均表观分布容积为0.4L/kg，平均分布时间为0.24h。与人血浆蛋白微弱结合，平均结合百分数为15%。本品总体清除率平均为5.5L/（h·m^2），主要经肾途径排泄。

不良反应　十分常见恶心、呕吐、便秘、腹泻、食欲减退、味觉异常、疲惫、头痛、呼吸短促、脱发、贫血、瘙痒、皮疹、发热、免疫力下降、贫血、全血细胞、白细胞和血小板计数减少等，可能会出现骨髓抑制，但可恢复，患者应定期检测血常规；常见腹痛、疼痛、头晕、体质量下降、全身不适、呼吸困难、僵直、消化不良、感觉异常和瘀点；少见机会性感染包括卡氏肺孢菌肺炎，极少见多形性红斑、中毒性表皮坏死、Stevens-Johnson综合征和变态反应（包括过敏反应）病例。

禁忌证　对本品及辅料过敏者禁用。由于本品与达卡巴嗪均代谢为MTIC，对达卡巴嗪过敏者禁用。妊娠期或即将妊娠的妇女禁用。严重骨髓抑制的患者禁用。

注意　①应用本品有可能出现骨髓抑制，给药前患者必须进行绝对中性粒细胞及血小板计数检查。在治疗第22日（首次给药后的21日）或其后48h内检测患者的全血计数，之后每周测定1次，直到测得的绝对中性粒细胞计数（ANC）≥1.5×10^9/L，血小板计数≥100×10^9/L时，再可进行下一周期的治疗。②肝、肾功能不全者慎用。③本品可影响睾丸功能，男性患者应采取避孕措施。女性患者在接受治疗时应避免妊娠，哺乳期妇女应停止哺乳。④本品适宜空腹服用（进餐前至少1h），应用一杯水整粒吞服。胶囊剂如有破损时，应避免胶囊内粉状内容物与皮肤或消化道黏膜接触。⑤在长期的给药方案治疗期间，接受替莫唑胺治疗者肺孢子菌肺炎发生率可能较高。不管何种治疗方案，均应密切观察本品治疗的全部患者（特别是接受糖皮质激素治疗者）发生肺孢子菌肺炎的可能性。⑥对新诊断多形性胶质母细胞瘤的患者，在开始接受本品合并治疗前，建议采用止吐药预防呕吐；在辅助治疗期间，建议采用止吐药预防。对神经胶质瘤复发或进展的患者，在以前治疗周期中曾出现过重度（3级或4级）呕吐的患者需要应用止吐药治疗。

用法与用量

（1）成人　口服。①新诊断的多形性胶质母细胞瘤同步放化疗期，按体表面积一日75mg/m^2，共42日，同时接受放疗，根据患者耐受程度可暂停用药，但无须降低剂量，起始剂量按体表面积一日150mg/m^2，共5日，然后停药23日，一周期28日。从第二周期开始，根据前一周期不良反应，剂量可增至按体表面积一日200mg/m^2，或减至按体表面积一日100mg/m^2。②常规治疗后复发或进展的多形性胶质母细胞瘤或间变性星形细胞瘤以前曾经接受过化疗者的起始剂量按体表面积一日150mg/m^2，没有接受过其他化疗者的起始剂量按体表面积一日200mg/m^2，共5日，然后停药23日，一周期为28日。治疗可继续到病变出现进展，最多为2年。

（2）儿童　口服，在以前曾接受过化疗3岁或3岁以上的患儿中，每28日周期中本品口服起始剂量是一日150mg/m^2，共5日；如没有出现毒性，下一个周期增至一日200mg/m^2。治疗可继续到病变出现进展，最多为2年。

美司钠 Mesna

适应证　用于预防氧氮磷环类（环磷酰胺、异环磷酰胺）引起的泌尿道毒性，应用大剂量环磷酰胺（＞10mg/kg）和异环磷酰胺时，曾做骨盆放射、曾用上述3种药物治疗而发生膀胱炎及有泌尿道损伤病史者。

药动学　本品静脉注射后主要分布于肾脏，并可迅速在组织中转化为无生物活性的二硫化物，经肾小球滤过后，在肾小管上皮又转变成巯乙磺酸钠。本品吸收后立即开始代谢，并于8h内大部分清除。人体血浆半衰期约为1.5h。24h内约有80%的药物从尿中排泄。

药物相互作用　与华法林合用，出血的危险性增加

不良反应　可见皮肤与黏膜的过敏反应、低血压、心率加快、短暂的ALT及AST升高、发热、恶心、呕吐、痉挛性腹痛、腹泻、疼痛、肢体痛、血压降低、心动过速、皮肤反应、抑郁、疲倦、虚弱、注射部位静脉刺激。

禁忌证　对本品或其他含巯醇化合物过敏者。

注意　①自身免疫功能紊乱的患者使用本品发生过敏反应的病例较肿瘤患者为多，应预先评估后在医护人员的监督下使用。②本品的保护作用只限于泌尿系统的损害。当使用本品治疗时可引起尿酮试验假阳性反应。③妊娠及哺乳期妇女慎用。

用法与用量　静脉注射：常用剂量为异环磷酰胺和环磷酰胺的20%，例如异环磷酰胺一次2000mg，则本品一次400mg，注射时间分别于异环磷酰胺给药后的（即应用抗肿瘤制剂的同一时间）为0时段、4h后及8h后的时段。

右丙亚胺 Dexrazoxane

适应证 本品可减少多柔比星引起的心脏毒性的发生率和严重程度，用于减轻蒽醌类抗生素化疗引起的心脏毒性，对接受多柔比星治疗累积量达300mg/m^2，且医生认为继续使用多柔比星有利的女性转移性乳腺癌患者。对刚开始应用多柔比星者不推荐用此药。

药动学 右丙亚胺在肝、肾功能正常的晚期肿瘤患者中进行了药动学研究。药动学符合二室模型，呈一级动力学消除。用多柔比星60mg/m^2、右丙亚胺60～900mg/m^{2}和固定剂量多柔比星50mg/m^2、右丙亚胺500mg/m^2，静脉滴注15min以上。结果表明在60～90mg/m^{2}剂量范围内，血浆药物浓度与曲线下面积呈线性关系，平均血浆峰浓度为36.5mg/L。在用50mg/m^{2}多柔比星之前15～30min，先静脉滴注500mg/m^{2}右丙亚胺15min，总结了所获得的一些重要参数如变异系数、稳态分布容积经快速分布相（0.2～0.3h）后，右丙亚胺在2～4h内达到分布平衡，稳态分布容积结果提示它主要分布在体液中（25L/m^2）。对右丙亚胺定量代谢研究证实在人和动物的尿液中存在原型药、一种二元酸二酰胺裂解物及两种一元酸一酰胺环状产物。在药动学中未检测代谢物的浓度。右丙亚胺主要由尿排泄，500mg/m^{2}右丙亚胺有42%由尿排泄。体外实验证明右丙亚胺不与血浆蛋白结合。在特殊人群如儿童或肝、肾功能不全的患者没有进行药动学研究。

药物相互作用 在癌症患者中进行的交叉研究显示，固定剂量多柔比星50mg/m^{2}与右丙亚胺500mg/m^{2}合用时，右丙亚胺对多柔比星及其主要代谢产物阿霉素醇均未见有明显的影响。

不良反应 ①与化疗药物联用时严重者可致骨髓抑制，常见白细胞、血小板计数减少，凝血障碍和贫血。②可能引起高三酰甘油血症，增高血清铁浓度，降低血清锌和钙的浓度，同时促进铁、锌、钙经尿液排泄。③可有恶心、呕吐、腹泻、AST及ALT升高，也有血清淀粉酶升高的报道。④注射局部可发生炎症，亦有皮肤及皮下坏死和腹膜炎的报道。

禁忌证 对本品过敏者。

注意 ①不可用于没有联用蒽环类药的化学治疗，本品可增加化疗药物所引起的骨髓抑制。②尽管本品对心脏有保护作用，但不能消除心脏中毒的风险，对多柔比星累积剂量达300mg/m^{2}患者，即使使用本品，也应密切监测心脏毒性。③同时使用其他骨髓抑制药的患者应慎用。④孕妇使用应权衡利弊，只有在本品对胎儿的影响小于其益处时方可应用。是否由乳汁排出尚不清楚，用本品治疗期间的妇女应停止哺乳。⑤用药前后及用药时应监测血常规、肝功能及血清铁、锌浓度。⑥配成后的稀释溶液，在室温15～30℃或冷处2～8℃，仅能保存6h。

用法与用量 静脉滴注：推荐剂量为多柔比星剂量的10倍，比例为10：1（右丙亚胺500mg/m^2：多柔比星50mg/m^2）。本品需用0.167mol/L乳酸钠注射液25mL溶解，稀释至10g/L，然后用氯化钠注射液或50g/L葡萄糖注射液将本品再稀释成1.3～5.0g/L浓度，转移入输液袋，快速静脉滴注，30min后方可给予多柔比星。有亚硝基脲用药史者，本药最大耐受量为750mg/m^2；无亚硝基脲用药史者，本药最大耐受量为1250mg/m^2。

胸腺素α1 Thymosin Alpha-1（ZADAXIN）

适应证 胸腺素是由胸腺分泌的一类促细胞分裂的含28个氨基酸残基的具有生理活性的多肽激素。

（1）慢性乙型肝炎 本品用来治疗18岁或以上的慢性乙型肝炎患者，患者的肝病有代偿性，和有乙型肝炎病毒复制（血清HBV-DNA阳性），在血清乙肝表面抗原（HBsAg）阳性最少6个月，且有ALT升高的患者所作之研究显示，本品治疗可以产生病毒性缓解（血清HBV-DNA失去）和ALT水平复常。在一些做出应答的患者，本品治疗可除去血清表面抗原。本品与干扰素α联用时可能比单用本品或单用干扰素增加应答率。

（2）作为免疫损害患者的疫苗增强剂 免疫系统功能受到抑制者，包括接受慢性血液透析和老年病患者，本品增强患者对病毒性疫苗，例如流感疫苗或乙肝疫苗的免疫应答。血液透析患者在接种流感疫苗后，应用本品作为佐剂者有65%患者产生抗流感病毒抗体，滴度水平增高4倍以上，安慰剂组只有24%患者出现此反应。

不良反应 可见注射部位疼痛、红肿、短暂性肌肉萎缩、多关节痛伴水肿、皮疹、荨麻疹、发热、头晕，慢性乙肝患者接受本品治疗时，可有ALT有一过性上升到基础值的2倍（ALT波动）以上，当ALT波动发生时本品通常应继续使用，除非有肝衰竭的症状和预兆出现。

禁忌证 本品禁用于那些有对胸腺素α1或注射液内任何成分有过敏历史的患者；做免疫抑制的患者（如器官移植受者）禁用，除非治疗带来的好处明显优于危险；正在使用免疫抑制药的患者；本品只能在真正需要时给予妊娠期妇女使用，哺乳期妇女慎用。

注意 ①下列情况慎用，如对其他胸腺制剂过敏和应用皮质激素类药物。②在用药期间，慢性肝炎患者应每月复查肝功能。

用法与用量

（1）成人 本品不应做肌内注射或静脉注射。应使用随盒的1.0mL注射用水溶解后马上皮下注射。①本品治疗慢性乙肝的推荐量是1.6mg皮下注射，一周2次，两剂量相隔3～4日。治疗应连续6个月，期间不可中断。假如本品与干扰素α联合使用，应参考干扰素α处方资料内的剂量和注意事项。在联合应用的临床试验上，当两药物在同一日使用时，本品一般是早上给药而干扰素是晚上给药。②本品作为病毒性疫苗增强剂使用，推荐剂量是1.6mg皮下注射，一周2次，一次相隔3～4日。疗程应持续4周，第一针应在接种疫苗后马上给予。医师决定是否教导患者自行注射。

（2）儿童 同成人。

干扰素α1b Interferon α1b

适应证 采用基因重组技术生产的一种高纯度干扰素。用于治疗病毒性疾病和某些恶性肿瘤。主要用于治疗慢性乙型肝炎、慢性丙型肝炎和多毛细胞白血病等。对尖锐湿疣、慢性宫颈炎、疱疹性角膜炎、带状疱疹、流行性出血热和小儿呼吸道合胞病毒性肺炎等病毒性疾病均有效。对其他病毒性疾病和恶性肿瘤如慢性粒细胞白血病、黑色素瘤、淋巴瘤等也有良好疗效。

药动学 健康志愿者单次皮下注射本品60μg，注射后3.99h血药浓度达最高峰，吸收半衰期为1.86h，消除半衰期4.53h。本品吸收后分布于各脏器，于注射局部含量最高，其次为肾、脾、肺、肝、心脏、脑及脂肪组织，然后在体内降解，少量随尿、粪便排泄。

药物相互作用 使用本品时应慎用安眠药及镇静药。

不良反应 可见发热、疲乏、头痛、肌痛、关节痛、食欲减退、恶心、粒细胞计数减少、血小板减少等。如出现上述患者不能耐受的严重不良反应时，应减少剂量或停药，并给予必要的对症治疗。另可能有间质性肺炎发生。

禁忌证 已知对干扰素制品过敏者；有心绞痛、心肌梗死病史以及其他严重心血管病史者；有其他严重疾病不能耐受本品的不良反应者；癫痫和其他中枢神经系统功能损伤者；有间质性肺炎病史患者。

注意 ①过敏体质，特别是对抗生素过敏者，应慎用本品。在使用过程中如发生过敏反应，应立即停药，并给予相应治疗。②妊娠及哺乳期妇女应慎用，在病情十分需要时，由医师指导使用。③本品治疗儿童病毒性肝炎是可行的，应在儿科医师严密观察下使用。推荐采用渐进式治疗，从小剂量逐步过渡到正常治疗剂量，近期不良反应可明显减少、减轻。④本品可在老年患者中应用，但有禁忌证的除外。对年老体衰耐受不了可能发生的不良反应者应十分谨慎，应在医师严密观察下应用。当使用较大剂量时尤应谨慎，必要时可先用小剂量，逐渐加大剂量可以减少不良反应。⑤使用前应仔细检查瓶壁或注射器，如瓶或瓶塞或注射器有裂缝、破损则不可使用，溶液如有混浊或沉淀等异常现象亦不可使用。⑥本品不含防腐剂，因此任何已开启的药瓶或注射器应一次用完，不得分次使用。⑦干扰素100万u相当于10μg。

用法与用量

（1）成人 本品可以直接肌内、皮下注射和病灶注射。

①慢性乙型肝炎：一次30～50μg，一日1次，连续4周后改为隔日1次。疗程4～6个月，可根据病情延长疗程至1年。

②慢性丙型肝炎：一次30～50μg，一日一次，连续4周后改为隔日1次。疗程4～6个月，无效者停用，有效者可继续治疗至12个月，根据病情需要，可延长至18个月。疗程结束后随访6～12个月。急性丙型肝炎应早期使用本品治疗，可减少慢性化。

③慢性粒细胞白血病：一次10～30μg，一日1次，皮下或肌内注射，第2周后改为一次30～50μg，一日1次，皮下或肌内注射，连续用药6个月。可根据病情适当调整，缓解后可改为隔日注射。

④多毛细胞白血病：本品一次30～50μg，一日1次，连续用药6个月以上，可根据病情适当调整，缓解后可改为隔日注射。

⑤尖锐湿疣：一次10～50μg，均匀注射于各患处基底部，隔日1次，连续3～6周。不能采用此法时可行肌内注射。可根据病情延长或重复疗程。

⑥肿瘤：视病情可延长疗程。开始时可皮下或肌内注射一次30～50μg，一日或隔日注射。如患者未出现病情迅速恶化或严重不良反应，应在适当剂量下继续用药。

（2）儿童 一次300万～500万u（30～50μg）/m^2，最大可达1000万u（100μg）/m^2，

隔日一次，疗程至少一年。也可根据年龄、病情参考成人方案，但儿科用药缺少循证资料。

白介素-2 Interleukin-2

适应证 ①用于肾细胞癌、黑色素瘤、乳腺癌、膀胱癌、肝癌、直肠癌、淋巴癌、肺癌等恶性肿瘤的治疗，癌性胸腹腔积液的控制，淋巴因子激活的杀伤细胞的培养。②用于手术、放疗及化疗后的肿瘤患者的治疗，可增强机体免疫功能。③用于先天或后天免疫缺陷症的治疗，提高患者细胞免疫功能和抗感染能力。④各种自身免疫病的治疗，如类风湿关节炎、系统性红斑狼疮、舍格伦综合征等。⑤对乙型肝炎、麻风病、肺结核、白色念珠菌感染等具有一定的治疗作用。

药动学 白介素-2在体内主要分布于肾脏、肝脏、脾脏和肺部。肾脏是主要的代谢器官，肾组织细胞的组织蛋白酶D分解白介素-2。血清中分布相半衰期约为13min，消除相半衰期约为85min。

不良反应 常见发热、寒战，与用药剂量有关，一般是一过性发热（38℃左右），亦可有寒战、高热，停药后3～4h体温多可自行恢复正常；恶心、呕吐、类感冒症状；皮下注射者局部可出现红肿、硬结、疼痛，所有不良反应停药后均可自行恢复；使用较大剂量时，本品可引起毛细血管渗漏综合征，表现为低血压、末梢水肿、暂时性肾功能不全等；使用本品应严格掌握安全剂量，并对症治疗；为减轻寒战和发热，可于应用前1h肌内注射异丙嗪25mg或口服对乙酰氨基酚0.5g、吲哚美辛25mg，最多一日可服用3次；皮疹和瘙痒可用抗组胺药治疗；呕吐可用止吐药对症治疗。严重低血压可用多巴胺等升压药。

禁忌证 对本品成分有过敏史的患者。高热、严重心脏病、低血压者，严重心肾功能不全者，肺功能异常或进行过器官移植者。既往用药史中出现过与重组人白介素-2相关的毒性反应：包括持续性室性心动过速；未控制的心律失常；胸痛并伴有心电图改变、心绞痛或心肌梗死；肾衰竭需透析＞72h；昏迷或中毒性精神病＞48h；顽固性或难治性癫痫；肠局部缺血或穿孔；消化道出血需外科手术。

注意 ①本品必须在有经验的专科医师指导下慎重使用。②下列情况慎用：妊娠及哺乳期妇女、儿童、有严重心脑肾等并发症的老年人。③药瓶有裂缝、破损者不能使用。本品加9g/L氯化钠注射液溶解后为透明液体，如遇有混浊、沉淀等现象，不宜使用。药瓶开启后，应一次用毕，不得分次使用。④使用本品应从小剂量开始，逐渐增大剂量。应严格掌握安全剂量。使用本品低剂量、长疗程可降低毒性，并且可维持抗肿瘤活性。⑤药物过量时引起毛细血管渗漏综合征，表现为低血压、末梢水肿、暂时性肾功能不全等，此时应立即停用，对症处理。

用法与用量 用灭菌注射用水溶解，具体用法、剂量和疗程因病而异，一般采用下述几种方法（或遵医嘱）。

（1）皮下注射 重组人白介素-2 60万～100万u/m^{2}加2mL注射用水溶解，皮下注射一周3次，6周为1个疗程。

（2）静脉注射 40万～80万u/m^{2}加9g/L氯化钠注射液500mL，滴注时间不少于4h，一周3次，6周为1个疗程。

（3）介入动脉灌注　50万～100万u/次，2～4周一次，2～4次为1个疗程。

（4）区域与局部给药　①胸腔注入，用于癌性胸腔积液，重组人白介素-2一次100万～200万u/m^2，尽量抽去腔内积液后注入，一周1～2次，2～4周（或积液消失）为1个疗程。②肿瘤病灶局部给药，根据瘤体大小决定用药剂量，一次用量不少于10万u，隔日一次，4～6次为1个疗程。

儿童缺乏用药资料，根据病情需要参考成人剂量减量使用。

利妥昔单抗 Rituximab

适应证　利妥昔单抗是一种抗人CD_{20}的单克隆抗体。用于复发或耐药的滤泡性中央型淋巴瘤（国际工作分类B、C和D亚型的B细胞非霍奇金淋巴瘤）的治疗。未经治疗的CD_{20}阳性Ⅲ～Ⅳ期滤泡性非霍奇金淋巴瘤，应与标准CVP化疗（环磷酰胺、长春新碱和泼尼松）8个周期联合治疗。CD_{20}阳性弥漫大B细胞性非霍奇金淋巴瘤（DLBCL），应与标准CHOP化疗（环磷酰胺、多柔比星、长春新碱、泼尼松）8个周期联合治疗。

药物相互作用　本品不可与其他药物混用。

不良反应　疼痛，不适，腹胀，高血压，心动过缓，心动过速，直立性低血压，心律失常，腹泻，消化不良，厌食症，淋巴结病，高血糖，外周水肿，LDH增高，低血钙，肌张力增高，头昏，焦虑，感觉异常，感觉过敏，易激惹，失眠，神经质，咳嗽，鼻窦炎，支气管炎，呼吸道疾病，阻塞性细支气管炎，盗汗，出汗，单纯疱疹，带状疱疹，泪液分泌疾病，结膜炎，味觉障碍。

禁忌证　对本品的任何组分和鼠蛋白过敏者，哺乳期妇女。

注意　①细胞因子释放综合征或肿瘤溶解综合征。出现严重细胞因子释放综合征的患者应立即停止静脉滴注给药，并予以对症治疗，严密监护至症状和体征消失。②超敏反应。③ 50%的患者会出现输液相关不良反应，约10%的患者较严重，出现低血压、呼吸困难和支气管痉挛。④滴注期间可能出现一过性低血压，滴注前12h滴注期间应考虑停用抗高血压药。有心脏病史的患者在滴注过程中应严密监护。⑤可能导致严重的皮肤黏膜反应。⑥定期检查全血细胞计数。骨髓功能差的患者慎用。⑦不推荐本品在治疗期间减量使用，与标准化疗合用时，标准化疗药物剂量可以减少。

用法与用量

（1）成人　需稀释后静脉滴注。无菌条件下，用氯化钠注射液或50g/L葡萄糖注射液稀释到1g/L，通过专用输液管给药。初次滴注，起始流量50mg/h，最初60min过后，可每30min增加50mg/h，直至最大流量400mg/h。以后的滴注，起始滴注流量可为100mg/h，每30min增加100mg/h，直至最大流量400mg/h。用于滤泡性非霍奇金淋巴瘤，单药治疗，一次375mg/m^2，一周1次，22天疗程内共给药4次。首次治疗后复发患者，一次375mg/m^2，一周1次，连续4周。弥漫大B细胞性非霍奇金淋巴瘤联合CHOP，一次375mg/m^2，每个化疗周期的第1天使用，化疗的其他组分应在本品应用后使用。

（2）儿童　静脉滴注。①用于难治性、特发性血小板减少性紫癜维持治疗，按成人项下稀释给药，剂量为375mg/m^2，一周1次，共1～4次。若与泼尼松共用可减少过敏反应。②滤泡性非霍奇金淋巴瘤，单药治疗，一次375mg/m^2，一周1次，连用4～8周。或与化疗合用。③弥漫大B细胞性非霍奇金淋巴瘤治疗方案同成人。

伊马替尼 Imatinib

适应证 本品为苯氨嘧啶衍生物，属新型酪氨酸激酶抑制剂。用于慢性髓性白血病急变期、加速期或干扰素α治疗失败后的慢性期患者，不能切除和（或）发生转移的恶性胃肠道间质肿瘤（GIST）的成人患者。

药动学 本品口服易于吸收，2～4h后血药浓度达峰值，口服生物利用度为98%，蛋白结合率为95%。临床前研究表明，本品不易透过血-脑脊液屏障。药物主要在肝脏被代谢为具有药理活性的代谢物（*N*-去甲基哌嗪衍生物），原型药和代谢物的半衰期分别为18h、40h。口服本品后7天内，约81%排出体外（68%经粪便排泄，13%经尿液排出），其中约25%为药物原型（尿中占5%，粪便中占20%）。

药物相互作用 ①肝细胞色素CYP3A4抑制剂克拉霉素、红霉素、伊曲康唑、酮康唑、苯妥英钠可使本品血药浓度升高。② CYP3A4诱导剂（如苯妥英钠）可降低本品血浆药物浓度，其他诱导剂如地塞米松、卡他咪嗪、利福平、苯巴比妥等可能有类似问题。③本品可抑制肝细胞色素PCYP3A4，使环孢素、匹莫齐特、辛伐他汀的血药浓度增加。④本品增加苯二氮䓬类、二氢吡啶类钙通道阻滞药和HMG-CoA还原酶抑制药的血浆浓度，同服时应谨慎；⑤本品可与华法林竞争性抑制肝细胞色素CYP2C9和细胞色素CYP3A4，导致出血危险增加。

不良反应 恶心，呕吐，腹泻、腹胀，消化不良，便秘，食管反流，口腔溃疡，肌痛，肌痉挛，关节肿胀，水潴留，疲劳，发热，畏寒，胃肠道出血，肿瘤内出血，败血症，肺炎，性功能障碍，肝坏死，单纯疱疹，带状疱疹，上呼吸道感染，胃肠炎，骨髓抑制，中性粒细胞减少，血小板减少，食欲减退，体质量增加，脱水，高尿酸血症，低钾血症，低钠血症，抑郁，焦虑，性欲降低，意识模糊，头痛，头晕，味觉障碍，失眠，感觉异常，嗜睡，周围神经病变，记忆损害，结膜炎，流泪增多，视物模糊，视网膜出血，青光眼，心力衰竭，心动过速，高血压，低血压，潮红，四肢发冷，呼吸困难，肝酶升高，皮肤干燥，毛发稀少，色素沉着。

禁忌证 对本品活性物质或任何赋形剂过敏者，妊娠及哺乳期妇女。

注意 ①儿童患者水潴留可能不出现可以识别的水肿、水潴留，可以加重或导致心力衰竭，严重心力衰竭者、青光眼患者应慎用。②可能出现胃肠道出血和肿瘤内出血，在治疗初始应监测患者的胃肠道症状。③有肝功损害者慎用。④定期检查血象、肝功能。

用法与用量

（1）成人 口服，在慢性髓性白血病患者慢性期和恶性胃肠道间质肿瘤，推荐剂量一次400mg，一日1次，加速期和急变期一次600mg，一日1次，只要治疗有效就继续使用。如果血象许可，没有严重药物不良反应，可考虑慢性期患者剂量从一日400mg递增到600mg，加速期和急变期患者的剂量从一日从600mg递增到800mg。

（2）儿童 2～18岁，口服剂量慢性期和加速期340mg/m^2，可根据需要增加到

570mg/m^2（最大800mg），一日一次于进餐时服。

伊达比星 Idarubicin

适应证 ①用于成人未经治疗的急性髓性白血病的诱导缓解和成人复发和难治性急性髓性白血病的诱导缓解。②用于成人和儿童的急性淋巴细胞白血病的二线治疗。

药物相互作用 与其他有骨髓抑制作用的药物合用可加重骨髓抑制。遇碱性溶液将引起降解。与肝素合用会产生沉淀，故不要与其他药物合用。

不良反应 主要的不良反应为严重的骨髓抑制（表现为白细胞、红细胞、血小板减少）和心脏毒性（表现为致命性充血性心力衰竭、急性心律失常和心肌病）。其他不良反应有脱发，绝大多数患者为可逆性；恶心、呕吐；黏膜炎，通常主要是口腔黏膜炎，出现于开始治疗后3～10日；食管炎和腹泻，发热，寒战，皮疹，肝脏酶类和胆红素增高的发生率为20%～30%，单独使用本品或与阿糖胞苷合用会产生严重的，有时甚至是致命的感染。

禁忌证 妊娠及哺乳期妇女，肝肾功能严重损伤的患者，感染未得到控制的患者，对本品及其他蒽环类抗肿瘤药过敏者。

注意 ①应在有白血病化疗经验的医师指导下进行。②除非在利大于弊的情况下，否则由于先前药物治疗或放疗引起骨髓抑制的患者不可使用本品。③开始治疗前应控制任何全身性感染。④已有心脏疾病及先前使用高蓄积量蒽环类治疗，或者其他具潜在心脏毒性药物的使用都会增加本品诱发心脏毒性的危险。⑤治疗过程中应仔细监视血象、心脏功能。⑥治疗前和治疗中应常规监测肝、肾功能（以血清胆红素和血清肌酐作为指标）。⑦老年人用本药后易出现骨髓抑制，故应予以积极的支持治疗。⑧由于白血病细胞迅速崩解，可能会引起继发性的高尿酸血症。因此必须监测血中尿酸浓度，如高尿酸血症继续发展，应予以适当的治疗。⑨外溢于静脉注射部位时可能引起严重的局部组织坏死。注射部位的刺痛和灼伤感意味着少量外渗，此时应停止输注，改用其他静脉。⑩育龄妇女应被告诫避孕。⑪使用本品1～2日后，尿出现红染，应告知患者血象，无须惊慌。

用法与用量 通常根据体表面积计算剂量，静脉注射。

（1）成人急性髓性白血病 与阿糖胞苷联合用药，推荐剂量为一日8～12mg/m^2，连续3日。

（2）急性淋巴细胞白血病 作为单独用药，成人的推荐剂量为一日12mg/m^2，连续3日；儿童10mg/m^2，连续3日。所有的给药方案均应考虑到患者的血象以及在联合用药期间其他细胞毒性药物的使用剂量而调整。配制，每瓶5mg溶于5mL注射用水，每瓶10mg溶于10mL注射用水。溶解后经过通畅的输注管与9g/L氯化钠注射液一起在5～10min注入静脉内。这样可减少血栓形成的危险和药物外溢后引起的严重蜂窝织炎及坏死。小静脉注射或在同一静脉内反复注射可能造成静脉硬化。

9 镇痛药

9.1 镇痛药

吗啡 Morphine

适应证 本品为阿片中提取的一种镇痛生物碱。吗啡注射液及普通片剂用于其他镇痛药无效的急性锐痛，如严重创伤、战伤、烧伤、晚期癌症等疼痛；心肌梗死而血压尚正常者，可使患者镇静，并减轻心脏负担；用于心源性哮喘可使肺水肿症状暂时有所缓解；麻醉和手术前给药可保持患者宁静进入嗜睡；不能单独用于内脏绞痛（如胆绞痛等），而应与阿托品等有效的解痉药合用。吗啡缓释片、控释片则主要适用于重度癌痛患者镇痛。

药动学 本品起效时间因给药途径不同而不同：静脉注射即刻，肌内注射1～5min，口服60min，锥管内给药15～60min。吸收后迅速分布至肺、肝、脾、肾等各组织。成人中仅有少量吗啡透过血-脑脊液屏障，但已能产生高效的镇痛作用。可通过胎盘到胎儿体内。主要在肝脏代谢，经肾排泄，少量经胆汁和乳腺排出。

药物相互作用 ①与吩噻嗪类、镇静催眠药、单胺氧化酶抑制药、三环类抗抑郁药、抗组胺药等合用，可加剧及延长吗啡的抑制作用。不能与单胺氧化酶抑制药合用或在使用期治疗2周之内使用。②可增强香豆素类药物的抗凝血作用。③与西咪替丁合用，可能引起呼吸暂停、精神错乱、肌肉抽搐等。

不良反应 ①注射剂连续3～5日即产生耐受性，1周以上可成瘾；但对于晚期中重度癌痛患者，如果治疗适当，少见依赖及成瘾现象。②常见：腹痛、食欲减退、便秘、口干、消化不良、恶心、呕吐、思维混乱、头痛、失眠、肌肉不自主收缩、嗜睡、支气管痉挛、咳嗽减少、皮疹、寒战、瘙痒、出汗。③不常见：肝酶升高、胆部疼痛、胃肠功能紊乱、肠梗阻、味觉反常、兴奋、烦躁不安、欣快、幻觉、情绪改变、感觉异常、呼吸抑制、癫痫发作、眩晕、视觉异常、戒断综合征、绝经、性欲减退、阳痿、尿潴留、低血压、晕厥、外周性水肿、肺水肿、荨麻疹和过敏反应、药物依赖、面部潮红、瞳孔缩小、药物耐受。

禁忌证 已知对吗啡过敏者、婴幼儿（缓释片、控释片）、未成熟新生儿、妊娠期妇女、临产妇、哺乳期妇女、呼吸抑制已显示发绀、颅内压增高和颅脑损伤、支气管哮喘、肺源性心脏病代偿失调、甲状腺功能减退、皮质功能不全、前列腺增生、排尿困难及严重肝功能不全、休克尚未纠正控制前、麻痹性肠梗阻等患者。

注意

（1）以下情况慎用：①有药物滥用史。②颅内压升高。③低血容量性低血压。

④胆道疾病或胰腺炎。⑤老年人。⑥严重肾衰竭。⑦严重慢性阻塞性肺疾病。⑧严重肺源性心脏病。⑨严重支气管哮喘或呼吸抑制。⑩婴幼儿（普通片剂及注射液）。

（2）未明确诊断的疼痛尽量不用本品，以免掩盖病情而贻误诊断。

（3）可干扰对脑脊液压升高的病因诊断。

（4）本品可能引起胆管系的内压上升，可升高血浆淀粉酶和脂肪酶。

（5）对血清碱性磷酸酶、丙氨酸氨基转移酶、天门冬酸氨基转移酶、胆红素、乳酸脱氢酶等测定有一定影响，可能出现假阳性。

（6）对有癫痫病史的患者，吗啡可降低癫痫发作的阈值。

（7）吗啡可减弱驾驶和操作机械的能力。

（8）控释片、缓释片必须整片吞服。

（9）不经胃肠途径滥用口服药物有可能导致严重的不良反应，甚至致死。

（10）本品使用3～5日会产生对药物的耐受性，长期应用可成瘾，治疗突然停止会发生戒断综合征。本品按麻醉药品严格管理和使用。

（11）对于重度癌痛患者，吗啡使用量不受药典中吗啡极量的限制。

（12）中毒解救　除一般中毒处理外，还可静脉注射纳洛酮0.005～0.01mg/kg，成人0.4mg。亦可用烯丙吗啡作为拮抗药。

用法与用量

（1）成人

①注射：a.皮下注射，常用量一次5～15mg，一日15～40mg；极量一次20mg，一日60mg。b.镇痛时常用静脉注射量5～10mg；用作静脉全麻按体质量不得超过1mg/kg，不够时加用作用时效短的本类镇痛药，以免苏醒迟延、术后发生血压下降和长时间呼吸抑制。c.手术后镇痛注入硬膜外间隙，成人自腰部硬膜外腔注入，一次极限5mg，胸部硬膜外腔应减为2～3mg，按一定的间隔可重复给药多次。注入蛛网膜下腔，一次0.1～0.3mg。原则上不再重复给药。d.对于重度癌痛患者，首次剂量范围较大，一日3～6次，以预防癌痛发生及充分缓解癌痛。

②口服：a.普通片剂，常用量一次5～15mg。一日15～60mg；极量一次30mg，一日100mg。对于重度癌痛患者，首次剂量范围可较大，一日3～6次，临睡前一次剂量可加倍。b.缓释片、控释片，常用量，个体差异较大，宜从每12h服用10mg或20mg开始，视止痛效果调整剂量或先用速效吗啡滴定剂量后转换为等效控释片剂量。

（2）儿童　《WHO儿童示范处方集》（2010版）推荐注射给药。①皮下或肌内注射：新生儿100μg/kg，每6h一次；1～6个月100～200μg/kg，每6h一次；6个月～2岁100～200μg/kg，每4h一次；2～12岁200μg/kg，每4h一次；12～18岁2.5～10mg，每4h一次，以上各年龄段用药均需根据反应进行剂量调整。②静脉注射和输注：新生儿25～100μg/kg静脉注射后（注射时间5min以上），根据反应静脉持续输注每小时5～40μg/kg；1～6个月100～200μg/kg，静脉注射后（静脉注射5min以上）根据反应静脉持续输注每小时10～30μg/kg；6个月～12岁100～200μg/kg静脉注射后（静脉注射5min以上），根据反应静脉持续输注每小时20～30μg/kg；12～18岁2.5～10mg静脉注射后（注射时间5min以上），据反应静脉持续输注每小时20～30μg/kg。③口服或直肠给药：1～12个月一次80～200μg/kg，每4h一次；1～2岁200～400μg/kg，每4h一次；2～12岁一次200～500μg/kg（最大剂量20mg），每4h一次；12～18岁一次5～20mg，每4h一次。④皮下持续输注：1～3个月每小时10μg/kg；3个月～18岁每小时20μg/kg。

布桂嗪 Bucinnazine

适应证 本品为中等强度的镇痛药。适用于偏头痛、三叉神经痛、牙痛、炎症性疼痛、神经痛、月经痛、关节痛、外伤性疼痛、手术后疼痛以及癌症痛（属二阶梯镇痛药）等。

药动学 口服易吸收，口服后10～30min或皮下注射10min起效，镇痛效果维持3～6h。皮下注射后20min血药浓度达峰值。给药后20min脑内药量占给药量的0.84%，几乎全是原型。本药体内代谢有明显种族差异，主要以代谢物的形式从尿与粪便中排出。24h从尿和粪中排出量分别占给药量的27%和49%。

药物相互作用 不宜与抗高血压药联合应用，可致血压下降过快，引起昏厥。

不良反应 少数患者可见有恶心、眩晕或困倦、黄视、全身发麻感等，停药后可消失。本品引起依赖性的倾向与吗啡类药相比为低，据临床报道，连续使用本品，可产生耐受性和成瘾，故不可滥用。

禁忌证 对本品过敏者。

注意 本品为国家特殊管理的麻醉药品，必须严格遵守国家对麻醉药品的管理条例管理本类药品，防止滥用。

用法与用量

（1）成人 ①口服：一次30～60mg，一日3～4次。②皮下或肌内注射：一次50～100mg，一日1～2次。疼痛剧烈时用量可酌增。对于慢性中重度癌痛患者，剂量可逐渐增加。首次及总量可以不受常规剂量的限制。

（2）儿童 一次1mg/kg，疼痛剧烈时用量可酌增。

哌替啶 Pethidine

适应证 本品系苯基哌啶衍生物，为阿片受体激动药。适用于各种剧痛，如创伤性疼痛、手术后疼痛、麻醉前用药，或局麻与静吸复合麻醉辅助用药等。对内脏绞痛应与阿托品配伍应用。用于分娩镇痛时，需监测本品对新生儿的抑制呼吸作用。麻醉前给药、人工冬眠时，常与氯丙嗪、异丙嗪组成人工冬眠合剂应用。用于心源性哮喘，有利于肺水肿的消除。慢性重度疼痛的晚期癌症患者不宜长期使用本品。

药动学 本品口服或注射给药均可吸收，口服时约有50%首先经肝脏代谢，故血药浓度较低。常用的肌内注射发挥作用较快，10min出现镇痛作用，持续约2～4h。分布容积为2.8～4.2L/kg。血药浓度达峰时间1～2h，可出现两个峰值。蛋白结合率40%～60%。主要经肝脏代谢成哌替啶酸、去甲哌替啶和去甲哌替啶酸水解物，然后与葡糖醛酸形成结合型或游离型经肾脏排出，尿液pH酸度大时，随尿排出的原型药和去甲基衍生物有明显增加。消除半衰期为3～4h，肝功能不全时增至7h以上。本品可通过胎盘屏障，少量经乳汁排出。代谢物去甲哌替啶有中枢兴奋作用，因此根据给药途径的不同及药物代谢的快慢情况，中毒患者可出现抑制或兴奋现象。

药物相互作用 ①本品能促进双香豆素、茚满二酮等抗凝药物增效，合用时后者应按凝血酶原时间酌减用量。②注射液不能与氨茶碱、巴比妥类药钠盐、肝素钠、碘化物、碳酸氢钠、苯妥英钠、磺胺嘧啶、磺胺甲噁唑、甲氧西林配伍，否则发生混浊。

不良反应 本品一般不应连续使用。治疗剂量时可出现轻度的眩晕、出汗、口干、恶心、呕吐、心动过速及直立性低血压等。

禁忌证 室上性心动过速、颅脑损伤、颅内占位性病变、慢性阻塞性肺疾病、支气管哮喘、严重肺功能不全等。严禁与单胺氧化酶抑制药同用。

注意 ①本品与芬太尼的化学结构有相似之处，两药可有交叉过敏。②本品能通过胎盘屏障及分泌入乳汁，因此产妇分娩镇痛时以及哺乳期间使用时剂量酌减。③以下情况慎用：老年人、肝功能损伤者、甲状腺功能不全者、运动员。④本品为麻醉药品，务必严格遵守国家对麻醉药品的管理条例，医院和病室的贮药处均需加锁。处方颜色应与其他药处方区别开。各级负责保管人员均应遵守交接班制度，不可稍有疏忽。⑤未明确诊断的疼痛，尽可能不用本品，以免掩盖病情贻误诊治。⑥静脉注射后可出现外周血管扩张，血压下降，尤其与吩噻嗪类药物（如氯丙嗪等）以及中枢抑制药并用时。⑦本品务必在单胺氧化酶抑制药（如呋喃唑酮、丙卡巴肼等）停用14日以上方可给药，而且应先试用小剂量（1/4常用量），否则会发生难以预料的、严重的并发症，临床表现为多汗、肌肉僵直、血压先升高后剧降、呼吸抑制、发绀、昏迷、高热、惊厥，终致循环虚脱而死亡。⑧注意勿将药液注射到外周神经干附近，否则产生局麻或神经阻滞。⑨不宜用于PDA，特别不能做皮下PDA。⑩本品过量中毒时可静脉注射纳洛酮0.005～0.01mg/kg，成人0.4mg，亦可用烯丙吗啡作为拮抗药。但本品中毒出现的兴奋、惊厥等症状，拮抗药可使其症状加重，此时只能用地西泮或巴比妥类药物解除。当血内本品及其代谢产物浓度过高时，血液透析能促进排泄毒物。

用法与用量

（1）成人

①注射：a.镇痛，肌内注射一次25～100mg，一日100～400mg，极量一次150mg，一日600mg。静脉注射一次按体质量以0.3mg/kg为限。b.分娩镇痛，阵痛开始时肌内注射，一次25～50mg，每4～6h按需重复；极量一次量以50～100mg为限。c.麻醉前用药，麻醉前30～60min肌内注射，按体质量1.0～2.0mg/kg。麻醉维持中按体质量1.2mg/kg计算60～90min总用量，配成稀释液，一般每分钟静滴1mg 。d.手术后镇痛，硬膜外间隙注药，24h总用量按体质量2.1～2.5mg/kg为限。e.晚期癌症患者解除中重度疼痛，应个体化给药，剂量可较常规为大，应逐渐增加剂量，直至疼痛满意缓解，但不提倡使用。

②口服：一次50～100mg，一日200～400mg，极量一次150mg，一日600mg。

（2）儿童 根据《WHO儿童示范处方集》（2010版）推荐。①口服：2个月～12岁一次0.5～2mg/kg，每4～6h一次；12～18岁一次50～100mg，每4～6h一次。②皮下或肌内注射：2个月～12岁一次0.5～2mg/kg，每4～6h一次。③静脉注射：新生儿～2个月一次0.5～1mg/kg，每10～12h一次；2个月～12岁一次0.5～1mg/kg，每4～6h一次；12～18岁一次25～50mg，每4～6h一次。④静脉注射和静脉滴注：1个月～18岁，静脉注射1mg/kg首次剂量后，根据反应持续输注每小时100～400μg/kg。

国内儿童用药推荐，口服、皮下注射、肌内注射、静脉注射，一次0.5～1mg/kg。

丁丙诺啡 Buprenorphine

适应证 丁丙诺啡为阿片受体部分激动药。用于各种术后疼痛、癌性疼痛、外伤或烧伤后疼痛、肢体痛和心绞痛。

药动学 肌内注射后吸收好，可通过胎盘及血脑屏障，在肝脏中代谢。静脉注射后分布相半衰期为2min，消除相半衰期为3h。68%（大部分为原型）从粪便排出，27%以代谢物形式经肾排泄。

药物相互作用 ①与单胺氧化酶抑制药合用两药作用增强。②与地西泮合用引起呼吸抑制。③与苯丙香豆素合用引起紫癜。

不良反应 常见有头晕、嗜睡、恶心、呕吐、出汗、低血压、缩瞳、肺通气不足，以及其他中枢、心血管、呼吸、皮肤和眼部不良反应。

禁忌证 对本品过敏、轻微疼痛和疼痛原因不明、重症肝损伤、脑损伤、意识模糊、颅高压者。6岁以下儿童禁用本品。

注意 ①肝功能不全时，药物作用可延长，注意调整给药间隔时间。②孕妇、哺乳期妇女不宜应用。③以下情况慎用：呼吸抑制、老弱者。④本品口服易被胃肠道吸收，但首关效应大，故宜舌下含服或注射给药。⑤本品属于第一类精神药品，应按有关规定使用和管理。⑥已用其他吗啡类药物者应用本品，可能发生戒断症状，故一般不可与其他吗啡类药物联合应用。

用法与用量

（1）成人 用于镇痛。①肌内注射或缓慢静脉注射：一次0.3～0.6mg，一日3～4次。单剂量作用可持续6～8h。②舌下含服：一次0.4～0.8mg，每隔6～8h一次。

（2）儿童 6岁以下儿童不宜使用。

曲马多 Tramadol

适应证 本品为非吗啡类强效镇痛药。主要作用于中枢神经系统与疼痛相关的特异体。用于中度至重度疼痛。

药动学 口服吸收迅速，吸收相半衰期约30min，血药峰值为2h。口服的生物利用度为64%；栓剂的生物利用度为70%。消除相半衰期约6h。在肝内代谢，24h内约有80%代谢物及原药随尿排出。

药物相互作用 ①与作用类似的中枢神经系统药物合用时，可增强其镇痛作用。②与巴比妥合用，可延长其镇痛作用。③与地西泮合用，可增强其镇痛作用。

不良反应 常见恶心、呕吐、便秘、口干、头晕、嗜睡、出汗。少见过敏反应、低血压、心动过速、胃肠功能紊乱、头痛、视觉异常、情绪不稳、欣快、活动能力减退、认知和感觉障碍、惊厥、精神错乱、药物依赖性、幻觉、戒断综合征、瘙痒、皮疹、荨麻疹、血管神经性水肿、排尿障碍、尿潴留、呼吸困难、支气管痉挛、呼吸抑制，罕见高血压和心动过缓。

禁忌证 对曲马多及其赋形剂过敏者；妊娠期妇女；1岁以下儿童；乙醇、镇静药、镇痛药、阿片类或者精神类药物急性中毒患者；正在接受单胺氧化酶抑制药治疗或在过去14日服用过此类药物者；本品不得用于戒毒治疗。

注意 ①哺乳期妇女使用时约有0.1%剂量可经乳汁分泌，故单次应用不必中断哺乳。②肝肾功能不全者慎用。③以下情况慎用，对阿片类药物敏感者、有心脏疾病患者及老年人。④对阿片类药依赖、有头部损伤、休克、不明原因的意识模糊、呼吸中枢及呼吸功能异常、颅内压升高的患者，应用本品时应特别小心。⑤当使用超过推荐的日使用剂量的上限（400mg）时有出现惊厥的危险，合并应用能降低痉挛阈值或其本身可诱发惊厥的药物（如抗抑郁药、神经阻滞药等）时惊厥出现的危险性增加。⑥禁止作为对阿片类有依赖性患者的代替品。⑦有药物滥用或依赖性倾向的患者不宜使用。本品属于第二类精神药品，应按有关规定使用和管理。⑧本品可影响患者的驾驶和机械操作能力，尤其是与乙醇同时服用时更为严重。⑨突然撤药可能导致戒断症状，建议缓慢减药。⑩过量时呼吸抑制可用纳洛酮解救，曲马多过量不能单纯应用血液透析和血液滤过治疗。

用法与用量

（1）成人 可口服、皮下注射、肌内注射、静脉注射及肛门内给药，一次50～100mg，一日2～3次，一日不超过400mg。老年患者一日不超过300mg。重度疼痛可以一次100mg开始。肛门给药栓剂一次100mg，一日1～2次。

（2）儿童 通常各给药途径剂量（一次），12岁以上为50～100mg；1岁以上体质量不低于25kg的儿童为1～2mg/kg。必要时可重复，日剂量通常不超过400mg。治疗癌性痛时也可考虑使用较大剂量。服用缓释剂型应吞服，勿嚼碎，剂量同上，但2次间隔时间不得少于8h。服用双控释片，一次剂量150mg，一日一次。

卡马西平 Carbamazepine

适应证 卡马西平是一种常见精神性药物。用于治疗癫痫（部分性发作、复杂部分性发作、简单部分性发作和继发性全身发作；全身性发作：强直发作、阵挛发作、强直-阵挛发作）、躁狂症、三叉神经痛、神经源性尿崩症、糖尿病神经病变引起的疼痛；预防或治疗躁郁症。

药动学 口服吸收缓慢且不规则。生物利用度在58%～85%。蛋白结合率较高，约76%，而其主要代谢产物10，11-环氧化卡马西平的结合率中等，为48%～53%。口服400mg后4～5h血药浓度达峰值，血药峰值为8～10mg/L，但个体间差异很大，可在0.5～25mg/L波动。达稳态血药浓度的时间为40h（8～55h）。成人的有效治疗血药浓度为4～12mg/L。经肝脏代谢，并能诱发自身代谢。半衰期单次量为25～65h，长期服用由于自身诱导代谢降为8～29h，平均12～17h，10,11-环氧化卡巴西平的半衰期为5～8h。本品能通过胎盘，能分泌入乳汁。72%经肾脏排出，28%随粪便排出。

药物相互作用 ①与对乙酰氨基酚合用，尤其是单次超量或长期大量，肝脏中毒的危险性增加，后者的疗效则降低。②与香豆素等抗凝药合用，由于卡马西平对肝代谢酶的正诱导，抗凝药的血药浓度降低，半衰期缩短，抗凝效应减弱，应测定凝血酶原时间而调整药量。③与碳酸酐酶抑制药合用，出现骨质疏松的危险性增加。④与氯磺丙脲、氯贝丁酯、去氨加压素、赖氨加压素、垂体后叶素、加压素等合用，可加强抗利尿作用，合用的各药都需减量。⑤与含雌激素的避孕药、环孢素、洋地黄类（可能地高辛除外）、雌激素、左甲状腺素或奎尼丁合用时，由于卡马西平对肝代谢酶的正诱导，这些药的效应都会减低，用量应做调整，改用仅含孕激素（黄体酮）的口服避孕药。⑥与多西环素合用，后者的血药浓度可能降低，必要时需调整用量。⑦红霉素与醋竹桃霉素以及右丙氧酚可抑制卡马西平的代谢，引起后者血药浓度的升高，出现毒性反应。⑧氟哌啶醇、洛沙平、马普替林、噻吨类或三环类抗抑郁药可增强卡马西平对中枢神经的抑制，降低惊厥阈，从而降低抗惊厥药的疗效，需调整用量以控制癫痫发作。⑨锂可以降低卡马西平的抗利尿作用。⑩与单胺氧化酶抑制药合用时，可引起高热和（或）高血压危象、严重惊厥甚至死亡，两药应用至少要间隔14天。当卡马西平用作抗惊厥剂时，MAO抑制药可以改变癫痫发作的类型。⑪卡马西平可以降低诺米芬辛的吸收并加快其消除。⑫苯巴比妥和苯妥英加速卡马西平的代谢，可将卡马西平半衰期降至9～10h。

不良反应 常见中枢神经系统反应，表现为头晕、共济失调、嗜睡、视物模糊、复视、眼球震颤。少见变态反应、Stevens-Johnson综合征、儿童行为障碍、严重腹泻、稀释性低钠血症或水中毒、中毒性表皮坏死松解症、红斑狼疮样综合征。罕见腺体瘤或淋巴腺瘤、粒细胞减少、骨髓抑制、心律失常、房室传导阻滞、中枢神经毒性反应、自生免疫性肝炎、低钙血症等。

注意 ①酒精中毒、冠状动脉硬化等心脏病、肝脏疾病、肾脏疾病或尿潴留者、糖尿病、青光眼、使用其他药物有血液系统不良反应史者（本品诱发骨髓抑制的危险性增加）、ADH分泌异常或有其他内分泌紊乱慎用。②老年人对本品较为敏感，可引起认知功能障碍、精神错乱、激动、不安、焦虑、房室传导阻滞或心动过缓，也可引起再生障碍性贫血。③用药前、后及用药时应监测全血细胞计数（血小板、网织红细胞）及血清铁检查。在给药前检查一次，治疗开始后应经常复查达2～3年、尿常规、血尿素氮、肝功能检查、血药浓度监测、眼科检查（包括裂隙灯、检眼镜和眼压检查）。有条件者应检查人体白细胞抗原等位基因。

禁忌证 对本品或三环类抗抑郁药过敏、房室传导阻滞、血常规及血清铁严重异常、骨髓抑制等病史者或急性间歇性卟啉病者、严重肝功能不全者禁用。本品可透过胎盘屏障，妊娠期妇女使用本品可致胎儿脊柱裂等先天畸形，尤其在妊娠早期，孕妇应禁用。本品可通过乳汁分泌，乳汁中浓度约为血药浓度的60%，哺乳期妇女应禁用。

用法与用量

（1）成人 口服。①癫痫的治疗：初始剂量一次100～200mg，一日1～2次，逐渐增加剂量至最佳疗效（通常为一日400mg，一日2～3次）。某些患者需增加至一日1600mg甚至2000mg。②躁狂症的治疗和躁郁症的预防治疗：剂量一日400～600mg，分2～3次服。③三叉神经痛：初始剂量为一次100mg，一日2～3次，逐渐增加剂量至疼痛缓解（通常为一次200mg，一日3～4次）。④乙醇戒断综合征：一次200mg，一日3～4次。⑤中枢性尿崩症：平均剂量一次200mg，一日2～3次。⑥糖尿病神经病变引起的疼痛：平均剂量一次200mg，一日2～4次。

（2）儿童 口服，一日5～10mg/kg起量，每3～5日增加5～10mg/kg，一般维持量一日10～30mg/kg。1岁以下一日100～200mg，1～5岁一日200～400mg，6～10岁一日400～600mg，11～15岁一日600～1000mg，分3～4次服用。有条件可监测血药浓度，维持量调整到血药浓度为4～12mg/L。

9.2 解热镇痛药

阿司匹林 Aspirin

适应证 用于抑制下列情况下的血小板黏附和聚集：不稳定型心绞痛，急性心肌梗死，动脉血管术后，预防大脑一过性血流减少。也用于解热镇痛（常用于感冒、流感及各种原因的发热、头痛、牙痛、月经痛、神经痛、肌肉痛、术后钝痛等）、抗炎、抗风湿（急性风湿热、风湿性关节炎和类风湿关节炎），儿童用于皮肤黏膜淋巴结综合征（川崎病）的治疗。

药动学 口服后吸收迅速且完全。在胃内已开始吸收，在小肠上部可吸收大部分。吸收率与溶解度、胃肠道pH有关。食物可降低吸收速率，但不影响吸收量。肠溶片剂吸收慢。该品与碳酸氢钠同服吸收较快。吸收后分布于各组织，也能渗入关节腔、脑脊液中。阿司匹林的蛋白结合率低，但水解后的水杨酸盐蛋白结合率为65%～90%。血药浓度高时结合率相应地降低。肾功能不良及妊娠时结合率也低。半衰期为15～20h；水杨酸盐的半衰期长短取决于剂量的大小和尿pH，一次服小剂量时为2～3h；大剂量时可达20h以上，反复用药时可达5～18h。一次口服阿司匹林0.65g后，在乳汁中的水杨酸盐半衰期为3.8～12.5h。该品在胃肠道、肝及血液内大部分很快水解为水杨酸盐，然后在肝脏代谢。代谢物主要为水杨尿酸及葡糖醛酸结合物，小部分氧化为龙胆酸。一次服药后1～2h达血药峰值。血药浓度在镇痛、解热时为25～50mg/L，抗风湿、消炎时为150～300mg/L。血药浓度达稳态所需的时间随每日剂量及血药浓度的增加而增加，在大剂量用药（如抗风湿）时可长达7天。长期大剂量用药的患者，因药物主要代谢途径已经饱和，剂量微增即可导致血药浓度较大的改变。该品大部分以结合的代谢物、小部分以游离的水杨酸从肾脏排泄。服用量较大时，未经代谢的水杨酸的排泄量增多。个体间可有很大的差别。尿的pH对排泄速度有影响，在碱性尿中排泄速度加快，而且游离的水杨酸量增多；在酸性尿中则相反。

药物相互作用 不可与下列药物同时服用。

（1）口服降糖药 苯乙双胍、格列本脲及氯磺丙脲等药物不宜与阿司匹林合用，因为阿司匹林有降血糖作用，可缓解降糖药的代谢和排泄，使降血糖作用增强，二者合用会引起低血糖昏迷。

（2）催眠药 苯巴比妥和健脑片可促使药酶活性增强，加速阿司匹林代谢，降低其治疗效果。

（3）调血脂药 考来烯胺不宜与阿司匹林合用，否则会形成复合物妨碍药物吸收。

（4）利尿药 利尿药与阿司匹林合用会使药物蓄积体内，加重毒性反应；乙酰唑胺与阿司匹林联用，可使血药浓度增高，引起毒性反应。

（5）消炎镇痛药　吲哚美辛、苄达明与阿司匹林合用易导致胃出血；苄达明布洛芬和阿司匹林同用可能引起胃肠道出血。

（6）抗痛风药　丙磺舒、保泰松和磺吡酮的治疗作用，可能被阿司匹林拮抗，导致痛风发作，不宜联用。

（7）维生素　阿司匹林能减少维生素C在肠内吸收，促其排泄，降低疗效；维生素B_1能促进阿司匹林分解，加重对胃黏膜的刺激。

（8）激素　长期使用泼尼松、地塞米松、泼尼松龙会引起胃、十二指肠甚至食管和大肠消化道溃疡，阿司匹林可加重这种不良反应，因此不宜同服。

不良反应　①消化系统：恶心、呕吐、上腹部不适、疼痛、溃疡、胃肠出血、ALT及AST升高。②血液系统：凝血酶原减少、凝血时间延长、贫血、粒细胞减少、血小板减少、出血倾向。③中枢神经系统：头晕、头痛、耳鸣、听力下降、精神障碍等。④呼吸系统：呼吸困难（阿司匹林哮喘）、鼻息肉、肺水肿。⑤内分泌系统：血尿酸增加。⑥皮肤：过敏、味觉异常、脱发、皮疹。⑦其他：水杨酸中毒。

禁忌证　对本品或含水杨酸的物质过敏，胃、十二指肠溃疡，出血倾向（出血体质）者。

注意　①交叉过敏，对本药过敏也可能对其他非甾体抗炎药过敏。②严重的肝功能障碍慎用，肝功能减退时可加重肝毒性反应，加重出血倾向，肝功能不全和肝硬化患者易出现肾脏不良反应。③肾损害时慎用，肾衰竭时有加重肾毒性的危险。④本品易于通过胎盘屏障。动物实验在妊娠头3个月应用本品可致畸胎，在妊娠后3个月长期大量应用本品可使妊娠期延长，有增加过期产综合征及产前出血的危险。在妊娠的最后2周应用，可增加胎儿出血或新生儿出血的危险，在妊娠期长期用药也有可能使胎儿动脉导管收缩或早期闭锁，导致新生儿持续性肺动脉高压及心力衰竭。⑤本品可在乳汁中排泄，长期大剂量用药时婴儿有可能产生不良反应。⑥下列情况慎用，如对其他镇痛药、抗炎药或抗风湿药过敏；花粉性鼻炎、鼻息肉或慢性呼吸道感染（特别是过敏性症状）者；同时使用抗凝药物（低剂量肝素治疗除外）；支气管哮喘；慢性或复发性胃或十二指肠病变肾损害；严重的肝功能障碍；葡萄糖-6-磷酸脱氢酶缺陷者（偶见引起溶血性贫血）；痛风（可影响排尿酸药的作用，小剂量时可能引起尿酸滞留）。⑦儿童或青少年服用可能发生少见但致命的瑞氏综合征。⑧老年患者肾功能下降时容易出现不良反应。

用法与用量　口服。

（1）成人

①口服：a.心脑血管疾病一级预防，一次75～100mg，一日1次。b.心脑血管疾病二级预防，一次75～150mg，一日1次。c.急性心肌梗死、冠状动脉内药物洗脱支架置入术后1个月内，建议一次300mg，一日1次。以上肠溶片不可掰开或嚼服。d.急性冠状动脉综合征急诊PCI术前，顿服300mg，应使用非肠溶片或嚼服肠溶片。e.解热、镇痛，一次0.3～0.6g，一日3次，必要时4h一次。f.抗炎、抗风湿，一日3～6g，分4次服用。

②肌注或静注：解热镇痛。a注射用精氨酸阿司匹林，一次1g，一日1～2次，临用前加注射用水或氯化钠注射液2～4mL溶解后注射。b注射用赖氨酸阿司匹林，一次0.9～

1.8g，一日2次，肌注用注射用水或氯化钠注射液溶解，静滴用氯化钠注射液溶解。

（2）儿童 ①预防脑卒中复发：一日3～5mg/kg，如有胃肠道反应，改为1～3mg/kg。12岁以下儿童慎用。②川崎病：一日30～50mg/kg，分3～4次服，退热48～72h后，改为3～5mg/kg，最大剂量75mg，一日一次，如无证据表明有冠状动脉病变，要维持小剂量阿司匹林至起病后6～8周。如患儿有冠状动脉病变，则要持续应用小剂量阿司匹林。③根据美国《儿童风湿病学》（2010年版）抗炎治疗：一日为80～100mg/kg（＜25kg）或一日2500mg/m^2（＞25kg），或一日用量不超过4.9g，每日分2～4次。开始剂量用至体温下降、关节症状消失及血沉、C反应蛋白、白细胞下降至正常，大约2周减量至原量的3/4，再用2周左右逐渐减量至完全停药。单纯关节炎者用4～6周，有轻度心脏炎者用12周。抗血小板治疗用量为一日5mg/kg。

对乙酰氨基酚 Paracetamol

适应证 本品系乙酰苯胺类解热镇痛药。用于中重度发热。缓解轻度至中度疼痛，如头痛、肌痛、关节痛等的对症治疗。为轻中度骨关节炎的首选药物。

药动学 本品口服后吸收迅速而完全，吸收后在体内分布均匀。口服后0.5～2h血药浓度达峰值，作用维持3～4h。血浆蛋白结合率为25%～50%。90%～95%在肝脏代谢，主要代谢产物为葡糖醛酸及硫酸结合物。主要以与葡糖醛酸结合的形式从肾脏排泄，24h内约有3%以原型随尿排出。其血浆半衰期为1～3h，肾功能不全时半衰期不受影响，但肝功能不全患者及新生儿、老年人半衰期有所延长，而小儿则有所缩短。能通过乳汁分泌。

药物相互作用 ①在长期饮酒或应用其他肝药酶诱导剂，尤其是应用巴比妥类或抗惊厥药的患者，长期或大量服用本品时，更有发生肝脏毒性的危险。②本品与氯霉素合用，可延长后者的半衰期，增强其毒性。③与抗凝药合用，可增强抗凝血作用，故要调整抗凝药的用量。④长期大量与阿司匹林或其他非甾体抗炎药合用时，有明显增加肾毒性的危险。⑤本品与抗病毒药齐多夫定合用时，可增加其毒性，应避免同时应用。⑥异烟肼可使本药的肝毒性增加。⑦考来烯胺能使本药的吸收减少，使本药疗效减弱。⑧磺吡酮与本药合用时，本药的代谢增加，对肝脏的毒性也增加。

不良反应 常规剂量下的不良反应很少，少见恶心、呕吐、出汗、腹痛、皮肤苍白等；罕见过敏性皮炎（皮疹、皮肤瘙痒等）、粒细胞缺乏、血小板减少、高铁血红蛋白血症、贫血、肝肾功能损害和胃肠道出血等。

禁忌证 严重肝肾功能不全患者及对本品过敏者禁用。

注意 ①对阿司匹林过敏者，一般对本品不发生过敏反应，但有报告在因阿司匹林过敏发生哮喘的患者中，少数（＜5%）可于服用本品后发生轻度支气管痉挛性反应。②肝病者尽量避免长期使用。③肾功能不全者长期大量使用本品有增加肾脏毒性的危险，故建议减量使用。④孕妇及哺乳期妇女慎用。⑤ 3岁以下儿童因其肝、肾功能发育不全慎用。⑥长期大剂量用药应定期进行肝肾功能和血象检查。⑦不宜大剂量或长期用药以防引起造血系统和肝肾功能损害。

用法与用量

（1）成人

①口服：a.退热镇痛，一次0.3～0.6g，一日3～4次；一日量不超过2g，退热疗程一般不超过3日，镇痛疗程不宜超过10日。b.骨关节炎，口服缓释片，一次0.65～1.3g，8h一次，一日最大量不超过4g，疗程按医嘱。c.偏头痛发作期治疗，一次0.5～1g，一日3～4次，一日最大剂量不超过4g。

②肌内注射：一次0.15～0.2g，不宜长期应用，退热疗程不超过3日，镇痛疗程不超过10日。

③直肠给药：将栓剂塞入肛门，一次0.3g，若持续高热或疼痛，可间隔4～6h重复1次，24h内不超过1.2g。

（2）儿童　解热镇痛，口服一次10～15mg/kg（总量<600mg），每4～6h一次，每日≤4次，连续用药不超过3天；新生儿一次10mg/kg，每6～8h一次，如果有黄疸应减量至5mg/kg。

根据英国国家处方集（儿童版）（BNFC 2010—2011版）推荐。

①解热镇痛：a.口服，1～3个月一次30～60mg，每8h一次；3～12个月一次60～120mg，每4～6h一次（24h最多4次给药）；1～6岁一次120～250mg，每4～6h一次（24h最多4次给药）；6～12岁一次250～500mg，每4～6h一次（24h最多4次给药）；12～18岁一次500mg，每4～6h一次。b.直肠给药，1～3个月一次30～60mg，每8h一次；3～12个月一次60～125mg，每4～6h一次（24h最多给药4次）；1～5岁一次125～250mg，每4～6h一次（24h最多4次给药）；5～12岁一次250～500mg，每4～6h一次（24h最多4次给药）；12～18岁一次500mg，每4～6h一次。

②严重疼痛和发热：a.口服，1～3个月，先给予20～30mg/kg单次剂量，然后15～20mg/kg，每6～8h一次，一日最大剂量60mg/kg；3～12个月，先给予20～30mg/kg单次剂量，然后15～20mg/kg，每6～8h一次，一日最大剂量90mg/kg；1～6岁，先给予20～30mg/kg单次剂量，然后15～20mg/kg，每6～8h一次，一日最大剂量90mg/kg；6～12岁，先给予20～30mg/kg（最大剂量1g）单次剂量，然后15～20mg/kg，每6～8h一次，一日最大剂量90mg/kg（最大4g）；12～18岁，1g/次，每4～6h一次，24h最多4次。b.直肠给药，1～3个月，先给予30mg/kg单次剂量，然后15～20mg/kg，每6～8h一次，一日最大剂量60mg/kg；3～12个月，先给予30～40mg/kg单次剂量，然后15～20mg/kg，每6～8h一次，一日最大剂量90mg/kg；1～6岁，先给予30～40mg/kg单次剂量，然后15～20mg/kg，每6～8h一次，一日最大剂量90mg/kg；6～12岁，先给予30～40mg/kg（最大1g）单次剂量，然后15～20mg/kg，每6～8h一次，一日最大剂量90mg/kg（最大4g）；12～18岁，一次1g，每4～6h一次，24h最多4次。

9.3 消炎镇痛药

吲哚美辛 Indometacin

适应证　本药为非甾体抗炎药，具有抗炎、解热及镇痛作用。用于缓解轻、中、重度风湿病的炎症疼痛及急性骨髓肌肉损伤、急性痛风性关节炎、痛经等的疼痛。亦用于高热的对症解热。

药动学 本品口服吸收完全而迅速，口服生物利用度约98%，服药后3h血药浓度达峰值。血浆蛋白结合率为90%，半衰期为2～3h，主要经肝脏代谢为去甲基化物和去氯苯甲酰化物。60%从肾脏排泄，其中10%～20%以药物原型排出；33%从胆汁排泄，其中1.5%为原型药；少部分从粪便排出，在乳汁中也有排出。早产新生儿口服本品吸收差且不完全。含铝和镁的抗酸剂可减慢其吸收。直肠给药更易吸收，1～4h达血药浓度峰值，本品不能被透析清除。

药物相互作用 ①本品与对乙酰氨基酚长期合用，可增加肾脏毒副作用。与其他非甾体抗炎药合用时，消化道溃疡的发病率增高。②与阿司匹林或其他水杨酸盐同时应用，不能增加疗效，而肠胃道副作用明显增多，并可增加出血倾向。③饮酒或与皮质激素、促肾上腺皮质激素同用，可增加胃肠道溃疡或出血倾向。④与肝素、口服抗凝药、溶栓药合用时，有增加出血倾向的潜在危险。⑤与氨苯蝶啶合用时可致胃功能减退。⑥与秋水仙碱、磺吡酮合用时可增加胃肠溃疡和出血危险。

不良反应 常见胃肠道消化不良、腹泻、严重者上消化道出血和溃疡；神经系统，如头痛、头晕、焦虑和失眠等。少见血压升高、困倦、意识模糊、失眠、惊厥、精神行为障碍、抑郁、晕厥；影响全血系统，如白细胞计数或血小板减少，甚至再生障碍性贫血；血尿、水肿、肾功能不全；各型皮疹过敏反应、哮喘、休克。偶有肠道狭窄。直肠用药有可能导致直肠激惹和出血。

禁忌证 对阿司匹林及其他非甾体抗炎药过敏者、上消化道出血或活动性消化性溃疡及溃疡性结肠炎的患者和孕妇和哺乳期妇女、有血管性水肿和支气管哮喘者。

注意 ①消化性溃疡、溃疡性结肠炎及其他上消化道疾病病史者应慎用。②癫痫、帕金森病和精神病患者，使用后可使病情加重。③本品能导致水钠潴留，心功能不全及高血压患者应慎用。④本品经肝脏代谢，经肾脏排泄，对肝、肾均有一定毒性，肝、肾功能不全时应慎用。⑤本品可使出血时间延长，加重出血倾向，故血友病及其他出血性疾病患者应慎用。⑥本品对造血系统有抑制作用，再生障碍性贫血、粒细胞减少等患者慎用。⑦长期用药注意定期检查血压、肝肾功能和血象并定期做眼科检查。⑧有直肠炎和出血者，应避免直肠给药。⑨老年人易发生毒性反应，应慎用。

用法与用量

（1）成人

①口服：a.抗风湿，初量一次25～50mg，一日2～3次口服，一日最大量不应超过150mg。关节炎患者如有持续性夜间疼痛或晨起时关节发僵，可在睡前给予吲哚美辛栓剂50～100mg塞进肛门内。b.抗痛风，初量一次25～50mg，继之25mg，一日3次，至疼痛缓解可停药。c.退热，一次12.5～25mg，一日不超过3次。

②直肠给药：一次50～100mg，一日50～100mg。不论口服和（或）直肠给药，一日剂量不宜超过200mg。

③外用：a.乳膏一次1.5～2g（制剂），涂于患处，轻轻按摩，一日2～3次。b.搽剂以适量涂于患处，轻轻揉搓，一日3～4次。c.滴眼液在眼科手术前3h、1h和0.5h各滴1

次，一次1滴。术后，一次1滴，一日1～4次。其他非感染性炎症时：一次1滴，一日4～6次。

（2）儿童　口服、直肠给药，每次0.5～1.0mg/kg，每日2～3次。抗风湿一日1～3mg/kg，分3～4次口服。早产儿动脉导管未闭，口服或灌肠每次0.2mg/kg，如无效，8h以后可重复，总量＜0.6mg/kg（＜3次）。

根据美国《儿童风湿病学》（2010年版）推荐：儿童口服剂量，一日1.5～3mg/kg，分3次口服，全天最大剂量200mg，并以最小剂量控制病情。直肠给药，一次25～100mg，一日1次，最大剂量不超过全天口服剂量200mg。

萘普生 Naproxen

适应证　本品有抗炎、解热、镇痛作用，为前列腺素合成酶抑制剂。用于类风湿关节炎、骨关节炎、强直性脊柱炎、急性痛风性关节炎、肌腱炎、腱鞘炎等的肿胀、疼痛、活动受限均有缓解症状作用。亦可用于缓解肌肉骨骼扭伤、挫伤、损伤及痛经等所致疼痛。

药动学　口服吸收迅速且完全，碳酸氢钠能加速其吸收，而氢氧化铝则延缓其吸收。可广泛分布于人体组织，尤以关节腔、骨、肌肉组织中含量最高。能透过血-脑脊液屏障、胎盘屏障，亦可进入乳汁。在体内部分被代谢，以原型及代谢物形式自尿中缓慢排泄，消除半衰期为13～14h。本品直肠给药也能吸收但达峰时间较缓慢。健康成年人单次口服本品500mg，达峰时间5.08h，峰浓度40.8mg/L，半衰期15.3h。本品的排出速度与在血浆中的消失速度一致。与血浆蛋白结合率为99%以上。约95%随尿排出，其中10%为原药，其余为代谢物。经肠道排出不到5%。食物可减少本品的吸收速率，但不影响吸收程度。

药物相互作用　①饮酒或与其他非甾体抗炎药同用时，胃肠道的不良反应增多，并有溃疡发生的危险。②与肝素及双香豆素等抗凝药同用，出血时间延长，可出现出血倾向，并有导致胃肠道溃疡的可能。③本品可降低呋塞米的排钠和降压作用。④本品与水杨酸类制剂同服，并不增强疗效，反而增强胃肠道不良反应。⑤本品可抑制锂随尿排泄，使锂的血药浓度升高。⑥与丙磺舒同用时，本品的血药浓度升高，半衰期延长，虽可增加疗效，但毒性反应也相应加大，故无实用价值也不宜推荐于临床。⑦与口服降糖药合用时，可增加其疗效，有致低血糖危险。⑧与中枢抑制药合用时，可增加镇痛效果。

不良反应　①常见胃烧灼感、消化不良、胃痛或不适、恶心及呕吐，严重者有胃肠出血甚至穿孔。②久服者有血压升高、头晕、嗜睡、头痛等。③少见视物模糊或视觉障碍、听力减退、腹泻、口腔刺激或痛感、心慌及多汗、下肢水肿、肾脏损害（过敏性肾炎、肾病、肾乳头坏死及肾衰竭等）、荨麻疹、过敏性皮疹、精神抑郁、肌肉无力、粒细胞减少及肝功能损害等。

禁忌证　对本品或同类药品过敏者、活动性消化性溃疡患者、严重肝肾功能不全者。

注意　①对阿司匹林或其他非甾体抗炎药过敏者对本品可有交叉过敏反应。②本品有增加胃肠道出血的风险并导致水钠潴留。③轻度肾功能不全者可使用最小有效剂量，并密切监测肾功能和水钠潴留情况。④孕妇及哺乳期妇女尽量避免使用。⑤有凝血机制或血小板功能障碍、哮喘、心功能不全或高血压者慎用。长期用药应定期进行肝肾功能、血象、血压及眼科检查。

用法与用量

（1）成人

①口服：a.抗风湿，一次0.25mg，每日早、晚各一次，如无医师意见，疗程不过10日。b.止痛，首次0.5g。必要时重复，以后一次0.25g，每6～8h一次。缓释片（胶囊），一次0.5g，一日一次。

②肌内注射：一次0.1～0.2g，一日一次。

③直肠给药：一次0.25g，睡前塞入肛门。

（2）儿童　①英国国家处方集（儿童版）（BNFC 2010—2011版）推荐：a.抗炎和镇痛，口服，1个月～18岁一次5mg/kg，一日2次，一日最大剂量1g。b.幼年特发性关节炎，口服，2～18岁一次5～7.5mg/kg，一日2次，一日最大剂量1g。②国内《临床用药须知》：抗风湿，一日10～20mg/kg，分2次口服，单日剂量≤2g。

舒林酸 Sulindac

适应证　本品为吲哚乙酸类非甾体抗炎药。①各种慢性关节炎，尤其对老年人、肾血流量有潜在不足者。②各种原因引起的疼痛，如痛经、牙痛、外伤和手术后疼痛等。③轻中度癌性疼痛。

药动学　口服后至少88%被吸收，服后血药浓度达峰时间为1～2h，食物可延缓其达峰时间。活性物的半衰期为14h。约95%与血浆蛋白结合。最终以母药或无活性代谢物或与葡糖醛酸结合物形式通过粪便及尿液排出，活性成分大部分转回母药。大约50%通过粪便排出，其余从尿中排出。

药物相互作用　①与华法林同用可致凝血酶原恢复正常时间延长。②与降糖药甲苯磺丁脲同用可使空腹血糖下降明显。③与阿司匹林同用可降低本药活性成分的AUC 20%～25%，且可能出现周围神经病变。④与锂盐合用，后者血药浓度升高。⑤与喹诺酮类药合用可抑制γ-氨基丁酸对中枢的严重作用，使中枢兴奋性增高。

不良反应　①胃肠症状是最常见的不良反应，上腹痛约10%，消化不良、恶心、腹泻、便秘约9%，纳差约3%。出现胃溃疡者约为0.4%，引起胃肠道隐血至出血者较阿司匹林低。②中枢神经症状如头晕、头痛、嗜睡、失眠很少见。③更少见的不良反应有骨髓抑制、急性肾衰竭、心力衰竭、无菌性脑膜炎、肝损害和Stcven-Johson综合征。

禁忌证　对本品、阿司匹林或其他非甾体抗炎药过敏者。有活动性消化性溃疡或曾有溃疡出血或穿孔史者。孕妇及哺乳期妇女及2岁以下幼儿。

注意　①本品可能与阿司匹林有交叉过敏反应，故对阿司匹林或其他非甾体抗炎药过敏者也可对本品过敏。②本品对血小板凝集的抑制作用低于阿司匹林。③有消化道溃疡史而目前无活动性者，宜在严密观察下应用。④肝功能不良者的血药浓度比正常者升高，必要时应降低剂量，慎用。⑤肾结石患者应慎用本品。在接受本品治疗时应充分补水。⑥超量中毒时应给予紧急处理包括洗胃、催吐、服用药用炭，同时予以对症支持疗法。

用法与用量

（1）成人　口服。①抗风湿，一次0.2g，每日早、晚各服一次。②镇痛，首次服0.2g，8h后重复。

（2）儿童　2岁以上儿童一日按体质量4.5mg/kg，分2次服，一日剂量不得超过6mg/kg。

双氯芬酸 Diclofenac

适应证　用于各种急慢性关节炎和软组织风湿所致的疼痛，以及创伤后、术后的急性疼痛、牙痛、头痛等。对成年人和儿童的发热有解热作用。双氯芬酸钾起效迅速，可用于痛经及拔牙后止痛用。

药动学　口服吸收快，完全。与食物同服降低吸收率。血药浓度空腹服药平均1～2h达峰值，与食物同服时6h达峰值，缓释口服药在约4h后血药浓度达峰值，直肠给药时0.5～2h达峰值。与食物同服时血浆浓度降低。药物半衰期约2h。血浆蛋白结合率为99%。在乳汁中药物浓度极低而可忽略，在关节滑液中，服药4h，其水平高于当时血清水平并可维持12h。大约50%在肝脏代谢，40%～65%从肾排出，35%由胆汁、粪便排出。用药后12h的排出量约为给药剂量的90%。长期应用无蓄积作用。

药物相互作用　基本同布洛芬，此外应注意以下几个方面。①本品可降低胰岛素和其他降糖药作用，使血糖升高。②与保钾利尿药同用时可引起高钾血症。

注意　①本品可增加胃肠道出血的风险并导致水钠潴留，血压上升。②轻度肾功能不全者可使用最小有效剂量并密切监测肾功能和水钠潴留情况。③本品有使肝酶升高倾向，故使用期间宜监测肝功能。④孕妇及哺乳期妇女尽量避免使用。⑤胃肠道溃疡史者避免使用。有心功能不全病史、肝肾功能损害和老年患者及服用利尿药或任何原因改细胞外液丢失的患者慎用。⑥有眩晕史或其他中枢神经疾病史的患者服用本品期间应禁止驾车或操纵机器。⑦长期用药应定期进行肝肾功能、血象、血压监测。

禁忌证　对本品或同类药品有过敏史、活动性消化性溃疡、中重度心血管病变者禁用；12月以下的婴儿；有肛门炎症者，禁用直肠给药。

不良反应　常见上腹部疼痛及恶心、呕吐、腹泻、腹部痉挛、消化不良、腹部胀气、厌食。少见头痛、头晕、眩晕、皮疹、血清AST及ALT升高、血压升高。罕见过敏反应及水肿、胃肠道溃疡、出血、穿孔和出血性腹泻。

用法与用量

（1）成人　①肠溶片：关节炎，一次25～50mg，一日3次；急性疼痛，首次50mg，以后25～50mg，6～8h一次。②缓释胶囊：关节炎，一次75～100mg，一日1～2次，一日最大剂量为150mg。③栓剂：直肠给药，一次50mg，一日50～100mg。④乳胶剂：外用，一日3次。

（2）儿童　美国《儿童风湿病学》（2010年版）推荐用于6个月以上儿童。①肠溶片：一日1～3mg/kg，一日最大量为150mg，分3次服。②乳胶剂：外用，一日3次。

依托度酸 Etodolac

适应证 ①镇痛、解热：本品可迅速而有效地缓解以下急性疼痛，如痛风性关节炎、肩痛、下背痛、运动性软组织损伤、腱鞘炎、滑囊炎、痛经、拔牙后及手术后疼痛等。也可用于发热疾病的退热。本品仅能缓解症状，对疼痛和发热的病因治疗还需采用其他措施。②抗炎、抗风湿：本品广泛用于治疗骨性关节炎、类风湿关节炎、强直性脊柱炎、其他脊柱关节病和反应性关节炎等以及关节周围的软组织风湿症（如网球肘、肩周炎、腰痛症、颈肩腕综合征和纤维肌痛等），可减轻缓解病变部位的疼痛、肿胀、发僵及活动受限，并可使血沉和C反应蛋白水平下降。

药动学 口服后吸收良好，大约1.2h达到峰值水平（平均峰浓度为15.9mg/L），缓释片则延长至大约7h。本品在30min内产生镇痛作用，多剂量不产生显著蓄积作用。平均清除半衰期约为7.3h，缓释片半衰期约为8.3h。每天多次用药不改变清除半衰期。本品吸收过程存在肝肠循环，药-时曲线出现双峰。本品在肝脏几乎完全代谢，大约73%经尿排泄，少数由胆汁排出。本品用于特殊人群，如老年患者、轻度肾损伤或肝病稳定期患者，无需调整剂量。

药物相互作用 ①不建议本品与阿司匹林或其他非甾体抗炎药同时用，以免增加不良事件的发生。②本品和抗酸药同时服用不会影响本品的吸收程度，达峰时间也不出现可测出的影响，但可使血药峰浓度降低15%～20%。③有数例报道，用本品治疗的患者同时接受华法林治疗可使华法林蛋白结合率下降，使患者的凝血酶原时间延长（不论是否伴发出血），故应慎用并应加强观察。④保泰松可使依托度酸的游离部分增加约80%，因此不主张这两种药物同时使用。⑤本品可能引起环孢素、地高辛、锂剂和甲氨蝶呤血药浓度升高，建议不并用。

不良反应 常见消化道不良反应、头痛、头晕、皮肤过敏反应等。

禁忌证 对本品或同类药品有过敏史、活动性消化溃疡患者禁用。

注意 ①长期服用本品，可能出现胃肠出血、溃疡或穿孔，尤其在年老或体弱者，故应在医师指导下用药并注意随访观察。②有心肌梗死及脑卒中者慎用或者避免连续服药时间过长。③与其他非甾体抗炎药一样，对肾肝功能损害、心功能不全、老年多病者，应谨慎用本品并密切观察。如有不良反应，应立即停用。④本品可能使肝酶升高，引起贫血，出现液体潴留和肢体水肿。因此，对长期用本品治疗的患者应定期检查血常规、尿常规和肝肾功能。高血压或心衰患者应慎用。⑤过量用药时没有特效的解毒药，可用对症和支持疗法处理，包括对摄入大剂量（常用剂量的5～10倍）或摄入后4h内有症状者给予洗胃，同时使用催吐剂和（或）药用炭（成人剂量60～100g，儿童1～2g/kg）以及渗透性导泻治疗。因本品的蛋白结合率很高，其他如利尿、碱化尿液或血液透析疗法等对排出本品可能无效。

用法与用量

（1）成人 口服。①解热、镇痛，普通片，一次0.2～0.4g，一日2次；缓释片，一次0.4～0.8g，一日1次，必要时12h后重复1次。②治疗关节炎，缓释片，一次400～800mg，一日1次，但应根据每例患者病情和临床疗效增减剂量。

（2）儿童　美国《儿童风湿病学》（2010年版）推荐，儿童口服剂量一日10～20mg/kg，最大剂量一日1g，一日1次。

尼美舒利 Nimesulide

适应证　可用于慢性关节炎症（如类风湿关节炎和骨关节炎等）；手术和急性创伤后的疼痛；耳鼻咽部炎症引起的疼痛；痛经；上呼吸道感染引起的发热等症状治疗。

药动学　本品口服吸收迅速而完全。健康成年人一次口服本品100mg后1.2～3.8h血药浓度达峰值，平均峰浓度2.86～4.58mg/L。与口服给药对比，直肠给药100～200mg后，血药峰浓度为2.14～2.32mg/L，达峰时间稍推迟，为3～4.58h。本品与食物同服不会降低吸收速度及程度。本品在血浆中绝大部分与血浆蛋白结合，其结合率大于95%，游离型药物仅占0.75%～4%。本品主要分布在细胞外液，表观分布容积为0.19～0.39L/kg。在肝脏代谢，其代谢产物大部分随尿液排出，其余约20%从粪便排出，半衰期为2～3h。有效的治疗浓度持续6～8h。年龄对本品的体内过程无明显影响。80岁以下老年人的用量与成年人相似。7岁以下儿童应适当调节剂量。

药物相互作用　①本品可降低口服利尿药呋塞米的生物利用度及血药浓度，减少其排钠作用。②本品可置换水杨酸、非诺贝特、呋塞米及甲苯磺丁脲与血浆蛋白的结合。③在少数患者可见本品增强口服抗凝药的抗凝作用。④氟康唑及氟伐他汀与本品同服时，可使本品代谢减慢而使血药浓度升高。⑤本品可抑制细胞色素CYP2D6的活性，因而可使通过该酶代谢的β受体阻滞药、抗抑郁药及抗精神病药的血药浓度升高。所以，本品与上述各种药物合用时应注意观察或调整剂量。⑥本品可干扰茶碱的肝代谢。

不良反应　主要有胃灼热、恶心、胃痛，但症状都轻微、短暂，很少需要中断治疗。极少情况下，患者服药后出现过敏性皮疹。即使使用尼美舒利未产生上述不良反应，也应注意到本品与其他非甾体抗炎药一样，可能产生头晕、欲睡、胃溃疡、肠胃出血及Stevens-Johnson综合征。

禁忌证　对本品、阿司匹林或其他非甾体抗炎药过敏者禁用。正处于肠胃出血的患者或消化道溃疡活动期的患者禁用。严重肾功能不全者禁用。

注意　①尼美舒利对以下患者要慎重使用：具有出血症病史的患者，具有胃肠道疾病的患者，接受抗凝药治疗或是服用抗血小板凝集药物的患者。②对药物胃耐受性差的患者服用本品应被置于严密的观察之下，因本品主要通过肾脏系统排出体外，如果肾功能不全，就必须根据肾小球的渗透值来减少服药的剂量。如果用了其他非甾体抗炎药之后出现视力下降的症状，为了证实视力是否受到影响，最好停止治疗，进行眼科检查。③在尚未通过试验证实尼美舒利对胎儿是否有毒性的情况下，不建议在妊娠期间使用本药。同样，在尚不清楚尼美舒利是否可能通过母乳排出体外的情况下，不建议在哺乳期间使用本药。

用法与用量

（1）成人　①口服抗风湿，一次100mg，一日2次，餐后服用。②口服止痛，一次100mg，一日2次。③直肠给药，一次200mg，一日2次。

（2）儿童　口服抗风湿，一日5mg/kg，分2～3次服。12岁以下儿童禁用。

萘丁美酮 Nabumetone

适应证 用于骨关节炎、类风湿关节炎、强直性脊柱炎的关节肿痛和脊柱痛的对症治疗。亦用于软组织风湿病、运动性软组织损伤及手术后、外伤后等止痛。

药动学 本品口服吸收迅速和完全。健康成年人一次口服本品100mg后1.2～3.8h血药浓度达峰值，平均峰浓度2.86～4.58mg/L。与口服给药对比，直肠给药100～200mg后，血药峰浓度为2.14～2.32mg/L，达峰时间稍推迟，为3～4.58h。本品与食物同服不会降低吸收速度及程度。本品在血浆中绝大部分与血浆蛋白结合，其结合率大于95%，游离型药物仅占0.75%～4%。本品主要分布在细胞外液，表观分布容积为0.19～0.39L/kg。在肝脏代谢，其代谢产物大部分随尿液排出，其余约20%从粪便排出，半衰期为2～3h。有效的治疗浓度持续6～8h。年龄对本品的体内过程无明显影响。80岁以下老年人的用量与成年人相似。7岁以下儿童应适当调节剂量。

药物相互作用 ①和氢氧化铝凝胶、阿司匹林或对乙酰氨基酚合用不影响本品的吸收率。但通常不主张同时用两种或多种非甾体抗炎药物。②在健康志愿者中本品与抗凝药华法林之间无相互作用，但是尚无在患者中合并应用这两种药物的资料。由于本品的主要活性代谢产物与血浆蛋白有较高的结合率，故二药合用应监测华法林的血药浓度。③本品与乙酰脲类抗惊厥药及磺脲类降糖药并用时应适当减少后二类药物的剂量。

不良反应

（1）较常见 ①胃肠道，如恶心、呕吐、消化不良、腹痛、腹泻、便秘、胃肠胀气、大便隐血试验阳性、胃炎、口干和口腔炎、上消化道出血；②神经系统，如头痛、头晕、疲劳、耳鸣、多汗、失眠、多梦、嗜睡和紧张；③皮肤，如皮疹和瘙痒及皮肤水肿。

（2）少见 黄疸、食欲增加或减退、吞咽困难、肠胃炎、肝功能异常、大便隐血试验阳性、肝衰竭、衰弱、兴奋、焦虑、多疑、抑郁、震颤和眩晕、大疱性皮疹、荨麻疹、光敏感、风疹、中毒性表皮坏死松解症、多形性红斑、Stevens-Johnson综合征、血管炎、体质量增加、呼吸困难、过敏性肺炎、蛋白尿、氮质血症、高尿酸血症、肾病综合征、阴道出血、血管神经性水肿。

（3）罕见 胆红素尿、十二指肠炎、嗳气、胆结石、舌炎、胰腺炎和直肠出血、噩梦、味觉异常、脱发、心绞痛、心律失常、高血压、心肌梗死、心悸、晕厥、血栓性静脉炎、哮喘和咳嗽、排尿困难、血尿、阳痿、肾结石、发热、寒战、贫血、白细胞计数减少、粒细胞减少症、血糖升高、低钾血症和体质量减轻。

禁忌证 活动性消化性溃疡或出血、严重肝功能异常、对本品及其他非甾体抗炎药物过敏者禁用，孕妇和哺乳期妇女禁用。

注意 ①对阿司匹林过敏者对本品可能有相似反应。②具有消化性溃疡病史的患者使用后，应对其症状进行定期检查。③肾功能损害的患者，应考虑减少剂量或禁用。④有心力衰竭、水肿或高血压的患者应慎用本品。⑤在餐中服用本品可使吸收率增加，应在餐后或晚间服用。服用本品的剂量一日超过2g时腹泻发生率增加。⑥老年人用本品应该维持最低有效剂量。

用法与用量

（1）成人　口服，一次1g，一日1次。一日最大量2g，分2次服。体质量不足50kg的成人第一日可以从0.5g起始，逐渐上调至有效剂量。

（2）儿童　美国《儿童风湿病学》（2010年版）推荐，儿童口服剂量为：一日30mg/kg，最大剂量一日2g，建议每日顿服。

塞来昔布 Celecoxib

适应证　缓解骨关节炎、类风湿关节炎、强直性脊柱炎的肿痛症状，也用于缓解手术前后、软组织创伤等的急性疼痛。

药动学　空腹服用3h后血浆浓度达峰值。食物尤其是高脂食物，可以延迟其吸收，即血浆达峰时间为4h，曲线下面积AUC则增加10%～20%。多次服用则在第5天或之前达到稳态。与镁或铝同服可减少本品的吸收。本品的半衰期为11h。主要通过肝药酶CYP2C9代谢，其主要代谢物不具活性，由尿和粪便排出。只有少于3%的原药由尿、粪排出。在治疗剂量时，本品97%和血浆蛋白结合，主要是白蛋白，在组织中广泛分布。本品可以通过血脑屏障。

药物相互作用　①因本品主要经CYP2C9代谢，故抑制剂氟康唑、扎鲁司特、氟伐他汀等能抑制其代谢而使其血药浓度增高。氟康唑可使本品血药浓度升高约1倍。②抗酸药降低本品的吸收。③本品不干扰类风湿关节炎患者服用甲氨蝶呤的生物利用度及肾清除率。④本品与苯妥英钠、甲苯磺丁脲、格列本脲不出现相互作用。⑤本品与华法林或其他抗凝药联合应用的开始几天或当本品剂量改变时，应密切监测抗凝血作用。⑥本品可使锂制剂血药浓度升高，故二者合用或已经合用撤出本品时，应进行密切监测。⑦本品可抑制CYP2C9的活性，因而可使通过该酶代谢的β受体阻滞药、抗抑郁药及抗精神病药的血药浓度升高，因此本品与上述各药合用时应予以注意。

不良反应　①常见胃肠胀气、腹痛、腹泻、消化不良、咽炎、鼻窦炎；由于水钠潴留可出现下肢水肿、头痛、头晕、嗜睡、失眠。②少见口炎、便秘、心悸、疲乏、四肢麻木、肌肉痉挛、血压升高。③偶见ALT、AST升高。④罕见味觉异常、脱发、癫痫恶化。

禁忌证　对磺胺过敏者、对阿司匹林或其他非甾体抗炎药物过敏或诱发哮喘者及对本品过敏者、有心肌梗死史或脑卒中史者、严重心功能不全者及重度肝功能损害、孕妇及哺乳期妇女均禁用本品。

注意　①本品属非甾体抗炎药中选择性COX-2抑制药类。它导致胃肠黏膜损伤而引起消化性溃疡和出血的风险较其他传统非甾体抗炎药为少。适用于有消化性溃疡、肠道溃疡、胃肠道出血病史者。②本品有引起心血管栓塞事件的风险，且与剂量及疗程（1年以上连续服用）相关。有心血管风险者慎用。③本品的心血管栓塞事件的风险与其他传统非甾体抗炎药相似。④本品长期服用可引起血压升高、水钠潴留、水肿等。故长期服用宜监测血压、血象、肝肾功能。⑤本品化学结构中一个芳基为苯磺酰胺，故与磺胺类药有交叉过敏反应，因此在使用本品前要询问患者是否对磺胺类药过敏。⑥有支气管哮喘病史、过敏性鼻炎、荨麻疹病史者慎用。⑦有中度肝肾损害者，本品剂量应减低而慎用。⑧服用本品时不能停服因防治心血管病所需服用的小剂量阿司匹林，但两者同服会增加胃肠道不良反应。

用法与用量

（1）成人　口服。①骨关节炎：一日200mg，一次性服用，如有必要，可增加剂量。最大剂量为一次200mg，一日2次。②镇痛：一日400mg，一次服，疗程不超过7天。

（2）儿童　美国《儿童风湿病学》（2010年版）推荐用于2岁以上儿童，体质量10～25kg者一日100mg，体质量25～50kg者一日200mg，一日最大剂量不超过200mg，每日分2次口服。

来氟米特 Leflunomide

适应证　用于类风湿关节炎、系统性红斑狼疮、抗器官移植排异、韦格纳肉芽肿病等。

药动学　本品口服后在肠壁和肝脏内迅速转化为其主要活性代谢物A771726及许多微量代谢物。A771726主要分布在肝、肾和皮肤组织，脑组织中含量低。血浆蛋白结合率达99.3%，达峰时间为（0.558±0.506）日。半衰期为（8.79±0.77）日，本品一日20mg、连服30日，A771726血药浓度接近稳态。在临床上，一日100mg、连服3日的负荷量，可以快速达到稳态浓度。使A771726半衰期较长的主要原因是药物的肝肠循环；而药用炭和考来烯胺可促进药物代谢，使A771726的半衰期从大于1周减少到大约1日。本品口服的生物利用度达80%。高脂饮食对活性成分的血浆浓度不产生大的影响。A771726在体内进一步代谢，43%经肾从尿排泄，48%经胆汁从粪便排出。在尿中的代谢物是葡糖苷酸和A771726的苯胺羧酸衍生物，在粪便的主要代谢物是A771726。以上2个代谢途径中，最初96h主要是经肾排泄，以后以粪便排泄为主。

药物相互作用　①国外报道，本品与甲氨蝶呤联合应用治疗RA，疗效明显高于单用甲氨蝶呤，但不良反应率也略高于单独用药组。氨基转移酶升高为主要不良反应。②国内对单用泼尼松而病情仍活动的系统性红斑狼疮患者并用本品，部分患者病情获得改善并可减少泼尼松用量。少数患者出现恶心、呕吐和腹泻，经使用多潘立酮处理可缓解，另见可逆性脱发及白细胞降低。③国外将本品分别与环孢素和他克莫司（FK506）联合应用于肾或肝移植患者，可促进病情控制及减少并用药物用量，大部分患者耐受良好。主要不良反应为贫血（非骨髓抑制）和氨基转移酶增高。

不良反应　①胃肠道：口腔溃疡、消化不良、恶心、呕吐、腹泻，腹泻严重者宜停药。②肝AST及ALT升高达正常值3倍者宜停药，低于3倍则减量。③血白细胞计数下降至3.0×10^9/L时宜停药，（3.0～3.5）$\times10^9$/L则减量。④其他：脱发、乏力、血压升高、头晕、皮疹、瘙痒、呼吸道感染。

禁忌证　对本品过敏者、妊娠及哺乳期妇女、拟在近期内生育者、肝肾功能重度不全者。

注意　①本品可抑制骨髓，可出现周围血白细胞计数减少，停药后可恢复。②本品可导致ALT及AST升高，停药后可恢复。③本品可引起胃肠反应，与药物剂量相关。④本品有致畸作用。⑤应用本品期间不宜使用免疫活疫苗。⑥拟生育者必须停药3个月以上。⑦免疫缺陷、未控制感染、活动性胃肠道疾病、肾功能不全、骨髓发育不良者不宜用本品。有高血压患者在用药过程中应监测血压。⑧用药期间检测肝功能、血象，1～3个月一次。

用法与用量

（1）成人　口服。①治疗类风湿关节炎、银屑病关节炎和狼疮性肾病，开始3天给予负荷剂量一日50mg，此后给予维持剂量一日20mg。②器官移植患者前5～7日接受本品负荷剂量为一日200mg，维持剂量一日40～60mg，并可根据血药浓度监测调整剂量，当A771726的血药浓度在60～70g/L时，大部分患者耐受良好。

（2）儿童　①口服，最初3天给予负荷剂量，一般一日10～30mg（或一日1mg/kg），以后改为一日0.3mg/kg维持。②美国《儿童风湿病学》（2010年版）推荐口服，体质量＜20kg的儿童隔日10mg，体质量20～40kg的儿童每日10mg，体质量＞40kg的儿童每日20mg。

布洛芬 Ibuprofen

适应证　本品为苯丙酸类非甾体抗炎镇痛药。用于缓解各种慢性关节炎的关节肿痛症状；治疗各种软组织风湿性疼痛，如肩痛、腱鞘炎、滑囊炎、肌痛及运动后损伤性疼痛等；急性疼痛，如手术后、创伤后、劳损后、原发性痛经、牙痛、头痛等；有解热作用。

药动学　口服易吸收，与食物同服时吸收减慢，但吸收量不减少。与含铝和镁的抗酸药同服不影响吸收。血浆蛋白结合率为99%。服药后1.2～2.1h血药浓度达峰值，用量200mg时血药浓度为22～27mg/L，用量400mg时血药浓度为23～45mg/L，用量600mg时血药浓度为43～57mg/L。一次给药后半衰期一般为1.8～2h。服药5h后关节液浓度与血药浓度相等，以后的12h内关节液浓度高于血浆浓度。本品在肝内代谢，60%～90%经肾由尿排出，100%于24h内排出，其中约1%为原型物，另一部分随粪便排出。

药物相互作用　①与其他非甾体抗炎药同用时增加胃肠道不良反应，并有致溃疡的危险。②长期与对乙酰氨基酚同用时可增加对肾脏的毒副作用。③与肝素、双香豆素等抗凝药及血小板聚集抑制药同用时，有增加出血的危险。④与维拉帕米、硝苯地平同时用，布洛芬的血药浓度增高。⑤可增高地高辛的血药浓度，同用时需注意调整地高辛的剂量。⑥可增强抗糖尿病药（包括口服降糖药）的作用。⑦与抗高血压药同用时可影响后者的降压效果，使各种抗高血压药的降压作用减低。⑧丙磺舒可降低布洛芬的排泄，增高布洛芬血药浓度，从而增加毒性。⑨可降低甲氨蝶呤的排泄，增高甲氨蝶呤血药浓度，甚至可达中毒水平。⑩与阿司匹林或其他水杨酸类药物同用时，药效不增强，而胃肠道不良反应及出血倾向发生率增高。⑪与呋塞米同用时，后者的排钠和降压作用减弱。⑫本品可抑制苯妥英的降解。⑬饮酒或与其他抗炎药同用时，增加对胃肠道不良反应，并有致溃疡的危险。

不良反应　消化道症状包括消化不良、胃烧灼感、胃痛、恶心、呕吐。少见的为胃溃疡和消化道出血，以及头痛、嗜睡、晕眩、耳鸣、皮疹、支气管哮喘发作、肝酶升高、血压升高、白细胞计数减少、水肿等。罕见的为肾功能不全。

禁忌证 ①活动性消化性溃疡患者。②对阿司匹林或其他非甾体抗炎药过敏者。③服用此类药物诱发哮喘、鼻炎或荨麻疹患者。④严重肝病患者及中重度肾功能不全者。

注意 ①对阿司匹林或其他非甾体抗炎药过敏者对本品可有交叉过敏反应。②本品可能增加胃肠道出血的风险并导致水钠潴留。③轻度肾功能不全者可使用最小有效剂量并密切监测肾功能和水钠潴留情况。④孕妇及哺乳期妇女尽量避免使用。⑤避免本品与小剂量阿司匹林同用以防后者减效。⑥有消化道溃疡病史、支气管哮喘、心功能不全、高血压、血友病或其他出血性疾病、有骨髓功能减退病史的患者慎用。⑦长期用药时应定期检查血象及肝、肾功能。

用法与用量

（1）成人

①片剂（胶囊）：a.抗风湿，一次0.4～0.6g，一日3～4次，类风湿关节炎比骨关节炎用量大些；b.轻或中度疼痛及痛经的止痛：一次0.2～0.4g，4～6h一次。一日最大剂量为2.4g。

②缓释剂型：一次0.3g～0.6g，一日2次。

③栓剂，一次100mg，如需要应间隔4h以上。

④软膏：一日3次，外用。

（2）儿童 解热镇痛。①口服，一次按体质量5～10mg/kg，每6h一次，每日≤4次。②栓剂，3岁以上儿童一次100mg。

英国国家处方集（儿童版）（BNFC 2010—2011版）推荐：①抗风湿治疗，＞6个月患儿一日30mg/kg，一日3～4次，一日最大剂量不超过2.4g。②缓解疼痛及退热治疗，3个月～12岁一次5～10mg/kg，必要时4～6h一次，口服，全天最大剂量不超过40mg/kg，12～18岁最大剂量不超过成人剂量。

非诺洛芬 Fenoprofen

适应证 同布洛芬。适用于各种关节炎，包括类风湿关节炎、骨性关节炎、强直性脊柱炎、痛风性关节炎及其他软组织疼痛。亦用于其他疼痛如痛经、牙痛、损伤及创伤性痛等。

药动学 口服吸收快，与食物、奶类同服时吸收减慢，与含铝和镁的抗酸药同服不影响吸收。一次给药600mg后1～2h血药浓度达峰值，峰浓度为50mg/L。蛋白结合率99%，半衰期为3h，90%于24h内从尿中排出（主要以葡糖醛酸结合物形式排出），约2%自粪便排出。

药物相互作用 基本同布洛芬。此外，本品与制酸药长期共用时，血药浓度可明显下降。与阿司匹林同用时可降低本品的生物利用度。与苯巴比妥同用时本品的消除半衰期缩短，可能与肝酶活性增加使本品代谢加速有关，此时本品的剂量需加以调整。

不良反应 ①胃肠道症状最为常见，包括恶心、呕吐、烧心、便秘、消化不良等。严重者可有胃溃疡、出血和穿孔。②其他有头痛、头晕、困倦、下肢水肿。偶有使白细胞、血小板减少，有时肝酶可以一过性升高。③过敏性皮疹、皮肤瘙痒亦有发生。

禁忌证 基本同布洛芬。

注意

（1）交叉过敏　对阿司匹林或其他非甾体抗炎药过敏者，本品可能有交叉过敏反应。对阿司匹林过敏的哮喘患者，本品也可引起支气管痉挛。

（2）本品在乳汁中仅有微量排出，孕妇及哺乳期妇女用药问题尚缺乏资料。

（3）老年人用药问题尚缺乏资料。

（4）慎用情况基本同布洛芬。

（5）对诊断的干扰　①因本品对血小板聚集有抑制作用，出血时间可延长；②本品可使血钾浓度增高；③本品可致血清碱性磷酸酶、乳酸脱氢酶及氨基转移酶升高；④本品可影响T_3的测定结果（假性升高）。

用法与用量

（1）成人　口服。①抗风湿一次0.3～0.6g，依病情轻重每日服3～4次。②镇痛（轻至中度疼痛或痛经）一次0.2g，每4～6h一次。成人一日最大限量为3.2g。

（2）儿童　美国《儿童风湿病学》（2010年版）推荐：一日35mg/kg，分4次口服，全天最大剂量3200mg，建议饭后整粒口服，以减少胃肠道不良反应。

别嘌醇 Allopurinol

适应证　本品是抑制尿酸合成的药物。用于有痛风史的高尿酸血症、预防痛风关节炎的复发。

药动学　口服易吸收，自胃肠道可吸收80%～90%。口服后2～6h血药浓度达峰值，24h血尿酸浓度就开始下降，而在2～4周最为明显。约70%在肝内代谢为具有活性的氧嘌呤醇。别嘌醇半衰期为14～28h，肾功能损害者大大延长。由肾脏排泄，约10%以原型、70%以代谢产物随尿排出。

药物相互作用　①饮酒、氯噻酮、依他尼酸、呋塞米、美托拉宗、吡嗪酰胺或噻嗪类利尿药均可增加血清中尿酸含量。控制痛风和高尿酸血症时，应用本品要注意用量的调整。对高血压或肾功能差的患者，本品与噻嗪类利尿药同用时，有发生肾衰竭及出现过敏的报道。②本品与氨苄西林同用时，皮疹的发生率增多，尤其在高尿酸血症患者。③本品与抗凝药如双香豆素、茚满二酮衍生物等同用时，抗凝药的效应可加强，应注意调整剂量。④本品与硫唑嘌呤或巯嘌呤同用时，后者的用量一般要减少1/4～1/3。⑤本品与环磷酰胺同用时，对骨髓的抑制可更明显。⑥本品与尿酸化药同用时，可增加肾结石形成的可能。⑦不宜与铁剂同服。

不良反应　发生率为5%～20%，其中有些患者需停药，停药后一般能恢复正常，其不良反应表现如下。

（1）皮肤　皮疹（常为斑丘疹）、皮肤瘙痒或荨麻疹等较常见。重症则可能发生其他过敏反应，如剥脱性皮炎、紫癜性病变、多形性红斑、Stevens-Johnson综合征和中毒性表皮坏死松解症。

（2）胃肠道反应　恶心、呕吐、腹泻、胃痛及阵发性腹痛、胃纳减退、口腔溃疡等。

（3）神经系统　周围神经炎，如手足麻木、刺痛或疼痛等，发生率$<1\%$。头痛、眩晕、嗜睡、视觉和味觉障碍等。

（4）血液系统　白细胞计数减少、血小板减少或贫血，虽然少见，但不论出现一条或几条或骨髓抑制，都应停药。

（5）其他　脱发、发热、淋巴结肿大、男性乳腺发育、高血压、肝毒性、间质性肾炎及过敏性血管炎等。

禁忌证　妊娠期及哺乳期妇女。对本品过敏者。

注意　①同时应用秋水仙碱或非甾体抗炎药（非阿司匹林或水杨酸类药）预防痛风性关节炎急性发作，直到高尿酸血症被纠正1个月后。②确保摄入充足的水分（一日2～3L），并维持尿液显性或微碱性，以减少尿酸石及肾内尿酸沉积的危险。③对于肿瘤化疗相关的高尿酸血症，别嘌醇的治疗应该在肿瘤化疗前开始。④肝肾功能不全者、老年人应慎用，并减少一日用量。⑤用药前及用药期间要定期检查血尿酸性及24h尿酸水平，以此作用调整药物剂量的依据。⑥用药期间应定期检查血象及肝肾功能。⑦无症状的高尿酸血症不宜用本品。

用法与用量

（1）成人　口服，初始剂量一日100mg顿服，之后根据血尿酸水平调整剂量，国内常用最大剂量为一日300mg，分2次或分3次口服，宜餐后服用，国外一日最大剂量600mg，分3次服用，维持剂量通常一日100～200mg。

（2）儿童　①继发性高尿酸血症口服，6岁以下每次50mg，6～10岁每次100mg，1日1～3次。②儿童各年龄组剂量见下表，由小剂量开始，逐渐递增。

规格	计算方式/[mg/(kg·d)]	用法		各年龄组剂量/（mg/次）						
		途径	次/日	新生儿～1岁	1～2岁	3～4岁	5～6岁	7～8岁	9～10岁	11岁及以上
片剂，100mg	8	口服	2～3	很少用	30～50	40～60	50～75	60～90	75～100	100

秋水仙碱 Colchicine

适应证　用于急性期痛风性关节炎、短期预防痛风性关节炎急性发作、家族性地中海热。

药动学　口服迅速吸收，蛋白结合率为10%～34%，服药后0.5～2h血药浓度达峰值。口服2mg的血药峰值为2.2μg/L。静脉注射本品后其浓度可在血清、尿液及外周血的中性白细胞内测出。在分离出的中性粒细胞内的药物浓度高于血浆浓度并可维持10天之久。本品在肝内代谢，从胆汁及肾脏排出，原型及代谢物主要从粪便排出，10%～20%经肾排泄。肝病患者从肾脏排泄增加。停药后药物排泄持续约10天。急性痛风于口服后12～24h起效，90%的患者在服药24～48h疼痛消失。

药物相互作用　①本品可导致可逆性的维生素B_{12}吸收不良。②本品可使中枢神经系统抑制药增效，拟交感神经药的反应性加强。③本品可降低口服抗凝药、抗高血压药的作用，合用时需调整剂量。

不良反应　①常见恶心、呕吐、腹痛、腹泻，药物过量也可以引起严重腹泻、胃肠道出血、皮疹和肝肾损害。②少见周围神经炎、肌病、脱发、精子生成受抑制、休克、血尿、抽搐及意识障碍，死亡率高，多见于静脉用药及老年人。③长期应用有导致骨髓抑制的可能。

禁忌证 ①孕妇及哺乳期妇女。②对本品过敏者。③骨髓增生低下及肝肾功能中重度不全者。

注意 ①于本品治疗痛风时的疗效和风险认识尚不一致，故选用本品时应慎重。②老年人、胃肠道疾病、心功能不全及肝肾功能有潜在损害时的疗效和风险认识尚不一致，故选用本品时应慎重。③用本品治疗急性痛风，每1个疗程间应停药3日，以免发生蓄积中毒，尽量避免静脉注射或口服长期给药，即使痛风发作期也不要静脉注射与口服并用。④痛风关节炎症状控制后可继续减量，短程与降血尿酸联用以防痛风复发。⑤用药期间应定期检测血象及肝肾功能。

用法与用量

（1）成人 口服。①急性期的剂量一次1mg，一日3次，症状缓解后酌情减量；②每1～2h服0.5～1mg，直到关节症状缓解，或出现呕吐或腹泻。治疗量24h内最大剂量6mg，并在48h内不需服本品。以后每日量为0.5～1.5mg，分次服用，共7～14日。

（2）儿童 美国《儿童风湿病学》（2010年版）建议可用于控制家族性地中海热，常用量为一日0.5～2mg，根据病情恢复情况可逐渐减停用药。

酮洛芬 Ketoprofen

适应证 用于类风湿关节炎、风湿性关节炎、骨关节炎、强直性脊柱炎及痛风等。

药动学 口服吸收完全。与食物、奶类同服减慢吸收，但仍较完全。与含铝和镁的抗酸药同服不影响吸收。一次给药后1～2h血药浓度达峰值，一天内达稳定状态。血浆蛋白结合率99%，半衰期1.6～4h。60%于24h内自尿中排出，主要以葡糖醛酸结合物形式排出，以原型物排出可达10%。老年人、肝肾功能不全者其清除率下降22%～50%。

药物相互作用 ①与阿司匹林或其他水杨酸类药物同用时，不能增加疗效，而胃肠道不良反应及出血倾向发生率增高。②与抗凝药同用，可增加出血危险。③本品可增强抗糖尿病药物作用；降低抗高血压药物的降压作用；与皮质激素类同用，可明显减缓炎症症状。④不宜与甲氨蝶呤同用，以防中毒。⑤与丙磺舒和维拉帕米、硝苯地平同用时，要注意降低剂量；与地高辛同用时，注意调整地高辛剂量。

不良反应 本品耐受性良好、不良反应低，一般为肠胃不适或皮疹、头痛、耳鸣。少数人有心悸、头痛、嗜睡。

禁忌证 胃及十二指肠溃疡者、对本品及其他非甾体抗炎药过敏者禁用。

注意 ①对阿司匹林或其他非甾体抗炎药过敏者，对本品有交叉过敏反应。②孕妇及哺乳期妇女慎用。③对患有哮喘、心功能不全、高血压、血友病及其他出血性疾病、消化道溃疡、肾功能不全者慎用。

用法与用量

（1）成人

①口服：a.抗风湿，一次50mg，一日3～4次，一日最大量200mg。b.治疗痛经，一

次50mg，每6～8h一次，必要时可增至每次75mg。控释/缓释制剂一次75mg，一日2次，或一次200mg，一日1次，一日剂量不超过200mg。

②外用：a.凝胶，一次涂1g制剂于痛处，一日3～4次。b.搽剂，均匀涂搽于患处，一次1～3mL，一日2～3次。c.贴剂，除去防粘纸，粘于患处，一日一次，一日不超过8贴。

（2）儿童　美国《儿童风湿病学》（2010年版）推荐：一日35mg/kg，分4次口服。全天最大剂量3200mg。建议饭后整粒吞服，以减少胃肠道不良反应。

9.4 镇静、催眠、抗惊厥及抗精神失常药

氯丙嗪 Chlorpromazine

适应证　本品为中枢多巴胺受体的阻断剂。①精神分裂症及其他精神疾病的兴奋躁动、紧张不安、幻觉妄想等症状。②镇吐，但对运动病的呕吐无效，也可用于顽固性呃逆。

药动学　口服吸收好，1～3h达血药浓度峰值；注射比口服的生物利用高3～4倍，蛋白结合率为90%以上；易透过血脑屏障，颅内药物浓度高4～5倍；本品有首关效应，在肝脏代谢，主要以代谢物形式经肾和粪便排出，半衰期为12～36h。

药物相互作用　①与乙醇或中枢神经抑制药并用时，中枢神经抑制作用加强。②与抗高血压药合用易致直立性低血压。③与舒托必利合用，有发生室性心律失常的危险，严重者可致尖端扭转型心律失常。④与阿托品类药合用，不良反应加强。⑤与碳酸锂合用，可引起血锂浓度增高。⑥抗酸药可降低本品的吸收，苯巴比妥可加快其排泄，因而减弱其抗精神病作用。⑦与单胺氧化酶抑制药及三环类抗抑郁药并用时，两者的抗胆碱作用可相互增强并延长，但不良反应加重。

不良反应　常见皮疹、接触性皮炎、剥脱性皮炎、口干、视物模糊、尿潴留、便秘、白细胞及粒细胞减少甚至缺乏、乏力、头晕、过度镇静、锥体外系反应如急性肌张力障碍、类帕金森综合征、静坐不能、迟发性运动障碍等，偶见阻塞性黄疸、肝大、肠梗阻、肝功能受损、溢乳、乳房肿大、月经紊乱或闭经、性功能改变等。首次用药可见直立性低血压、心动过速或过缓、心电图改变。长期使用可引起皮肤、角膜及晶状体色素沉着、恶性综合征等。肌内注射可引起局部硬结。

禁忌证　基底神经节病变、帕金森及帕金森综合征、骨髓抑制、青光眼、昏迷及对吩噻嗪类药过敏者。

注意　①妊娠期妇女避免服用，哺乳期妇女在服药期间应中断哺乳。②肝肾功能不全、严重心血管疾病、帕金森病、癫痫、抑郁症、重症肌无力、前列腺增生病、闭角型青光眼、严重呼吸系统疾病、既往有黄疸史或血液系统疾病史者慎用。③老年人易出现直立性低血压、体温过高或过低，用量应小，加量应缓慢。④较大剂量使用时可能会发生光敏性皮炎，应注意避免日光直射。⑤长期用药应监测肝功能。⑥ 6岁以下儿童慎用，6岁以上儿童酌情减量。

用法与用量

（1）成人　①用于精神病：a.口服，初始剂量一日25～50mg，分2～3次服用，逐

渐增至一日400～600mg，分次服用；b.肌内注射，一次25～50mg，可根据需要和耐受情况6～8h重复给药一次；c.静脉滴注，小剂量开始，25～50mg稀释于500mL葡萄糖氯化钠注射液中缓慢静脉滴注，一日1次，每隔一日缓慢增加25～50mg，治疗剂量一日100～200mg。年老或体弱者均应注意从小剂量开始，根据耐受情况缓慢加量，注射用药时尤应注意耐受情况，缓慢给药。②用于呕吐：一次12.5～25mg，一日2～3次，如不能控制，可注射一次25mg。

（2）儿童　英国国家处方集（儿童版）（BNFC 2010—2011版）推荐如下。

① 12岁以上儿童青少年精神分裂症：a.口服，初始剂量一日25～50mg，分2～3次服用，之后根据病情需要和耐受情况逐渐增加剂量，一般最大剂量不超过一日600mg，分次服用。b.肌内注射，低剂量起始，一次25～50mg，可根据病情需要和耐受情况6～8h重复给药一次。c.静脉滴注：低剂量开始，25～50mg稀释于葡萄糖氯化钠注射液中缓慢静脉滴注，一日一次，每隔1～2日缓慢增加25～50mg，治疗剂量一般不超过200mg。

② 12岁以下儿童精神分裂症：a.口服，1～6岁儿童500μg/kg，每4～6h一次，最大剂量为一日50mg。6～12岁儿童一次10mg，一日3次，最大剂量通常一日100mg。b.肌内注射，1～6岁儿童500μg/kg，每6～8h一次，最大剂量为一日40mg。6～12岁儿童500μg/kg，每6～8h一次，最大剂量为一日75mg。

甲丙氨酯 Meprobamate

适应证　主要用于神经官能症的紧张、焦虑状态，轻度失眠及破伤风所致肌肉紧张状态。

药动学　口服吸收良好，在体内分布较均匀，肝、肺、肾中较多，大脑、小脑、中脑均有。口服后2～3h血药浓度达峰值，半衰期约10h。在肝脏代谢，由肾脏排泄，8%～19%为原型。本品能穿透胎盘，能分泌入乳汁，浓度可达血浆中的2～4倍。

药物相互作用　与全麻药、中枢性抑制药、单胺氧化酶抑制药、三环类抗抑郁药等合用时，均可增加中枢抑制作用。

不良反应　常见嗜睡，可见无力、头痛、晕眩、低血压与心悸，偶见皮疹、骨髓抑制。

禁忌证　对甲丙氨酯或相关化合物过敏者。急性间歇性卟啉病患者。禁用于6岁以下儿童。

注意　①交叉过敏反应对其他氨基甲酸酯衍生物有过敏反应的患者，对本品也过敏。②能分泌入乳汁，浓度可达血浆浓度的2～4倍。哺乳期妇女使用可能发生对乳儿的危害。③不推荐用于6岁以下儿童患者。④老人、肝病患者或肾损害者宜使用最小有效剂量。⑤长期或大剂量使用的患者避免突然停药。⑥可损害执行危险任务时的认知能力和动作协调性，驾驶车辆、高空作业、操纵机器人员应慎用。⑦可引起依赖性，有药物滥用和成瘾史者慎用。⑧对诊断的干扰，本品可影响尿液中类固醇测定结果，可提高17-酮类固醇、17-羟皮质类固醇等测定值。酚妥拉明试验可出现假阳性。

用法与用量

（1）成人　口服。①抗焦虑：一次200mg，一日2～3次。②治疗失眠：400mg睡前服用。③治疗癫痫：一次200～400mg，一日2～3次。

（2）儿童　① 6岁以下小儿不用。② 6～12岁一次0.1～0.2g，睡前服，或一次0.1g，一日2～3次。

苯巴比妥 Phenobarbital

适应证　本药为长效巴比妥类药。用于治疗焦虑、失眠、癫痫及运动障碍。

药动学　注射后0.5～1h起效，2～18h血药浓度达峰值，分布于体内组织和体液中，脑组织内浓度高，其次为骨骼肌内，进入脑组织的速度较慢，能通过胎盘，血液中本品的40%与血浆蛋白结合，表观分布容积为0.5～0.9L/kg。半衰期成人为48～144h，小儿为40～70h，肝、肾功能不全时半衰期延长。有效血药浓度为10～40mg/L，超过约40mg/L即可出现严重毒性反应。65%在肝脏代谢，转化为羟基苯巴比妥，大部分与葡糖醛酸或硫酸盐结合，而后经肾随尿排出；27%～50%以原型从尿中排出，部分在肾小管重吸收，使其作用时间延长。

药物相互作用　①本品与乙醇、全麻药、中枢性抑制药或单胺氧化酶抑制药等合用时，中枢抑制作用增强。②与口服抗凝药合用时，可降低后者的效应。③本品与口服避孕药或雌激素合用，可降低避孕药的可靠性。④与皮质激素、洋地黄类、土霉素或三环类抗抑郁药合用时，可降低这些药的效应。⑤与苯妥英钠合用，苯妥英钠的代谢加快，效应降低。⑥与卡马西平和琥珀酰胺类药合用时，亦可使这两类药物的清除半衰期缩短而血药浓度降低。⑦与奎尼丁合用时，可增加奎尼丁的代谢而减弱其作用。

不良反应　可有过敏性皮疹、环形红斑，眼睑、口唇、面部水肿；严重者发生剥脱性皮炎和Stevens-Johnson综合征，老年、儿童和糖尿病患者可发生意识模糊、抑郁或逆向反应（兴奋），也可见粒细胞减少、低血压、血栓性静脉炎、血小板减少、黄疸、骨髓疼痛、肌肉无力、笨拙或步态不稳、眩晕或头晕、恶心、呕吐、语言不清；突然停药后发生惊厥或癫痫发作、晕厥、幻觉、多梦、梦魇、震颤、不安、入睡困难等，则提示可能为撤药综合征。

禁忌证　严重肺功能不全、肝硬化、卟啉病、贫血、未控制的糖尿病、过敏等。

注意　①新生儿服用本品可发生低凝血酶原血症及出血，维生素K有治疗或预防作用。②神经衰弱、甲状腺功能亢进症、糖尿病、严重贫血、发热、临产及产后、轻微脑功能障碍、低血压、高血压、肾上腺功能减退症、高空作业、精细和危险作业者、老年患者慎用。③作为催眠治疗，应以几种作用机制不同的药物交替服用，长期服用者不可突然停药。④过敏体质者服用后可出现荨麻疹、血管神经性水肿、皮疹及哮喘等，甚至可发生剥脱性皮炎。

用法与用量

（1）成人

①口服：a.用于催眠，30～100mg，晚上一次顿服。b.镇静，一次15～30mg，一日2～3次。c.抗惊厥，一日90～180mg，可在晚上一次顿服，或30～60mg，一日3次。d.抗高胆红素血症，一次30～60mg，一日3次。极量一次250mg，一日500mg。老年人或虚弱患者应减量，常用量即可产生兴奋、精神错乱或抑郁。

②肌内注射：催眠，一次100mg；麻醉前用药，一次100～200mg；术后应用，一次100～200mg，必要时重复，24h内总量可达400mg。极量一次250mg，一日500mg。

③抗癫痫：a.口服，一般一次0.03g，一日3次；或0.09g睡前顿服。极量一次0.25g，一日0.5g。b.肌内或缓慢静脉注射，肌内注射0.1g，可每6h一次，24h内不超过0.5g。重症患者，按3～5mg/kg或125mg/m^{2}缓慢静脉注射。

（2）儿童　①口服：用于镇静、催眠，一次2～3mg/kg，一日2～3次。②肌内注射：抗惊厥，一次6～10mg/kg，必要时4h后可重复，一次极量不超过200mg。

水合氯醛 Chloralhydrate

适应证　①用于失眠的短期治疗。②用于镇静和（或）术前给药、消除紧张不安，特别适用于儿童与老年患者。③用于破伤风与士的宁中毒等引起的惊厥。

药物相互作用　①中枢神经抑制药、中枢抑制性抗高血压药（如可乐定、硫酸镁、单胺氧化酶抑制药、三环类抗抑郁药）与本品合用时可使水合氯醛的中枢性抑制作用更明显。②与抗凝药同用时，抗凝效应减弱，应定期测定凝血酶原时间，以决定抗凝药用量。③服用水合氯醛后静注呋塞米注射液，可导致出汗、烘热、血压升高。

不良反应　①消化系统：口服可引起恶心、呕吐，长期服用可引起胃炎。②神经系统：呼吸抑制及延续效应较巴比妥酸盐类为轻，但可出现嗜睡、头痛、运动失调等。偶见异常兴奋、精神错乱。③其他反应：心律失常、酮尿症、蛋白尿、黄疸、皮疹和白细胞减少。大剂量对心肌、肝脏有损害。超剂量可引起类似巴比妥酸盐类的急性中毒，出现昏迷、呼吸抑制、血压下降、发绀等症状。

禁忌证　①对水合氯醛过敏者。②严重或明显的肝、肾功能损害患者。

注意

（1）本品能分泌入乳汁，可能对乳儿有害。

（2）对诊断的干扰　①尿儿茶酚胺荧光测定，试验前48h内，不得服用水合氯醛。②酚妥拉明试验，试验前至少24h，最好48～72h应停用本品，否则会引起假阳性。③当应用Reddy、Jenkins及Trorn法测定尿17-羟皮质类固醇时，服用本品可导致数据不可靠。④用班氏液测定尿葡萄糖时，可产生假阳性。

（3）下列情况应慎用　①严重心脏病；②有药物滥用或依赖史；③胃炎、食管炎和溃疡病（仅指口服时）；④严重肝功能损害；⑤间歇性血卟啉病（本品可使急性发作）；⑥直肠炎或结肠炎时不可直肠给药；⑦严重的肾功能损害。⑧精神抑郁患者或有自杀倾向者。

用法与用量

（1）成人　口服。①催眠：一次0.5～1g，睡前15～30min服用。②镇静：一次0.25g，一日3次，饭后服用。③基础麻醉：一次0.5～1g，术前30min服用。成人一次最大限量为2g。

（2）儿童　口服或灌肠。①镇静、催眠：一次30～40mg/kg。②抗惊厥：一次40～60mg/kg。

地西泮 Diazepam

适应证 本品为长效苯二氮䓬类抗焦虑药。用于抗焦虑、镇静催眠、抗癫痫和抗惊厥，并缓解炎症所引起的反射性肌肉痉挛等；也可用于治疗惊恐症、肌紧张性头痛，家族性、老年性和特发性震颤，或麻醉前给药。

药动学 本药口服吸收快，肌内注射吸收慢而不规则，亦不完全，急需发挥疗效时应口服给药或静脉注射，直肠灌注吸收也较快。口服起效时间14～45min，肌内注射为20min内，静脉注射为1～3min。口服0.5～2h，肌内注射0.5～1.5h，静脉注射0.25h，血药浓度达峰值，4～10天达稳态血药浓度。本药脂溶性高，易透过血-脑脊液屏障和胎盘。与蛋白结合率达98%。本药在肝脏代谢，活性代谢产物主要有去甲地西泮、奥沙西泮、替马西泮等，最终形成灭活的葡糖醛酸结合物。主要经肾脏由尿排泄，也可从乳汁排出。长期使用地西泮，原型物与活性代谢物均产生蓄积作用，停药后消除较慢，终止治疗后血中仍含有若干活性代谢物，药物排泄缓慢使药效持续数日至数周。母体药物半衰期为20～70h，其主要代谢产物去甲地西泮的半衰期可达30～100h，肝肾功能不全者半衰期可延长。

药物相互作用 ①与中枢抑制药合用可增加呼吸抑制作用。②与易成瘾和其他可能成瘾药合用时，成瘾的危险性增加。③与酒精及全麻药、可乐定、镇痛药、吩噻嗪类、单胺氧化酶A型抑制药和三环类抗抑郁药合用时，可彼此增效，应调整用量。④与抗高血压药和利尿药合用，可使降压作用增强。⑤与西咪替丁、普萘洛尔合用，本药清除减慢，血浆半衰期延长。⑥与扑米酮合用由于减慢后者代谢，需调整扑米酮的用量。⑦与左旋多巴合用时，可降低后者的疗效。⑧与利福平合用，增加本品的消除，血药浓度降低。⑨异烟肼抑制本品的消除，致血药浓度增高。⑩与地高辛合用，可增加地高辛血药浓度而致中毒。

不良反应 常见嗜睡、乏力等；大剂量可有共济失调、震颤。罕见皮疹、白细胞减少；个别患者发生兴奋、多语、睡眠障碍甚至幻觉；本品有依赖性；长期应用后停药，可能发生撤药症状，表现为激动或抑郁，精神症状恶化，甚至惊厥本品静脉注射速度宜慢，否则可引起心脏停搏和呼吸抑制；本品静脉注射用于口腔内镜检查时，若有咳嗽、呼吸抑制、喉头痉挛等反射活动，应同时应用局部麻醉药。

禁忌证 对本品过敏者、妊娠期妇女、重症肌无力、睡眠呼吸暂停综合征、急性闭角型青光眼。

注意 ①对某一苯二氮䓬类药过敏者，对其他同类药也过敏。

②中枢神经系统处于抑制状态的急性酒精中毒、昏迷或休克时注射地西泮可延长半衰期，有药物滥用或依赖史，肝、肾功能损害可延长半衰期；严重的精神抑郁可使病情加重，甚至产生自杀倾向，应采取预防措施；本品可使伴呼吸困难的重症肌无力患者的病情加重，急性或隐性闭角型青光眼发作，因本品可能有抗胆碱效应；严重慢性阻塞性肺部病变，可加重通气衰竭。

③本类药可通过胎盘屏障。在妊娠初期3个月内，地西泮有增加胎儿致畸的危险，其他苯二氮䓬类也有此可能，除用作抗癫痫外，在此期间尽量勿用。妊娠期妇女长期使

用可引起依赖，使新生儿呈现撤药症状，并可使新生儿中枢神经活动有所抑制，在分娩前或分娩时使用本类药，可导致新生儿肌张力软弱。地西泮及其代谢产物可分泌入乳汁，氯硝西泮、氟西泮、奥沙西泮及其代谢产物也有此可能，由于新生儿代谢较成人慢，哺乳期妇女服用可使婴儿体内本品及其代谢产物积聚。

④老年、体弱、幼儿、肝病和低蛋白血症患者对本类药的中枢性抑制较敏感，静脉注射给药时容易引起呼吸抑制、低血压、肌无力、心动过缓或心搏停止。高龄、衰老、危重、肺功能不全及心血管功能不稳定等患者，静脉注射过快或与中枢抑制药合用时，发生率更高，情况也更严重。

⑤在分娩前15h内应用本品30mg以上，尤其是肌内或静脉注射，可使新生儿窒息、肌张力减退、低温、厌食、对冷刺激反应弱并抑制代谢。

⑥静脉注射易发生静脉血栓或静脉炎。

⑦静脉注射过快给药可导致呼吸暂停、低血压、心动过缓或心搏停止。

⑧治疗癫痫时，可能增加癫痫大发作的频度和严重度，需要增加其他抗癫痫药的用量，突然停用也可使癫痫发作的频度和严重度增加。

⑨原则上不应做连续静脉滴注，但在癫痫持续状态时例外。

⑩本品有可能沉淀在静脉输液器管壁上，或吸附在塑料输液袋的容器和导管上。

⑪分次注射时，总量应从初量算起。

⑫长期使用本品，停药前应逐渐减量，不要骤停。

⑬超量指征有持续的精神紊乱、嗜睡深沉、震颤、持续的说话不清、站立不稳、心动过缓、呼吸短促或困难、严重的肌无力。遇有氟马西尼超量或中毒，可使用本品拮抗，并宜及早进行对症处理，包括催吐或洗胃等，并进行呼吸和循环方面的支持疗法。

用法与用量

（1）成人

①口服：a.抗焦虑，一次2.5～10mg，一日2～4次。b.镇静、催眠、急性酒精戒断，第一日1次10mg，一日3～4次，以后按需要减少到一次5mg，一日3～4次。老年或体弱患者应减量。

②肌内或静脉注射：a.基础麻醉或静脉全麻，10～30mg。b.镇静、催眠或急性乙醇戒断，开始10mg，以后按需每隔3～4h加5～10mg，24h总量以40～50mg为限。c.癫痫持续状态和严重复发性癫痫，开始静注10mg，每间隔10～15min可按需增加甚至达最大量。破伤风时可能需要较大剂量。老年和体弱患者，肌内注射或静注时用量减半。静脉注射宜缓慢，每分钟2～5mg。

（2）儿童

①静脉注射：用于癫痫持续状态或频繁发作、热性惊厥或中毒所致严重惊厥发作。a.新生儿～12岁儿童，一次0.3～0.4mg/kg，单剂最大剂量不超过10mg，必要时10min后重复一次。b.12～18岁，一次10～20mg。

②直肠给药：a.新生儿一次1.25～2.5mg/kg，必要时10min后重复一次。b. 2～12岁一次5～10mg，必要时10min后重复一次。c. 12～18岁一次10～20mg，必要时10min后重复一次。

英国国家处方集（儿童版）（BNFC 2010—2011版）推荐，临床操作前给药和镇静：①口服，操作前45～60min给药，1个月至12岁儿童，剂量为0.2～0.3mg/kg（最大剂量10mg）。12～18岁，剂量为0.2～0.3mg/kg（最大剂量20mg）。②静脉给药，大静脉2～4min以上缓慢推注（仅适用于专科医生），最好使用乳剂。1个月～12岁，剂量为0.1～0.2mg/kg（最大剂量5mg），操作前即刻给予。12～18岁，剂量为0.1～0.2mg/kg（最大剂量20mg），操作前即刻给予。③直肠给药，操作前30min给药，1～3岁5mg，3～12岁5～10mg，12～18岁10mg。

奥沙西泮 Oxazepam

适应证 用于短期缓解焦虑、紧张、激动，也可用于催眠、焦虑伴有精神抑郁的辅助用药，并能缓解急性乙醇戒断症状。

药动学 口服吸收慢，口服45～90min生效，达峰时间为2～4h，血浆蛋白结合率为86%～97%，本品可以通过胎盘，也可进入乳汁中。代谢生成无活性的葡糖醛酸结合物，从尿排泄。半衰期为5～12h。

药物相互作用 见地西泮项下。

不良反应 见地西泮项下。

禁忌证 妊娠期及哺乳期妇女、新生儿及6岁以下儿童禁用。

注意 ①对本品及苯二氮䓬药过敏者。②肝肾功能不全者，本品的血浆消除半衰期延长。③本品可通过胎盘屏障及由乳汁分泌。④以下情况慎用：a.严重急性乙醇中毒，可加重中枢神经系统抑制作用。b.重症肌无力，病情可能被加重。c.急性或隐性闭角型青光眼可因本品的抗胆碱能效应而使病情加重。d.低蛋白血症时，可致易嗜睡难醒。e.多动症者可有反常反应。f.严重慢性阻塞性肺疾病，可加重呼吸衰竭。g.外科或长期卧床患者，咳嗽反射可受到抑制。h.有药物滥用和依赖史者。⑤幼儿中枢神经系统对本品异常敏感。⑥老年人中枢神经系统对本品较敏感。⑦癫痫患者突然停药可引起癫痫持续状态。⑧严重的精神抑郁可使病情加重，甚至产生自杀倾向，应采取预防措施。⑨避免长期大量使用而依赖，如长期使用应逐渐减量，不宜骤停。⑩对本类药耐受量小的患者初用量宜小。

用法与用量

（1）成人 口服。①用于抗焦虑，一次15～30mg，一日3～4次。②用于镇静催眠、急性乙醇戒断症状，一次15～30mg，一日3～4次。③用于一般性失眠，15mg，睡前服。④老年或体弱患者抗焦虑时，开始用小量，一次7.5mg，一日3次，按需增至15mg，一日3～4次。

（2）儿童 口服用于抗焦虑，12～18岁，宜从小量开始，一次不超过15～30mg，一日3～4次。12岁以下缺乏证据和经验。

氯硝西泮 Clonazepam

适应证 用于各种类型的癫痫及焦虑状态。

药动学 口服吸收良好，达峰时间为1～4h，静脉注射和口服1.5mg后，血药浓度分别为5.78μg/L和3.75～5.9μg/L。生物利用度大于80%。由于脂溶性高，分布快速。表观分布容积为1.5～4.41L/kg。血浆蛋白结合率为86%。可通过胎盘进入胎儿血液循环，并分泌到乳汁。在肝内代谢，主要以代谢产物从尿排泄，在24h内仅有小于0.5%以原型随尿排出。半衰期为20～40h，有效血药浓度为20～90μg/L。

药物相互作用 ①与阿片类镇痛药、镇静催眠药、中枢作用的肌松药、单胺氧化酶抑制药、主要作用于中枢部位的抗高血压药等中枢抑制药或乙醇合用时，呼吸抑制作用增强。用药期间不能饮酒或同时使用其他中枢抑制药。②与三环类抗抑郁药合用时，除了可增强中枢抑制作用外，还可降低惊厥发作阈值、降低本品的抗癫痫作用。③与他喷他多合用，作用叠加，中枢神经系统和呼吸抑制作用均增强，可出现低血压、过度镇静或昏迷。④与左旋多巴合用可降低后者的作用。⑤与卡马西平合用，使两药的代谢均加快，血药浓度降低。⑥与丙戊酸钠合用，在少数病例可发生失神持续状态。⑦与扑米酮合用，可能由于药物代谢的改变，导致癫痫发作形式改变，需调整扑米酮的剂量。

注意、不良反应 见地西泮项下。

禁忌证 急性闭角型青光眼、过敏严重、肝脏疾病。

用法与用量

（1）成人 口服。应从小剂量开始，每次0.5mg，一日2～3次，根据病情逐渐增加剂量，最大剂量不超过一日20mg。

（2）儿童 口服。① 12岁以上儿童，宜从小量开始，一次不超过0.5mg，一日2～3次，根据病情需要和耐受情况逐渐增加剂量。一般最大量不超过10mg。② 10岁以下或体质量30kg以下儿童，开始一日0.01～0.03mg/kg，分2～3次服用；以后每日增加0.025～0.05mg/kg，直至达到一日0.1～0.2mg/kg，疗程3～6个月。

劳拉西泮 Lorazepam

适应证 ①抗焦虑，包括伴有精神抑郁的焦虑。②镇静催眠。③缓解由于激动诱导的自主症状，如头痛、心悸、胃肠不适、失眠等。

药动学 口服易吸收，达峰时间为2h，生物利用度约90%，肌内注射后吸收情况类似口服。血浆蛋白结合率85%。本品可以通过血-脑脊液屏障和胎盘，还可进入乳汁中。在肝脏代谢为无活性的葡糖醛酸盐，然后从尿排出。半衰期为10～20h。恒量、恒定间隔时间多次服药，2～3日达稳态血浓度。

药物相互作用 ①西咪替丁、口服避孕药、双硫仑和红霉素等抑制苯二氮䓬类药物的氧化代谢，但这些药物对本品代谢影响很少，因为本品与葡糖醛酸结合代谢。②丙磺舒可影响本品与葡糖醛酸结合，使本品疗效增强，以致过度睡眠。③与乙醇或其他中枢神经系统抑制药同时应用时，可增强中枢神经系统的抑制作用。

注意 ①本品不推荐用于原发性抑郁障碍的精神病患者。②服用本品者不能驾车或操纵精密机器。③服用本品对乙醇及其他中枢神经抑制药的耐受性降低。④连续服用的患者突然停药，会出现戒断综合征（抽搐、震颤、腹部和肌肉痉挛、呕吐、多汗），故应先减量后再逐渐停药。⑤有药物或乙醇依赖倾向的患者服用本品时应严密监测，防止产生依赖性。⑥对体弱的患者应酌情减少用量。⑦肝功能不全者偶可引起本品清除半衰期延长。

禁忌证 对苯二氮䓬类药物过敏者、青光眼患者、重症肌无力者禁用。

不良反应 ①常见镇静、眩晕、乏力、步态不稳。②少见头痛、恶心、激越、皮肤症状、一过性遗忘。一般发生在治疗之初，随着治疗的继续而逐渐减轻或消失。③静脉注射可发生静脉炎或形成静脉血栓。

用法与用量

（1）成人 ①口服：用于抗焦虑，一次1～2mg，一日2～3次；用于镇静催眠，睡前服2mg。年老体弱者应减量。②肌内注射：抗焦虑、镇静催眠，按体质量0.05mg/kg，总量不超过4mg。③静脉注射：用于癌症化疗止吐，在化疗前30min注射2～4mg，与奋乃静合用效果更佳，必要时重复给药；癫痫持续状态，按体质量0.05mg/kg，一次不超过4mg，如10～15min后发作仍继续或再发，可重复注射0.05mg/kg，如再经10～15min仍无效，需采用其他措施，12h内用量一般不超过8mg。

（2）儿童 用于12岁以上的抗焦虑镇静催眠，口服。①抗焦虑：宜从小剂量开始，最大量不超过一日1～2mg，一日2～3次。②镇静催眠：睡前服用0.5～2mg。12岁以下儿童安全性与剂量尚未确定。

阿普唑仑 Alprazolam

适应证 用于抗焦虑、紧张、激动、惊恐，也可用于催眠、抗抑郁及抗惊厥的辅助用药。

药动学 口服易吸收，达峰时间为1～2h。血浆蛋白结合率80%。本品可以通过血-脑脊液屏障和胎盘，还可进入乳汁中。在肝脏经CYP3A4代谢，生成的α-羟基阿普唑仑的活性约为母药的一半。原型药和代谢产物从尿排出，消除半衰期为11～15h。

药物相互作用 参阅地西泮项下。

不良反应 见地西泮项下。

禁忌证 本品及其他苯二氮䓬类过敏者，青光眼、睡眠呼吸暂停综合征、严重呼吸功能不全、严重肝功能不全患者，妊娠期妇女及哺乳期妇女禁用。禁止与酮康唑和依曲康唑同用。

注意 ①精神抑郁者用本品时可出现躁狂或轻度躁狂。②停药和减药需逐渐进行。③在治疗恐惧症过程中发生晨起焦虑症状，表示有耐受性或两次间隔期的血药浓度不够，可考虑增加服药次数。④长期应用本品有明显的依赖性，应特别注意。

用法与用量

（1）成人 口服。①抗焦虑：开始一次0.4mg，一日3次，用量按需递增。最大限量一日可达4mg。②镇静催眠：0.4～0.8mg，睡前服。老年和体弱患者开始用小量，一次0.2mg，一日3次，逐渐递增至最大耐受量。③抗恐惧：0.4mg，一日3次，需要时逐渐增加剂量，一日最大量可达10mg。

（2）儿童 18岁以下用量尚未确定，可根据实际需要参考成人用量使用。①抗焦虑：从小剂量开始，一次0.2～0.4mg，一日3次，酌情调整剂量。最大一日不超过4mg。②镇静催眠：0.2～0.8mg，睡前服用。③抗恐惧：一次0.2～0.4mg，一日3次，酌情调整剂量。最大一日不超过4mg。

氨磺必利 Amisulpride

适应证 用于治疗精神疾病，尤其是伴有阳性症状（如谵妄、幻觉、认知障碍）和（或）阴性症状（如反应迟缓、情感淡漠及社会能力退缩）的急性或慢性精神分裂症，也包括以阴性症状为主的精神病。

药动学 在人体中药物有两个吸收峰，第一个吸收峰达峰时间约为1h，第二个吸收峰在服药后3～4h达到。服药50mg后，相对应的两个吸收峰的浓度分别为（39±3）μg/L和（54±4）μg/L。分布容积5.8L/kg。血浆蛋白结合率低（16%）。绝对生物利用度为48%。氨磺必利代谢较少，仅可检测出两种无活性的代谢产物。重复给药在体内不积蓄，口服半衰期为12h，药物多以原型从尿中排出。静脉给药，约50%药物以原型从尿症排泄。肝功能不全患者不需要调整剂量。肾功能不全患者，氨磺必利的AUC会增高。

药物相互作用 ①不能与有可能引起尖端扭转型室速的药物联用，如Ⅰa类（奎宁丁、氢化奎宁丁、丙吡胺）抗心律失常药物以及Ⅲ类（胺碘酮、索他洛尔、多非利特、伊布利特）抗心律失常药；某些精神药物如硫利达嗪、氯丙嗪、舒必利以及氟哌啶醇等。②左旋多巴等多巴胺激活药物与氨磺必利这类药物有相互拮抗的作用。③需慎用的其他药物如中枢神经系统抑制剂以及抗高血压药物等。

不良反应 ①经常发生的不良反应：血中催乳素水平升高，可引起溢乳、闭经、男子乳腺发育、乳房肿胀、阳痿、女性性冷淡，停止治疗可恢复；体质量增加；可产生锥体外系综合征（震颤、肌张力亢进、流涎、静坐不能、运动功能减退）。②很少发生的不良反应：嗜睡；胃肠道功能紊乱，如便秘、恶心、呕吐、口干。③极少发生的不良反应：可出现急性肌张力障碍（痉挛性斜颈、眼球转动危象、牙关紧闭等症状）；可引起迟发性运动障碍，尤其是延长服药后，主要症状为不自主的舌或脸部运动；可引起低血压和心动过缓；可引起Q-T间期延长，极少情况下可引起尖端扭转型室性心动过速、过敏反应、惊厥、恶性综合征。

禁忌证 本品不能用于下列情况：已知对药品中某成分过敏者，已知患有或怀疑有嗜铬细胞瘤的患者，15岁以下的儿童，哺乳期妇女，已知患有或怀疑有催乳素依赖性癌症的患者，严重肾功能不全者，先天性半乳糖血症、葡萄糖或半乳糖吸收不良综合征或乳糖酶缺乏的患者。

注意 ①对于肾功能不全，肌酐清除率为每分钟30～60mL的患者，应将剂量减半，对于肌酐清除率为每分钟10～30mL的患者，应将剂量减至1/3。②对于有惊厥史的患者，服用氨磺必利时应仔细监控。③由于老年人对药物的高敏感性，所以老年人服药时应注意。④对于帕金森病患者，服药时应注意。除非必须使用精神抑制类药物治疗，否则应避免服用此药。⑤司机和机器操作者应特别注意，服用此药可出现瞌睡症状。⑥妊娠期间最好不使用本品。

用法与用量

（1）成人 通常情况下，若一日剂量≤400mg，应一次服完；若一日剂量超过400mg，应分为2次服用。阴性症状占优势阶段：推荐剂量为一日50～300mg。剂量应根据个人情况进行调整。最佳剂量约为一日100mg。阳性及阴性症状混合阶段：治疗初期，应主要控制阳性症状，剂量可为一日400～800mg。然后根据患者的反应调整剂量至最小有效剂量。

（2）儿童 15～18岁青少年急性精神病发作，口服给药从小剂量开始，渐增至一次200～400mg，一日2次，最大剂量一日1.2g。以阴性症状为主时从小剂量开始，一日剂量50～300mg。

阿立哌唑 Aripiprazole

适应证 用于精神分裂症。

药动学 口服吸收良好，达峰时间为3～5h，生物利用度约87%。血浆蛋白结合率99%，分布广泛，静脉注射的稳态表观分布容积为4.9L/kg。在肝脏经CYP3A4、CYP2D6进行氧化代谢，主要的代谢产物为脱氢阿立哌唑，具有生物活性。主要以代谢产物经粪便（55%）或尿（25%）排出。阿立哌唑和脱氢阿立哌唑的半衰期分别为75h和95h。

药物相互作用 ①本品主要作用于中枢神经系统，与其他作用于中枢的药物或乙醇合用时应谨慎。②本品可拮抗肾上腺素受体，因此可能诱发低血压，会增强某些抗高血压药物的疗效。③当本品与CYP3A4、CYP2D6的抑制药合用时，应减至常量的一半。④当本品与CYP3A4的诱导药合用时，应剂量加倍。

不良反应 常见头痛、头晕、目眩、失眠、困倦、静坐不能、心动过速、直立性低血压，罕见心电图Q-T间期延长、恶心、呕吐、便秘、体质量增加、高血糖、血清催乳素浓度升高。

禁忌证 对本品过敏者。

注意 ①妊娠期妇女慎用；哺乳期妇女在服药期间应停止哺乳。②心脑血管疾病、肝功能损害、易发生低血压、癫痫、有患吸入性肺炎风险、脱水患者慎用。③老年人使用时一般不需调整剂量，但嗜睡、吸入性肺炎的发生率增加。④不推荐用于痴呆相关精神障碍。⑤用药时不宜从事驾驶或机器操作。⑥有发生恶性综合征的报道。

用法与用量

（1）成人 口服初始剂量一次10mg，一日1次，用药2周后可根据疗效和耐受情况渐增剂量，最大剂量一日30mg。

（2）儿童 12～18岁精神分裂症，起始剂量一次2.5mg，一日一次；2天后开始增加至一次5mg，一日一次；维持2天后可逐渐加到一次10mg，一日一次；之后如病情需要，可一次增加2.5～5mg，最大剂量一日30mg。

西酞普兰 Citalopram

适应证 用于抑郁性精神障碍。

药动学 口服吸收良好，口服后2～4h血药浓度达峰值。生物利用度为80%，血浆蛋白结合率低于80%。在肝脏代谢，代谢产物无药理活性，可透过胎盘屏障，在胎儿的分布与母体相似。哺乳期妇女服用本品会有少量药物及其代谢物通过母乳进入婴儿体内。通过尿液及粪便排泄。半衰期为36h。

药物相互作用 ①与单胺氧化酶抑制药合用，可发生5-HT综合征。停用单胺氧化酶抑制药14天后才可用本品；反之亦然。②本品对CYP的影响很小，由此产生的药物相互作用少见。③与其他可能增强5-HT能神经功能的药物如丙米嗪等合用时，可能导致5-HT综合征。④利福平等CYP诱导药能加速本品的代谢，使疗效降低。⑤与乙醇合用可增加精神和运动技能损害的危险性。

不良反应 ①常见恶心、多汗、口干、头痛、失眠等。②少见癫痫发作、过敏反应。

禁忌证 ①对本品过敏及正在服用单胺氧化酶抑制药或匹莫其特的患者禁用。②哺乳期妇女不宜使用。

注意 ①老年人及大剂量用药有Q-T间期延长以及尖端扭转型室性心律失常的风险。②有癫痫史、躁狂、近期发生心肌梗死、心脏疾病、明显肝肾功能不全患者慎用。③老年人血浆清除率下降，应慎用。④对驾驶及操作机械能力的影响甚少或无影响。⑤不应与单胺氧化酶抑制药合用，否则可出现严重的甚至致命的不良反应。⑥慎用于正在服用非甾体抗炎药、阿司匹林或其他抗凝药的患者，可能引起出血。

用法与用量

（1）成人　口服一次20mg，一日1次，通常有效剂量为一日20～40mg，最大量为一日60mg。长期用药者应根据疗效调整剂量，并维持在最低有效治疗剂量。老年人及肝肾功能不全者应适当减少剂量，最大量为一日40mg。肝功能不全者一日剂量不超过40mg。

（2）儿童　英国国家处方集（儿童版）（BNFC 2010—2011版）推荐：口服用于12～18岁抑郁症，起始剂量一日10mg，一次服用。如需要，1～2周后加到20mg，一次服用，早服或晚服均可。最大剂量一日60mg。肝功能不全者应减少剂量，轻度或中度肾功能不全者无需调节剂量。

氯米帕明 Clomipramine

适应证 用于抑郁症、强迫症、恐怖症。

药动学 口服吸收快而完全，生物利用度30%～40%，蛋白结合率96%～97%，半衰期为22～84h，表观分布容积7～20L/kg，在肝脏代谢，活性代谢物为去甲氯米帕明，由尿排出。本品可分泌入乳汁。

药物相互作用 ① CYP抑制药可抑制本品的代谢，使血药浓度增加，引起不良反应。② CYP诱导药可增加本品的代谢，使血药浓度降低，影响疗效。③与抗组胺药和抗胆碱药合用，抗胆碱作用增强。④与甲状腺制剂合用，可导致心律失常。⑤本品可降低抗凝药（如华法林等）的代谢，增加出血危险。⑥本品可抑制苯妥英钠的代谢，使后者的血药浓度升高，从而增加苯妥英钠的不良反应。⑦与胍乙啶或可乐定合用，使抗高血压作用降低。⑧与雌激素或含雌激素的避孕药合用，可降低本品的抗抑郁作用。⑨与单胺氧化酶抑制药合用可引起高血压危象。⑩与肾上腺素受体激动药合用，可引起严重高血压和高热。⑪可降低癫痫发作阈值，与抗癫痫药合用，可降低其疗效。⑫与5-HT受体激动药合用，可产生5-HT综合征。⑬与可延长Q-T间期的药物合用时，可增加Q-T间期延长发生率，增加室性心律失常的风险。⑭与乙醇或其他中枢神经系统抑制药合用，可增加中枢抑制作用。

不良反应 常见便秘、口干、体质量变化、性功能障碍等，严重不良反应可见粒细胞缺乏、心搏骤停、震颤、谵妄、癫痫发作、5-HT综合征等；少见白细胞与血小板计数减少、贫血、躁狂、冲动、溢乳、分泌抗利尿激素、尿潴留、色素沉着、过敏反应等。

禁忌证 ①对本品过敏者及对苯二氮䓬类药、三环类抗抑郁药过敏者。②同时服用单胺氧化酶抑制药治疗者。③心肌梗死急性发作期者。

注意 ①以下情况慎用，如支气管哮喘、心血管疾病、癫痫、青光眼、肝功能异常、甲状腺功能亢进症、前列腺增生症、精神分裂症、尿潴留患者慎用；有自杀倾向者、卟啉代谢障碍患者、孕妇及哺乳期妇女。②儿童对本品敏感，宜从小剂量开始，逐渐加大至最适剂量。③老年人对本品敏感性增强，用量应减小。④用药前后及治疗期应监测血细胞计数、血压、心电图、肝功能等。⑤突然停药时可产生头痛、恶心等不适，宜在1～2个月期间逐渐减少用量。

用法与用量

（1）成人 口服一次25mg，一日2～3次，然后根据需要和耐受情况调整用量。一日不超过150mg。老年人，开始一日10mg，根据耐受情况调整用药剂量，一日不超过30～50mg为宜。

（2）儿童 ①儿童少年强迫症：起始剂量10mg。10日后，5～7岁增至一日20mg，8～14岁增至一日20～50mg，14岁以上增至50mg或更多。剂量大时分次服用。②儿童少年夜间遗尿：初期剂量，5～8岁一日20～30mg，9～12岁一日25～50mg，12岁以上一日25～75mg。一般午饭后一次服用。对于入睡后不久便遗尿的患儿，可下午4时给予部分剂量。如用药1周无明显疗效，可酌情增加剂量，获得预期效果后应逐渐减少维持量，并继续治疗1～3个月。③ 12岁以上儿童少年抑郁症、恐怖症：家长知情同意下，低剂量起始，根据需要和耐受情况调整剂量，最大剂量不超过一日250mg，分2～3次服用。④ 5岁以上儿童少年伴有发作性睡病的猝倒症：家长知情同意下，低剂量起始，可根据需要和耐受情况增加剂量，一日25～75mg。该药尚无对5岁以下儿童的用药经验。

奥氮平 Olanzapine

适应证 用于精神分裂症、躁狂发作，预防双相情感障碍的复发。

药动学 口服吸收良好，不受进食影响，有首关代谢，达峰时间为5～8h（口服）或15～45min（肌内注射），血浆蛋白结合率为93%，可进入乳汁。本品在肝脏经肝药酶CYP1A2和CYP1D6代谢，形成无活性的10-*N*-葡糖醛酸和4′-*N*-去甲基奥氮平。约57%奥氮平主要以代谢物的形式从尿中排出，30%从粪便排出。半衰期为30～38h，女性长于男性，正常老年人（65岁及以上）半衰期延长。

药物相互作用 ①本品的代谢可受CYP1A2抑制药或诱导药的影响，氟伏沙明、环丙沙星和酮康唑等CYP1A2抑制药可显著地抑制本品代谢；吸烟和卡马西平能诱导CYP1A2的活性，加快本品代谢，合用时注意药物相互作用。②服用本品的同时服用乙醇可出现镇静作用增强；与其他作用于中枢神经系统的药物合用时应谨慎。③本品可拮抗多巴胺受体激动药的作用。④可引起Q-T间期延长的药物也应避免与本品合用。

不良反应 ①常见头晕、乏力、困倦、多汗、流涎、恶心、呕吐、口干、便秘、心动过速、直立性低血压、体质量增加、血糖增加和血脂增加。②少见不安、易激惹、精神错乱、视物模糊、血压升高及严重持续性头痛。这些反应与剂量有关。③罕见粒细胞减少或缺乏，可为致死性的。也有血小板减少的报道。④其他可见体温升高，如同时产生肌强直和自主神经并发症时，必须排除恶性综合征。可引起心电图异常、脑电图异常和癫痫发作。

禁忌证 ①对本品过敏者禁用。②闭角型青光眼患者禁用。

注意 ①哺乳期妇女服药期间应停止哺乳。②前列腺增生症、痉挛性疾病或病史者、癫痫患者、心血管疾病者慎用。③ 12岁以下儿童应慎用。④老年患者可能对氯氮平的抗胆碱作用特别敏感，易发生尿潴留、便秘等。⑤用药前2个月出现持续心动过速时，需注意检测心肌炎或心肌病的有关指标。⑥开始治疗之前与治疗后的前3个月应每周监测白细胞计数与分类。⑦定期监测肝功能、心电图及血糖。⑧用药时不宜从事驾驶或机器操作等工作。

用法与用量

（1）成人　口服。初始剂量为一次25mg，一日2～3次，然后一日增加25～50mg，如耐受良好，在开始治疗的第2周末将一日总量可增至常用治疗量200～400mg。如病情需要，可继续每周加量1～2次，每次增加50～100mg。维持剂量一日200～400mg，最高日剂量不超过600mg。

（2）儿童　口服。12～18岁儿童青少年精神分裂症，起始剂量一日5～10mg，逐渐增加剂量。常用剂量一日5～20mg，通常最大剂量一日20mg分1～2次服用。

氯氮平 Clozapine

适应证 用于急性和慢性精神分裂症的各亚型，对幻觉妄想型、青春型效果好，也可减轻与精神分裂症有关的情感症状。也用于治疗躁狂症和其他精神病性障碍的兴奋躁动和幻觉妄想。因导致粒细胞减少症，一般不宜作为首选。

药动学 口服吸收迅速、完全，有首关代谢，达峰时间为2.5（1～5）h，生物利用度为50%。血浆蛋白结合率高达95%，可进入乳汁。几乎完全在肝脏代谢，主要经CYP1A2催化，生成*N*-去甲基、羟化及*N*-氧化代谢产物。代谢产物及极微量原型药物由尿及粪便排出体外。血浆浓度的个体差异大。血药浓度达稳态时，半衰期平均为12h。

药物相互作用 ①与乙醇或其他中枢神经抑制药合用，可显著加重中枢抑制作用。②可增强其他具有抗胆碱作用药物的抗胆碱作用。③与苯妥英钠、卡马西平、氯霉素、青霉胺和抗肿瘤药等合用，可增加骨髓抑制的风险。④与碳酸锂合用，可增加产生惊厥、神经阻滞药恶性综合征、精神错乱及肌张力障碍的危险。⑤苯妥英、奥美拉唑等CYP1A2诱导药可加快氯氮平的代谢，降低其血药浓度；氟伏沙明、环丙沙星和酮康唑等CYP1A2抑制药可减慢氯氮平的代谢，升高其血药浓度。⑥吸烟可诱导CYP1A2活性，突然戒烟者氯氮平的血药浓度可升高，可增加出现不良反应的风险。

不良反应 ①常见头晕、乏力、困倦、多汗、流涎、恶心、呕吐、口干、便秘、心动过速、直立性低血压、体质量增加、血糖增加和血脂增加。②少见不安、易激惹、精神错乱、视物模糊、血压升高及严重持续性头痛。这些反应与剂量有关。③罕见粒细胞减少或缺乏，可为致死性的。也有血小板减少的报道。④其他可见体温升高，如同时产生肌强直和自主神经并发症时，必须排除恶性综合征。可引起心电图异常、脑电图异常和癫痫发作。

禁忌证 ①严重心肝肾疾病患者、昏迷、谵妄、低血压、癫痫、青光眼、骨髓抑制、白细胞减少者。②对本品过敏者。③妊娠期妇女。

注意 ①哺乳期妇女服药期间应停止哺乳。②闭角型青光眼患者、前列腺增生、痉挛性疾病或病史者、癫痫患者、心血管疾病者慎用。③ 12岁以下儿童应慎用。④老年患者可能对氯氮平的抗胆碱作用特别敏感，易发生尿潴留、便秘等。⑤用药前2个月出现持续心动过速时，需注意检测心肌炎或心肌病的有关指标。⑥开始治疗之前与治疗后的前3个月应每周监测白细胞计数与分类。⑦定期监测肝功能、心电图及血糖。⑧用药时不宜从事驾驶或机器操作等工作。

用法与用量

（1）成人 口服。初始剂量一次25mg，一日1～2次，然后一日增加25～50mg，如耐受良好，在开始治疗的第2周末将一日总量可增至常用治疗量300～450mg。

（2）儿童 口服。用于12～18岁精神分裂症，起始剂量一次12.5mg，一日1～2次，逐渐增加剂量，在2～3周后可加至一日300mg。一日剂量在200mg以下时可晚上一次顿服，200mg以上时分次服用，晚上量多一些。如果病情需要，可继续每周增加50～100mg，常用剂量为一日200～450mg。一般一日最大剂量600mg。

艾司西酞普兰 Escitalopram

适应证 用于抑郁症、广泛性焦虑障碍。

药动学 口服吸收完全，不受食物影响，多次给药后达峰时间平均4h，生物利用度约80%。本品及其代谢物的血浆蛋白结合率约为80%。主要经肝脏CYP2C19代谢。代谢产物有药理活性。主要以代谢物的形式从尿中排泄，多次给药后半衰期约30h。

药物相互作用 ①与单胺氧化酶抑制药合用可出现5-HT综合征。②禁与匹莫齐特合用。③本品为CYP2D6抑制药，与主要经此酶代谢且治疗指数较小的药物合用应谨慎，如氟卡尼、普罗帕酮等。与地普帕明、氯米帕明等主要由CYP2D6代谢的精神药物合用时应减少剂量。④本品主要由CYP2C19代谢，合并使用奥美拉唑（CYP2C19抑制药）导致血药浓度升高（约50%），与西咪替丁合用会中度增加艾司西酞普兰的血药浓度（约70%）。当本品使用高剂量时，应谨慎合用CYP2C19抑制药（如奥美拉唑、氟西汀、氟伏沙明、兰索拉唑和噻氯匹定）和西咪替丁。⑤苯巴比妥、利福平等CYP2C19诱导药能加速本品的代谢，使疗效降低。⑥与其他可增强5-HT能神经功能的药物（如氯米替林、丙米嗪等）合用时。可能导致5-HT综合征。⑦与乙醇合用可能增加精神和运动技能损害的危险性。

不良反应 ①常见失眠、阳痿、恶心、便秘、多汗、口干、疲劳、嗜睡。②少见头痛、上呼吸道感染、背痛、咽炎和焦虑等；偶见躁狂或低钠血症。

禁忌证 ①对本品或本品中任一成分过敏者禁用。②禁与单胺氧化酶抑制药合用。

注意 ①惊恐障碍患者用药初期会加重焦虑症状，降低起始剂量有益。②应密切观察使用抗抑郁药治疗患者，特别是治疗初期，以防止症状恶化和（或）发生自杀（自杀观念和行为）。③具有出血倾向的患者慎用。④慎用于有狂躁发作史的患者，对转为狂躁发作的患者应停药。⑤与5-HT能药物（舒马曲坦或其他曲坦类、曲马多和色氨酸）合用应谨慎。有出现5-HT综合征的可能。⑥哺乳妇女，如有临床需要，必须权衡利弊后方可使用。⑦应在1～2周内逐渐停药，避免产生撤药症状。⑧老年患者应由常规起始剂量的半量起始，大剂量也应相应降低。有Q-T间期延长的风险。

用法与用量

（1）成人　口服。①用于抑郁症及广泛性焦虑：起始剂量一次10mg，一日1次，1周后可以增加至20mg，一日1次。一般情况下应持续几个月甚至更长时间的治疗。②惊恐障碍：一日一次，建议5mg起始，1周后可加至一日10mg，最大可用至20mg。老年患者或肝功能不全者应由一日5mg起始，视个体情况可加至一日10mg

（2）儿童　12～17岁抑郁症，起始剂量一次5～10mg，一日一次。1～2周可根据病情需要和耐受情况调整剂量，最大剂量一次20mg，一日一次。肝功能不全者应减少剂量。轻度或中度肾功能不全者无需调整剂量。

氟桂利嗪 Flunarizine

适应证 用于有先兆或无先兆偏头痛的防治，由前庭功能紊乱引起的眩晕的对症治疗。

药动学 口服易吸收，达峰浓度为2～4h，连续服药5～6周血药浓度达稳态。血浆蛋白结合率高（>90%），体内分布广泛，组织中药物浓度大于血药浓度，组织中药物可缓慢释放入血。可通过血-脑脊液屏障。主要在肝脏中代谢，大部分代谢产物经胆汁排泄。半衰期为18～19日。

药物相互作用 ①与乙醇、镇静催眠药合用时，镇静作用增加。②与苯妥英钠、卡马西平、丙戊酸钠等药酶诱导药合用时，可以加快氟桂利嗪的代谢，使其血浓度降低，可能需要增加使用剂量。③肿瘤患者进行放射治疗时应用氟桂利嗪，对肿瘤细胞的杀伤力可提高10～20倍。④在应用抗癫痫药物治疗的基础上加用氟桂利嗪可以提高抗癫痫疗效。

不良反应 ①嗜睡和疲乏最常见，为一过性。②长期服用可出现抑郁，以女性患者较常见。③可见锥体外系症状，表现为运动迟缓、静坐不能、下颌运动障碍、震颤、强直等。多在用药3周后出现，停药后消失。老年人较易发生。④少数患者可出现失眠、焦虑等。少见口干、恶心、胃部烧灼感、胃痛、便秘。⑤部分患者还可出现体质量增加或伴有食欲增加，为一过性。⑥另可见ALT及AST、乳酸脱氢酶（LDH）升高。⑦少数患者可出现皮疹、溢乳、肌酸痛等症状，多为短暂性的。

禁忌证 对氟桂利嗪或桂利嗪过敏、有抑郁病史者及其他锥体外系疾病患者。孕妇及哺乳期妇女禁用。

注意 ①肝功能不全者、老年患者慎用。②儿童慎用。③老年人可酌情减量。④口服预防偏头痛有效，静脉用药对治疗急性偏头痛有效。⑤治疗过程中疲惫现象逐渐加剧，应停止本品治疗。⑥服药期间不宜驾车或操作机械。

用法与用量

（1）成人　口服。①偏头痛的防治：起始剂量每晚10mg（65岁以上5mg），维持治疗时每7日连续给药5日，每晚10mg（65岁以上5mg）。②眩晕：控制症状后停药，剂量同上。③ 65岁以上血管性偏头痛：患者起始剂量为一日5mg，每晚口服。如在治疗2个月后未见明显改善，应停止用药；维持治疗为一日10mg，每周给药5日。治疗6个月后也应停药，复发时重新使用起始剂量。

（2）儿童　口服，一次0.2mg/kg（最大量不超过10mg），一日1～2次。体质量40kg以下，推荐起始剂量一日2.5～5mg，单次服用。

尼莫地平 Nimodipine

适应证　缺血性脑血管病、偏头痛、蛛网膜下腔出血所致脑血管痉挛，急性脑血管病恢复期的血液循环改善，突发性聋，轻中度高血压。

药动学　口服吸收快，达峰时间为1h，有明显首关代谢，生物利用度仅为13%。当每日口服4次，连续7日后血中没有明显蓄积。血浆蛋白结合率超过95%，结合浓度在10μg/L～10mg/L。口服后大部分以代谢产物的形式从尿中排出，不到1%为原型药物。终末消除半衰期为9h，但最初血药浓度下降很快，半衰期为1～2h。缓释制剂口服后达峰时间为3～4h，半衰期3～5h。慢性肝功能损害患者中尼莫地平的生物利用度增加，其峰浓度可达正常人的2倍。

药物相互作用　①高血压患者应用尼莫地平可起到降压作用，可增强其他药物（如抗高血压药、抗精神病药等）的降压作用。②与其他钙通道阻滞药合用时可增加钙通道阻滞作用。③当尼莫地平90mg/d与西咪替丁1g/d合用1周以上者，尼莫地平血浓度可增加50%，与西咪替丁抑制肝药酶有关。④与胺碘酮合用，由于两者的代谢均通过CYP3A4进行，钙通道阻滞药的活性因代谢被抑制而增加，出现心动过缓和房室传导阻滞的风险增加。⑤与芬太尼合用，可出现严重的低血压。

不良反应　头晕，头痛，中枢兴奋；血压下降，心动过速，心动过缓；面部潮红，出汗，热感，皮肤刺痛；胃肠道不适，胃肠道出血，偶见肠梗阻；肝功能损害，血小板减少。

禁忌证　对本品成分过敏者，严重肝功能不全。

注意　①本品的代谢物具有毒性反应，肝功能不全者应慎用。②动物实验提示本品具有致畸性。③药物可由乳汁分泌，哺乳期妇女不宜应用。④下列情况慎用：脑水肿、颅内压增高、低血压。⑤本品可影响驾车和操作器械的能力。⑥伴有严重心、肾功能不全者应定期随访检查，颅内压升高或脑水肿患者应密切监测。⑦禁与利福平及抗癫痫药苯巴比妥、苯妥英钠、卡马西平合用。

用法与用量

（1）成人

①口服：a.急性脑血管病恢复期，一次30～40mg，一日4次。b.缺血性脑血管病，普通制剂一日30～120mg，分3次服用，连续1个月。缓释制剂一次60～120mg，一日2次，连续1个月。c.偏头痛，一次40mg，一日3次，12周为1个疗程。d.蛛网膜下腔出血所致脑

血管痉挛，一次40～60mg，一日3～4次，3～4周为1个疗程。e.突发性聋，一日40～60mg，分3次服用，5日为1个疗程，一般用药3～4个疗程。f.轻中度高血压，一次40mg，一日3次，一日最大剂量为240mg。

②静脉注射：用于动脉瘤性蛛网膜下腔出血后脑血管痉挛引起的缺血性神经损伤。体质量低于70kg或血压不稳定，开始2h时0.5mg/h，如耐受良好，2h后可增至1mg/h。体质量＞70kg，开始1mg/h，如耐受良好，2h后可增至2mg/h。

（2）儿童

①口服：用于儿童蛛网膜下腔出血后血管痉挛的预防，1个月以上儿童一次0.9～1.2mg/kg，一次最大剂量不超过60mg，一日6次（每4h一次），出血后4天内开始服，连续21天。

②静脉滴注：可用于蛛网膜下腔出血后血管痉挛治疗，需在专家指导下开始进行，一般用法如下。a. 1月龄至12岁儿童，初始量每小时15μg/kg（最大每小时500μg，如血压不稳初始量减至每小时7.5μg/kg）；如血压无明显下降，2h后增加至每小时30μg/kg（最大量每小时2mg），持续至少5天（最长2周）。b.12～18岁儿童，初始剂量每小时500μg/kg，体质量超过70kg且血压稳定者可增至每小时1mg；如无血压明显下降，2h后增加至每小时1～2mg，持续至少5天（最长2周）。

氟西汀 Fluoxetine

适应证 用于抑郁症、强迫症、神经性贪食症。

药动学 口服吸收良好，有首关代谢，食物不影响生物利用度，达峰时间为6～8h，蛋白质结合率95%，体内分布广泛，可进入乳汁。在肝脏经CYP2D6代谢，主要生成有活性的去甲氟西汀，氟西汀半衰期为1～3日，长期给药后半衰期4～6日；去甲氟西汀的半衰期4～16日，药物主要从尿中排出，少量从粪便排出。

药物相互作用 ①与单胺氧化酶抑制药合用可引起5-HT综合征，表现为不安、肌痉挛、腱反射亢进、多汗、震颤、腹泻、高热、抽搐和精神错乱、严重者可致死。服用本品前后2周内，不能合用单胺氧化酶抑制药。②与CYP抑制药合用可增加本品的血药浓度。③与CYP诱导药合用降低本品的血药浓度。④本品可抑制CYP2D6，故可影响经该酶代谢药物的血药浓度。⑤与增强5-HT能神经功能的药物合用可引起5-HT综合征。⑥能增强口服抗凝药（如华法林）和强心苷（如地高辛）的疗效。

不良反应 ①常见畏食、焦虑、腹泻、倦怠、头痛、失眠、恶心等；偶见诱发癫痫发作。②少见咳嗽、胸痛、味觉改变、呕吐、胃痉挛、食欲减退或体质量下降、便秘、视力改变、多梦、注意力涣散、头晕、口干、心率加快、乏力、震颤、尿频、痛经、性功能下降及皮肤潮红等。③偶见皮肤过敏反应、低血糖等。

禁忌证 对本品过敏者、哺乳期妇女及同时服用单胺氧化酶抑制药或匹莫齐特的患者禁用。

注意 ①引起临床症状恶化和自杀的风险。②慎用于双相情感障碍患者。③慎用于正在服用非甾体抗炎药（NSAID）、阿司匹林或其他抗凝药的患者，可引起出血。④肝肾功能不全及儿童慎用。⑤老人剂量宜小，增加剂量宜慢。⑥服用本品时，避免进行有潜在危险的活动。⑦一般在用药2周后起效，在此期间仍需密切监护患者。⑧注意儿童和青少年患者用药的风险，抗抑郁药会增加自杀意念和自杀行为（自杀）的风险。如果考虑给儿童和青少年使用氟西汀，必须权衡这种风险与临床的实际需要，目前FDA仅批准用于儿童和青少年抑郁症和强迫症的治疗。

用法与用量

（1）成人　抑郁症，口服每日早上服20mg，一日最大量不超过50mg。老年人或肝肾功能不全者，一日可从10mg开始，一日最大剂量不超过40mg。

（2）儿童　①用于8～18岁抑郁症：《WHO儿童示范处方集》（2010版）推荐，对于8～12岁，起始剂量一次10mg，一日一次，如必要1～2周后可加量，最大量一日20mg，一次服用。用于12～18岁，起始剂量一次10mg，一日一次。如必要。1～2周后可根据病情需要和耐受情况调整用量，最大剂量不超过一日60mg。可单次或分次服用。②用于7～17岁强迫症：建议参考抑郁症用药规则使用。③用于12～18岁神经性贪食症：家长知情同意下，低剂量起始，可根据病情需要和耐受情况调整用量，最大剂量不超过一日60mg。单次或分次服用。肝功能不全者应考虑减少剂量。

托莫西汀 Tomoxetine

适应证　用于注意缺陷多动障碍。

药动学　口服吸收良好，受食物的影响很小，达峰时间为1～2h。与蛋白结合率98%（与白蛋白结合）。主要通过CYP2D6酶途径代谢，有活性的代谢物是4-羟托莫西汀，代谢物从尿排出，小部分从粪便排出。口服托莫西汀半衰期约5h。

药物相互作用　①托莫西汀经CYP2D6途径代谢，当合用CYP2D6抑制剂如氟西汀、帕罗西汀时，必须减量。②本品不产生具有临床意义的CYP酶的抑制。③托莫西汀可能会加重对血压的影响，当与升压药或可导致血压升高的药物（例如沙丁胺醇）同时使用时应谨慎。④升高胃液pH的药物（氢氧化镁/氢氧化铝、奥美拉唑）不影响托莫西汀的生物利用度。

不良反应　①常见食欲减退、口干、恶心、呕吐、腹痛、便秘、消化不良、肠胃胀气、心悸、心动过速、血压升高等。②严重的不良反应包括震颤、僵直、尿潴留、尿失禁、前列腺炎、性功能障碍、月经不调、自杀倾向、肢端发冷等。③罕见的不良反应包括肝损害、癫痫发作、闭角型青光眼、雷诺现象等。

禁忌证　闭角型青光眼；正在服用或在前14日内服用过单胺氧化酶抑制药（如苯乙肼、苯环丙胺等）的患者；对本品或其组分过敏者。

注意　①以下情况慎用：心血管疾病包括原发性高血压、心动过速和心电图Q-T间期延长（应避免同时服用使心电图Q-T期延长的药物）或心血管、脑血管的患者应注意，治疗前、剂量增加时和治疗中应定期监测脉搏和血压；有癫痫发作史者；②长期用药应监测儿童的生长发育；③中重度肝功能不全者应酌情减量。④注意自杀风险。

用法与用量　口服。

①体质量不足70kg的患者，开始剂量约0.5mg/kg，3天后逐渐增加至每日总目标剂量为1.2mg/kg，可每日早晨单次服药或早晨和傍晚平均分为2次服用。

②体质量超过70kg的患者，起始剂量为一日40mg，3天后逐渐加至目标剂量一日80mg，可早晨单次服药或早晨和傍晚平均分为2次服用。如连续使用2～4周后疗效不佳，最大剂量可增到一日100mg。

氟伏沙明 Fluvoxamine

适应证 抑郁症、强迫症及相关症状的治疗。

药动学 口服后完全吸收，服药后3～8h即达最高血浆浓度。单剂量服用血浆半衰期13～15h，多次服用后的血浆半衰期为17～22h，如果维持剂量不变，10～14天后可达稳定血浆水平。氟伏沙明主要在肝脏中代谢，氧化成9种代谢产物，经肾脏排泄。两种主要的代谢产物几乎无药理学活性。体外结合实验表明，80%的氟伏沙明可与人体血浆蛋白结合。

药物相互作用 ①本品不应与单氨氧化酶抑制药合用。②本品可使经肝脏代谢的药物分解速度减慢。当与华法林、苯妥英、茶碱和卡马西平等合用时，即会产生明显的临床效应。如合用，应调节这些药物的剂量。③氟伏沙明可增加经氧化代谢的苯丙氮二草的血浆浓度。④本品可提高普萘洛尔血浆水平，同服时建议减少普萘洛尔的剂量。⑤与华法林合用2周，华法林的血浆浓度明显增加且凝血时间延长。⑥治疗严重的、已耐药的抑郁患者，本品可与锂剂合用。⑦未观察到本品与地高辛和阿替洛尔的协同反应。⑧与其他精神科用药一样，氟伏沙明用药期间应避免摄入乙醇。

不良反应 ①常见恶心、呕吐、口干、腹泻、便秘、消化不良、头痛、困倦、震颤、失眠、眩晕、焦虑。②偶见于5-HT综合征、凝血功能障碍、锥体外系反应、抗利尿激素分泌异常、溢乳、闭经、脱发、肌无力等。③少见直立性低血压、心电图改变、ALT及AST升高、性功能障碍。

注意 ①本品耐受良好，常见的不良反应有困倦、恶心、呕吐、口干、过敏等，连续使用2～3周后可逐渐消失。②用于有自杀倾向的抑郁症患者时，应特别注意护理。癫痫患者、孕妇应慎用。肝、肾功能不良者应减量，并严加监护。③服用本品者应禁止驾驶车辆或操作机器。④治疗焦虑症、烦躁、失眠症时，如疗效不佳，可与苯二氮草类药合用，但禁止与单胺氧化酶抑制药合用。

用法与用量

（1）成人 口服，一日50～100mg，分1～2次服用，疗效不佳可增加剂量，一日最大剂量300mg，长期用药者应维持在最小有效治疗量。老人、肝肾功能不全者适当减量。

（2）儿童 口服，用于8岁以上儿童少年强迫症，起始剂量一次25mg，一日一次。如需要，可隔4～7天增加25mg。最大剂量一日200mg。当剂量大于一日50mg，分两次服用，如果两次给药剂量不等，应在睡前服用较大剂量。

苯噻啶 Pizotifen

适应证 用于预防和治疗先兆性和非先兆性偏头痛，可减轻症状和发作次数。也可用于红斑性肢体痛、血管神经性水肿、慢性荨麻疹、皮肤划痕症、房性及室性期前收缩等。

药动学 口服易吸收，单次口服后达峰时间为5h。血浆蛋白结合率＞90%。在肝内代谢，生成葡糖醛酸结合物，主要以代谢产物从尿和粪便排泄，此代谢产物的半衰期为23h。

注意 驾驶员及高空作业者慎用。长期使用应注意血象变化。

禁忌证 青光眼、前列腺增生症者。

不良反应 抗毒蕈碱样作用（罕见闭角型青光眼），困倦、食欲增加、体质量增加，偶见恶心、头晕，罕见焦虑、攻击性和抑郁，在儿童可能出现中枢神经系统刺激症状。

用法与用量

（1）成人 口服，一次0.5～1mg，一日1～3次。为减轻嗜睡作用，第1～3日每晚服0.5mg，第4～6日每日中、晚各服0.5mg，第7日开始每日早、中、晚各服0.5mg。如病情基本控制，可酌情递减剂量。每周递减0.5mg到适当剂量维持。如递减后，病情发作次数又趋增加，再酌情增量。

（2）儿童 口服（预防偏头痛）。① 5～10岁起始剂量0.5mg，睡前一次服，根据反应最大可逐渐增至一次0.5mg，一日3次。最大量单剂1mg，一日1.5mg。② 10～12岁起始剂量1mg，睡前一次服，根据反应最大可逐渐增至一次0.5mg，一日3次，最大量单剂1mg，一日1.5mg。③ 12～18岁起始剂量1.5mg，睡前一次服，根据反应最大可逐渐增至一次1.5mg，一日3次，最大量单剂3mg，一日4.5mg。

帕利哌酮 Pailperidone

适应证 用于精神分裂症急性期。

药动学 其缓释片口服经胃肠道吸收，绝对生物利用度为28%，单次给药血药浓度逐渐上升，达峰时间为24h。血浆蛋白结合率为74%，表观分布容积为487L，少量经肝脏代谢，血药浓度几乎不受代谢活性的影响，主要经尿液和粪便（约90%）排泄，其中59%为原型药，32%为代谢产物，终末消除半衰期为23h。

药物相互作用 ①本品可能诱发直立性低血压，因此可能会增强某些抗高血压药物的疗效。②本品可轻度延长Q-T（Q-T_C）间期，应避免与其他能延长Q-T（Q-T_C）间期的药物合用。③本品可能拮抗左旋多巴和多巴胺受体激动药的作用。④本品主要作用于中枢神经系统，与其他作用于中枢的药物或乙醇合用时应慎重。

注意 ①可能增高痴呆相关性精神病老年患者的病死率，本品尚未批准用于治疗痴呆相关性精神病。②中重度肾损害患者可出现清除率下降，宜减少剂量。有时可能需要监测肾功能。③妊娠期间使用本品需权衡利弊，因有报道，在妊娠的最后3个月使用第一代抗精神病药，新生儿可能发生锥体外系症状。④哺乳期妇女慎用。

禁忌证 已知对帕利哌酮、利培酮或本品所含组分过敏者禁用。

不良反应 ①脑血管不良反应，包括卒中、痴呆相关性精神病老年患者。②抗精神病药恶性综合征。③ Q-T间期延长。④迟发性运动障碍。⑤高血糖和糖尿病。⑥高催乳素血症。⑦胃肠梗阻。⑧直立性低血压和晕厥。⑨可能的认知和运动功能障碍。⑩癫痫。⑪吞咽困难。⑫自杀。⑬阴茎异常勃起。⑭血栓性血小板减少性紫癜。⑮体温调节功能破坏。

用法与用量

（1）成人　口服。一次6mg，一日1次，早上服用。根据其反应或需要，可每5日增加3mg，但一日最大剂量为12mg。

（2）儿童　口服。用于13～17岁精神分裂症，宜从小剂量开始，一日一次，早上服用。之后根据病情需要和耐受情况，可间隔5天或以上增加3mg，最大剂量不超过一天12mg。

喹硫平 Quetiapine

适应证　用于精神分裂症、躁狂发作。

药动学　喹硫平口服后吸收良好，达峰时间为1.5h，与血浆蛋白结合率为83%，体内分布广泛，可进入乳汁。喹硫平的主要代谢酶为细胞色素P450酶系统的CYP3A4，代谢物无活性，大约73%的代谢物从尿中排出，21%从粪便中排出。消除半衰期6～7h。喹硫平的药动学是线性的，男、女无差别。

药物相互作用　①与苯妥英或其他肝酶诱导剂（如卡马西平、巴比妥类、利福平）合用，为保持抗精神病症状的效果，应增加喹硫平片的剂量。②与其他作用于中枢神经系统的药物合用时应谨慎。③喹硫平有潜在诱发直立性低血压的危险。④本品能对抗左旋多巴和多巴胺受体激动药的作用。⑤与可延长Q-T间期的药物合用，Q-T间期延长作用相加。⑥与硫利达嗪合用时，本品清除率可增加60%，需调整剂量。

不良反应　①常见困倦、头晕、口干、便秘、消化不良、ALT及AST升高、轻度无力、鼻炎、心动过速、直立性低血压、白细胞减少。②偶见嗜酸性粒细胞增多、血清三酰甘油和胆固醇水平增高、甲状腺素水平降低、癫痫。③罕见恶性综合征和阴茎异常勃起。

禁忌证　对本品过敏者。

注意　①孕妇慎用，哺乳期妇女在用药时应停止哺乳。②心脑血管疾病或其他有低血压倾向者、肝肾功能损害、甲状腺疾病或抽搐史者慎用。③与可延长心电图Q-T间期的药物合用时应慎重。长期用药应注意有无白内障的发生。④儿童和青少年人群中的安全性和有效性尚未进行评价。⑤老年人易发生直立性低血压，剂量宜小。⑥用药时不宜从事驾驶或机器操作等工作。

用法与用量　口服。

（1）成人　①用于精神分裂症，第1日50mg，第2日100mg，第3日200mg，第4日300mg，以后根据患者临床反应和耐受性逐渐调整剂量为一日150～750mg，分2次服。②用于双相情感障碍躁狂发作，推荐初始剂量一日100mg，分2次口服，一日增量100mg，可在第6日加至800mg，一日增量不超过200mg，一般一日剂量为400～800mg。老年患者起始剂量 一日25mg，一日加量25～50mg，分2次服用，有效剂量可能较一般年轻患者低。

（2）儿童　12～18岁精神分裂症，起始剂量一次25mg，一日2次，根据病情和耐受情况逐渐加量，一次增加25～50mg，至有效或最大耐受剂量，最大剂量一日750mg。

利培酮 Risperidone

适应证 本品为苯异噁唑类第二代抗精神病药。用于精神分裂症，躁狂发作。

药动学 口服易吸收，不受进食影响。达峰时间为1～2h，口服1mg时，峰浓度为9～16μg/L（包括利培酮与代谢产物9-羟利培酮），血浆蛋白结合率为90%（9-羟利培酮为77%）。分布广，利培酮与9-羟利培酮均可进入乳汁，表观分布容积为1.1L/kg。在肝脏经CYP2D6代谢，主要代谢产物为9-羟利培酮，具有生物活性。原型药物及代谢产物主要随尿排泄，少量随粪便排出。中度或重度肾功能损害时，利培酮及活性代谢产物排出减少60%～80%。半衰期为24h。恒量、恒定间隔时间多次服药，5～6日血药浓度达稳态，血药浓度个体差异很大。

药物相互作用 ①与乙醇或其他具有中枢抑制作用的药物合用，中枢抑制作用可互相增强。②与抗高血压药合用可增强其降压作用。③利培酮可拮抗左旋多巴与多巴胺能药物对多巴胺受体的激动作用。④与卡马西平等诱导药合用，可增加利培酮的代谢，降低其血药浓度。与氟西汀、帕罗西汀、三环类抗抑郁药等CYP2D6抑制药合用，可减慢利培酮的代谢，升高其血药浓度。⑤长期与氯氮平合用可减少利培酮自体内清除。

不良反应 ①常见失眠、焦虑、激越、头痛、头晕、口干。②可引起锥体外系反应；可引起体质量增加。③少见过度镇静、乏力、注意力下降、便秘、消化不良、恶心、呕吐、腹痛、视物模糊、性功能障碍、男性乳房发育、泌乳、月经紊乱、尿失禁、血管性水肿、鼻炎、皮疹及其他过敏反应、直立性低血压、反射性心动过速、高血压、肝功能异常。④偶见迟发性运动障碍、恶性综合征、体温失调和癫痫发作；有轻度中性粒细胞和血小板计数下降的个例报道；罕见心电图Q-T间期延长的报道。

禁忌证 对本品过敏者。

注意 ①肝肾功能不全慎用，使用时起始及维持剂量应减半，剂量调整应减缓。②心血管疾病、低血压、脱水、失血及脑血管病变的患者、帕金森病、癫痫患者慎用。用药时不宜从事驾驶或机器操作等工作。③使用时应从小剂量起始，加量宜慢。

用法与用量

（1）成人 ①口服，一般初始剂量为一次1mg，一日1～2次，以后每隔3～5日酌情增加1mg，一般剂量为4～6mg，分1～2次服用。一日剂量一般不超过10mg。老年患者初始剂量为一次0.5mg，一日1次，根据耐受情况每次酌情增加0.5mg，一般治疗剂量为1～4mg，分2次服，高龄患者通常日剂量1～2mg。②深部肌内注射，一次25mg，2周1次。

（2）儿童

① 12～18岁精神分裂症：a.口服，一般起始剂量为一次0.5～1mg，一日1～2次。以后每3～5日酌情增加0.5～1mg，通常剂量为一日4～6mg，分2次服。最大剂量一般不超过10mg。b.深部肌内注射，低剂量起始，一般用量为一次24～37.5mg，每2周一次。最大剂量不超过一次50mg，每2周一次。

②孤独症儿童和少年的易激惹：美国FDA批准用于治疗5～16岁孤独症的易激惹。英国国家处方集（儿童版）（BNFC 2010—2011版）推荐口服。a.≥5岁、体质量≥15kg

且＜20kg儿童，起始剂量一日0.25mg，至少服用4天以后，可以加到一日0.5mg；如疗效仍不满意，可间隔2周或以上时间，增加0.25mg，最大剂量一日1mg。分1～2次服用。②≥5岁、体质量≥20kg儿童少年，起始剂量一日0.50mg，至少服用4天以后，可以加到一日1mg；如疗效仍不满意，可间隔2周或以上时间，增加0.5mg。体质量＜45kg以下者，最大剂量一日2.5mg；体质量≥45kg，最大剂量一日3mg，分1～2次服用。如果达到最大剂量效果仍不明显，可在家长知情同意下，酌情增加剂量，但不超过说明书推荐的最大剂量。该药在5岁以下和体质量低于15kg儿童中的疗效和安全性尚未确定。

舍曲林 Sertraline

适应证 ①治疗抑郁症的相关症状，包括伴随焦虑、有或无躁狂史的抑郁症。疗效满意后，继续服用可有效防止抑郁症的复发。②治疗强迫症。疗效满意后，继续服用可有效防止强迫症初始症状的复发。③美国FDA批准用于治疗6岁以上儿童少年强迫症及其他适应证：创伤后应激障碍、经前期紧张症、社交焦虑障碍。

药动学 男性每日口服舍曲林一次50～200mg，舍曲林表现出与用药剂量成正比的药动学特性，连续用药14天，服药4.5～8.4h人体血药浓度达峰值。舍曲林平均半衰期为22～36h。与终末清除半衰期相一致，每天给药1次，1周后达稳态浓度，在这过程中有2倍的浓度蓄积。舍曲林的血浆蛋白结合率为98%。动物实验结果表明，舍曲林有较大的分布容积。舍曲林主要首先通过肝脏代谢，血浆中的主要代谢产物*N*-去甲基舍曲林的药理活性在体外明显低于舍曲林，约是舍曲林的1/20，没有证据表明其在抗抑郁模型体内有药理活性，它的半衰期是62～104h。舍曲林和*N*-去甲基舍曲林的最终代谢产物从粪便和尿中等量排泄，只有少量（<0.2%）舍曲林以原型从尿中排出。食物对舍曲林片剂的生物利用度无明显的影响。

药物相互作用 ①与单胺氧化酶抑制药合用，可有不良反应。②不宜与中枢神经系统抑制剂和酒精合用。③舍曲林与华法林联合应用或停用时应密切监测凝血酶原时间。④与锂盐合用可能有相互作用（震颤），需要监护。⑤与CYP2D6代谢酶合用，可导致不良反应。⑥与茶碱、苯妥英钠合用，可增加其毒性。

不良反应 ①常见恶心、腹泻、便秘、厌食、消化不良、心悸、震颤、头晕、失眠、困倦、多汗、口干、性功能障碍。②偶见癫痫发作。③少见ALT及AST升高、低钠血症、高血压、低血压、心动过速、心电图异常、体质量改变、静坐不能、痛经、闭经等；偶见凝血障碍、水肿、精神运动性兴奋、溢乳、男性乳房增大、呼吸困难、阴茎异常勃起、皮疹、脱发、光过敏反应、自杀意念。

禁忌证 禁用于对舍曲林过敏者。严重肝肾功能不全和使用单胺氧化酶抑制药的患者禁用。

注意 ①有癫痫史、双相情感障碍、近期发生心肌梗死、心脏疾病、肝肾功能不全、血小板聚集功能受损、血容量不足或使用利尿药者慎用。②舍曲林与可增加5-羟色胺神经传导的药物如色氨酸或芬氟拉明合用时应慎重考虑，避免出现可能的药效学相互作用。③虽然临床药理学研究显示舍曲林对于精神运动性活动没有影响。然而抗抑郁或抗强迫症药物可以影响从事驾车或操作机器等有潜在危险性的工作时所必需的精力及体能，因此这类患者服用舍曲林应小心。④正在服用阿司匹林或其他抗凝药者，可能引起出血。⑤儿童青少年使用该药应该注意自杀倾向和异常行为的风险。

用法与用量

（1）成人　口服。初始剂量一次50mg，一日1次，疗效不佳而对药物耐受性较好的患者可增加剂量，调整剂量的时间间隔不应短于1周，最大剂量为一日200mg。

（2）儿童　口服。①用于6岁以上强迫症：6～12岁，起始剂量一次25mg，一日一次；13～17岁，起始剂量一次50mg，一日一次。如需要，至少间隔1周，增加25～50mg，最大剂量一日200mg。单次服用，早服或晚服均可。②用于儿童少年抑郁症：家长知情同意下，参考儿童少年强迫症用药规则使用。肝功能损害者应减少剂量。肾功能损害者无需调整剂量。

舒马普坦 Sumatriptan

适应证　用于成人有先兆或无先兆偏头痛的急性发作和丛集性头痛。儿童用药尚未获认证，但有许多文献已经报道。

药动学　口服后能迅速吸收，但不完全，因首过效应绝对生物利用度约为15%。口服本品25mg、100mg平均最大血药浓度分别为18μg/L（7～47μg/L）和51μg/L（28～100μg/L）。偏头痛发作期和间歇期峰浓度无明显差异，发作期半衰期为2.5h，间歇期半衰期为2.0h。单剂量口服25～100mg，其吸收程度（AUC）呈剂量依赖性，但是在大于100mg剂量后，AUC比期望值（以25mg剂量为基础）约少25%。食物对其生物利用度无明显影响，但可稍延长达峰时间约0.5h。本品的血浆蛋白结合率较低（14%～21%）。表观分布容积为2.4L/kg，口服^{14}C标记物后测得，大部分（约60%）是以代谢物形式通过肾排泄，40%在粪便中发现。尿中排出的标记物大多数是舒马普坦的主要代谢产物——非活性的吲哚乙酸（IAA）或IAA的葡糖醛酸酯，而原型药只有约3%。本品主要由单胺氧化酶-A（MAO-A）代谢，因此，该酶的抑制药可改变舒马普坦的药动学，降低吸收率。未见MAO-B抑制药对本品药动学的影响。

药物相互作用　不可与含麦角胺制剂合用，以防产生血管痉挛反应。使用本品应该间隔6h才能服用含麦角胺制剂，而使用含麦角胺制剂后要间隔24h才可使用本品。

不良反应　可有急性心肌梗死、致命性心律失常（如心动过速、心室颤动）、心脏骤停、冠状动脉痉挛、脑出血、蛛网膜下腔出血、脑梗死及其他脑血管事件发生的风险，胸、颈、喉、颌等部位的疼痛、紧缩感、压迫感、困重感等。少见眩晕、倦怠、偏头痛、头痛、呕吐、唾液分泌减少等少数患者出现高血压甚至血压危象。偶见腹泻、胃痛、心悸、心源性晕厥、血压下降、癫痫发作、震颤、肌张力不全、视角障碍、鼻窦炎、过敏性鼻炎、上呼吸道感染症状、呼吸困难等。罕见诱发哮喘等。

禁忌证　①本品不得用于存在缺血性心脏病、缺血性脑血管病和缺血性外周血管病等疾病病史、症状和体征者。另外，其他症状明显的心血管疾病亦不应接受本品治疗。缺血性心脏病包括（但不仅限于）各种类型的心绞痛、所有类型的心肌梗死、静息性心肌缺血。脑血管病包括但不限于脑卒中和一过性脑缺血发作。外周血管病包括但不限于肠道缺血性疾病。②正在使用或2周内使用过单胺氧化酶抑制药者禁用。③舒马普坦不得用于偏瘫所致头痛和椎-基底动脉病变所致的头痛。④ 24h内用过任何麦角胺类药物或包含麦角胺的药物（如双氢麦角胺或二氢麦角新碱）的患者禁用舒马普坦。本品亦不得与其他5-HT受体激动药并用。⑤本品禁用于严重肝功能损害的患者。⑥对舒马普坦过敏者。⑦未经控制的高血压患者。

注意 ①有潜在心脏病及其易感人群，肝肾功能不全者，用本品出现过胸痛或有胸部紧迫感者，有癫痫病史或脑组织损伤者慎用。②有冠心病风险因素者，首次使用应在医生的监护下进行。③用药后不宜驾驶或操作机器。

用法与用量

（1）成人 口服。单次口服的推荐剂量为50mg，若服用1次后无效，不必再加服。如在首次服药后有效，但症状仍持续发作者可于2h后再加服1次。若服用后症状消失，但之后又复发者，应待前次给药24h后方可再次用药。单次口服的最大推荐剂量为100mg。24h内的总剂量不得超过200mg

（2）儿童 口服。① 6～10岁，单次口服的推荐剂量为25mg，若服用一次后无效，不必再加服。如果在首次服药后有效但症状仍持续发作者，可于2h后再加服一次。若服用后症状消失但之后又复发者，应待前次给药24h后方可再次用药。② 10～12岁，单次口服的推荐剂量为50mg，其余原则同上。③ 12～18岁，单次口服的推荐剂量为50～100mg，其余原则同上。

硫必利 Tiapride

适应证 用于治疗抽动-秽语综合征，亦可用于舞蹈症、老年性精神运动障碍、头痛、痛性痉挛、神经肌肉疼痛、肌张力障碍、迟发性运动障碍、乙醇中毒等。

不良反应 ①常见有嗜睡（发生率约为2.5%）、溢乳、闭经（停药后可恢复正常）、消化道反应及头晕、乏力直立性低血压、Q-T间期延长、锥体外系反应等。②罕见有肌强直、心率加快、血压波动、出汗等综合征。

禁忌证 对本品过敏者。催乳素依赖性肿瘤。

注意 严重循环系统障碍、肝肾功能障碍、脱水、营养不良、癫痫、严重心血管疾病、造血功能不全或粒细胞减少、嗜铬细胞瘤等患者慎用。妊娠期妇女、婴儿慎用。

用法与用量

（1）成人 ①口服，一日100～600mg。分次服，最大日剂量不超过800mg，根据年龄和症状，剂量应适当增减。②静脉注射或肌内注射，每24h 200～400mg，宜从小剂量开始，逐渐增量。

（2）儿童 口服，儿科主要用于抽动-秽语综合征。① 7～12岁：低剂量起始，逐渐加量，平均一次50mg，一日1～3次。如病情需要，可在家长知情同意下，酌情增加剂量，但不超过一日300mg，分3次服用。② 12～18岁：低剂量起始，逐渐加量，渐增至一日300～600mg，分3次服用。待症状控制后2～3个月，酌减剂量，维持量一日150～300mg。

佐米曲普坦 Zolmitriptan

适应证 适用于伴有或不伴有先兆症状的偏头痛的急性期治疗。

药动学 口服后吸收迅速。1h内可达血药浓度峰值的75%，随后，血药浓度维持4～6h。母体化合物的平均绝对生物利用度大约为40%。动物实验结果表明，其效能为佐米曲普坦的2～6倍。健康成人给予单剂量佐米曲普坦后，在2.5～50mg剂量范围内，佐米曲普坦及其活性代谢物的曲线下面积及血药浓度峰值均与剂量成比例。本品主要经过肝脏生物转换，然后代谢物从尿中排泄。口服单次剂量的60%以上由尿中排泄（主要为吲哚乙酸代谢物），另约30%以母体化合物原型由粪便排泄。本品肾脏清除率大于肾小球滤过率，提示存在肾小管的分泌。本品血浆蛋白结合率低（大约为25%），平均清除半衰期为2.5～3h，其代谢物的半衰期也类似，佐米曲普坦多次给药后不产生蓄积。

药物相互作用 ①急性对症治疗，如使用对乙酰氨基酚、甲氧氯普胺及麦角胺不影响本品的药动学及耐受力。与麦角胺、咖啡因合用耐受性良好，与单独应用本品相比，不良反应没有增加，血压也无改变。②司来吉兰和氟西汀对本品的药动学参数没有影响。使用本品治疗12h内应避免使用其他5-HT受体激动药。使用吗氯贝胺后，佐米曲普坦的药-时曲线下面积有少量增加（26%），活性代谢物的药-时曲线下面积有3倍增加。因而对于使用单胺氧化酶-A抑制药的患者，建议24h内服用本品的最大量为7.5mg。③与西咪替丁、口服避孕药合用时，可使本品的血药浓度增加。与普萘洛尔合用可延缓本品的代谢。

不良反应 常见腹痛、口干、恶心、头晕、嗜睡、无力、潮热感、口干。少数患者可出现感觉异常或感觉障碍，咽喉部、颈部、四肢及胸部可出现沉重感、紧缩感或压榨感（心电图没有缺血改变的证据）。还可见肌痛、肌无力、感觉迟钝。少见心动过速，一过性血压增高，多尿。

禁忌证 ①对本品过敏者。② 12h内服用过麦角衍生物或其他5-HT受体激动药者、正在使用单胺氧化酶抑制药或停药不到2周者。③未控制的高血压、周围血管疾病、缺血性心脏病、脑血管疾病患者、偏瘫性或基底动脉性偏头痛患者、症状性帕金森综合征者及冠状动脉血管痉挛者。

注意 ①儿童、老年人、妊娠及哺乳期妇女用药应权衡利弊，哺乳期妇女慎用。②肝肾功能不全者、具有发生冠心病危险因素的患者、未确诊为偏头痛或目前症状不典型的偏头痛患者慎用。③本品仅用于诊断明确的偏头痛患者，应注意排除其他潜在的严重神经系统疾病（如进行性脑血管意外、蛛网膜下腔出血等）。④缺血性或血管痉挛性冠状动脉疾病患者、具有发生冠心病危险因素的患者，均应在严密的医生监护下给予首剂。⑤本品可能致嗜睡，服药后不宜驾车或操纵机器。⑥中重度肝功能障碍者24h内最大剂量不超过5mg。

用法与用量 口服，成人及12～18岁一次2.5mg，再次发作偏头痛或偏头痛持续状态2h后可以重复使用（使用2.5mg未达到满意缓解的患者再次发作可以加量至5mg或换用其他药物），最大剂量24h内不超过10mg。

◎ 丙米嗪（见6章176页）

阿米替林 Amitriptyline

适应证 阿米替林为临床最常用的三环类抗抑郁药。用于焦虑症，也用于内源性、迟发性、精神性、耗竭性、反应性和神经性及激越性抑郁症，偏头痛的预防、儿童遗尿症、神经性疼痛。

药动学 口服吸收完全，8～12h达血药高峰浓度。90%与血浆蛋白结合。经肝脏代谢，主要代谢产物为去甲替林，仍有活性。本品与代谢产物分布于全身，可透过胎盘屏障，从乳汁排泄，最终代谢产物自肾脏排出体外。半衰期为9～25h。排泄较慢，停药3周仍可在尿中检出。

药物相互作用 参见丙米嗪项下。

不良反应 常见恶心、呕吐、心动过速、震颤、多汗、视物模糊、口干、便秘、排尿困难、直立性低血压、心电图异常、困倦、头痛、体质量增加、性功能障碍；偶见谵妄、心脏传导阻滞、心律失常、粒细胞缺乏、猝死等；少见激越、失眠、精神症状加重、青光眼加剧、麻痹性肠梗阻、尿潴留、抽搐、迟发性运动障碍、男性乳房增大、闭经、肝功能异常、胆汁淤积性黄疸、过敏反应等。

禁忌证 对本品过敏者、严重心脏病、高血压、肝肾功能不全、青光眼、排尿困难、尿潴留以及同时服用单胺氧化酶抑制药患者。

注意 ①本品可透过胎盘屏障，妊娠期妇女慎用。②阿米替林可由乳汁分泌，哺乳期妇女慎用。③癫痫患者或有癫痫发作倾向者、甲状腺功能亢进症、精神分裂症、前列腺炎、膀胱炎、支气管哮喘患者慎用。④ 5岁以下儿童慎用。⑤老年人对本品的代谢及排泄功能下降，对本品的敏感性增强，用药时应酌减剂量，需格外注意防止直立性低血压的发生。⑥用药前后及用药时应监测白细胞计数、肝功能及心电图等。⑦过量时可引起兴奋、口干、瞳孔扩大、心动过速、尿潴留、肠梗阻等抗胆碱作用的症状。严重时可致意识障碍、惊厥、肌痉挛、反射亢进、低血压、代谢性酸中毒、呼吸心跳抑制等。即使恢复后仍有可能发生致命的心律失常以及谵妄、意识障碍、激惹和幻觉等。

用法与用量

（1）成人 口服。抗抑郁，开始一日75mg，分2～3次服用，然后根据病情和耐受情况逐渐增至一日150～250mg。老年人减量使用。症状控制后可改维持量一日50～100mg。偏头痛的预防，开始12.5～25mg，分1～3次服，随后逐渐加量。最高不超过一日300mg。

（2）儿童 口服。片剂治疗小儿遗尿，临睡前服用，小于5岁5～10mg，大于5岁10～25mg。

奋乃静 Perphenazine

适应证 本品为吩噻嗪类的哌嗪衍生物。用于精神分裂症或其他精神病性障碍，器质性精神病、老年性精神障碍及儿童攻击性行为障碍，各种原因所致的呕吐或顽固性呃逆。

药动学 口服后分布至全身，经胆汁排泄，部分在肠道中重吸收，半衰期为9h。本品可通过脐血进入胎儿，可从母乳中排出。本品具有高度的亲脂性与蛋白结合率。小儿与老龄者对本品的代谢与排泄均明显降低。

药物相互作用 ①本品与乙醇或中枢神经抑制药，尤其是与吸入全麻药或巴比妥类等静脉全麻药合用时，可彼此增效。②本品与苯丙胺类药合用时，由于吩噻嗪类药具有α受体阻断作用，后者的效应可减弱。③本品与制酸药或止泻药合用，可降低口服吸收。④本品与抗惊厥药合用，不能使抗惊厥药增效。⑤本品与抗胆碱药合用，效应彼此加强。⑥本品与肾上腺素合用，肾上腺素的α受体效应受阻，仅显示出β受体效应，可导致明显的低血压和心动过速。⑦本品与胍乙啶类药物合用时，后者的降压效应可被抵消。⑧本品与左旋多巴合用时，后者可抑制前者的抗震颤麻痹效应。⑨本品与单胺氧化酶抑制药或三环类抗抑郁药合用时，抗胆碱作用可相互增强并延长。

不良反应 ①主要有锥体外系反应，长期大量服药可引起迟发性运动障碍。②可引起血浆中泌乳素浓度增加，可能出现有关的症状为溢乳、男子女性化乳房、月经失调、闭经。③可出现口干、视物模糊、乏力、头晕、心动过速、便秘、出汗等。④少见直立性低血压、粒细胞减少症与中毒性肝损害。⑤偶见过敏性皮疹或恶性综合征。

禁忌证 基底神经节病变、帕金森病、帕金森综合征、骨髓抑制、青光眼、昏迷、对吩噻嗪类药物过敏者。

注意 ①肝肾功能不全者应减量。②心血管疾病（心功能不全、心肌梗死、心脏传导阻滞）者慎用。③癫痫患者慎用。④出现迟发性运动障碍，应停用所有的抗精神病药。⑤出现过敏性皮疹及恶性综合征应立即停药并进行相应的处理。⑥应定期监测肝功能与白细胞计数。⑦用药期间不宜驾驶车辆、操作机械或高空作业。

用法与用量

（1）成人

①精神分裂症：a.口服，住院患者治疗量，一日20～50mg，分2～4次服，或根据需要和耐受情况调整用量。门诊患者开始时可缓慢加药，逐步增至治疗量。b.肌内注射，一次5～10mg，隔6h一次或根据需要和耐受情况逐步调整。c.静脉注射，一次5mg，用氯化钠注射液稀释至0.5g/L，注射流量每分钟不得超过1mg。

②呕吐或焦虑：口服，一次2～4mg，一日2～3次。

（2）儿童

①口服：a.用于12岁以上儿童少年精神分裂症，宜从小剂量起始，一次2～4mg，一日2～3次，以后每隔1～2日增加2～6mg，逐渐增至常用治疗剂量一日20～40mg。维持剂量一日10～20mg。b.用于止呕，一次2～4mg，一日2～3次。

②静脉注射：12岁以上用于精神分裂症，一次5mg，用氯化钠注射液稀释至0.5g/L，注射流量1mg/min。待患者合作后改为口服。12岁以下注射用量尚未确定，应慎用。

哌甲酯 Methylphenidate

适应证 本品为中枢兴奋药，直接兴奋延脑呼吸中枢，作用较温和。①注意缺陷多动障碍。②发作性睡病。③巴比妥类、水合氯醛等中枢抑制药过量引起的昏迷。

药动学 口服易吸收。达峰时间为2h，一次给药作用可维持4h左右，控释制剂能使达峰时间延迟至6～8h，脑内药物浓度高于血浆，体内分布广泛。在体内代谢迅速，经肾排泄。半衰期为30min，也有报道1～2h的。重复给药无积蓄。

药物相互作用 ①本品与抗癫痫药、抗凝药以及保泰松合用可使血药浓度升高，出现毒性反应。②本品与抗高血压药以及利尿药合用，抗高血压效应减弱。③本品与抗M型胆碱药合用可增强该类药物的药效。④本品与中枢兴奋药、肾上腺素受体激动药合用，作用相加，可诱发紧张、激动、失眠、甚至惊厥或心律失常。

不良反应 ①常见食欲减退、头晕、头痛、失眠、恶心、易怒等。②严重的不良反应包括心律失常、自杀倾向、血尿、肌痛性痉挛、鼻出血、生长抑制、视觉障碍等。③罕见肝损害、心肌梗死、大脑动脉炎、精神异常、恶性综合征（表现为肌紧张、高热、意识障碍、大汗、血压不稳）、白细胞减少症和血小板减少、闭角型青光眼、剥脱性皮炎、多形性红斑等。

禁忌证 青光眼、激动性抑郁、过度兴奋者，对本品过敏者。

注意 ①妊娠、癫痫患者慎用（癫痫患者如发作频率增加，应停用），高血压、抽搐病史或家族史应慎用；当驾驶、操作机械或从事其他具有潜在危险性的活动时应慎用本品；长期治疗应监测生长发育、血压和全血细胞计数，避免突然停药；可能引起或者加重抽动一秽语综合征，因此在用药前应进行抽动症的临床评价，还应考虑患者的家族史。② 6岁以下儿童避免使用。

用法与用量

（1）成人 口服普通片，一次10mg，一日2～3次，餐前45min服用。以后根据疗效调整剂量，每周递增5～10mg，1日总量不宜超过40mg。控释剂型必须整片吞服，不可咀嚼、掰开或压碎服用，作用维持12h，早上服药一次，可有效控制白天的症状。

（2）儿童 口服，6岁以上儿童服用，根据疗效持续时间分为速释片和缓释片。

①速释片：6岁以上儿童一次5mg，一日2次，早餐和午餐前服用；然后按需每周递增5～10mg，一日不超过40mg。个别患儿如病情需要，在家长知情同意下，可酌情增加剂量，最大剂量不超过一日60mg。

②缓释片：一日一次，本品作用时间是12h，应在早晨、餐前或餐后服用。本品要整片用水送下，不能咀嚼、掰开或压碎。剂量可根据患者个体需要和疗效而定；对于目前未接受哌甲酯治疗的患者或正在接受其他兴奋药治疗的患者，本品推荐起始剂量为一日一次18mg，剂量增加过程中通常每周调整一次剂量，最大推荐剂量为一日一次54mg。对于正在接受一次5mg、一日2次或一次5mg、一日3次盐酸哌甲酯速释片治疗的患者，本品推荐剂量是18mg；对于正在接受一次10mg、一日2次或一次10mg、一日3次盐酸哌甲酯速释片治疗的患者，本品推荐剂量是36mg。在某些情况下，可使用54mg。推荐剂量应基于目前的服药剂量和疗效，对于正在服用盐酸哌甲酯速释片而剂量与上述不同的患者，应根据临床疗效确定剂量，一日剂量不应超过54mg。

③维持治疗：尚无对照试验对本品的长期使用进行系统评价。选择本品长期治疗时，医生应定期对患者长期用药的疗效进行再评价。评价方法为停药后，在无药治疗的情况下进行患者症状和功能评价。在暂时或永久停药后，对病情的改善有可能会持续。

④减量或停药：如果症状加重或发生其他不良反应事件。应减少剂量或停药。

◎ 硫酸镁（见4章57页）

氟哌啶醇 Haloperidol

适应证 氟哌啶醇是一种典型丁酰苯类抗精神分裂药。用于各型急慢性精神分裂症、躁狂症、抽动-秽语综合征。控制兴奋躁动、敌对情绪和攻击行为的效果较好。因本品心血管系不良反应较少，也可用于脑器质性精神障碍和老年性精神障碍。

药动学 本品可迅速从胃肠道吸收。口服5h、肌内注射约20min达血药峰值，半衰期为12～36h。吸收入血后，约92%与血浆蛋白结合；可分布全身，透过血-脑脊液屏障，并可进入乳汁。在肝内代谢，其代谢物随尿、粪便排出。有证据表明，本品存在肝肠循环。

药物相互作用 ①本品与乙醇或其他中枢神经抑制药合用，中枢抑制作用增强。②与苯丙胺合用，可降低后者的作用。③与巴比妥或其他抗惊厥药合用时：可改变癫痫的发作形式；不能使抗惊厥药增效。④与抗高血压药物合用时，可产生严重低血压。⑤与抗胆碱药物合用时，有可能使眼压增高。⑥与肾上腺素合用，由于阻断了α受体，使β受体的活动占优势，可导致血压下降。⑦与锂盐合用时，需注意观察神经毒性与脑损伤。⑧与甲基多巴合用，可产生意识障碍、思维迟缓、定向障碍。⑨与卡马西平合用可使本品的血药浓度降低，效应减弱。⑩饮茶或咖啡可减低本品的吸收，降低疗效。

不良反应 ①锥体外系反应较重且常见，急性肌张力障碍在儿童和青少年更易发生，出现明显的扭转痉挛、吞咽困难、静坐不能及类帕金森病。②长期大量使用可出现迟发性运动障碍。③可出现口干、视物模糊、乏力、便秘、出汗等。④可引起血浆中泌乳素浓度增加，产生溢乳、男子女性化乳房、月经失调、闭经。⑤少数患者可能引起抑郁反应。⑥可引起注射局部红肿、疼痛、硬结。⑦较少引起低血压。⑧偶见过敏性皮疹及恶性综合征。

禁忌证 ①基底神经节病变、帕金森病、帕金森综合征、严重中枢神经抑制状态者、骨髓抑制、青光眼、重症肌无力者。②对本品过敏者。

注意 ①本品可由乳汁中分泌，导致乳儿镇静和运动功能失调，哺乳期妇女应停止哺乳。②下列情况时慎用：心脏病尤其是心绞痛、药物引起的急性中枢神经抑制、癫痫、肝功能损害、青光眼、甲状腺功能亢进症或毒性甲状腺肿、肝功能不全、肾功能不全、尿潴留。③老年人开始时宜小量，然后缓慢加量，以免出现锥体外系反应及持久的迟发性运动障碍。④应定期监测肝功能与白细胞计数。⑤用药期间不宜驾驶车辆、操作机械或高空作业。⑥孕妇用药：动物实验显示，给予一日最高量2～20倍时，可减少受孕概率，导致滞产与死胎，故用于育龄妇女与孕妇时应慎重。

用法与用量

（1）成人 ①口服，开始时，一次2mg，一日1～2次，然后根据治疗的需要和耐受状况调整用量。常用量为一日6～20mg，严重或难治性患者最大可加至一日40mg。老年、体弱患者，开始时一次1～2mg，一日1～2次，然后根据耐受情况再调整用量。②肌内注射，对急性精神病，开始时一次5mg，根据需要和耐受情况，可每隔8～12h重复一次，使症状得到控制。

（2）儿童

①用于12岁以上儿童少年精神分裂症：a.口服，起始剂量0.5～3mg，一日2～3次，根据病情需要和耐受情况逐渐加量，对于难治性精神分裂症，最大剂量可加至30mg。b.肌内注射，用于控制精神躁动，宜从小剂量起始，一次2.5～5mg，一日2～3次，最大量通常不超过一日20mg，安静后改为口服。

②用于12岁以下儿童精神分裂症：a.口服，3～12岁儿童，起始剂量一次0.125～0.25mg，一日2次，每5～7日剂量增加0.25～0.5mg，最大剂量一日0.15mg/kg，通常维持量在一次0.025～0.05mg/kg，一日3次。b.肌内注射，6～12岁，一次1～3mg，每4～8h一次。最大剂量一日0.15mg/kg，并尽快换成口服药。

③用于抽动-秽语综合征、抽动障碍：a.口服，5～12岁一次按体质量0.0125～0.025mg/kg，1日2次，根据病情需要和耐受情况调整用量，最大剂量一日10mg。12～18岁从低剂量起始，根据病情需要和耐受情况调整用量，最大剂量一日10mg。b.肌内注射，用于12岁以上儿童少年，抽动症状严重时使用，低剂量起始，根据病情需要和耐受情况调整用量，一次2.5～5mg，一日2～3次，好转后改为口服给药。

舒必利 Sulpiride

适应证 本品属于苯甲酰胺类化合物，为非典型抗精神病药。用于精神分裂症单纯型、偏执型、紧张型及慢性精神分裂症的孤僻、退缩、淡漠症状。对抑郁症状有一定疗效，且可用于止呕。

药动学 本品自胃肠道吸收，2h可达血药浓度峰值。口服本品48h，口服量的30%从尿中排出，其余从粪中排出。血浆半衰期为8～9h，主要经肾脏排泄。可从母乳中排出。动物实验示本品可透过胎盘屏障进入脐血循环。

药物相互作用 ①与中枢神经系统抑制药或三环类抗抑郁药合用，可导致过度嗜睡。②与曲马多、佐替平合用，可增加致癫痫发作的风险。③锂剂可加重本品的不良反应，并降低药效。④用硫糖铝时，本品的生物利用度降低40%。抗酸药和止泻药可降低本品的吸收率，两者同用时应间隔至少1h。

不良反应 ①常见失眠、早醒、头痛、烦躁、乏力、食欲缺乏、口干、视物模糊、心动过速、排尿困难与便秘等抗胆碱能不良反应。②剂量大于一日600mg时可出现锥体外系反应，如震颤、僵直、流涎、运动迟缓、静坐不能、急性肌张力障碍。③较多引起血浆中泌乳素浓度增加，可能有关的症状为溢乳、男子女性化乳房、月经失调、闭经、体质量增加。④可出现心电图异常和肝功能损害。⑤少数患者可发生兴奋、激动、睡眠障碍或血压升高。⑥长期大量服药可引起迟发性运动障碍。

禁忌证 嗜铬细胞瘤、高血压患者、严重心血管疾病和严重肝病患者、对本品过敏者禁用。

注意 ①肝肾功能不全者应减量。②孕妇及哺乳期妇女慎用，哺乳期妇女服药期间应停止哺乳。③心血管疾病、甲状腺功能亢进症、高血压者、癫痫、基底神经节病变、帕金森综合征、严重中枢神经抑制状态者慎用。④如出现迟发性运动障碍，应停用所有的抗精神病药。⑤出现过敏性皮疹及恶性综合征应立即停药并进行相应的处理。⑥用药期间定期监测肝肾功能和血象。

用法与用量

（1）成人

①用于治疗精神分裂症：a.口服，开始剂量为一次100mg，一日2～3次，逐渐增至治疗量至一日400～800mg，分次服用。b.肌内注射，一次100mg，一日2次。c.静脉滴注，对木僵、违拗患者可用本品100mg稀释于250～500mL葡萄糖氯化钠注射液中缓慢静脉滴注，一日一次，滴注时间不少于4h。

②用于止吐：口服一次50～100mg，一日2～3次。

（2）儿童　口服。①用于6岁以上儿童少年精神分裂症：低剂量起始，一次50～100mg，一日2～3次，根据病情和耐受情况逐渐增加剂量。12岁以下儿童通常治疗量为一日200～400mg，维持量为一日100～300mg。12岁以上儿童少年通常治疗量为400～800mg，维持量为一日200～600mg。②用于止吐：低剂量起始，一次50～100mg，一日2～3次。

9.5 抗癫痫药

苯妥英钠 Phenytoin Sodium

适应证　本品为抗癫痫、抗心律失常药。用于治疗全身强直阵挛性发作（精神运动性发作、颞叶癫痫）、单纯及复杂部分性发作（局限性发作）、继发性全面发作和癫痫持续状态。可用于治疗三叉神经痛，隐性营养不良性大疱性表皮松解，发作性舞蹈手足徐动症，发作性控制障碍（包括发怒、焦虑和失眠的兴奋过度等的行为障碍疾病），肌强直症及三环类抗抑郁药过量时心脏传导障碍等；本品也适用于洋地黄中毒所致的室性及室上性心律失常。

药动学　口服吸收较慢，85%～90%由小肠吸收，其吸收率个体差异大，且受食物影响，给药后4～12h血药浓度达峰值，吸收后分布于细胞内外液，细胞内可能多于细胞外。主要与白蛋白结合，蛋白结合率88%～92%，在脑组织内蛋白结合可能还高，表观分布容积为0.67L/kg，能通过胎盘；可分泌入乳汁。主要在肝内代谢，有肝肠循环。经肾排泄，碱性尿时排泄较快。半衰期7～42h，长期服用者，半衰期可为15～95h甚至更长。静脉注射半衰期为10～15h。本品为零级动力学的典型药物，应用一定剂量后肝代谢达饱和，此时即使增加很小剂量，也会造成血药浓度非线性急剧增加，有中毒危险，要监测血药浓度。药效血药浓度为10～20mg/L。每日口服300mg，7～10日可达稳态浓度。血药浓度超过20mg/L时易产生毒性反应，出现眼球震颤；超过30mg/L时，出现共济失调；超过40mg/L时，往往出现严重毒性作用。

药物相互作用　①长期应用对乙酰氨基酚患者应用本品可增加肝脏中毒的危险，并且疗效降低。②本品为肝酶诱导剂，与皮质激素、洋地黄类（包括地高辛）、口服避孕药、环孢素、雌激素、左旋多巴、奎尼丁、土霉素或三环类抗抑郁药合用时，可降低这些药物的效应。③长期饮酒可降低本品的浓度和疗效，但服药同时大量饮酒可增加血药浓度；与氯霉素、异烟肼、保泰松、磺胺类合用可能降低本品代谢使血药浓度增加，增加本品的毒性；与抗凝药合用，开始增加抗凝效应，持续应用则降低。④与含镁、铝或碳酸钙等合用时可能降低本品的生物利用度，两者应相隔2～3h服用。⑤与降糖药或胰岛素合用时，因本品可使血糖升高，需调整后两者用量。⑥原则上用多巴胺的患者，不宜用本品。⑦本品与利多卡因或普萘洛尔片合用时可能加强心脏的抑制作用。⑧虽然本品消耗体内叶酸，但增加叶酸反可降低本品浓度和作用。⑨苯巴比妥或扑米酮对本品的影响，变化很大，应经常监测血药浓度；与丙戊酸类合用有蛋白结合竞争作用，应经常监测血药浓度，调整本品用量。⑩与卡马西平合用，后者血浓降低。如合并用大量抗精神病药或三环类抗抑郁药可能癫痫发作，需调整本品用量。

不良反应 常见行为改变、笨拙、步态不稳、思维混乱、持续性眼球震颤、小脑前庭症状、发作次数增多、精神改变、肌力减弱、发音不清、手抖；长期应用可引起的中枢神经系统或小脑中毒所致的非正常兴奋、神经质、烦躁、易激惹、牙龈增生、出血、多毛；少见颈部或腋部淋巴结肿大、发热。

禁忌证 对本品过敏者、阿-斯综合征、一度至二度房室传导阻滞、窦房结传导阻滞、窦性心动过缓等心功能损害、妊娠及哺乳期妇女。

注意

（1）本品可通过胎盘屏障而致畸，并可由乳汁分泌，哺乳期妇女应停止哺乳。

（2）嗜酒者、贫血、心血管病、糖尿病、肝肾功能损害、甲状腺功能异常者慎用。

（3）儿童应经常检测血药浓度，以决定用药次数和用量。

（4）老年人用药需慎重，用量宜小，并监测血浆浓度。

（5）用药期间需监测血常规、肝功能、血钙、脑电图和甲状腺功能等，静脉使用本品时应进行持续的心电图、血压监测。

（6）有致癌的报道。

（7）HLA-B*1502等位基因阳性者，使用本品Stevens-Johnson综合征、中毒性表皮坏死的风险大。

（8）本品较常见的并发症为齿龈增生，一般在治疗6个月内出现，15岁以下儿童青少年发生率高于成人。

（9）卟啉病患者使用本品可加重症状。

（10）避免突然停药，以免引起癫痫持续状态。

（11）自杀风险增加，注意监护。

（12）对其他临床试验的干扰 ①使地塞米松试验不准确，故做抑制试验时需加大地塞米松剂量。②可使蛋白结合碘血清浓度降低，而出现甲状腺功能低下的症状。③可使血液循环中游离甲状腺素浓度降低，使甲状腺功能试验不准确。④可使血清碱性磷酸酶、谷氨酰转肽酶和血糖浓度升高。

用法与用量

（1）成人 ①口服，一日250～300mg，开始时100mg，一日2次，1～3周增加至一日250～300mg，分3次口服，或5mg/（kg·d）。但由于个体差异和饱和动力学的特点，用药需个体化。在分次应用发作控制和血药浓度达到稳态后，可考虑改用长效（控释）制剂一次顿服。如果发作频繁，需要很快达到有效血药浓度，可按体质量12～15mg/kg药量分成2～3次服用，每6h一次，第二日开始给予100mg（或按体质量1.5～2mg/kg），一日3次，直到调整至最佳剂量为止。用作胶原酶合成抑制剂时，开始一日按体质量2～3mg/kg，分2次服用。在2～3周内增加到患者能够耐受的用量，血药浓度至少达到8mg/L。一般一日100～300mg。②静脉注射，癫痫持续状态，150～250mg。每分钟不超过50mg，需要时30min后可再次静脉注射100～150mg，一日总量不超过500mg。老年、重病和肝功能受损患者，静脉注射量要减少，至少流量要减少到每2～3min为50mg，以免发生不良或中毒反应。

（2）儿童　口服。开始一日5mg/kg，分2～3次服用，按需调整，维持量为一日4～8mg/kg或按体表面积250mg/m^2，分2～3次服用。一日不超过250mg。如发作频繁，首日剂量可增大至12～15mg/kg，分2～3次服用，第二天开始给予一次1.5～2mg/kg，一日3次，直到调整至恰当剂量。静脉注射于癫痫持续状态，宜缓慢静脉注射或静脉滴注（监测血压和心电），儿童负荷量为18mg/kg（每分钟流量1～3mg/kg）。此后应给予维持量，新生儿至12岁剂量2.5～5mg/kg，一日2次；12～18岁最大可至100mg，一日3～4次。不推荐肌内注射。

◎ 苯巴比妥（见9章290页）

扑米酮 Primidone

适应证　本品在体内的主要代谢产物为苯巴比妥，其共同发挥抗癫痫作用。用于癫痫阵挛性发作、单纯部分性发作和复杂部分性发作的单方或联合用药治疗，也用于特发性震颤和老年性震颤的治疗。还可用于Lennox-Gastaut综合征。

药动学　口服易吸收，达峰时间2.7～5.2h（成人）、4～6h（儿童）。生物利用度高达92%。体内分布广，可通过胎盘，在乳汁中分泌。表观分布容积0.64～0.72L/kg，血浆蛋白结合率较低（0%～20%），半衰期约为10h。在肝脏中代谢产物为苯乙基丙二酰胺（PEMA）和苯巴比妥，两者都有抗癫痫作用，前者的半衰期24～48h，后者的半衰期在成人为50～144h，在儿童40～70h。成人15%～25%被吸收的扑米酮代谢转化成为苯巴比妥，长期服用时PEMA与苯巴比妥逐渐积蓄。服药后5～7日内，苯巴比妥的浓度往往不易检出，而PEMA在服用后2h就可测出，7～8h达峰值。单独用扑米酮时，代谢产物苯巴比妥与扑米酮的比例约为1∶1。与苯妥英钠合用时，这个比例明显加大，提示扑米酮的代谢在加快。原型药物（40%）、PEMA（30%）和苯巴比妥（25%）从尿排泄。

药物相互作用　①乙醇、麻醉药、主要作用于中枢部位的抗高血压药、其他中枢抑制药、注射用硫酸镁与扑米酮合用时，中枢抑制作用增强，可出现呼吸抑制，需调整剂量。②与抗凝药、肾上腺皮质激素、地高辛、多西环素或三环类抗抑郁药合用时，由于苯巴比妥对肝药酶的诱导，使这些药物代谢增快，而疗效降低。③与单胺氧化酶抑制药合用时，扑米酮的血药浓度升高，可引起不良反应。④与灰黄霉素合用，后者的吸收发生障碍，疗效降低。⑤扑米酮可增加维生素C由肾排出，可减少维生素B_{12}自胃肠道的吸收。由于对肝药酶的诱导作用，可使维生素D的代谢加快。⑥与垂体后叶素合用，可引起心律失常或冠状动脉供血不足。⑦与卡马西平合用，由于扑米酮的代谢产物苯巴比妥对肝药酶的诱导作用，使卡马西平的疗效降低，反之亦然。因此合用时应监测两药的血药浓度。⑧与其他抗癫痫药合用，由于代谢的变化而引起癫痫发作的形式改变，需及时调整剂量。⑨与丙戊酸钠合用，扑米酮的代谢物苯巴比妥清除减慢，可产生严重的中枢抑制作用。⑩与喹硫平合用，CYP调节的喹硫平的代谢被诱导，喹硫平的血药浓度下降，需调整剂量以维持精神病的控制。

不良反应 可见视力改变、复视、眼球震颤、共济失调、情感障碍、精神恍惚。呼吸短促或障碍，少见儿童和老人异常兴奋或不安等反应。偶见过敏反应、粒细胞减少、再生障碍性贫血、红细胞发育不良、血小板减少、巨细胞性贫血；有些不良反应，如眩晕、嗜睡、头痛、食欲减退、恶心、呕吐，继续服药后会减缓或消失。

禁忌证 对本品及苯巴比妥过敏者。

注意 ①个体间血药浓度差异很大，因此治疗需要个体化。②治疗期间应按时服药，漏服应尽快补服，但距下次服药前1h不必补服，不可一次服双倍量。③停药时应逐渐减量。④肝肾功能不全、哮喘、肺气肿或其他可能加重呼吸困难或气道不畅等呼吸系统疾病患者、轻微脑功能障碍者慎用。⑤妊娠及哺乳期妇女使用应权衡利弊。⑥用药期间应监测血细胞计数，监测扑米酮及其化合物苯巴比妥的血浆浓度。

用法与用量

（1）成人 口服，初始剂量一次50mg，睡前服用，3日后改为一日2次，1周后改为一日3次，第10日改为一次250mg，一日3次，一日总量不超过1.5g；维持量一般为250mg，一日3次。

（2）儿童 口服，一日10～25mg/kg，分2～3次服（从小量开始渐增量，直至发作控制）。8岁以上同成人。

乙琥胺 Ethosuximid

适应证 用于癫痫失神发作（小发作）；也可用于失张力发作、肌阵挛发作和强直发作。

药动学 口服易吸收，达峰时间成年人为2～4h，儿童为3～7h。生物利用度近100%。血浆蛋白结合率<10%，广泛分布到除脂肪以外的全身各组织，可通过血脑屏障。成年人表观分布容积为0.65L/kg。有效血药浓度为40～100mg/L（350～700μmol/L）。在肝内代谢，生成失活代谢产物，主要以代谢产物从尿排泄，尿中原型药物为20%。半衰期在成人为50～60h，在儿童为30～36h。

药物相互作用 ①与氟哌啶醇合用可改变癫痫发作的形式和频率，氟哌啶醇的血药浓度下降。②与三环类抗抑郁药以及吩噻嗪类抗精神病药合用时，抗癫痫作用减弱。③与其他抗癫痫药合用时，药物相互作用不明显。偶有使苯妥英钠血浓度增高的报告。与卡马西平合用时，两者代谢均可增快而使血药浓度降低。

不良反应 常见恶心、呕吐、上腹不适、食欲减退；少见头晕、头痛、眩晕、嗜睡、疲乏、精神状态改变、发热、共济失调、血小板减少、淋巴结肿大、咽喉痛、血小板减少、皮疹等，偶见粒细胞减少、白细胞减少、嗜酸性粒细胞增多、再生障碍性贫血及肝肾功能损害；个别患者出现过敏反应。

禁忌证 对本品及其他琥珀酸亚胺类药过敏者。严重者可发生Stevens-Johnson综合征、SLE、癫痫发作。

注意 ①不宜突然停药。②有大发作和小发作的混合型癫痫发作的患者，注意联合应用抗大癫痫发作药物。③肝肾功能不全、贫血者、孕妇及哺乳期妇女慎用。④用药期间需监测全血细胞、肝肾功能和尿常规。④当成人一日超过1.5g，6岁以下儿童剂量一日超过1.0g时，应密切注意毒性反应。

用法与用量

（1）成人 口服，开始一次0.25g，一日2次，4～7日后增加0.25g，直至控制发作。最大剂量不超过一日1.5g。

（2）儿童 口服，1月龄至6岁初始剂量5mg/kg（最大125mg），一日2次，逐渐加量（一般2～3周）至一次10～20mg/kg（最大500mg），一日2次；＞6岁初始剂量一次0.25g，一日2次，以后每4～7日增加0.25g，直至控制发作，一日最大剂量不超过1.5g。

丙戊酸钠 Sodium Valproate

适应证 丙戊酸钠为一种不含氮的广谱抗癫痫药。用于各种类型的癫痫包括失神发作、肌阵挛发作、强直-阵挛发作、失张力发作及混合型发作、特殊类型癫痫（West-Lennox-Gastaut综合征），也用于部分性发作，如局部癫痫发作，尚可用于双相情感障碍相关的躁狂发作。热性惊厥及偏头痛。

药动学 口服吸收快而完全，胶囊剂与普通片的达峰时间为1～4h，肠溶片则为3～4h，饭后服用延缓吸收。缓释片在胃内可有少量释放，在肠道亦缓慢吸收，因此达峰时间较长，峰浓度较低，可以避免一日内血药浓度的波动过大，其生物利用度与肠溶片相同。各种剂型的生物利用度近100%。与血浆蛋白结合的程度与血药浓度有关，血药浓度为50mg/L时，血浆蛋白结合率为90%～95%；血药浓度为100mg/L时，血浆蛋白结合率为80%～85%随着血药浓度的增高，游离型药物逐渐增多，从而进入脑组织量增多。尿毒症和肝硬化时血药浓度降低。可通过血脑屏障，可通过胎盘进入胎儿血液循环，也可从乳汁分泌，表观分布容积0.1～0.4L/kg。在肝中代谢，包括葡糖醛酸化和某些氧化过程。主要以代谢产物从尿排泄，少量随粪便排出。半衰期在成人为12～15h，在老年人为14～17h，在新生儿为30～40h。有效血浓度为50～100mg/L。

药物相互作用 ①乙醇可加重本品的中枢抑制作用。②麻醉药或其他中枢抑制药与本品合用，中枢抑制作用增强。③与亚胺培南、美罗培南、厄他培南、多立培南合用，本品的血药浓度降低，癫痫失控的风险增加。④与拉莫三嗪合用，拉莫三嗪的代谢下降，消除半衰期延长，导致出现毒性以及增加严重皮肤反应的风险。⑤与华法林或肝素等抗凝药及溶血栓药合用，可引起出血。⑥与阿司匹林或双嘧达莫合用，可由于抑制血小板聚集而使出血时间延长。⑦与苯巴比妥合用使后者的代谢减慢，血浓度升高，出现中枢神经系统严重抑制的风险增加。⑧与扑米酮合用，扑米酮活性代谢物苯巴比妥的清除受到影响，出现中枢神经系统严重抑制的风险增加。⑨与氯硝西泮合用治疗失神发作时，曾有报道少数病例反而诱发失神持续状态。⑩与苯妥英钠合用时，因在血浆蛋白结合部位的竞争可使两者的血浓度发生改变，因此需定期监测血药浓度，并视临床情况调整剂量。⑪与卡马西平合用，由于后者对肝药酶的诱导而使两者的血浓度降低，需监测血浓度调整剂量。⑫与具有肝脏毒性的药物合用时，可增强肝毒性，应避免合用。有肝病史者应用本品需经常检查肝功能。⑬与氟哌啶醇、洛沙平、马普替林、单胺氧化酶抑制药、吩噻嗪类、噻吨类和三环类抗抑郁药合用，中枢抑制作用增强，另外，这些药物可降低惊厥阈，减弱丙戊酸钠的作用，需及时调整剂量。⑭与伏林司他合用，可出现严重的血小板减少和胃肠道出血。

不良反应 常见恶心、呕吐、腹痛、腹泻、消化不良、胃肠痉挛、月经周期改变、多囊卵巢，少见脱发、眩晕、疲乏、头痛、共济失调、异常兴奋、不安和烦躁、血小板减少症或异常出血，偶见过敏、听力下降、可逆性听力损坏，长期服用偶见胰腺炎及急性重型肝炎。

禁忌证 对本品过敏，急慢性肝炎，严重肝炎病史及家族史，特别是与药物相关的肝卟啉病，患有尿素循环障碍疾病、高氨性脑病的患者。

注意 ①孕妇用药应权衡利弊，本品可由乳汁分泌，哺乳期妇女慎用。② 2岁以下婴幼儿出现致死性肝毒性的风险显著增高；3岁以下婴幼儿使用本品发生肝功能损害的危险较大，且本品可蓄积在发育的骨骼内，需引起注意；10岁以下患儿使用安全性和有效性尚未确立。③用药前、后及用药时应监测全血细胞计数、出凝血时间、肝肾功能，肝功能在最初半年内宜每1～2个月复查1次，半年后复查间隔酌情延长；必要时监测血浆丙戊酸钠浓度。④服用本品患者出现腹痛、恶心、呕吐时应及时检查血清淀粉酶。⑤用药期间禁止饮酒。⑥停药时应逐渐减量。

用法与用量

（1）成人 ①癫痫，按体质量一日15mg/kg或一日600～1200mg，分次服。开始时按5～10mg/kg，1周后递增，至发作控制为止。当一日用量超过250mg时，应分次服用，以减少胃肠刺激。一日最大剂量为按体质量不超过30mg/kg或一日1.8g。癫痫持续状态时静脉注射400mg，一日2次。②双相情感障碍，口服，开始一日200～400mg，缓增至一日800～1200mg，分2～3次饭后服。症状缓解后一日400～600mg维持，推荐治疗血药浓度为50～120mg/L。

（2）儿童 ①口服，从一日15mg/kg开始，分2～3次服，按需每隔1周增加5～10mg/kg，至有效或不能耐受为止。一般加到一日20～30mg/kg，一日最大剂量不超过60mg/kg或总量不超过2000mg。应对患者密切观察，必要时监测血药浓度。②静脉滴注，用于临时替代时（例如手术麻醉不能口服时）末次口服给药后4～6h静脉给药。本品静脉注射溶于9g/L氯化钠注射液，或持续静脉滴注超过24h。或在最大剂量范围内（通常平均剂量为一日20～30mg/kg）一日分4次静脉滴注，一次时间需超过1h。需快速达到有效血药浓度并维持时，以15mg/kg剂量缓慢静脉注射，超过5min，然后以每小时1mg/kg的流量静脉滴注，使血浆丙戊酸浓度达到75mg/L，并根据临床情况调整静脉滴注流量。一旦停止静脉滴注，需要立即口服给药，以补充有效成分，口服剂量可以用以前的剂量或调整后的剂量。

丙戊酸镁 Magnesium Valproate

适应证 用于治疗各型癫痫，尤其是以下类型：失神发作、肌阵挛发作、强直-阵挛发作、失张力发作、混合型发作、部分性癫痫、简单性或复杂性发作、继发性全身性发作、特殊类型的综合征。也可用于治疗双相情感障碍的躁狂发作。

药动学 缓释片服用后药物在体内缓慢释放，单剂量口服本品500mg后，达峰时间为（14.0 ± 6.5）h；相对生物利用度为10.1% ± 6%；消除半衰期为（17.3 ± 4.0）h。多剂量口服本品500mg每日2次，每次250mg，达稳态谷浓度约为（52.87 ± 11.3）mg/L。在人体内与血浆蛋白结合率高达85% ~ 95%，有效血药浓度为40 ~ 100mg/L，超过120mg/L时可出现明显不良反应。主要分布在细胞外液和肝、肾、肠和脑组织等。大部分由肝脏代谢，包括与葡糖醛酸结合和某些氧化过程，主要由肾排出，少量随粪便排出。能通过胎盘，能分泌入乳汁。

药物相互作用 参见丙戊酸钠项下。

不良反应 常见有恶心、呕吐、畏食、腹泻等。少数可出现嗜睡、震颤、共济失调、脱发、异常兴奋与烦躁不安等。偶见过敏性皮疹、血小板减少或血小板聚集抑制引起异常出血、白细胞减少或中毒性肝损害。

禁忌证 白细胞减少、严重肝脏疾病者、6岁以下儿童及孕妇禁用。

注意 ①肝肾功能不全者应减量或慎用，血小板减少症患者慎用。用药期间应定期检查肝功能与白细胞、血小板计数。②出现意识障碍、肝功能异常、胰腺炎等严重不良反应，应停药。③本品发生不良反应与血药浓度过高（＞120mg/L）有关，故最好进行血药浓度监测。④本品可泌入乳汁，哺乳期妇女使用本品期间应停止哺乳。⑤老年患者用药视病情酌情减量。

用法与用量

（1）成人 一次250mg，一日2次，根据个体差异及血药浓度适当调整。最高剂量不超过一日1600mg。

（2）儿童 6岁以上儿童一日20 ~ 30mg/kg，分3 ~ 4次服用。

托吡酯 Topiramate

适应证 托吡酯是一个由氨基磺酸酯取代单糖的新型抗癫痫药物。用于成人及2岁以上儿童癫痫发作的辅助治疗，初诊为癫痫患者的单药治疗或曾经合并用药现转为单药治疗的癫痫患者。婴儿痉挛症，尤其是对Lennox-Gastaut综合征的临床疗效较好，以及偏头痛的预防。

药动学 口服易吸收，不受食物影响，生物利用度近100%。达峰时间为2h。单次口服100mg、200mg和400mg时，峰浓度分别为（4.68 ± 0.85）mg/L、（8.18 ± 1.23）mg/L和（16.41 ± 1.74）mg/L，血药浓度高低与剂量呈线性相关。血浆蛋白结合率仅为9% ~ 17%。约有一半药物在肝脏代谢，主要以原型药物和代谢产物由肾脏排出，原型药物约占80%。正常肾功能者表观分布容积为0.6 ~ 1.0L/kg，半衰期为19 ~ 25h。恒量多次服药，4 ~ 8日达稳态浓度。肝、肾功能不良者，清除减慢。肾功能损伤者，恒量多次服药，10～15日后，仍未达到稳态浓度。儿童的半衰期一般较成年人短。有效的血药浓度为9～12mg/L。

药物相互作用 ①避免与乙酰唑胺等其他碳酸酐酶抑制药合用。②与丙戊酸合用，出现高氨血症的风险增加。③苯妥英钠和卡马西平可降低本品的血药浓度50%。本品可降低雌激素的血药浓度，可影响含雌激素口服避孕药的避孕效果。

不良反应 可有恶心、食欲减退、味觉异常、头晕、头痛、疲乏、嗜睡、感觉异常、共济失调、语言障碍、注意力障碍、意识模糊、情绪不稳、抑郁、焦虑、失眠、复视、眼球震颤、视觉异常。也有引起假性近视及继发性闭角型青光眼、肾结石、体质量减轻的报道。严重不良反应有多形红斑、中毒性表皮坏死、Stevens-Johnson综合征、体温升高、代谢性酸中毒、高氨血症、肝衰竭、自杀意念。

禁忌证 对本品过敏者。

注意 ①本品可通过胎盘屏障而致畸，孕妇及哺乳期妇女慎用。②行为障碍及认知缺陷者、泌尿道结石、感觉异常者、易发生酸中毒者、肝肾功能不全者慎用。③停药时应逐渐减量。

用法与用量

（1）成人 口服。①抗癫痫，从一日25mg开始，每周加药1次，每次增加25mg，直至症状控制为止。维持量一日100～200mg。②偏头痛预防性治疗，宜从小剂量开始，一日15～25mg，睡前服，以后酌情逐增加剂量，可达一日100～200mg，分次服用。

（2）儿童 口服。①抗癫痫，低剂量开始后渐增，调整至有效剂量。起始剂量一日0.5～1mg/kg，每周增加一日0.5～1mg/kg，维持量为一日3～6mg/kg，分2次服。②预防偏头痛，起始剂量一次0.5～1mg/kg，一日2次口服，必要时可以加量至最大量一日10mg/kg，分2次。

左乙拉西坦 Levetiracetam

适应证 用于成人及4岁以上儿童癫痫患者部分性发作的加用治疗。

药动学 口服吸收快而完全（>90%），饮食对吸收无影响。生物利用度近100%。达峰时间为0.3～1.6h。在肝脏仅有少量代谢，66%以原型药从尿排出。表观分布容积0.5～0.71L/kg。半衰期成人为6～8h，儿童为<6h。不与血浆蛋白结合。

药物相互作用 与卡马西平合用，出现卡马西平毒性的风险增加，宜严密监测，为消除毒性，有必要减小卡马西平的剂量。

不良反应 最常见的不良反应有嗜睡、乏力和头晕、感染、抑郁、行为异常、疼痛，常发生在治疗的开始阶段。随时间的推移，中枢神经系统相关不良反应的发生率和严重程度会随之降低。左乙拉西坦的不良反应没有明显的剂量相关性。儿童最常见的不良反应有嗜睡、敌意、神经质、情绪不稳、易激动、食欲减退、乏力和头痛。除行为和精神方面不良反应发生率较成人高（儿童38.6%，成人18.6%）外，总的安全性和成人相仿。严重的不良反应有各类血细胞减少、肝衰竭、自杀意念。

禁忌证 对左乙拉西坦或吡咯烷酮衍生物过敏者。

注意 ①如需停止服用本品，建议逐渐停药。②患者对加用左乙拉西坦治疗有效应，可以停止原合并应用的抗癫痫药物。③对于严重肝功能损害、肾功能损害、血透的患者，需调整剂量。④目前没有研究关于服药后对机器驾驭能力和驾驶车辆能力的影响。由于个体敏感性差异，在治疗初始阶段或者剂量增加后，会产生嗜睡或者其他中枢神经症状。因而不推荐驾驶汽车或操纵机器者使用。⑤自杀风险增加。

用法与用量

（1）成人　口服，起始治疗剂量为一次500mg，一日2次，以后每2周增加一日1g。维持量为一日1～4g。

（2）儿童　口服。① 1～6月龄婴儿，起始剂量7mg/kg，一日一次，逐渐增加剂量，最大剂量21mg/kg，一日2次。② 6月以上儿童和青少年（体质量≤50kg者），起始剂量一次5～10mg/kg，一日2次。目标剂量一次10～20mg/kg，一日2次。根据临床效果和耐受性，剂量最大可以增加至一次30mg/kg，一日2次。剂量变化一般每2周一次，增加或减少一日量10mg/kg，一日2次。应尽量使用最低有效剂量。③ 12～18岁或体质量≥50kg者，一次250mg，一日2次。每2周逐渐增加到一次500mg，一日2次，最大量一次1500mg，一日2次。④正在进行透析或肾功能严重损伤的患儿应根据肌酐清除率酌减剂量，青少年（12～18岁）或体质量≥50kg者，一次500～1000mg，一日一次。透析后推荐给药250～500mg附加剂量。

拉莫三嗪 Lamotrigine

适应证　用于简单及复杂部分性发作、原发性及继发性全身强直-阵挛发作患者单药治疗，也可用于治疗合并有Lennox-Gastaut综合征的癫病发作，难治性癫痫的加用治疗。

药动学　口服吸收良好，生物利用度可达98%。健康人和癫痫患者单剂量服用后，达峰时间为0.5～5.0h，平均1.0～3.0h，儿童为1～6h。体内分布广，可从乳汁中分泌，表观分布容积为0.9～1.3L/kg。血浆蛋白结合率为55%。在肝内进行结合代谢，生成失活代谢产物。94%通过肾脏排泄，其中10%为原型药物，25%通过粪便排泄。半衰期为6.4～30.4h，平均12.6h，若在服用丙戊酸钠基础上加服本品者，半衰期可延长至11.2～51.6h（平均27h），有效血浓度范围1～1.5mg/L。

药物相互作用　①在服用丙戊酸钠患者中加服拉莫三嗪后，两药对肝脏代谢的竞争，引起血药浓度降低，而拉莫三嗪的代谢减慢，半衰期大幅延长，出现不良反应的风险增加。②与苯妥英钠、卡马西平、苯巴比妥和扑米酮合用，拉莫三嗪的代谢加快，血药浓度降低。

不良反应　早期可有皮疹、发热、淋巴结病变、颜面水肿、血液系统及肝功能的异常等过敏反应的表现，还可有头痛、眩晕、疲乏、嗜睡、失眠、抽搐、不安、共济失调、易激惹、攻击行为、自杀倾向、焦虑、精神错乱、幻觉、体质量减轻、肝功能异常、恶心、呕吐、便秘、腹泻、腹胀、食欲减退，白细胞、中性粒细胞、血小板减少，贫血、全血细胞减少、复视、视物模糊。有使用本品加重帕金森病症状的报道。罕见肝衰竭、再生障碍性贫血、粒细胞缺乏、Stevens-Johnson综合征、中毒性表皮坏死松解症（Lyell综合征）、弥散性血管内凝血、多器官功能衰竭。

禁忌证　对本品过敏者或过敏体质者。

注意 ①本品可由乳汁分泌，哺乳期妇女慎用。②孕妇、心功能不全者、严重肝功能不全者及肾衰竭者慎用。③老年人及体弱者剂量宜减半。④不宜突然停药，以避免引起癫痫反弹发作。⑤出现皮疹等过敏反应，应立即停药。⑥服药期间应避免驾车或操纵机器。⑦在初始剂量用药的第1个月，应严密观察，防止出现自杀行为。自杀风险多出现在癫痫伴抑郁及双相情感障碍的患者。

用法与用量

（1）成人 ①在服用丙戊酸钠的患者，第1～2周一次25mg，隔日1次；第3～4周开始一次25mg，一日1次；此后每1～2周增加25～50mg，直至达到维持量一日100～150mg，分次服。②不与丙戊酸钠合用者，从一日50mg开始；2周后改为一日100mg，分次服，逐步加到维持量一日300～500mg，分次服。国内经验以100～200mg维持为妥。

（2）儿童 口服。

①单药治疗：a.2～12岁，第1～2周一日300μg/kg，分1～2次服。第3～4周剂量增至一日600μg/kg，分1～2次服，第5周后，每1～2周增加剂量（一日最大增加600μg/kg）。至最佳疗效或最大耐受剂量，一般维持量一日1～10mg/kg，分1～2次口服，最大剂量可至15mg/kg。b.12～18岁，第1～2周一次25mg，一日一次，每1～2周增加剂量，渐增至最佳疗效或最大耐受量。一般维持量一日100～200mg，一日一次，分2次服用，最大剂量一日500mg。

②与丙戊酸联合应用：a.2～12岁，第1～2周一次150μg/kg，一日一次，小年龄（如体质量低于13kg）者可隔日一次，一次300μg/kg，第3～4周剂量增至一次300μg/kg，一日一次口服，以后每1～2周增加剂量（一日最大剂量增加300μg/kg），至最佳疗效或最大耐受剂量，一般维持量一日1～5mg/kg，分1～2次口服，最大单次剂量100mg。b.12～18岁，第1～2周一次25mg，隔日一次，第3～4周剂量增至一次25mg，一日1次，以后每1～2周增加剂量（最大增加25～50mg），一般维持量增至一日100～200mg，一日1次或分2次服用。

③与诱导酶药联合服用：a.2～12岁，第1～2周一日300μg/kg，一日2次，第3～4周剂量增至一次600μg/kg，一日2次口服，以后每1～2周增加剂量（一日最大剂量1.2mg/kg）至最佳疗效或最大耐受剂量，一般维持剂量2.5～7.5mg/kg，（最大200mg），一日2次口服。b.12～18岁，第1～2周一次50mg，一日一次，第3～4周剂量增至一次50mg，一日2次，以后每1～2周增加剂量（最大增加100mg），一般维持量增至一日100～200mg，一日2次，最多一日700mg。

④与其他药物联合应用（丙戊酸及酶诱导药）：同单药治疗。

奥卡西平 Oxcarbazepine

适应证 用于治疗成年人和5岁及5岁以上儿童、2岁以上的原发性全面性强直-阵挛发作伴有或不伴继发性全面发作和部分性发作。已有1月龄儿童使用经验。

药动学 口服吸收良好，达峰时间为4～6h。生物利用度95%，与食物同服生物利用度增加。单次口服400mg和800mg，峰浓度分别为17.7mmol/L和18.8mmol/L。体内分布广，表观分布容积为0.3～0.8L/kg，10-羟基衍生物的血浆蛋白结合率为40%。奥卡西平和10-羟基衍生物均可通过胎盘进入胎儿血液循环；也可通过乳汁分泌。在体内几乎立即转化为具有生物活性的10-羟基衍生物。然后与葡糖醛酸结合而失活。主要以代谢产物（原型药物不到1%）从尿排出（91%～97.7%），仅少量（1.9%～4.3%）由粪便排泄。奥卡西平的半衰期为1～2h，10-羟基衍生物的为8～10h。有效血浓度尚未确定，推荐值为10～35mg/L。

药物相互作用 ①与司来吉兰合用，司来吉兰的血药浓度显著上升，属禁忌。司来吉兰停药与奥卡西平启用应有2周以上的间隔。②与乙醇合用，可引起额外的镇静作用。③与其他可降低血钠水平的药物合用，出现低血钠的风险增加。④本品可诱导CPY3A的活性，与托伐普坦合用时，托伐普坦的代谢加快，血药浓度下降，应避免合用。如必须合用，则托伐普坦的剂量应作调整。⑤与其他抗癫痫药物合并应用时，通过肝药酶诱导作用，使苯妥英钠的半衰期缩短至14h以下；相反，与丙戊酸钠合用时，抑制丙戊酸钠的代谢，可使半衰期延长至59～60h。因此，与丙戊酸钠合用时，剂量应减为半量。⑥奥卡西平对肝药酶的诱导作用比卡马西平弱，故对苯妥英钠、丙戊酸钠血浓度的影响也较后者小。⑦本品通过诱导CYP3A的活性，增加甾体类避孕药的代谢，从而降低甾体类避孕药的血浓度，降低其有效性。如必须合用，宜加用避孕措施。

不良反应 常见恶心、呕吐、便秘、腹泻、腹痛、头痛、头晕、嗜睡、意识模糊、抑郁、情感淡漠、激动、情绪不稳定、健忘、共济失调、注意力不集中、眼球震颤、复视和疲劳。少见白细胞减少、ALT及AST升高、碱性磷酸酶升高。罕见过敏反应、关节肿胀、肌痛、关节痛、呼吸困难、哮喘、肺水肿、支气管痉挛。严重的有Stevens-Johnson综合征、血管性水肿、中毒性表皮坏死、严重多器官的过敏反应。

禁忌证 对本品过敏者、房室传导阻滞者。

注意 ①本品与卡马西平可能存在交叉过敏。②肝功能损害者慎用。③孕妇应权衡利弊后使用，哺乳期妇女使用本品时应暂停哺乳。④老年人用药易发生低钠血症。⑤停用本品治疗时应逐减渐减剂量，以避免诱发癫痫发作（发作加重或癫痫持续状态）。⑥本品可引起眩晕及嗜睡，导致反应能力下降，服药期间应避免驾驶和操纵机器。⑦出现低钠血症时，可减少本品用量、限制液体的摄入量或停药。多在停药几日后，血清钠浓度可恢复正常，无需其他治疗。

用法与用量

（1）成人 开始剂量一日300mg，以后可每日增加300mg。单药治疗维持剂量一日600～1200mg；加用治疗为一日量900～3000mg，分2次服。

（2）儿童 起始剂量按一日10mg/kg（不超过一日600mg），分2次服；根据药物治疗反应麻醉最佳一日量10mg/kg，直至发作控制或者达最大剂量一日量43～60mg/kg，分2次服。

加巴喷丁 Gabapentin

适应证 用于成人和12岁以上儿童伴或不伴继发性全身发作的部分性癫痫发作的辅助治疗，也可用于3～12岁儿童的部分性发作的辅助治疗。

药动学 口服吸收快，达峰时间为2～3h。吸收过程可饱和，口服300mg时，生物利用度约65%，口服600mg时约42%；口服1600mg时约35%。在体内分布广，可通过血-脑脊液屏障，脑脊液中药物浓度约为血浓度的20%，脑组织内药物浓度可达血浓度的80%；可从乳汁分泌。血浆蛋白结合率很低（<5%），正常肾功能状态下，表观分布容积为0.9L/kg。在体内不被代谢，以原型药物从尿中排出，其排泄率与肌酐清除率成正比。半衰期为5～7h；肾功能异常者半衰期延长达13h，但在透析中可在3.8h清除。有效治疗浓度不肯定，一般有效浓度>2mg/L（11.7μmol/L）。在口服苯妥英钠同时口服400mg每日3次后浓度为2～4.82mg/L（11.7～28μmol/L）。

药物相互作用 ①饮酒或与中枢抑制药合用能使中枢抑制作用增强。②与含铝、镁的抗酸药合用可减少吸收。

不良反应 常见嗜睡、疲劳、眩晕、头痛、恶心、呕吐、体质量增加、紧张、失眠、共济失调、眼球震颤、感觉异常及厌食。偶见出现衰弱、视觉障碍（弱视、复视）、震颤、关节脱臼、异常思维、健忘、口干、抑郁及情绪化倾向。严重不良反应有Stevens-Johnson综合征、癫痫发作、昏迷。

禁忌证 已知对本品任一成分过敏者禁用。急性胰腺炎禁用。

注意 ①抗癫痫药不应突然停止服用，如换药或停药应逐渐减量，至少在1周内逐步进行。②糖尿病患者应用时需经常监测血糖。③肾功能不全的患者，服用本品必须减量。④曾有服用本品发生出血性胰腺炎的报告。因此，如出现胰腺炎的临床症状（持续性腹痛、恶心、反复呕吐），应立即停用本品。对慢性胰腺炎的患者，尚无充分的使用加巴喷丁的经验。⑤本品作用于中枢神经系统，可引起镇静、眩晕或类似症状，也可降低反应速度，影响驾驶和操纵复杂机器的能力。⑥妊娠期妇女只有在充分评估利益/风险后，才可使用。哺乳期妇女必须使用本品时，应停止哺乳或停用本品。

用法与用量

（1）成人 口服。

①第一日300mg，第二日600mg，分2次服；第三日900mg，分3次服。以后根据临床情况继续增加至维持量900～1800mg。但剂量增至一日2400～3600mg也能忍受。

②老年人使用剂量由肾功能肌酐清除率决定，调节方案为：a.肌酐清除率>60mL/min者，一日最大剂量<1200mg（一次400mg，一日3次）；b.30～60mL/min者，一日最大剂量<600mg（一次300mg，一日2次）；c.15～30mL/min者，一日最大剂量<300mg（一次300mg，一日1次）；d.<15mL/min者，一日最大剂量<150mg（一次300mg，隔日1次）。

（2）儿童 从初始低剂量逐渐递增至有效剂量。3～12岁开始剂量为一日10～15mg/kg，分3次服，根据反应情况逐渐增加剂量，3日以后可增至一日25～35mg/kg，分3次服。12岁以上患者第一日给予一次0.3g，一日1次，第二日为一次0.3g，一日2次；第三日为一次0.3g，一日3次。之后维持此剂量服用。加巴喷丁的用药剂量可增至一日1.8g，还有部分患者在用药剂量达到一日2.4g仍能忍受。

9.6 抗帕金森病药

苯海索 Trihexyphenidyl

适应证 苯海索为中枢抗胆碱抗帕金森病药。用于帕金森病、帕金森综合征、药物引起的锥体外系症状（迟发性运动障碍除外）。

药动学 口服后吸收快而完全，可透过血脑屏障，口服1h起效，作用持续6～12h。服用量的56%随尿排出，肾功能不全时排泄减慢，有蓄积作用，并可从乳汁分泌。

药物相互作用 ①本品与乙醇或其他中枢神经系统抑制药合用时，可使中枢抑制作用加强。②与金刚烷胺、抗胆碱药、单胺氧化酶抑制药帕吉林及丙卡巴肼合用时，可加强抗胆碱作用，并可发生麻痹性肠梗阻。③本品与单胺氧化酶抑制药合用，可导致高血压。④本品与制酸药或吸附性止泻药合用时，可减弱本品的效应。⑤与氯丙嗪合用时，后者代谢加快，可使其血药浓度降低。⑥与强心苷类合用可使后者在胃肠道停留时间延长，吸收增加，易于中毒。

不良反应 可见便秘、口干、恶心、呕吐、心动过速、头晕、意识模糊、欣快感、幻觉、记忆力缺损、焦虑、多动、尿潴留、视物模糊、皮疹。严重的有闭角型青光眼、眼压升高、定向障碍。

禁忌证 对本品过敏、青光眼、尿潴留、前列腺增生症患者。

注意 心血管病、高血压、低血压、精神病、发热、闭角型青光眼、肝肾功能不全、妊娠及哺乳期妇女、儿童及伴有动脉硬化的老年患者慎用。

用法与用量

（1）成人 口服。第一日1～2mg，每日2次，逐渐增加至疗效满意而没有明显不良反应为止，一般有效治疗量为2mg，每日3次，最大每日不超过10mg，分3～4次。老年人应酌情减量。

（2）儿童 口服。3月龄至18岁，起始一日1～2mg，分1～2次服用，以后每3～7日增加1mg，至达到最佳疗效且可耐受，分2～3次服用，最大量不超过一日2mg/kg。

9.7 中枢兴奋及苏醒药

洛贝林 Lobeline

适应证 用于新生儿窒息，一氧化碳、阿片中毒等各种原因引起的中枢性呼吸抑制。

药动学 静脉注射后，其作用持续时间短，一般为20min。

药物相互作用 用药后吸烟可致恶心、出汗及心悸，故本药盐酸盐或硫酸盐曾用作“戒烟药”。忌与铅、银等盐酸药物配伍。也不要与碘和鞣酸配伍。与碱性药物配伍可产生山梗素沉淀。

不良反应 恶心、呕吐、呛咳、头痛、心悸等。

禁忌证 尚不明确。

注意 ①本品可用于婴幼儿、新生儿。②剂量较大时，能引起心动过速、传导阻滞、呼吸抑制甚至惊厥。

用法与用量

（1）成人 ①静脉注射，一次3mg，极量一次6mg，一日20mg。②皮下或肌内注射，一次10mg，极量一次20mg，一日50mg。

（2）儿童 ①静脉注射，一次0.3 ~ 3mg，必要时每隔30min可重复使用；新生儿窒息可注入脐静脉3mg，青春期儿童不能超过成人量。②皮下或肌内注射，一次1 ~ 3mg，青春期儿童不能超过成人量。

多沙普仑 Doxapram

适应证 本药为呼吸兴奋药，用于呼吸衰竭。可用于麻醉药中枢抑制药过量引起的呼吸抑制。

药动学 静脉给药后20 ~ 40s起效，1 ~ 2min达到最大效应，药效持续5 ~ 12min。治疗性药物浓度为1.5 ~ 3.7mg/L，当血清药物浓度超过9mg/L时，可出现严重的不良反应。分布容积为3.24 ~ 7.33L/kg。主要在肝脏代谢，可能会产生多种代谢产物，其中酮多沙普仑有活性。0.4% ~ 4%经肾脏排泄，总体清除率为每分钟5.6 ~ 5.9mL/kg。母体化合物的清除半衰期在成人为3.4h，早产儿为6.6 ~ 9.9h，代谢物酮多沙普仑的清除半衰期为4 ~ 8.5h。

药物相互作用 ①与碳酸氢钠合用时，本药的血药浓度升高，毒性明显增强，有导致惊厥的报道。②与咖啡因、哌甲酯、匹莫林、肾上腺素受体激动药等合用有协同作用。应注意观察紧张、激动、失眠、惊厥或心律失常等不良反应。③与单胺氧化酶抑制药及升压药合用，可使升压效应更显著。④与肌松药合用，可暂时使本药的中枢兴奋作用隐而不显。⑤本药能促使儿茶酚胺的释放增多，在吸入全麻的情况下，心肌对儿茶酚胺异常敏感，因此在全麻药如氟烷、异氟烷、恩氟烷等停用10 ~ 20min后，才能使用本药。

不良反应 头痛、无力、恶心、呕吐、出汗、感觉奇热、腹泻及尿潴留、瘙痒。严重不良反应有心律失常、胸痛、呼吸困难、喘鸣、溶血、血栓性静脉炎。

禁忌证 对本品过敏者，惊厥、癫痫、重度高血压、嗜铬细胞瘤、甲状腺功能亢进症、冠心病、颅内高压、严重肺部疾病患者。

注意 ①孕妇及哺乳期妇女慎用。② 12岁以下儿童慎用。③有急性支气管哮喘发作或发作史、肺栓塞、神经肌肉功能失常所致的呼吸衰竭、硅沉着病或肺纤维化所致肺疾病、心动过速、心律失常、脑水肿、卟啉病患者慎用。④用药时常规测定腱反射、血压和脉搏，以防止药物过量。剂量过大时可引起血压升高、心率加快甚至出现心律失常。⑤静脉注射漏到血管外或静脉滴注时间太长，均能导致血栓静脉炎或局部皮肤刺激。静脉滴注流量不宜太大，否则可引起溶血。

用法与用量

（1）成人 ①术后催醒：静脉注射0.5 ~ 1mg/kg，如需要，至少相隔5min后才能重复一次，总量不得超过2mg/kg。如需静脉滴注，用50g/L葡萄糖注射液或氯化钠注射液稀释至1g/L，静脉滴注开始5mg/min，获效后减至1 ~ 3mg/min，总用量最多4mg/kg。

②中枢抑制催醒：静脉注射1～2mg/kg，隔5min后按需可重复一次。维持量每1～2h给药1～2mg/kg，直至获得效应，一日总量以3g为限。

（2）儿童　可用于新生儿呼吸暂停，但不作为常规用药。新生儿初始剂量2.5mg/kg（5～10min以上），然后每小时0.3mg/kg静脉持续滴注，根据反应调整剂量，最大剂量每小时1.5mg/kg。静脉初始剂量后口服，新生儿每次6mg/kg，一日4次。一般疗程为5日，必要时可延长疗程。用于滴注时可用50g/L葡萄糖注射液或氯化钠注射液稀释至1g/L。

尼可刹米 Nikethamide

适应证　本品为中枢兴奋药。用于中枢性呼吸抑制及各种原因引起的呼吸抑制。对肺心病引起的呼吸衰竭及阿片类药物中毒的解救有效。

药动学　口服及注射均易吸收，一次静脉注射作用仅能维持5～10min。进入机体后迅速分布至全身各部位。在体内代谢为烟酰胺，然后再被甲基化成为甲基烟酰胺，经尿排出。

不良反应　常见瘙痒、烦躁不安、抽搐、恶心、呕吐等。大剂量时可出现血压升高、心悸、出汗、面部潮红、呕吐、震颤、心律失常、惊厥甚至昏迷。

禁忌证　抽搐、惊厥、重症哮喘、呼吸道机械性梗阻。

注意　①妊娠及哺乳期妇女慎用。②作用时间短暂，一次静脉注射只能维持作用5～10min，应视病情间隔给药。

用法与用量

（1）成人　皮下注射、肌内注射或静脉注射，一次0.25～0.5g，极量一次1.25g。

（2）儿童　皮下注射、肌内注射或静脉注射，一次10～15mg/kg。① 6个月以下一次75mg。② 6个月～1岁一次125mg。③ 4～7岁一次175mg。

吡硫醇 Pyrithioxin

适应证　本品系维生素B_6的衍生物，能促进脑内葡萄糖及氨基酸代谢，改善全身同化作用。用于改善脑外伤后遗症、脑炎及脑膜炎后遗症等的头晕胀痛、失眠、记忆力减退、注意力不集中、情绪变化，及脑动脉硬化或老年痴呆性精神症状。

药动学　口服易吸收，2～4h血中浓度达高峰，可分布于全身各组织，其中脑、肝、肾、乳汁较高。在中枢神经系统内维持1～6h，并在体内完全代谢。半衰期为3～4h，主要由肝脏代谢，肾脏清除。

不良反应　偶见皮疹、恶心等，停药后即可恢复。

禁忌证　对本品过敏者禁用。因动物实验有引起第二代动物唇裂的倾向，妊娠期妇女禁用。

注意　肝功能不全患者慎用。滴注流量不宜过快，不能静脉快速注射。

用法与用量

（1）成人　①口服：一次0.1～0.2g，一日3次。②静脉滴注：一日0.2～0.4g。临用前，用适量注射用水溶解后，加入50g/L或100g/L葡萄糖注射液500～1000mL中滴注。

（2）儿童　口服，一次0.05～0.1g，一日3次。

乙酰胺 Acetamide

适应证　治疗氟乙酰胺和氟乙酸钠等有机氟化合物中毒。

不良反应　本品毒性较低，使用安全，但可能引起注射局部疼痛，剂量过大或长期用药可引起血尿。

注意　①所有氟乙酰胺、氟乙酸钠等有机氟化合物中毒患者，包括可疑中毒者，不管发病与否，更不要等待毒物检查结果，应及时给予本品，以免贻误治疗时机。早期应给予足量。②对有机氟化合物中毒患者，不论病程早晚，给予本品后都有一定作用。早期用药可挽救生命、控制发病；晚期用药可减少后遗症，迟至中毒后5～7日给药仍有一定效果。③本品与20g/L盐酸普鲁卡因注射液（或40g/L利多卡因注射液）混合注射，可减轻注射局部疼痛。④如因用药而发生血尿可停药，应用糖皮质激素以减轻血尿。

用法与用量

（1）成人　肌内注射。临用前，将本品一次2.5～5.0g加20g/L普鲁卡因注射液1～2mL混合后肌内注射。一天2～4次，或一天总量0.1～0.3g/kg，分2～4次肌注，连用5～7天。对严重中毒者首次给全日量的一半（10g），疗效更佳。

（2）儿童　按体质量一日0.1～0.3g/kg，分2～4次肌注，连用5～7天。

匹莫林 Pemoline

适应证　本品为中枢神经系统兴奋药。用于儿童注意缺陷多动障碍。

药动学　口服易吸收，达峰时间为2～4h。血浆蛋白结合率为50%。部分在肝脏代谢，原型药物和代谢产物从尿排出，24h可排出口服量的75%。儿童的半衰期为7.2h，恒量、恒定间隔时间多次服药，2～3日达稳态血药浓度。药物作用时间为12h。

药物相互作用　和其他中枢兴奋药合用，使中枢兴奋作用增强，可引起易激惹、失眠、心律失常、惊厥发作。本品可降低惊厥发作的阈值，与抗癫痫药合用时，需调整抗癫痫药的剂量。

不良反应　①常见不良反应为恶心、厌食、体质量减轻、失眠。②少见不良反应为头晕、头痛、萎靡、嗜睡、心跳加快、皮疹、易激惹、一过性发育延缓。③罕见肝毒性反应，长期用药有1%～2%患儿出现丙氨酸氨基转移酶和天门冬酸氨基转移酶轻度升高和出现黄疸，临床常无明显症状，停药可恢复正常。曾有引起急性肝衰竭的报道。

禁忌证　对本品过敏者、肝病患者、抽动-秽语综合征和精神疾病患者禁用。

注意　儿童长期使用本品，可减慢生长速度，注意监测身高和体质量。6岁以下儿童不宜用。

用法与用量　6岁以上儿童口服，每天早晨一次给药即可。初次一日用量20mg，以后根据病情，每周增加20mg，一般平均剂量为一日40～80mg，一日剂量不宜超过120mg。周末和寒暑假宜停药。

莫达非尼 Modafinil

适应证 用于发作性睡病、嗜睡症等。

药动学 口服易吸收，达峰时间2～4h，单次口服200mg，峰浓度为4.1mL/L，$AUC_{0\sim\infty}$为56mg·h/L。血浆蛋白结合率为60%。在肝脏代谢，生成失活代谢产物，代谢产物和少量原型药物（＜10%）从尿排泄。半衰期为12.2h。

药物相互作用 ①同时或停药后1个月之内使用甾体类避孕药，避孕效果降低，宜改换避孕方法。②本品可诱导CYP3A4调节的托伐（苷）坦的代谢，导致后者的血药浓度下降，应避免合用。如必须合用，则宜增加后者的剂量。

注意 ①儿童、老年人、孕妇及哺乳期妇女慎用。②高血压、不稳定型心绞痛、左心室肥大、二尖瓣脱垂、心肌梗死、肝硬化、肝肾功能不全和精神病患者慎用。③慎与抗惊厥药合用。④用药期间限制饮酒，不要自行停用本药。

禁忌证 对本品过敏者及心、肝、肾功能不全者禁用。

不良反应 失眠、食欲缺乏。

用法与用量

（1）成人 口服，一次50～100mg，一日1次，睡前1～5h服，每4～5天增加50mg，最大剂量一日200～400mg。

（2）儿童 英国国家处方集（儿童版）（BNFC 2010—2011版）推荐口服。① 5～12岁起始剂量100mg，一日一次，晨起顿服，依疗效逐渐加量，维持量100～400mg，晨起顿服或分2次早、晚服。② 12～18岁起始剂量200mg，一日一次，晨起顿服或分2次早、晚服，依疗效逐渐加量，维持量200～400mg，晨起顿服或分2次早、晚服。

10 自主神经系统药物

10.1 拟胆碱药

甲硫酸新斯的明 Neostigmine Methylsulfate

适应证 本品是人工合成品，对肢体无力效果较好。口服常用溴新斯的明。甲硫酸新斯的明溶液稳定性好，供注射用，适用于：①手术结束时拮抗非去极化肌肉松弛药的残留肌松作用。②重症肌无力。③手术后功能性肠胀气及尿潴留等。④阵发性室上性心动过速。⑤阿托品过量中毒。⑥青光眼。⑦外伤及炎症后引起的运动障碍。

药动学 本品注射后消除迅速，肌内注射给药后平均半衰期为0.89～1.2h。在婴儿和儿童中消除半衰期明显较成人为短，但其治疗作用持续时间未明显缩短。肾功能衰竭患者其半衰期明显延长。本品既可被血浆中胆碱酯酶水解，亦可在肝脏中代谢。用药量的80%可在24h内经尿排出。其中原型药物占给药量50%，15%以3-羟基苯-3-甲基铵的代谢物排出体外。本品血清蛋白结合率为15%～25%，但进入中枢神经系统的药量很少。

药物相互作用 ①本品不宜与去极化型肌松药合用。②某些能干扰肌肉传递的药物如奎尼丁，能使本品作用减弱，不宜合用。③在并用阿托品对抗M样不良反应时，后者可掩盖本品过量出现的一些中毒症状，应密切观察。

不良反应 本品可致药疹，大剂量时可引起恶心、呕吐、腹泻、流泪、流涎等，严重时可出现共济失调、惊厥、昏迷、语言不清、焦虑不安、恐惧甚至心脏停搏。

禁忌证 ①对本品过敏者禁用。②癫痫、心绞痛、室性心动过速、机械性肠梗阻、腹膜炎或泌尿道梗阻及哮喘患者禁用。③心律失常、窦性心动过缓、血压下降、迷走神经张力升高者禁用。

注意 ①药物过量时，常规给予阿托品对抗。过量时可导致胆碱能危象，甚至心脏停搏。②甲状腺功能亢进症和帕金森病等患者慎用。③孕妇及哺乳期妇女用药尚不明确。

用法与用量

（1）成人 ①治疗手术后逼尿肌无力引起的尿潴留，肌内或皮下注射，一次0.25mg，每4～6h一次，持续2～3日。②治疗手术后腹胀，一次量可增至0.5mg，并定时重复给药，随时准备阿托品0.5～1mg静脉或肌内注射，防治心动过缓，阿托品可先用或同用。③用于非去极化肌松药的拮抗用量依据肌松程度，一般按电刺激尺神经测定小鱼际肌的收缩强度而定。首次静脉注射0.5～2mg，以5mg为极限，以后维持量每次0.5mg，应与适量阿托品（一般为0.5～1mg）同用。

（2）儿童 小儿初量按体质量为0.04mg/kg，静脉注射或肌内注射，同时给予阿托品0.02mg/kg。

溴新斯的明 Neostigmine Bromide

适应证 口服用于重症肌无力以及手术后功能性肠胀气及尿潴留。

药动学 本品口服吸收差，用量大时吸收不规则，吸收量大则出现毒性现象。

药物相互作用、不良反应、禁忌证、注意 参见甲硫酸斯的明项下。

用法与用量

（1）成人 口服一次15mg，一日45mg，重症肌无力患者视病情而定。极量为一次30mg，一日100mg。

（2）儿童 口服，用于重症肌无力。新生儿从哺乳之前30min起始1～2mg，每4h一次，一次1～5mg；1个月～6岁起始量7.5mg，一日15～90mg，分次给予；6～12岁起始量15mg，一日15～90mg，分次给予；12～18岁起始量15～30mg，一日75～100mg，分次给予。一日最大量不超过100mg，视病情而定。

溴吡斯的明 Pyridostigmine Bromide（Bromurede，Mestinon，Regonol）

适应证 用于重症肌无力、手术后功能性肠胀气及尿潴留等。

药动学 本品不易从胃肠道吸收，起效慢，30～60min起效，口服达峰时间为1～2h，作用持续时间长达6～12h，口服生物利用度11.5%～18.9%，食物不影响生物利用度，但延迟药物达峰时间。该药不易透过血-脑脊液屏障。药物在体内经肝脏可先水解成氨基酸和吡啶衍生物。原型药物或代谢产物经肾由尿排泄，少量可分泌入乳汁中。静注后半衰期为1.9h。

药物相互作用

（1）本品吸收会被容积性泻剂如甲基纤维素完全抑制。

（2）奎尼丁、普鲁卡因胺会阻断乙酰胆碱受体，而导致重症肌无力加重。

（3）阿托品会拮抗本药的作用。

（4）吡斯的明能够引起心血管系统不良反应如心搏徐缓和低血压，与醋丁洛尔、普萘洛尔等β受体阻滞药联用可导致心脏不良反应累加，增加发生心搏徐缓和低血压的风险。β受体阻滞药还可能导致重症肌无力症状恶化，降低新斯的明治疗重症肌无力的疗效。因此，联合用药应谨慎，监测心脏不良反应（低血压、心动徐缓）和重症肌无力恶化的迹象。处理措施：①监测心功能；②谨慎合用；③监测患者的临床情况。

（5）具有神经肌肉阻滞活性的药物如氨基糖苷类会削弱溴吡斯的明的作用。

（6）本药抑制琥珀酰胆碱的代谢，两者避免合用。

不良反应 常见腹泻、恶心、呕吐、胃痉挛、出汗及唾液增多等，少见尿频、瞳孔缩小，大剂量常可出现精神异常。

禁忌证 对本品过敏、心绞痛、支气管哮喘、机械性肠梗阻及尿路梗阻者。

注意 ①儿童、老年人、孕妇及哺乳期妇女慎用。②心律失常、房室传导阻滞、术后肺不张或肺炎者慎用。③本品在吸收、分布、代谢、排泄上存在明显的个体差异，其药量和用药时间应根据服药后效应而定。

用法与用量

（1）成人 ①治疗重症肌无力：口服60～120mg，每3～4h一次；皮下或肌内注射，一日1～5mg，或根据病情而定。②对抗非去极化型肌松药的肌松作用：静脉注射1～2mg。③术后腹胀气或尿潴留：肌内注射1～2mg。

（2）儿童 口服。①新生儿初始一日1～1.5mg/kg，根据病情逐步增加，最大剂量一日10mg，分次于哺乳前30min左右服用。② 1月龄～12岁初始一日1～1.5mg/kg，根据病情逐步增加到一日7mg，分4～6次服用，常用量一般一日30～360mg。③ 12～18岁一次30～120mg，一日根据病情分次服用，一日总量可至300～600mg。

◎ **毛果芸香碱**（见24章782页）

加兰他敏 Galanthamine

适应证 加兰他敏为抗胆碱酯酶药。用于良性记忆障碍，提高患者指向记忆、联想学习、图像回忆、无意义图形再认及人像回忆等能力。对痴呆患者和脑器质性病变引起的记忆障碍亦有改善作用。重症肌无力，小儿麻痹后遗症。进行性肌营养不良症、儿童脑性瘫痪、脊髓灰质炎后遗症、多发性周围神经病、外伤性感觉运动障碍。

不良反应 ①神经系统：常见疲劳、头晕眼花、头痛、发抖、失眠、梦幻。罕见张力亢进、感觉异常、失语症和动力功能亢进等。②胃肠系统：腹胀、反胃、呕吐、腹痛、腹泻、厌食及体质量减轻、消化不良等。③心血管系统：可见心动过缓、心律不齐；罕见低血压。④血液系统：可见贫血；偶见血小板减少症。⑤内分泌和代谢系统：偶见血糖增高，曾有低钾血症的报道。

禁忌证 ①对本品中任一成分过敏者。②在麻醉的情况下。③心绞痛和心动过缓的患者。④严重哮喘或肺功能障碍的患者。⑤重度肝脏损害者。⑥重度肾脏损害者。⑦机械性肠梗阻的患者禁用。⑧癫痫患者。

注意 ①有消化性溃疡病史或同时使用非甾体抗炎药的患者慎用。②中度肝脏损害的患者慎用，必要时应适当减量。③中度肾脏损害的患者慎用，必要时应减量使用。

用法与用量

（1）成人 ①口服，一次4mg（按加兰他敏计，下同），一日4次；3日后改为一次8mg，一日4次。②肌内注射或皮下注射，用于重症肌无力一次2.5～10mg。

（2）儿童 ①口服，一日0.5～1mg/kg分3次服。②肌内注射或皮下注射，一次0.05～0.1mg/kg，一日1次，2～6周为1个疗程。

◎ **依酚氯铵**（见23章753页）

10.2 抗胆碱药

阿托品 Atropine

适应证 ①各种内脏绞痛，如胃肠绞痛及膀胱刺激症状。对胆绞痛、肾绞痛的疗效较差。②全身麻醉前给药，严重盗汗和流涎症。③迷走神经过度兴奋所致的窦房传导阻滞、房室传导阻滞等缓慢性心律失常。④抗休克。⑤解救有机磷酸酶类农药中毒、中药乌头中毒、胃肠型毒蕈（如捕蝇蕈）中毒。⑥散瞳，并对虹膜睫状体炎有消炎止痛之效。

药动学 易透过生物膜，自胃肠道及其他黏膜吸收，也可经眼吸收，少量从皮肤吸收。口服单一剂量，1h后达血药峰浓度；注射用药作用出现较快，肌内注射2mg，15～20min后即达血药峰浓度。吸收后广泛分布于全身组织，分布容积为1.7L/kg，血浆蛋白结合率为50%。可透过血-脑脊液屏障，在30～60min内中枢神经系统达到较高水平。亦能通过胎盘进入胎儿循环。除对眼的作用持续72h外，其他所有器官的作用维持约4h。部分在肝脏代谢，约80%经尿排出，其中约1/3为原型，其余的为通过水解与葡萄糖醛酸结合的代谢物。半衰期为2～4h，各种分泌液及粪便中仅少量排出。

药物相互作用 ①与异烟肼合用，本药的抗胆碱作用增强。②与哌替啶合用有协同解痉和止痛作用。③奎尼丁与本药的抗胆碱作用相加，故可增强本药对迷走神经的抑制作用。④可增加地高辛的吸收。⑤与维生素B_2合用，可使维生素B_2的吸收增加。⑥将少量高张氯化钠溶液（85g/L）加入本药注射液中肌内注射，可显著延长本药改善心率作用的时间。⑦本药抑制胃肠蠕动，增加镁离子吸收，故本药中毒忌用硫酸镁导泻。⑧胆碱酯酶复活药（碘解磷定、氯解磷定等）与本药有互补作用，合用时可减少本药用量和不良反应，提高治疗有机磷中毒的疗效。⑨组胺药可增强本药外周和中枢神经效应，也可加重口干或一过性声音嘶哑、尿潴留及眼压增高等不良反应。⑩氯丙嗪可增强本药致口干、视物模糊、尿潴留及促发青光眼等不良反应。⑪本药可与其他抗胆碱药的抗胆碱作用相加，导致不良反应，合用时应减少用量。⑫与碱化尿的药物（包括含镁或钙的制酸药、碳酸酐酶抑制药、碳酸氢钠、枸橼酸盐等）合用时，本药排泄延迟，作用时间和（或）毒性增加。⑬与单胺氧化酶抑制药（包括呋喃唑酮、丙卡巴肼等）合用时，可发生兴奋、震颤或心悸等不良反应。必须联用时本药应减量。⑭甲氧氯普胺对食管下端括约肌的影响与本药相反，如果先给甲氧氯普胺再给本药，本药可逆转甲氧氯普胺引起的下食管括约肌压力升高；反之，甲氧氯普胺可逆转本药引起的下食管括约肌压力降低。⑮与左旋多巴合用，可使左旋多巴吸收量减少。⑯在使用本药的情况下，舌下含化硝酸甘油、戊四硝酯、硝酸异山梨酯的作用减弱。因为本药阻断M受体，减少唾液分泌，使舌下含化的硝酸甘油等崩解减慢，从而影响其吸收。⑰与H_2受体拮抗药、抗酸药合用，能有效控制胃酸夜间分泌，缓解持续性溃疡疼痛和顽固性胃泌素瘤患者的症状。因为抗酸药能干扰本药的吸收，故两者合用时宜分开服用。⑱本药可缓解吗啡所致胆道括约肌痉挛和呼吸抑制。⑲普萘洛尔可拮抗本药所致心动过速。⑳地西泮、苯巴比妥钠可拮抗本药中枢神经兴奋作用。㉑可部分对抗罗布麻的降压作用。㉒可阻断丹参及人参的降压作用。㉓可解除槟榔中毒所致的毒蕈碱反应。㉔可抑制麻黄的升压和发汗作用。㉕可拮抗巴豆致肠痉挛的作用。㉖可缓解大黄致腹痛和泻下作用。㉗与酒精的中枢神经抑制作用相加。正在应用本药的患者饮酒，可明显影响患者的注意力。

不良反应 常见便秘、出汗减少、口鼻咽喉干燥、视物模糊、皮肤潮红、排尿困难、胃肠动力减退、胃食管反流；少见眼压升高、过敏性皮疹、疱疹；接触性药物性眼睑结膜炎。

禁忌证 ①心脏病，特别是心律失常、充血性心力衰竭、冠心病、左房室瓣狭窄等。②胃食管反流病、胃幽门梗阻、食管与胃的运动减弱、下食管括约肌松弛（因可使胃排空延迟，从而促成胃潴留，并增加胃食管反流）。③恶性青光眼、闭角型青光眼和40岁以上的浅前房者。20岁以上患者存在潜隐性青光眼时，有诱发的危险。④溃疡性结肠炎（用量大时，肠蠕动功能降低，可导致麻痹性肠梗阻，并可诱发或加重中毒性巨结肠）。⑤前列腺增生症引起的尿路感染（膀胱张力降低）及尿路阻塞性疾病（因可导致完全性尿潴留）。⑥休克伴有心动过速或高热者。⑦急性五氯酚钠中毒者。

注意

（1）下列情况应慎用　①脑损害者（尤其是儿童）；②发热患者；③腹泻患者；④老年患者；⑤溃疡患者。

（2）对儿童的影响　婴幼儿对本药的毒性反应极为敏感，特别是痉挛性麻痹与脑损伤的儿童，反应更强。环境温度较高时，因闭汗有体温急骤升高的危险，应用时要严密观察。

（3）对老年人的影响　老年人容易发生抗M胆碱样不良反应，如排尿困难、便秘、口干（特别是男性），也易诱发青光眼。阿托品对老年人尤易导致汗液分泌减少，影响散热，故夏天慎用。

（4）对妊娠的影响　孕妇静脉注射本药可使胎儿心动过速。

（5）对哺乳的影响　本药可分泌入乳汁，并有抑制泌乳的作用。

（6）对其他颠茄类生物碱不耐受者，对本药也不耐受。

（7）在做酚磺酞试验时，本药可减少酚磺酞的排出量。

（8）用药过量表现为动作笨拙不稳、意识不清、抽搐、幻觉、谵妄（多见于老年患者）呼吸短促与困难、言语不清、心跳异常加快、易激动、神经质、坐立不安（多见于儿童）等。

用法与用量

（1）成人

①口服：一次0.3～0.6mg，一日3次。极量为一次1mg，一日3mg。

②静脉注射：一般用药一次0.3～0.5mg，一日0.5～3mg。极量一次2mg。抢救感染中毒性休克、改善微循环时一次1～2mg，或按体质量0.02～0.05mg/kg，用50g/L葡萄糖注射液稀释后于5～10min静脉注射，每15～30min静脉注射一次，2～3次后如情况不见好转可逐渐增加用量，直到患者面色潮红、四肢温暖、瞳孔中度散大，收缩压在10kPa（75mmHg）以上时，逐渐减量至停药。抗心律失常时：一次0.5～1mg，按需可每1～2h一次，最大用量为2mg。

③皮下注射：一般用药一次0.3～0.5mg，一日0.5～3mg。极量一次2mg。缓解内脏绞痛，包括胃肠痉挛引起的疼痛、骨绞痛、胆绞痛、胃及十二指肠溃疡，一次0.5mg。麻醉前用药，皮下注射0.5mg。

④肌内注射：一般用药一次0.3～0.5mg，一日0.5～3mg。极量一次2mg。麻醉前用药，术前0.5～1min肌注0.5mg。

⑤混合给药：治疗阿-斯综合征，发现严重心律失常时，立即静脉注射本药1～2mg（用500～250g/L葡萄糖注射液10～20mL稀释），同时肌内注射或皮下注射1mg，15～30min后再静脉注射1mg。如患者无发作，可根据心律及心率情况改为每3～4h皮下

注射或肌内注射1mg，48h后如不再发作可逐渐减量，最后停药。

⑥治疗有机磷农药中毒：根据病情决定用量。与碘解磷定等合用时，对中度中毒，一次皮下注射0.5～1mg，隔30～60min一次，对严重中毒，一次静脉注射1～2mg，每15～30min一次，逐渐减量并改用皮下注射，直到发绀消失，继续用药至病情稳定，然后用维持量，有时需2～3日。单独用药时，对轻度中毒，一次皮下注射0.5～1mg，每30～120min一次；对中度中毒，一次皮下注射1～2mg，每15～30min一次；对重度中毒，应早期、足量反复持续使用，立即静脉注射2～5mg，以后一次1～2mg，每15～30min一次。根据病情适当增加或减小剂量，缩短或延长用药间隔时间，至出现阿托品化时（瞳孔散大、面色潮红、腺体分泌减少，心率增快、肺水肿得到控制，意识逐渐清醒等），即可减小剂量或延长用药间隔时间，密切观察用药前后的药效反应，酌情改用维持量，一日4～6次，持续2～3日。对口服中毒者，用药剂量应适当增大。

⑦经眼给药：用于角膜炎、虹膜睫状体炎，用眼药水、眼用凝胶滴眼或眼膏涂眼，次数根据需要而定。滴时按住内眦部，以免滴入鼻腔吸收中毒。

（2）儿童

①口服：一次0.01mg/kg，每4～6h一次，极量一次0.3mg。

②注射：a.静脉注射，儿童耐受差，0.2～10mg可致死。抗休克，一次0.03～0.05mg/kg。用9g/L氯化钠或50g/L葡萄糖注射液10～20mL稀释后注射。每15～30min一次，2～3次后视病情可逐渐增加用量，至情况好转后减量或停药。有机磷中毒或氨基甲酸盐中毒，将本品2～5mg，用250g/L葡萄糖注射液或500g/L葡萄糖注射液10～20mL稀释后缓慢静脉注射，注射时间5～10min。婴儿或儿童按体质量一次0.02mg/kg（最大剂量2mg），5～10min一次（根据中毒的严重性），直到皮肤潮红、干燥，瞳孔扩大，心动过速，以后每1～4h重复此剂量，至少24h维持阿托品作用。也可按照病情按以下方法治疗：对轻度中毒，一次0.02～0.03mg/kg，静脉或肌内注射，必要时2～4h可重复一次，直到症状消失为止；对中度中毒，一次0.03～0.05mg/kg，静脉或肌内注射，必要时30～60min可重复一次，阿托品化后逐渐减量或延长给药时间；对重度中毒，一次0.05～0.1mg/kg，静脉注射，10～20min一次，必要时5min一次，阿托品化后逐渐减量或延长给药时间。b.皮下注射，用于解痉，一次0.01mg/kg，一次极量0.3mg。麻醉前用药，体质量3kg以下者0.1mg、7～9kg者0.3mg、20～27kg者0.4mg、32kg以上者0.5mg。

③儿童验光：a.滴眼液（10～30g/L），一次1滴，一日2～3次，检查前1～3日用。b.眼膏，一次适量，一日3次，检查前3日用。c.眼用凝胶，滴眼，一次1滴，一日2～3次，检查前1～3日用。

山莨菪碱 Anisodamine

适应证 用于感染中毒性休克、血管痉挛和栓塞引起的循环障碍、解除平滑肌痉挛、胃肠绞痛、胆道痉挛、有机磷中毒、各种神经痛、眩晕病、眼底疾病、突发性耳聋、滴眼液可用于睫状肌痉挛导致的假性近视、闭塞性脉管炎。

药动学 口服吸收较差，口服30mg后组织内药物浓度与肌内注射10mg者相近。静脉注射后1～2min起效。半衰期约40min。注射后很快从尿中排出，无蓄积作用。排泄比阿托品快。

药物相互作用 ①可抑制胃肠道蠕动，使维生素B_2在吸收部位的滞留时间延长，吸收增加。②可提高中药洋金花麻醉效果，从而减少洋金花用量和不良反应。③与哌替啶合用可增强抗胆碱作用。④与维生素K合用治疗黄疸型肝炎，在降低氨基转移酶、消退黄疸方面优于常规治疗。⑤与生脉散合用可提高心率、强心、扩张冠状动脉、改善血液循环和心脏功能；但对传导拮抗患者慎用。⑥与其他抗胆碱药合用可能引起抗胆碱作用相加，增加不良反应。合用时可减少用量。⑦因为阻断M受体，减少唾液分泌，使舌下含化的硝酸甘油、戊四硝酯、硝酸异山梨酯的崩解减慢，从而影响吸收，作用减弱。⑧可拮抗去甲肾上腺素所致的血管痉挛。⑨本药可拮抗毛果芸香碱的促分泌作用，但抑制强度低于阿托品。⑩本药可减少抗结核药的肝损害。

不良反应 口干、面部潮红、轻度扩瞳、视近物模糊；心率加快、排尿困难，阿托品样中毒症状。

禁忌证 颅内压增高、脑出血急性期、青光眼、前列腺增生症、新鲜眼底出血、幽门梗阻、肠梗阻、恶性肿瘤者。

注意 ①婴幼儿、老年体虚者慎用。②急腹症未明确诊断时不宜轻易使用。③夏季用药时，因其闭汗作用可使体温升高。④反流性食管炎、重症溃疡性结肠炎慎用。

用法与用量

（1）成人 ①口服，一次5～10mg，一日3次。②肌内注射，一般慢性疾病，一次5～10mg；严重的三叉神经痛，一次5～20mg；腹痛，一次5～10mg。③静脉注射，用于抗休克及有机磷中毒，一次10～40mg，必要时每隔10～30min重复给药，也可增加剂量，病情好转时逐渐延长给药间隔，直至停药。血栓闭塞性脉管炎，一次10～15mg，一日一次。④静脉滴注，脑血栓形成，一日30～40mg，加入50g/L葡萄糖注射液中静脉滴注。

（2）儿童

①口服：a.1～2岁一次2.5mg。b.3～6岁一次4～5mg。c.7～10岁一次5～7.5mg。d.11岁以上一次5～10mg，以上均一日3次。

②肌内注射：一次0.1～0.2mg/kg，最大量5～10mg，一日1～2次。

③静脉注射：用于抗休克及有机磷中毒，一次0.3～2mg/kg，最大量10～40mg，必要时每隔10～30min重复给药，病情好转时逐渐延长给药间隔，直至停药。用于抗休克及有机磷中毒也可按以下方法治疗：轻度中毒，一次0.3～0.5mg/kg，肌内或静脉注射；中度中毒，一次1～2mg/kg，静脉注射；重度中毒，一次2～4mg/kg，静脉注射。必要时根据病情10～30min重复给药一次。

丁溴东莨菪碱 Scopolamine Butylbromide

《中国药典》2020年版收载东莨菪碱的季铵盐丁溴东莨菪碱和氢溴酸东莨菪碱。后者在《临床用药须知》中给出有机磷毒物中毒（轻、中、重度）的成人剂量，对儿童用药方法称尚不明确。

适应证 ①胃肠道痉挛、胆绞痛、肾绞痛、胃肠道蠕动亢进。②内镜检查的术前准备、内镜逆行胰胆管造影、气钡双重造影、腹部CT扫描的术前准备。③支气管哮喘。④解救有机磷中毒。⑤感染性休克。

药动学 口服吸收差，肌内注射后吸收迅速。静脉注射后2～4min、皮下或肌内注射后8～10min、口服后20～30min起效，药效维持时间2～6h。有肝肠循环，不易透过血-脑脊液屏障。几乎全部在肝脏代谢，主要随粪便排泄，小部分以原型经肾脏排泄。

药物相互作用 ①注射给药时，三环类抗抑郁药、奎尼丁及金刚烷胺可增强本药的抗胆碱作用。②不能与促动力药等同用。③在碱性溶液中易于失活，忌与碱性药液配伍使用。

不良反应 口渴、视力调节障碍、嗜睡、心悸、面部潮红、恶心、呕吐、眩晕、头痛、胃食管反流、过敏反应、排尿困难、精神失常。

禁忌证 ①严重心脏病患者。②器质性幽门狭窄与麻痹性肠梗阻、充血性心衰、心动过速、冠心病、甲状腺功能亢进症、回结肠造口术后、肝肾疾病者慎用。③青光眼患者。④前列腺增生症。

注意 ①老年患者、妊娠及哺乳期妇女、婴幼儿与低血压患者慎用。②不宜用于因胃张力低下和胃运动障碍及胃食管反流所引起的上腹痛、烧心等症状。③皮下或肌内注射时要注意避开神经与血管。如需反复注射，不要在同一部位，应左右交替注射。④静脉注射时速度不宜过快。

用法与用量

（1）成人

①口服：a.片剂、胶囊剂一次10～20mg，一日3～5次，应整片或整粒吞服。b.溶液剂计算一次10mg含量，一日3～5次。

②肌内注射：一次20～40mg，或一次20mg，间隔20～30min后再用20mg，急性绞痛发作一次20mg，一日数次。

③静脉注射：一次20～40mg，或一次用20mg间隔20～30min后再用20mg；急性绞痛发作一次20mg，一日数次，速度不宜过快。

④静脉滴注：一次20～40mg，或一次用20mg间隔20～30min后再用20mg；急性绞痛发作一次20mg，一日数次，将本品溶于50g/L葡萄糖注射液或9g/L氯化钠注射液中静脉滴注。

（2）儿童

①口服：a.片剂、胶囊剂，6岁以上一次10～20mg，一日3～4次，应整片或整粒吞服。b.口服溶液剂，1个月～2岁一次0.3～0.5mg/kg，最大5mg，一日3～4次。2～6岁一次5～10mg，一日3～4次。

②肌内注射或静脉注射：1个月～2岁一次0.3～0.5mg/kg，最大5mg，一日3次。2～6岁一次5～10mg，一日3次。6岁以上一次10～20mg，一日3次。严重绞痛时：2～6岁给予一次5mg，必要时30min重复给药，一日最大量15mg。6～12岁一次5～10mg，必要时可30min重复给药，一日最大量30mg。12～18岁一次20mg，必要时30min重复给药，一日最大量80mg。

③ 3岁以上患儿全身麻醉前给药，减少腺体分泌。a.皮下或肌内注射，于麻醉诱导

前30～60min，0.01～0.015mg/kg。b.静注，麻醉诱导前即刻0.005～0.01mg/kg。

◎ **托吡卡胺（见24章777页）**

◎ **氢溴酸后马托品（见24章777页）**

溴丙胺太林 Propantheline Bromide

适应证 用于胃肠痉挛性疼痛。

药动学 口服吸收差，在小肠易分解，受食物和制剂影响，生物利用度约为10%。口服后达峰时间为3～5h，维持时间6h。本品不易通过血脑屏障，很少发生中枢作用。经胆汁、十二指肠液水解为无活性代谢物，代谢物与原型药（3%～18%）主要随尿排出。

药物相互作用 ①与甲氧氯普胺合用能使胃运动功能亢进，胃排空加快。两药合用时，疗效均受影响。②本品延长胃排空，从而影响一些药物吸收。如使红霉素、对乙酰氨基酚疗效降低，而使地高辛、呋喃妥因吸收增加。

注意 ①心脏病、肝功能损害、高血压、呼吸道疾病等患者及妊娠期妇女、老年人慎用。②儿童应在医师指导下使用。

禁忌证 出血性疾病及术前、尿潴留、前列腺增生症、青光眼患者及哺乳期妇女禁用。

不良反应 常见口干、面部潮红、视物模糊、尿潴留、便秘、头痛、心悸等，减量或停药后可消失。

用法与用量

（1）成人 口服一次15mg，疼痛时服。必要时4h后可重复1次。

（2）儿童 ① 1个月至12岁一次0.3mg/kg（最大量15mg），一日3～4次，饭前1h服用。② 12～18岁一次15mg，一日3次，饭前1h服用以及睡前再服30mg（一日最大量150mg）。

10.3 拟肾上腺素药

本类药物系指激动肾上腺素受体的药物，临床上常用药物如肾上腺素、去甲肾上腺素及一些合成药如异丙肾上腺素、间羟胺等已经在有关章节叙述，治疗鼻充血药萘甲唑啉儿童现在已经很少应用。

10.4 抗肾上腺素药

◎ **噻吗洛尔（见5章126页）**

11 内分泌系统药物

11.1 甲状腺与抗甲状腺制剂

甲状腺片 Thyroid Tablets

适应证 本品为甲状腺激素药。用于各种原因引起的甲状腺功能减退症，没有T_4时可作为治疗用药。

药动学 口服吸收入血后，绝大部分甲状腺素与血浆蛋白［主要是甲状腺素结合球蛋白（TBG）］结合，仅约0.03%的T_4和0.3%的T_3以游离形式存在。只有游离甲状腺激素才能进入靶细胞发挥生物效应。部分T_4在肝、肾等脏器中转化为T_3，其量占T_3总量的70%～90%。游离T_3、T_4进入靶细胞，后者与其受体的亲和力较T_4高10倍，作用增强4倍，故T_3是主要具有活性的甲状腺素，而T_4则被视为激素原。T_4半衰期为6～8天，而T_3半衰期为1天。甲状腺激素在肝内降解并与葡萄糖醛酸和硫酸结合后，通过胆汁排泄。

药物相互作用 ①糖尿病患者服用甲状腺激素应视血糖水平适当增加胰岛素或降糖药剂量。②甲状腺激素与抗凝药如双香豆素合用时，后者的抗凝作用增强，可能引起出血；应根据凝血酶原时间调整抗凝药剂量。③本类药与三环类抗抑郁药合用时，两类药的作用及毒副作用均有所增强，应注意调整剂量。④服用雌激素或避孕药者，因血液中甲状腺素结合球蛋白水平增加，合用时甲状腺激素剂量应适当调整。⑤考来烯胺或考来替泊可以减弱甲状腺激素的作用，两类药伍用时，应间隔4～5h服用，并定期测定甲状腺功能。⑥ β受体阻滞药可减少外周组织T_4向T_3的转化，合用时应注意。

不良反应 甲状腺片如用量适当无任何不良反应。使用过量则引起心动过速、心悸、心绞痛、心律失常、头痛、神经质、兴奋、不安、失眠、骨骼肌痉挛、肌无力、震颤、出汗、潮红、怕热、腹泻、呕吐、体质量减轻等类似甲状腺功能亢进症的症状。减量或停药可使所有症状消失。

禁忌证 对本品过敏者。

注意

（1）长期过量可引起甲状腺功能亢进症的临床表现，如心悸、手震颤、多汗、体质量减轻、神经兴奋性升高和失眠；在老年和心脏病患者可发生心绞痛和心肌梗死。可用β受体阻滞药治疗，并立即停用本品。

（2）因甲状腺激素只有极少量可透过胎盘，由乳汁排泌亦甚微，故孕妇或哺乳期妇女服用适量甲状腺素对胎儿或婴儿无不良影响。

（3）老年患者对甲状腺激素较敏感，超过60岁者甲状腺激素替代需要量比年轻人约低25%。

（4）避免与其他药物合用，因可能干扰甲状腺激素的作用。

（5）对伴有心血管病的甲状腺功能减退患者，要注意出现心肌缺血或心律失常的可能，防止用药过量。

（6）下列情况慎用：①心血管疾病，包括心绞痛、动脉硬化、冠心病、高血压、心肌梗死、心功能不全者等；②病程长、病情重的甲状腺功能减退或黏液性水肿患者应谨慎治疗，开始用小剂量，以后缓慢增加直至生理替代剂量；③伴有腺垂体功能减退或肾上腺皮质功能不全患者应先用肾上腺皮质类固醇药物，待肾上腺皮质功能恢复正常后再用本类药。

用法与用量 用药应高度个体化正确掌握剂量，每日按时服药。

（1）成人 口服，开始为每日10～20mg，逐渐增加，维持量一般为每日40～120mg，少数患者需每日160mg。

（2）儿童 婴儿及儿童完全替代量：1岁以内8～15mg；1～2岁20～45mg；2～7岁45～60mg；7岁以上60～120mg。开始剂量应为完全替代剂量的1/3，逐渐加量。由于本品T_3、T_4的含量及两者比例不恒定，在治疗中应根据临床症状及T_3、T_4、TSH检查调整剂量。

左甲状腺素 Levothyroxine

适应证 各种病因所致的甲状腺功能减退症。

药动学 本品可从胃肠道吸收，但吸收不完全，吸收率不规则，特别是在与食物同服时，因此最好在空腹时服用。T_4吸收入血后，绝大部分与血浆蛋白结合。甲状腺功能正常时，T_4在血中的半衰期6～7日，甲状腺功能减退时半衰期为9～10日。

不良反应、禁忌证 同甲状腺片。

注意 甲状腺激素不易透过胎盘，因此甲状腺功能减退患者在妊娠时无须停药，微量的甲状腺激素可从乳汁排出。

用法与用量

（1）成人 ①口服，甲状腺功能减退症，一般开始剂量为一日25～50μg，每2～4周增加25μg，直到完全替代剂量，一般为100～150μg，成人维持量一日为75～125μg。足量替代时T_3、T_4和TSH均恢复正常。高龄患者、心功能不全者及严重黏液性水肿患者，开始剂量应减为一日12.5～25μg，以后每4～8周递增25μg，不必要求达到完全替代剂量，一般一日75～100μg即可。②静脉注射，适用于黏液性水肿昏迷患者，首次剂量宜较大，为200～400μg，以后一日50～100μg，直到患者清醒改为口服。

（2）儿童 国内经验和英国国家处方集（儿童版）（BNFC 2010—2011版）推荐如下。

①口服：a.新生儿，最初10～15μg/kg，一日一次，每2周加量5μg/kg，常用量一日20～50μg。b.1月龄至2岁，最初5～10μg/kg，一日一次，每2～4周加量25μg，常用量一日25～100μg。c.2～12岁，最初5μg/kg，一日一次，每2～4周加量25μg直至代谢正常。常用量一日75～100μg。d.12～18岁，最初一日50～100μg/kg，每3～4周加量25～50μg直至代谢正常。常用量一日100～200μg。心脏疾病宜减量50%或缓慢加量。

②静脉滴注：适用于黏液性水肿昏迷，首次剂量宜较大，一日200～400μg，直到患者清醒改为口服给药。

碘塞罗宁 Liothyronine

适应证 用于治疗需要迅速见效的甲状腺功能减退症患者；甲状腺危象；甲状腺功能亢进症的辅助诊断。

药物相互作用、不良反应 参见甲状腺素片项下。

用法与用量

（1）成人

①口服：a.甲状腺功能减退症的治疗，开始时一日10～20μg，分2～3次口服，每1～2周递增15～20μg，直至甲状腺功能恢复正常，维持量一日25～50μg，分2～3次口服。b.三碘甲腺原氨酸（T_3）抑制试验，用于对摄碘率高的患者做鉴别诊断。摄碘率高的患者一日口服80μg，分3次服用，连服7～8日，服药前后做^{131}I摄碘试验，正常人及单纯性甲状腺肿患者摄碘率受抑制数超过服本品之前基数的50%以上，而甲状腺功能亢进症患者受抑制的数值低于50%。

②静脉注射：对黏液性水肿昏迷患者，首次剂量40～120μg，以后每6h给药5～15μg，直到患者清醒后再改为口服。

（2）儿童

①口服：英国国家处方集（儿童版）（BNFC 2010—2011版）推荐如下。a.甲状腺功能减退症的治疗，12～18岁患者同成人。儿童体质量在7kg以下者开始时一日2.5μg，7kg以上者一日5μg。以后逐渐增加剂量，直至甲状腺功能恢复正常，维持量为一日15～20μg，分2～3次口服。b.三碘甲腺原氨酸（T_3）抑制试验，同成人。

②对黏液性水肿昏迷患者，英国国家处方集（儿童版）（BNFC 2010—2011版）推荐静脉缓慢注射：1月龄至12岁一次2～10μg，每12h一次至每4h一次。心脏疾病减量至一次1～5μg；12～18岁一次5～20μg，每12h一次至每4h一次，心脏疾病减量至一次10～20μg，或可最初50μg，每8h一次，然后一次25μg，每8h一次，最后一次25μg，每12h一次。

丙硫氧嘧啶 Propylthiouracil

适应证 ①甲状腺功能亢进症的内科治疗：适用于病情轻、甲状腺轻中度肿大的甲状腺功能亢进患者；年龄＜20岁、妊娠期甲状腺功能亢进、年老体弱或合并严重心、肝、肾疾病不能耐受手术者，不适宜手术或放射性碘治疗者、手术后复发而不适于放射性碘治疗者均宜采用药物治疗，也可作为放射性碘治疗时的辅助治疗。②甲状腺危象的治疗：作为辅助治疗以阻断甲状腺素的合成。③术前准备：为了减少麻醉和术后并发症，防止术后发生甲状腺危象。

药动学 口服易吸收，分布于全身，服后20～30min达甲状腺。60%在肝内代谢。半衰期为2h。本品可通过胎盘和乳汁排出。

药物相互作用 本品与口服抗凝药合用可致后者疗效增加。磺胺类、对氨基水杨酸、保泰松、巴比妥类、酚妥拉明、妥拉唑林、维生素B_1、维生素B_2、磺酰脲类等都有抑制甲状腺功能和致甲状腺肿大的作用，故合用本品需注意。此外，高碘食物或药物的摄入可使甲亢病情加重，使抗甲状腺药需要量增加或用药时间延长，故在服用本品前应避免服用碘剂。

不良反应 多发生在用药初始的2个月。一般不良反应为胃肠道反应、关节痛、头痛、皮肤瘙痒、皮疹、药物热等；血液不良反应为轻度粒细胞减少，少见为严重粒细胞缺乏、血小板减少、脉管炎和红斑狼疮样综合征；罕见间质性肺炎、肾炎、黄疸、肝功能损害、免疫功能紊乱等。

禁忌证 严重肝肾功能损害、严重粒细胞缺乏、对本品及其他硫脲类药过敏者。

注意 ①本品可透过血-胎盘屏障，并引起胎儿甲状腺功能减退及甲状腺肿大，甚至在分娩时造成难产、窒息，因此对患甲状腺功能亢进症孕妇宜采用最小有效剂量的抗甲状腺药。②如果出现肝炎的症状和体征，应停止用药。

用法与用量

（1）成人 口服用于治疗甲状腺功能亢进症，开始剂量一般为一日300mg，视病情轻重一日150～400mg，分次口服；甲亢危象时剂量一日600～800mg，此时需每隔6h一次，以减少T_4转换成T_3。病情控制后逐渐减量，维持量一日50～150mg，视病情调整。

（2）儿童 英国国家处方集（儿童版）（BNFC 2010—2011版）推荐口服。新生儿最初2.5～5mg/kg，一日2次；1个月至1岁初始2.5mg/kg，一日3次；1～5岁初始25mg，一日3次；5～12岁初始50mg，一日3次；12～18岁初始100mg，一日3次。直至甲状腺功能正常，然后根据病情调整剂量。当症状消失，血中甲状腺激素水平接近正常后，逐渐减量，每2～4周减量一次，减至最低有效剂量维持治疗。治疗过程中出现甲状腺功能减退或甲状腺明显增大时可酌情加用左甲状腺素或甲状腺片，偶尔需要加大丙硫氧嘧啶量，尤其在甲亢危象时。6岁以下儿童国内用药经验很少。

甲巯咪唑 Methimazole

适应证 抗甲状腺药物。用于各种类型的甲状腺功能亢进症，包括Graves病（伴自身免疫功能紊乱、甲状腺弥散性肿大，可有突眼）、甲状腺腺瘤、结节性甲状腺肿及甲状腺癌所引起者。在Graves病中，尤其适用于：①病情较轻，甲状腺轻至中度肿大患者。②青少年及儿童、老年患者。③甲状腺手术后复发，又不适于用放射性^{131}I治疗者。④手术前准备。⑤作为^{131}I放疗的辅助治疗。

药动学 本品口服后由胃肠道迅速吸收，吸收率为70%～80%，广泛分布于全身，但浓集于甲状腺，在血液中不和蛋白质结合，半衰期约3h（也有报道为4～14h），其生物学效应能持续相当长时间。甲巯咪唑及代谢物75%～80%经尿排泄。易通过胎盘并能经乳汁分泌。

药物相互作用 ①与抗凝药合用，可增强抗凝作用。②对氨基水杨酸、保泰松、巴比妥类、酚妥拉明、妥拉唑林、维生素B_1、维生素B_2、磺胺类、磺酰脲类等都可能抑制甲状腺功能，引起甲状腺肿大，与本药合用时需注意。③高碘食物或药物的摄入可使甲亢病加重，使抗甲状腺药需要增加或用药时间延长。

不良反应 常见皮肤瘙痒、皮疹、白细胞计数减少；少见严重粒细胞缺乏、血小板减少、凝血因子Ⅱ和Ⅶ降低；可见味觉减退、恶心、呕吐、上腹不适等胃肠道反应、关节痛、脉管炎、红斑狼疮样综合征、肝功能损害等。

禁忌证 对本品过敏者，哺乳期妇女，严重肝肾功能损害、严重粒细胞缺乏者。

注意 ①使用抗甲状腺药物的患者出现发热性疾病和咽炎时应检查白细胞分类计数，尽管粒细胞缺乏症的发生频率很低，但常发生突然而严重。人在使用甲巯咪唑或丙硫氧嘧啶过程中出现粒细胞缺乏症或严重的不良反应，更换为另一种药物是绝对禁忌证，因为两种药物制剂的不良反应风险存在交叉，两种交叉的发生率约为50%。②典型的甲巯咪唑肝毒性是引起胆汁淤积积症，肝细胞疾病罕见。③甲巯咪唑引起的不良反应呈剂量依赖性。

用法与用量

（1）成人 口服，开始一日20～30mg，可按病情轻重调节为一日15～45mg，一日最大量60mg，一般均分3次口服，但也可一日单次顿服。病情控制后，逐渐减量，维持量为一日5～15mg，疗程一般1～1.5年。

（2）儿童 开始时剂量为一日按体质量0.4～1mg/kg，最大剂量为30mg，分3次口服。病情控制后，逐渐减量，维持量约减半或按病情轻重调节。

卡比马唑 Carbimazole

适应证 适用于各种类型的甲状腺功能亢进症，尤其适用于：①病情较轻，甲状腺轻至中度肿大患者。②青少年、儿童及老年患者。③甲状腺手术后复发，又不适于用放射性^{131}I治疗者。④手术前准备。⑤作为^{131}I放疗的辅助治疗。

药物相互作用 参见甲巯咪唑项下。

不良反应 较多见皮疹或皮肤瘙痒及白细胞减少；较少见严重的粒细胞缺乏症；可能出现再生障碍性贫血；还可能致味觉减退、恶心、呕吐、上腹部不适、关节痛、头晕、头痛、脉管炎、红斑狼疮样综合征。罕致肝炎、间质性肺炎、肾炎和累及肾脏的血管炎，少见致血小板减少、凝血酶原减少或因子Ⅶ减少。

禁忌证 对本品成分或甲巯咪唑过敏者、哺乳期妇女禁用。

注意 ①服药期间宜定期检查血象。②孕妇、肝功能异常、外周血白细胞数偏低者应慎用。③对诊断的干扰：甲巯咪唑可使凝血酶原时间延长，并使血清碱性磷酸酶、AST及ALT增高，还可能引起血胆红素及血乳酸脱氢酶升高。

用法与用量

（1）成人 开始剂量一般为一日30mg，可按病情轻重调节为15～40mg，一日最大量60mg，分次口服；功能病情控制后，逐渐减量，维持量按病情需要一日5～15mg，疗程一般18～24个月。

（2）儿童 开始时用量为一日0.4mg/kg，分次口服，维持量按病情决定。

复方碘口服液 Compound Iodine Oral Solution

适应证 ①地方性甲状腺肿的治疗和预防。②甲亢手术前准备。③甲亢危象。④核泄漏意外事件可防止放射性碘进入甲状腺而致癌变。

药动学 口服液中碘和碘化物在胃肠道内吸收迅速而完全，碘也可经皮肤进入体内。在血液中碘以无机碘离子形式存在，由肠道吸收的碘约30%被甲状腺摄取，其余主要由肾脏排出，少量由乳汁和粪便中排出，极少量由皮肤与呼吸排出。碘可以通过胎盘到达胎儿体内，影响胎儿甲状腺功能。

药物相互作用 ①与抗甲状腺药物合用，有可能致甲状腺功能减退和甲状腺肿大。②与血管紧张素转换酶抑制药合用以及与保钾利尿药合用时，易致高钾血症，应监测血钾。③与锂盐合用时，可能引起甲状腺功能减退和甲状腺肿大。④与^{131}I合用时，将减少甲状腺组织对^{131}I的摄取。

不良反应 ①过敏反应不常见。可在服药后立即发生或数小时后出现血管性水肿，表现为上肢、下肢、颜面部、口唇、舌或喉水肿，也可出现皮肤红斑或风团、发热、不适。②关节疼痛、嗜酸性粒细胞增多、淋巴结肿大，但不常见。③长期服用可出现口腔、咽喉部烧灼感、流涎、金属味、齿和牙龈疼痛、胃部不适、剧烈头痛等碘中毒症状；也可出现高钾血症，表现为意识模糊、心律失常、手足麻木刺痛、下肢沉重无力。④腹泻、恶心、呕吐和胃痛等消化道不良反应，不常见。⑤动脉周围炎、类白血病样嗜酸性粒细胞增多，罕见。

禁忌证 ①对碘有过敏史者；②碘化物能分泌入乳汁，哺乳易致婴儿皮疹，甲状腺功能受到抑制，故哺乳期妇女禁用。③婴幼儿使用碘液易致皮疹，影响甲状腺功能，除缺碘患者外应禁用。

注意 ①有口腔疾病患者慎用，因浓碘液可致唾液腺肿胀、触痛、口腔、咽喉部烧灼感、金属味、牙齿和牙龈疼痛，唾液分泌增加。②急性支气管炎、肺水肿、肺结核、高钾血症、甲状腺功能亢进症、肾功能受损者慎用。③应用本品能影响甲状腺功能，影响甲状腺吸碘率的测定，甲状腺核素扫描显像结果亦受影响，这些检查均宜安排在应用本品前进行。④碘化物能通过胎盘，造成胎儿甲状腺功能异常和（或）甲状腺肿大，妊娠妇女使用应慎重。

用法与用量 为减少刺激可用冷开水稀释后服用或与食物同服。成人和青少年常用量如下。

①甲状腺切除术前用药，与抗甲状腺药物合用，术前10～14天开始口服复方碘溶液，一日3次，一次3～5滴（0.1～0.3mL）。

②甲状腺功能亢进症危象，口服，每6h 30～45滴（1.5～2.0mL）应在服抗甲状腺药物1h后给予，如病情紧急，有条件时可用该药注射剂静脉滴注。危象缓解后，及早手术治疗。

③预防地方性甲状腺肿根据当地缺碘情况而定，一般一日100μg。

④治疗地方性甲状腺肿早期患者，口服碘化钾，一日15mg，20日为一疗程，隔3个月再服一疗程；或口服复方碘溶液，一日0.1～0.5mL，2周为一疗程。

依降钙素 Elcatonin

本品是将鳗鱼降钙素结构加以修改而得到的类似物——氨基辛二酸-1,7-鳗降钙素，与鳗鱼降钙素相比较，其半衰期较长，生物活性较强。

适应证 ①高钙血症。② Paget病。③骨质疏松症。④痛性骨病。

药动学 口服后立即被灭活。注射给药后，降钙素主要在肝脏代谢，也有一部分在血液和外周组织中进行生物转化，最后经肾脏排出。降钙素也可经鼻腔黏膜吸收。肌内注射和皮下注射后，药物生物利用度为70%，血浆峰值出现于1h，血浆消除半衰期为70～90min。鼻腔给药后的生物利用度为相同肌内注射剂量的40%，血浆峰值在给药3～4h后达到。

药物相互作用 降钙素可减少胃液和胰液分泌，起一定制酸药作用。

不良反应 常见颜面潮红，面部、耳、手或足刺痛，腹泻，恶心，呕吐，腹痛，肌肉关节疼痛，注射部位红、肿、胀、痛；较少见尿频；极少见过敏反应、皮疹、寒战、头晕、头痛、胸闷、鼻塞、鼻窦炎、味觉异常、视觉异常、喉部刺激、咳嗽、呼吸困难、血糖升高。

禁忌证 低钙血症。

注意 对蛋白质过敏者可能对本药过敏，因此，对此类患者在用药前最好先做皮试。30%～60%的患者在用药中会出现抗体，但仅5%～15%由此而对治疗产生抵抗性。肾损害及心力衰竭时需慎用。儿童用药经验有限，只采用肌内注射治疗高钙血症。

用法与用量

（1）骨质疏松症 一周1次，一次20u，肌内注射。

（2）Paget病 一次40u，一日一次，肌内注射。

（3）高钙血症 一天2次，一次40u，肌内注射。

羟乙膦酸钠（依替膦酸二钠） Etidronate Sodium

适应证 ①高钙血症；② Paget病；③骨质疏松症；④甲状旁腺功能亢进症。

药动学 口服后肠道吸收率为1%～3%。药物在体内不进行代谢，血浆半衰期约2h，连续服药7天未见积蓄倾向，随尿液排出8%～16%，随粪便排出82%～94%。

药物相互作用 ①抗酸药和导泻药因常含有钙离子或其他二价金属离子如镁离子、铁离子，会影响本药的吸收。②与氨基糖苷类合用会诱发低钙血症。

不良反应 口服可出现恶心、腹泻；静脉注射过程中或注药后可引起短暂味觉改变或丧失，皮疹、瘙痒等过敏反应少见。

禁忌证 对本品过敏者，中重度肾衰竭者，孕妇。

注意 ①肾功能减退者慎用。②长期大剂量（一日10～20mg/kg）应用可引起骨矿化障碍，导致骨软化和骨折。③进食及高钙食品可降低药物吸收率。④体内钙和维生素D不足者用药后可引起低钙血症。⑤有症状性食管反流病、裂孔疝者服药后易出现食管黏膜刺激征。

用法与用量

（1）成人 口服。一次200mg，一日2次，餐间服用。①骨质疏松症，周期性、间歇性服药，一个周期3个月，一日400mg，分2次口服，用药2周，然后停服，改用一日口服500mg元素钙和维生素D 400u，共76天，如此循环，总疗程3年。② Paget病，按体质量每日5～10mg/kg，口服3～6个月。如需重复治疗应至少间隔3个月，严重病例一日

10～20mg/kg，不超过3个月。

（2）儿童 高钙血症：一日7.5mg/kg静脉滴注，共3日，若需重复则应间隔7日，血钙下降后可改为一日口服20mg/kg，连服30日，最长不超过90日。

放射性^{131}碘 ^{131}I

适应证 25岁以上，甲状腺功能亢进症伴甲状腺肿大Ⅱ度以上；ATD治疗失败或过敏；甲状腺功能亢进症手术后复发；甲状腺功能亢进性心脏病或甲状腺功能亢进症伴其他病因的心脏病；甲状腺功能亢进症合并白细胞和（或）血小板减少或全血细胞减少；老年甲状腺功能亢进症；甲状腺功能亢进症合并糖尿病；毒性多结节性甲状腺肿；自主功能性甲状腺结节合并甲状腺功能亢进症。相对适应证为青少年和儿童甲状腺功能亢进症，用抗甲状腺药物治疗失败、拒绝手术或有手术禁忌证；甲状腺功能亢进症合并肝功能损害；浸润性突眼，对轻度和稳定期的浸润性突眼可单用^{131}I治疗甲状腺功能亢进症，对进展期患者，可在^{131}I治疗前后加用泼尼松。

不良反应 ^{131}I治疗甲状腺功能亢进症后大多数患者无不适反应，少数在1周内有乏力、食欲减退、恶心等轻微反应，一般在数天内即可消失。服用^{131}I后由于射线破坏甲状腺组织，释放出大量甲状腺激素进入血液，服用^{131}I后2周左右可出现甲状腺功能亢进症状加剧的现象，个别患者甚至发生甲状腺危象，其原因可能是在电离辐射作用下甲状腺球蛋白大量释放入血及精神刺激感染等诱发之故。^{131}I治疗甲状腺功能亢进最重要的并发症是永久性甲状腺功能低下症。治疗后时间越长，发生率越高，国外发病率每年递增2%～3%，我国为1%左右。碘过敏者可在用药后即刻或数小时后出现血管神经性反应，包括荨麻疹和上呼吸道黏膜肿胀、分泌物增多、流泪、流涎等症状。

禁忌证 妊娠期和哺乳期妇女，重度浸润性突眼，严重心、肝、肾衰竭，活动性肺结核患者，对本品过敏者，严重粒细胞缺乏者。

注意 应用本品有发生甲状腺功能减退的风险，在发生甲状腺功能减退后，可用L-T_4补充或替代治疗使患者的甲状腺功能维持正常。由于甲状腺功能减退并发症的发生率较高，在用^{131}I治疗前需要患者知情并签字同意。因^{131}I有放射性，患者应在核医学科进行治疗。

用法与用量 口服，^{131}I剂量根据甲状腺大小及患者病情行个体化治疗。

11.2 血糖调节药

胰岛素 Insulin

适应证 ① 1型糖尿病。② 2型糖尿病重度、消瘦营养不良者。③轻中度2型糖尿病饮食和口服降糖药治疗无效者。④糖尿病合并严重代谢紊乱（如酮症酸中毒、高渗性昏迷或乳酸性酸中毒）、重度感染、消耗性疾病（如肺结核、肝硬化）和进行性视网膜、肾、神经等病变及急性心肌梗死、脑血管意外者，合并妊娠、分娩及大手术者。⑤胰岛素与葡萄糖同时输注，可促使钾离子从细胞外液进入组织细胞内，而纠正高钾血症和细胞内缺钾。

药动学　本品皮下注射后吸收较迅速，0.5～1h开始生效，2～4h作用达到高峰，维持时间5～7h，剂量愈大，维持作用时间愈长。静脉注射10～30min起效，15～30min达高峰，持续时间0.5～1h。胰岛素吸收到血液循环后，只有5%与血浆蛋白结合，但可与胰岛素抗体结合，后者使胰岛素作用时间延长。本品主要在肾和肝中代谢，少量由尿排出。静脉注射的胰岛素在血液循环中半衰期为5～10min，皮下注射后半衰期为12h。

药物相互作用　①肾上腺糖皮质激素、促肾上腺皮质激素、胰升糖素、雌激素、口服避孕药、甲状腺激素、肾上腺素、噻嗪类利尿药、苯乙丙胺、苯妥英钠等可升高血糖，联合用药时应调整这些药物或胰岛素的剂量。②口服降糖药与胰岛素有协同的降血糖作用。某些药物，如单胺氧化酶抑制药也可增强胰岛素的降血糖作用。③抗凝药、水杨酸盐、磺胺类药及抗肿瘤药甲氨蝶呤等可与胰岛素竞争性地和血浆蛋白结合，使血液中游离胰岛素水平升高。非甾体抗炎药可增强胰岛素的降血糖作用。④ β受体阻滞药，如普萘洛尔可拮抗肾上腺素升高血糖的反应，干扰机体调节血糖功能，与胰岛素合用有增加发生低血糖的危险，可削弱某些具有低血糖反应警示作用的交感神经兴奋表现，并延长低血糖时间，合用时应注意调整胰岛素剂量。⑤中等至大量乙醇可增强胰岛素的降血糖作用，可引起严重、持久的低血糖，在空腹或肝糖原贮备较少的情况下更易发生。⑥氯喹、奎尼丁、奎宁等可延缓胰岛素的降解，使血中胰岛素浓度升高从而加强其降血糖作用。⑦钙通道阻滞药、可乐定、丹那唑、二氮嗪、生长激素、肝素、H_2受体拮抗药、大麻、吗啡、尼古丁、磺吡酮等可影响糖代谢，使血糖升高，如合用这些药物，胰岛素需要量可能需适当加大。⑧血管紧张素转换酶抑制药、溴隐亭、氯贝丁酯、酮康唑、锂制剂、甲苯咪唑、吡多辛、茶碱等可通过不同方式直接或间接影响而降低血糖，若与这些药物合用，胰岛素宜适当减量。⑨奥曲肽可抑制生长激素、胰升糖素及胰岛素的分泌，并使胃排空延迟及胃肠蠕动减缓，引起食物吸收延迟，从而降低餐后高血糖。故在开始应用奥曲肽时，胰岛素应适当减量，以后再按血糖调整剂量。⑩吸烟可通过释放儿茶酚胺而拮抗胰岛素的降血糖作用。吸烟还可减少皮下组织对胰岛素的吸收。因此，正在接受胰岛素治疗且平时有吸烟习惯的糖尿病患者，当突然戒烟时应适当减少胰岛素的用量，或按血糖情况加以调整。

不良反应　低血糖反应：频繁发生或严重的低血糖症可引起中枢神经系统不可逆损害、致死或致残；少数患者对人胰岛素制剂发生过敏反应，偶见过敏性休克极少数患者发生胰岛素耐药性；也有患者可因钠潴留发生轻度水肿、在注射部位呈现皮下脂肪萎缩或增生等。

禁忌证　对本品过敏者、低血糖症者。

注意　①短效胰岛素皮下吸收峰型较速效人胰岛素类似物宽，与人正常胰岛素生理分泌模式有一定差异；短效胰岛素的缺点是餐前30min用药不易把握，进餐时间提前容易导致血糖控制不佳，进餐时间延后容易发生低血糖，血糖波动较大。②只有可溶性短效胰岛素才可以静脉给药。③低血糖患者忌用。④胰岛素贮藏条件的差异：未开瓶使用的胰岛素注射液应在2～10℃冷藏保存；已开瓶使用的胰岛素注射液可在室温（最高25℃）保存最长4～6周；使用中的胰岛素笔芯注射液不要放在冰箱里，室温最长保存4周；冷冻后的胰岛素不可使用。⑤为了防止血糖突然下降，患者来不及呼救而失去知觉，应给每一位患者随身带上记有病情及用胰岛素情况的卡片，以便能不失时机地进行及时抢救处理。发生低血糖时可进食，严重低血糖时可静脉注射500g/L葡萄糖注射液，必要时再静脉滴注50g/L或100g/L葡萄糖注射液。

用法与用量 使用方法及剂量应个体化。

（1）成人 内分泌及糖尿病专家建议，1型糖尿病患者通常应采用一日多次的胰岛素注射方案或持续皮下泵胰岛素输注方案：选择用基础胰岛素控制夜间和空腹血糖，而进餐前则予以餐前注射胰岛素来模拟B细胞的快速胰岛素分泌模式；全天胰岛素总量（TDI）=体质量（kg）×0.5u，其中基础胰岛素总量为40%，餐时胰岛素总量为60%；早餐前的胰岛素剂量往往要大于中餐及晚餐前的胰岛素剂量；要根据血糖水平监测结果来调整胰岛素用量。2型糖尿病患者可使用口服降糖药联合胰岛素治疗方案或与单独使用、类似1型糖尿病患者使用的胰岛素治疗方案进行治疗，但应根据病情和病程进行调整。

（2）儿童

①国内用法，对青春期前儿童皮下注射（低血糖禁用），一日0.7～1u/kg，症状得到部分缓解期间可使用更低剂量。

②英国国家处方集（儿童版）（BNFC 2010—2011版）推荐，1型糖尿病患者必须采用胰岛素注射。2型糖尿病患者可使用口服降糖药联合胰岛素治疗方案或单独使用、类似1型糖尿病患者的胰岛素治疗方案进行治疗。a.皮下注射：一日2次注射，常用于最初用胰岛素患者，可短中效混合；一日3次注射，即早餐前短中效混合，晚餐前短效，睡前中效。一日多次注射，即三餐前短效或速效，睡前长效（甘精胰岛素或地特胰岛素）；或类似的变通方案。持续皮下胰岛素输注方案（胰岛素泵）：选择用基础胰岛素控制夜间和空腹血糖，而进餐前则予以餐前注射胰岛素（短效或速效）来模拟胰岛B细胞的快速胰岛素分泌模式，即全天胰岛素总量的30%～50%为基础胰岛素，餐时胰岛素总量为50%～70%。早餐前的胰岛素剂量往往大于中晚餐前的胰岛素剂量。根据国际儿童青少年糖尿病协会（ISPAD）推荐，对大多数青春期前的儿童，胰岛素的最初剂量为一日0.5～1.0u/kg。其后用量根据血糖调节，感染、应激或外伤时胰岛素需要量增加。对于青春期可能增加量至1.5～2u/kg。对于运动量过大，肝肾损伤或一些内分泌疾病，如艾迪生病、垂体功能低下的患者，胰岛素剂量应减少。及时变换注射部位以防止脂肪萎缩或增生。b.静脉注射，英国国家处方集（儿童版）（BNFC 2010—2011版）推荐，新生儿每小时0.01～0.1u/kg；一个月至18岁每小时0.025～0.1u/kg初始治疗，其后根据血糖水平调整胰岛素，使血糖维持在5～12mmol/L。

精蛋白锌胰岛素 Protamine Zinc Insulin

精蛋白锌胰岛素是在低精蛋白锌的基础上加大鱼精蛋白的比例，使其更接近人的体液pH，溶解度更低，释放更加缓慢，作用持续时间更长。

适应证 见胰岛素。因属长效胰岛素，故一般和短效胰岛素配合使用。有利于减少每日胰岛素注射次数，控制夜间高血糖。

药动学 皮下注射吸收缓慢而均匀，注射后3～4h起效，达峰时间为12～24h，作用时间维持24～36h。吸收入血浆的胰岛素主要分布于细胞外液，主要在肝、肾和骨骼肌中降解。其中，肝脏代谢50%左右。胰岛素及其降解产物主要经肾小球滤过而排泄。

不良反应、禁忌证 见胰岛素项下。

注意 ①长效胰岛素的特点是可减少注射次数，但由于长效制剂多是混悬液剂型，因此可能造成注射后的吸收和药效不稳定；使用前轻轻摇动使药物混匀。②因作用缓慢，不能用于抢救糖尿病酮症酸中毒及高渗性昏迷。③不能用于静脉注射。④与普通胰岛素混合使用时，应先抽取普通胰岛素。其他见胰岛素项下。

用法与用量 使用方法及剂量应个体化，长效胰岛素一般一日皮下注射1次，以满足糖尿病患者的基础胰岛素需要量。

（1）成人 剂量依病情而定，可于一日早餐前0.5h皮下注射1次，一日用量一般为10～20u。

（2）儿童 我国《2009胰岛素指南共识》称，剂量根据病情而定，一般以一日总量30%～50%为起始剂量，根据血糖酌情调整。

预混胰岛素30R、50R、70/30、50/50 Premixed insulin 30R、50R、70/30、50/50

预混胰岛素是指含有两种胰岛素的混合物，可同时具有短效和中效胰岛素的作用。制剂中的短效成分起效迅速，可以较好地控制餐后高血糖，中效成分持续缓慢释放，主要起替代基础胰岛素分泌作用。预混胰岛素含有标示百分比的短效胰岛素和中效胰岛素，如30R（70/30）是70%中效人胰岛素混悬液与30%人普通胰岛素的混合制剂；50R（50/50）是50%中效人胰岛素混悬液与50%人普通胰岛素的混合制剂等，其作用相当于短效和中效胰岛素的叠加：由于50R的短效胰岛素的含量相对高一些，其控制餐后高血糖的作用较30R制剂强。

适应证 见胰岛素项下。预混胰岛素30R、预混胰岛素50R都不宜用于治疗糖尿病酮症酸中毒或高渗性昏迷等急性并发症。

药动学 30R预混胰岛素皮下注射后0.5h内起效，2～8h达峰，作用时间最长，可持续24h；50R预混胰岛素皮下注射后0.5h内起效，2～12h达峰，作用时间最长，可持续16～24h。30R预混胰岛素、50R预混胰岛素吸收阶段的半衰期都为5～10h。

不良反应、禁忌证 见胰岛素项下。

注意 预混胰岛素为混悬液，不能静脉注射。

用法与用量

（1）成人 剂量根据病情而定，一般于早饭前半小时皮下注射1次，有时需要于晚餐前再注射1次。

（2）儿童 预混胰岛素因剂型固定，在血糖控制的调整上有局限性，很少用于儿童。

门冬胰岛素 Insulin Aspart

门冬胰岛素是用天门冬氨酸取代人胰岛素B链28位的脯氨酸，皮下注射后局部吸收更快，其特点更符合生理性的餐时胰岛素分泌和血糖变化谱，可以更好地控制餐后血糖，减少低血糖的发生。门冬胰岛素30是30%门冬胰岛素和70%精蛋白门冬胰岛素组成。

适应证　属速效胰岛素，可用于胰岛素泵治疗；2岁以上儿童和青少年糖尿病患者以及妊娠合并糖尿病患者。门冬胰岛素30系相当于速效与中效胰岛素的叠加。

药动学　与普通短效胰岛素相比，其吸收速度快、起效迅速、作用持续时间短。皮下注射后10～20min起效，40min达峰，降糖作用持续3～5h。一般需紧邻餐前或餐后立即注射，用药10min内需进食含糖类的食物，如果注射后不进食或者进食时间延后将导致低血糖的发生，而且发生时间比普通胰岛素早。

不良反应　见胰岛素项下。

禁忌证　低血糖症。

注意　①参阅胰岛素项下。由于本品近临餐时注射，故要考虑患者的合并症及合并用药是否会延迟食物的吸收。因速效胰岛素类似物具有起效迅速的特点，注射本品后低血糖症状的出现会比可溶性人胰岛素早。② 2～17岁儿童和青少年中应用本品与成人相似。由于本品相比可溶性人胰岛素起效快速，因此儿童和青少年糖尿病可以优先使用本品。

用法与用量　成人与儿童相同：皮下注射，根据血糖情况调整剂量，与中效胰岛素合用可控制晚间或晨起高血糖，有更少的低血糖风险，可用于胰岛素泵治疗。通常为每日0.5～1u/kg，在基础-餐时的治疗方案中，50%～70%的胰岛素需要量由本品提供，其他部分由中效或长效胰岛素提供。

赖脯胰岛素 Insulin Lispro

赖脯胰岛素是由人胰岛素B链28位的脯氨酸与29位的赖氨酸互换而成，可加速皮下注射后的吸收，有利于控制餐后迅速升高的高血糖。

适应证　参阅胰岛素。适用于治疗需要胰岛素维持正常血糖稳态的糖尿病患者。建议12岁以上人群使用。

药动学　本品皮下注射后10～20min起效，达峰时间60min，最强时间1～4h。持续时间可达24h。半衰期平均为8～9h。

药物相互作用、不良反应、禁忌证　见胰岛素项下。

注意　本品在儿童中的药效学特性与在成人中使用时相似。

用法与用量

（1）成人　可于临餐前或餐后立即皮下注射。美国FDA指出，剂量通常为0.5～1u/（kg·d），于餐前15min以内或餐后立即皮下注射。

（2）儿童　本品属速效胰岛素，建议12岁以上儿童使用。三餐前皮下各注射一次（必要时也可饭后注射），剂量视病情而定，并按血糖变化调整剂量。皮下注射应当在上臂、大腿、臀部或腹部，注射部位应轮换。

赖脯胰岛素25 Insulin Lispro 25

本品含有25%（250g/L）可溶性赖脯氨基酸和75%（750g/L）精蛋白赖脯氨基酸的胰岛素。其作用相当于速效及中效胰岛素叠加。

适应证　见胰岛素项下。

药动学 本品皮下注射后10～20min起效，达峰时间60min，最强时间1～4h。持续时间可达24h。半衰期平均为8～9h。

药物相互作用、不良反应、禁忌证 见胰岛素项下。

注意 本品不可静脉注射。使用前将笔芯上下摇动10次以使其中的药液呈均匀雾状混悬液，如未达到均匀雾状混悬液则重复上述动作直至达标为止。容器内的小玻璃珠有助于药液的混匀。不得剧烈振摇笔芯，否则产生的泡沫将影响剂量的准确性。

用法与用量 儿童使用，一日早餐前0～10min皮下注射1次，一般从一个小剂量开始（如4～8u），根据血糖变化调整剂量。有时需于晚餐前再注射一次，起始剂量可用早上剂量的1/2，以后按需调整。

甘精胰岛素 Insulinglargine

甘精胰岛素为长效胰岛素类似物，在人胰岛素B链的*C*端增加两个氨基酸，A链21位用甘氨酸替换了天门冬氨酸，使其保持结构稳定。注射后持续长时间缓慢释放而延长作用时间，可模拟生理性基础胰岛素分泌，良好控制血糖，减少低血糖风险，减少胰岛素治疗相关的体质量增加。具有长效、平稳的特点，无峰值血药浓度，属一日用药1次的长效制剂。

适应证 参阅胰岛素项下。用于治疗1型和2型糖尿病。本品不宜用于治疗糖尿病酮症酸中毒或高渗性昏迷等急性并发症。

药动学 本品起效时间比中性低精蛋白锌人胰岛素慢。但作用特性为平稳、无峰值、作用时间长。皮下注射甘精胰岛素1h起效，持续时间可达24h。

不良反应、禁忌证 见胰岛素项下。

注意 ①本品不能用于胰岛素泵，也绝不能静脉注射。②儿童、肝损害、中重度肾损害者的安全性、有效性尚待评价。

用法与用量

（1）成人 本品是胰岛素类似物，需个体化给药。口服降糖药失效时，可联合本品睡前注射，一般开始剂量约0.2u/kg，根据血糖变化调整，通常3天调整一次。每次以2u为单位调整，直至空腹血糖达标。

（2）儿童 一日注射1次，模拟生理性基础胰岛素分泌，一般为一日睡前注射1次，满足糖尿病患者的基础胰岛素需要量。一般以一日总量30%～50%为起始剂量，根据血糖酌情调整。

地特胰岛素 Insulin Detemir

地特胰岛素为长效胰岛素类似物，是将人胰岛素B链30位的苏氨酸去掉，在B链29位的赖氨酸上酰化一个14碳的脂肪酸侧链。注射后持续长时间缓慢释放而延长作用时间，可模拟生理性基础胰岛素分泌，良好控制血糖，减少低血糖风险，减少胰岛素治疗相关的体质量增加。本品国内批准可用于6岁以上的儿童。

适应证 参阅胰岛素项下。用于治疗1型和2型糖尿病。本品不宜用于治疗糖尿病酮症酸中毒或高渗性昏迷等急性并发症。

药动学 本品注射后6～8h可达最大血清浓度，依剂量不同，最长作用持续时间可达24h。如果每日注射2次，则可以在注射2～3次后达到稳态。当剂量为0.2～0.4u/kg时，注射3～4h后，效应已超过最大效应的50%，作用持续约为14h。

不良反应、禁忌证 见胰岛素项下。

注意 ①本品不能用于胰岛素泵，也绝不能静脉注射。②本品吸收的个体内变异低于其他基础胰岛素制剂，引起的体质量增加也少。

用法与用量 应用于口服降糖药联合基础胰岛素治疗及基础-餐时胰岛素治疗两种模式，前者即在继续口服降糖药物治疗基础上，联合长效胰岛素类似物睡前注射，后者治疗时长效胰岛素类似物作为基础胰岛素于睡前注射，两种治疗均根据患者空腹血糖水平调整胰岛素用量；用量因人而异，一般以一日总量30%～50%为起始剂量，根据血糖酌情调整。初始治疗方案为一日注射1次或2次，起始剂量为10u或0.1～0.2u/kg。

（1）成人 本品与口服降糖药物联合应用时，推荐初始治疗方案为每日一次给药，起始剂量约为10u；或按体质量0.1～0.2u/kg。根据空腹血糖变化调整剂量，通常每3天调整一次，每次2u直至空腹血糖达标。当作为基础-餐胰岛素治疗方案一部分时，应根据患者的病情，每日注射1次或2次。每日两次注射时，晚间注射时间可为晚餐时、睡前或早上注射12h后进行。

（2）儿童 6岁以下儿童尚无临床用药资料。6岁以上参照成人用药。

胰高糖素 Glucagon

适应证 胰高糖素作用与胰岛素相反，用于：①处理糖尿病患者发生的低血糖反应。②进行胃肠道检查时用于暂时抑制胃肠道蠕动。③近年用于心源性休克。

药动学 本品在肝、肾、血浆和组织中分解，半衰期为3～6min。肠道细胞可分泌肠高血糖素，也有升高血糖作用。

不良反应 罕见严重的不良反应。偶见恶心、呕吐，特别是剂量超过1mg或注射过快（少于1min）时，可能会出现暂时心跳加速。少数患者可能会有变态反应。

注意 ①如对危急病例仅怀疑低血糖而尚未肯定时，不可替代葡萄糖静脉注射。②使用本品后，一旦低血糖昏迷患者恢复知觉，即应给予葡萄糖（如可能，最好口服以防再度昏迷）。③用本品时需警惕血糖过高，有时可见低血钾。④患有释放胰岛素和高血糖素的肿瘤患者慎用。

用法与用量

（1）成人 ①用于低血糖症肌内注射、皮下注射或静脉注射，每次0.5～1mg，5min可见效。如20min不见效，应尽快使用葡萄糖。②用于心源性休克连续静脉滴注，1～12mg/h。

（2）儿童

①糖尿病患者的低血糖治疗：立即皮下或大腿外上侧肌内注射，全量为1mg用于体质量＞25kg的儿童，半量为0.5mg用于体质量＜25kg或6～8岁的儿童。英国国家处方集（儿童版）（BNFC 2010—2011版）推荐，对于糖尿病相关的低血糖，可皮下注射、肌内注射或静脉注射。新生儿一次200μg/kg；1个月至2岁500μg一次；2～18岁，体质量

＜25kg一次500μg，体质量＞25kg一次1mg。药物起效后，应尽快给予口服葡萄糖以防止低血糖的复发。如患者在用药后10min内无效，应静脉注射葡萄糖。如果有效，应给予口服糖类以恢复肝糖原的储备和预防低血糖的复发。

②内源性高胰岛素血症：根据英国国家处方集（儿童版）（BNFC 2010—2011版）推荐。a.肌内注射或静脉注射。新生儿一次200μg/kg，最大量每次1mg，1个月至2岁一次1mg。b.持续静脉注射，不能与钙剂同时输注，否则易产生沉淀。新生儿每小时1～18μg/kg，根据血糖酌情调整，最大量每小时50μg/kg。1个月至2岁每小时1～10μg/kg，必要时可加大剂量。

③生长激素分泌的诊断：根据英国国家处方集（儿童版）（BNFC 2010—2011版）推荐，肌内注射，1个月至18岁100μg/kg，最大量一次1mg。

④ B细胞分泌能力的评估：患者空腹时静脉注射1mg，注射前和注射后6min测定血浆C-肽水平。如空腹血糖浓度低于7mmol/L，则试验结果难以评估。

⑤胃肠道检查：依据诊断技术和给药途径的不同，剂量范围为0.2～2mg。

格列本脲 Glibenclamide

适应证 本品通过刺激胰岛B细胞释放胰岛素，其作用强度为甲苯磺丁脲的200倍。用于轻中度2型糖尿病。临床也可用于治疗特殊性钾通道异常的新生儿糖尿病。

药动学 口服吸收快，蛋白结合率很高，达95%，口服后2～5h血药浓度达峰值，持续作用24h。半衰期为10h。在肝内代谢，由肝和肾排出各约50%。

药物相互作用

（1）与下列药物合用，可增加低血糖的发生。①抑制本品由尿中排泄，如治疗痛风的丙磺舒、别嘌醇。②延缓本品的代谢，如酒精、H_2受体拮抗药（西咪替丁、雷尼替丁）、氯霉素、抗真菌药（咪康唑）、抗凝药。本品与酒精同服可引起腹痛、恶心、呕吐、头痛以及面部潮红（尤以合用氯磺丙脲时）。与香豆素类抗凝药合用时，开始两者血浆浓度皆升高，以后两者血浆浓度皆减少，故应按情况调整两药的用量。③促使与血浆白蛋白结合的本品分离出来，如水杨酸盐、贝特类降脂药。④一些药物本身具有致低血糖作用：酒精、水杨酸类、胍乙啶、单胺氧化酶抑制药、奎尼丁。⑤合用其他降血糖药物：胰岛素、二甲双胍、阿卡波糖、胰岛素增敏剂。⑥ β受体阻滞药可干扰低血糖时机体的升血糖反应，阻碍肝糖酵解，同时又可掩盖低血糖的警觉症状。

（2）下列药物与本品同用时可升高血糖，可能需要增加本品的剂量：糖皮质激素、雌激素、噻嗪类利尿药、苯妥英钠、利福平。β受体阻滞药可拮抗本品的促胰岛素分泌的作用，故也可致高血糖。

不良反应 可发生高血糖，尤其在治疗最初的6～8周。之后主要的不良反应为低血糖，在热量摄入不足、剧烈体力活动、饮酒、用量过大或与致低血糖的药物合用时更易发生。症状较轻者，进食或饮糖水大多可缓解。但肝肾功能不全者及营养不良者和垂体功能不足者，或剂量偏大时可引起低血糖，重者可危及生命，导致死亡。另可见甲状腺功能低下。常见腹泻、恶心、呕吐、头痛、胃痛或胃肠不适；少见发热、严重黄疸、肝功能损害、骨髓抑制、粒细胞减少、贫血（溶血性贫血及再生障碍性贫血）血小板减少症等。可发生皮肤过敏反应，但多形性红斑、表皮剥脱性皮炎较少见。其他可有关节痛、肌肉痛、血管炎等反应。

禁忌证 ① 1型糖尿病、糖尿病低血糖昏迷、酮症酸中毒者。②严重的肾或肝功能不全者。③妊娠及哺乳期妇女。④对本品及其他磺酰脲类、磺胺类或赋形剂过敏者。⑤白细胞减少患者、严重甲状腺疾病患者。

注意 ①体质虚弱、高热、恶心和呕吐、甲状腺功能亢进症、老年人慎用。②用药期间应定期测血糖、尿糖、尿酮体、尿蛋白和肝、肾功能，并进行眼科检查等。③乙醇本身具有致低血糖作用，可延缓本品的代谢。与乙醇合用，可引起腹痛、恶心、头痛、呕吐、面部潮红，且更易发生低血糖反应，用药期间应忌酒。

用法与用量

（1）成人　口服，开始一次2.5mg，轻症者一次1.25mg，早餐前或早餐及午餐前各一次；以后每隔一周按疗效调整剂量，一般用量一日5～10mg，最大用量不超过15mg。

（2）儿童　根据英国国家处方集（儿童版）（BNFC 2010—2011版）及国内儿科经验推荐：口服剂量为一般患者开始一次2.5mg，早餐时服用，或一日2次，早餐及晚餐时各1次。轻症者一次1.25mg，一日3次。用药7日后剂量递增（一周增加2.5mg）。多数儿童用量为一日5～10mg，最大用量一日不超过15mg。12～18岁一日2.5mg，餐时服用，酌情调量，最大量一日15mg。

二甲双胍 Metfornlin

适应证 本品是通过减少糖异生增加外周组织的利用，旨在内源性胰岛素存在时起作用，故需有自身残存的胰岛B细胞才能发挥作用。儿童2型糖尿病严格饮食无效时，二甲双胍才是首选。成人用于单纯饮食控制及体育锻炼治疗无效的2型糖尿病，特别是肥胖的2型糖尿病患者；也可与磺酰脲类口服降血糖药合用来治疗对磺酰脲类疗效较差的糖尿病患者。用于10岁以上不伴酮症或酮症酸中毒的1型糖尿病患者，与胰岛素注射联合治疗，可减少胰岛素剂量。

药动学 二甲双胍主要由小肠吸收，吸收半衰期为0.9～2.6h，生物利用度为50%～60%。口服二甲双胍0.5g后2h，其血浆浓度达峰值，近2mg/L。胃肠道壁内集聚较高水平二甲双胍，为血浆浓度的10～100倍。肾、肝和唾液内含量约为血浆浓度的2倍多，二甲双胍结构稳定，不与血浆蛋白结合，以原型随尿液排出，清除迅速，血浆半衰期为1.7～4.5h，12h内90%被清除。本品一部分可由肾小管分泌，故肾清除率大于肾小球滤过率，由于本品主要以原型由肾脏排泄，故在肾功能减退时用本品可在体内大量积聚，引起乳酸性酸中毒。

药物相互作用 ①本品可加强抗凝药（如华法林等）的抗凝血倾向。②西咪替丁可增加本品的生物利用度，并减少其肾脏清除率，两者合用时可增加乳酸/丙酮酸比值，故应减少本品剂量。③树脂类药物与本品同服可减少本品在胃肠道的吸收。

不良反应 常见腹泻、恶心、呕吐、胃胀、乏力、消化不良、腹部不适及头痛；少见大便异常、低血糖、肌痛、头晕、指甲异常、皮疹、出汗增加、味觉异常、胸部不适、寒战、流感症状、潮热、心悸、体质量减轻等；本品可减少胃肠道对维生素B_{12}的吸收，导致巨幼细胞贫血；罕见乳酸性酸中毒。

禁忌证 ① 10岁以下儿童、80岁以上老人、妊娠及哺乳期妇女。②肝、肾功能不全者或肌酐清除率异常者。③心力衰竭、休克、急性心肌梗死及其他严重心、肺疾病。④严重感染或外伤、外科大手术、低血压、缺氧等。⑤代谢性酸中毒，糖尿病酮症酸中毒。⑥并发严重糖尿病肾病或糖尿病眼底病变。⑦酗酒者、维生素B_{12}及叶酸缺乏未纠正者。⑧需接受血管内注射碘化对比剂检查前，应暂停用本品。⑨对本品过敏者。

注意 ①定期检查肾功能，可减少乳酸性酸中毒的发生，尤其是老年患者，65岁以上老人慎用。②接受外科手术和碘剂X线摄影检查前患者需暂停口服本品。③肝功能不良、既往有乳酸性酸中毒史者应慎用。④发热、昏迷、感染等应激状态和外科手术时，应暂停使用本品并改用胰岛素，待应激状态缓解后再恢复使用。⑤ 1型糖尿病患者不宜单独使用本品，而应与胰岛素合用。⑥因本品可减少维生素B_{12}吸收，故应定期监测血象及血清维生素B_{12}水平。⑦老年或营养不良患者，肾上腺或垂体功能减退、酒精中毒患者更易发生低血糖，需注意。发生时应停药。⑧正常情况下单独用药不会产生低血糖，但与磺酰胺类和胰岛素等其他降糖药合用或饮酒时需注意出现低血糖。

用法与用量

（1）成人　口服，开始一次0.25g，一日2～3次；以后视疗效逐渐加量，一般一日剂量1～1.5g，最大剂量一日不超过2.55g。本品可于餐前即刻服用，如有胃肠道不适可于餐中或餐后服用，肠溶片于餐前30min服用。

（2）儿童　①根据英国国家处方集（儿童版）（BNFC 2010—2011版）推荐，8～10岁的儿童，口服给药初始剂量可以200mg，一日1次，按治疗反应至少1周后再调整剂量。10～16岁，初始可用0.5g，一日1次，也可1周后再调整剂量。一日最高剂量为2g，分2～3次给予。②缓释片：开始通常为一次0.5g，一日1次，晚餐时服用（或餐后），根据血糖和尿糖调整用量，一日最大量不超过2g。如果采用“一次2g，一日1次”不能达到满意疗效，可改为“一次1g，一日2次”。

11.3 肾皮质和促肾皮质激素

可的松 Cortisone

适应证 可的松是肾上腺皮质激素类药，主要应用于肾上腺皮质功能减退症及垂体功能减退症的替代治疗，亦可用于过敏性和炎症性疾病。

药动学 本品可迅速由消化道吸收，经肝药酶转化为具活性的氢化可的松而发挥效应，半衰期约30min。本品口服后能快速发挥作用，而肌内注射吸收较慢。用于眼部有效成分可进入前房，眼组织半衰期为8～12h。

药物相互作用 本品口服制剂。①非甾体抗炎药可加强糖皮质激素（可的松、泼尼松、氢化可的松、地塞米松、帕拉米松、倍他米松等）的致溃疡作用；糖皮质激素与水杨酸盐合用，可使其消除加快而降低血浆水杨酸盐的浓度，两者合用更易致消化性溃疡。②糖皮质激素可增强对乙酰氨基酚的肝毒性。③氨鲁米特能抑制肾上腺皮质功能，加速地塞米松的代谢，使其半衰期缩短2倍。④与两性霉素B或碳酸酐酶抑制药合用时，可加重低钾血症，应注意血钾和心脏功能变化，长期与碳酸酐酶抑制药合用，易发生低血钙和骨质疏松。⑤与蛋白质同化激素合用，可增加水肿的发生率，使痤疮加重。⑥与抗酸药合用，可减少泼尼松或地塞米松的吸收。⑦与抗胆碱能药（如阿托品）长期合用，可致眼压增高。⑧三环类抗抑郁药可使糖皮质激素引起的精神症状加重。⑨与降糖药如胰岛素合用时，因可使糖尿病患者血糖升高，应适当调整降糖药剂量。⑩甲状腺激素可使糖皮质激素的代谢清除率增加，故甲状腺激素或抗甲状腺药与糖皮质激素合用时，应适当调整后者的剂量。⑪与肝药酶抑制药西咪替丁、大环内酯类抗生素、环孢素、酮康唑、雌激素及含雌激素的避孕药合用，可加强糖皮质激素的治疗作用和不良反应。⑫与强心苷合用，可增加洋地黄毒性及心律失常的发生。⑬与排钾利尿药合用，可致严重低钾血症，并由于水钠潴留而减弱利尿药的排钠利尿效应。⑭苯巴比妥、苯妥英钠、利福平等肝药酶诱导药可增加糖皮质激素的代谢清除，降低其疗效。⑮与免疫抑制药合用，可增加感染的危险性，并可能诱发淋巴瘤或其他淋巴细胞增生性疾病。⑯糖皮质激素，尤其是泼尼松可增加异烟肼在肝脏代谢和排泄，降低异烟肼的血药浓度和疗效。⑰糖皮质激素可促进美西律在体内代谢，降低血药浓度。⑱与生长激素合用，可抑制后者的促生长作用。⑲可的松眼用制剂不能并用其他糖皮质激素眼用制剂。

不良反应　本品不良反应与剂量大小、疗程长短有关，主要有库欣征、高血压、低血钾、骨质疏松、肌肉萎缩、生长缓慢、高血糖、消化性溃疡穿孔出血、易感染、精神兴奋等。小儿如长期使用肾上腺皮质激素需十分慎重，因激素可抑制患儿的生长和发育，如确有必要长期使用，应采用短效（如可的松）或中效制剂（如泼尼松），避免使用长效制剂（如地塞米松）。口服中效制剂隔日疗法可减轻对生长发育的抑制作用。儿童或少年患者长期使用肾上腺糖皮质激素可有发生骨质疏松症、股骨头坏死、青光眼、白内障等的危险，必须密切观察。儿童使用激素的剂量除按年龄或体质量而定外，更应当按疾病的严重程度和患儿对治疗反应而定，应个体化治疗。对于有肾上腺皮质功能减退症患儿的治疗，其激素的用量应根据体表面积而定，如果按体质量而定，则易发生过量，尤其是婴幼儿和矮小或肥胖的患儿。

禁忌证　单纯疱疹性溃疡性角膜炎禁用。

注意　①妊娠及哺乳期妇女不宜频繁、长期使用。②青光眼患者应在眼科医师指导下使用。③本品不宜长期滴眼用，一般连续不得超过2周，若症状未缓解应停药就医。④眼部细菌性或病毒性感染时应与抗菌药物合用。⑤儿童一般不作为抗炎、抗过敏口服首选，因可的松潴钠活性较强。肝功能不全者宜用氢化可的松。

用法与用量

（1）成人　①口服，治疗肾上腺皮质功能减退症，一日剂量25.0～37.5mg，清晨服2/3，午后服1/3。当患者有应激状况时（如发热、感染），应适当加量，可增加到一日100mg。有严重应激时，则应改用氢化可的松静脉滴注。②肌内注射，用于成人肾上腺皮质功能减退症，一日25mg，有应激状况适当加量。严重应激时，应改用氢化可的松静脉滴注。③滴眼液使用前充分摇匀，滴入结膜囊，一次1～2滴，一日3～4次。眼膏涂于下眼睑内，一次适量，一日2～3次，其中1次于睡前用。

（2）儿童　①口服，一日2.5～10mg/kg，分3～4次。②肌内注射，1/3～1/2口服

量。③滴眼液滴眼，一次1滴，一日3～4次。用前摇匀；眼膏涂于结膜囊内，一次适量，一日1次，睡前用。

氢化可的松 Hydrocortisone

适应证 ①原发性或继发性肾上腺皮质功能减退症的替代治疗。②先天性肾上腺皮质增生症。③自身免疫性疾病，如系统性红斑狼疮、重症多发性皮肌炎、风湿病、风湿性关节炎、皮肌炎、自身免疫性出血、血管炎、肾病综合征等、血小板减少性紫癜、重症肌无力。④过敏性疾病，严重支气管哮喘、血管神经性水肿、血清病、过敏性鼻炎。⑤用于器官移植的抗排斥反应，如心、肝、肾、肺组织移植。⑥治疗各种急性中毒性感染、病毒感染，如细菌性疾病、中毒性肺炎、重症伤寒、结核性脑膜炎、胸膜炎。⑦血液疾病，如急性白血病、淋巴瘤等。⑧用于炎症性疾病，如阶段性结肠炎、溃疡性结肠炎、损伤性关节炎。其他外用制剂可用于眼科、皮肤科的炎症和过敏性疾病。

药动学 本品可迅速由消化道吸收，经肝药酶转化为具有活性氢化可的松而发挥效应，半衰期约30min。本品口服后能快速发挥作用，而肌内注射吸收较慢。

药物相互作用 参考可的松项下。

不良反应 偶见局部组织刺激、过敏反应、皮肤瘙痒、烧灼感或干燥感；长期大量应用可致皮肤萎缩、色素脱失、毛细血管扩张、酒渣样皮炎、口周皮炎、医源性库欣综合征表现（如满月脸、向心性肥胖、皮肤紫纹、出血倾向、痤疮、糖尿病倾向、高血压、骨质疏松或骨折、低血钙、低血钾等）；动脉粥样硬化、下肢水肿、创面愈合不良、月经紊乱、股骨头坏死、儿童生长发育受抑制、有欣快感、激动、烦躁不安、定向力障碍等精神症状，其他不良反应如肌无力、肌萎缩、胃肠道反应、恶心、呕吐、消化性溃疡、肠穿孔、胰腺炎、水钠潴留、青光眼、白内障、眼压增高、颅内压增高等。少见用药后血胆固醇、脂肪酸升高，白细胞、淋巴细胞、单核细胞、嗜酸性粒细胞、嗜碱性粒细胞计数下降，血小板计数下降或增加。若快速静脉滴注大剂量可发生全身性过敏反应，如面部、鼻黏膜及眼睑肿胀、荨麻疹、气短、胸闷、喘鸣等。外用偶见有局部烧灼感、瘙痒、刺激及干燥感。

禁忌证 肾上腺皮质激素过敏者、有严重精神病史、癫痫、活动性消化性溃疡、新近胃肠吻合术者、肾上腺皮质功能亢进症、严重骨质疏松、青光眼、严重糖尿病者禁用。

注意 ①妊娠及哺乳期妇女慎用，儿童尽量应用小剂量。②未控制的结核性、化脓性、细菌性和病毒性感染者忌用。③心脏病、急性心力衰竭、高脂蛋白血症、高血压、甲状腺功能减退症、重症肌无力、肾功能损伤、肾结石患者慎用。④频繁应用可引起局部组织萎缩，易引起继发感染（真菌）。用糖皮质激素治疗的患者在发生感染后因炎症反应轻微、症状不明显而易漏诊；而某些感染时应用本品可减轻组织破坏，减少渗出、减轻感染症状，但须同时用有效抗生素治疗，并密切观察病情的变化。⑤氢化可的松注射液中含有乙醇，必须稀释至0.2g/L浓度后滴注；对中枢神经系统受抑制、肝功能受损者宜选择氢化可的松琥珀酸钠注射液。⑥长期应用可发生低钾、低钙、负氮平衡和垂体-肾上腺皮质功能抑制，应补充含钾、钙、蛋白质饮食，必要时配合蛋白同化激素等，并限制糖摄入，采用保护肾上腺皮质功能的措施。

用法与用量

（1）成人　①口服，治疗成人肾上腺皮质功能减退症，一日剂量20～25mg，清晨服2/3，午后服1/3。有应激状况时，应适当加量，可增至一日80mg，分次服用。有严重应激时应改用氢化可的松静脉滴注。②静脉注射，用于治疗肾上腺皮质功能减退症及垂体前叶功能减退症危象、严重过敏反应、哮喘持续状态、休克。每次氢化可的松注射液（醇型）100mg或氢化可的松琥珀酸钠静脉滴注，可用至一日300～500mg，疗程不超过3～5日。③局部用药，软膏、眼膏用于适合以糖皮质激素治疗的各类皮肤病或眼病。④直肠给药，治疗溃疡性结肠炎、直肠炎、直肠乙状结肠炎，每日一次100～200mg，睡前保留灌肠，疗程1～3个月。

（2）儿童　①口服，一日10～20mg/m^2，分3～4次。②静脉滴注，氢化可的松琥珀酸钠一日4～8mg/kg，于8h内滴入，或分3～4次滴入。③局部用药，软膏、眼膏用于适合以糖皮质激素治疗的各类皮肤病或眼病。④英国国家处方集（儿童版）（BNFC 2010—2011版）推荐：严重急性哮喘、血管性水肿及超敏反应，肌内注射或静脉注射。1月龄至1岁初始剂量一次25mg，一日3次，酌情调整。1～6岁初始剂量一次50mg，一日3次，酌情调整。6～12岁初始剂量一次100mg，一日3次，酌情调整。12～18岁初始剂量100～500mg，一日3次，酌情调整。

泼尼松 Prednisone

适应证　适用于过敏性与自身免疫性炎症性疾病。①重症多发性皮肌炎、严重支气管哮喘、风湿病、血管炎、溃疡性结肠炎、肾病综合征等。②治疗各种急性严重性细菌感染、重症肌无力。③血小板减少性紫癜、粒细胞减少症、肾上腺皮质功能减退症。④用于器官移植的抗排斥反应。⑤过敏性疾病、结缔组织病（系统性红斑狼疮、结节性动脉周围炎等）。⑥剥脱性皮炎、药物性皮炎、天疱疮、神经性皮炎、荨麻疹、湿疹等皮肤疾病。⑦用于肿瘤如急性淋巴细胞白血病、恶性淋巴瘤。⑧滴眼液用于结膜炎、角膜炎和眼前段组织炎症。

药动学　本品极易由消化道吸收，其本身以活性形式存在，无需经肝脏转化即发挥其生物效应。口服后1～2h血药浓度达峰值，半衰期为2～3h。肌内注射时，本品磷酸钠盐极易吸收，而其醋酸酯混悬液则吸收缓慢。在血中本品大部分与血浆蛋白结合（但结合率低于氢化可的松），游离的和结合型代谢物自尿中排出，部分以原型排出，小部分可经乳汁排出。

药物相互作用　参见可的松项下。

不良反应　由本品所致的水钠潴留作用较可的松弱，长期超生理剂量的应用可出现并发感染、向心性肥胖、满月脸、紫纹、皮肤变薄、肌无力、肌萎缩、低血压、水肿、恶心、呕吐、高血压、糖尿病、痤疮、多毛、感染、胰腺炎、伤口愈合不良、骨质疏松、诱发或加重消化道溃疡、儿童生长抑制、诱发精神症状等。滴眼可引起眼压升高，导致视神经损害、视野缺损、后囊膜下白内障、继发性真菌或病毒感染等。其他不良反应见氢化可的松。

禁忌证　①对糖皮质激素过敏者。②活动性肺结核者。③严重精神疾病者、癫痫、活动性消化性溃疡、糖尿病、新近胃肠吻合手术、骨折、创伤修复期、角膜溃疡、未能控制的感染者、较重的骨质疏松者。④未进行抗感染治疗的急性化脓性眼部感染者。⑤泼尼松滴眼剂对急性化脓性眼部感染、急性单纯疱疹病毒性角膜炎，牛痘、水痘及其他大多数角膜病毒感染者。

注意 ①妊娠妇女，高血压、糖尿病、消化性溃疡精神病、青光眼患者慎用。②对长期应用本品者，在手术时及术后3～4日常需酌增用量，以防肾上腺皮质功能不全。一般外科患者应尽量不用，以免影响伤口的愈合。③与抗菌药物并用于细菌感染疾病时，应先使用抗菌药物，而在停用抗菌药物之前停药，以免掩盖症状，延误治疗。

用法与用量

（1）成人

①口服，一般一次5～10mg，一日2～3次，一日10～60mg。a.用于系统性红斑狼疮、溃疡性结肠炎、肾病综合征、自身免疫性贫血等，一日40～60mg，病情稳定后逐渐减量。b.用于药物性皮炎、支气管哮喘、荨麻疹等过敏性疾病，一日20～40mg，症状减轻后逐渐减量，每间隔1日减少5mg。c.用于急性淋巴细胞白血病及恶性淋巴瘤，一日60～80mg，待症状缓解后减量。

②外用：用于过敏性皮炎、湿疹，用量依病变大小和用药部位而定，一日1～2次。

③滴眼：一次1～2滴，一日2～4次。

（2）儿童

①自身免疫性疾病：a.全身型幼年特发性关节炎（JIA）患儿发热和关节炎未能为足量非甾体抗炎药（NSAID）所控制时，美国《儿童风湿病学》（2010年版）推荐，可加服泼尼松一日0.5～1mg/kg，一次顿服或分次服用。一旦得到控制时即逐渐减量而停药。b.多关节型JIA用量为一日0.2～0.3mg/kg，与附着点相关的关节炎用量视炎性反应而定。c.系统性红斑狼疮或其他多脏器受累的自身免疫性疾病则需大剂量泼尼松治疗，剂量为一日2mg/kg（最大量一日60mg），分3～4次口服，待控制后逐渐减量。

②用于特发性血小板减少性紫癜初始治疗者及糖皮质激素治疗有效停药后复发者：常用剂量为一日0.5～1mg/kg，重者可给予一日1.5～2mg/kg，血小板计数≥100×10^9/L并稳定后，逐渐将剂量减至维持量，维持治疗一般为2～6个月。足量用药4周仍无效者应减量至停药。

③用于活动期中重度溃疡性结肠炎（UC）和克罗恩病（CD）：a.口服，2～18岁一日2mg/kg，一日最大剂量不超过60mg，一日1次。直到病情缓解。UC的疗程较短，CD的疗程较长，用药8～12周。b.灌肠，12～18岁UC，一次20mg，一日1次，疗程2～4周。CD累及直肠，2～18岁，栓剂，一次5mg，一日1次。

泼尼松龙 Prednisolone

适应证 用于各种急性严重细菌感染、过敏性疾病、结缔组织病（红斑狼疮、结节性动脉周围炎等）、风湿病、肾病综合征、严重的支气管哮喘、血小板减少性紫癜、粒细胞较少症、急性淋巴细胞白血病、各种肾上腺皮质功能不足症、剥脱性皮炎、天疱疮、神经性皮炎、湿疹等症。适用于肝功能不全者。滴眼用于睑球结膜炎、角膜炎和眼前段组织炎症。

药动学 本品极易由消化道吸收，其本身以活性形式存在，无需经肝脏转化即发挥其生物效应。口服后1～2h血药浓度达峰值，半衰期为2～3h。肌内注射时，本品磷酸钠盐极易吸收，而其醋酸酯混悬液则吸收缓慢。在血中本品大部分与血浆蛋白结合（但结合率低于氢化可的松），游离的和结合型代谢物自尿中排出，部分以原型排出，小部分可经乳汁排出。

药物相互作用 参见可的松项下。

不良反应 由本品所致的水、钠潴留作用较氢化可的松弱，一般不易引起水钠潴留和电解质紊乱。长期超生理剂量的应用，可出现向心性肥胖、满月脸、紫纹、皮肤变薄、肌无力、肌萎缩、低血钾、水肿、恶心、呕吐、高血压、糖尿病、痤疮、多毛、感染、胰腺炎、伤口愈合不良、骨质疏松、诱发或加重消化道溃疡、儿童生长抑制、诱发精神症状等。眼部长期大量应用，可引起眼压升高，导致视神经损害、视野缺损、后囊膜下白内障、继发性真菌或病毒感染等。

禁忌证 ①对糖皮质激素过敏者。②活动性肺结核者。③未进行抗感染治疗的急性化脓性眼部感染者。④妊娠期妇女。⑤严重精神疾病者、癫痫、活动性消化性溃疡、糖尿病、新近胃肠吻合手术、骨折、创伤修复期、角膜溃疡、未能控制的感染者、较重的骨质疏松者。

注意 ①对长期应用本品的患者，在手术时及术后3～4日常需酌增用量，以防肾上腺皮质功能不足。一般外科患者应尽量不用，以免影响伤口的愈合。②与抗菌药物并用于细菌感染疾病时，应在抗菌药使用之后使用，而停药则应在停用抗菌药物之前，以免掩盖症状，延误治疗，尤其对结核病活动期者慎用。③本品因其盐皮质激素活性很弱，故不适用于原发性肾上腺皮质功能不全症。急性化脓关节炎者不宜进行关节内注射。④过量应用可引起全身性不良反应。⑤泼尼松龙磷酸钠水溶性强，作用快速，可提供肌内、静脉注射和滴注；醋酸泼尼松龙为混悬液吸收缓慢，可供肌内和关节腔内注射。

用法与用量

（1）成人 ①口服，用于治疗过敏性、炎症性疾病，开始每日量按病情轻重缓急为15～40mg，需要时可用到60mg或每日0.5～1.0mg/kg，发热患者分3次服用。体温正常者每日晨起一次顿服。病情稳定后应逐渐减量，维持量5～10mg，视病情而定。②肌内注射（泼尼松龙磷酸钠），一日10～40mg，必要时可加量。③静脉滴注（泼尼松龙磷酸钠），一次10～20mg，加入50g/L葡萄糖注射液500mL中滴注。④静脉注射，用于危重患者，一次10～20mg必要时可重复。⑤滴眼：一次1～2滴，一日2～4次。

（2）儿童 ①口服，一日1～2mg/kg，分3～4次服。②肌内注射、静脉滴注，一日1～2mg/kg，分2次。③婴幼儿或儿童滴眼，一次一滴。

甲泼尼龙 Methylprednisolone

适应证 用于危重疾病的急救用药，危重型系统性红斑狼疮（狼疮脑病、肾炎、心肌损害、血小板显著低下）、皮肌炎、重症多肌炎、血管炎、哮喘急性发作、严重急性感染、目前临床上主要用于脏器移植的抗排斥反应。

药动学 口服生物利用度为82%，血浆蛋白结合率40%～60%，半衰期约2.5h。甲基泼尼松龙琥珀酸酯钠的血浆半衰期约30min。

药物相互作用 参见可的松项下。

不良反应 大剂量可致心律失常。其他见氢化可的松。

禁忌证 见氢化可的松项下。

注意 ①妊娠期及哺乳期妇女慎用。②甲泼尼龙醋酸酯分解缓慢，作用较持久，可用于肌内注射达到持久的全身效应，也可关节腔内注射，甲泼尼龙琥珀酸钠水溶性强，可供肌内注射、静脉滴注。③由于本品水、钠潴留作用较弱，一般不用作肾上腺皮质功能减退的替代治疗。④大剂量（>0.5g）而又快速注射或静脉滴注有可能引起心律不齐甚至循环衰竭。⑤同其他肾上腺皮质激素类一样，用于败血症休克疗效不确切，而且可能增加患者病死率。若长期治疗后需停药时，建议逐渐减量，不可突然停药。⑥治疗期间不应接种天花疫苗，以免引起神经系统并发症。⑦注意用药时可能掩蔽感染症状或并发新感染。

用法与用量

（1）成人 ①口服开始时，一般为一日16～40mg，分多次服用，维持剂量一日4～8mg。②静脉滴注或静脉注射（注射用甲泼尼龙琥珀酸钠）一般剂量（相当于甲泼尼龙）：每次10～40mg，最大剂量，可用至体质量30mg/kg。大剂量静脉滴注一般控制在10～20min，必要时每隔4h可重复用药，甲泼尼龙醋酸酯混悬液可用于关节腔或软组织内注射，按受损部位大小，剂量为每次10～40mg。③静脉冲击疗法，800～1000mg加入50g/L葡萄糖注射液200～500mL，一日最大一次，4h内滴完，连续3天。

（2）儿童

①口服：一日1～2mg/kg，分3～4次服。

②静脉注射、静脉滴注或肌内注射：a.用于危重疾病的急救用药，推荐剂量一次30mg/kg，静脉给药时间不得少于30min。此剂量可在48h内每4～6h重复给药1次。b.用于风湿性疾病、系统红斑狼疮、多发性硬化症，英国国家处方集（儿童版）（BNFC 2010—2011版）推荐，1月龄至18岁10～30mg/kg（最大量1g）静脉给药3日。c.用于肾盂肾炎、肾炎性狼疮等，30mg/kg，隔日静脉给药1次，连续4日。d.用于防止癌症化疗引起的恶心和呕吐：对轻中度性呕吐，在化疗前1h、化疗初始之际及患者出院时，各以5min以上时间静脉给予250mg；对严重性呕吐，于化疗前1h给予250mg本品及适当剂量的甲氧氯普胺，然后于化疗期间及出院时再各静脉注射250mg本品。e.用于脏器移植，一日40～80mg，一日1次或数次。肾移植可在24～48h给药0.5～2g，并继续治疗，直至病情稳定，一般不超过48～72h。f.用于其他适应证，剂量可自10～500mg开始，依病情调整。病情危重时，可在短期间内用较大剂量。婴儿及儿童剂量可酌减。24h用量不低于0.5mg/kg。

③关节腔内、肌内注射：一次10～80mg。

地塞米松 Dexamethasone

适应证 适用于过敏性、炎症性与自身免疫性疾病。其他参见氢化可的松。可用于库欣综合征的诊断和鉴别诊断药物试验，糖皮质激素可治疗原发性醛固酮增多症的诊断试验。还可用于新生儿呼吸窘迫综合征的预防、降低颅内压、缓解肿瘤所致的脑水肿。

药动学 本品极易自消化道吸收，其血浆半衰期为190min，组织半衰期为3日，肌内注射地塞米松磷酸钠或地塞米松醋酸酯后分别于1h和8h达血药浓度峰值。本品血浆蛋白结合率较其他皮质激素类药物为低，易于通过多种屏障。本品0.75mg的抗炎活性相当于5mg泼尼松龙。

药物相互作用 参见可的松项下。

不良反应 少见有水钠潴留、血糖升高；静脉注射可引起肛门生殖区的感觉异常或激惹；长期应用可致医源性库欣综合征，表现有满月脸、向心性肥胖、紫纹出血倾向、痤疮、糖尿病倾向、高血压、骨质疏松或骨折。其他可参见氢化可的松。

禁忌证 见氢化可的松项下。

注意 ①用药过程中应监测患者的血红蛋白、血糖、血清钾、血压的变化，并注意是否有隐性出血。②对眼部感染性炎症治疗，应与有效的抗生素联合应用，病情好转后逐渐减少用药次数，不可骤停，以减少复发。③儿童用药因地塞米松是长效制剂，若长期使用宜采用短效或中效制剂，减少对儿童生长发育发影响。④本品因其盐皮质激素活性很弱，不适用于原发性肾上腺皮质功能不全症的替代治疗。其余参见氢化可的松。

用法与用量

（1）成人

①口服：开始剂量一次0.75～3mg，一日2～4次。维持量约一日0.75mg，视病情而定。

②静脉给药：a.用于危重疾病，如严重休克等的治疗。一般剂量，静脉注射地塞米松磷酸钠，一次2～20mg。静脉滴注时，应以50g/L葡萄糖注射液稀释，可2～6h重复给药至病情稳定，但大剂量连续给药一般不超过72h。b.本品还可用于缓解恶性肿瘤所致的脑水肿，首剂静脉推注10mg，随后每6h肌内注射4mg，一般12～24h患者可有所好转，于2～4天后逐渐减量，5～7天停药。对于不宜手术的脑肿瘤患者，首剂可静脉推注50mg，以后每2h重复给予8mg，数天后再渐减至每日2mg，分2～3次静脉给予。

③鞘内注射或关节腔、软组织等损伤部位内注射：用地塞米松醋酸酯和地塞米松磷酸钠，鞘内注射量为一次5～10mg，间隔1～3周注射1次；关节腔内注射量一般为一次0.8～4mg，按关节腔大小而定。

（2）儿童 ①口服：国内给药方案，一日0.1～0.25mg/kg，分3～4次。英国国家处方集（儿童版）（BNFC 2010—2011版）推荐口服，1月龄至18岁一日10～100μg/kg，分1～2次，必要时可一日300μg/kg，根据病情酌情调整。②肌内注射、静脉滴注：国内给药方案，一次0.2～0.3mg/kg。静脉滴注用于各种危重病例的抢救，一次2～20mg，每2～6h重复给药，直至病情稳定。英国国家处方集（儿童版）（BNFC 2010—2011版）推荐静脉输注用于小儿感染和过敏性疾病，1月龄至12岁一日100～400μg/kg，分1～2次；最大剂量一日24mg；12～18岁初始剂量一日0.25～24mg。BNFC推荐缓慢静脉滴注治疗儿童细菌性脑膜炎，2月龄至18岁一次0.15mg/kg，每6h一次，连用4日，开始于抗感染治疗前或同时；恶性肿瘤所致脑水肿，儿童负荷量1.5mg/kg，随后以一日1.5mg/kg维持，连续5日；急性非淋巴细胞白血病一次2mg/m^2，每隔8h重复给药一次，连续12次。

③肌内注射：恶性疟疾所致脑水肿，一次3～10mg，每隔8h重复给药一次；过敏性休克或过敏性疾病，一次2～6mg，严重者每2～6h重复给药一次。关节腔内注射：一次0.8～4mg，剂量视关节腔大小而定。

倍他米松 Betamethasone

适应证 本品为地塞米松的差向异构体，其抗炎作用较地塞米松略强，且作用迅速、不良反应较少。主要用于过敏性与自身免疫性炎症性疾病。现多用于活动性风湿病、类风湿关节炎、红斑狼疮、严重支气管哮喘、严重皮炎、急性白血病等，也用于某些感染的综合治疗。

药动学 参见地塞米松项下

药物相互作用 参见可的松项下。

不良反应 参见地塞米松项下。

注意 儿童不宜长久使用，因可抑制生长。

用法与用量

（1）成人 ①口服，起始剂量一日1～4mg，分次给予。维持量为一日0.5～1mg。②肌内或静脉注射（1mL:5.26mg）（相当于倍他米松4mg）。一日2～20mg，分次给药。

（2）儿童 ①口服，一日0.06～0.16mg/kg。分3～4次服。②肌内注射、静脉滴注，一次1.07～2.67mg/kg，一日1～2次。③气雾吸入，一日最大剂量0.8mg。

帕拉米松 Paramethasone

适应证 参阅泼尼松龙。本品为合成的糖皮质激素，系中效肾上腺皮质激素类药，2mg的抗炎活性相当于5mg的泼尼松龙。主要用于严重的细菌感染和严重的过敏性疾病、各种血小板减少性紫癜、粒细胞减少症、严重皮肤病、器官移植的免疫排斥反应、肿瘤的治疗及对糖皮质激素敏感的眼部炎症等。

药物相互作用、不良反应 参见泼尼松龙项下。

禁忌证 对本品过敏者。严重的精神病史，活动性胃、十二指肠溃疡，新近胃肠吻合术后，较重的骨质疏松，明显的糖尿病，严重的高血压，未能用抗菌药物控制的病毒、细菌、霉菌感染。

注意 ①由于本品潴钠作用较弱，故一般不用作肾上腺皮质功能减退的替代治疗。②如长期使用肾上腺皮质激素，需十分慎重，因激素可抑制患儿的生长和发育，如确有必要长期使用，应采用短效（如可的松）或中效制剂（如泼尼松），避免使用长效制剂（如地塞米松）。③口服中效制剂隔日疗法可减轻对生长的抑制作用。儿童或少年患者长程使用糖皮质激素必须密切观察，患儿发生骨质疏松症、股骨头缺血性坏死、青光眼、白内障的危险性都增加。

用法与用量

（1）成人 口服。开始剂量，一日4～12mg，一次或分次服。

（2）儿童 按照成人剂量酌减。儿童使用激素的剂量除了一般的按年龄或体质量而定外，更应当按疾病的严重程度和患儿对治疗的反应而定。对于有肾上腺皮质功能减退患儿的治疗，其激素的用量应根据体表面积而定，如果按体质量而定，则易发生过量，尤其是婴幼儿和矮小或肥胖的患儿。

曲安西龙 Triamcinolone

适应证 用于类风湿关节炎、其他结缔组织疾病、支气管哮喘、过敏性皮炎、神经性皮炎、银屑病、扁平苔藓、皮肤湿疹等，尤适用于对其他皮质激素禁忌的伴有高血压或水肿的关节炎患者。

药动学 口服易吸收。本品的血浆半衰期为5h，血浆白蛋白结合率低。

药物相互作用 参见可的松项下。

不良反应 本品所致的不良反应较轻，常见厌食、眩晕、头痛、嗜睡等，但一般不引起水肿、高血压、满月脸等反应；长期使用或用量较大时可致胃溃疡、血糖升高、骨质疏松、肌肉萎缩、肾上腺功能减退及诱发感染等。其他参见氢化可的松。

禁忌证 糖皮质激素过敏、各种细菌感染、全身性真菌感染、严重精神病、活动性消化性溃疡、严重高血压、新近胃肠吻合手术、骨折、创伤修复期、角膜溃疡、未能控制的感染、严重骨质疏松、伴有感染的活动期关节炎、皮炎禁用。

注意 ①心脏病、急性心力衰竭、高血压、高脂蛋白血症、糖尿病、甲状腺功能减退症、重症肌无力、青光眼、胃炎、食管炎、骨质疏松、肝肾功能不全、妊娠期妇女、情绪不稳定或有精神病倾向者慎用。②对特发性血小板减少性紫癜者禁止肌内注射给药。③外用后有明显局部刺激者应及时停药。

用法与用量

（1）成人 ①口服：初始一次4mg，一日2～4次，维持量一次1～4mg，一日1～2次。②肌内注射：一次40～80mg，每1～4周1次。③皮下注射：一次5～25mg，一周1～2次。④关节腔内注射：一次5～40mg，每1～7周1次。⑤外用：乳膏剂涂敷患部，一日2～3次。

（2）儿童 见下面剂量表。

规格	计算方式/[mg/(kg·d)]	用法		各年龄组剂量/（mg/次）			
		途径	次/日	新生儿	1个月	3个月	6个月
片剂1mg；2mg 4mg；8mg	0.8～2	口服	1～3	1～2	1.5～3	2～6	2～8
注射液 1mL：40mg 5mL：125mg 5mL：200mg		肌注	1～4周1次	5	7.5～10	8～10	12～15
		关节腔内	1～7周1次	少用[1]			

[1] 中国国家处方集（儿童版.2013：249.）推荐关节腔内注射，每1～7周一次，一次10～25mg。外用见成人项下。

续表

各年龄组剂量/（mg/次）							
1岁	2岁	3～4岁	5～6岁	7～8岁	9～10岁	11～12岁	成人
2～12	3～15	4～16	5～18	6～20	6～25	7～30	8～40（维持量4～8mg/日）
12～20	14～25	16～30	18～35	20～40	25～50	30～60	40～80
少用							5～40

注：钱漪，沈时霖．儿科临床药物手册．2版．长沙：湖南科技出版社，2000：413．

◎ **曲安奈德（见3章38页）**

氟氢可的松 Fludrocortisone

适应证 本品为氢化可的松的氟化衍生物，其糖代谢及抗炎作用较氢化可的松强15倍，而潴钠作用为氢化可的松的100倍以上，因此可和糖皮质激素一起替代治疗重症原发性肾上腺皮质功能减退症。用于重症原发性肾上腺皮质功能减退症的替代治疗，低肾素性低醛固酮综合征，自主神经病变所致的直立性低血压。局部用于皮肤脂溢性湿疹、接触性皮炎和肛门、阴部瘙痒。

药动学 本品口服容易被吸收。

药物相互作用 参见可的松项下。

不良反应 多见有水钠潴留、水肿。

禁忌证 参见氢化可的松。

注意 ①在妊娠期、肝病、黏液水肿者，本品的血浆半衰期和作用时间延长，因此，剂量应适当减小，以防止钠潴留过度、水肿和低钾血症。②用药期间可给予低钠、高钾饮食。其他可参见氢化可的松。

用法与用量

（1）成人

①口服：a.艾迪生病，一日0.1mg与可的松或与氢化可的松合用时，如有高血压发生，减量为一日0.05mg。b.失盐型先天性肾上腺增生症，一日0.1～0.2mg，与可的松或与氢化可的松合用。

②外用：局部涂敷，一日2～3次。

（2）儿童 口服，一日0.05～0.2mg，分1～2次服。

倍氯米松 Beclometasone

适应证 倍氯米松是一种合成的作用较强的肾上腺皮质激素，具有抗炎、抗过敏及止痒等作用。用于需长期全身应用皮质激素的慢性支气管哮喘患者，以防止哮喘急性发作；其他如非激素类药治疗无效的哮喘患者、常年性及季节性过敏性鼻炎和血管收缩性鼻炎、各种急性或慢性湿疹、过敏性皮炎、神经性皮炎、接触性皮炎、银屑病等疾病。

药动学 软膏亲脂性强，易渗透，涂于患处30min后即生效。软膏剂的半衰期约为3h。乳膏剂半衰期为6h。

吸入的气雾剂仅10%～20%吸入气道，其中，除4%随呼吸呼出体外，进入气道的糖皮质激素沉积在下呼吸道发挥局部抗炎作用，当然也有一部分经肺吸收入血，吸入的糖皮质激素还有80%～90%沉积在咽部和吞咽到胃肠道。其中40%～50%由消化道并由肝首关效应灭活后进入血液，因此全身循环中的糖皮质激素包括经肺吸收的和由肠道吸收并由肝代谢灭活后剩余的糖皮质激素总和。循环中的糖皮质激素由肝脏连续代谢逐渐减少。吸收如糖皮质激素与肝脏的微粒体P450药酶结合而代谢，用于其含有亲脂性集团有利于P450结合，具有高的清除率，比口服糖皮质激素高3～5倍。因而全身不良反应小，二丙酸倍氯米松口服生物利用度20%～40%。二丙酸倍氯米松吸入气道或肺或吸入后在肝脏可脱掉一个丙酸集团，形成丙酸倍氯米松。二丙酸倍氯米松消除半衰期为3h。其排泄途径为肝，其次为肾。药物吸收后的72h由肾排泄10%～15%。

药物相互作用 见可的松项下。

不良反应 皮肤用药部位可出现皮肤变薄和毛细血管扩张。用于哮喘吸入治疗时，偶见声音嘶哑。如果剂量过大（一日量＞0.8mg），可出现糖皮质激素的一系列全身性不良反应。其他见氢化可的松。

禁忌证 ①在吸入治疗时对哮喘持续状态或其他急性哮喘发作者。②对本品及赋形剂过敏者。③鼓膜穿孔的湿疹性外耳道炎、溃疡。④孕妇和婴幼儿避免大面积长期使用。

注意 ①儿童、孕妇慎用；对活动性肺结核患者应特别慎重。②有的患者吸入后可有声音嘶哑，可暂停吸入。长期连续吸入可有口腔念珠菌感染（女性多于男性），可用抗真菌药治疗。③外用时对伴有皮肤细菌、病毒感染的湿疹、疱疹水痘、皮肤结核、化脓者原则上不得使用本品。如需使用时，应同时使用抗感染药。④本品与血管扩张药不同，不能立即产生疗效，应定时使用。对哮喘者在症状控制后逐渐停药，一般在应用后4～5日缓慢减量。气雾剂注意防止受热和撞击。

用法与用量

（1）成人

①起始吸入剂量：a.轻度持续，一口总剂量≤500μg，分2次给予。b.中度持续，一日总剂量200～1000μg，分2次给予。c.重度持续，一日总剂量1000～1500μg，分2～4次给予。

②维持吸入剂量：应以能控制临床症状和气道炎症的最低吸入剂量确定。由医师根据患者的严重程度和药物的反应判定。

③局部涂敷治疗皮肤病：一日涂敷2～3次，必要时予以包封。

④喷鼻治疗变应性鼻炎：一日2次，每次每鼻孔两揿。

（2）儿童

①吸入：a.4岁以下儿童一日总量100～400μg，分次用药；b.5～12岁儿童一日200～1000μg；c.5～12岁儿童一日200～1000μg。d.12岁以上，轻微哮喘一日200～400μg或以上，分2～4次用药；中度哮喘一日600～1200μg，分2～4次用药；严重哮喘一日1000～2000μg，分2～4次用药。

②局部涂敷治疗皮肤病：一日涂敷2～3次，必要时予以包封。

③喷鼻治疗变应性鼻炎：6岁以上儿童一次一侧2喷，一日2次。

促皮质素 Adrenocorticotropine

适应证 本品为哺乳类动物垂体前叶提取的ACTH，均为39肽。用于活动性风湿病、类风湿关节炎、红斑狼疮等；亦用于严重的支气管哮喘、严重皮炎等过敏性疾病及急性白血病、霍奇金病等。

药动学 本品口服无效，肌内注射后4h达作用高峰，8～12h作用消失。ACTH肌内注射后，有一部分被破坏，故其效价较静脉注射为低。静脉注射后作用迅速，于数分钟内即开始起效。ACTH在血浆中的半衰期约15min，静脉滴注ACTH 20～25u，维持8h，可达到肾上腺皮质的最大兴奋。ACTH长效明胶制剂一次肌内注射作用时间可达24h或更久；ACTH锌混悬液，一次肌内注射作用可维持12～24h。

药物相互作用 ①静脉点滴遇碱性药物配伍可发生混浊、失效。②与排钾性利尿药合用会加重钾丢失。③长期使用本品若与水杨酸类药物、吲哚美辛等合用可发生或加重消化道溃疡。④糖尿病患者使用时，因本药有致高血糖作用，需调整、增加降糖药用量。⑤可使口服抗凝药的作用降低。

不良反应 ①由于促皮质素促进肾上腺皮质分泌皮质醇，因此长期使用可产生糖皮质激素的不良反应，出现医源性库欣综合征及明显的水钠潴留和相当程度的失钾。②促皮质素的致糖尿病作用、胃肠道反应和骨质疏松等，系通过糖皮质激素引起，但在使用促皮质素时这些不良反应的发生相对较轻。③促皮质素刺激肾上腺皮质分泌雄激素，因而痤疮和多毛的发生率较使用糖皮质激素者为高。④长期使用促皮质素可使皮肤色素沉着。有时产生变态反应，包括发热、皮疹、血管神经性水肿，偶可发生过敏性休克，这些反应在腺垂体功能减退尤其是原发性肾上腺皮质功能减退者较易发生。在静脉给药对疑有原发性肾上腺皮质功能减退者进行促皮质素试验时，宜口服地塞米松，一日1mg，以避免诱发肾上腺危象。

禁忌证 对本品过敏者、手术后患者、骨质疏松者、全身真菌感染、眼单纯疱疹患者禁用。

注意 ①本品粉针剂使用时不可用氯化钠注射液溶解，也不宜加入氯化钠中静脉滴注。②由于促皮质素能使肾上腺皮质增生，因此促皮质素的停药较糖皮质激素容易，但应用促皮质素时皮质醇的负反馈作用，下丘脑-垂体-肾上腺皮质轴对应激的反应能力降低，促皮质素突然撤除可引起垂体功能减退，因而停药时也应逐渐减量。③有下列情况应慎用：高血压、糖尿病、结核病、化脓性或真菌性感染、胃与十二指肠溃疡病及心力衰竭患者等。

用法与用量

（1）成人

① ACTH兴奋试验：a.标准1h（或2h）ACTH兴奋试验，上午8点开始，静脉注射合成的$ACTH_{1\sim24}$肽250μg，测定0、15min、30min、60min、90min、120min血皮质醇。b.8h ACTH兴奋试验：合成的$ACTH_{1\sim24}$肽250μg或纯化的动物源（牛）ACTH25u；溶于500mL 9g/L氯化钠注射液中，于上午8点至午后4点均匀静脉滴注8h，收集对照日及试验日24h尿量，测定游离皮质醇或17-羟类固醇。根据需要兴奋1～5天。如有发热等应激情况，应避免行ACTH兴奋试验。

② ACTH治疗：a.静脉滴注，ACTH 20～50u溶于9g/L氯化钠注射液中静脉滴注8h，一日1次。b.肌内注射，16u/L ACTH明胶注射液40～80u，每24～72h注射1次或ACTH氢氧化锌混悬液40u，一日1次。

（2）儿童　①肌内注射：一日1.6u/kg或50u/m^2，分2～3次。②静脉滴注：一次0.4u/kg，于8h内滴入，一日1次。

去氧皮质酮 Desoxycortone

适应证　为肾上腺盐皮质激素类药。具潴钠排钾、增加体液容量作用，无肾上腺糖皮质激素活性。用于原发性肾上腺皮质功能减退症的替代治疗。

药动学　本药在肠内吸收不良，且易被破坏，肌内注射吸收良好。半衰期约为70min，在体内代谢为孕二醇，从尿中排出。

药物相互作用　与排钾利尿药、糖皮质激素合用时，可致低钾血症，应注意补钾。

不良反应　①水钠潴留：用量过大所致。患者可发生水肿、高血压。可酌情减量及低钠饮食。②低钾血症：长期应用易引起低钾血症，尤其在进食少、尿量多、肾小管酸中毒时。与糖皮质激素合用时，应注意补钾。③在妊娠期及肝病、黏液性水肿时使用本品因其半衰期长，作用时间长，易发生上述不良反应，应注意减量。

注意　①用药过程中应密切观察血压、体质量、有无水肿、肺部有无湿啰音等症状，以免使用过量，如发生药物过量情况，应先停药，等症状恢复后如再有必要时则应减量使用。②肝病、妊娠期、黏液性水肿时，本品半衰期及作用时间延长，故剂量应适当减少，以防钠潴留、水肿、高血压和低钾血症的发生。

用法与用量

（1）成人　肌内注射初始剂量，一日1～2mg，以后隔天注射2.5～5mg。

（2）儿童　肌内注射，一日1～5mg，分1～2次。

丙酸睾酮 Testosterone Propionate

适应证　雄激素类药，适用于：①原发性或继发性男性性功能减低。②男性青春期发育迟缓。③绝经后女性晚期乳腺癌的姑息性治疗。

药动学　雄激素作用与蛋白同化作用之比为1：1，98%与血浆蛋白结合，10～20min，大部分在肝内代谢转化成活性较弱的雄酮及无活性的5β-雄酮，并与葡糖醛酸或硫酸结合，由尿排出。

不良反应　①注射部位可出现疼痛、硬结、感染及荨麻疹。②大剂量可致女性男性化，男性睾丸萎缩、精子减少。③水肿、黄疸、肝功能异常。④皮疹。

禁忌证　肝肾功能不全、孕妇及前列腺癌患者。

注意　①用于乳腺癌治疗时，治疗3个月内应有效果，若病情发展，应立即停药。②一般不与其他睾酮制剂换用，因它们的作用时间不同。③男性应定期检查前列腺。④运动员慎用。

用法与用量

（1）成人　深部肌内注射。①男性性腺功能低下激素替代治疗，一次25～50mg，一周2～3次。②绝经后女性晚期乳腺癌，一次50～100mg，一周2～3次。③功能性子宫出血，一次25～50mg，一日1次，共3～4次。

（2）儿童　用于男性青春发育延缓，一次12.5～25mg，一周2～3次，疗程不超过4～6个月。

司坦唑醇 Stanozolol

适应证　司坦唑醇为蛋白同化类固醇类药。①遗传性血管神经性水肿的预防和治疗。②严重创伤、慢性感染、营养不良等消耗性疾病。

药动学　口服易从胃肠道吸收，半衰期为4～5h，主要由尿液中排出。

药物相互作用　①巴比妥类、卡马西平、甲丙氨酯、保泰松、利福平等会减低其本品的活性。②与肾上腺皮质激素尤其是盐皮质激素合用时，可增加水肿的危险性。③合并用促肾上腺皮质激素或糖皮质激素，可加速痤疮的产生。④因雄激素和蛋白同化类固醇可降低凝血因子前体的浓度（由于凝血因子前体的合成和分解改变），以及增加了抗凝物质与受体的亲和力，故可使抗凝活性增强。⑤在与双香豆素类或茚满二酮衍生物合用时要减少用量。⑥与具肝毒性的药物合用时，可加重对肝脏的损害，尤其是长期应用，以及原来有肝病的患者。

不良反应　①女性：长期使用可能会有痤疮、多毛、阴蒂肥大、闭经或月经紊乱等症。②男性：长期使用可能会有痤疮、精子减少、精液减少。③肝脏：ALT及AST升高、黄疸。④消化系统：恶心、呕吐、消化不良、腹泻。⑤电解质：水钠潴留、水肿。⑥皮肤：皮疹、颜面潮红。

禁忌证　严重肝病、肾脏病、心脏病、高血压患者、孕妇及前列腺癌患者禁用。

注意　卟啉病、前列腺增生症、糖尿病患者慎用。儿童慎用，易早熟、影响生长。易引起水钠潴留，高钾血症应慎用。

用法与用量

（1）成人　①预防和治疗遗传性血管神经性水肿：口服，开始一次2mg，一日3次，女性可一次2mg，一日2次；应根据患者的反应个体化给药，如治疗效果明显，可每隔1～3个月减量，直至每日2mg的维持量，但在减量过程中，须密切观察病情。②慢性消耗性疾病、手术后体弱、创伤经久不愈等，一日3次，一次2～4g，女性酌减。③再生障碍性贫血：剂量、疗程因人而异。

（2）儿童　用于遗传性血管神经性水肿。6岁以下一日口服1mg；6～12岁一日2mg口服，仅在发作时应用。

人绒促性素 Human Chorionicgonadotrophin

适应证　绒促性素是胎盘滋养层细胞分泌的一种促性腺激素。适用于：①前隐睾症的诊断和治疗。②垂体功能低下所致的男性不育，可与尿促性素合用。长期促性腺激素功能低下者，还应辅以睾酮治疗。③垂体促性腺激素不足所致的女性无排卵性不孕症，常在氯米芬治疗无效后，联合应用本品与绝经后促性腺激素合用以促进排卵。④用于体外受精以获取多个卵母细胞，需与绝经后促性腺激素联合应用。⑤女性黄体功能不全的治疗。⑥功能性子宫出血、妊娠早期先兆流产、习惯性流产。

药动学 半衰期呈双相，分别为11h和23h。给药32～36h内发生排卵。24h内10%～12%以原型经肾随尿排出。

药物相互作用 与脑下垂体促性腺激素合用时，如尿促性腺激素（HMG）可使不良反应增加。

不良反应 ①用于促排卵时，多见诱发卵巢囊肿或轻到中度的卵巢肿大，伴轻度胃胀、胃痛、盆腔痛，一般可在2～3周消退，少见者为严重的卵巢过度刺激综合征。②腹部或盆腔部剧烈疼痛、消化不良、水肿、尿量减少、恶心、呕吐或腹泻、气促、下肢肿胀等。往往发生在排卵后7～10日或治疗结束后，反应严重可危及生命。③用于治疗隐睾症时偶可发生男性性早熟，表现为痤疮、阴茎和睾丸增大、阴毛生长增多、身高生长过快。④乳房肿大、头痛、易激动、精神抑郁、易疲劳。⑤偶见注射局部疼痛、过敏性皮疹。⑥用本品促排卵可增加多胎率或新生儿发育不成熟、早产等。

禁忌证 ①怀疑有垂体增生或肿瘤，前列腺癌或其他与雄激素有关的肿瘤患者。②性早熟者、诊断未明的阴道出血、子宫肌瘤、卵巢囊肿或卵巢肿大、血栓性静脉炎、对性腺刺激激素有过敏史者。

注意 ①前列腺增生症、哮喘、癫痫、心脏病、偏头痛、肾功能损害、高血压患者慎用。②运动员慎用。③发现卵巢过度刺激综合征及卵巢肿大，胸腔积液、腹水等并发症时应停药。④使用前应向患者说明有多胎妊娠的可能性。使用中询问不良反应和定期进行有关的临床检查。⑤对妊娠试验可出现假阳性，应在用药后10日后进行检查。

用法与用量

（1）成人 肌内注射。①男性促性腺激素功能不全所致性腺功能低下，一次1000～5000u，一周2～3次，持续数周至数月，如有效则可连续注射。为促发精子生成，治疗需持续6个月或更长，若精子数少于500万/mL，应联合应用尿促性素12个月左右。②促排卵，为女性无排卵性不孕或体外受精，于尿促性素末次给药后1日或氯米芬末次给药后5～7日，一次5000～10000u，连续治疗3～6个周期，如无效应停药。③黄体功能不全，于经期15～17日排卵之日起隔日用药1次，一次1500u，连用5次，可根据患者的反应做调整。妊娠后需维持原剂量直至孕7～10周。④功能性子宫出血，一次1000～3000u。⑤习惯性流产、先兆流产，一次1000～5000u。

（2）儿童 肌内注射。①性发育延迟者睾丸功能测定，一次2000u，一日一次，连续3日；或1500u，一日一次，连用4日。实验前后测睾酮水平。延长实验：延长1500～2000u，每周2～3次，共3周；或一次1000～1500u，隔日一次，共10次，实验前后测睾酮水平。②隐睾症或青春期延迟，肌内注射，<10岁一次500～1000u，10岁以上至青春期前一次1500～2000u，一周2～3次，出现良好效应后即停药，总注射次数不多于10次。

溴隐亭 Bromocriptine

适应证 ①月经周期紊乱及女性不孕症如催乳素依赖性闭经、月经过少、黄体功能不足、药物诱导的高催乳素血症。②垂体乳素瘤及其所致的女性闭经和（或）溢乳、男性性功能减退，为垂体催乳素微腺瘤及大腺瘤（包括有视力障碍者）的首选治疗，也可作为大腺瘤手术前用药及因无法手术而行放疗的大腺瘤的辅助用药。③因高催乳素血症引起男性性功能减退及合并有高催乳素血症的男性不育症。④各期原发性或脑炎后帕金森病的单独治疗或与抗帕金森药联合治疗。⑤肢端肥大症。

药动学 口服后吸收量约30%，有首关代谢，生物利用度仅为6%，达峰时间为1.5～3h。血浆蛋白结合率90%～96%。在肝中代谢，代谢产物约95%从粪便排泄，2.5%～5.5%从尿排泄。排泄呈双相，第一相和第二相的半衰期分别为4～4.5h和15h。

药物相互作用 ①与苯丙醇胺或异美汀合用，可增加溴隐亭的毒性（头痛、高血压、心动过速）。②服用溴隐亭者饮酒可出现双硫仑样反应，包括胸痛、精神错乱、心悸或心律失常、面红、出汗、恶心、呕吐、搏动性头痛、视物模糊及严重无力。③用溴隐亭的高血压患者合用其他麦角生物碱时，偶可使高血压加重。④氟哌啶醇、洛沙平、吩噻嗪类、硫杂蒽类抗精神病药，吗茚酮、单胺氧化酶抑制药（包括呋喃唑酮、丙卡巴肼及司来吉兰）、利血平、甲基多巴、甲氧氯普胺、多潘立酮等药物都可增高血清泌乳素的浓度并减弱溴隐亭的作用，故需调整溴隐亭的剂量。⑤本品与其他能引起低血压的药物合用时，可使血压更加降低，故需调整抗高血压药的剂量。⑥左旋多巴与溴隐亭两药有协同作用，合用时可酌量减少左旋多巴的剂量。⑦与奥曲肽合用使溴隐亭的生物利用度增高。与红霉素合用使溴隐亭的生物利用度增加，清除减少，峰浓度升高。

不良反应 多发生于治疗开始阶段，常见症状性或直立性低血压、恶心；大剂量用药后出现精神障碍、异动症（如面、舌、臂、手、头及身体下部的不自主运动）、幻觉、腹痛、胃肠胀气、水样便、软便；呼吸道感染、头痛、月经失调、焦虑、疲劳、泌尿道感染、瘙痒、皮疹、荨麻疹、血管神经性水肿、过敏反应。严重不良反应：产后冠状动脉血栓症、产后心肌梗死（罕见）、心包积液；胸膜积液、肺纤维化、胸膜增厚；胃肠道溃疡；癫痫发作（罕见）；脑血管意外（罕见）。

禁忌证 严重心脏疾病、周围血管性疾病、严重精神病、肢端肥大伴有溃疡病或出血史、自发及家族性震颤、未经治疗的高血压、妊娠毒血症者、晕厥性偏头痛、对本药过敏者。妊娠和哺乳期妇女。

注意 ①对麦角生物碱过敏者对本品也可能过敏。②用药后如出现肝功能损害，应酌减剂量。③一旦出现血管痉挛或血栓形成的症状，持续头痛或其他中枢神经系统毒性表现，治疗应立即终止。④一旦出现胃肠道出血和胃溃疡应终止治疗。对于有活动性溃疡病或溃疡病史的患者，接受溴隐亭治疗过程中，应严密监测。⑤偶见在治疗头几日会出现低血压，并可能使精神警觉性下降。⑥垂体大腺瘤患者，应严密观察肿瘤大小，如肿瘤进展，应首先考虑外科治疗。⑦泌乳素大腺瘤可并发视野缺损。对于泌乳素大腺瘤患者，在治疗中应监测视野变化，以便及早发现上述情况并予以调整药物剂量。⑧ 15岁以下儿童用药经验较少。⑨应在睡前、进食时或餐后服用，以减少胃肠道不良反应。

用法与用量 成人及儿童口服用于治疗。

（1）垂体催乳素瘤及高催乳素血症　起始剂量一次1.25mg，一日2～3次，数周后剂量可逐渐调整至一日10～15mg，分数次服用。维持剂量为一次2.5～5mg，一日2～3次。一日不宜超过20mg。

（2）肢端肥大症的辅助治疗　起始剂量一次1.25～2.5mg，一日1次，于睡前或进食时服用，逐渐增至一日20mg，维持剂量为一日10～20mg，分数次服用。

（3）用于帕金森病　起始剂量一次0.625～1.25mg，一日1～2次，若用单剂量，可于睡前或进食时服用。以后每隔14～28日增加剂量2.5mg。

另外，成人还用于：①预防性产后回乳，分娩后4h开始服用2.5mg，以后改为一日2次，每次2.5mg，连用14日；如已有乳汁分泌，则每日服用2.5mg，2～3日后改为一日2次，每次2.5mg，连用14日。②不宁腿综合征1.25～2.5mg，睡前2h口服。

米托坦 Mitotane

适应证　选择作用于肾上腺皮质网状带和束状带细胞，抑制11β-羟化酶和胆固醇侧链断裂酶，同时可直接破坏肾上腺皮质细胞且作用持久，导致皮质醇合成减少。适用于各种病因的库欣综合征，尤其适用于肾上腺皮质癌的治疗，

不良反应　有胃肠道不适、头晕、头痛、皮疹等。

用法与用量　常用剂量为一日4～10g，分次口服，数周至数月后改为维持量，一日2～4g。

甲吡酮 Metyrapone

适应证　本品为11β-羟化酶抑制药，用于库欣综合征（又称皮质醇增多症，是由于肾上腺糖皮质激素分泌过多引起的一系列临床综合征）。本品与氨鲁米特合用疗效更佳。

不良反应　有轻度头痛、头晕等不良反应。

用法与用量　起始剂量为一日1～2g，分次口服，逐渐加量至一日4～6g。

米非司酮 Mifepristone

适应证　①与前列腺素药序贯合并使用，用于终止停经49日内的妊娠。②对糖皮质激素受体有高度亲和力，可在受体水平拮抗糖皮质激素的作用。③儿童用于库欣综合征。

药动学　本品吸收迅速，半合成和全合成米非司酮血药浓度达峰值时间分别为15h和50min，血药峰值分别为0.8mg/L和2.34mg/L，但有明显个体差异，体内消除缓慢，半衰期为20～34h，非孕妇一般达峰时间较快，血药浓度较高，消除半衰期较长。在人的生物利用度为40%。人血清中酸性糖蛋白与米非司酮有高度亲和力，结合达到饱和状态后，其剩余部分和血清白蛋白结合，导致药动学发生相应变化。

不良反应　可见轻度恶心、呕吐、腹泻、眩晕、疲乏、腹痛、肛门坠胀感、子宫出血、皮疹、面部潮红和麻木。

禁忌证　①心、肝、肾功能不全及肾上腺皮质功能不全者。②青光眼、哮喘等属于对使用前列腺素类药物禁忌者。③带宫内节育器妊娠、怀疑异位妊娠以及年龄超过35岁的吸烟妇女。

注意　①确认为早孕者，停经天数不应超过49日，孕期越短，效果越好。②米非司酮片必须在具有急诊、刮宫手术和输液、输血条件下使用。③服药后，一般会较早出现

少量阴道出血，部分妇女流产后出血时间较长。少数早孕妇女服用米非司酮片后，即可自然流产。约80%的孕妇在使用前列腺素类药物后，6h内排出绒毛胎囊，约10%孕妇在服药后1周内排出妊娠物。④服药后8～15日应去原治疗单位复诊，以确定流产效果。必要时做B型超声波检查或血HCG测定，如确诊为流产不全或继续妊娠，应及时处理。⑤使用本品终止早孕失败者，必须进行人工流产终止妊娠。

用法与用量

（1）成人　①口服：停经49日内的健康早孕妇女，空腹或进食2h后服用，米非司酮片一次25～50mg，一日2次，连服2～3日，总量150mg。每次服药后禁食2h，第3～4日清晨于阴道后穹隆放置卡前列甲酯栓1mg（1枚）。卧床休息1～2h，门诊观察6h。注意用药后出血情况，有无妊娠产物排出和不良反应。②在受体水平拮抗糖皮质激素的作用，常用剂量为每次200mg，一日2次。

（2）儿童　用于库欣综合征，一次200mg，一日2次。

达那唑 Danazol

适应证　用于对其他药物治疗不能忍受或治疗无效的子宫内膜异位症，有明显的疗效，也可用于治疗纤维囊性乳腺病。并推广应用于自发性血小板减少性紫癜、遗传性血管性水肿、系统性红斑狼疮、男子女性型乳房、青春期性早熟与不孕症。

药动学　每次给药100mg，每日2次，血药浓度峰值为200～800μg/L。若每次给药200mg，每日2次，连服14日，血药浓度达0.25～2mg/L。在肝脏代谢，经肾脏排泄。

药物相互作用　①与胰岛素同用时，容易产生耐药性。②与华法林并用时抗凝增效，容易发生出血。

不良反应　①常见闭经、突破性子宫出血，并可有乳房缩小、音哑、毛发增多，可出现痤疮、皮肤或毛发的油脂增多、下肢水肿或体质量增加，症状与药量有关，是雄激素效应的表现。②少见血尿、鼻出血、齿龈出血、白内障（视力逐渐模糊）、肝功能异常、颅内压增高（表现为严重头痛、视力减退、复视、呕吐）、白细胞增多症、急性胰腺炎、多发性神经炎等。③罕见女性阴蒂增大、男性睾丸缩小；肝功能损害严重时，男、女均可出现巩膜或皮肤黄染。④以下反应如果持续出现需引起注意：a.由于雌激素效能低下，可使妇女有阴道灼热、干枯及瘙痒，或阴道出血、真菌性阴道炎。b.可出现皮肤发红、情绪或精神状态的改变、神经质或多汗。c.有时可出现肌痉挛性疼痛。

禁忌证　哺乳期妇女，血栓症，心、肝、肾功能不全，异常生殖器出血，卟啉病，雄激素依赖性肿瘤患者。

注意　①癫痫、偏头痛、糖尿病患者慎用。②治疗期间注意肝功能检查。③男性用药时，需检查精液、黏度、精子数和活动力，每3～4个月检查1次，特别是青年患者。④女性开始治疗时，应采取避孕工具防止妊娠，一旦发生妊娠，立即停药并终止妊娠。⑤服药期间，对一些诊断性试验有影响，如糖耐量试验、甲状腺功能试验、血清总T_4可降低而血清T_3则可增加。⑥出现女性男性化症状时应停止治疗。

用法与用量　口服。

（1）子宫内膜异位症　一日量400～800mg，分次服用，连服3～6个月，如停药后症状再出现，可再给药1个疗程（在肝功能正常情况下）。

（2）纤维囊性乳腺病　于月经开始后第1日服药，一次50～200mg，一日2次，如停药后1年内症状复发，可再给药。

（3）遗传性血管性水肿　开始一次200mg，一日2～3次，直到疗效出现，维持量一般是开始量的50%或更少，在1～3个月或更长一段的间隔时间递减，根据治疗前发病的频率而定。

（4）男性青春期乳房发育　一日200～600mg。

（5）性早熟　一日200～400mg。

己烯雌酚 Diethylstilbestrol

适应证　①先天性卵巢发育不全综合征替代治疗。②补充体内雌激素不足，如绝经后泌尿生殖道萎缩综合征、女性性腺发育不良、绝经期综合征、卵巢切除后、原发性卵巢缺如。③乳腺癌、绝经后及男性晚期乳腺癌。④前列腺癌不能行手术治疗的晚期患者。⑤预防产后泌乳。

不良反应　孕妇早期服用此药，其女性后代在青春期后宫颈和阴道的腺病及腺癌发生率升高，男性后代生殖道异常和精子异常发生率也增加。其他参阅雌激素。

禁忌证　①有血栓性静脉炎和肺栓塞性病史患者。②与雌激素有关的肿瘤患者及未确诊阴道不规则流血患者、高血压患者。③孕妇。

注意　①心功能不全、癫痫、糖尿病、肝肾功能障碍、抑郁症患者慎用。②长期使用应定期检查血压、肝功能，每年一次宫颈防癌刮片。

用法与用量　用于成人及儿童。

（1）口服　①用于补充内源性雌激素不足：一日0.25～0.50mg，21日后停药1周，周期性服用。②前列腺癌：开始时一日1～3mg，依据病情递增而后递减；维持量一日1～3mg。③预防产后泌乳：一次5mg，一日3次。

（2）肌内注射　一次0.5～1.0mg，一日0.5～6.0mg。

结合雌激素 Conjugated Estrogen

适应证　①治疗中重度与绝经相关的血管舒缩症状。②治疗外阴和阴道萎缩。③预防和控制骨质疏松症。当仅为预防和控制骨质疏松症时，应仅对有明显骨质疏松危险的妇女和被认为不适合非雌激素疗法的妇女才考虑使用。④治疗因性腺功能减退、去势或原发性卵巢功能衰退所致的雌激素低下症。⑤治疗某些女性和男性的转移性乳腺癌（仅做症状缓解用）。⑥治疗晚期雄激素依赖性前列腺癌（仅做症状缓解用）。⑦治疗月经失调。

药动学　本品为改良型缓慢释放雌激素配方，虽胃肠吸收迅速，但达峰值时间为4～10h，各种雌激素成分的表观终末相清除半衰期为10～24h，在肝脏代谢，部分进入胆汁而排出，有肝肠循环，通过羟基化后主要从肾脏排出。阴道局部用药全身吸收少，约为10%。

不良反应　①诱发恶性肿瘤。②在绝经期后接受雌激素治疗的妇女中，患者需手术治疗的胆囊疾病的危险性增加2～4倍。③雌激素替代治疗（HT），可增加患血栓性静脉炎和（或）血栓栓塞性疾病的危险性。④在HT期间通常血压维持正常或下降，偶有血压升高。⑤乳腺癌和骨转移患者应用雌激素可能会导致严重的高钙血症。⑥阴道出血形式改变、异常撤退性出血、点状出血、子宫平滑肌瘤体积增大，阴道念珠菌病、宫颈分泌物量的改变。⑦乳房触痛、增大。⑧恶心、呕吐、腹绞痛、腹胀、胆汁淤积性黄疸、胆囊疾病发生率增加、胰腺炎。⑨停药后黄褐斑或黑斑病持续存在、多形性红斑、红斑结节、红斑疹、头发脱落、妇女多毛症。⑩静脉血栓栓塞、肺栓塞。⑪眼角膜弯曲度变陡、对接触镜耐受性下降。⑫头痛、偏头痛、头晕、精神抑郁、舞蹈病。⑬体质量增加或减轻、糖耐量下降、卟啉病加重、水肿、性欲改变。

禁忌证 ①已知或怀疑妊娠的患者。②未确诊的异常生殖器出血患者。③已知或怀疑患有乳腺癌患者（治疗某些转移性癌的患者除外）。④已知或怀疑患有雌激素依赖性肿瘤的患者。⑤活动性血栓性静脉炎或血栓栓塞性疾病患者。⑥以前患有与使用雌激素相关的血栓性疾病患者。

注意 ①在雌激素应用周期中加用孕激素10日或10日以上，较单用雌激素治疗可减少子宫内膜增生。②对绝经后妇女，雌激素替代治疗与心血管疾病减少的因果关系尚未证实。③在开始用雌激素治疗之前，要取得完整的病史及家族史。治疗前及周期性的体格检查必须特别注意血压、乳房、腹部和盆腔器官以及巴氏涂片作为常规，在未对患者复查时，开具雌激素处方不能超过1年。④用雌激素替代治疗的妇女可有高凝状态，主要与抗凝血酶活性下降有关。⑤有家族性脂蛋白代谢缺陷的患者，雌激素治疗会大量增加三酰甘油而导致胰腺炎和其他并发症。⑥雌激素可致某种程度的体液潴留，加重下列病情：如哮喘、癫痫、偏头痛、心肾功能不全，必须密切观察。⑦有些患者可出现意外的雌激素刺激症状，如异常子宫出血和乳房痛。⑧肝功能损害的患者可能影响雌激素的代谢，应慎用。⑨在雌激素应用期间，使用前已经存在的子宫平滑肌瘤的体积可增大。⑩在患有与骨代谢疾病相关的严重低钙血症的患者，应慎用雌激素。⑪在进行可能增加血栓栓塞疾患危险性的手术前4周或长期不活动时，应停止使用雌激素。⑫在动物，长期持续使用天然或合成雌激素可使乳腺癌、子宫癌、宫颈癌、阴道癌、睾丸癌及肝癌发生率增加。

用法与用量

（1）口服　①用于与绝经相关的中重度血管舒缩状态，一次0.625mg，一日1次；②外阴和阴道萎缩，一次0.3～1.25mg，一日1次；③女性性腺功能减退，一次0.3～0.625mg，一日1次，按用药3周、停药1周的周期性服用；④女性去势或卵巢早衰，一次1.25mg，一日1次，周期性服用，维持量调整至能有效控制病情的最小剂量；⑤乳腺癌，一次10mg，一日3次，至少3个月为1个疗程；⑥雄激素依赖的前列腺癌，一次1.25～2.5mg，一日3次；⑦预防骨质疏松，一次0.625mg，一日1次，可以连续用药，或按用药25日、停药5日的周期用药。

（2）肌内注射或静脉注射　体内激素水平失衡引起的异常子宫出血，一次25mg，必要时6～12h重复1次。

（3）阴道内给药　外阴和阴道萎缩，一日0.5～2g，通过给药器将乳膏推入阴道深处。乳膏阴道内给药应该短期、周期性使用，如连续使用3周、停用1周。对于症状特别明显的患者，可以首先接受短期口服治疗（如结合雌激素一日0.625mg，服用10日左右），以便使阴道黏膜能够适应乳膏涂敷。

尼尔雌醇 Nilestriol

适应证 用于雌激素缺乏引起的绝经综合征，如潮热、出汗、头痛、目眩、疲劳、烦躁易怒、神经过敏、外阴干燥、老年性阴道炎等。

药动学 本品为雌三醇衍生物，主要经肾脏排泄，以原型、炔雌醇、雌三醇三种形式由尿中排出。

不良反应 ①可见恶心、呕吐、腹胀、头痛、头晕。②突破性出血。③乳房胀痛，白带增多。④高血压。⑤偶有肝功能损害。

禁忌证 ①有雌激素依赖性疾病如乳腺癌、子宫内膜癌、宫颈癌、较大子宫肌瘤等病史患者。②血栓病、高血压病患者。

注意 每2个月应给予孕激素10日以抑制雌激素的内膜增生作用，一般孕激素停用后可产生撤退性子宫出血。如使用者已切除子宫，则不需加用孕激素。

用法与用量 口服：一次5mg，1个月1次；或一次2mg，每2周1次。症状改善后用维持量，一次1～2mg，1个月2次，3个月为1个疗程。

雌二醇 Estradiol

适应证 ①补充雌激素不足。常用于治疗女性性腺功能不良、双侧卵巢切除术后、萎缩性阴道炎、外阴干燥、绝经综合征（如潮热、出汗和精神、神经症状）等。②治疗晚期转移性乳腺癌，缓解症状。③治疗晚期前列腺癌，缓解症状。④用于停经早期预防由于雌激素缺乏而引起的骨质快速丢失。⑤治疗痤疮（粉刺），在男性可用于较重的病例，在女性可选用雌、孕激素复合制剂。⑥用于恶性肿瘤经化疗或放疗引起的白细胞减少症。⑦用作事后避孕药。⑧退乳。

不良反应

（1）不常见或罕见但应注意的不良反应 ①不规则阴道出血、点滴出血、突破性出血、长期出血不止或闭经；②困倦；③尿频或小便疼痛；④严重的或突发的头痛；⑤行为突然失去协调，不自主的急动作（舞蹈病）；⑥胸、上腹、腹股沟或腿痛，尤其是腓肠肌痛，臂或腿无力或麻木；⑦呼吸急促，突然发生，原因不明；⑧突然语言或发音不清；⑨视力突然改变（眼底出血或血块），血压升高，乳腺出现小肿块，精神抑郁，眼结膜或皮肤黄染（注意肝炎或胆道阻塞），皮疹，黏稠的白色凝乳状阴道分泌物（念珠菌病）。

（2）较常发生但常在继续用药后减少的不良反应 ①腹部绞痛或胀气；②食欲缺乏；③恶心；④踝及足水肿；⑤乳房胀痛和（或）肿胀；⑥体质量增加或减少。

（3）应用贴片时，贴片局部皮肤可发生瘙痒、充血潮红、皮疹或水疱，严重时可脱皮。

禁忌证 严重的肝功能异常、黄疸、妊娠期间持续瘙痒史、Dubin-Johnson综合征、

Rotor综合征、曾患或正患肝脏肿瘤、曾患或正患血栓栓塞性疾病（如脑卒中、心肌梗死）、镰状细胞贫血、患有或疑有子宫或乳房的激素依赖性肿瘤、子宫内膜异位症、严重糖尿病、先天性脂肪代谢异常、耳硬化症等患者。

注意

（1）皮肤涂抹或使用贴片时　①勿涂抹或贴在乳房或外阴。②患有皮肤病和皮肤过敏者不宜使用。③应注意贴片易脱落，不宜在热水盆浴浸泡时间过长，避免直接搓擦贴片部位皮肤。脱落后应换新片，贴用时间与脱落片时间一致时按原定日期更换。④凝胶使用时间最好在每日早晨或晚间沐浴后，涂药后稍等片刻，等药物干后再穿内衣。

（2）应与孕激素联合应用，以对抗单纯雌激素引起的子宫内膜增生而导致子宫内膜腺癌。联合应用方法有两种，为序贯连续应用和联合连续应用。绝经时间较短的妇女可用前种方法；绝经较久的妇女可用后种方法，以减少前种方法引起的子宫周期性出血。

用法与用量

（1）口服　雌二醇片，一次1mg，一日1次。如是有子宫的妇女，应加用孕激素。

（2）外用　①雌二醇凝胶，1次1.25～2.5g，一日1次，涂抹下腹部、臀部、上臂、大腿等处皮肤。②雌二醇控释贴片，揭除贴片上的保护膜后立即贴于清洁干燥、无外伤的下腹部或臀部皮肤。人体皮肤平均渗透量为一日50μg。周效片一次1片，一周1次（每7日更换1片）；3～4日片一次1片，一周2次（每3.5日更换1片）。连用3周后停药1周。每个疗程于使用贴片的最后5日加用醋酸孕酮，一次4～5mg，一日1次，连服5日。贴片的部位应经常更换。

（3）肌内注射　①功能性子宫出血，每日肌内注射4～6mg，止血后逐渐减量至每日1mg，连续21日后停用。在第14日开始加用黄体酮肌内注射，每日10mg。②人工月经周期，于出血第5日起每日肌内注射1mg，共20日。注射第11日起，每日加用10mg黄体酮肌内注射。两药同时用完，下次出血第5日再重复疗程，一般需使用2～3个周期。

戊酸雌二醇 Estradiol Valerate

适应证　①补充雌激素不足，如萎缩性阴道炎、女性性腺功能不全、外阴干燥症、绝经期血管舒缩症状、卵巢切除、卵巢早衰等。②晚期前列腺癌。③与孕激素合用用于避孕。

药动学　口服吸收后，在肝内代谢，分解成雌二醇和戊酸。口服戊酸雌二醇后约有3%的雌二醇被生物利用。

不良反应　少见乳房胀感、胃部不适、恶心、头痛、体质量和性欲改变、不规则阴道出血。

禁忌证　参考雌二醇项下。

注意　①开始治疗前，应进行全面、彻底的内科及妇科检查（包括乳房检查及宫颈的细胞涂片）。②出现以下情况应立即停药：第一次发生偏头痛或频繁发作少见的严重头痛、突发性感觉障碍（如视觉或听觉障碍）、血栓性静脉炎或血栓栓塞的前发指征（如异常的腿痛或腿肿、不明原因的呼吸或咳嗽时的刺痛感）、胸部疼痛及紧缩感、发生黄疸、肝炎、全身痛痒、癫痫发作次数增加、血压显著增高。③糖尿病、高血压、静脉曲张、耳硬化症、多发性硬化、癫痫、卟啉病、手足抽搐、小舞蹈病患者及有静脉炎病史的患者，需在临床严密监护下用药。④个别良性或恶性肝脏肿瘤患者，服用激素类药物后，可能发生危及生命的腹腔内出血。⑤围绝经期的长期非对抗性雌激素治疗，可能会增加子宫内膜癌的发病率，故子宫内膜增生应避免行非对抗性的雌激素治疗，而应另外给予孕激素类药物。⑥手术前（提前6周）及肢体固定术（如事故后）时应停用本品。

用法与用量

（1）口服　一次1mg，一日1次，餐后服。按周期序贯疗法，每经过21日的治疗后，需停药至少1周。

（2）肌内注射　①补充雌激素不足，一次5mg，每4周1次；②前列腺癌，一次30mg，每1～2周1次，按需调整用量。

苯甲酸雌二醇 Estradiol Benzoate

适应证　①见于戊酸雌二醇项下。②用于产后退乳。

不良反应　可见恶心、头痛、乳房胀痛，偶见血栓症、皮疹、水钠潴留等。

禁忌证　①血栓性静脉炎、肺栓塞、肝肾疾病患者。②与雌激素有关的肿瘤，如乳腺癌、阴道癌、卵巢癌、子宫颈癌患者。③孕妇及正在哺乳的妇女禁用，用于退乳时需停止哺乳。

注意　①用药期间定期进行妇科检查。②子宫肌瘤、心脏病、癫痫、糖尿病及高血压患者慎用。

用法与用量

（1）肌内注射　①用于绝经期综合征，一次1～2mg，一周2～3次。②子宫发育不良，一次1～2mg，每2～3日1次。③功能性子宫出血，一次1～2mg，一日1次，至血净后酌情减量，后期择日用黄体酮撤退。④退乳，一次2mg，一日1次，连用不超过3日，然后减量或改小剂量口服药至生效。

（2）外用　凝胶一次1.5g，涂于手臂内侧、下腹部、腰部、臀或大腿等部位的干净皮肤上，一日1次，每月按月历1～24日连用，15～24日每日加用口服甲羟孕酮片4mg。

替勃龙 Tibolone

适应证　用于雌激素低下妇女的雌激素替代疗法。

药动学　本品口服吸收迅速，^{14}C标记物显示，在口服30min内血浆即出现放射活性，1.5～4h达峰值，消除半衰期为45h，无肝肠循环，主要由粪便排出，单次给药排出50%，持续给药排出60%，尿中排出30%。

不良反应　突破性子宫出血。可见体质量变化、眩晕、皮脂分泌过多、皮肤病、阴道出血、头痛、肠胃不适、肝功能指标变化、面部毛发生长增加、胫骨前水肿。

禁忌证　①已确诊或疑有激素依赖性肿瘤患者。②血栓性静脉炎、血栓栓塞形成等心血管疾病或脑血管疾病，或者有上述疾病既往史患者。③原因不明的阴道出血患者。

④严重肝功能不全患者。⑤孕妇。

注意 ①本品不可作为避孕药使用。②妇女绝经前并有正常周期者如服用本品，其正常周期可能被干扰，故建议用于绝经1年以后的妇女。③不规则阴道出血发生在用药1个月后或用药期间，应查明原因。④如已用其他激素替代疗法而要改服本品时，宜先用孕激素撤退出血后再开始服用，以免因子宫内膜已增厚而引起出血。⑤长期服用者应定期进行体检。⑥少数患者在服药期间可出现阴道出血，如服用高于规定剂量的药品时，引起阴道出血的比例会更高，应定期加服孕激素。⑦如出现静脉栓塞征象、肝功能异常、胆道阻塞性黄疸则应立即停药。⑧患者如有下述情况应严密观察：a.肾病，癫痫或偏头痛，三叉神经痛及有上述疾病史者，因本品偶尔可引起液体潴留；b.高脂血症，尤其是低密度脂蛋白增高者，因在服用本品者中曾发现血脂变化。c.糖代谢异常者，本品可减低糖耐量，因此需要增加胰岛素或其他降糖药的用量。⑨服用本品期间，患者对抗凝药的敏感性增强。⑩应定期检查乳房、子宫内膜增生情况和可能出现的男性化体征。

用法与用量 口服，一日1次，一次1.25～2.5mg。最少连续治疗3个月方能达到最好的疗效。

地屈孕酮 Dydrogesterone

适应证 用于治疗内源性孕酮不足引起的疾病，如痛经、子宫内膜异位症、继发性闭经、月经周期不规则、功能性失调性子宫出血、经前期综合征、孕激素缺乏所致先兆性流产或习惯性流产、黄体不足所致不孕症。

药动学 平均半衰期为5～7h。63%随尿液排出，72h体内完全清除。

不良反应 极少数患者可出现突破性出血，一般增加剂量即可防止。其他不良反应如轻微出血、经期血量的改变、闭经；呕吐、腹痛；肝功能改变、黄疸（少见）；乳房疼痛；瘙痒、皮肤过敏、荨麻疹、抑郁、头痛、偏头痛、精神紧张；水肿；性欲改变。

禁忌证 不宜用于下列情况：不明原因阴道出血、严重肝功能障碍、肝脏肿瘤（现病史或既往史）Dubin-Johson综合征、Rotor综合征、黄疸、妊娠期或应用性激素时产生（加重）的疾病（症状）如严重瘙痒症、阻塞性黄疸、妊娠期疱疹、卟啉病和耳硬化症，已知或疑有孕激素依赖性肿瘤，已知对地屈孕酮过敏者。

注意 ①与雌激素联合使用进行激素替代治疗时应注意雌激素的禁忌和注意事项。②长期采用孕激素雌激素联合用药者应每年定期进行全面体检，包括妇科及乳房检查。③出现不正常的阴道出血时，应做进一步的检查。④应用于习惯性流产或先兆性流产时，应确定胎儿是否存活。⑤治疗过程中，应检查妊娠是否继续和（或）胎儿是否存活。⑥以孕激素为主要成分的口服避孕药可能会增加抑郁症的机会。⑦有抑郁症史的患者在孕激素治疗过程中，应密切观察。⑧孕激素治疗掩盖围绝经期的发生（不规则月经周期）。

用法与用量 口服。

①痛经：从月经周期的第5至第25日，一次10mg，一日2次。

②子宫内膜异位症：从月经周期的第5至第25日，一次10mg，一日2～3次。

③功能性出血：a.止血的剂量一次10mg，一日2次，连续5～7日。b.预防出血的剂量

一日10mg，月经周期的第11～25日，一日2次。

④闭经：月经周期的第1至第25日，口服雌二醇，一次1mg，一日1次。在月经周期的第11至第25日联合用地屈孕酮，一次10mg，一日2次。

⑤经前期综合征：月经周期的第11至第25日，一次10mg，一日2次。月经不规则者月经周期的第11至第25日，一次10mg，一日2次。

⑥先兆流产：起始剂量为1次40mg，随后每8h服10mg，至症状消失。

⑦习惯性流产：一次10mg，一日2次，至妊娠20周。

⑧内源性孕酮不足导致的不孕症：月经周期的第14至第25日，一次10mg，一日1次。治疗应至少持续6个连续的周期，建议在妊娠的前几个月里连续采用该方法治疗，剂量应参照习惯性流产治疗剂量。

上述⑥～⑧只适用于成人。

孕三烯酮 Gestrinone

适应证　用于子宫内膜异位症、避孕、抗早孕。

药动学　口服几乎完全吸收。口服1.25mg、2.5mg或5mg之后，药动学结果呈线性相关。药物达峰时间为2.8～3.1h，首次服药3日后服第2次药，血药浓度达稳态。本药在肝内代谢，血浆半衰期约为24h，由肾脏排出，体内无药物蓄积。

不良反应　少见头晕、头痛、乏力、胃肠功能紊乱、痤疮、多毛及脂溢性皮炎、腿肿、体质量增加、乳房缩小松弛；可见月经周期缩短或延长、闭经、经量减少、不规则出血，但一般会自行减少；也可见转氨酶升高。

禁忌证　严重心、肝、肾功能不全者，既往有血管或代谢性疾病，妊娠及哺乳期妇女。

注意　①开始治疗前必须排除妊娠的可能性，特别是以前有闭经的患者。整个治疗期间需采取屏障避孕措施（禁用口服避孕药），一旦发现妊娠，应停止治疗。②服药期间要定期检查肝肾功能，ALT及AST轻度升高者，服用保肝药可继续治疗，如ALT、AST明显升高且保肝药也无效时则应停止治疗。③本品可引起体液潴留，故对心、肾功能不全者应密切观察。④对高脂血症的患者应监测ALT及AST、胆固醇等水平，对有糖尿病的患者应监测血糖量水平。⑤血脂异常、糖尿病、运动员慎用。

用法与用量

（1）子宫内膜异位症　口服一次2.5mg，一周2次。在月经周期第一日开始服用首次药，第4日服第二次，以后于每周相同时间服用，连续24周。如漏服1次，应立即补服2.5mg，以后按原来每周服药日继续治疗；若漏服1次以上，则应停药，经检查确认未妊娠之后，从新的月经周期第一日，按给药计划重新开始。

（2）探亲避孕　于探亲当日给药3mg，一次口服。

（3）避孕　从月经周期第5～7日开始服药，一次2.5mg，每周2次，如每个周期服药8次以上，则成功率高。

（4）抗早孕　终止孕期为49日内的妊娠，一日9mg（分2～3次），连续4日；停药后2日内于阴道后穹隆处放置卡前列素薄膜，一次2mg，每2.5h一次，共4次；经2.5h之后再肌内注射1.5～2mg卡前列素；此为1个疗程，如无组织排出，隔一日重复疗程。

炔诺酮 Norethisterone

适应证 用于月经失调、功能性子宫出血、子宫内膜异位症等。单方或与雌激素合用抑制排卵，用作避孕药。

药动学 口服可从胃肠道吸收，作用持续至少24h，吸收后大多与葡糖醛酸结合，由尿排出。

注意 ①妊娠4个月内慎用，不宜用作早孕试验。②心血管疾病、高血压、肾功能损害、糖尿病、哮喘病、癫痫、偏头痛、未明确诊断的阴道出血、有血栓病史（晚期癌瘤治疗除外）、胆囊疾病和有精神抑郁症史患者慎用。③长期用药需注意检查肝功能，特别注意乳房检查。

禁忌证 严重肝肾功能不全患者、乳房有肿块患者、孕妇。

不良反应 可见恶心、头晕、倦怠和突破性出血。孕期服用有比较明确的增加女性后代男性化作用。

用法与用量 口服。

①功能性子宫出血：一次5mg，每8h一次，连用2～3日，血止后每隔3日递减1/3剂量，直至维持量每日2.5～5mg，连续用药至血止后21日停药。

②痛经或子宫内膜增生：一次2.5mg，一日1次，连用21日，下次用药将于月经周期的第5日开始，用法同上。3～6个周期为1个疗程。

③子宫内膜异位症：口服一日5mg，连续服用6个月。

④根据英国国家处方集（儿童版）（BNFC 2010—2011版）推荐，可延缓月经，在月经来临前3日开始服用，一次5mg，一日3次。

◎ **奥曲肽（见4章97页）**

黄体酮 Progesterone

适应证 用于先兆流产和习惯性流产、经前期紧张综合征、无排卵性功血和无排卵性闭经、与雌激素联合使用治疗围绝经期综合征。

药动学 口服迅速从胃肠道吸收，在肝内很快失活，故以往不能口服。近来已有经微粒化后的产品，可以口服，但生物利用度很低，仅为2%，注射液肌内注射后迅速吸收，血中半衰期仅数分钟。在肝内代谢，约12%代谢为孕烷二醇。代谢物与葡糖醛酸结合随尿排出。

注意 ①肾病、心脏病水肿、高血压患者慎用。②一旦出现血栓性疾病，如血栓性静脉炎、脑血管病、肺栓塞、视网膜血栓形成的临床表现，应立即停药。③出现突发性部分视力丧失或突发性失明，复视或偏头痛，应立即停药。

禁忌证 ①不明原因阴道出血患者。②血栓性静脉炎、脑血管栓塞、脑卒中或有既往病史患者。③乳腺肿瘤或生殖器肿瘤患者。

不良反应 ①突破性出血，阴道点状出血，体质量增加或减少，宫颈分泌物性状改变，乳房肿胀。②恶心、头晕、头痛、倦怠感，发热，失眠。③过敏伴或不伴瘙痒的皮疹，黑斑病，黄褐斑。④阻塞性黄疸，肝功能异常。⑤长期连续应用可月经减少或闭经。

用法与用量

（1）口服　与雌激素联合应用，每日100mg，连续使用25日。如尚未绝经，于月经第5日开始用雌激素，使用14日后，加用黄体酮胶囊每日200～300mg，共用12日。

（2）肌内注射　①先兆流产：一般每日20mg，待疼痛及出血停止后，减为每日10mg。②习惯性流产史者：自妊娠开始，一次5～10mg，每周2～3次。③功能失调性出血：一日10mg，连用5～10日，如在用药期间月经来潮，应立即停药。④闭经：在预计月经来潮前8～10日，每日一次肌内注射10mg，共6～8日。⑤经前期紧张综合征：于预计月经前12日开始注射，10～20mg，连续10日。

十一酸睾酮 Testosterone Undecanoate

适应证　①原发性或继发性性腺功能减退。②男孩青春期延迟。③乳腺癌转移的姑息性治疗。④再生障碍性贫血的辅助治疗。⑤中老年部分性雄激素缺乏综合征。

不良反应　常见多毛、痤疮、阴茎异常勃起及其他性刺激过度症状、精子减少、精液量减少和水盐潴留。偶见胃肠不适或过敏反应。在青春期前男孩中可有性早熟、阴茎勃起增加、阴茎增大、骺骨早闭。红细胞增多、肝功能异常、HDL-C降低、LDL-C升高、情绪不稳、暴力倾向。

禁忌证　孕妇及哺乳期妇女、前列腺癌患者。

注意　①肝、肾功能不全患者慎用。②下列情况慎用：心脏病、前列腺增生症、高血压、癫痫及三叉神经痛者慎用。③长期应用可致儿童性早熟、骨骼早闭，影响生长发育，应慎用。④老年患者代谢功能低下，前列腺易增生，应慎用。⑤前列腺增生患者慎用，使用期间定期检查。⑥本品所含有的成分有可能使兴奋剂测试呈阳性。

用法与用量

（1）成人　①口服：一次40～80mg，一日1～3次。②肌内注射：一次250mg，1个月1次。

（2）儿童　宜个体化，经验有限。用于再障性贫血一般为40～80mg，饭后服用。

曲普瑞林 Triptorelin

适应证　①男性转移性前列腺癌。②儿童真性性早熟。③女性子宫内膜异位症。④不孕症：在体外受精-胚胎移植程序（IVF-ET）中通常与其他激素（如促性腺激素）联合使用。

药动学　本品皮下注射后吸收迅速，达峰时间为40min，生物利用度几乎100%，药-时曲线下面积为36.6mg·h/L，其控释注射液单次注射后疗效可维持30天，平均静脉快速滴注0.5mg，健康男性青年的肾脏清除率为83.5mL/min，轻至重度肾功能不全者为4.7～19.8mL/min，肝功能不全者为35.6mL/min。轻至重度肾功能不全者经肾排泄值为5%～17%。有肝损害者为62%。

药物相互作用　与促进泌乳素分泌的药物合用时，会降低垂体内促黄体生成素释放激素受体的数量，导致本品的作用降低。

不良反应 ①可出现过敏反应，如荨麻疹、皮疹、瘙痒，罕见Quincke水肿、恶心、呕吐、体质量增加、高血压、情绪紊乱、发热、视觉异常、注射处疼痛；长期使用GnRH类似物可引起骨质流失，有致骨质疏松的危险。②儿童可能导致女孩出现少量阴道出血。出现过敏反应，一些患儿也出现恶心、呕吐、高血压、情绪紊乱、视觉异常、注射部位疼痛等。

禁忌证 对促性腺激素释放激素（GnRH）、GnRH类似物或药品任何一种成分过敏者，骨质疏松患者，儿童渐进性脑瘤者禁用。

注意 ①男性前列腺癌治疗开始时，极少数病例有单发的一过性的临床症状加重（尤其是骨痛）。治疗初期可观察到酸性磷酸酶一过性增高。有必要定期检查血睾酮水平，不应高于1g/L。②转移性椎体病变或尿道梗阻患者，随血清睾酮的短暂性浓度升高，在开始用药后的若干周内可能加重病情。③随血清睾酮的短暂性浓度升高，可出现脊髓压迫。④随血清睾酮的短暂性浓度升高，由于尿道或膀胱出口梗阻可能出现肾损害。⑤对于一些敏感患者，尤其多囊卵巢疾病的患者，当联合使用促性腺激素时，注射曲普瑞林引起卵泡增多。

用法与用量

（1）成人 皮下或肌内注射一次3.75mg，每4周1次。首剂使用前最好先使用雄性激素拮抗药1周。长效缓释剂一次11.25mg，每3个月或4个月皮下注射一次。

（2）儿童 2010年卫生部颁布《儿童性早熟诊疗指南》推荐治疗剂量为：儿童性早熟首剂80～100μg/kg，以后每4周一次维持量60～80μg/kg。肌内注射剂量宜个体化，以控制症状为宜。最大剂量3.75mg。

12 免疫调节药

◎ 硫唑嘌呤（见8章219页）

◎ 环磷酰胺（见8章211页）

吗替麦考酚酯 Mycophenolate Mofetil

适应证 本品是活性成分霉酚酸的前体。适用于接受同种异体肾脏或肝脏移植的患者中预防器官的排斥反应。吗替麦考酚酯应该与环孢素或他克莫司和皮质激素同时应用。也可用于有以下临床情况的自身免疫病：①狼疮肾炎。②原发性小血管炎导致的肾损害。③难治性肾病综合征。④不能耐受其他免疫抑制药或疗效不佳或有严重器官损害的（弥漫性）结缔组织病（CTD）。

药动学 口服吸收迅速，基本完全吸收，迅速并完全代谢为活性代谢产物霉酚酸（MPA），MPA代谢为酚化葡糖醛麦考酚酸（MPAG）的形式，后者无药理活性。在体内，MPAG通过肝肠循环被转化成MPA。口服吗替麦考酚酯的平均绝对生物利用度相当于静脉注射的94%，在肾移植患者一日用药1.5g、一日2次时，食物对吸收的程度无影响，但食物使MPA的峰浓度降低40%。静脉注射和口服的MPA的平均表观分布容积分别为（3.6 ± 1.5）L/kg和（4.0 ± 1.2）L/kg，97%的MPA与血浆白蛋白结合。MPA的半衰期和血浆清除率的平均值（ ± 标准差）在口服给药分别为（17.9 ± 6.5）h和（193 ± 48）mL/min，在静脉给药分别为（16.6 ± 5.8）h和（177 ± 31）mL/min。本品只有少量以MPA形式从尿液中排出（不足剂量的1%），大多数（约87%）药量以MPAG形式从尿液中排出。MPA和MPAG通常不能通过血液透析清除。

药物相互作用 ①同时服用吗替麦考酚酯和阿昔洛韦，MPAG和阿昔洛韦的血药浓度均较单独用药时有所升高。②与含氢氧化镁和氢氧化铝的抗酸药同时服用，吗替麦考酚酯吸收减少。③避免本品与考来烯胺或其他影响肝肠循环的药物合用，以减少MPA的AUC下降。④丙磺舒抑制MPAG从肾小管排出，并用时可使MPAG血药浓度升高3倍。

不良反应 ①全身反应：虚弱无力、发热、头痛、身体痛（包括腹部、背部和胸部）水肿、感染、脓肿、腹膜炎和败血症等。②血液和淋巴系统：贫血（包括低色素性贫血）、白细胞减少症、血小板减少症、瘀斑和血细胞增多症等。③泌尿系统：肌酐升高、少尿、急性肾功能衰竭、泌尿道感染、排尿困难、血尿、阴囊水肿、尿频和尿失禁等。④心血管系统：心律失常、心动过缓、心力衰竭、高血压、低血压、心包积液、心绞痛、房颤、心脏停搏、晕厥、血管痉挛和静脉压升高等。⑤代谢营养：高胆固醇血症、高血糖血症、高钾血症、低钾血症、低磷血症、酸中毒、碱性磷酸酶升高、脱水、高钙血症、低钙血症、低血糖症、低蛋白血症、高尿酸血症和体质量增加等。⑥消化系统：便秘、腹泻、消化不良、恶心和呕吐、口腔念珠菌病、AST升高、ALT升高、胀气、胃肠炎、胃肠道出血、肠梗阻、食管炎和口炎等。⑦呼吸系统：咳嗽增多、呼吸困难、肺炎、支气管炎、哮喘、胸腔积液、肺水肿、鼻炎和鼻窦炎等。⑧皮肤和附件：痤疮、单纯疱疹、脱发、皮肤的良性肿瘤、真菌性皮炎、带状疱疹、多毛症、瘙痒、皮肤癌、皮肤增生、出汗、皮肤溃疡和皮疹等。⑨神经系统：头晕、失眠、震颤焦虑、抑郁、张力亢进、感觉异常和嗜睡等。⑩其他：关节痛、腿部抽搐、弱视、耳鸣和结膜炎等。

禁忌证 ①禁用于对吗替麦考酚酯、麦考酚酸或药物中的其他成分有过敏反应的患者。②吗替麦考酚酯静脉制剂禁用于对聚山梨酯80有过敏反应的患者。③孕妇及哺乳期妇女禁用。

注意 ①本品发生皮肤癌的危险性增加，可通过穿防护衣或含高防护因子的防晒霜来减少暴露于阳光和紫外线下。②本品不宜与硫唑嘌呤合用，因为两者可能引起骨髓抑制。③本品治疗过程中，应避免使用减毒活疫苗。④有活动性严重消化系统疾病患者慎用。⑤接受本品治疗的患者应做全血计数监测。治疗第1个月一周1次；第2～3个月内一个月2次；以后每个月1次至1年。如出现中性粒细胞减少症（绝对中性粒细胞计数$<1.3\times10^9$/L）应中断治疗或者减量，并对患者进行密切观察。

用法与用量

（1）成人 ①肾脏移植推荐口服剂量为1g，一日2次（日剂量为2g），对于有严重慢性肾功能损害的肾移植患者，在渡过了术后早期后，应避免使用大于每次1g、一日2次的剂量。而且这些患者需要严密观察，肾移植后移植物功能延迟恢复的患者，无需调整剂量。②肝脏移植推荐口服剂量为0.5～1g，一日2次（一日剂量1～2g）。③不能耐受其他免疫抑制药或疗效不佳或有严重器官损害的（弥漫性）结缔组织病（CTD）患者，一次口服0.75～1g，一日2次。维持量一次0.25～0.5g，一日2次，空腹服用。④口服不能耐受的患者，可静脉给药，每次注射时间应多于2h。

（2）儿童

①肝移植：推荐剂量为600mg，一日2次；最大至1g，一日2次。

②不能耐受其他免疫抑制药或疗效不佳或有严重器官损害的（弥漫性）结缔组织病（CTD）患儿：a. 2～6岁一日0.5g，分2次服；b.7～12岁一日1g，分2次服；c.13～16岁一日1.5g，分2次服，或一日15～30mg/kg，分2次。

③美国《儿童风湿病学》（2010年版）推荐：儿童口服，一日10～30mg/kg，分2次（但缺乏长期药物疗效及安全性研究）。

他克莫司 Tacrolimus

适应证 预防肾脏或肝脏等器官移植术后的移植物排斥反应。治疗肾脏或肝脏等器官移植术后应用其他免疫抑制药物无法控制的移植物排斥反应。

药动学 口服吸收不完全，个体差异大。肾移植患者单次口服0.1mg/kg、0.15mg/kg和0.2mg/kg的他克莫司，血中最高浓度分别为19μg/L、24.2μg/L、47.9μg/L。血药浓度达峰时间0.7～6h。他克莫司胶囊的平均生物利度在肝脏移植患者中约为21.8%，肾移植患者约为20.1%。当进食中等程度的脂肪食物后再给药，他克莫司的口服生物利用度下降。AUC（全血为27%，血浆为35%）和峰浓度（全血为50%，血浆为57%）降低，达峰时间增加（全血和血浆均为173%）。胆汁不会影响他克莫司的吸收。他克莫司由肝脏代谢清除，口服或静脉给药后仅有低于1%的他克莫司原型在尿中出现。他克莫司半衰期长，差异大，清除率低。他克莫司的血浆半衰期3.5～40.5h，有的高达50h。肝移植患者全血半衰期平均为11.7h（平均6.1～20.9h），血浆半衰期为6.7h（2.7～13.3h）。肾清除率小于1mL/min。他克莫司主要经胆道清除。在健康受试者，全血半衰期约43h，成人和儿童肝脏移植患者平均半衰期分别为11.7h和12.4h，成人肾移植患者半衰期为15.6h。能透过胎盘，可通过分泌进入乳汁。

药物相互作用 本品不能与环孢素合用。

不良反应 ①对病毒、细菌、真菌和（或）原虫感染的易感性增加。②整个治疗期间都会出现肾功能异常（血肌酐升高、尿素氮升高、尿量减少），应注意与排斥反应区分。③内分泌系统：高血糖和糖尿病。④中枢神经系统：频发震颤、头痛、感觉异常和失眠，大多数为中等程度，不影响日常活动；其他如不安、焦虑和情绪不稳等单独出现或同时出现。伴肝功能损害者出现重度神经症状的危险性高，用潜在的神经毒药物和感染都可导致这些症状。⑤心血管系统：常出现高血压，血药浓度超过25μg/L时出现肥厚型心肌病，剂量减少或停药后可以恢复。⑥血液系统：贫血、凝血、血小板减少、白细胞增生或减少和全血细胞减少症。⑦高血钾或低血钾、低血镁、高血尿酸、胃肠道症状（如便秘、脱水）、肝功能检查异常和黄疸、关节痛、肌痛和淋巴细胞增生等。

禁忌证 妊娠者禁用。对他克莫司或其他大环内酯类药物过敏者、对胶囊中其他成分过敏者禁用。免疫受损的成人和儿童患者禁用。

注意 ①应由有免疫治疗经验及对器官移植患者有管理经验的医师调整剂量和血药浓度。②监测血压、心电图、视力、血糖浓度、血钾及其他电解质浓度、血肌酐、尿素氮、血液学参数、凝血值及肝功能。③应经常进行肾功能检测。在移植术后的头几天内，应特别监测尿量。如有必要，需调整剂量。④ 2岁以下儿童使用本品前应进行EB病毒血清学检查，使用时应严密监测。⑤本品与视觉及神经系统紊乱有关。服用本品并已出现上述不良作用的患者，不应驾车或操作危险器械。⑥使用本品的妇女患者不宜哺乳。⑦口服过量者，洗胃及使用吸附剂（如药用炭）可能有帮助，但不能由血液透析清除。

用法与用量

（1）成人

①口服：一般情况下，他克莫司在肝移植中的起始剂量低于肾移植。成人肝移植起始剂量按体质量一日0.1～0.2mg/kg。分2次口服，给药间隔为12h。术后6h开始用药；肾移植起始剂量按体质量一日24h内开始用药。为达到最大口服吸收率。建议空腹，或饭前1h或饭后2～3h用水送服。如必要可将内容物悬浮与水中，经鼻饲管给药。因本品与PVC不相容，用于制备、给药的导管、注射器和其他设备不能含有PVC。

②静脉滴注：患者不能口服或胃肠内给药才考虑静脉用药，24h持续静脉滴注，首剂总量：肝移植为一日0.01～0.05mg/kg，心脏病患者为一日0.01～0.02mg/kg，根据血药浓度调整剂量。首次剂量于移植后24h内给予。应持续使用以维持移植物的存活，但剂

量常可减少，主要依据临床上对排斥的估计和患者的耐受性来调整。但应尽早（一般2～3日内）转为口服给药，从静脉转口服时，首次口服剂量应在停止静脉用药后8～12h给予。

③特殊人群的调整：a.对于严重肝损伤的患者可能需要降低剂量以维持全血谷浓度在推荐的目标范围内。b.肾损伤患者药动学不受肾功能影响，因此不需要调整剂量。c.老年人用药，目前尚无证据表明需要调整老年患者的剂量。

④他克莫司属于治疗窗狭窄的药物，治疗剂量和中毒剂量相当接近，用药个体间和个体内差异很大，因此，移植术后应监测全血谷浓度。口服给药时，应在给药后12h左右在下次给药前测定谷浓度。目前最常用的目标全血谷浓度为5～20μg/L。a.肝移植后第1个月内，目标全血谷浓度为10～15μg/L；第2～3个月，目标浓度为7～11μg/L；3个月以后，目标全血谷浓度为5～8μg/L并维持。b.肾移植术后1个月内目标全血谷浓度为6～15μg/L，第2、3个月目标浓度为8～15μg/L，第4、6个月目标浓度为7～12μg/L，6个月以后为5～10μg/L并维持。国外不同移植中心在移植后早期和维持治疗期的目标谷浓度略有不同。

⑤皮炎：用质量分数0.1%软膏涂搽，每日2次，3周后改为质量分数0.03%他克莫司软膏，每日用药2次。

（2）儿童 ①对于肝肾移植，儿童患者通常需要成人建议剂量的1.5～2倍，才能达到相同的治疗血药浓度，对于肝肾移植的儿童服用剂量是按体质量计算，一日0.3mg/kg，如不能口服给药，则应给予持续24h静脉滴注。有证据表明，丙型肝炎患儿所需他克莫司剂量为无丙型肝炎患儿的三分之一。② 2岁和2岁以上儿童皮炎用质量分数0.03%软膏涂搽，开始每日2次，3周后改为每日用药1次，直至痊愈。

巴利昔单抗 Basiliximab

适应证 巴利昔单抗用于预防肾移植术后的早期急性移植物排斥。本品通常与环孢素和皮质类固醇激素为基础的二联免疫抑制药治疗方案（成人和儿童）或长期的环孢素、皮质类固醇激素和硫唑嘌呤、吗替麦考酚酯为基础的三联免疫抑制药治疗方案（仅成人）联合使用。

药动学 在成人肾移植患者中进行了单剂量和多剂量的药动学研究，其累积剂量为15～150mg。在静脉注射巴利昔单抗20mg后的30min内，其血清的峰值浓度为（7.1±5.1）mg/L，在单次剂量不断增加至最高60mg的过程中，峰浓度与药-时曲线下面积（AUC）的增加与剂量成正比。巴利昔单抗的稳态分布容积为（8.6±4.1）L。其向人体各部位分布的范围和程度尚未全面研究。应用人体组织进行的体外研究显示，巴利昔单抗仅与淋巴细胞以及巨噬细胞或单核细胞结合。临床上未发现成年患者的体质量或性别对其分布容积或清除的影响。终末半衰期为（7.2±3.2）天，总人体清除率为（41±19）mL/h。清除半衰期不受年龄（20～69岁）、性别和种族的影响。婴儿和儿童的稳态分布容积为（4.8±2.1）L，半衰期为（9.5±4.5）天，清除率为（17±6）mL/h。分布容积和清除率均约为成人肾移植患者的50%。青少年的稳态分布容积为（7.8±5.1）L，半衰期为（9.1±3.9）日，清除率为（31±19）mL/h，巴利昔单抗在青少年患者中的药动学参数与成年患者相似。

药物相互作用 ①本品与硫唑嘌呤加环孢素微乳化制剂及皮质类固醇激素合用，人体巴利昔单抗总清除率平均减少22%。②本品与吗替麦考酚酯加环孢素微乳化剂及皮质类固醇激素合用，人体巴利昔单抗总清除率平均减少51%。

不良反应 ①常见的不良反应便秘、泌尿道感染、疼痛、恶心、外周性水肿、高血压、贫血、头痛、高钾血症、高胆固醇血症、术后创口并发症、体质量增加、血肌酐增高、低磷血症、多毛症、鼻炎、病毒感染、败血症、腹泻和上呼吸道感染。②少见不良反应过敏反应，如皮疹、荨麻疹、喷嚏、喘息、支气管痉挛、肺水肿、心脏功能衰竭、呼吸功能衰竭和毛细血管渗漏综合征。③罕见不良反应细胞因子释放综合征。

禁忌证 对巴利昔单抗或处方中其他任何成分过敏者均禁用。

注意 ①本品仅限于对器官移植后进行免疫抑制治疗有经验的医师使用。②如发现严重过敏反应，必须立即停用本品并且不能再次使用。如果患者以前使用过本品，当再次使用该药进行治疗时需谨慎。因此患者接受本品治疗时，需在具备足够的实验室和临床条件的地方，包括有治疗严重过敏反应的药物。③器官移植后，患者接受免疫抑制治疗，会增加患淋巴细胞增殖性疾病和机会性感染的风险。④因无本品与其他静脉注射物质的相容性资料，故本品不应与其他药物、物质混合使用，且通常应使用单独的输液系统给药。⑤由于本品是一种免疫球蛋白G抗体，它可以通过胎盘及乳汁排出，故妊娠妇女不应使用本品，除非本品对母亲的预期益处超过胎儿的潜在危险。育龄妇女需采用足够的避孕措施，且需持续至服用最后一剂巴利昔单抗4个月。哺乳期妇女应避免进行母乳喂养，直至服用最后一剂巴利昔单抗4个月。

用法与用量

（1）成人　标准总剂量为40mg，分2次给予，一次20mg。首次20mg应于移植术前2h内给予，第2次20mg应于移植术后4天给予。如果术后出现对本品严重的高敏反应或移植物丢失，则应停止第2次给药。

（2）儿童　体质量35kg以下的儿童患者，推荐总剂量为20mg，分2次给予，一次10mg。体质量为35kg或35kg以上的儿童患者，推荐剂量与成人相同。

◎ **来氟米特**（见9章282页）

◎ **卡介苗**（见20章716页）

◎ **左旋咪唑**（见15章589页）

◎ **甲氨蝶呤**（见8章216页）

抗人T细胞免疫球蛋白 Glubin

适应证 用于耐激素排斥反应和器官移植后预防移植排斥反应、急性移植物抗宿主病，以及治疗再生障碍性贫血。

药动学 第一次滴注兔抗人胸腺细胞免疫球蛋白1.25mg/kg后（肾移植患者），血清兔IgG水平可达10～40mg/L。在2～3天清除半衰期后，逐渐降低。IgG水平在治疗11天时，逐渐增高至20～170mg/L。停药后逐渐降低。在2个月内，80%患者可测出残存兔IgG，大约40%的患者表现出对兔IgG有显著免疫。绝大多数病例在最初治疗的15天内出现免疫。具有免疫力的患者表现为迅速的兔IgG水平降低。

药物相互作用 与其他免疫抑制药（皮质类固醇、硫唑嘌呤、环菌素）合用，有协同作用，有造成过度抑制的危险。减毒活疫苗在进行免疫抑制治疗期间禁用；不能与血液或血液制品混合同时输用。

不良反应 ①寒战、发热、头昏、低血压、心动过速、呕吐和呼吸困难。②输液处局部疼痛及末梢血栓性静脉炎。③罕见有迟发型过敏反应，以及严重速发型过敏反应。④中性粒细胞降低和淋巴细胞降低，继发感染。

禁忌证 对本品及异种蛋白过敏者。严重病毒感染、寄生虫感染、全身性霉菌感染，免疫功能减退的患者。恶性肿瘤及细胞免疫功能减退的患者。妊娠妇女。血小板严重缺乏的患者，如血小板小于50000/mm^3。本品能诱导产生与其他免疫球蛋白发生反应的抗体，因此接种减毒活疫苗者禁用。

注意 ①本品专供静脉滴注用，必须在住院严密监护状态下使用。②注射期间需对患者进行密切的临床症状及血液学检查，如红细胞、白细胞、血小板等，治疗1～2周后需进行肾功能检查。初用本品常可见循环淋巴细胞减少，故应特别注意防止患者感染。血小板和红细胞减少的情况不多见。故使用后前几天，发生这些症状时应暂减少剂量。如发生在后期，应考虑是否由本品引起的症状，严重时应停用。③注射本品时，应避免同时输用血液、血液制品。④必须准备急救治疗设备以防治过敏性休克。⑤治疗结束后，应继续观察2周血细胞计数；血小板计数＜80000/mm^3，或白细胞计数＜2500/mm^{3}时，应考虑减量；当发生严重和持续的血小板降低（＜5/mm^3），或白细胞减少，（＜1500/mm^3）时，应中止治疗。

用法与用量 成人与儿童静脉滴注，必须以250～500mL氯化钠注射液稀释（幼儿酌减稀释用的氯化钠注射液量）可通过周边末梢血管（大的静脉和血管通路）或经中心静脉输注。开始流量每分钟5～10滴，如10min后无反应，再逐渐加速，全量在1～2h内输完。

①预防移植排斥反应：移植手术当天起10～14天使用，一日2～5mg/kg。

②治疗移植排斥反应和急性移植物抗宿主病：一日3～5mg/kg，至临床症状和生物学指标改善。

胸腺素 Thymosin

适应证 本品是用小牛或猪的胸腺提取的多肽类激素，具有增强细胞免疫功能和调节免疫平衡等作用。

①用于胸腺发育不全综合征、运动失调性毛细血管扩张症、慢性皮肤黏膜真菌病等免疫缺陷病。

②对胸腺发育不全症患儿可长期应用作替代性治疗。

③对全身性红斑狼疮、类风湿关节炎等自身免疫性疾病有一定疗效。国内猪胸腺素试用于治疗复发性口疮、麻风、重症感染、慢性肾炎等伴有细胞免疫功能低下的患者时，发现对麻风和重症感染的效果较满意，对病毒性肝炎、恶性肿瘤、某些眼病也有一定疗效。

药物相互作用 本品不应与任何其他药物混合作注射用。

不良反应 常见为发热。少数患者有荨麻疹、皮疹，个别患者出现头晕等。

注意 注射前或停药后再次注射时需做皮试。

用法与用量

（1）成人 肌内注射，一次2～10mg，每日或隔日1次。

（2）儿童 肌内注射，用于胸腺发育不良症幼儿，一日1mg/kg，症状改善后改维持量一周1mg/kg，做长期替代治疗。

环孢素 Ciclosporin

适应证 环孢素是由环孢菌素合成酶（一种非核糖体多肽合成酶）合成的含有11个氨基酸的环状多肽。它是一种强力的免疫抑制药。适用于：①预防器官移植时的排斥反应，包括肾、肝、心、肺、心肺联合和胰腺移植等，与其他免疫抑制药联合应用治疗移植物排斥反应。②预防骨髓移植排斥反应。③非移植性适应证：内源性葡萄膜炎、银屑病、异位性皮炎、类风湿关节炎、肾病综合征等。

药动学 本品可提高环孢素暴露（AUC_B）的剂量线性，具有更一致的吸收曲线，受食物共同服用和昼夜节律的影响较小，故不再需要考虑进餐的时间。与非乳化型环孢素给药后1～6h血药浓度达峰相比，环孢素软胶囊吸收更迅速，平均达峰时间提前1h，平均血药峰浓度提高59%，生物利用度平均提高29%。分布大大超过血容量。在血液中，33%～47%分布于血浆，4%～9%分布于淋巴细胞，5%～12%分布于粒细胞及41%～58%分布于红细胞。在血浆中，约90%与蛋白质（主要为脂蛋白）结合。经广泛生物转化为大约15种代谢物。主要经胆汁消除，只有6%口服给药经尿排泄；尿中排泄的原型药物只有0.1%。终末半衰期为6.3h，严重肝病患者可延长至20.4h。

药物相互作用 ①与葡萄柚汁同时服用可增加本品的生物利用度。②与巴比妥酸盐、卡马西平、奥卡西平、苯妥英、萘夫西林、磺胺二甲嘧啶静脉注射剂、利福平、奥曲肽、普罗布考、奥利司他、贯叶连翘、噻氯匹定、磺吡酮、特比萘芬、波生坦合用时可降低血中环孢素水平。③与大环内酯类抗生素（红霉素、阿奇霉素和克拉霉素）、酮康唑、氟康唑、伊曲康唑、伏立康唑、地尔硫䓬、尼卡地平、维拉帕米、甲氧氯普胺、口服避孕药、达那唑、甲泼尼龙（高剂量）别嘌醇、胺碘酮、胆酸和衍生物、蛋白酶抑制药、伊马替尼、秋水仙碱合用时可增加血中环孢素水平。④本品与氨基糖苷类抗生素、两性霉素B、环丙沙星、万古霉素、非甾体抗炎药、H_2受体拮抗药、甲氨蝶呤、他克莫司合并用药会增加肾毒性发生。⑤与硝苯地平合并给药可增加牙龈增生的发生率。⑥同时服用环孢素和乐卡地平后，乐卡地平的药-时曲线下面积增加3倍，环孢素的药-时曲线下面积增加21%。⑦本品与双氯芬酸合并用药可显著提高双氯芬酸的生物利用度，可能导致可逆性肾功能损害。⑧环孢素可能降低地高辛、秋水仙碱、泼尼松龙和HMG-CoA还原酶抑制药（他汀类）的清除。⑨与保钾药物（如保钾利尿药、血管紧张素转换酶抑制药、血管紧张素Ⅱ受体拮抗药）或含钾药物同时使用时应特别注意，因为可能引起明显的血清钾升高。

不良反应 ①常见不良反应肾功能障碍、高血压、高脂血症、震颤、头痛等。②较常见不良反应感觉异常、厌食、恶心、呕吐、腹痛、腹泻、牙龈增生、肝功能障碍、高尿酸血症、高钾血症、低镁血症、肌痛性痉挛、肌痛、多毛症、疲劳等。③少见不良反应脑病征兆、运动性多发性神经病、胰腺炎、高血糖症、肌无力、肌病、微血管溶血性贫血、溶血性尿毒症综合征、贫血、血小板减少、过敏性皮疹、水肿、体质量增加、月经失调、男性乳腺发育等。

禁忌证 对环孢素及任何赋形剂过敏、严重肝肾损害、未控制的高血压、感染及恶性肿瘤者孕妇和哺乳期妇女。

注意 ①本品由乳汁分泌，对哺乳的婴儿可产生高血压、肾毒性、恶性肿瘤等潜在危险，故服用本品的妊娠期妇女不得哺乳。②下列情况慎用：孕妇，肝肾功能不全者且高钾血症、感染、肠道吸收不良和对本品不耐受者等。③儿童用量可按或稍大于成人剂量计算。④老年人因易合并肾功能不全，故应慎用本品。⑤用药期间，定期检测肝、肾功能和监测血药浓度，以调整用药剂量。还应定期检查血压、血脂、血钾和镁。⑥本品经动物实验证明有增加致癌的危险性，人类也有并发淋巴癌、皮肤恶性肿瘤的报道，但尚无导致诱变性的证据。⑦若本品已引起肾功能不全或有持续负氮平衡，应立即减量或停用。⑧若发生感染，应立即用抗生素治疗，本品亦应减量或停用。⑨在预防治疗器官或组织移植排斥反应及治疗自身免疫性疾病方面，本品的剂量常因治疗疾病、个体差异用本品后的血药浓度不相同而并不完全统一，小儿对本品的清除率较快，故用药剂量可适当加大。

用法与用量

（1）成人 除了某些情况需静脉滴注环孢素浓缩液外，对大部分病例，推荐口服环孢素治疗。环孢素的一日总用量应分2次服用（早上和晚上）。研究表明，在给药后2h环孢素浓度（c_2）监测下，对术后不同阶段患者的环孢素药物浓度进行更精确的控制，进一步减少了相关不良反应的发生。在监测环孢素的c_2过程中，更重要的是药物浓度的变化趋势，通常需连续监测3日，根据浓度的变化趋势调整药物剂量，如果c_2超过目标浓度，应立即减少药物剂量，以避免药物毒性；而当c_2浓度低于目标浓度时，如果没有急性排斥的征象，可连续监测药物浓度，观察移植器官功能的变化，而无需立即增加药物剂量。当然，在调整患者的环孢素浓度时应个体化。

①器官移植：本品的治疗应于移植手术前12h开始，一日10～15mg/kg，分2次给药，要求c_2的目标浓度达到800～1200μg/L，此用量应维持至术后1～2周。再根据血药浓度逐渐减量至一日2～6mg/kg，分2次口服。在肾移植的受者中，当接受低于一日3～4mg/kg的较低剂量时，可因环孢素血药浓度低于50～100μg/L，从而增加发生排斥反应的危险。当本品与其他免疫抑制药合用时（如与皮质类固醇合用，作为三联或四联用药的一部分），开始用量为一日3～6mg/kg，分2次口服。

②骨髓移植：移植前一日开始用药，最好采用静脉滴注。如果开始时即准备口服本品，则应于移植前一日给药，推荐用量为一日12.5～15mg/kg。维持剂量约为一日12.5mg/kg，应持续3～6个月（最好为6个月），然后逐渐减量，直至移植后1年停药。胃肠道疾患可能减少药物吸收，该类患者需加大本品剂量或经静脉给药。本品的一日总用量应分2次口服（早上和晚上）。部分患者在停用环孢素后可能发生GVHD，但通常对

再次用药反应良好。治疗慢性轻度GVHD时，宜采用较小剂量的本品。

③静脉给药：当静脉注射环孢素时，根据反复监测术后c_2的结果提示，按移植物的初始功能计算初始剂量，比根据体质量给予剂量更为精确。建议用量为3～5mg/kg，约相当于口服剂量的1/3。本品浓缩液应用氯化钠注射液或50g/L葡萄糖注射液按1∶20或1∶100比例稀释，然后缓慢静脉输入，时间应超过2～6h。一经稀释，溶液必须于48h内使用或遗弃。相当多的患者短期大量静脉给药会发生过敏反应。

④其他：a.难治性弥漫性结缔组织病、类风湿关节炎等，口服，一日按体质量3～3.5mg/kg，一日一次（也可分为2次），4～6周效果不佳，可增至一日5mg/kg，病情稳定后减量。b.重度或顽固性炎症性肠病，静脉滴注，一日2～4mg/kg；口服，一日4～6mg/kg。

（2）儿童　1岁以下婴儿禁用本品。《中国国家处方集（儿童版）》推荐用法用量如下。

①重度或顽固性炎症性肠病：口服，2～18岁初始剂量一次2mg/kg，一日2次，可根据血药浓度调整剂量，最大量不超过5mg/kg，疗程3个月。静脉滴注，3～18岁一次0.5～1mg/kg，一日2次，疗程2～4周。

②器官移植：采用三联免疫抑制方案时，口服剂量为一日6～11mg/kg，后依血药浓度调整剂量，每2周减一次（一日减0.5～1mg/kg）。

③骨髓抑制：预防移植物抗宿主病，移植前先静脉滴注一日3mg/kg，分2次滴注，待胃肠反应消失后，改为口服6mg/kg，分2次服。1个月后缓慢减量。总疗程半年以上。

④狼疮肾炎：一日4～5mg/kg分2～3次口服，有疗效后改为3mg/kg，疗程3～6个月。

⑤再生障碍性贫血：一日5～6mg/kg，分2次服用，维持血液谷浓度100～200μg/L，疗程不定。一般至少2年。

美国《儿童风湿病学》（2010年版）推荐，用于治疗幼年皮肌炎的剂量为一日2.5～7mg/kg，分2次服用。

静脉注射用人免疫球蛋白 Human Immumoglobulin for Intravenous Injection

适应证　本品专供静脉输注的正常人免疫球蛋白液体制剂，蛋白质中95%以上为免疫球蛋白。临床应用于：①原发性免疫球蛋白缺乏症，如X829连锁低免疫球蛋白血症，常见变异性免疫缺陷病、免疫球蛋白G亚型缺陷病等。②继发性免疫球蛋白缺陷病，如重症感染、新生儿败血症和艾滋病等。③自身免疫性疫病，如原发性血小板减少性紫癜、川崎病。④其他，如重症系统性红斑狼疮、原发性或继发性抗磷脂综合征等。

药动学　静脉注射免疫球蛋白（IVIG）是从人血浆中分离、纯化制成，经静脉注射后，血浆中IgG水平迅速达到峰值（15min），半衰期为3～4周。

药物相互作用　本品应单独输注，不得与其他药物混合输用。

不良反应　①一般反应少数患者在输注过程中出现中度头痛，或发生寒战、肌痛及胸部不适、恶心、乏力、发热、关节痛和血压升高。减慢输液流量或停止输注可缓解。②输注IVIG可使大多数患者的血黏滞性增加。伴有心血管或肾脏疾病的老年患者，输注者应特别注意减慢速度，保证溶液量充足，以防发生脑卒中、肺栓塞或心肌梗死。③无菌性脑膜炎，极少数患者在输注IVIG后48～72h内可发生无菌性脑膜炎伴有脑脊液细胞数增多。症状可自行缓解，应用强止痛药有效。④由于本品原料为人血浆，故有传播血源病毒性疾病的可能。严格筛查献血员和在加工工艺中引入去除、灭活病毒的步骤，可使产品传播病毒性传染病的概率大大减少。

禁忌证 ①对本品过敏或有其他严重过敏史者。②有抗IgA抗体的选择性IgA缺乏者。

注意 ①本品专供静脉注射用。②如需要，可以用50g/L葡萄糖溶液稀释本品，但糖尿病患者应慎用。③药液呈现混浊、沉淀、异物或瓶子有裂纹、过期失效，不得使用。④本品开启后，应一次输注完毕，不得分次或给第二人输用。⑤有严重酸碱代谢紊乱的患者应慎用。⑥对孕妇或可能妊娠妇女的用药应慎重，如有必要应用时，应在医师指导和严密观察下使用。

用法与用量 成人和儿童用药。

（1）用法 冻干制剂采用严格的无菌操作，按规定量加入灭菌注射用水，轻轻旋摇（避免出现大量泡沫）使完全溶解。使用时，用带有滤网的输液器进行静脉滴注。输注流量：首次使用本品开始要慢，成人每分钟1mL（10～20滴）；15min后可增加到每分钟2mL（20～30滴），30min后成人每分钟3～5mL（40～50滴），儿童不超过每分钟3mL（40滴）。在输注过程中要观察患者的血压、脉搏、呼吸及其他症状和体征，特别要注意有无过敏反应的临床表现。

（2）用量

①疫球蛋白缺乏或低下症：按体质量一日400mg/kg，静脉滴注，维持剂量按体质量一日200～400mg/kg，用药间隔视血清中IgG水平而定，一般每月一次。

②特发性血小板减少性紫癜：初始剂量按体质量一日400mg/kg，连续5天，维持剂量按体质量一次400mg/kg，间隔视血小板计数和病情而定，一般每周一次。

③川崎病：发病10日内使用。儿童治疗剂量按体质量1～2g/kg，静脉滴注，一次输完。

④严重感染：按体质量一日200～300mg/kg，连续3～5日。

人免疫球蛋白 Human Normal Immumoglobulin

适应证 主要用于预防麻疹和甲型肝炎等病毒性感染。

不良反应 偶见过敏反应如荨麻疹、喉头水肿，严重者可见过敏性休克。剂量大或输注流量过快时，可见头痛、心悸、恶心和暂时性体温升高。

注意 本品为肌内注射制剂，不可静脉注射。制剂过期、安瓿破裂或有摇不散的沉淀者禁用，开启后一次用完。

用法与用量

（1）成人 ①预防麻疹0.05～0.15mL/kg，成人不超过6mL，预防效果1个月。②预防甲型肝炎0.05～0.1mL/kg，或每次3mL，预防效果1个月。

（2）儿童 ①预防麻疹，在麻疹患者接触7日内按体质量肌注0.05～0.15mL/kg，

5岁及以下儿童注射1.5～3.0mL，6岁及以上儿童最大剂量不超过6mL。一次注射预防效果为2～4周。②预防传染性肝炎，按体质量肌注0.05～0.1mL/kg，或一次注射1.5～3mL，一次注射预防效果通常为1个月。

英夫利西单抗 Infliximab

适应证 用于重度/顽固性克罗恩病、瘘管性克罗恩病。

不良反应 皮肤（皮疹、瘙痒、荨麻疹、真菌性皮炎、甲真菌病）、中枢神经系统（头痛、眩晕）、呼吸系统（上、下呼吸道感染，呼吸困难，鼻窦炎，胸膜炎，肺水肿）、胃肠道反应（恶心、腹泻、腹痛、呕吐）、肝功能异常；心血管（高血压、低血压）、过敏反应、机会性感染。

药动学 单次静脉滴注3～20mg/kg英夫利西单抗，显示给药剂量和血清峰浓度的线性关系。稳态分布容积与剂量无关，而且英夫利西单抗主要分布在血管腔内。RA患者给3～10mg/kg，克罗恩病给5mg/kg，药动学结果表明终末半衰期8.0～9.5天。首次给英夫利西单抗后在2周和6周重复输注，每次治疗后都可预测浓度-时间图形。间隔4周或8周，连续重复用3mg/kg或10mg/kg治疗时，英夫利西单抗无全身蓄积。出现对英夫利西单抗的抗体时，英夫利西单抗清除率增加。在给予英夫利西单抗3～10mg/kg维持剂量后，血清英夫利西单抗浓度中位数范围0.5～6mg/L；但抗英夫利西单抗抗体阳性的患者中，不能检测到英夫利西单抗浓度按年龄、体质量或性别确定的亚组患者，清除率和分布容积未观察到重要差别。不清楚肝功能或肾功能明显受损的患者清除率或分布容积是否有所不同。在21例年龄11～17岁儿童克罗恩病患者中进行药动学研究，未观察到单次给药后药动学参数有值得注意的差别。注射本品5mg/kg，半衰期为7.7～9.5天。每次治疗中，在本品首剂给药后的第2周和第6周重复输注，可以得到预期的药-时曲线。继续重复给药，未出现全身性蓄积。未发现本品清除率和分布容积在年龄或体质量分组中有明显差异。

禁忌证 已知对鼠源蛋白或本品其他成分过敏者禁用。对于患有中重度心力衰竭的患者，给予本品10mg/kg可能因心力衰竭加重而增加住院率和死亡率。因此，剂量高于5mg/kg时禁用于中重度心力衰竭患者。严重感染、活动性结核病、妊娠期及哺乳期妇女、癫痫、神经脱髓鞘病患儿禁用。

注意 已存在严重感染如结核、真菌或细菌感染者需慎用。慢性心力衰竭患者、异型性增生、结肠癌病史者慎用。

用法与用量

（1）成人 静脉滴注，初始剂量为5mg/kg，在首次给药后的第2周、第6周再给5mg/kg，然后每8周给药5mg/kg；对于疗效不佳的患者，可考虑将剂量调整至10mg/kg。维持治疗剂量的间隔根据疗效确定，如果10周内还没效果则停药。

（2）儿童 根据英国国家处方集（儿童版）（BNFC 2010—2011版）推荐，静脉滴注，6～18岁，初始剂量5mg/kg，在首次给药后的第2周、第6周再给5mg/kg，然后每8周给药5mg/kg，共8次；对于疗效不佳的患者，可考虑将剂量调整至10mg/kg，维持治疗剂量的间隔根据疗效确定，如果初次给药后10周内没有效果则停药。CD肛瘘，6～18

岁，在首次给药后的第2周、第6周再给5mg/kg，根据患儿对药物的反应，由专业医生制定下一步治疗方案。

兔抗人胸腺细胞免疫球蛋白 Rabbit Anti-human Thymocyte Immunoglobulin

适应证 ①移植用免疫抑制药：预防和治疗器官排异反应。治疗激素耐受和移植物抗宿主病（GvHD）。②治疗再生障碍性贫血。

药动学 一次滴注兔抗人胸腺细胞免疫球蛋白1.25mg/kg后（肾移植患者），血清中兔IgG逐渐降低水平至10～40μg/mg直至再次滴注为止。清除半衰期为2～3天。IgG水平在治疗11天时，逐渐增高至20～170μg/mg。停药后逐渐降低。然而，在2个月内，80%的患者可测出残存兔IgG。大约40%的患者表现出对兔IgG有显著免疫。绝大多数病例在最初治疗的15天内出现免疫。具有免疫力的患者表现为迅速的兔IgG水平降低。

药物相互作用 慎重联合应用环孢素、他克莫司、吗替麦考酚酯，因过度免疫抑制可导致淋巴细胞增生。兔抗人胸腺细胞免疫球蛋白能诱导可与其他兔免疫球蛋白发生反应的抗体。使用兔抗人胸腺细胞免疫球蛋白后2个月内，其兔抗体产生会干扰ELISA（酶联免疫吸附测定）检测结果。

不良反应 滴注兔抗人胸腺细胞免疫球蛋白时和用后有如下不良反应的报道：全身性不良反应为寒战、发热、心跳过速、呕吐和呼吸困难。局部不良反应有输液处局部疼痛及末梢血栓性静脉炎。罕见迟发型过敏反应，如初次使用后7～15日，可能会发生血清病（发热、瘙痒、淋巴结肿大、皮疹、关节痛）。严重速发型过敏反应极为罕见。常见和极严重的不良反应发生在第一次滴注后。有些不良反应的发生机制是与细胞分裂释放有关。应用糖皮质激素和抗组胺制剂进行预防治疗并减慢滴注流量或增加稀释液量（9g/L氯化钠注射液或50g/L葡萄糖注射液）可降低或减轻不良反应发生。有文献报道使用ATG期间和之后发生与所产生的抗体效应有关的不良反应，包括交叉反应所导致的中性粒细胞降低和血小板降低。这类反应可能发生在治疗的前两天或治疗结束后。其机制为抗体与中性粒细胞或血小板的交叉反应所致。监测白细胞和血小板计数，可降低这类不良反应的发生并减轻其严重程度。使用ATG期间和之后可发生与免疫过度抑制相关的不良反应，包括感染性合并症（细菌、真菌、病毒及原虫类）和罕见恶性病（特别是淋巴细胞增生症）。应特别谨慎前期协同使用免疫抑制药治疗会导致过度免疫抑制。

禁忌证 急性感染、对本品及其他成分过敏者。

注意 ①必须住院并在严密监控状态下使用。②有些严重不良反应可能与滴注流量有关。应严格执行使用方法中提示的流量要求。如果发生不良反应，减慢流量或中断滴注至症状缓解。输注药期间必须自始至终严密监控患者。③由于可能发生血清病，应向接受兔抗人胸腺细胞免疫球蛋白治疗者说明。④如果发生超敏反应，应立即终止滴注并永久性停止使用本产品。对于超敏反应或休克，应采取相应的急救治疗。⑤治疗结束后，应继续观察两周血细胞计数。对于原血小板计数低下患者和心移植者，还应该监测血小板计数。器官移植：当血小板计数 $<80\times10^9$/L或白细胞计数 $<2.5\times10^9$/L时应考虑减量。当严重和持续的血小板降低（$<50\times10^9$/L）或白细胞减少（$<1.5\times10^9$/L），应终止治疗。⑥由于再障患者本身的原因，应用ATG治疗会增加感染概率（特别是真菌感

染）应避免减毒活疫苗接种。

用法与用量

（1）成人　根据不同的制剂品种和适应证选择剂量，建议参考剂量：再生障碍性贫血为一日2.5～3.75mg/kg，连续5日。此需根据不同制剂（生产厂）推荐的不同剂量进行剂量校正。静脉输注ATG前应使用日需要量的糖皮质激素和静脉抗组胺类药物。将ATG用其自配的稀释液溶解粉剂后，再用9g/L氯化钠注射液或50g/L葡萄糖注射液稀释，调节静脉滴注流量，使总滴注时间不短于4h。

（2）儿童　目前暂无儿童用药的系统试验数据，可参考成人按体质量计算剂量。

白芍总苷 Total Glucosides of Paeony

适应证　用于类风湿关节炎。国内有报道还可用于系统性红斑狼疮、干燥综合征、白塞病和强直性脊柱炎等。

药动学　白芍总苷经胃肠吸收后，主要以原型从肾脏排泄，经粪便和胆汁排泄较少。动物实验显示：其中的芍药苷静脉注射给药后，大鼠药-时曲线呈二室开放模型，分布相为（2.6±0.9）min，消除相为（27.4±14.4）min。兔体内的药-时曲线也呈二室开放模型，分布相为（5.9±2.7）min，消除相为（66.0±27.6）min。在犬体内的表观分布容积为（539±104）mL/kg，表明芍药苷在体内分布迅速、广泛且消除较快。本品静脉给药后迅速以原型出现在尿中。

药物相互作用　白芍总苷可拮抗环磷酰胺对小鼠外周血T淋巴细胞的抑制作用，使其恢复正常水平。可以促进非特异性Th细胞的诱导，明显拮抗环孢素的抑制作用，还可促进非特异性Ts细胞的诱导，拮抗左旋咪唑的抑制作用。

不良反应　偶有软便，大便次数增多，不需处理，可自行消失。其他可少见腹胀、腹痛、食欲减退、恶心和头晕等。

禁忌证　对白芍及其相关成分过敏者禁用。

注意　少数患者服药初期出现大便性状改变，可小剂量开始，一次0.3g，一日2次，1周后加到常规量。

用法与用量　口服。

（1）成人　一次0.6g，一日2～3次，餐后用水冲服，或遵医嘱。4周为1个疗程，连服2～3个疗程效更佳。建议首期3个月，一次0.6g，一日3次，起效后一次0.6g、一日2次维持。

（2）儿童　推荐用量，一日按体质量15～50mg/kg，分2～3次服。

雷公藤多苷 Tripterygiumglycosides

适应证　用于类风湿关节炎、银屑病关节炎、系统性红斑狼疮、肾病综合征。

药动学　动物试验表明雷公藤甲素口服后以小肠吸收为主，吸收后主要分布于血流量较大的器官，如肝、脾、肺、心和脑。未吸收的药物以原型从粪便中排出，吸收部分以原型或代谢产物形式通过肾脏排出，少部分雷公藤甲素通过胆汁排泄。雷公藤甲素口服给药，小鼠的吸收峰为40min，大鼠为1h，体内代谢缓慢，半衰期分别为58.6h和

59.9h。

药物相互作用 ①在服用改善肠道转运和（或）肠道内容物性质的药物时，禁服本品。②为提高本品的生物利用度应避免服用氢氧化铝、氢氧化镁的药物。③服用本品后会增加使用抗生素治疗和（或）化学疗法的患者患小肠结肠炎的可能性，因为抗生素和化学疗法会影响肠道的菌群。④与糖皮质激素合用可增强疗效，使激素用量减低，也可减少本品所致白细胞减低等不良反应。

不良反应 ①生殖系统：本品可致女性月经减少，停经。对高龄妇女可致绝经，对男性可致精子活力降低，数量减少，停药后部分人群可恢复正常。②消化系统：可引起恶心、呕吐、腹痛、腹泻、食欲减退等症状，一般能耐受。③皮肤黏膜：发生皮肤黏膜反应较多见。可出现皮肤变薄、色素沉着、皮疹、口腔溃疡、指甲变薄。④血液系统：有骨髓抑制作用，可引起白细胞计数及血小板减少，但少见。⑤其他：偶引起心悸、胸闷、心律失常、AST及ALT升高、肾肌酐清除率下降。少部分患者可引起头晕、头痛、失眠、脱发等。

禁忌证 孕妇及哺乳期妇女、严重心血管病、肝肾和造血系统病变和功能障碍者。

注意 ①本品影响生育功能，对男女均有影响，故服此药时应避孕。拟生育者必须停药3个月以上。②对各种风湿性疾病，应用本品必须在医师指导下进行。③老年患者应适当减量，儿童慎用。④在用本品过程中应定期监测血象和肝肾功能，必要时停药。

用法与用量

（1）成人 口服正常量一日60mg，分3次口服。控制症状后减量。维持量一日20～30mg分次口服。

（2）儿童 剂量一日1mg/kg，分3次餐后口服，最大剂量一日≤60mg，控制症状后减量，疗程3～6个月。

13 抗过敏药物

苯海拉明 Diphenhydramine

适应证 本品为乙醇胺的衍生物。临床上用于：①皮肤、黏膜过敏，如荨麻疹、血管神经性水肿、过敏性鼻炎、各种皮肤瘙痒及过敏症。②急性过敏反应，如输血或血浆所致的急性过敏反应。③晕动病的防治。④曾用于辅助治疗帕金森病和锥体外系症状。⑤镇静作用：术前给药。⑥牙科局麻。

药动学 口服或注射给药，吸收迅速完全，在肺、脾、肾、肝、脑和肌肉中浓度最高，血浆蛋白结合率98%。口服给药后，15 ~ 60min起效，消除半衰期为4 ~ 7h。本品由肝脏代谢，大部分水解生成二苯基甲醇后，再与葡糖醛酸结合，经尿、粪便、汗液排出。本品亦可随乳汁分泌。

药物相互作用 ①本品可短暂影响巴比妥类药和磺胺醋酰钠等的吸收。②与对氨基水杨酸钠同用可降低后者血药浓度。③可增强中枢神经抑制药的作用。④与单胺氧化酶抑制药同用能增强本药的抗胆碱作用，使本药代谢减低，不良反应增加（抑酶作用）。⑤本药大剂量可降低肝素的抗凝作用。⑥本药可拮抗肾上腺素能神经阻滞药的作用。

不良反应 常见中枢神经抑制作用、共济失调、恶心、呕吐、食欲减退等，少见气急、胸闷、咳嗽、肌张力障碍等；有报道给药后可发生牙关紧闭并伴喉痉挛；偶可引起皮疹、粒细胞减少、贫血及心律失常。

禁忌证 新生儿和早产儿禁用。对本品及辅料过敏者禁用。

注意 ①本品有阿托品样作用，故慎用于闭角型青光眼、胃肠道或泌尿生殖系统梗阻的患者。②本品可影响神经肌肉接头的传导，故重症肌无力患者慎用。③妊娠期及哺乳期妇女慎用。④应用本品后避免驾驶车辆及操作精密仪器或危险机器。⑤老年人慎用。

用法与用量

（1）成人 ①口服，一次25 ~ 50mg，一日2 ~ 3次，餐后服用。用于预防晕动病，宜在旅行前1 ~ 2h，最少30min前服用。②肌内注射，一次20mg，一日1 ~ 2次。

（2）儿童 口服，一次1 ~ 2mg/kg，一日3次。

异丙嗪 Promethazine

适应证 ①皮肤黏膜过敏适用于长期的、季节性的过敏性鼻炎，血管运动性鼻炎，过敏性结膜炎，荨麻疹，血管神经性水肿，对血液或血浆制品的过敏反应，皮肤划痕症。②晕动病防治晕车、晕船、晕飞机。③用于麻醉和手术前后的辅助治疗，包括镇静、催眠、镇痛、止吐。④用于防治放射病性或药源性恶心、呕吐。

药动学 口服后吸收迅速且完全，口服、肌内注射、直肠给药后20min起效，静脉注射3 ~ 5min起效，抗组胺作用持续6 ~ 12h，镇静作用持续2 ~ 8h。本品主要在肝脏代谢，首关效应显著，主要代谢产物经尿排出。

药物相互作用 ①与中枢神经抑制药合用时，可相互加强效应。②碳酸氢钠等碱性药物能降低本品的排泄。③与溴苄胺、异喹胍或胍乙啶等同用时，后者的降压作用增强。④与抗胆碱类药物（特别是阿托品类药）同用时，两者的抗胆碱作用互相增强。

不良反应 常见嗜睡、视物模糊或色盲（轻度）、眩晕、口鼻咽干燥、耳鸣、皮疹、胃痛或胃部不适感、反应迟钝（儿童多见）、低血压、恶心或呕吐，甚至出现黄疸。还可增加皮肤光敏性、噩梦、易兴奋、易激动、幻觉、中毒性谵妄，儿童易发生锥体外系反应。少见血压增高，白细胞减少、粒细胞减少症及再生障碍性贫血。

禁忌证 ①早产儿、新生儿禁用。孕妇在临产前1 ~ 2周应停用本品。②对本品及辅料过敏者、对吩噻嗪类药物过敏者禁用。

注意 ①下列情况应慎用，如肝功能不全和各类肝脏疾病患者；肾衰竭、急性哮喘、膀胱颈部梗阻、骨髓抑制、心血管疾病、昏迷、闭角型青光眼、高血压、胃溃疡、前列腺增生症症状明显者；幽门或十二指肠梗阻、呼吸系统疾病（尤其是儿童服用本品后痰液黏稠，影响排痰，并可抑制咳嗽反射）、癫痫（注射给药时可增加抽搐的严重程度）、黄疸、瑞氏综合征（异丙嗪所致的锥体外系症状易与瑞氏综合征混淆）患者；哺乳期妇女。②小于3个月的婴儿体内药物代谢酶不足，不宜应用本品。还可能引起肾功能不全。新生儿或早产儿、患急性病或脱水的小儿及患急性感染的儿童，注射异丙嗪后易发生肌张力障碍。③老年患者易发生头晕、呆滞、精神错乱、低血压，锥体外系症状，特别是帕金森病、不能静坐和持续性运动障碍，用量大或胃肠道外给药时更易发生。④应用异丙嗪时，应特别注意有无肠梗阻，或药物的过量、中毒等问题，因其症状体征可被异丙嗪的镇吐作用所掩盖。

用法与用量

（1）成人

①口服：a.抗过敏，一次6.25 ~ 12.5mg，一日1 ~ 3次；b.防晕动病，旅行前1h服12.5mg，必要时一日内可重复1 ~ 2次；c.用于恶心、呕吐，一次12.5mg，必要时每4 ~ 6h一次；d.用于镇静、催眠，一次12.5mg，睡前服。

②肌内注射：一次25 ~ 50mg，必要时2 ~ 4h重复。

（2）儿童 口服、肌内注射、静脉注射，一次0.5 ~ 1mg/kg，一日1 ~ 3次。

氯苯那敏 Chlorphenamine

适应证 ①皮肤过敏症，如荨麻疹、湿疹、皮炎、药疹、皮肤瘙痒症、神经性皮炎、虫咬症、日光性皮炎。②过敏性鼻炎。③药物和食物过敏。

药动学 口服吸收迅速完全，生物利用度25% ~ 50%，血浆蛋白结合率72%。口服给药后15 ~ 60min起效，肌内注射后5 ~ 10min起效，清除相半衰期为12 ~ 15h，作用可维持4 ~ 6h。本品主要经肝脏代谢，其代谢物经尿液、粪便、汗液排泄。本品亦可随乳汁分泌。

药物相互作用 ①与中枢神经系统抑制药并用，可加强本品的中枢抑制作用。②可增强金刚烷胺、氟哌啶醇、抗胆碱药、三环类抗抑郁药、吩噻嗪类以及拟交感神经药的药效。③与奎尼丁合用，可增强本品抗胆碱作用。④本品能增加氯喹的吸收和药效，从而提高寄生虫病的治愈率。⑤本品可抑制代谢苯妥英的肝微粒体酶，合用时可引起苯妥英蓄积中毒，应注意监测苯妥英的浓度。⑥不宜与哌替啶、阿托品等药合用，亦不宜与氨茶碱作混合注射。⑦与普萘洛尔有拮抗作用。

不良反应 ①有嗜睡、疲劳、口干、咽干、咽痛，少见有皮肤瘀斑及出血倾向、胸闷、心悸。②少数患者出现药疹。③个别患者有烦躁、失眠等中枢兴奋症状，甚至可能诱发癫痫。

禁忌证 对本品过敏者，新生儿和早产儿，癫痫，接受单氨氧化酶抑制药治疗者，高空作业者、车辆驾驶人员、机械操作人员工作时间禁用。

注意 ①过敏体质者。②有下列情况慎用：如妊娠及哺乳期妇女、膀胱颈梗阻、幽门十二指肠梗阻、甲状腺功能亢进症、青光眼、消化性溃疡、高血压、前列腺增生症。③老年人较敏感，应适当减量。

用法与用量

（1）成人 ①口服：一次4～8mg，一日3次。②肌内注射：一次5～20mg，一日1～2次。

（2）儿童 口服，一日0.3～0.4mg/kg，一日3～4次。

去氯羟嗪 Decloxizine

适应证 用于过敏性疾病如急慢性荨麻疹。

药动学 口服后从胃肠道吸收，0.5～1h起效，药效可维持6～12h，药物经肝脏首关代谢降解，由尿液、粪便及汗液排出。

药物相互作用 ①与中枢抑制药合用时，可增强中枢抑制作用。②与β受体激动药、麻黄碱或氨茶碱等合用能增强平喘作用。③乙醇与本品可相互增强中枢抑制作用。

不良反应 ①有明显的中枢抑制作用（如困倦）和抗胆碱作用如口干、视物模糊、痰液变稠、大便秘结等；②少见兴奋、易激动、失眠等反常现象。

禁忌证 对本品过敏者、新生儿、早产儿以及驾驶车船、从事高空作业、机械作业者工作期间禁用。

注意 过敏体质者，妊娠及哺乳期妇女，老年人慎用。

用法与用量

（1）成人 口服一次25～50mg，一日3次。

（2）儿童 口服，一次1～2mg/kg，一日3次。

钙盐

钙盐（碳酸钙、葡萄糖酸钙、氯化钙等）可用于过敏性疾病、钾和镁中毒解救、急慢性钙缺乏，治疗消化性溃疡等。目前临床上使用品种比较多。

◎ 碳酸钙（见4章79页）

葡萄糖酸钙 Calciumgluconate

适应证 ①预防和治疗钙缺乏症，如骨质疏松、佝偻病、骨软化症以及妊娠和哺乳期妇女、绝经期妇女钙的补充。②甲状旁腺功能减退症或维生素D缺乏症所致的低钙血症。③过敏性疾病，镁中毒时的解救，氟中毒的解救，心脏复苏时应用（如高血钾、低血钙或钙通道阻滞药引起的心功能异常的解救）。

药动学 口服钙剂从小肠吸收，从尿排出，少量从粪、汗、乳汁排泄。

药物相互作用 ①禁与氧化剂、枸橼酸盐、可溶性碳酸盐、磷酸盐及硫酸盐配伍。②与噻嗪类利尿药同用，可增加肾脏对钙的重吸收而致高钙血症。③使用强心苷或洋地黄中毒时禁用注射液。

不良反应 静脉注射可有全身发热，静脉注射过快可产生心律失常甚至心跳停止、呕吐、恶心。其余参阅碳酸钙项下。

禁忌证 参阅碳酸钙项下。

注意 ①本药刺激性较大，不宜皮下或肌内注射，应缓慢静脉滴注。②静脉注射时如漏出血管外，可致注射部位皮肤发红、皮疹和疼痛，并可随后出现脱皮和组织坏死。若发现药液漏出血管外，应立即停止注射，并用氯化钠注射液做局部冲洗注射，局部给予氢化可的松、10g/L利多卡因和透明质酸，并抬高局部肢体及热敷。③不宜用于肾功能不全患者与呼吸性酸中毒患者。④脱水或低钾血症等电解质紊乱时，应先纠正低钾血症，再纠正低钙血症，以免增加心肌应激性。

用法与用量

（1）成人

①口服：一次1.5～2g，分次服用。

②静脉注射：a.低钙血症，1g静脉注射，每分钟注射不超过2mL（1mL：0.1g）。需要时可重复注射至抽搐控制；b.抗高血钾，1～2g静脉注射，每分钟注射量不超过2mL，心电图监测控制用量；c.抗高血镁，同抗高血钾；d.用于氟中毒解救，可口服100g/L葡萄糖酸钙溶液，使氟化物成为不溶性氟化钙；静脉注射本品1g，1h后重复，如有抽搐可静脉注射3g。以上成人用量一日不超过15g（1.42g元素钙）。

（2）儿童

①口服：一日0.5～1g，分次服用。

②静脉注射：a.低钙血症；新生儿一日200～800mg/kg，婴儿或儿童一日200～500mg/kg，连续静脉滴注或分4次静脉注射；b.治疗低钙性手足搐搦，新生儿、婴儿或儿童一次100～200mg/kg，在5～10min内静脉推注，6h后可重复或继续静脉滴注，最大剂量不超过一日500mg/kg。

氯化钙 Calcium Chloride

适应证 ①治疗钙缺乏、急性血钙过低，如新生儿低钙搐搦、碱中毒及甲状旁腺功能减退所致的手足搐搦症、维生素D缺乏症等。②过敏性疾病。③镁中毒时的解救。

④氟中毒的解救。⑤作为强心药，心脏复苏时应用，如高血钾、低血钙或钙通道阻滞药引起的心功能异常的解救。心脏直视手术后、除颤术后心肌对儿茶酚胺反应不佳时，本品可加强心肌收缩力。

药动学 钙的血浆蛋白结合率约45%，正常人血清钙浓度2.25～2.50mmol/L（90～110mg/L）。口服钙剂主要自粪便排出（约80%），部分（20%～30%）自尿液排泄。

药物相互作用 使用强心苷或洋地黄中毒时禁用氯化钙注射液。

不良反应 静脉注射可有全身发热感，皮肤红、热，注射部位疼痛，静脉注射过快可产生血压略降、心律失常，甚至心跳停止、呕吐、恶心。高钙血症罕见。

注意 ①口服氯化钙有强烈的刺激性，目前较少应用。②不宜皮下或肌内注射；静脉注射时如漏出血管外，可引起组织坏死。小儿因血管较细，应慎用。③小儿口服氯化钙，一般不超过3天，以防高氯血症性酸中毒。④肠道吸收钙的作用随年龄增长而减少，排出增加，对老年人用量增加。因氯化钙呈酸性，不宜用于肾功能不全及呼吸性酸中毒、呼吸衰竭。

用法与用量

（1）成人 ①用于低钙或电解质补充：氯化钙0.5～1.0g（136～272mg元素钙）稀释后静脉缓慢注射（每分钟不超过0.5～1.0mL，即13.6～27.2mg元素钙），根据患者情况、血钙浓度，1～3天可重复给药。②用作强心药：用量0.5～1.0g，每分钟不超过1mL，稀释静脉滴注；心室内注射，200～800mg（54.4～217.6mg元素钙），单剂应用。③治疗高血钾：根据心电图监护决定剂量。④抗高血镁治疗：首剂500mg，根据患者反应决定是否重复使用。

（2）儿童 常规剂量为一次25mg/kg，缓慢静注。最大单剂量2g。

乳酸钙 Calcium Lactate

适应证 预防和治疗钙缺乏症。

药动学 本品吸收缓慢。

不良反应 可见嗳气、便秘、腹部不适。大剂量服用可见高钙血症，表现为厌食、恶心、呕吐、便秘、腹痛、肌无力、心律失常和骨石灰沉着等。

用法与用量 口服。

（1）成人 一次0.5～1.5g，一日2～3次。

（2）儿童 一次0.3～0.6g，一日2～3次，需同时服维生素D，促进钙吸收。

醋酸钙 Calcii Acetate

适应证 本品用于纠正高磷血症，也可用于钙的补充。

药动学 口服药剂型的醋酸钙片剂在人体饥饿状态下有40%剂量被吸收（有食物时则吸收率为30%）。此醋酸钙片在中性溶液下有很高的溶解度，在小肠中即可提供有效钙结合磷酸盐变成沉淀性的磷酸钙，由此即可抑制磷酸盐在小肠中的吸收，控制身体中不再有游离基的磷酸盐被吸收，因而有效的控制高磷酸盐血症。

不良反应 可见嗳气、便秘、腹部不适。大剂量服用可见高钙血症：表现为厌食、恶心、呕吐、便秘、腹痛、肌无力、心律失常和骨石灰沉着等。钙剂吸收缓慢且随年龄增长而减少，妊娠与哺乳期钙吸收增高，维生素D可促进钙的吸收。钙吸收后可分布于汗液，胆汁、唾液、乳汁、尿、粪等。血浆中的约45%钙与蛋白结合，正常人血清钙浓度2.25～2.50mmol/L（9～11mg/dL），甲状膀胱、降钙素、维生素D的活性代谢物维持血钙含量的稳定性。

禁忌证 高钙血症者禁用。

注意 ①本品宜在空腹（饭前1h）时服用。②应尽量通过正常膳食保证钙的摄入。③本品不宜大量长期服用，故不宜用于钙缺乏症的治疗。④使用时间超过2周时，应进行血钙血磷的监测。⑤肝肾功能不全时应在医嘱下使用。⑥孕妇、哺乳期妇女慎用。

用法与用量 成人与儿童口服，用于纠正高磷血症，应根据血磷检验数据，由医师决定给药方案。钙的补充一日最高限800mg（以钙元素计，扣除饮食中的钙）。

氯马斯汀 Clemastine

适应证 用于过敏性鼻炎、荨麻疹及其他过敏性皮肤病。

药动学 口服经消化道迅速吸收，30min后起效，血药浓度于2～5h达峰，作用可持续12h，分布于肝、肾、肺、脾等脏器较多。本品清除相半衰期为21h，在肝中代谢的单甲基化、双甲基化产物可与葡糖醛酸结合，以代谢物和少量原型药物形式主要由尿和粪便中排泄，少量药物可出现于乳汁中。

药物相互作用 可增强乙醇、中枢神经抑制药和抗胆碱药的作用。

不良反应 可见嗜睡、眩晕、食欲减退、恶心、呕吐、口干、低血压、心悸、心动过速、疲乏、神经质、不安、震颤、失眠、欣快感、视觉模糊、抽搐、尿频、排尿困难、月经提前、痰液黏稠、鼻塞、胸闷、血小板减少、粒细胞减少、溶血性、贫血、瘙痒、荨麻疹、过敏性休克等。

禁忌证 下呼吸道感染（包括哮喘）患者禁用。新生儿、早产儿禁用。

注意 ①孕期及哺乳期妇女慎用。②老年人易发生低血压、精神错乱、呆滞和头晕，应酌情减量。③用药期间不宜驾驶车辆、高空作业、从事危险工种、操作精密机器。

用法与用量

（1）成人 口服，每片含富马酸氯马斯汀酸1.34mg（相当于氯马斯汀1mg）。一次一片，一日2次。干混悬剂，按照含量氯马斯汀1mg一次，一日2次。

（2）儿童 ≤5岁每次0.5mg，6～10岁每次0.75mg，11～12岁每次1mg（按氯马斯汀计算）。

氮䓬斯汀 Azelastine

适应证 本品除具有拮抗组胺作用外，尚有多种抗过敏作用，用于季节性过敏性鼻炎（花粉症）和常年性过敏性鼻炎及慢性特发性荨麻疹。哮喘的辅助治疗。

药动学 口服后，吸收迅速完全，4～5h达血药浓度峰值。经肝脏代谢，其主要代谢产物为去甲基氮䓬斯汀，后者仍具抗组胺活性。氮䓬斯汀及其代谢产物的血浆清除半衰期约为25h，其血浆蛋白结合率分别为88%和97%。氮卓斯汀及其代谢产物主要从粪便排出，在尿中亦有排泄。口服给药后，药动学参数不受年龄、性别或肝功能损害的影响。

药物相互作用 西咪替丁可增加口服本品峰浓度和药-时曲线下面积（AUC）约65%；酮康唑干扰本品血药浓度的测定，但对Q-T间期无影响；口服雷尼替丁、红霉素、氨茶碱对本品药动学无明显影响。

不良反应 嗜睡、头晕、口干、多梦、咳嗽、腹痛、恶心、乏力、鼻痛等。滴眼剂可有轻微、短暂的局部刺激感、苦味等。

禁忌证 对本品及辅料过敏者禁用。

注意 ①服药期间不要驾驶车辆、操作机器及进行高空作业。②本品应避免与抗组胺药、乙醇或其他中枢抑制药物同时服用。③妊娠及哺乳期妇女不推荐服用本品。④儿童及老人不推荐服用本品。⑤应用本品滴眼剂期间不能戴角膜接触镜。

用法与用量

（1）成人

①口服：一次1～4mg，一日2次。

②外用：a.喷鼻剂一次每鼻孔1喷，一日2次（相当于每日0.56mg盐酸氮䓬斯汀剂量），或遵医嘱。喷药时保持头部直立。可用至症状消除，但不能连续使用超过6个月。b.滴眼剂一次1滴，滴眼，一日2～4次。

（2）儿童 ①口服，6～12岁儿童一次2mg，一日2次。②喷鼻剂（6岁以上）、滴眼剂见成人项下。

◎ 酮替芬（见3章35页）

阿伐斯汀 Acrivastine

适应证 ①急性荨麻疹、慢性荨麻疹急性发作。②过敏性鼻炎。③各种皮肤过敏症。

药动学 口服吸收迅速完全，在体内分布广，但不易通过血脑屏障。服药后，约0.5h起效，消除相半衰期为（1.9 ± 0.3）h，其丙酸代谢物消除相半衰期为（3.8 ± 1.4）h，服药12h后，代谢产物及原药的80%随尿液排出。

药物相互作用 ①本品与中枢神经系统抑制药合用，可增加后者的不良反应，应避免合用。②同时服用含乙醇饮料或药物，会增加中枢抑制作用，应避免合用。

不良反应 嗜睡、皮疹、恶心、腹泻、罕见过敏症状。

禁忌证 对本品和曲普利啶过敏的患者禁用。

注意 ①孕妇及哺乳期妇女不宜使用。②重度高血压、严重冠状动脉疾病、肾功能不良者及同时应用单胺氧化酶抑制药者慎用。③老年人慎用。④ 12岁以下儿童不推荐使用。

用法与用量 口服，成人和12岁以上儿童，一次8mg，一日1～3次。

依巴斯汀 Ebastine

适应证 适用于荨麻疹、过敏性鼻炎、湿疹、皮炎、皮肤瘙痒症等。

药动学 口服吸收较完全，极难通过血脑屏障，其在体内代谢物为有抗组胺活性卡巴斯汀，用药4～6h，卡巴斯汀的血浆浓度达峰值。食物因素对上述血药浓度几乎无影响。本品消除半衰期为14～16h，其代谢产物经尿和粪便排出。

药物相互作用 红霉素可使本品的代谢物卡巴斯汀的血浆浓度上升至2倍。乙醇可增强本品的中枢抑制作用，服药期间不宜饮酒。

不良反应 有时困倦，偶见头痛、头晕、口干、胃部不适、嗜酸性粒细胞增多、ALT升高、ALP升高。罕见皮疹、水肿、心动过速。

禁忌证 对本品及其辅料过敏者禁用。

注意 ①以下情况慎用，如肝功能异常者，妊娠期和可能妊娠的妇女。②动物实验表明本品可以进入乳汁，服用本品期间应避免哺乳。③老年患者通常生理功能减退，应注意减小剂量，一日一次5mg开始服药。④驾驶或操纵机器期间慎用。

用法与用量

（1）成人 口服，一次10～20mg，一日一次。

（2）儿童 口服。① 6～11岁儿童一次5mg，一日一次。② 2～5岁儿童一次2.5mg，一日一次。

咪唑斯汀 Mizolastine

适应证 ①慢性特发性荨麻疹、急性荨麻疹、血管神经性水肿等过敏性皮肤疾病。②季节性过敏性鼻炎（花粉症）及常年性过敏性鼻炎。③过敏性结膜炎等。

药动学 健康志愿者单剂量口服10mg咪唑斯汀片后，吸收迅速，其与血浆蛋白的结合率约为98.4%，达峰时间约为1.5h，血药浓度峰值为276μg/L，消除相半衰期约为13h。其生物利用度约为65.5%在肝功能不全的患者体内，咪唑斯汀的吸收减慢，分布相延长，药-时曲线下面积（AUC）增加50%。咪唑斯汀主要在肝脏通过葡糖醛酸化进行代谢，已确定的代谢产物均无药理活性。只有极少量（0.5%）的药物以原型从尿中排出。

药物相互作用 ①与全身给药的咪唑类抗真菌药（如酮康唑）或大环内酯类抗生素（如红霉素、醋竹桃霉素、克拉霉素或交沙霉素）同时使用时，咪唑斯汀的血浆浓度会有一定程度的升高。②与肝药酶CYP3A4的强效抑制药或底物如西咪替丁、环孢素、硝苯地平等合用时，应谨慎。

不良反应 偶见思睡、乏力（通常为一过性）、食欲增加并伴有体质量增加。少见口干、腹泻（包括消化不良）或头痛。罕见过敏反应、血管性水肿、全身性皮疹、荨麻疹、瘙痒、低血压、迷走神经异常（可引起惊厥）、焦虑、抑郁、白细胞计数减少、AST及ALT升高、血糖或电解质水平的轻微变化。

用法与用量 成人及12岁以上儿童一次口服10mg，一日1次，或遵医嘱。本品控释片不能掰开服用。

美喹他嗪 Mequitazine

适应证 ①过敏性鼻炎。②过敏性结膜炎。③荨麻疹（特别是胆碱能性荨麻疹）。④支气管哮喘的辅助治疗。⑤各种过敏性瘙痒性皮肤病。

药动学 口服吸收较快，2～4h起效，消除相半衰期为18h，在肝脏代谢，排泄缓慢，48h尿中排泄量约20%。

药物相互作用 ①中枢抑制药可加强本品的中枢抑制作用。②与单胺氧化酶抑制药合用可致严重不良反应。本品可增强拟交感胺的作用。

不良反应 ①偶见困倦、乏力、头痛、口干、口苦、多汗、视物模糊、胃肠不适、便秘、腹泻、ALT及AST升高、血小板减少等。②罕见对本品过敏的报道。

禁忌证 对本品及辅料过敏者、对吩噻嗪类药物过敏者禁用。

注意 ①青光眼、肝病、良性前列腺增生症及癫痫患者慎用。②本品对妊娠及哺乳的影响尚不明确。③服药期间不宜驾驶和进行危险的机械作业。

用法与用量 口服，成人及12岁以上儿童一次3～5mg，一日2次，或睡前顿服10mg，一日1次。

赛庚啶 Cyproheptadine

适应证 本品为哌啶类H_1受体拮抗药。①荨麻疹、血管性水肿、过敏性鼻炎、过敏性结膜炎、其他过敏性瘙痒性皮肤病。②曾用于库欣综合征、肢端肥大症等的辅助治疗，目前已较少应用。③国外有文献报道本品可作为食欲刺激剂用于神经性厌食，但国内未见相关报道。

药动学 本品口服后经胃肠道吸收入血，30min～1h起效，2～3h达到血药浓度峰值，药效可维持6～8h。本品在体内分布广泛，并可通过血脑屏障。本品经肝脏代谢，除尿液及粪便外，还可经汗液、乳汁排出。

药物相互作用 ①与单胺氧化酶抑制药和具有单胺氧化酶抑制作用的药物合用时，可导致本品的作用和毒性增强，故不宜合用。②与促甲状腺激素释放激素合用时，有可能使血清淀粉酶和催乳素水平增高而影响诊断。③与中枢神经系统抑制药合用，可增强中枢抑制作用。④缬草可增强本品作用。⑤与抗胆碱药合用时可使阿托品样不良反应增加。⑥与舒托必利合用，会增加室性心律失常，尤其是增加尖端扭转型室速的危险。⑦本品可降低吗啡的镇痛作用。⑧乙醇可增强本品的中枢抑制作用，故服药期间应避免饮酒或饮用含乙醇类饮料。

不良反应 ①可有药疹、光敏性皮炎、低血压、心动过速、期外收缩、过敏性休克；溶血性贫血、白细胞减少、血小板减少；嗜睡、乏力、头痛、失眠、感觉异常、惊厥等其他神经精神症状，罕见消化功能紊乱。②本品还可引起口干、口苦、痰液黏稠、便秘、泪腺分泌下降、支气管分泌物黏稠、尿潴留等不良反应。③长期服用本品可致食欲增加，而增加体质量，药物使用剂量过大还可发生精神错乱和共济失调。

禁忌证 妊娠及哺乳期妇女，青光眼、尿潴留和幽门梗阻患者，对本品过敏者。

注意 ①以下情况慎用，如过敏体质者、老年人。②服药期间不得驾驶机、车、船、从事高空作业、机械作业及操作精密仪器。③服用本品期间不得饮酒或含有酒精的饮料。

用法与用量

（1）成人　口服，一次2～4mg，一日2～3次。

（2）儿童　口服，一次0.1mg/kg，一日3次；极量一次0.2mg/kg；＜6岁儿童一次剂量不超过1mg；2岁以下儿童不宜使用。

氯雷他定 Loratadine

适应证　用于治疗过敏性鼻炎、慢性荨麻疹及其他过敏性瘙痒性皮肤病。

药动学　空腹口服后吸收迅速，1～3h内起效，8～12h达最大效应，持续作用达24h以上，食物可使血药浓度达峰时间延迟约1h，分别使氯雷他定及其代谢物的药-时曲线下面积AUC（吸收量）增加约40%和15%，但血药的峰值浓度不受食物影响。在正常成年人，本品的消除相半衰期为8.4h（3～20h），其代谢物去羧酸乙氧基氯雷他定的消除相半衰期为28h（8.8～92h）。本品及其代谢物地氯雷他定与血浆蛋白的结合率分别为98%和73%～77%。本品及其代谢产物可在乳汁中检出，但不通过血脑屏障。

药物相互作用　抑制肝药物代谢酶活性的药物能使本品的代谢减慢。一日同服酮康唑400mg，可使氯雷他定及其活性代谢物去羧酸乙氧基氯雷他定的血浆浓度升高，但未观察到心电图改变。与大环内酯类抗生素、西咪替丁、茶碱等药物并用也可抑制氯雷他定的代谢。

不良反应　治疗剂量未见明显的镇静作用。罕见报道的有视觉模糊、血压降低或升高、心悸、晕厥、运动功能亢进、肝功能改变、黄疸、肝炎、肝坏死、脱发、癫痫、乳房肿大、多形性红斑及全身性过敏反应等。

用法与用量

（1）成人　口服，成人及大于12岁的儿童，一次10mg，一日1次。

（2）儿童　2～12岁儿童，体质量＞30kg，一次10mg，一日1次；体质量≤30kg，一次5mg，一日1次。＜2岁安全性尚不确定。

地氯雷他定 Desloratadine

适应证　常年性过敏性鼻炎，过敏性结膜炎，荨麻疹。

药动学　口服后30min可测得其血浆浓度，吸收较好，与血浆蛋白结合率为83%～87%。约3h后达到血药峰浓度。

药物相互作用　地氯雷他定的代谢酶尚未确定，因此与其他药物的相互作用尚不能完全排除。地氯雷他定与乙醇同时使用时不会强化乙醇对人认知能力和执行功能的损害作用。

不良反应　恶心、头晕、头痛、困倦、口干、乏力，偶见嗜睡、健忘及晨起面部肢端水肿。

禁忌证　对本品及辅料过敏者、对氯雷他定过敏者禁用。

注意　①严重肝功能不全患者慎用。②尚无孕妇及哺乳期妇女用药的研究资料。

③尚缺乏老年患者用药的研究资料。

用法与用量

（1）成人　口服，成人及12岁以上儿童，一次5mg，一日1次。

（2）儿童　对12岁以下的儿童患者的有效性和安全性尚未确定。

奥洛他定 Olopatadine

适应证　①滴眼液用于过敏性结膜炎。②口服片剂用于过敏性鼻炎、荨麻疹、皮肤瘙痒症。

药动学　健康成人单次口服本药5mg和10mg，48h的原型药物的累积尿排泄率为给药量的71.8%。另外，多次给药时一次10mg，尿中排泄率与单次服药基本相同。本药滴眼液经眼给药治疗过敏性结膜炎，起效时间短于30min，单次给药作用可维持8h。经眼给药只有极少量进入全身循环。

不良反应　口服本药的主要不良反应为：嗜睡、倦怠感、口渴；AST、ALT、γ-GT、LDH上升；腹痛、腹部不适感；尿隐血、尿蛋白阳性。偶见头痛、头重感、头晕、麻木感、注意力低下；红斑、瘙痒、水肿（颜面、四肢等）、呼吸困难。个别病例月经异常，发生概率不详。本药滴眼液的不良反应有眼烧灼感或刺痛感、眼干、异物感、瘙痒，发生率均低于5%。头痛发生率约为7%。其他尚有感冒症状、咽炎、鼻炎、鼻窦炎及味觉异常，发生率均低于5%。

禁忌证　对本药过敏者禁用。

注意　①滴眼液：使用本药滴眼液，请勿戴角膜接触镜。②口服片剂：肾功能低下患者慎用。③老年人，特别是高龄老人，慎用。④肝功能损害的患者：有可能造成肝功能恶化，慎用。⑤妊娠妇女慎用，药物对哺乳的影响尚不明确。⑥机动车驾驶员、高空作业人员等不宜使用。

用法与用量

（1）成人　①口服，一次5mg，一日2次，早晨和晚上睡前各服1次。②滴眼液，一次1～2滴，一日2次（应间隔6～8h）滴患眼。

（2）儿童　儿童用药尚无经验。滴眼推荐3岁及3岁以上儿童，剂量同成人。

曲普利啶 Triprolidine

适应证　用于治疗各种过敏性疾病，包括过敏性鼻炎（慢性鼻炎、喷嚏、流涕等）荨麻疹、皮肤瘙痒、支气管哮喘及动植物引起的过敏。

药动学　口服吸收迅速完全，起效快，1～3h达到血药浓度峰值，药效可维持8～12h。本品在体内分布广泛，局部以肺、脾、肾浓度较高。清除相半衰期为6～24h。本品部分经肝脏代谢，降解物由肾排出，也可经乳汁排出。

药物相互作用　乙醇可加强本品的中枢抑制作用。

不良反应　有中枢镇静作用及胃肠道反应。

禁忌证　已知对本药有过敏反应的患者、急性哮喘发作期内的患者、早产婴儿及新生儿、哺乳期妇女均禁用。

注意 下列情况慎用，如眼压增高、闭角型青光眼、甲状腺功能亢进症、血管性疾病及高血压、支气管哮喘、慢性阻塞性肺疾病、幽门梗阻、前列腺增生症、膀胱颈阻塞、消化性溃疡、12岁以下儿童。

用法与用量

（1）成人 口服，一次2.5～5mg，一日3次。

（2）儿童 7～12岁儿童一次1.25mg，一日2次；2～6岁儿童一次0.8mg，一日2次；2岁以下用量按体质量0.05mg/kg，一日2次；或遵医嘱。

多塞平 Doxepin

适应证 多塞平为三环类抗抑郁药。口服用于治疗抑郁症及焦虑性神经症。乳膏外用治疗慢性单纯性苔藓、瘙痒症、亚急性及慢性湿疹、异位性皮炎引起的瘙痒。

药动学 口服吸收好，生物利用度13%～45%，半衰期为8～12h，表观分布容积9～33L/kg。主要在肝脏代谢，活性代谢产物为去甲基化物。代谢物自肾排泄，老年患者对本品的代谢和排泄能力下降。外用乳膏极易经皮吸收，当涂布面积较大时可产生全身性作用。有首关代谢，达峰时间2～4h，血浆蛋白结合率约76%，体内分布广，可透过血脑屏障和胎盘屏障，可进入乳汁。在肝内代谢，主要产物为具有活性的去甲多滤平。主要代谢产物由尿排出。半衰期为8～25h。

药物相互作用 ①与舒托必利合用，有增加室性心律失常的危险，严重者可致尖端扭转型心律失常。②与乙醇或其他中枢神经系统抑制药合用，中枢神经抑制作用增强。③与肾上腺素、去甲肾上腺素合用，易致高血压及心律失常。④与可乐定合用，后者抗高血压作用减弱。⑤与抗惊厥药合用，可降低抗惊厥药的作用。⑥与氟西汀或氟伏沙明合用，可增加两者的血浆浓度，出现惊厥，不良反应增加。⑦与阿托品类合用，不良反应增加。⑧与单胺氧化酶合用，可发生高血压。

不良反应 因本品乳膏经皮极易吸收，当涂布面积较大时特别有破损时可产生全身性作用，因而亦可引起全身性不良反应。常见的不良反应有：口干、困倦或轻度兴奋、失眠、排尿困难、便秘、视物模糊、光敏性增加等。

注意 心血管疾病、肝功能不全者及老年人不宜用本品治疗过敏性疾病。

用法与用量

（1）成人 ①口服，开始一次25mg，一日2～3次，根据病情逐渐增加至一日150～300mg。②乳膏外用，适量涂于患处，一日2次。

（2）儿童 12岁以下儿童不宜用本品治疗过敏性疾病。

西替利嗪 Cetirizine

适应证 本品可选择性拮抗H_1受体。适用于：①过敏性鼻炎、过敏性结膜炎。②荨麻疹。③各种过敏性瘙痒性皮肤疾病。

药动学 口服本品在5～60mg剂量范围内，血浆浓度水平与给药剂量呈线性关系。成年人消除相半衰期约为10h，给药剂量的2/3以原型由尿液排出。本品的吸收不受进食的影响。

药物相互作用 同服镇静药及乙醇时需小心。

不良反应 ①偶见嗜睡、头晕、头痛、激动、口干、胃肠不适。②罕见过敏反应报道。

禁忌证 ①对本品及辅料过敏者禁用。②对羟嗪过敏者也应禁用。

注意 ①治疗剂量虽不增强乙醇的作用，但仍需谨慎。②驾驶及操作精密或危险机械者慎用。③肾功能不全者慎用。

用法与用量

（1）成人 口服，一次10mg，一日1次，或一次5mg，一日2次。

（2）儿童 口服，2～6岁儿童一日5mg，分1～2次；6～12岁一日10mg，分1～2次。1～2岁儿童可用滴剂，一次2.5mg，一日1～2次。

左西替利嗪 Levocetirizine

适应证 本品是西替利嗪的R-对映体。临床上用于季节性过敏性鼻炎、常年性过敏性鼻炎、慢性特发性荨麻疹、过敏性结膜炎。

药动学 吸收迅速，单次口服5mg后约0.75h血药浓度达峰，峰值为0.27mg/L，服药后1h血浆蛋白结合率为96.1%。本品在吸收和消除过程中不发生手性转换。本品的清除与肌酐清除相关，中度至重度肾功能损伤患者需调整日剂量或延长给药间隔。肝功能损伤伴发肾功能下降的患者也需要调整剂量。

不良反应 一般为轻至中度的嗜睡、疲劳、虚弱、头痛、口干等。

禁忌证 对本品或西替利嗪、羟嗪过敏者，肾病晚期、伴有特殊遗传性疾病。

注意 ①肾功能不全患者慎用本品。②驾驶或操作机械的患者慎用本品。③哺乳期妇女应避免使用本品。④适用西替利嗪的儿童也适用本品。⑤老年患者在服用本品时需监测肾功能，并根据肌酐清除率调整剂量。

用法与用量

（1）成人 口服，一次5mg，一日1次。①肾功能损伤患者，肌酐清除率≥50mL/min时，无需调整剂量；肌酐清除率为30～49mL/min时，减量至每2日5mg；肌酐清除率＜30mL/min，减量至每3日5mg；肾功能不全终末期需进行透析的患者减量至每3～4日5mg，透析后无需补充剂量；②仅有肝功能损伤患者无需调整剂量，肝功能损伤伴肾功能损伤患者剂量调整同肾功能损伤患者。

（2）儿童 口服，6～11岁根据症状的轻重可一次2.5～5mg，一日1次。12岁以上或体质量在30kg以上，一次5mg，一日1次。

14 抗感染药物

14.1 抗生素类药物

14.1.1 青霉素类抗生素

青霉素 Benzylpenicillin

适应证

（1）适用于敏感细菌所致各种感染，如脓肿、菌血症、肺炎和心内膜炎等。

（2）青霉素为以下感染的首选药物 ①溶血性链球菌感染，如咽炎、扁桃体炎、猩红热、丹毒、蜂窝织炎和产褥热等；②肺炎链球菌感染，如肺炎、中耳炎、脑膜炎和菌血症等；③不产青霉素酶葡萄球菌感染；④炭疽；⑤破伤风、气性坏疽等梭状芽孢杆菌感染；⑥梅毒（包括先天性梅毒）；⑦钩端螺旋体病；⑧回归热；⑨白喉；⑩青霉素与氨基糖苷类药物联合用于治疗草绿色链球菌心内膜炎。

（3）青霉素亦可用于以下治疗 ①流行性脑脊髓膜炎；②放线菌病；③淋病；④樊尚咽峡炎；⑤莱姆病；⑥多杀巴斯德菌感染；⑦鼠咬热；⑧李斯特菌感染；⑨除脆弱拟杆菌以外的许多厌氧菌感染；⑩风湿性心脏病或先天性心脏病患者进行口腔科、胃肠道或泌尿生殖道手术和操作前；⑪可用青霉素预防感染性心内膜炎发生。

药动学 本品不耐酸，不宜口服。肌内注射后0.5h达血药峰浓度，可广泛分布于组织、体液，易透入有炎症的组织，胸腔、腹腔和关节腔液中浓度约为血药浓度的50%。本品可通过胎盘但难以透过血-脑脊液屏障，乳汁中可含有少量青霉素，不易透入眼、骨组织、无血供区域和脓腔中。血浆蛋白结合率45%～65%，半衰期约为30min，肾功能减退者可延长至2.5～10h，老人和新生儿也可延长。本品约19%在肝内代谢，主要通过肾小管分泌排泄，肾功能正常情况下，约75%在给药后6h内自肾脏排出，亦有少量经胆道排泄。血液透析可清除本品，腹膜透析则不能。

药物相互作用 ①氯霉素、红霉素、四环素类、磺胺药等抑菌药可干扰青霉素的杀菌活性，故不宜与青霉素类合用，尤其是在治疗细菌性脑膜炎或需迅速杀菌的严重感染时。②丙磺舒、阿司匹林、吲哚美辛、保泰松、磺胺药可减少青霉素类在肾小管的排泄，因而使青霉素类的血药浓度增高，而且维持较久，半衰期延长，不良反应也可能增加。③青霉素可增强华法林的作用。

不良反应 ①过敏反应：青霉素过敏反应较常见，包括荨麻疹等各类皮疹、白细胞减少、间质性肾炎、哮喘发作等和血清病样反应；过敏性休克偶见，一旦发生，必须就地抢救，予以保持气道畅通、吸氧及使用肾上腺素、糖皮质激素等治疗措施。②毒性反应：少见，但静脉滴注大剂量本品或鞘内给药时，可因脑脊液药物浓度过高导致抽搐、肌肉阵挛、昏迷及严重精神症状等（青霉素脑病）。此种反应多见于婴儿、老年人和肾功能不全患者。③赫氏反应和治疗矛盾：用青霉素治疗梅毒、钩端螺旋体病等疾病时可由于病原体死亡致症状加剧，称为赫氏反应；治疗矛盾也见于梅毒患者，系治疗后梅毒病灶消失过快，而组织修补相对较慢或病灶部位纤维组织收缩，妨碍器官功能所致。④二重感染：可出现耐青霉素金黄色葡萄球菌、革兰氏阴性杆菌或念珠菌等二重感染。⑤应用大剂量青霉素钠可因摄入大量钠盐而导致心力衰竭。静脉给予大剂量青霉素钾时，则可发生高钾血症。青霉素100万u，钠盐含钠离子1.7mmol，钾盐含钾离子1.5mmol。

禁忌证 有青霉素类药物过敏史或青霉素皮肤试验阳性患者禁用。

注意 ①应用前询问药物过敏史并进行青霉素皮肤试验。皮试液为每1mL含500u青霉素，皮内注射0.05～0.1mL，经20min后，观察皮试结果，呈阳性反应者禁用，必须使用者经脱敏后应用，并随时做好过敏反应的急救准备。②对一种青霉素过敏者可能对其他青霉素类药物、青霉胺过敏，有哮喘、湿疹、花粉症、荨麻疹等过敏性疾病患者应慎用。③青霉素水溶液在室温不稳定，20u/mL青霉素溶液30℃放置24h效价下降56%，青霉烯酸含量增加200倍，因此应用本品必须新鲜配制。④大剂量使用时应定期检测电解质。⑤孕妇及哺乳期妇女用药：动物生殖实验未发现本品引起胎仔损害。但尚未在孕妇进行严格对照试验以除外这类药物对胎儿的不良影响，所以孕妇应仅在确有必要时使用。少量本品从乳汁中分泌，哺乳期妇女用药时宜暂停哺乳。

用法与用量 肌内注射以注射用水为溶剂，静脉滴注以50g/L葡萄糖注射液或氯化钠注射液为溶剂。

（1）成人 ①肌内注射：一日80万～200万u，分3～4次给药。②静脉滴注：一日200万～2000万u，分2～4次给药。

（2）儿童

①敏感菌所致轻中度感染：a.早产儿和7天以内新生儿，一次5万u/kg，每12h给药一次；b.7～28天新生儿，一次5万u/kg，每8h给药1次；c.1个月～12岁儿童，肌内注射1次2.5万u/kg，每12h给药一次。静脉滴注，一日5万～20万u/kg，分2～4次给药，重症感染剂量加倍。

②脑膜炎奈瑟球菌感染：静脉滴注。a.早产儿和7天以内新生儿，一次10万u/kg，每12h给药一次；b.7～28天新生儿，一次10万u/kg，每8h给药一次；c.1个月～12岁儿童，一次8万～10万u/kg（最大剂量每4h给药400万u），每4～6h给药一次。

③先天性梅毒：静脉或肌内给药。a.＜2岁婴幼儿，出生7天内，一次5万u/kg，每12h给药一次；7天以后，一次5万u/kg，每8h给药一次，总疗程10～14天。b.≥2岁儿童一次5万u/kg，每4～6h给药一次，一日最大剂量240万u，疗程10～14天。

④肾功能减退患儿：轻中度肾功能损害者使用常规剂量不需减量，严重肾功能损害者应延长给药间期或调整剂量。肌酐清除率每分钟10～50mL/1.73m^2，给药间期延长至8～12h或给药间期不变，剂量减少25%，肌酐清除率每分钟＜10mL/1.73m^2，给药间期延长至12～18h，或一次剂量减至正常剂量的25%～50%而给药间隔不变。严重肾功能损害时，一日最大剂量不超过1000万u。

普鲁卡因青霉素 Procaine Benzylpenicillin

适应证 ①由于普鲁卡因青霉素血药浓度较低，故其应用仅限于青霉素高度敏感病原体所致中度感染，如敏感金黄色葡萄球菌所致疖、痈及樊尚咽峡炎等。②可用于治疗钩端螺旋体病、回归热和各期梅毒。

药动学 成人肌内注射30万u普鲁卡因青霉素后，达峰时间为2h，峰浓度约为1.6mg/L，24h后仍可测得少量。出生1周内新生儿按体质量肌内注射5万u/kg后，2～12h平均血药浓度为7.4～8.8mg/L，24h为1.5mg/L。同样剂量给予出生1周以上的新生儿时，血药浓度则较低，4h的血药浓度为5～6mg/L，24h为0.4mg/L。60%～90%给药量经肾排出。

不良反应 见青霉素项下。

禁忌证 ①有青霉素类药物或普鲁卡因过敏史者禁用。②青霉素或普鲁卡因皮肤试验阳性患者禁用。

注意 ①应用前需详细询问药物过敏史并进行青霉素、普鲁卡因皮肤试验。②对一种青霉素过敏者可能对其他青霉素类药物、青霉胺过敏。有哮喘、湿疹、花粉症、荨麻疹等过敏性疾病患者应慎用。③孕妇及哺乳期妇女用药，见青霉素项下。④应用时必须新鲜配制，见青霉素项下。

用法与用量 临用前加灭菌注射用水适量制成混悬液，肌内注射。

（1）成人 常用量一次60万～120万u，一日1～2次。治疗梅毒一次80万u，一日1次。早期梅毒连用10～15日，晚期梅毒连用20日。

（2）儿童 ①儿童肺炎，一日5万u（50mg）/kg，疗程10天。② 2天以内先天性梅毒（除外神经性梅毒）一日5万u（50mg）/kg，疗程10天。

苄星青霉素 Benzathine Benzylpenicillin

适应证 用于预防风湿热复发和控制链球菌感染的流行。治疗各期梅毒。

药动学 成人肌内注射苄星青霉素240万u后，14天时血药浓度为0.12mg/L，新生儿肌内注射苄星青霉素5万u，达峰时间为13～24h，峰浓度为1.23mg/L，用药后4天和12天的血药浓度分别为0.65～0.92mg/L和0.07～0.09mg/L。

药物相互作用 ①丙磺舒可减少本药的排泄，使血药浓度增加。②阿司匹林、吲哚美辛、保泰松可减少本药在肾小管的排泄，使血药浓度升高。③本药与四环素、红霉素、氯霉素等抑菌抗生素同用可使本药抗菌作用降低，可能的机制为相互拮抗作用。④本药与抗凝药同用可能增加抗凝药作用，导致出血时间延长。

不良反应 ①过敏反应见青霉素。②二重感染见青霉素项下。

禁忌证 有青霉素类药物过敏史者或青霉素皮肤试验阳性患者禁用。

注意 参见青霉素注意项下。

用法与用量

（1）成人 临用前加适量灭菌注射用水使成混悬液肌内注射，一次60万～120万u，2～4周1次。治疗梅毒 一次240万u，每周一次，连用2～3周。

（2）儿童

①肌内注射临用前加适量灭菌注射用水使成混悬液肌内注射。

②《WHO儿童示范处方集》（2010版）建议用量：a.链球菌咽炎、风湿热的初次预防，体质量＜30kg儿童单剂量60万～90万u（450～675mg），体质量≥30kg儿童单剂量120万u（900mg）；b.风湿热复发预防，体质量＜30kg儿童单剂量60万u（450mg），每3～4周一次，体质量≥30kg儿童单剂量120万u（900mg），每3～4周一次；c.先天性梅毒（除外神经性梅毒），2岁以下儿童单剂量5万u/kg（37.5mg/kg）。

苯唑西林 Oxacillin

适应证 ①用于治疗产青霉素酶葡萄球菌感染，包括败血症、心内膜炎、肺炎和皮肤、软组织感染等。②化脓性链球菌或肺炎球菌与耐青霉素葡萄球菌所致的混合感染。

药动学 苯唑西林耐酸，口服可吸收给药量的30%～33%。空腹口服1g后于0.5～1h达血药峰浓度。肌内注射0.5g，0.5h达到血药峰浓度16.7mg/L；静脉滴注苯唑西林0.25g，滴注结束时血药浓度为9.7mg/L，2h后为0.16mg/L。出生8～15日和20～21日的新生儿肌内注射20mg/kg后，血药峰浓度分别为51.5mg/L和47.0mg/L。苯唑西林蛋白结合率为93%。在肝、肾、肠、脾、胸腔积液和关节腔液中均可达到有效治疗浓度。在腹水和痰液中浓度较低。苯唑西林难以透过正常血脑屏障，可透过胎盘进入胎儿体内，亦有少量分泌至乳汁。健康成人消除半衰期为0.4～0.7h；出生8～15日和20～21日的新生儿的消除半衰期分别达1.6天和1.2天。苯唑西林约49%在肝脏代谢，肌内注射后约40%以原型药在尿中排泄，约10%药物经胆道排泄。血液透析和腹膜透析均不能清除本品。

药物相互作用 参阅青霉素。①在静脉注射液中本品与庆大霉素、土霉素、四环素、新生霉素、多黏菌素B、磺胺嘧啶、呋喃妥因、去甲肾上腺素、间羟胺、苯巴比妥、戊巴比妥、水解蛋白、B族维生素、维生素C、琥珀胆碱等呈配伍禁忌。②阿司匹林、磺胺药在体内外皆可抑制苯唑西林对血浆蛋白的结合，磺胺药可减少本品在胃肠道的吸收。丙磺舒可延长本品半衰期和增高其血药浓度。③二盐酸奎宁在体外减弱苯唑西林对金黄色葡萄球菌的抗菌活性；与西索米星或奈替米星联合应用可增强本品对金黄色葡萄球菌的抗菌作用。④本品与氨基糖苷类混合后，两者的抗菌活性明显减弱，因此两者不能在同一容器内给药。

不良反应 ①过敏反应，见青霉素项下。②静脉使用偶可产生恶心、呕吐和ALT及AST升高。③大剂量静脉滴注本品可引起抽搐等中枢神经系统毒性反应。④ 有报道婴儿使用大剂量后出现血尿、蛋白尿和尿毒症。

禁忌证 有青霉素类药物过敏史者或青霉素皮肤试验阳性患者禁用。

注意 儿童用药，新生儿尤其早产儿应慎用。肝病患者慎用。其他见青霉素项下。

用法与用量 肌内注射以注射用水为溶剂，每0.5g加灭菌注射用水2.8mL。静脉滴注先1g加10mL溶剂溶解，再加入到50g/L葡萄糖注射液或氯化钠注射液中，调节滴注含量为20～40g/L。

（1）成人 肌内注射或静脉滴注，一次0.5～1g，每4～6h一次。病情严重者剂量可增加至一日12g。轻中度肾功能减退患者不需调整剂量，严重肾功能减退患者应避免应用大剂量，以防中枢神经系统毒性反应发生。

（2）儿童 ①早产儿和新生儿体质量＜2kg：日龄1～14日者，一次25mg/kg，每

12h一次；日龄15～30日，一次25mg/kg，每8h一次。新生儿体质量＞2kg：日龄1～14日者，一次25mg/kg，每8h一次；日龄15～30日，一次25mg/kg，每6h一次。②儿童＜40kg者，一次12.5～25mg/kg，每6h一次；≥40kg者可按成人剂量。肌内注射，一日4～6g，分4次给药；静脉滴注一日4～8g，分2～4次给药，病情严重者剂量可增加至一日12g。

氯唑西林 Cloxacillin

适应证 同苯唑西林。

药动学 肌内注射本品0.5g，达峰时间为0.5h，峰浓度为15mg/L。每小时静脉滴注本品250mg，连续滴注3h，滴注结束时和滴注后3h的血药浓度分别为15mg/L和0.6mg/L。氯唑西林对胃酸稳定，口服后自胃肠道吸收，较苯唑西林好，但其吸收可受食物的影响。空腹口服本品500mg，达峰时间为1h，峰浓度为9.1mg/L。氯唑西林能渗入急性骨髓炎患者的骨组织、脓液和关节腔中，在胸腔积液中也有较高浓度。本品亦能透过胎盘进入胎儿，但难以透过正常的血-脑脊液屏障。血浆蛋白结合率可达95%。半衰期为0.5h～1h。500mg的氯唑西林中有9%～22%在体内代谢。本品主要通过肾小球滤过和肾小管分泌，自尿中排出。口服氯唑西林后40%～50%的摄入量于6h内经尿排出。肌内注射者尿中排泄量与口服者相仿。静脉滴注后62%经尿排出。口服给药后，约10%的给药量经胆汁排泄。同时口服丙磺舒可增加氯唑西林的血药浓度。血液透析和腹膜透析皆不能将氯唑西林自体内清除。

药物相互作用 参阅青霉素。①在静脉注射液中本品与琥乙红霉素、土霉素、四环素、庆大霉素、卡那霉素、多黏菌素B、黏菌素甲磺酸钠、维生素C和氯丙嗪有配伍禁忌。② 10g/L氯唑西林钠与2.2g/L琥珀酸氢化可的松在氯化钠注射液、50g/L葡萄糖注射液或葡萄糖氯化钠注射液中于25℃可稳定24h。③阿司匹林、磺胺药在体内和体外皆可抑制本品与血浆蛋白的结合。

不良反应 ①过敏反应，见青霉素项下。②静脉注射偶可产生恶心、呕吐和ALT及AST升高。③大剂量注射可引起抽搐等中枢神经系统毒性反应。④有报道婴儿使用大剂量后出现血尿、蛋白尿和尿毒症。⑤个别病例发生粒细胞缺乏症或胆汁淤积型黄疸。

禁忌证 有青霉素类药物过敏史者或青霉素皮肤试验阳性患者禁用。

注意 ①应用前询问药物过敏史并进行青霉素皮肤试验。皮试试验参见青霉素项下。② 对一种青霉素过敏者可能对其他青霉素类药物、青霉胺过敏，有哮喘、湿疹、花粉症、荨麻疹等过敏性疾病患者应慎用。③本品降低患者胆红素与血清蛋白结合能力，新生儿尤其是有黄疸者慎用。④对孕妇和哺乳期妇女用药，见青霉素项下。⑤儿童用药：新生儿尤其早产儿应慎用。

用法与用量

（1）成人 ①肌内注射：一日2g，分4次。注射时可加5g/L利多卡因减少局部疼痛。②静脉滴注：一日4～6g，分2～4次。③口服：剂量同肌注，空腹服用。

（2）儿童 《WHO儿童示范处方集》（2010版）推荐。

①肌内注射：注射时可加2g/L利多卡因减少局部疼痛。一日25～50mg/kg，分4次。

②静脉滴注：a.新生儿＜2kg者，日龄1～14日，一次25mg/kg，每12h一次；日龄

15～30日者，每8h按体质量给予25mg/kg。新生儿体质量＞2kg者，日龄1～14日，一次25mg/kg，每8h一次；日龄15～30日者，每6h按体质量给予25mg/kg。b.儿童，一日50～200mg/kg，分2～4次。

③口服：一日50～200mg/kg，分4次。餐前半小时口服，不适应于严重感染。

氨苄西林 Ampicillin

适应证 用于敏感菌所致的呼吸道感染、胃肠道感染、尿路感染、软组织感染、心内膜炎、脑膜炎、败血症等。

药动学 氨苄西林给药后吸收良好。正常人空腹口服0.5g、1g，2h后达血药浓度峰值，分别为5.2mg/L、6mg/L；肌内注射0.5g，0.5～1h达血药浓度峰值，约为12mg/L；静脉注射0.5g后15min和4h的血药浓度分别为17mg/L、0.6mg/L。新生儿和早产儿肌内注射10mg/kg、25mg/kg后1h，血药浓度达峰值，分别为20mg/L、60mg/L。药物吸收后在体内分布广泛。胸腹腔积液、关节腔积液、眼房水、乳汁中药物浓度较高。本药在胆汁中的浓度高于血药浓度数倍；肺部感染患者的支气管分泌液中浓度为同期血药浓度的1/50；孕妇血清中药物浓度明显低于妊娠期。本药可透过胎盘屏障，羊水中可持续保持一定血药浓度。氨苄西林透过正常脑膜能力低，正常脑脊液中仅含少量药物，但在脑膜有炎症时药物浓度明显增加。氨苄西林分布容积为0.28L/kg，蛋白结合率为20%～25%。健康成人半衰期为1.5h，新生儿和早产儿半衰期为1.0～1.2h。12%～50%的药物在肝脏内代谢。本药肾清除比青霉素略缓，部分通过肾小球滤过、肾小管分泌。24h尿中排药在口服为20%～60%，肌内注射为50%，静脉注射为70%。肾功能不全者，半衰期可延长至7～20h。血液透析可有效清除药物，但腹膜透析对本药的清除无影响。

药物相互作用 参阅青霉素。①氨苄西林与氯霉素联合应用后，氯霉素在高浓度（5～10mg/L）时对本品无拮抗现象；在低浓度（1～2mg/L）时可使氨苄西林的杀菌作用减弱，但氨苄西林对氯霉素的抗菌作用无影响。氨苄西林与氯霉素联合后在体外对脑膜炎奈瑟菌抗菌活性多数呈拮抗作用；对肺炎链球菌大都呈现累加作用或协同作用。②本品与下列药品有配伍禁忌：阿米卡星、卡那霉素、庆大霉素、链霉素、克林霉素、林可霉素、黏菌素甲磺酸钠、多黏菌素B、琥珀氯霉素、红霉素乙基琥珀酸盐和乳糖酸盐、四环素类注射剂、新生霉素、肾上腺素、间羟胺、多巴胺、阿托品、盐酸肼屈嗪、水解蛋白、氯化钙、葡萄糖酸钙、B族维生素、维生素C、含有氨基酸的营养注射剂、多糖（如右旋糖酐40）和氢化可的松琥珀酸钠，这些药物可使氨苄西林的活性降低。③别嘌醇与氨苄西林合用后皮疹发生率增加。④氨苄西林能刺激雌激素代谢或减少其肝肠循环，因而可降低口服避孕药的效果。

不良反应 不良反应与青霉素相仿，以过敏反应较为常见。①皮疹是最常见的反应，多发生于用药后5日，呈荨麻疹或斑丘疹。②亦可发生间质性肾炎。③过敏性休克偶见，一旦发生，必须就地抢救，予以保持气道畅通、吸氧及给用肾上腺素、糖皮质激素等治疗措施。④偶见粒细胞和血小板减少。⑤少见抗生素相关性肠炎。⑥少数患者出现ALT及AST升高。⑦大剂量氨苄西林静脉给药可发生抽搐等神经系统毒性症状。⑧婴儿应用氨苄西林后可出现颅内压增高，表现为前囟隆起。

注意 ①应用本品需详细询问药物过敏史并进行青霉素皮肤试验。②传染性单核细胞增多症、巨细胞病毒感染、淋巴细胞白血病、淋巴瘤患者应用本品时易发生皮疹，宜避免使用。③本品需新鲜配制。氨苄西林钠溶液浓度愈高，稳定性愈差。在5℃时10g/L氨苄西林钠溶液能保持其生物效价7日，但50g/L的溶液则为24h。浓度为30g/L的氨苄西林钠静脉滴注液在室温放置2～8h仍能至少保持其90%的效价，放置冰箱内则可保持其90%的效价至72h。稳定性可因葡萄糖、果糖和乳酸的存在而降低，亦随温度升高而降低。④孕妇及哺乳期妇女用药：尚无本品在孕妇应用的严格对照试验，所以孕妇应仅在确有必要时使用本品。少量本品从乳汁中分泌，哺乳期妇女用药时宜暂停哺乳。

用法与用量

（1）成人 ①口服：宜空腹口服。一次0.5g，一日3次。②肌内注射：注射时将氨苄西林钠125mg、500mg和1g分别溶解于0.9～1.2mL、1.2～1.8mL和2.4～7.4mL灭菌注射用水，一日2～4g，分4次给药。③静脉滴注或注射：氨苄西林钠静脉滴注液的浓度不宜超过30g/L，一日4～8g，分2～4次给药。重症感染患者一日剂量可以增加至12g，一日最高剂量为14g。

（2）儿童 口服，至少饭前30min给药。静脉滴注或肌内注射，静脉注射浓度50～100g/L，溶于50g/L葡萄糖注射液、4.5g/L或9g/L氯化钠注射液。当剂量超过50mg/kg时，静脉滴注时间应在30min以上，以免神经毒性反应包括惊厥。

（3）英国国家处方集（儿童版）（BNFC 2010—2011版）推荐如下。

①治疗敏感菌所致的感染包括尿路感染、中耳炎、鼻窦炎、口腔感染、流感嗜血杆菌感染等：a.口服，＜7天新生儿一次30mg/kg（最大剂量62.5mg），一日2次；7～21天新生儿一次30mg/kg（最大剂量62.5mg），一日3～4次；1个月～1岁儿童一次62.5mg，一日4次；1～5岁一次125mg，一日4次；5～12岁儿童一次250mg，一日4次；12～18岁儿童一次500mg，一日4次，严重症感染剂量加倍。b.肌内注射，1个月～18岁儿童一次12.5～25mg/kg（最大剂量500mg），每6h一次。c.静脉滴注，＜7天新生儿一次12.5～25mg/kg，每12h一次；7～21天新生儿一次12.5～25mg/kg，每8h一次；21～28天新生儿一次12.5～25mg/kg，每6h一次；1个月～18岁儿童一次25mg/kg（最大剂量1g），每6h一次；严重感染剂量加倍。

②治疗无并发症社区获得性肺炎：a.口服，一个月～1岁儿童一次125mg，一日4次；1～5岁儿童一次250mg，一日4次；5～18岁儿童一次500mg，一日4次。b.静脉滴注，＜7天新生儿一次50mg/kg，每12h一次；7～21天新生儿一次50mg/kg，每8h一次；21～28天新生儿一次50mg/kg，每6h一次；1个月～18岁儿童一次50mg/kg（最大剂量1g），每6h一次。

③李斯特菌脑膜炎、B组链球菌感染、肠球菌心内膜炎（联合其他抗菌药）：静脉滴注，＜7天新生儿一次50mg/kg，每12h一次；7～21天新生儿一次50mg/kg，每8h一次；21～28天新生儿一次50mg/kg，每6h一次；1个月～18岁儿童一次50mg/kg（最大剂量2g，每4h一次），每4～6h一次。脑膜炎时剂量加倍。

氨苄西林舒巴坦钠 Ampicillin and Sulbactam Sodium

适应证 ①敏感细菌所引起的感染：鼻窦炎、中耳炎、会厌炎、细菌性肺炎等上、下呼吸道感染；肾盂肾炎；腹膜炎、胆囊炎、子宫内膜炎；细菌性菌血症；皮肤、软组织、骨关节感染；淋球菌感染。②围术期注射本品以降低腹部和盆腔手术后患者伤口感染的发生率。在终止妊娠或行剖宫产手术时，作为预防用药以减少手术后发生脓毒血症的危险。

药动学 静注氨苄西林舒巴坦3g（氨苄西林2g、舒巴坦1g）后两者的峰浓度分别为109～150mg/L和44～88mg/L。肌注氨苄西林1g、舒巴坦0.5g后的峰浓度分别为8～37mg/L和6～24mg/L。氨苄西林的血浆蛋白结合率为28%，舒巴坦的血浆蛋白结合率为38%。两者在组织、体液中分布良好，脑膜有炎症时均可在脑脊液中达到治疗浓度。两药的消除相半衰期均为1h。给药后8h两者约75%～85%以原型经尿排出。肾功能不全时两者延长。血液透析可清除两者。

药物相互作用 ①氨苄西林、舒巴坦均可导致直接Coombs试验阳性。②本品与氨基糖苷类药物联合应用具有协同作用。③本品与别嘌醇合用可使痛风患者皮疹发生率上升。④丙磺舒与本品合用可延长本品中两种成分的半衰期。

不良反应 ①注射部位疼痛，尤其是肌内注射部位的疼痛。少数患者静脉注射后可发生静脉炎或注射部位反应。②免疫系统：过敏反应和过敏性休克。③神经系统：罕有报道发生惊厥。④胃肠道：恶心、呕吐、腹泻、小肠结肠炎和抗生素相关性肠炎。⑤血液和淋巴系统：有报道，应用氨苄西林钠舒巴坦钠治疗期间，可出现贫血、溶血性贫血、血小板减少、嗜酸性粒细胞增多和白细胞减少。停药后可恢复正常，已证实上述情况为过敏反应所致。⑥实验室检查：一过性ALT及AST升高。⑦肝胆系统：胆红素血症，肝功能异常和黄疸。⑧皮肤和皮下组织：皮疹、瘙痒和其他皮肤反应，罕有报道发生Stevens-Johnson综合征、表皮坏死和多形性红斑。⑨肾脏和泌尿道：罕有报道发生间质性肾炎。

禁忌证 禁用于对任何青霉素类抗生素有过敏反应史的患者。

注意 ①有发生严重的或偶发致死过敏反应的报道。在应用前，应仔细询问患者对青霉素类、头孢菌素类抗生素以及其他过敏原的既往过敏反应史。一旦发生过敏反应，应停药并给予妥善处理。严重过敏反应时，需立即给予肾上腺素紧急治疗，根据病情采取吸氧、静脉注射激素，及包括气管插管在内的通气治疗措施。②用药时应持续观察患者是否存在不敏感微生物，包括真菌过度生长的征象。一旦发生二重感染，应停药并给予妥善处理。③建议在延长治疗期间，应定期检查患者是否存在器官、系统的功能障碍，包括肾脏、肝脏和造血系统。这点对于新生儿，特别是早产儿和其他婴儿尤其重要。④传染性单核细胞增多症患者接受氨苄西林治疗后可使皮疹的发生率升高。⑤用前需做青霉素钠皮内敏感试验，阳性反应者禁用。⑥由于在体外任何氨基青霉素均可使氨基糖苷类抗生素灭活，因此注射用氨苄西林钠舒巴坦钠不应与氨基糖苷类抗生素在同一容器中混合。⑦注射用氨苄西林钠舒巴坦钠在葡萄糖或其他含糖溶液中的稳定性较差。⑧不应与血液制品或蛋白质的水解产物混合。⑨肌内注射液应在配制后1h内使用。⑩孕妇及哺乳期妇女用药：动物生殖研究结果表明，氨苄西林舒巴坦钠不会对生育能力和胎仔造成损害，舒巴坦钠可通过胎盘屏障。尚无本品用于孕妇和哺乳妇女方面的资料。

用法与用量

（1）成人　深部肌内注射、静脉注射或静脉滴注。将一次药量溶于50～100mL稀释液中，于10～15min静脉滴注。一次1.5～3g（氨苄西林钠舒巴坦钠，下同），每6h一次。肌内注射一日剂量不超过6.0g，静脉用药一日剂量不超过12g（舒巴坦钠一日剂量最高不超过4g）。肾功能不全患者内生肌酐清除率≥30mL/min者每次1.5～3g，每6～8h一次；内生肌酐清除率15～29mL/min者每次1.5～3g，每12h一次；内生肌酐清除率5～14mL/min者每次1.5～3g，每24h给药1次。

（2）儿童　深部肌内注射、静脉注射或静脉滴注。将一次药量溶于50～100mL稀释液中，于10～15min静脉滴注。深部肌内注射配以2g/L利多卡因可减少疼痛，肌内注射液应在配制1h内使用。＜7天新生儿和早产儿一次75mg/kg（相当于氨苄西林50mg/kg和舒巴坦25mg/kg），每12h给药一次；7天以上新生儿、婴儿和儿童一日150mg/kg（相当于氨苄西林100mg/kg和舒巴坦50mg/kg），分6～8h一次。

阿莫西林 Amoxicillin

适应证　用于敏感菌（不产β-内酰胺酶菌株）所致的下列感染：①溶血性链球菌、肺炎链球菌、葡萄球菌或流感嗜血杆菌所致中耳炎、鼻窦炎、咽炎、扁桃体炎等上呼吸道感染。②大肠埃希菌、奇异变形杆菌或粪肠球菌所致的泌尿生殖道感染。③溶血性链球菌、葡萄球菌或大肠埃希菌所致的皮肤软组织感染。④溶血性链球菌、肺炎链球菌、葡萄球菌或流感嗜血杆菌所致急性支气管炎、肺炎等下呼吸道感染。⑤急性单纯性淋病。⑥伤寒、伤寒带菌者及钩端螺旋体病；亦可与克拉霉素、兰索拉唑三联口服用药根除胃、十二指肠幽门螺杆菌，降低消化道溃疡复发率。

药动学　口服本品后迅速吸收，75%～90%可自胃肠道吸收，食物对药物吸收影响不显著。达峰时间为2h。本品在多数组织和体液中分布良好。肺炎或慢性支气管炎急性发作患者口服本品0.5g后，2～3h和6h痰中的平均药物浓度分别为0.52mg/L和0.53mg/L，而同期血药浓度为11mg/L和3.5mg/L。慢性中耳炎儿童患者口服本品1g后1～2h，中耳液中药物浓度为6.2mg/L。结核性脑膜炎患者口服本品1g后2h脑脊液中的浓度为0.1g～1.5mg/L，相当于同期血药浓度的0.9%～21.1%。本品可通过胎盘，在脐带血中浓度为母体血药浓度的1/4～1/3，在乳汁、汗液中和泪液中也含微量。阿莫西林的蛋白结合率为17%～20%。本品血消除半衰期为1～1.3h，服药后24%～33%的给药量在肝脏代谢，6h内45%～68%给药量以原型药自尿中排除，尚有部分药物经胆道排泄，严重肾功能不全患者血清半衰期可延长至7h。血液透析可清除本品。腹膜透析则无清除本品的作用。

药物相互作用　参阅氨苄西林。氨基糖苷类抗生素在亚抑菌浓度时可增强本品对粪肠球菌的体外杀菌作用。

不良反应　①恶心、呕吐、腹泻及抗生素相关性肠炎等胃肠道反应。②皮疹、药物热和哮喘等过敏反应。③贫血、血小板减少、嗜酸性粒细胞增多等。④ ALT及AST可轻度增高。⑤由念珠菌或耐药菌引起的二重感染。⑥偶见兴奋、焦虑、失眠、头晕以及行为异常等中枢神经系统症状。

禁忌证 青霉素过敏及青霉素皮肤试验阳性患者禁用。

注意

（1）青霉素类药物偶可致过敏性休克，尤多见于有青霉素或头孢菌素过敏史的患者。用药前必须详细询问药物过敏史并做青霉素皮肤试验。如发生过敏性休克，应就地抢救，予以保持气道畅通、吸氧及应用肾上腺素、糖皮质激素等治疗措施。

（2）传染性单核细胞增多症患者应用本品易发生皮疹，应避免使用。

（3）疗程较长患者应检查肝、肾功能和血常规。

（4）对诊断的干扰　导致采用Benedit或Fehling试剂的尿糖试验出现假阳性。

（5）下列情况应慎用　①有哮喘、湿疹、花粉症、荨麻疹等过敏性疾病史者。②老年人和肾功能严重损害时需调整剂量。

（6）孕妇及哺乳期妇女用药　①动物生殖实验显示，10倍于人类剂量的阿莫西林未损害大鼠和小鼠的生育力和胎仔。但在人类尚缺乏足够的对照研究，鉴于动物生殖实验不能完全预测人体反应，孕妇应仅在确有必要时应用本品。②由于乳汁中可分泌少量阿莫西林，乳母服用后可能导致婴儿过敏。

（7）类似其他广谱抗生素，有可能发生由白色念珠菌等非敏感微生物引起的二重感染，尤其是慢性病患者和自身免疫功能失调者。

用法与用量

（1）成人

①口服一次0.5g，每6～8h一次，一日剂量不超过4g。

②肌内注射或稀释后静脉滴注给药一次0.5～1g，每6～8h一次。

③肾功能严重损害患者需调整给药剂量：a.内生肌酐清除率为每分钟10～30mL者每12h给药0.25～0.5g。b.内生肌酐清除率小于每分钟10mL者每24h给药0.25～0.5g。c.血液透析可清除本品，一次血液透析后应给予1g。

（2）儿童　口服，可空腹或饭前给药。肌内注射用利多卡因稀释可减轻注射局部疼痛。静脉注射液的浓度50～100g/L，溶于50～100g/L葡萄糖注射液、4.5g/L或9g/L氯化钠注射液。当剂量超过50mg/kg时，静脉滴注时间应在30min以上。以免引起神经毒性。

①治疗敏感菌所致的感染包括尿路感染、中耳炎、鼻窦炎、流感嗜血杆菌感染：a.口服，＜7天新生儿一次30mg/kg（最大剂量62.5mg），一日2次；7～28天新生儿一次30mg/kg（最大剂量62.5mg），一日3次；1个月～1岁一次62.5mg，一日3次；1～5岁一次125mg，一日3次；5～12岁一次250mg，一日3次；12～18岁一次500mg，一日3次，严重症感染剂量加倍。b.肌内注射，1个月～18岁一次30mg/kg（最大剂量500mg），每8h一次。c.静脉滴注，＞7天新生儿一次30mg/kg，每12h一次；7～28天新生儿一次30mg/kg，每8h一次；1个月～18岁一次20～30mg/kg（最大剂量500mg），每8h一次；严重感染剂量加倍。

②治疗无并发症社区获得性肺炎：a.口服，一个月～1岁一次125mg，一日4次；1～5岁一次250mg，一日4次；5～18岁一次500mg，一日4次。b.静脉滴注，＜7天新生儿一次50mg/kg，每12h一次；7～28天新生儿一次50mg/kg，每8h一次；1个月～18岁一次

30mg/kg（最大剂量4g），每6h一次。

③李斯特菌脑膜炎、B组链球菌感染、肠球菌心内膜炎（联合其他抗菌药）：静脉滴注，＜7天新生儿一次50mg/kg，每12h一次；7～21天新生儿一次50mg/kg，每8h一次；21～28天新生儿一次50mg/kg，每6h一次；1个月～18岁一次50mg/kg（最大剂量2g，每4h一次），每4～6h一次。脑膜炎剂量加倍。

阿莫西林克拉维酸钾 Amoxicillin and Clavulanate Potassium

适应证 ①上呼吸道感染：鼻窦炎、扁桃体炎、咽炎。②下呼吸道感染：急性支气管炎、慢性支气管炎急性发作、肺炎、肺脓肿和支气管扩张症合并感染。③泌尿系统感染：膀胱炎、尿道炎、肾盂肾炎、前列腺炎、盆腔炎、淋病奈瑟菌尿路感染。④皮肤和软组织感染：疖、脓肿、蜂窝织炎、伤口感染、腹内脓毒病等。⑤其他感染：中耳炎、骨髓炎、败血症、腹膜炎和手术后感染。⑥还可用于预防大手术感染，如胃肠、盆腔、头、颈、心脏、肾、关节移植和胆道手术。

药动学 阿莫西林与克拉维酸钾配伍后对各自的药动学参数无显著影响。药物对胃酸稳定，口服后阿莫西林和克拉维酸钾均吸收良好，食物对两者吸收的影响不显著。口服本品375mg（阿莫西林250mg、克拉维酸125mg），阿莫西林达峰时间为1.5h，峰浓度为5.6mg/L；克拉维酸达峰时间为1h，峰浓度为3.4mg/L。服药后6h分别有50%～70%的阿莫西林和25%～40%的克拉维酸以原型自尿中排出。静脉注射本品600mg（阿莫西林500mg、克拉维酸100mg）和1200mg（阿莫西林1000mg、克拉维酸200mg），阿莫西林峰浓度分别为32.2mg/L和105.4mg/L，克拉维酸峰浓度分别为10.5mg/L和28.5mg/L，静脉注射本品后6h内分别有66%～77.4%的阿莫西林和46.0%～63.8%的克拉维酸以原型自尿中排出；静脉滴注（＞30min）本品2200mg（阿莫西林2000mg、克拉维酸200mg），阿莫西林和克拉维酸峰浓度分别为108.3mg/L和13.9mg/L，两者半衰期的分别为0.9～1.07h和0.9～1.12h。本品在多数组织和体液中分布良好，但血脑屏障通透性差。阿莫西林和克拉维酸的血浆蛋白结合率分别为18%和25%。阿莫西林和克拉维酸均可被血液透析清除。

药物相互作用 ①本品与氨基糖苷类药物联合应用具有协同作用。②本品与口服避孕药合用时，可能降低后者的作用。③克拉维酸可与IgG和白蛋白在红细胞表面非特异性结合，Coombs试验假阳性。

不良反应 ①少数患者可见恶心、呕吐、腹泻等胃肠道反应，对症治疗后可继续给药。②偶见荨麻疹和皮疹（尤易发生于传染性单核细胞增多症者），若发生，应停药，并对症治疗。③可见过敏性休克、药物热和哮喘等。④偶见ALT及AST升高、嗜酸性粒细胞增多、白细胞减少及念珠菌或耐药菌引起的二重感染。⑤个别患者注射部位出现静脉炎。

禁忌证 对本品中任一成分或青霉素类过敏，及有β-内酰胺类过敏性休克史者禁用。

注意

（1）青霉素类药物偶可引起过敏性休克，尤多见于有青霉素或头孢菌素过敏史的患者。用药前必须详细询问药物过敏史并进行青霉素皮肤试验。如发生过敏性休克，应立即就地抢救，保持气道畅通、吸氧及给予肾上腺素、糖皮质激素等治疗措施。下列患者应避免或谨慎应用本品：①有其他β-内酰胺类如头孢菌素过敏史者；②有与本品或青霉素类药物相关的胆汁淤积性黄疸或肝功能不全病史患者；③单核细胞增多症患者（应用本品易发生皮疹）。

（2）部分患者应用本品可出现肝功能异常，意义尚不明确，故本品应慎用于肝功能不全患者。

（3）肾功能不全患者应减量使用。

（4）哺乳期妇女应用本品时宜停止授乳。

（5）本品在应用时需定期复查血常规及肝、肾功能，尤其较长期应用本品的患者。

（6）每5mg本品混悬液含有12.5mg阿斯巴甜（天冬酰苯丙氨酸甲酯），因此在苯丙酮尿症患者中应慎用本品。

用法与用量

（1）成人　①口服：每次0.625g（阿莫西林与克拉维酸比例4：1片剂），每12h一次，或每次375mg（2：1片剂），每8h一次；较重感染，每次1000mg（7：1片剂），每12h一次，或每次625mg（4：1片剂），每8h一次。②静脉滴注：每次1200mg，每8h一次，严重感染可加至每6h一次。

（2）儿童　①口服（以阿莫西林计算）：＜1岁一日20mg/kg，分3次口服；1～6岁一次125mg，每8h一次；6～12岁250mg，每8h一次；＞12岁一次250mg，每8h一次；重症感染剂量加倍。②静脉注射（＞3～4min）或静脉滴注：静脉滴注以氯化钠注射液或注射用水稀释至浓度10g/L，配制后4h内输入，滴注时间30～40min。＜7天新生儿或早产儿一次30mg/kg，每12h一次；7～28天一次30mg/kg，每8h一次；1～3个月一次30mg/kg，每8h一次；3个月～12岁一次30mg/kg，每8h一次，严重感染每6h一次；12～18岁一次1.2g，每8h一次，严重感染每6h一次。

磺苄西林 Sulbenicillin

适应证　用于对本品敏感的铜绿假单胞菌、某些变形杆菌属及其他敏感革兰氏阴性菌所致肺炎、尿路感染、复杂性皮肤软组织感染和败血症等。对本品敏感菌所致腹腔感染、盆腔感染宜与抗厌氧菌药联合应用。

药动学　本品口服不吸收，肌内注射后吸收迅速。肌内注射本品1g后30min达血药峰浓度为30mg/L。静脉推注本品2g后15min时血药浓度为240mg/L。于1h内和2h内静脉滴注本品5g，滴注结束即刻血药浓度大于200mg/L。本品在体内分布广泛，胆汁、腹腔渗出液、痰液、肺组织、胸壁组织、子宫、脐带及羊水中均可达有效治疗浓度，其中胆汁中浓度较高，可达700mg/L。本品在胆汁中浓度可为血浓度的3倍。蛋白结合率约为50%。消除半衰期为2.5～3.2h。本品主要经肾脏排泄，24h经尿排出量为给药量的80%。部分药物可经胆汁排泄。

药物相互作用　丙磺舒可延缓本品的肾脏排泄，导致血药浓度增高。本品与氨基糖苷类联合应用对肠球菌属具有协同作用。

禁忌证 对本品及其他青霉素类过敏者禁用。

注意 ①使用本品前需详细询问药物过敏史并进行青霉素皮肤试验，呈阳性反应者禁用。②对一种青霉素过敏者可能对其他青霉素类和青霉胺也过敏。③尚缺乏孕妇应用本品的安全性资料，孕妇应仅在确有必要时使用本品。④慎用于有哮喘、湿疹、花粉症、荨麻疹等过敏性疾病及严重肝、肾功能不全患者。

不良反应 ①过敏反应：较常见，包括皮疹、发热等，偶见过敏性休克，一旦发生必须就地抢救，保持气道畅通、吸氧及给予肾上腺素、糖皮质激素等治疗措施。②恶心、呕吐等胃肠道反应。③实验室检查异常：包括白细胞或中性粒细胞减少，ALT及AST一过性增高等。④毒性反应：肌注区可发生神经周围炎，注射部位可有疼痛、硬结等；静脉大剂量注射可引起口周、面部和四肢皮肤发麻，严重者有震颤、抽搐等神经毒性反应。⑤二重感染：本品治疗期间可出现白色念珠菌感染。⑥偶见间质性肾炎。

用法与用量

（1）成人 ①肌内注射：一日2～4g，分2～4次，用5g/L利多卡因3mL溶解。②静脉滴注：一日4～8g，每5g溶于50g/L葡萄糖或氯化钠注射液100～500mL中滴注。铜绿假单胞菌等引起的严重感染，一日用量最高可达20g。

（2）儿童 一日40～80mg/kg，分2～4次静脉滴注或注射。严重感染，一日80～300mg/kg，分4次静脉给药。

哌拉西林 Piperacillin

适应证 ①敏感肠杆菌科细菌、铜绿假单胞菌、不动杆菌属所致的败血症、上尿路及复杂性尿路感染、呼吸道感染、胆道感染、腹腔感染、盆腔感染以及皮肤、软组织感染等。②与氨基糖苷类抗生素联合可用于有粒细胞减少症免疫缺陷患者的感染。

药动学 本品对胃酸不稳定，因而不能口服给药。肌内注射2g以后大约在30min内峰浓度为36mg/L。快速静脉注射（2～3min）2g和4g后，所观察到的平均血清药物浓度分别为306mg/L和412mg/L。静脉滴注（30min）4g和6g本品，所测得的平均药物浓度分别为244mg/L和353mg/L。静脉滴注和静脉推注本品1g后血药浓度分别可达58mg/L和142.1mg/L，6h血药浓度分别为0.5mg/L和0.6mg/L。严重肾功能损害患者（肌酐清除率≤5mL/min）于30min内按体质量静脉滴注70mg/kg，1h后血药浓度约350mg/L。血浆蛋白结合率为17%～22%。与其他类青霉素相似，哌拉西林主要分布于细胞外。在胆汁与尿中有较高的浓度。本品以肾小球分泌的形式快速排泄，60%～80%的给药剂量在24h内以原型从尿中排出，25%的药物从胆汁排出。静脉注射给药1g，12h后尿中排出原型药量为给药量的49%～68%，也有报道尿中24h排出量高达90%者。肝功能正常者10%～20%的药物经胆汁排泄。本品在正常肾功能者的半衰期约为1h，其半衰期存在剂量依赖性，随着剂量的增加而延长。肾功能减退的患者半衰期延长，应注意调整给药剂量。

药物相互作用 ①哌拉西林与氨基糖苷类（阿米卡星、庆大霉素或妥布霉素）联合可对铜绿假单胞菌、沙雷菌属、克雷伯菌属、吲哚阳性变形杆菌、普鲁威登菌、其他肠杆菌科细菌和葡萄球菌属的敏感菌株发生协同作用。本品与庆大霉素联合应用对粪肠球菌无协同作用。②本品和某些头孢菌素联合应用也可对大肠埃希菌、铜绿假单胞菌、克雷伯菌属和变形杆菌属的某些敏感菌株发生协同作用。哌拉西林与头孢西丁联合应用，因后者可诱导细菌产生β-内酰胺酶，因而对铜绿假单胞菌、沙雷菌属、变形杆菌属和肠杆菌属可能出现拮抗作用。③哌拉西林和羧苄西林、阿洛西林、美洛西林、替卡西林能抑制血小板的聚集，所以与肝素、香豆素类、茚满二酮等抗凝药合用时可使出血危险性增加。上述青霉素类与溶栓药合用时可发生严重出血，因此不宜使用。非甾体抗炎药尤其是阿司匹林、二氟尼柳以及其他水杨酸制剂，其他血小板聚集抑制药或磺吡酮与哌拉西林等青霉素类合用时也将增加出血的危险性，因为这些药物的合用可发生血小板功能的抑制作用累加。

不良反应 ①过敏反应：青霉素类药物过敏反应较常见，包括荨麻疹等各类皮疹、白细胞减少、间质性肾炎、哮喘发作和血清病样反应，严重者如过敏性休克偶见，过敏性休克一旦发生，必须就地抢救，予以保持气道畅通、吸氧及给予肾上腺素、糖皮质激素等治疗措施。②局部症状：局部注射部位疼痛、血栓性静脉炎等。③消化道症状：腹泻、稀便、恶心、呕吐等；抗生素相关性肠炎罕见。④个别患者可出现胆汁淤积性黄疸。⑤中枢神经系统症状：头痛、头晕和疲倦等。⑥肾功能减退者应用大剂量时，因脑脊液浓度增高，出现青霉素脑病，故此时应按肾功能进行剂量调整。⑦其他：念珠菌二重感染、出血等。

禁忌证 有青霉素类药物过敏史或青霉素皮肤试验阳性患者禁用。

注意

（1）使用前需详细询问药物过敏史并进行青霉素皮肤试验，呈阳性反应者禁用。

（2）对一种青霉素过敏者也可能对其他青霉素类药物过敏，对头孢菌素类、头霉素类或青霉胺过敏者，对本品也可能过敏。

（3）哌拉西林在少数患者尤其是肾功能不全患者可导致出血，发生后应及时停药并予适当治疗；肾功能减退者应适当减量。

（4）有过敏史、出血史、溃疡性结肠炎、克罗恩病或抗生素相关肠炎者皆应慎用。

（5）哌拉西林不可加入碳酸氢钠溶液中静脉滴注。

（6）孕妇及哺乳期妇女用药：①动物生殖实验未发现本品有损害，但尚未在孕妇中进行严格对照试验以排除这类药物对胎儿的不良影响，所以孕妇应仅在确有必要时使用本品。②少量本品从乳汁中分泌，哺乳期妇女用药时宜暂停哺乳。

用法与用量

（1）成人

①轻中度感染如单纯性尿路感染或院外感染的肺炎，每日剂量为4～8g，分2～4次肌注或静脉滴注。血流感染、医院获得性肺炎、腹腔感染、盆腔感染的剂量为4～6h给予3～4g。每日最大剂量不可超过24g。

②肾功能减退者：a.肌酐清除率在40mL/min以上者不需调整剂量；b.肌酐清除率为20～40mL/min者，每8h静滴3g；严重全身性感染患者，每8h静滴4g；c.肌酐清除率＜20mL/min者，严重全身感染患者每12h静滴4g。

（2）儿童　①静脉滴注：溶于50g/L葡萄糖或氯化钠注射液稀释至质量浓度15～90g/L，滴注时间20～30min。②用量：婴幼儿和12岁以下儿童一般一日80～100mg/kg，分2～4次肌注或静滴；严重感染每日100～200mg/kg，最多可增至300mg/kg，分3～4次静滴。新生儿体质量大于2kg、7日龄以内者一次50mg/kg，每8h一次；7日龄以上者一次50mg/kg，每6h一次。

哌拉西林他唑巴坦 Piperacillin and Tazobactam

适应证　适用于因产β-内酰胺酶而对哌拉西林耐药但对本品敏感的细菌所致的下列中重度感染：①肺炎克雷伯菌、鲍曼不动杆菌、铜绿假单胞菌、流感嗜血杆菌、金黄色葡萄球菌等所致的肺炎等下呼吸道感染：本品用于医院获得性铜绿假单胞菌肺炎时，应联合氨基糖苷类或其他抗铜绿假单胞菌活性药物。②金黄色葡萄球菌等所致的蜂窝织炎、脓肿、糖尿病足感染等单纯性或复杂性皮肤、软组织感染。③大肠埃希菌、拟杆菌属等所致的阑尾炎（合并破裂或脓肿）、腹膜炎等腹腔感染。④大肠埃希菌等所致盆腔炎、子宫内膜炎等盆腔感染。

药动学　哌拉西林他唑巴坦为8∶1制剂，静脉滴注哌拉西林他唑巴坦2.25g、3.375g和4.5g后，哌拉西林峰浓度与单独应用同等量哌拉西林者相仿。哌拉西林他唑巴坦可广泛分布于各种组织与体液中，组织中的药物浓度为血药浓度的50%～100%。哌拉西林与他唑巴坦的血浆蛋白结合率均为30%～40%。哌拉西林在体内代谢为具微弱抗菌活性的去乙基产物，他唑巴坦代谢为无活性产物。哌拉西林与他唑巴坦主要经肾脏排泄，哌拉西林经尿液以原型排出给药量的68%，80%他唑巴坦及其代谢产物自尿液中排出，哌拉西林与他唑巴坦均可分泌至胆汁。哌拉西林与他唑巴坦的平均消除半衰期为0.7～1.2h。内生肌酐清除率低于20mL/min者，哌拉西林与他唑巴坦的消除半衰期分别延长2倍和4倍。肝硬化患者哌拉西林与他唑巴坦的分别延长25%和18%

药物相互作用　①本品与丙磺舒合用可使哌拉西林和他唑巴坦的半衰期分别上升21%和71%。②本品与肝素合用时应注意监测出凝血功能。③本品与维库溴铵合用可增强后者对神经肌肉接头的阻滞作用。④使用本品时用Bennidict溶液或Fehling试剂检查尿糖时，可出现假阳性反应。⑤应用本品可导致半乳甘露聚糖抗原检测（GM试验）假阳性。

不良反应　①皮肤反应，皮疹、瘙痒等。②消化道反应，如腹泻、恶心、呕吐等。③过敏反应。④局部反应：如注射局部刺激反应、疼痛、静脉炎、血栓性静脉炎和水肿等。⑤其他反应：如血小板减少、胰腺炎、发热、发热伴嗜酸性粒细胞增多、ALT及AST升高等，但这些反应常发生在本品与氨基糖苷类药物联合治疗时。

禁忌证　对本品中任一成分或对青霉素类过敏，以及对β-内酰胺类药物有过敏性休克史者禁用。

注意　①用本品前必须详细询问患者先前有无对本品、青霉素类或其他药物的过敏史。本品偶可引起过敏性休克。用前应进行青霉素皮肤试验。一旦发生过敏性休克，需立即停药，并立即就地抢救，保持气道畅通、吸氧，给予肾上腺素、糖皮质激素等治疗措施。②肝功能严重减退的患者，使用本品时需调整用药剂量与给药间期。③肾功能严重减退的患者，使用本品时需调整用药剂量与给药间期。④哺乳期妇女患者应用时宜停止授乳。⑤不推荐本品用于2个月以下婴儿。⑥老年人用药需按患者的内生肌酐清除率调整剂量。⑦哌拉西林使用过程中可出现出血现象，凝血功能降低、凝血酶原时间延长、血小板聚集力下降，多见于合并肾功能减退的患者。用药过程中出现出血现象时需停药。⑧本品可能导致艰难梭菌性腹泻。如怀疑或证实为艰难梭菌性腹泻，应停用本品并予以甲硝唑治疗。⑨每1g哌拉西林他唑巴坦含钠54mg，在需要限制钠盐摄入的患者中需注意。⑩肺囊性纤维化患者使用本品时的发热、皮疹发生率上升。

用法与用量　本品为含哌拉西林钠他唑巴坦钠的注射液。静脉滴注给药时，以注射用水或9g/L氯化钠注射液初步稀释至200g/L，继以50～150mL 9g/L氯化钠注射液或50g/L葡萄糖注射液或乳酸林格液等液体稀释，每次静脉滴注时间大于30min。

（1）成人　①常用剂量每次4.5g，每8h一次；或每次3.375g，每6h一次。②医院获得性肺炎病原菌可能为铜绿假单胞菌时，可增加至每次4.5g，每6h一次，并宜联合应用氨基糖苷类。

（2）儿童　①2～9个月婴儿，按哌拉西林剂量计，每次80mg/kg，每8h一次；9个月以上、体质量小于40kg者，每次100mg，每8h一次；体质量40kg以上者剂量同成人。②下呼吸道感染、尿路感染、腹腔感染、皮肤感染、细菌性脓毒血症：新生儿一次90mg/kg，每8h一次；1个月～12岁一次90mg/kg，每6～8h一次；最大剂量每6h 4.5g；12～18岁一次2.25～4.5g，每6～8h一次，通常每8h 4.5g。③伴并发症的阑尾炎：2～12岁一次112.5mg/kg，每8h一次，最大剂量每8h 4.5g，疗程5～14天。

（3）肾功能严重损害者　内生肌酐清除率>40mL/min者，不需要调整剂量；内生肌酐清除率20～40mL/min，每次2.25g，每6h一次；内生肌酐清除率<20mL/min，每次2.25g，每8h一次；血液透析或连续腹膜透析患者，每次2.25g，每12h给药一次，血液透析后应补充0.75g，连续性腹膜透析患者在透析后不需要补充给药。

青霉素V　Phenoxymethylpenicillin

适应证　①青霉素敏感菌株所致的轻中度感染，包括链球菌所致的扁桃体炎、咽喉炎、猩红热、丹毒等。②肺炎球菌所致的支气管炎、肺炎、中耳炎、鼻窦炎及敏感葡萄球菌所致的皮肤软组织感染等。③螺旋体感染和作为风湿热复发和感染性心内膜炎的预防用药。

药动学　青霉素V耐酸，口服后60%在十二指肠吸收。口服0.5g后，达峰时间为1h，峰浓度为3～5mg/L。食物可减少其吸收。血浆蛋白结合率为80%。20%～35%的给药量以原型经尿排出。

药物相互作用　参阅青霉素项下。

不良反应　①常见恶心、呕吐、上腹部不适、腹泻等胃肠道反应及黑毛舌。②过敏反应：皮疹（尤其易发生于传染性单核细胞增多症者）、荨麻疹及其他血清病样反应、喉水肿、药物热和嗜酸性粒细胞增多等。③二重感染：长期或大量服用本品可致耐青霉素金黄色葡萄球菌、革兰氏阴性杆菌或白色念珠菌感染（舌苔呈棕色甚至黑色）。④少见溶血性贫血、ALT及AST一过性升高、白细胞减少、血小板减少、神经毒性和肾毒性等。

禁忌证 青霉素皮试阳性反应者、对本品及其他青霉素类药物过敏者及传染性单核细胞增多症患者禁用。

注意 ①患者第一次开始服用前，必须先进行青霉素皮试。②对头孢菌素类药物过敏者及有哮喘、湿疹、花粉症、荨麻疹等过敏性疾病史者慎用。③本品与其他青霉素类药物之间有交叉过敏性。若有过敏反应产生，则应立即停用，并采取相应措施。④肾功能减退者应根据血浆肌酐清除率调整剂量或给药间期。⑤治疗链球菌感染时疗程需10日，治疗结束后宜做细菌培养，以确定链球菌是否已清除。⑥对怀疑为伴梅毒损害之淋病患者，在使用前应进行暗视野检查，并至少在4个月内，每月接受血清试验1次。⑦长期或大剂量服用者，应定期检查肝、肾、造血系统功能和检测血清钾或钠。⑧对孕妇和哺乳期妇女用药：见青霉素。⑨老年用药：老年患者应根据肾功能情况调整用药剂量或用药间期。

用法与用量 口服。

（1）成人 ①链球菌感染，一次125～250mg（20万～40万u），每6～8h一次，疗程10日。②肺炎球菌感染，一次250～500mg（40万～80万u），每6h一次，疗程至退热后至少2日。③葡萄球菌感染、螺旋体感染（樊尚咽峡炎），一次250～500mg，每6～8h一次。④预防风湿热复发，一次250mg（40万u），一日2次。⑤预防心内膜炎，在拔牙或上呼吸道手术前1h再加服1g（27kg以下小儿剂量减半）。

（2）儿童 ① 1个月～1岁：一次62.5mg（10万u），一日4次；严重感染剂量增加，至少12.5mg（2万u）/kg，一日4次。② 1～6岁：一次125mg（20万u），一日4次；严重感染剂量增加，至少12.5mg（2万u）/kg，一日4次。③ 6～12岁：一次250mg（40万u），一日4次；严重感染剂量增加，至少12.5mg（2万u）/kg，一日4次。④ 12～18岁：一次500mg（80万u），严重感染剂量增加至1g，一日4次。

阿洛西林 Azlocillin

适应证 用于敏感的革兰氏阳性菌及阴性菌所致的各种感染以及铜绿假单胞菌感染，包括败血症、脑膜炎、心内膜炎、化脓性胸膜炎、腹膜炎及下呼吸道、胃肠道、胆道、泌尿道、骨及软组织和生殖器官等感染，妇科、产科感染，恶性外耳炎，烧伤，皮肤及手术感染等。

药动学 本品口服不吸收。快速静脉注射1g阿洛西林，5min后的血药峰浓度为92.9mg/L；于30min内静脉滴注阿洛西林5g，滴注结束时的血药浓度为409mg/L，8h后仍能测得2.6mg/L。给药剂量1～2g时，消除半衰期为0.7～1.5h，给予5g剂量时可延长至1.2～1.8h，新生儿的半衰期可延长至2.6h，肾功能减退患者的半衰期可延长至2～6h。同时给予丙磺舒可增高血药浓度。阿洛西林在组织和体液中分布广泛，在支气管分泌物及组织液中的浓度高。本品不易进入正常脑脊液，脑膜有炎症时，脑脊液中浓度可达同期血药浓度的10%～30%。应用阿洛西林（5g，每6h 1次静注）治疗铜绿假单胞菌脑膜炎患者，脑脊液浓度为4.2～125mg/L，同期血药浓度为13.7～460mg/L。阿洛西林可透过胎盘屏障，静注本品1g后3h，羊水中的药物浓度可达3.5mg/L，同期血药浓度为8.2mg/L，在胎儿组织中的浓度亦较高，少量进入乳汁。给予2g本品后，前列腺组织中的药物浓度为22.9mg/kg，同期血药浓度为64.9mg/L。本品部分经胆道排泄，胆汁中浓度可高达63～1137mg/L。本品静脉注射5g后30～45min时的骨组织中浓度为18mg/kg，91～101min时为26mg/kg；伤口渗出液中也可达较高浓度。本品血浆蛋白结合率30%～46%。给药量的60%～75%于给药后24h内以原型经肾排出，给予2g后2h尿药浓度可达2241～8100mg/L。丙磺舒可部分阻断肾小管分泌，减少本品经肾排泄，血液透析5～6h，可清除给药量的30%～60%，平均血清半衰期可缩短50%；全身给药量的5.4%可为腹膜透析所清除。

药物相互作用 本品不宜与肝素、香豆素等抗凝药合用，也不宜与非甾体抗炎药合用，以免引起出血。

不良反应 ①恶心、呕吐、腹泻及抗生素相关性肠炎等胃肠道反应。②皮疹、药物热和哮喘等过敏反应。③贫血，白细胞减少、出血时间延长、血小板减少，嗜酸性粒细胞增多等。④ AST及ALT可轻度增高。⑤念珠菌或耐药菌引起的二重感染。⑥偶见兴奋、焦虑、失眠、头晕及行为异常等中枢神经系统症状。

禁忌证 对青霉素类抗生素过敏者禁用。

注意 ①使用本品前需详细询问药物过敏史，并进行青霉素皮试，呈阳性反应者禁用。②妊娠期患者确有指征时可应用本品。哺乳期妇女使用本品时宜停止授乳。③肾功能减退者剂量酌减。本品每1g约含2.17mmol钠，需限制钠盐摄入的患者慎用。静脉滴注时流量不宜太快。

用法与用量

（1）成人 静脉滴注：药物加入适量葡萄糖氯化钠注射液或50～100g/L葡萄糖注射液中滴注，一日6～10g，严重病例可增至10～16g，一般分2～4次滴注。

（2）儿童 静脉滴注：药物加入适量葡萄糖氯化钠注射液或50～100g/L葡萄糖注射液中滴注，一日75mg/kg，分2～4次滴注；婴儿及新生儿一日100mg/kg，分2～4次滴注。

替卡西林 Ticarcillin

适应证 革兰氏阴性菌感染，包括变形杆菌、大肠埃希菌、肠杆菌属、淋球菌、流感杆菌等所致全身感染。对于铜绿假单胞菌所致的下呼吸道感染、骨关节感染、腹腔感染、盆腔感染、尿路感染、败血症和皮肤、软组织感染等，常需与氨基糖苷类或喹诺酮类药物联合应用。

药动学 本品对胃酸不稳定，不能口服给药。肌内注射本品1g后，达峰时间为1h，峰浓度为20～30mg/L。快速静脉注射5g在15min后血清药物浓度可达300mg/L以上。蛋白结合率为50%～60%。与其他青霉素相似，主要分布于细胞外液。本品主要以肾小球分泌形式排泄，给药剂量的75%～85%以原型从尿中排出，10%～15%被代谢为青霉裂解酸的衍生物。肾功能正常者其半衰期为1.2h，肾功能减退患者半衰期延长（无尿患者的半衰期为15h），此时应注意调整给药剂量。

药物相互作用 ①本药与克拉维酸联用对多种产β-内酰胺酶的细菌有协同抗菌作用。②本药与氨基糖苷类、喹诺酮类等药联用，对铜绿假单胞菌有协同抗菌作用。③与丙磺舒合用可抑制本药从肾小管分泌，使血药浓度升高，延长半衰期；有报道，本药可增加环孢素的血药浓度。④本药与伤寒活疫苗同用可减弱伤寒活疫苗的免疫效应，其可能的机制是本药对伤寒沙门杆菌具有抗菌活性。

不良反应 ①低钾血症及出血时间延长。应用丙磺舒可减少钾从尿中排出。②皮疹、瘙痒、药物热等过敏反应较多见。③大剂量用于肾功能减退者可出现凝血功能异常而发生紫癜、黏膜和注射部位出血，一旦有出血发生，需立即停药。

禁忌证 对本品或其他青霉素类过敏者禁用。

注意 与青霉素有交叉过敏反应，应用前应做青霉素过敏试验，方法同青霉素，过敏者禁用。对头孢菌素过敏者，严重肝、肾功能损害患者及凝血功能异常者慎用本品。肾功能减退者需根据内生肌酐清除率调整给药剂量。肾功能不全的患者，使用本品的双钠盐，可使钠负荷增加。肌内注射后偶有局部疼痛和静脉滴注后发生静脉炎等。亦有ALT及AST增高，但停药后会恢复。本品与庆大霉素合用时，不宜放于同一滴注瓶内应用。其他见青霉素的注意事项。

用法与用量

（1）成人 一日量200～300mg/kg，分次给予，或1次3g，根据病情每3h、4h或6h一次。

①静脉注射或静脉滴注：按每克药物用4mL溶剂溶解后缓缓静脉注射或加入适量溶剂中静脉滴注0.5～1h。

②肌内注射：泌尿系感染一次1g，一日4次，用2.5～5g/L利多卡因注射液2～3mL溶解后深部肌内注射。

③肾功能减退者首剂3g。维持剂量，肌酐清除率为每分钟30～60mL者，每4h给予2g；肌酐清除率为每分钟10～30mL者，每8h给予2g；小于每分钟10mL者，每12h给予2g。

（2）儿童 ①静脉注射、静脉滴注和肌内注射溶剂参见成人项下。②用量：＜7天新生儿一日150mg/kg，分次给予，每12h一次；婴儿一日225mg/kg，1个月～18岁一日200～300mg/kg，分次给予，每3～6h一次。

替卡西林克拉维酸钾 Ticarcillin and Clavulanate Potassium

适应证 用于各种敏感菌感染。①严重感染，如败血症、菌血症、腹膜炎、腹腔内脓肿、特殊人群（继发于免疫系统抑制或受损）的感染、术后感染、骨及关节感染、皮肤及软组织感染、呼吸道感染、严重的或复杂的泌尿道感染（如肾盂肾炎）。②耳、鼻、喉感染。

药动学 替卡西林与克拉维酸配伍后对各自的药动学参数无显著影响。30min内静脉滴注替卡西林克拉维酸3.1g（替卡西林3g、克拉维酸0.1g）或3.2g（替卡西林3g、克拉维酸0.2g），替卡西林峰浓度为330mg/L，克拉维酸在3.1g和3.2g不同剂量组中，峰浓度分别为8mg/L和16mg/L。替卡西林克拉维酸可广泛分布于体内各组织，替卡西林在脑膜有炎症时可透过血脑屏障，但克拉维酸不易透过血脑屏障。替卡西林和克拉维酸消除半衰期均为1.1h。单剂给药后6h内，60%～70%的替卡西林和35%～45%的克拉维酸在尿中以原型排除。替卡西林和克拉维酸的血浆蛋白结合率分别为45%和9%。替卡西林和克拉维酸均可经血液透析清除。新生儿患者接受替卡西林克拉维酸钾50mg/kg（替卡西林∶克拉维酸为30∶1）后，替卡西林和克拉维酸的消除半衰期分别为4.4h和1.9h；婴儿和儿童中消除半衰期为1.0h和0.9h。

药物相互作用 ①本品与氨基糖苷类药物联合应用具有协同作用。②本品可减少雌激素、孕激素重吸收，减低避孕药物效果。③克拉维酸可造成Coombs试验假阳性。④替卡西林在尿中浓度高，可造成尿蛋白检测的假阳性反应。

不良反应 见替卡西林的不良反应。可发生胃肠道反应，如恶心、呕吐和腹泻并罕见低钾血症。

禁忌证 对β-内酰胺类抗生素过敏者禁用。

注意 ①见替卡西林的注意项下。②注射用溶液应随用随配，配制好的注射液应立即使用。替卡西林克拉维酸钾在碳酸氢钠溶液中不稳定。替卡西林克拉维酸钾不可与血制品或蛋白质水溶液（如水解蛋白或静注脂质乳剂）混合使用。③ 与氨基糖苷类抗生素合用治疗（包括铜绿假单胞菌感染），两种药物应分别给药。

用法与用量

（1）成人

①全身或尿路感染：体质量大于60kg者，每次3.1g（其中替卡西林3.0g、克拉维酸0.1g）静脉滴注，每4～6h一次；体质量低于60kg者，每日剂量按替卡西林计200～300mg/kg，每4～6h一次，静滴。

②盆腔感染：中度感染患者按替卡西林计每日剂量200mg/kg，分4次静滴；重症感染患者每日300mg/kg，分6次静滴。

③肾功能减退：患者首剂静脉滴注3.1g，以后根据内生肌酐清除率给药。a.内生肌酐清除率＞60mL/min者剂量无需调整；b.内生肌酐清除率为30～60mL/min者每次2g，每6h一次；c.内生肌酐清除率10～30mL/min者每次2g，每8h一次；d.内生肌酐清除率＜10mL/min者每次2g，每12h一次；e.内生肌酐清除率＜10mL/min且合并肝功能损害者每次2g，每24h一次；f.腹膜透析患者每次3.1g，每12h一次；g.血液透析患者每次2g，每12h一次，血液透析后加用3.1g。

（2）儿童 静脉滴注，用无菌注射用水或50g/L葡萄糖注射液稀释至16～32g/L，滴注时间30～40min。＜7天新生儿一次80mg/kg，每12h一次；7～28天新生儿一次80mg/kg，每8h一次；1个月～18岁一次80mg/kg（最大剂量3.2g），每6～8h一次，严重感染时每4h一次。

美洛西林 Mezlocillin

适应证 用于大肠埃希菌、肠杆菌属、变形杆菌等革兰氏阴性杆菌中敏感菌株所致的呼吸系统、泌尿系统、消化系统、妇科和生殖器官等感染，如败血症、化脓性脑膜炎、腹膜炎、骨髓炎、皮肤及软组织感染及眼、耳、鼻、喉科感染。

药动学 本品对胃酸不稳定，不能口服给药。肌内注射1g后，达峰时间为0.75～1.5h，峰浓度为15～25mg/L。快速静脉注射（5min）2g和5g，平均峰浓度分别为253mg/

L和411mg/L。静脉滴注3g（30min）所测得的平均峰浓度为263mg/L。本品静脉给药后呈非线性药动学模型，于4～5min内静脉推注美洛西林1g和5g，推注结束后5min时的血药浓度分别为56mg/L和383.5mg/L；于15min和2h内分别静脉滴注美洛西林3g，静注结束时的血药浓度分别为269mg/L和100mg/L。血浆蛋白结合率为16%～42%。与其他青霉素类相似，本品主要分布于细胞外液。在胆汁和尿液中有较高的药物浓度。本品易分布至胆汁、腹腔液、胸腔液、胰腺、骨及创面分泌物内；本药以肾小球分泌形式快速排泄，给药剂量的45%～70%以原型从尿中排出，10%以下的药物被代谢成青霉裂解酸的衍生物。26%以上的药物可从胆汁排泄。部分药物可在肝内代谢为无活性物质。药物主要以原型经肾脏随尿液排出，55%～60%的给药量于6h内随尿排出；给药量的4%以原型自胆道排出。肾功能正常者半衰期为1h并且有剂量依赖性，半衰期随着给药剂量的增加而延长。肾功能减退的患者半衰期延长，应注意调整给药剂量。本品较少为血液透析和腹膜透析所清除。

药物相互作用 ①本品与酸性物质（pH 4.5以下）配伍可产生沉淀；与碱性物质（pH 8.0以上）配伍，可减低本品效价。②本品与阿米卡星、卡那霉素、庆大霉素、西索米星、诺氟沙星、胺碘酮等呈配伍禁忌。③与肝素、香豆素和茚满二酮等抗凝药合用可能导致凝血机制障碍而引起出血。④与甲氨蝶呤合用可干扰后者的肾小管排泄，降低其清除率，引起甲氨蝶呤的毒性反应。⑤与维库溴铵类肌松药合用可延长及增加其神经肌肉阻滞作用。

不良反应 ①食欲缺乏、恶心、呕吐、腹泻、肌内注射局部疼痛和皮疹，且多在给药过程中发生，大多程度较轻，不影响继续用药，重者停药后上述症状迅速减轻或消失。②少数病例可出现ALT及AST、碱性磷酸酶升高及嗜酸性粒细胞一过性增多。③中性粒细胞减少、低钾血症等极为罕见。

用法与用量

（1）成人 ①肌内注射：用前加注射用水溶解，一日2～4次，每次2～6g，其剂量根据病情而定。严重感染者可增至8～12g，最大可增至15g。②静脉注射或滴注：通常药物加入葡萄糖氯化钠注射液或50～100g/L葡萄糖注射液溶解后使用。静脉滴注每6～8h一次，每次2～6g，严重者可每4～6h静脉注射1次，剂量可增至8～12g，最大可增至15g。

（2）儿童 可肌注、静注、静滴。肌内注射临用前加注射用水溶解；静脉注射加50g/L葡萄糖注射液溶解后使用。肌内注射一日2～4次，静脉滴注按需要每6～8h一次，严重者可4～6h一次。用量为一日0.1～0.2g/kg，严重感染者可增至0.3g/kg。

14.1.2 头孢菌素类抗生素

头孢菌素是目前广泛使用的一种抗生素。头孢菌素类分子中含有头孢烯的半合成抗生素。具有抗菌谱广、抗菌作用强、耐青霉素酶、过敏反应较青霉素类少见等优点。根据抗菌谱、抗菌活性、对β-内酰胺酶的稳定性以及肾毒性的不同，目前将头孢菌素分为4代。

第一代头孢菌素主要作用于需氧革兰氏阳性球菌，仅对少数肠杆菌科细菌有一定抗菌活性；常用品种有头孢唑林和头孢拉定注射剂，口服制剂有头孢拉定、头孢氨苄和头孢羟氨苄等。

第二代头孢菌素对革兰氏阳性球菌的活性与第一代头孢菌素相仿或略差，对部分肠杆菌科细菌亦具有抗菌活性。常用的注射剂有头孢呋辛和头孢替安，口服制剂有头孢克洛、头孢呋辛酯和头孢丙烯等。

第三代头孢菌素对肠杆菌科细菌有良好抗菌作用，其中头孢他啶和头孢哌酮对铜绿假单胞菌及某些非发酵菌亦有较好作用。注射品种有头孢噻肟、头孢曲松、头孢他啶和头孢哌酮等。口服制剂有头孢克肟、头孢泊肟酯等。

第四代头孢菌素常用者为头孢吡肟，对肠杆菌科细菌和铜绿假单胞菌的活性与头孢他啶大致相仿，但对产头孢菌素酶的阴沟肠杆菌、产气肠杆菌、柠檬酸杆菌和沙雷菌属的作用优于头孢他啶等第三代头孢菌素。

头孢菌素类药物像青霉素类药物那样，可与一些β-内酰胺酶抑制药（克拉维酸、舒巴坦、他唑巴坦）组成复方制剂使用。应用头孢菌素类前应仔细询问患者有否对青霉素类和其他β-内酰胺类药物过敏史，有上述药物过敏史者有明确应用头孢菌素类指征时慎用本类药物，有青霉素过敏性休克史者避免应用头孢菌素类。

头孢噻吩 Cefalothin

适应证 由于本品对金黄色葡萄球菌有较强抗菌活性，对青霉素酶稳定，因此本品可作为耐青霉素金黄色葡萄球菌（甲氧西林耐药者除外）所致的呼吸道感染、皮肤与软组织感染、尿路感染、血流感染、感染性心内膜炎等的选用药物。本品亦可用于肺炎链球菌和化脓性链球菌所致各种感染。本品不宜用于细菌性脑膜炎患者。对敏感革兰氏阴性杆菌所致的各种感染虽可选用本品，但已被对革兰氏阴性菌作用更强的其他抗感染药物所替代。本品亦可用于预防手术后切口感染。

药动学 口服吸收甚差。肌内注射0.5g和1g后，达峰时间为30min，峰浓度分别为10mg/L、20mg/L，4h后血药浓度迅速下降。静脉注射1g，15min后血药浓度为30～60mg/L；如每6h静脉注射3g，血药峰浓度为150～200mg/L。本药分布容积为0.26L/kg。药物吸收后分布广泛，其中在肾皮质、胸腔积液、心肌、横纹肌、皮肤、胃等组织中浓度较高。除肾脏中浓度接近血药浓度外，其余组织中的浓度仅为血药浓度的1/3左右，肝和大脑中的药物浓度分别为血药浓度的10%和2%。本药很难渗透至正常脑脊液，但静脉注射2g后，脑组织中的浓度可以抑制敏感的革兰氏阳性球菌。在脑膜炎患者脑脊液中药物浓度为血药浓度的1%～10%。胆汁中药物浓度低于同期血药浓度。本药可透过胎盘屏障，胎儿血循环中浓度为母体血药浓度的10%～15%。乳汁中浓度约为血药浓度的30%。本药蛋白结合率为50%～65%。半衰期为0.5～0.8h，肾功能减退时可延长至3～8h，1周内新生儿的半衰期为1～2h。20%～30%的药物在肝内迅速代谢成为去乙酰头孢噻吩。60%～70%的给药量于6h内通过肾小管分泌随尿液排泄，其中70%为头孢噻吩，30%为代谢产物。肌注0.5g和1g后，尿中药物峰浓度可分别达800mg/ L和2500mg/L。另有少量（约0.03%）药物随胆汁排泄。血液透析和腹膜透析可有效清除本药，两者的清除率分别为50%～70%和50%。

药物相互作用 ①头孢噻吩与下列药物有配伍禁忌：阿米卡星、庆大霉素、卡那霉素、妥布霉素、新霉素、金霉素、四环素、土霉素、黏菌素甲磺酸钠、多黏菌素B、葡萄糖酸红霉素、乳糖酸红霉素、林可霉素、磺胺异噁唑、氨茶碱、可溶性巴比妥类、氯化钙、葡萄糖酸钙、苯海拉明和其他抗组胺药、利多卡因、去甲肾上腺素、间羟胺、哌甲酯、琥珀胆碱等。偶亦可能与下列药品发生配伍禁忌：青霉素、甲氧西林、琥珀酸氢化可的松、苯妥英钠、丙氯拉嗪、B族维生素和维生素D、水解蛋白。②呋塞米、依他尼酸、布美他尼等袢利尿药，卡莫司汀、链佐星等抗肿瘤药以及氨基糖苷类抗生素与头孢噻吩合用有增加肾毒性的可能。

不良反应

（1）肌内注射本品时局部疼痛较为多见，现已少用，静脉滴注头孢噻吩后可产生血栓性静脉炎，有报道发生率高达20%。

（2）较常见的不良反应为皮疹、嗜酸性粒细胞增多、药物热、血清病样反应等过敏反应。有暂时性血清氨基转移酶升高，应用大剂量时可发生惊厥和其他中枢神经系统症状，肾功能减退患者尤易发生。恶心、呕吐等胃肠道不良反应少见。

（3）应用大剂量头孢噻吩（每日300mg/kg）时，可出现血小板减少和凝血障碍；减量至200mg/kg，前述反应即消失。中性粒细胞减少及溶血性贫血偶可发生。

（4）头孢噻吩对肾脏的毒性较头孢噻啶为轻，但亦有应用本品后发生急性肾功能衰竭者。头孢噻吩肾毒性一般发生于下列情况：①每日剂量超过12g；②患者有肾功能减退或疑有肾功能减退应用本品时未适当减量；③ 60岁以上的老年患者；④对青霉素或头孢噻吩过敏者；⑤同时应用氨基糖苷类等肾毒性抗生素和袢利尿药。

（5）应用头孢噻吩的患者可发生艰难梭菌肠炎或假膜性肠炎，腹腔内注入头孢噻吩时也可引致腹泻。治疗可选用甲硝唑口服500mg（盐基），每日3～4次，疗程3～7天。

（6）应用大剂量头孢噻吩可发生脑病，肾功能减退或老年患者易发生此反应。

禁忌证 对本品和其他头孢菌素类过敏者禁用。

注意 ①交叉过敏反应患者对一种头孢菌素或头霉素过敏者，对其他头孢菌素或头霉素也可能过敏；患者对青霉素类、青霉素衍生物或青霉胺过敏者，也可能对头孢菌素或头霉素过敏。青霉素过敏患者应用头孢菌素时过敏反应发生率为5%～7%。因此，对青霉素过敏患者应用本品需谨慎，应根据患者情况充分权衡利弊后决定是否应用。有青霉素过敏性休克或即刻反应者，不宜再选用头孢菌素类。②头孢菌素类可经乳汁排出，应用时宜暂停授乳。③对诊断的干扰：应用头孢噻吩和其他头孢菌素的患者抗人球蛋白试验可出现阳性；孕妇产前应用这类药物，此阳性反应也可出现于新生儿。当应用本品的患者尿中头孢噻吩含量超过10g/L时，以磺基水杨酸进行尿蛋白测定可出现假阳性反应，以硫酸铜法测定尿糖可呈假阳性反应。血清氨基转移酶、碱性磷酸酶和血尿素氮在应用头孢噻吩过程中皆可升高。如采用Jaffe反应进行血清和尿肌酐值测定时可有假性增高。患者有胃肠道疾病病史者，特别是溃疡性结肠炎、局限性结肠炎或抗生素相关性肠炎史（头孢菌素类很少产生假膜性肠炎）者和肾功能减退者应慎用头孢噻吩。④头孢噻吩与庆大霉素或其他肾毒性抗生素合用有增加肾损害的危险性；对肾功能减退患者应在减少剂量情况下谨慎使用；因本品部分在肝脏代谢，因此肝功能损害患者也应慎用。

用法与用量

（1）成人　静脉滴注，一次0.5～1g，每6～8h一次。①社区获得性肺炎、疖肿（伴蜂窝织炎）和敏感菌所致的尿路感染，一次0.5g，每6～8h一次。②严重感染患者，每日剂量可加大至6～8g（包括各种途径的给药），一日最大剂量不超过12g。③预防手术部位感染，剂量为术前0.5～1g和手术期间各给予1～2g，术后每6～8h一次，至术后24h停药。

（2）儿童　①一日50～100mg，分3～4次静脉滴注。② 1周内的新生儿，每12h给予20mg/kg。③ 1周以上新生儿，每8h给药20mg/kg。

（3）肾功能减退者　①肌酐清除率小于10mL/min、25mL/min、50mL/min和80mL/min时，每6h给予的剂量分别为0.5g、1g、1.5g和2g；②无尿患者一天的维持剂量为1.5g，分3次给予；③血液和腹膜透析能有效地清除体内头孢噻吩，在透析期间为了维持血中有效药物浓度，应每6～12h补给1g剂量。

头孢克洛 Cefaclor

适应证　用于敏感菌株引起的感染。①中耳炎：由肺炎双球菌、流感嗜血杆菌、葡萄球菌、化脓性链球菌（A组β型溶血性链球菌）和卡他莫拉菌引起。②下呼吸道感染（包括肺炎）：由肺炎双球菌、流感嗜血杆菌、化脓性链球菌（A组β型溶血性链球菌）和卡他莫拉菌引起。③上呼吸道感染（包括咽炎和扁桃体炎）：由化脓性链球菌（A组β型溶血性链球菌）和卡他莫拉菌引起。④尿道感染（包括肾盂肾炎和膀胱炎）：由大肠埃希菌、奇异变形杆菌、克雷伯杆菌属和凝固酶阴性的葡萄球菌引起。⑤皮肤和皮肤组织感染：由金黄色葡萄球菌和化脓性链球菌（A组β型溶血性链球菌）引起。⑥鼻窦炎。⑦淋球菌性尿道炎：应进行适当的组织培养和敏感性研究，以测定致病菌对头孢克洛的敏感性。

药动学　口服吸收好，空腹口服本品250mg、500mg和1000mg后，达峰时间为0.5～1h，峰浓度分别为6.0mg/L、12.4mg/L和23.0mg/L；饭后口服500mg的峰浓度仅为6.3mg/L。牛奶不影响本品吸收。本品的蛋白结合率为25%。头孢克洛在体内分布广，中耳脓液中可达到相当浓度，唾液和泪液中药物浓度高。本品可通过胎盘，但乳汁中浓度低。本品主要自肾排泄，8h内85%的给药量以原型自尿中排出，尿药浓度甚高。一次口服0.25g、5g和1g，尿中药物浓度可分别达600mg/L、900mg/L和1900mg/L。15%的给药量在体内代谢，约0.05%的给药量自胆汁排泄，胆汁中的药物浓度较血药浓度低。半衰期为0.5～1h，同时口服丙磺舒可延迟本品排泄，半衰期可延长至1.3h。血液透析能清除部分本品。

药物相互作用　参阅头孢噻吩。

不良反应

（1）过敏反应　①约占患者的1.5%，包括荨麻疹样皮疹（1%）。瘙痒、荨麻疹和Coombs试验阳性，发生率均在0.5%以下。②血清病样反应，这种反应的特点是出现多形性红斑、皮疹及其他伴有关节炎/关节痛的皮肤表现，发热或无发热。与典型的血清病不同之处在于很少与淋巴结病和蛋白尿有关，没有进入循环的免疫复合物，并且无反应后遗症的迹象。常常发生于头孢克洛第二疗程期间或正在进入第二疗程时，儿童比成年人更常发生此类反应，未见有严重后遗症的报道。③罕见Stevens-Johnson综合征、毒性上皮坏死溶解和过敏症。④有青霉素过敏史的患者，可能更常发生过敏反应。

（2）胃肠道综合征　发生率约2.5%，其中包括腹泻。在治疗期间或之后有出现抗生素相关性肠炎综合征的报告。

（3）暂时性肝炎和胆汁淤积性黄疸　罕见。

（4）其他　嗜酸性粒细胞增多、生殖器瘙痒或阴道炎，罕见血小板减少或可逆性间质性肾炎。

（5）罕见中枢神经系统不良反应　神经过敏、失眠、精神错乱、高血压、头晕、幻觉和嗜睡。

（6）临床实验室试验结果存在暂时异常值，AST、 ALT或碱性磷酸酶值稍微升高。

（7）造血系统　可引起短暂性淋巴细胞增多、白细胞减少。罕见引起溶血性贫血、再生障碍性贫血、粒细胞缺乏症和可能有临床重要性的可逆性中性粒细胞减少。

（8）肾脏BUN或血清肌酐水平稍微升高或尿分析异常（人数不到0.5%）。

禁忌证　禁用于已知对头孢菌素类过敏者。

注意　①一般注意事项：长期使用的患者应细心观察，如发生二重感染，必须采取适当措施。②用头孢菌素类抗生素治疗期间，Coombs试验呈直接阳性。在血液学研究或在输血的交叉配血过程中（当进行抗球蛋白试验时）或对其母亲在分娩前服过头孢菌素的新生儿进行Coombs试验，呈阳性可能与药物有关。③存在严重肾功能不全时要慎用，因本品在无尿症患者体内的半衰期为2.3～2.8h。对于中度至严重肾功能受损患者，应进行仔细的临床和实验室监测。④对于有胃肠道病史（特别是结肠炎）的患者、使用抗生素（包括头孢菌素）要慎重。⑤在使用前，要注意确定患者以前是否对其他头孢菌素、青霉素或其他药物过敏。如果用于对青霉素过敏患者，要加以注意，因为在β-内酰胺类抗生素中会产生交叉过敏（包括过敏反应）。⑥如果发生过敏反应，应立即停药。如果有必要，应使用适当的药物（例如抗组胺药或皮质激素类药）来治疗。⑦对于显示某种类型过敏（尤其对药物）的患者，应慎用。⑧使用过程中若发生腹泻，应考虑到会产生抗生素相关性肠炎。轻微者停药即可，中度至严重病例应采取适当治疗。⑨对孕妇尚无适当的临床研究，除非急需，孕期不宜使用。⑩哺乳妇女一次口服500mg后，在母乳中可测出少量的头孢克洛，故哺乳妇女慎用。

用法与用量

（1）成人　①常用口服剂量是0.25g，每8h一次。②支气管炎和肺炎的剂量是1次0.25g，一日3次。③鼻窦炎推荐剂量为一次0.25g，一日3次，共10日。④较重的感染（如肺炎）或敏感性稍差的细菌引起的感染、剂量可加倍，但一日总量不宜超过4g，可连服28日。⑤治疗男性和女性急性淋球菌尿道炎、可给予一次3g的剂量，与丙磺舒合用。

（2）儿童　口服，1个月～12岁一日20mg/kg，分3次，重症感染剂量加倍，最大剂量一日1g。或者1个月～1岁一次62.5mg，一日3次，严重感染剂量加倍；1～5岁一次125mg，一日3次，严重感染剂量加倍；5～12岁一次250mg，一日3次，严重感染剂量加倍；12～18岁一次250mg，一日3次，严重感染剂量加倍，最大剂量一日4g。

头孢羟氨苄 Cefadroxil

适应证 用于敏感细菌所致的尿路感染、皮肤软组织以及急性扁桃体炎、急性咽炎、中耳炎和肺部感染等。

药动学 口服后几乎完全吸收，空腹口服本品0.5g后，达峰时间为1.5h，峰浓度为16mg/L，12h尚有微量。半衰期为1.5h。进食对其吸收无明显影响。头孢羟氨苄自胃肠道的吸收较头孢氨苄和头孢拉定缓慢，但血药浓度较后二者持久。空腹口服头孢羟氨苄、头孢氨苄和头孢拉定0.5g后的峰浓度分别为16mg/L、21mg/L和18mg/L，4h后血药浓度分别为5mg/L、1mg/L和1mg/L，半衰期分别为1.27h、0.57h和0.61h。头孢羟氨苄和头孢氨苄的血浆蛋白结合率分别为20%和15%。口服本品后2～5h的痰、胸腔积液和肺组织中的浓度分别为1.3mg/L、11.4mg/L和7.4mg/L，骨骼、肌肉和滑囊液中的药物浓度分别为同期血药浓度的23%、31%和43%。胆汁中浓度一般较同期血药浓度为低。本品可通过胎盘，也可进入乳汁。口服本品后1～5h，前列腺中的药物浓度为12.2mg/kg。24h尿中排出给药量的86%，口服0.5g后尿中峰浓度可达1800mg/L。本品能为血液透析清除。

不良反应 头孢羟氨苄的不良反应少而轻，总不良反应发生率约为4%，以恶心、呕吐、腹泻等胃肠道反应以及皮疹为主。

禁忌证 对有头孢菌素类药物过敏史者和有青霉素过敏性休克史者或即刻反应史者禁用。

注意 ①参见头孢氨苄注意的①～⑤。②孕妇及哺乳期妇女用药：孕妇用药需有确切适应证。本品亦可进入乳汁，虽至今尚无哺乳期妇女应用头孢菌素类发生问题的报道，但仍需权衡利弊后应用。

用法与用量

（1）成人 口服，每次0.5～1g，每日2次。

（2）儿童 ①片剂或胶囊，一次15～20mg/kg，一日2次。A组溶血性链球菌咽炎及扁桃体炎，每12h一次，疗程至少10日。②颗粒剂，溶于40℃以下温开水内服用，一日30mg/kg，分2次服。

（3）根据肾功能减退程度调节给药方案 ①成人首次剂量1g，然后根据肌酐清除率25～50mL/min、10～25mL/min和0～10mL/min，分别每12h、每24h和每36h服药。②儿童肾功能减退者适当减量给药。

头孢氨苄 Cefalexin

适应证 用于金黄色葡萄球菌、溶血性链球菌、肺炎球菌、大肠埃希菌、肺炎杆菌、流感杆菌、痢疾杆菌等敏感菌株引起的下列部位的轻中度感染：①扁桃体炎、扁桃体周炎、咽喉炎、支气管炎、肺炎、支气管肺炎、哮喘和支气管扩张症感染以及手术后胸腔感染。②急性及慢性肾盂肾炎、膀胱炎、前列腺炎及泌尿生殖系感染。③中耳炎、外耳炎、鼻窦炎。④上颌骨周炎、上颌骨骨膜炎、上颌骨骨髓炎、急性腭炎、牙槽脓肿、根尖性牙周炎、智齿周围炎、拔牙后感染。⑤睑腺炎、眼睑炎、急性泪囊炎。⑥毛囊炎、疖、丹毒、蜂窝织炎、脓疱、痈、痤疮感染、皮下脓肿、创伤感染、乳腺炎、淋巴管炎等。

药动学 本品口服吸收完全，生物利用度90%，空腹口服本品50mg，达峰时间为1h，峰浓度18mg／L，食物可延缓本品的吸收，但不影响吸收总量。头孢氨苄的吸收在幼儿乳糜泻和小肠憩室患者可增加，在克罗恩病和肺囊性纤维化患者的吸收可延缓和减少。老年人胃肠道吸收虽无减少，但其血药浓度较年轻人持久。给新生儿喂奶后2h口服头孢氨苄15mg/kg，达峰时间为6h，峰浓度为4.5mg/L。每6h口服本品5g后的痰液中，平均浓度为0.32mg/L，脓性痰中的药物浓度较高。脓液和骨髓炎瘘管内的浓度与同期血药浓度基本相等，关节腔渗出液中的浓度约为同期血药浓度的一半。产妇口服本品0.5g后，羊水和脐带血内皆可获得有效浓度，哺乳期妇女口服0.5g后的乳汁中浓度为5mg/L。胆汁中浓度为同期血药浓度的1～4倍。本品难以透过血脑屏障。本品的分布容积为0.26L/kg，蛋白结合率为10%～15%，正常健康人的半衰期为0.6～1.0h，丙磺舒可使半衰期延长至107min，肾功能衰竭时可延长至5～30h。新生儿半衰期为6.3h。本品在体内不代谢，以原型药物经肾小球滤过和肾小管分泌排出。6h经尿排出给药量的80%，口服500mg后尿中峰浓度可达2200mg/L。约5%的口服量由胆汁排出，粪中含量甚低。头孢氨苄可经血液透析和腹膜透析清除。

药物相互作用 ①患者同时应用考来烯胺时，可使头孢氨苄的血药峰浓度降低。②丙磺舒可使本品的肾排泄延迟，也有报道认为丙磺舒可增加本品在胆汁中的排泄。③本品与二甲双胍合用，二甲双胍在肾小管中的排泌被抑制，二甲双胍的血药浓度上升，出现不良反应的风险增加。

不良反应 ①恶心、呕吐、腹泻和腹部不适较为多见。②皮疹、药物热等发生皮疹等过敏反应，偶可发生过敏性休克。③头晕、复视、耳鸣、抽搐等神经系统反应。④应用期间偶有出现肾损害。⑤偶有患者出现AST及ALT升高、Coombs试验阳性。溶血性贫血罕见，中性粒细胞减少和抗生素相关性肠炎也有报告。

禁忌证 对头孢菌素过敏者及有青霉素过敏性休克或即刻反应史者禁用。

注意 ①在应用前需详细询问患者对头孢菌素类、青霉素类及其他药物过敏史，有青霉素类药物过敏性休克史者不可应用，其他患者应用时必须注意头孢菌素类与青霉素类存在交叉过敏反应的概率为5%～7%，需在严密观察下慎用。一旦发生过敏反应，立即停用药物。如发生过敏性休克，需立即就地抢救，包括保持气道通畅、吸氧和肾上腺素、糖皮质激素的应用等措施。②有胃肠道疾病史的患者，尤其有溃疡性结肠炎、局限性肠炎或抗菌药物相关性结肠炎（头孢菌素很少产生抗生素相关性肠炎）者以及肾功能减退者应慎用。③对诊断的干扰：应用头孢氨苄时可出现直接Coombs试验阳性反应和尿糖假阳性反应（硫酸铜法）；少数患者的碱性磷酸酶、血清丙氨酸氨基转移酶和天门冬酸氨基转移酶皆可升高。④当每日口服剂量超过4g时，应考虑改用注射用头孢菌素类药物。⑤头孢氨苄主要经肾排出，肾功能减退患者应用需减量。⑥孕妇及哺乳期妇女用药：头孢氨苄可透过胎盘，故孕妇应慎用，头孢氨苄可经乳汁排出，虽至今尚无哺乳期妇女应用头孢菌素类发生问题的报道，但其应用仍需权衡利弊后应用。

用法与用量

（1）成人　一次250～500mg，每6h一次。最大剂量一日4g。单纯性膀胱炎、皮肤、软组织感染以及链球菌咽峡炎患者，口服，每12h给予500mg；或采用头孢氨苄缓释胶囊，一日剂量分2次口服。

（2）儿童　口服给药。

①用于敏感菌所致的感染：a.7天以下新生儿一日25mg/kg（最大剂量125mg），分2次；7～21天新生儿一日25mg/kg（最大剂量125mg），分3次；7～28天新生儿一日25mg/kg（最大剂量125mg），分4次；1个月～12岁一次6.25～12.5mg/kg，每6h一次。b.1个月～1岁1次125mg，一日2次；1～5岁一次125mg，一日3次；5～12岁一次250mg，一日2次；12～18岁一次500mg，一日2～3次，严重感染时可加大剂量至1～1.5g，一日3～4次。

②预防反复发作的尿路感染：1个月～12岁一次12.5mg/kg，每天晚上口服一次。

头孢硫脒 Cefathiamidine

适应证　用于敏感菌所引起的呼吸系统、肝胆系统、五官、尿路感染及心内膜炎、败血症。

药动学　本品口服后不吸收。静脉滴注500mg和1000mg后峰浓度分别为38.8mg/L和68.9mg/L。肌内注射500mg和1000mg后，达峰时间为1h，峰浓度分别为26.2mg/L和35.1mg/L。肌内注射的生物利用度为90.3%。本品在胆汁、肝、肾中浓度较高，难以透过血脑屏障。血浆蛋白结合率23%。本品在体内不被代谢，主要以原型经肾排出，12h内经尿液排出给药量的90%。肌内注射和静脉滴注后的半衰期分别为1.2h和29min。血液透析可排出给药量的20%～30%。

药物相互作用　①丙磺舒可延缓本品经肾脏排泄，导致血药浓度增高。②与氨基糖苷类、呋塞米等袢利尿药合用可引起肾毒性。③与氨基糖苷类药属配伍禁忌，二者不能同瓶滴注。④药液宜现配现用，配制后不宜久放。

不良反应　①可见皮疹、发热等过敏反应，偶见过敏性休克症状。②偶致肝、肾功能异常。③长期用药时可致菌群失调，发生二重感染。④本品肌内注射或静脉给药时可致注射局部红肿、疼痛、硬结，严重者可发生血栓性静脉炎。

禁忌证　对头孢菌素类抗生素过敏者或对青霉素过敏性休克者禁用。

注意　①交叉过敏反应：用前需详细询问头孢菌素类及青霉素类药过敏史，对一种头孢菌素或头霉素过敏者对其他头孢菌素或头霉素也可能过敏。对青霉素类、青霉素衍生物或青霉胺过敏者也可能对头孢菌素或头霉素过敏。②对青霉素过敏患者应用本品时应根据患者情况充分权衡利弊后决定。③有胃肠道疾病史者，特别是溃疡性结肠炎、局限性肠炎或抗生素相关性结肠炎者应慎用。④肾功能减退患者应用本品需适当减量。⑤对诊断的干扰：应用本品的患者抗球蛋白试验可出现阳性；孕妇产前应用本品，此阳性反应也可出现于新生儿。⑥妊娠初始期妇女慎用。哺乳期妇女应用头孢菌素类虽尚未见发生问题的报道，其应用仍需权衡利弊。⑦老年患者肾功能减退，应用时需适当减量。

用法与用量

（1）成人　每日2～4g，重症患者剂量可增加至每日6～8g。

（2）儿童　①肌内注射：一日50～100mg/kg，分3～4次给药。②静脉注射：一日50～100mg/kg，分2～4次给药。用前加注射用水或氯化钠注射液适量溶解。

头孢唑林 Cefazolin

适应证　①敏感细菌所致的中耳炎、支气管炎、肺炎等呼吸道感染、尿路感染、皮肤软组织感染、骨和关节感染、败血症、感染性心内膜炎、肝胆系统感染及眼、耳、鼻、咽喉科等感染。②外科手术前的预防用药。

药动学　肌内注射1g后1h的血药浓度为64mg/L。静脉注射1g后30min血药浓度为106mg/L。静脉给药1g后30min、60min和120min的平均血药浓度分别为37mg/L、15mg/L和12mg/L；肌内注射0.5g后60min、120min和240min的平均血药浓度分别为9mg/L、15mg/L和33mg/L。难以透过血-脑脊液屏障，乳汁中含量低，在体内几乎不被代谢，蛋白质结合率74%～90%，正常人消除半衰期为1.4～1.8h，以原型药通过肾小球滤过，部分通过肾小管分泌自尿中排出，24h内可排出给药量的80%～90%。血液透析6h后血药浓度减少40%～45%，腹膜透析一般不能清除本品。

药物相互作用　参阅头孢噻吩。①头孢唑林与下列药物有配伍禁忌：阿米卡星、卡那霉素、金霉素、土霉素、四环素、葡萄糖酸红霉素、多黏菌素B、黏菌素、戊巴比妥、葡萄糖酸钙。②与庆大霉素或阿米卡星联合应用，在体外能增强抗菌作用。③与华法林合用，因维生素K依赖性凝血因子的合成降低，出血的风险增加。④与活伤寒疫苗合用，后者的免疫作用下降。⑤头孢唑林含有甲硫四氮唑侧链，用药期间饮酒或饮用含乙醇饮料或静脉注射含乙醇药物，可发生戒酒硫样反应（也称双硫仑样反应）。

不良反应　①静脉注射发生的血栓性静脉炎和肌内注射区疼痛均较头孢噻吩少而轻。②药疹发生率为1.1%，嗜酸性粒细胞增高的发生率为1.7%，偶有药物热。③个别患者可出现暂时性AST及ALT、碱性磷酸酶升高。④肾功能减退患者应用高剂量（一日12g）的本品时可出现脑病反应。⑤白色念珠菌二重感染偶见。

禁忌证　对头孢菌素过敏者及有青霉素过敏性休克或即刻反应者禁用。

注意

（1）对青霉素过敏或过敏体质者慎用。

（2）交叉过敏反应：患者对一种头孢菌素或头霉素过敏者对其他头孢菌素或头霉素也可能过敏。患者对青霉素类、青霉素衍生物或青霉胺过敏者也可能对头孢菌素或头霉素过敏。对青霉素过敏患者应用头孢菌素时临床发生过敏反应者达5%～7%；如做免疫反应测定时，则青霉素过敏患者对头孢菌素过敏者达20%。

（3）对诊断的干扰　①约1%的用药患者可出现直接和间接Coombs试验阳性；②尿糖假阳性反应（硫酸铜法），用葡萄糖酶法者则不受影响；③可使血清AST及ALT、碱性磷酸酶和血尿素氮升高。如采用Jaffe反应进行血清和尿肌酐值测定时可有假性增高。

（4）患者有胃肠道疾病史者，特别是溃疡性结肠炎、局限性肠炎或抗生素相关性结肠炎（头孢菌素类很少产生抗生素相关性肠炎）者和患者有肾功能减退者应慎用头孢菌素。

（5）头孢唑林与庆大霉素或其他肾毒性抗生素合用有增加肾损害的危险性；对肾功能减退患者应在减少剂量情况下谨慎使用；因头孢唑林部分在肝脏代谢，因此肝功能损害患者也应慎用。

（6）静脉滴注　将本品用灭菌注射用水、氯化钠注射液或葡萄糖注射液溶解后使用，当静脉滴注体积超过100mL时不要用注射用水。

（7）配制后的药液应避光保存。室温保存不得超过48h。

（8）按照处方或遵医嘱使用。

（9）常温不溶时，可微热至37℃使其溶解。

（10）孕妇及哺乳期妇女用药　头孢菌素类可经乳汁排出，哺乳期妇女应用本品虽尚无发生问题的报告，但其应用仍需权衡利弊后决定。

（11）儿童用药　早产儿及1个月以下的新生儿不推荐应用本品。

（12）老年患者用药　头孢唑林在老年人中血消除半衰期较年轻人明显延长，应按肾功能适当减量或延长给药间期。

用法与用量

（1）成人　肌内、静脉注射或静脉滴注。每6～12h给药0.5～1g，病情严重者可酌增剂量至每日6g。①急性无并发症的尿路感染和肺炎链球菌肺炎，每12h给药0.5～1g。②预防手术部位感染，术前0.5～1h肌内注射或静脉给药1g，术后0.5～1g，术后每6～8h给药0.5～1g，至手术后24h止。

（2）儿童

①可静脉缓慢注射、静脉滴注或深部肌内注射：a.肌内注射，临用前加灭菌注射用水或氯化钠注射液溶解后使用，为避免引起疼痛，可加2g/L利多卡因溶解后注射；b.静脉注射，临用前加灭菌注射用水溶解后于3～5min缓慢静脉注射；c.静脉滴注，加适量注射用水溶解后，再加氯化钠或葡萄糖注射液100mL稀释后静脉滴注。

②用量：a.儿童常用剂量一日50～100mg/kg，分2～3次静脉缓慢注射、静脉滴注或肌内注射。b.小儿肾功能减退者应用头孢唑林时先给予12.5mg/kg，继而按其肌酐清除率调节维持量，大于每分钟70mL/1.73m^{2}时，可按正常剂量给予；每分钟40～70mL/1.73m^{2}时，每12h给予12.5～30mg/kg，每分钟20～40mL/1.73m^{2}时，每12h给予3.1～12.5mg/kg，每分钟5～20mL/1.73m^{2}时，每24h给予2.5～10mg/kg。c.用于预防外科手术后感染时，一般术前0.5～1h麻醉诱导期肌内注射或静脉给药25mg/kg，每6～8h一次，如果有持续感染的危险，可连续给药5天。

头孢地尼 Cefdinir

适应证　用于对本品敏感的葡萄球菌属、链球菌属、肺炎球菌、消化链球菌、丙酸杆菌、淋病奈瑟菌、卡他莫拉菌、大肠埃希菌、克雷伯菌属、奇异变形杆菌、普鲁威登斯菌属、流感嗜血杆菌等菌株所引起的下列感染：咽喉炎、扁桃体炎、急性支气管炎、肺炎、中耳炎、鼻窦炎、肾盂肾炎、膀胱炎、淋菌性尿道炎、附件炎、宫内感染、前庭大腺炎、乳腺炎、肛门周围脓肿、外伤或手术伤口的继发感染、毛囊炎、疖、疖肿、痈、传染性脓疱病、丹毒、蜂窝织炎、淋巴管炎、甲沟炎、皮下脓肿、粉瘤感染、慢性脓皮症、眼睑炎、睑腺炎、睑板腺炎等。

药动学 成年男子空腹口服本品，达峰时间约4h。单剂量50mg、100mg或200mg顿服，经过4h血药血浆峰浓度分别为0.63mg/L、1.10mg/L和1.5mg/L。饮食可影响本品吸收。高龄患者的药动学参数与健康成年男性相比无明显差异。肾功能障碍患者血浆半衰期延长。本品在体内分布广泛，可向痰液、尿道分泌物、女性生殖器官、皮肤组织等转移分布，但不向乳汁移行。血浆半衰期为1.6～1.8h，24h原型药物在尿液中排泄率为26%～33%。

药物相互作用 避免与铁剂合用，避免与含镁、铝、铁等金属离子制剂合用，因其可导致吸收减少而降低效果。丙磺舒可使本品AUC增加约1倍，达峰时间增加约54%，半衰期延长50%。

不良反应 不良反应发生率约3.1%，常见恶心、腹泻、腹痛、胃部不适、胸闷、食欲缺乏、便秘、咳嗽、头痛、皮疹、瘙痒、药物热等，出现不良反应应及时停药。实验室检查偶见AST或ALT升高、BUN上升、中性粒细胞减少、嗜酸性粒细胞增多、溶血性贫血。如遇有口内异物感、眩晕、耳鸣、出汗等症状应立即停药。另罕见急性肾功能障碍，出现时应及时停药。

禁忌证 对本品有休克史者禁用。对青霉素或头孢菌素有过敏史者慎用。

注意 ①因有出现休克等过敏反应的可能，应详细询问过敏史。②下列患者应慎重使用：对青霉素类抗生素有过敏史者；本人或亲属中有易发生支气管哮喘、皮疹、荨麻疹等过敏症状体质者；严重的肾功能障碍者；患有严重基础疾病、不能很好进食或非经口摄取营养者、高龄者、恶病质等患者。③可能出现红色尿。④对孕妇或怀疑有妊娠的妇女及哺乳期妇女，用药要权衡利弊。⑤老年患者使用本品时应特别注意由于身体功能下降，老年患者可能容易出现不良反应以及由于维生素K缺乏，老年患者可能会有出血倾向，应根据对患者的临床观察调整剂量和给药间隔。

用法与用量

（1）成人　一次100mg，一日3次口服。

（2）儿童　9～18mg/kg，分3次口服。

头孢吡肟 Cefepime

适应证 用于对头孢吡肟敏感的需氧革兰氏阴性菌中的肠杆菌包括阴沟肠杆菌、产气肠杆菌、肺炎克雷伯杆菌、沙雷菌、大肠埃希菌、铜绿假单胞杆菌、奇异变形杆菌、普通变形杆菌、聚团肠杆菌属、柠檬酸杆菌、不动杆菌属、嗜血流感杆菌（包括产β-内酰胺酶株）、沙门菌属、蜂房哈尼夫菌、摩氏摩根菌、志贺菌属、淋球菌和革兰氏阳性球菌包括肺炎链球菌（包括耐青霉素菌）、溶血性链球菌、化脓性链球菌、无乳链球菌、草绿色链球菌等链球菌属细菌、甲氧西林敏感金黄色葡萄球菌、甲氧西林敏感表皮葡萄球菌等葡萄球菌，以及厌氧菌中的类杆菌（包括产黑色素类杆菌和其他经口感染的类杆菌）、产气荚膜梭状菌、梭状菌、动弯杆菌属菌、消化链球菌和丙酸杆菌引起的中重度感染。①下呼吸道感染（肺炎和支气管炎）。②单纯性下尿路感染和复杂性尿路感染（包括肾盂肾炎）。③非复杂性皮肤和皮肤软组织感染。④复杂性腹腔内感染（包括腹膜炎和胆道感染）。⑤妇产科感染。⑥败血症。⑦中性粒细胞减少伴发热患者的经验治疗。⑧儿童细菌性脑脊髓膜炎。

药物相互作用 与氨基糖苷类或袢利尿药联合应用可能增加肾毒性，需监测肾功能。

不良反应 ①常见腹泻、皮疹和注射局部反应，如静脉炎、注射部位疼痛和炎症。②其他包括恶心、呕吐、过敏、瘙痒、发热、感觉异常和头痛。③肾功能不全患者而未相应调整头孢吡肟剂量时，可引起脑病、肌痉挛、癫痫。④治疗儿童脑膜炎患者，偶有惊厥、嗜睡、神经紧张和头痛，主要是脑膜炎引起，与本品无明显关系。⑤偶见肠炎（抗生素相关性肠炎）、口腔念珠菌感染。⑥实验室检查异常多为一过性，停药即可恢复，包括血清磷升高或减少，ALT或AST升高，嗜酸性粒细胞增多，部分凝血酶原时间和凝血酶原时间延长。碱性磷酸酶、血尿素氮、肌酐、血钾、总胆红素升高，血钙降低，血细胞比容减少。与其他头孢菌素类抗生素类似，也有白细胞减少、粒细胞减少、血小板减少的报道。⑦还可引起Stevens-Johnson综合征、多形性红斑、毒性表皮坏死、肾功能紊乱、毒性肾病、再生障碍性贫血、溶血性贫血、出血、肝功能紊乱（胆汁淤积）和血细胞减少。

禁忌证 禁用于对头孢吡肟或L-精氨酸、其他头孢菌素类药物、青霉素或其他β-内酰胺类抗生素有过敏反应的患者。

注意 ①使用本品前，应该确定患者是否有头孢吡肟、其他头孢菌素类药物、青霉素或其他β-内酰胺类抗生素过敏史。对于任何有过敏，特别是药物过敏史的患者应谨慎。②可诱发抗生素相关性肠炎。③有胃肠道疾病，尤其是肠炎患者慎用。④可能会引起凝血酶原活性下降。如肝肾功能不全、营养不良及延长抗菌治疗的患者应监测凝血酶原时间。必要时给予外源性维生素K。⑤本品所含精氨酸在所用剂量为最大推荐剂量的33倍时会引起葡萄糖代谢紊乱和一过性血钾升高。较低剂量时精氨酸的影响尚不明确。⑥对肾功能不全的患者，用量应根据肾功能调整。⑦头孢吡肟与氨基糖苷类抗生素或强效利尿药合用时，应加强临床观察。并监测肾功能，避免引发肾毒性或耳毒性。⑧尚无用于孕妇和分娩时妇女的临床资料，孕妇谨慎。头孢吡肟在人乳汁中有极少量排出（浓度约0.5mg/L），哺乳期妇女慎用。⑨老年患者肾功能正常时使用一般推荐剂量；肾功能不全的老年患者，使用时应根据肾功能调整。

用法与用量

（1）成人 一次1～2g，每12h一次，静脉滴注、静脉注射或肌内注射。中性粒细胞减少患者发热及危重感染，一次2g，每8h一次。

（2）儿童

①静脉滴注或深部肌内注射：a.静脉滴注时，将药物1～2g溶于50～100mL 9g/L氯化钠注射液、50g/L或100g/L葡萄糖注射液、1/6mmol/L乳酸钠注射液、葡萄糖氯化钠注射液、乳酸林格液和50g/L葡萄糖混合注射液中，药物浓度不应超过40g/L，于30min滴注完毕。b.肌内注射是将0.5g加1.5mL注射用水，或1g加3mL注射用水溶解后，经深部肌群

注射。

②用量：2个月～12岁一次40mg/kg（最大剂量不超过2g），每12h一次。a.细菌性脑脊髓膜炎，一次50mg/kg，每8h一次；b.中性粒细胞减少伴发热治疗，一次50mg/kg，每8h一次。2个月以下儿童慎用，必须使用时一次30mg/kg，每8h或12h一次。

③肾功能不全患者，其初始剂量与肾功能正常的患者相同，但维持剂量和给药间隔需按肌酐清除率调整，肌酐清除率30～60mL/min一次0.5～2.0g，每24h一次，肌酐清除率11～29mL/min者一次0.5～1.0g，每24h一次，肌酐清除率小于11mL/min者一次0.25～0.5g，每24h一次。

头孢克肟 Cefixime

适应证 用于对头孢克肟敏感的链球菌属（肠球菌除外）、肺炎球菌、淋球菌、卡他布壮汉球菌、大肠埃希菌、克雷伯杆菌属、沙雷菌属、变形杆菌属、流感杆菌等引起的感染。①慢性支气管炎急性发作、急性支气管炎并发作细菌感染、支气管扩张症合并感染、肺炎。②肾盂肾炎、膀胱炎、淋球菌性尿道炎。③急性胆道系统细菌性感染（胆囊炎、胆管炎）。④猩红热。⑤中耳炎、鼻窦炎。

药动学 口服后吸收40%～50%，口服片剂200mg、400mg后，峰浓度分别为2mg/L和3.7mg/L，达峰时间为2～4h。服用本品混悬液后。较片剂高25%～50%，AUC较后者高10%～25%。蛋白结合率为70%。表观分布容积为0.11L/kg。半衰期为3～4h，肾功能减退者延长。口服后体内分布良好，可通过胎盘进入胎儿循环。24h内约给药量的20%以原型经尿排出，给药量的60%经非肾机制消除。血液透析或腹膜透析不能清除本品。

药物相互作用 参阅头孢噻吩。

不良反应 主要不良反应有腹泻等消化道反应、皮疹等皮肤症状、临床检查值异常，包括肝功能指标升高、嗜酸性粒细胞增多等。可能发生的严重不良反应有：①休克。②过敏样症状（包括呼吸困难、全身潮红、血管性水肿、荨麻疹等）。③皮肤病变如Stevens-Johnson综合征、中毒性表皮坏死松解症。④血液障碍如粒细胞缺乏症，溶血性贫血、血小板减少。⑤急性肾功能不全。⑥抗生素相关性肠炎。⑦间质性肺炎。

禁忌证 对头孢克肟及其成分或其他头孢菌素类药物过敏者禁用。

注意

（1）由于可能出现休克，给药前应充分询问病史。

（2）为防止耐药菌株的出现，在使用前原则上应确认敏感性，将剂量控制在控制疾病所需最小剂量。

（3）对于严重肾功能障碍患者，由于药物在血液中可维持浓度，因此应根据肾功能状况适当减量，给药间隔应适当增大。

（4）下列患者慎重给药 ①对青霉素类药物有过敏史的患者。②本人或父母、兄弟姐妹中具有易引起支气管哮喘、皮疹、荨麻疹等过敏症状体质的患者。③严重的肾功能障碍患者。④经口给药困难或非经口营养患者，全身恶病质状态患者（因时有出现维生素K缺乏症状，应注意观察）。

（5）对临床检验结果的影响 ①除试纸反应以外，对Benedict试剂、Fehling试剂、尿糖试药丸进行尿糖检查，有假阳性出现的可能性，应予以注意。②有出现直接Coombs试验阳性的可能性。

（6）不要将牛奶、果汁等与药混合后放置。

（7）关于妊娠用药的安全性尚未确定，故对孕妇或有妊娠可能性的妇女用药时，需权衡利弊。未研究头孢克肟对分娩的影响，只有在明确需要使用时方可使用。头孢克肟是否经乳汁排泄尚不清楚，在使用时应考虑暂停授乳。

（8）头孢克肟对小于6个月儿童的安全性和有效性尚未确定。

（9）在老年人中的血药峰浓度和AUC可较年轻人分别高26%和20%，老年患者可以使用本品。

（10）肾功能不全患者应调整给药剂量。肌酐清除率每分钟60mL的患者可按普通剂量及疗程使用；肌酐清除率为每分钟20～60mL或血液透析患者可按标准剂量的75%（标准给药间隔）给予，肌酐清除率每分钟＜20mL或长久卧床腹膜透析患者可按标准剂量的一半（标准给药间隔）给予。

用法与用量

（1）成人　每日400mg，分1～2次口服。

（2）儿童　每日6～8mg/kg，分1～2次口服。体质量≥50kg或年龄≥12岁时用成人剂量。体质量＜30kg一次1.5～3mg/kg，一日2次；重症患者一次6mg/kg，一日2次。体质量＞30kg一次50～100mg，一日2次；重症患者一次200mg，一日2次。

头孢美唑 Cefmetazole

适应证　头孢美唑敏感的金黄色葡萄球菌、大肠埃希菌、肺炎杆菌、变形杆菌属、摩氏摩根菌、普罗威登斯菌属、消化链球菌属、拟杆菌属、普雷沃菌属（双路普雷沃菌除外）所引起的下述感染：①败血症。②急性支气管炎、肺炎、肺脓肿、脓胸、慢性呼吸道疾病。③继发感染。④膀胱炎、肾盂肾炎。⑤腹膜炎。⑥胆囊炎、胆管炎。⑦前庭大腺炎、子宫内感染、子宫附件炎、子宫旁组织炎。⑧颌骨周围蜂窝织炎、颌炎。

药动学　口服不吸收。健康成人静脉注射本品1g，10min后血药浓度为188mg/L，6h后血药浓度为1.9mg/L；健康成人于1h内滴注本品1g，血药峰浓度平均为2.7mg/L。本品广泛分布于各种组织、体液中，如痰液、腹水、腹膜渗出液、胆囊壁、胆道、子宫/卵巢、盆腔积液、颌骨、上颌窦黏膜和牙龈等；亦可分布到羊水和脐带血中，尚有少量分泌到乳汁。本品血浆蛋白结合率约为84%。本品半衰期为1～1.2h，主要以原型经肾排泄，给药6h内经尿排出给药量的85%～92%。肾功能减退者药物排泄减少，血药浓度增高，半衰期延长。

药物相互作用　①应用本品时饮用含乙醇的饮料，可能发生戒酒硫样反应（面部潮红、心悸、眩晕、头痛和恶心），因此用药期间以及用药停止后至少1周以内禁止饮用含乙醇的饮料。②本品与利尿药（如呋塞米）合用，可能加重肾功能损害。

不良反应　①罕见休克。②有可能出现皮肤黏膜眼综合征（Stevens-Johnson综合征）、中毒性表皮坏死松解症（Lyell综合征）。③罕见出现伴有便血的抗生素相关性肠炎（低于0.01%）。④过敏反应：皮疹、瘙痒、荨麻疹、红斑、发热。⑤血液系统：粒细胞减少，嗜酸性粒细胞增多，红细胞减少，血小板减少。⑥肝脏功能：AST及ALT升高，肝功能异常，ALP升高。⑦消化系统：恶心呕吐，腹泻，食欲减退。⑧菌群失调：口腔炎、念珠菌病。⑨ B族维生素缺乏（舌炎、口腔炎、食欲减退、神经炎等）。⑩其他：头痛。

禁忌　对本品有过敏性休克史患者禁用。

注意

（1）下述患者应慎用　①对青霉素类抗生素有过敏史者。②本人或双亲、兄弟姐妹等亲属属于过敏体质者。③严重肾损害者（有可能出现血药浓度升高、半衰期延长）。④经口摄食不足患者或非经口维持营养者、全身状态不良者（通过摄食，可能出现维生素K缺乏）。⑤高龄者。⑥对本品所含成分或头孢菌素类抗生素有过敏史患者原则上不给药，不得不使用时应慎用。

（2）特别要注意的是，使用前应充分询问病史，尤其必须确认对抗生素的过敏史。

（3）给药期间及给药后至少1周内避免饮酒。

（4）孕妇或可能妊娠的妇女，仅在治疗的有益性超过危险性时方可给药。

用法与用量

（1）成人　常用剂量，每日2～3g，分2次静脉注射或者静脉滴注；严重感染者剂量，可增至一天4～8g，分2～4次静脉给药。

（2）儿童

①静脉注射或静脉滴注：a.静脉注射，一次用量溶于灭菌注射用水（按本品1g溶于10mL计），缓慢静脉注射（不少于4～6min）；b.静脉滴注，一次用量溶于氯化钠注射液、50g/L葡萄糖注射液60～100mL中（按本品1g溶于60mL计），于半小时内静脉滴注。

②用量：一日25～100mg/kg，分2～4次。严重感染（如细菌性脑膜炎、血流感染），一日150mg/kg，分2～4次。肾功能损害患者酌情减少剂量和用药间隔。

头孢米诺 Cefminox

适应证　用于治疗敏感细菌引起的感染：①呼吸系统感染如：扁桃体炎、扁桃体周围脓肿、支气管炎、细支气管炎、支气管扩张症（感染时）、慢性呼吸道疾患继发感染、肺炎、肺化脓症。②泌尿系统感染如：肾盂肾炎、膀胱炎。③腹腔感染如：胆囊炎、胆管炎、腹膜炎。④盆腔感染如：盆腔腹膜炎、子宫附件炎、子宫内感染、盆腔炎、子宫旁组织炎。⑤败血症。

药动学　单剂量0.5g肌注，血浆达峰时间为1.2h，血药浓度为54.3mg/L。单剂量0.5g或1g静注，即刻血药浓度为50mg/L和100mg/L。在体内分布广泛，在痰液、腹腔积液、卵巢、输卵管、子宫内膜、胆汁均有较高浓度，可通过脑脊液，并向乳汁移行。血浆半衰期为2.2～2.7h。在体内几乎不代谢，药物通过肾小球滤过和肾小管分泌，约90%药物以原型药物于12h内由尿液中排泄。

药物相应作用　①本品与呋塞米等强利尿药合用可增加对肾的损害，应避免同时应用。②本品可影响乙醇的代谢，使血液中乙醛的含量升高，出现双硫醒样作用。③不宜与氨茶碱、磷酸吡多醛配伍，可能会降低本品效价。④不宜与呋喃硫胺、硫辛酸、氢化可的松琥珀酸钠、腺苷钴胺配伍，可能会使溶液变色。

不良反应 ①严重不良反应有休克、全血细胞减少症、假膜性肠炎、皮肤黏膜眼综合征、中毒性表皮坏死症、急性肾衰竭、溶血性贫血、间质性肺炎、PIE综合征、变态反应（如皮疹、发红、瘙痒、发热等）、BUN上升、血肌酐升高、少尿、蛋白尿等。②有时发生的不良反应有粒细胞减少、嗜酸性粒细胞增多，偶见红细胞减少、血细胞比容值降低、血红蛋白减少、血小板减少、凝血酶原时间延长，ALT及AST、ALP、γ-GTP、LAP、LDH、胆红素升高，腹泻、恶心、呕吐、食欲减退、口内炎、念珠菌病、维生素K缺乏症状（低凝血酶原血症、出血倾向等）、B族维生素缺乏症（舌炎、口内炎、食欲减退、神经炎等）、全身乏力感。

禁忌证 对头孢米诺或头孢烯类抗生素过敏的患者禁用。

注意 ①本品可能引起过敏性休克，使用前应仔细问诊，如欲使用，应进行皮试。做好休克急救准备，给药后注意观察。②对β-内酰胺类抗生素有过敏史的患者慎用。③本人或双亲、兄弟姐妹为支气管哮喘、皮疹、荨麻疹等过敏体质者慎用。④肾功能不全者可调整剂量使用，严重肾功能损害患者慎用。⑤老年患者有可能出现维生素K缺乏引起的出血倾向。⑥饮酒可能引起颜面潮红、心悸、眩晕、头痛、恶心等，故用药期间及用药后至少1周避免饮酒。⑦妊娠及哺乳期妇女慎用。

用法与用量 静脉注射或静脉滴注。

（1）静脉注射 每1g可用20mL灭菌注射用水、50～100g/L葡萄糖注射液或9g/L氯化钠注射液溶解。

（2）静脉滴注 每1g可用100～500mL的50～100g/L葡萄糖注射液或9g/L氯化钠注射液溶解，滴注1～2h。本品应临用时配制，溶解后尽快使用。

（3）用量 ①成人：每次1g，一日2次，可随年龄及症状适当增减；对于败血症、难治性或重症感染症，1日可增至6g，分3～4次给药。②儿童：按体质量计每次20mg/kg，一日3～4次。

头孢哌酮舒巴坦 Cefoperazone and Sulbactam

适应证 用于治疗敏感菌所引起的下列感染：①上、下呼吸道感染。②上、下泌尿道感染。③腹膜炎、胆囊炎、胆管炎和其他腹腔内感染。④败血症。⑤脑膜炎。⑥皮肤和软组织感染。⑦骨骼及关节感染、盆腔炎。⑧子宫内膜炎、淋病及其他生殖系统感染。

药动学 静脉注射2g头孢哌酮舒巴坦（头孢哌酮1g、舒巴坦1g）5min后，头孢哌酮和舒巴坦的平均血药峰浓度为236.8mg/L和130.2mg/L。肌内注射1.5g头孢哌酮舒巴坦（头孢哌酮1g、舒巴坦0.5g）后，头孢哌酮和舒巴坦的达峰时间为15min～2h，峰浓度分别为64.2mg/L和19.0mg/L。头孢哌酮和舒巴坦均能很好地分布到各种组织和体液中，包括胆汁、皮肤、阑尾、子宫等。头孢哌酮的消除半衰期为1.7h，舒巴坦为1h。给药后12h内25%的头孢哌酮和72%的舒巴坦以药物原型经尿排泄，其余头孢哌酮经胆汁排泄。多次给药后两种成分的药动学参数无明显变化，亦未发现药物蓄积作用。

药物相互作用 ①本品与氨基糖苷类药物联合应用具有协同作用。②使用本品期间饮酒可发生戒酒硫样反应。故治疗期间及治疗结束后1周宜戒酒。③本品与肝素、华法林合用，引起出血的风险增加。

不良反应 ①胃肠道反应：腹泻、稀便最为常见，其次为恶心和呕吐。②皮肤反应：表现为斑丘疹和荨麻疹。③血液系统：长期使用本品可发生可逆性中性粒细胞减少症；可出现Coombs阳性反应；可降低血红蛋白和血细胞比容；一过性嗜酸性粒细胞增多和血小板减少症，低凝血酶原血症。④其他：头痛、发热、注射部位疼痛和寒战。⑤实验室检查异常：ALT及AST、碱性磷酸酶、胆红素一过性升高。⑥局部反应：偶有注射后注射部位出现一过性疼痛。当通过静脉插管注射头孢哌酮舒巴坦时，可在注射部位发生静脉炎。⑦一般不良反应：过敏反应（包括休克）、低血压、抗生素相关性肠炎、淋巴细胞减少症、皮肤瘙痒、Stevens-Johnson综合征、血尿、血管炎等。

禁忌证 对本品中任何组分或其他头孢菌素类过敏者禁用本品。有青霉素过敏性休克史的患者不宜用本品。

注意 ①应用头孢哌酮舒巴坦前必须详细询问患者先前有否对本品、其他头孢菌素类、青霉素类或其他药物的过敏史，因为在青霉素类和头孢菌素类等β-内酰胺类抗生素之间可能存在交叉过敏反应。在青霉素类抗生素过敏患者中5%～10%可对头孢菌素出现交叉过敏反应。因此有青霉素类过敏史的患者，有指征应用本品时，必须充分权衡利弊后在严密观察下慎用。应用本品时一旦发生过敏反应，需立即停药，并立即就地抢救，给予保持呼吸道通畅、吸氧、注射肾上腺素并用升压药、激素及抗组胺药等紧急措施。②头孢哌酮、舒巴坦均可少量分泌至乳汁中，哺乳期妇女用药时宜停止授乳。③头孢哌酮大部分经肝胆系统排泄，因此肝功能严重减退的患者使用本品时需调整给药方案。④肾功能不全患者舒巴坦排泄减缓，使用头孢哌酮舒巴坦时需调整用药剂量与给药间期。⑤不推荐本品用于早产儿和新生儿。⑥少数患者在使用头孢哌酮舒巴坦治疗后出现维生素K缺乏，其机制可能与肠道菌群受到抑制有关。营养不良、吸收不良（如囊性纤维化患者）和长期静脉注射高营养制剂的患者及接受抗凝药治疗的患者应用本品时宜补充维生素K，并监测凝血酶原时间。⑦头孢哌酮舒巴坦可导致直接Coombs试验阳性，用Benedict溶液或Fehling试剂检查尿糖可出现假阳性反应。

用法与用量

（1）成人 常用剂量为每日2～4g（头孢哌酮舒巴坦1∶1制剂）或1.5～3g（头孢哌酮舒巴坦2∶1制剂），每12h静脉滴注或静脉注射1次。严重感染或难治性感染，每日剂量可增至8g（1∶1制剂）或12g（2∶1制剂），分次静脉滴注；采用1∶1制剂者如病情需要可另增加头孢哌酮4g，分2次与本品同时静脉滴注。舒巴坦最大剂量为每日4g。静脉给药溶剂参见下面儿童用药项下。

（2）儿童

①静脉注射或静脉滴注：a.静脉滴注时，每瓶头孢哌酮舒巴坦用适量的50g/L葡萄糖或9g/L氯化钠注射液或注射用水溶解，然后用上述相同溶液稀释至50～100mL，静脉滴注时间应至少为30～60min。b.静脉注射时，每瓶头孢哌酮舒巴坦应按上述方法溶解，静脉注射时间至少应超过3min。

②用量：a.常用量为一日40～80mg/kg（1：1制剂），分2～4次，严重或难治性感染可增至一日160mg/kg，分2～4次滴注。新生儿出生第一周内，应每隔12h给药1次。舒巴坦一日最高剂量不超过80mg/kg；b.肝功能障碍患者一日剂量不应超过2g。c.肾功能明显降低的患者，舒巴坦清除减少。肌酐清除率每分钟15～30mL/1.73m^{2}者一日舒巴坦的最高剂量为1g，分等量，每12h注射一次；肌酐清除率每分钟＜15mL/1.73m^{2}者一日舒巴坦的最高剂量为0.5g，分等量，每12h注射一次。对严重感染者，必要时可单独增加头孢哌酮的用量。

头孢哌酮 Cefoperazone

适应证 用于敏感菌所致的各种感染如肺炎及其他下呼吸道感染、尿路感染、胆道感染、皮肤软组织感染、败血症、腹膜炎、盆腔感染等，后两者宜与抗厌氧药联合应用。

药动学 口服不吸收。正常成人肌内注射1g后，1.15h血药浓度达峰值，约为52.9mg/L，健康成人肌内注射1g的血药峰浓度为65mg/L，12h后血药浓度尚有3.3mg/L；静脉注射和静脉滴注1g，给药结束时即刻血药峰值浓度分别为178.2mg/L和106.0mg/L，12h后尚有1.2mg/L和1.5mg/L。药物吸收后组织穿透力强、体内分布广，可在腹腔积液、脑膜炎患者的脑脊液、尿、胆汁、胆囊壁、痰及肺、上颌窦、扁桃体、鼻黏膜、耳、心、肾、输尿管、前列腺、睾丸、子宫、输卵管、骨、脐带血和羊膜液中达到有效浓度，其中尤以胆汁和尿中浓度较高。本药对血-脑脊液屏障的渗透性较差，脑膜无炎症者的脑脊液中不能测到药物，化脓性脑膜炎患者静注2g后的脑脊液浓度为0.95～7.2mg/L，为血药浓度的1%～4%。脑脊液中头孢哌酮浓度随脑脊液蛋白含量增高而增高，与脑脊液中细胞数无关。本药蛋白结合率很高，为70%～93.5%。肌内注射、静脉注射和静脉滴注1g的分布容积分别为11.4L/kg、12.6L/kg和13.6L/kg，半衰期分别为2.45h、1.99h和2.27h。病毒性肝炎、酒精脂肪肝或肝硬化以及胆道梗阻患者的半衰期延长。肝硬化患者血药峰浓度较低，可能与分布容积增加有关，其半衰期延长可能与肝排泄减少和分布容积增加有关。肾功能不全者的最高血药浓度、药-时曲线下面积、血清半衰期与正常人很接近，但肾功能严重减退（肌酐清除率低于每分钟7mL）或伴肝功能减退时，半衰期将延长。本药在体内几乎不被代谢，主要经胆汁排泄，胆汁中药物回收量在40%以上。正常人肌内注射、静脉注射和静脉滴注1g后，12h尿中排出率分别为19.9%、26.5%、24.7%；以各种不同注射方式及剂量给药后尿中药物回收率为20%～30%。新生儿尿中排泄量较高，在婴幼儿尿中药物回收率达50%。严重肝功能损害或有胆道梗阻者，尿中排泄量可达90%。血液透析和腹膜透析清除体内药物的效果不显著，前者能透析出一定量的药物。

药物相互作用 ①头孢哌酮与氨基糖苷类抗生素（庆大霉素和妥布霉素）联合应用时对肠杆菌科细菌和铜绿假单胞菌的某些敏感菌株有协同作用。②头孢哌酮与能产生低凝血酶原血症、血小板减少症或胃肠道溃疡出血的药物同时应用时，要考虑到这些药物对凝血功能的影响和出血危险性增加。抗凝药如肝素、香豆素或茚满二酮衍生物及溶栓药与具有甲硫四氮唑侧链的头孢哌酮合用时可干扰维生素K代谢，导致低凝血酶原血症。非甾体抗炎药特别是阿司匹林、二氟尼柳或其他水杨酸制剂、血小板聚集抑制药、磺吡酮等与头孢哌酮合用时可由于对血小板的累加抑制作用而增加出血的危险性。③头孢哌酮含有甲硫四氮唑侧链，用药期间饮酒或饮用含乙醇饮料或静脉注射含乙醇药物将抑制乙醛脱氢酶的活性，使血中乙醛积聚，出现双硫仑样反应。患者面部潮红，诉头痛、眩晕、腹痛、胃痛、恶心、呕吐、心慌、气急、心率加速、血压降低，以及嗜睡、幻觉等。症状出现于饮酒后15～30min或静脉输入含乙醇的溶液时，数小时后自行消失。在应用头孢哌酮期间直至用药后5天内饮酒皆可出现此反应。因此在用药期间和停药后5天内，患者不能饮酒或含乙醇饮料，避免口服或静脉输入含乙醇药物。④头孢哌酮与下列药物注射剂有配伍禁忌：阿米卡星、庆大霉素、卡那霉素B、多西环素。甲氯芬酯、阿马林、苯海拉明钙和门冬酸钾镁与本品混合后立即有沉淀。盐酸羟嗪、普鲁卡因胺、氨茶碱、丙氯拉嗪、细胞色素C、喷他佐辛、抑肽酶等与本品混合后，6h内外观发生变化。头孢哌酮的水溶液与胶体制剂配合产生沉淀，与碱性制剂配合因发生水解而效价降低，因此本品不能与上述药物同瓶滴注。

不良反应 ①皮疹较为多见。②少数患者尚可发生腹泻、腹痛；嗜酸性粒细胞增多，轻度中性粒细胞减少。③暂时性AST及ALT、碱性磷酸酶、尿素氮或血肌酐升高。④血小板减少、凝血酶原时间延长等可见于个别病例。偶有出血者，可用维生素K预防或控制。⑤菌群失调可在少数患者出现。⑥应用本品期间饮酒或接受含乙醇药物或饮料者可出现双硫仑样反应。

禁忌证 对本品及其他头孢菌素类过敏者禁用。

注意 参阅头孢噻吩。①乳汁中头孢哌酮的含量虽少，但哺乳期妇女应用本品时宜停止授乳。②头孢哌酮治疗婴儿感染可获较好疗效，但对早产儿和新生儿的研究尚少，因此本品应用在新生儿和早产儿时，应充分权衡利弊后决定是否用药。③对诊断的干扰：用硫酸铜法进行尿糖测定时可出现假阳性反应，直接Coombs试验呈阳性反应，产妇临产前应用头孢菌素类或头霉素类者，新生儿此试验亦可为阳性。偶有血清碱性磷酸酶、丙氨酸氨基转移酶、天门冬酸氨基转移酶、血清肌酐和尿素氮增高。④头孢哌酮主要通过胆汁排泄。在肝病和（或）胆道梗阻患者，半衰期延长（病情严重者延长2～4倍），尿中头孢哌酮排泄量增多；肝病、胆道梗阻严重或同时有肾功能减退者，胆汁中仍可获得有效治疗浓度；给药剂量需予以适当调整，且应进行血药浓度监测。如不能进行血药浓度监测时，每天给药剂量不应超过2g。⑤维生素K缺乏的危险因素有营养状况差、吸收不良、酗酒、长期高营养治疗等。部分患者用本品治疗可引起维生素K缺乏和低凝血酶原血症。用药期间应进行出血时间、凝血酶原时间和部分凝血酶原时间监测。同时应用维生素K可防止出血症状。⑥长期应用头孢哌酮可导致耐药菌的大量繁殖，引起二重感染。⑦交叉过敏对一种头孢菌素过敏者，对其他头孢菌素也可能过敏。对青霉素过敏患者也应慎用。⑧下列情况应进行血药浓度监测：有肝功能损害和（或）胆道阻塞而每日剂量超过4g者，有肾功能损害接受较大剂量和肝、肾功能同时损害而每日剂量超过1～2g者。⑨同时应用头孢哌酮和氨基糖苷类抗生素者应进行肾功能监测。

用法与用量

（1）成人 肌内注射、静脉注射或静脉滴注的溶剂参见下面儿童给药项下。轻中度感染一次1～2g，每12h一次；重度感染一次2～3g，每8h一次。接受血液透析时，透析后应补给一次剂量。一日剂量一般不超过9g，但在免疫缺陷患者有严重感染时，剂量可加至一日12g。

（2）儿童

①肌内注射、静脉注射或静脉滴注：a.肌内注射，1g药物加灭菌注射用水2.8mL及2g/L利多卡因注射液1mL，其浓度约为250g/L。b.静脉注射，每1g药物加葡萄糖氯化钠注射液40mL溶解。c.静脉滴注，取1～2g头孢哌酮溶解于100～200mL葡萄糖氯化钠注射液或其他稀释液中，最后药物浓度为5～25g/L。每1g头孢哌酮的钠含量为1.5mmol（34mg）。

②用量：一日50～200mg/kg，分2～3次静脉滴注。

头孢噻肟 Cefotaxime

适应证 ①敏感细菌所致的肺炎及其他下呼吸道感染、尿路感染、脑膜炎、败血症、腹腔感染、盆腔感染、皮肤软组织感染、生殖道感染、骨和关节感染等。②头孢噻肟可以作为小儿脑膜炎的选用药物。

药动学 本药在肠道中不吸收。肌内注射0.5g和1.0g，0.5h后达血药浓度峰值，分别为12mg/L和25mg/L。静脉注射1g和2g，血药浓度峰值分别为102mg/L和215mg/L。30min内静脉滴注1g，滴注完毕时血药浓度为41mg/L，4h后血药浓度为1.5mg/L。药物吸收后在组织穿透力强，体内分布广泛，可在各组织、体腔液、体液中达到有效抗菌浓度，尤以胆汁、尿液中浓度较高。本药不易透过正常脑膜，但脑膜有炎症时可增加透入量。本药蛋白结合率为30%～50%。药物在肝内代谢为去乙酰头孢噻肟（抗菌活性为头孢噻肟的1/10）和其他无活性的代谢产物。肌内注射和静脉注射的半衰期分别为0.92～1.35h和0.84～1.25h。其代谢产物去乙酰头孢噻肟的半衰期为1.5h。本药80%可经肾脏排泄，其中50%～60%为原型药，10%～20%为去乙酰头孢噻肟，另10%～20%为无活性的代谢产物。头孢噻肟经胆汁排泄量较少，为给药量的0.01%～0.1%。血液透析能将62.3%的药物自体内清除，腹膜透析对头孢噻肟的药动学无影响。

药物相互作用 ①本品与庆大霉素或妥布霉素合用对铜绿假单胞菌均有协同作用；与阿米卡星合用对大肠埃希菌、肺炎克雷伯菌和铜绿假单胞菌有协同现象，而对金黄色葡萄球菌无此作用；与克林霉素联合对肠杆菌科细菌未发现协同或拮抗作用。②本品和氨基糖苷类抗生素联合应用时，应分瓶注射给药，用药期间应监测肾功能。③大剂量头孢噻肟与袢利尿药（如呋塞米）合用影响肾功能的情况尚未见报道，但其可能性不能完全排除，应慎用此种联合，且应注意肾功能变化。④与脲基青霉素阿洛西林或美洛西林等合用，本品的总清除率降低，如两者合用需减低剂量。⑤丙磺舒可使头孢噻肟的肾清除减少血浓度升高5%，半衰期延长45%。⑥头孢噻肟可用氯化钠注射液或葡萄糖注射液稀释，但不能与碳酸氢钠液混合。

不良反应 不良反应发生率低，为3%～5%。注射部位疼痛、静脉炎、皮疹和药物热的发生率约为2%。0.5%的患者出现静脉炎。有腹泻、恶心、呕吐、食欲缺乏等消化道反应者约占I%。碱性磷酸酶或血清氨基转移酶轻度升高者约有3%，暂时性血尿素氮和肌酐增高者分别为0.7%和0.3%。粒细胞生成障碍、白细胞减少、嗜酸性粒细胞增多或血小板减少少见。偶有头痛、麻木、呼吸困难和面部潮红者。应用本品后有0.28%的患者可发生黏膜念珠菌病。其他严重的不良反应有心律失常、多形性红斑、Stevens-Jonson综合征、中毒性表皮坏死、过敏反应等，均属少见。

禁忌证 对头孢菌素过敏者及有青霉素过敏性休克或即刻反应史者禁用本品。

注意 ①用药前需确定是否需进行过敏试验。②交叉过敏反应：对一种头孢菌素或头霉素过敏者对其他头孢菌素类或头霉素也可能过敏。对青霉素或青霉胺过敏者也可能对本品过敏。③对诊断的干扰：应用本品的患者抗球蛋白（ Coombs ）试验可出现阳性；孕妇产前应用本品，此反应可出现于新生儿。用硫酸铜法测定尿糖可呈假阳性。血清碱性磷酸酶、血尿素氮、ALT及AST或血清乳酸脱氢酶值可增高。④头孢噻肟钠1.05g约相当于1g头孢噻肟，每1g头孢噻肟钠含钠量约为2.2mmol（ 51mg ）。1g头孢噻肟溶于14mL灭菌注射用水形成等渗溶液。⑤肾功能减退者应在减少剂量情况下慎用；有胃肠道疾病或肾功能减退者慎用。⑥本品与氨基糖苷类抗生素不可同瓶滴注。⑦本品可经乳汁排出，哺乳期妇女应用本品时虽无发生问题的报告，但应用本品时宜暂停哺乳。本品可透过血胎盘屏障进入胎儿血循环，孕妇应限用于有确切适应证患者。⑧老年患者用药根据肾功能适当减量。⑨婴幼儿不宜做肌内注射。⑩快速静脉注射（ <60s ）可引起致命性心律失常。

用法与用量

（1）成人 一日剂量一般为2～6g，分2～3次静注或静滴。①严重感染者，每6～8h给药2～3g，一天最大剂量不超过12g；②治疗无并发症的肺炎链球菌肺炎或急性尿路感染，每12h给药1g。

（2）儿童

①肌内注射、静脉注射、或静脉滴注：a.肌内注射，本品0.5g、1g或2g分别注入2mL、3mL、或5mL注射用水；b.静脉注射，加至少10～20mL注射用水于上述不同量的本品内，于5～10min缓慢静脉注入；c.静脉滴注，将静脉注射液稀释至100～500mL。

②《WHO儿童示范处方集》（2010版）建议用量：a.治疗敏感菌所致的感染，<7日新生儿一次25mg/kg，每12h一次；7～21日新生儿一次25mg/kg，每8h一次；21～28日新生儿一次25mg/kg，每6～8h一次；新生儿严重感染和脑膜炎，剂量加倍。1个月～18岁一次50mg/kg，每8～12h一次；严重感染和脑膜炎患者可6～8h给药一次，最大剂量一日12g静脉给药。b.肾功能严重减退患者应用本品需适当减量。肌酐清除率每分钟低于5mL/1.73m^{2}时，首剂按正常剂量，维持量减半。

③治疗淋病：肌内注射、静脉注射、或静脉滴注。12～18岁单剂量一次500mg。

头孢替安 Cefotiam

适应证 用于敏感菌所致的肺炎、支气管炎、胆道感染、腹膜炎、尿路感染以及手术和外伤所致的感染和败血症等。

药动学 口服不吸收。肌内注射本品0.5g后，峰浓度为21mg/L，达峰时间为30min；30min内静脉滴注本品1g后的峰浓度为75mg/L。静脉注射本品1g或2g后2h，胆汁中药物浓度分别可达157.6mg/L和720.5mg/L，6h内自胆汁排出给药量的1%。本品蛋白结合率为40%。在体内分布广，可分布至扁桃体、痰液、胸腔积液、肺组织、胆囊壁、腹水、骨髓、血、膀胱壁、前列腺、肾组织、骨骼、女性性器官、脐带血、羊水、耳漏液及鼻窦黏膜，但难以透过血脑屏障，脑脊液中浓度甚低。60%～75%的给药量于给药后6h内以原型自尿中排出，成人静脉注射0.5g后2h、2～4h、4～6h的尿液内药物浓度分别为2000mg/L、350mg/L和66mg/L 。半衰期为0.7～1.1h。

药物相互作用 ①本品与氨基糖苷类抗生素合用有协同抗菌作用，但可增加肾毒性。②与呋塞米等袢利尿药合用可引致肾功能损害。③本品可致铜测定法尿糖假阳性，并可导致直接Coombs试验阳性。④与伤寒活疫苗同用可降低伤寒活疫苗的免疫效应，其可能机制为本品对伤寒沙门菌具有抗菌活性。

不良反应 偶见过敏、胃肠道反应、血象改变及一过性AST及ALT升高。可致肠道菌群改变，造成B族维生素和维生素K缺乏。偶可致继发感染。大量静脉注射可致血管疼痛和血栓性静脉炎。

禁忌证 对本品及其他头孢菌素类过敏者禁用。

注意 ①肾功能不全患者及老年人慎用，如需应用应根据肾功能调整给药剂量及给药间期。②慎用于对青霉素过敏的患者及有哮喘及荨麻疹等过敏性疾病史和家族史的患者。既往有青霉素过敏性休克或其他严重过敏反应者，避免应用本品。老年人可发生因维生素K缺乏所致的出血症状。③本品在孕妇的安全性尚未确立。如确有应用指征，应充分权衡利弊后决定是否采用。哺乳期妇女应用本品宜停止授乳。④不推荐本品用于早产儿和新生儿患者。

用法与用量 ①本品为静脉给药制剂，不可用于肌内注射。②静脉注射：用灭菌注射用水、氯化钠注射液或50g/L葡萄糖注射液溶解，每0.5g药物稀释成20mL，缓慢注射。③静脉滴注：将一次用量溶于适量的50g/L葡萄糖注射液、氯化钠注射液或氨基酸输液中，于30min内滴入。

（1）常用量 ①成人一日0.5～2g，分2～4次；②儿童一日40～60mg/kg，分3～4次静脉注射或静脉滴注。

（2）本品可随年龄和症状的不同适当增减，对成年人血流感染一日量可增至4～6g，对儿童血流感染、脑膜炎等重症和难治性感染，一日量可增至100mg/kg，静脉注射或静脉滴注。

（3）肾功能减退患者肌酐清除率等于或大于16.6mL/min者，不需调整剂量；肌酐清除率小于16.6mL/min者，每6～8h用量应减为常用剂量的75%。

头孢西丁 Cefoxitin

适应证 对本品敏感的细菌引起的下列感染：上、下呼吸道感染，泌尿道感染（包括无并发症的淋病），腹膜炎及其他腹腔内、盆腔内感染，败血症（包括伤寒），妇科感染，骨、关节软组织感染，心内膜炎，特别是适用需氧菌及厌氧菌混合感染，以及对于由产β-内酰胺酶而对本品敏感细菌引起的感染。

药动学 口服不吸收。健康志愿者肌内注射头孢西丁1g，达峰时间为20～30min，峰浓度为24mg/L。静脉注射1g后5min，血药浓度为124.8mg/L，4h后降至1mg/L。血浆蛋白结合率70%。表观分布容积为0.13L/kg。头孢西丁在体内分布良好，在胸腔积液、关节液和胆汁中可达有效浓度。本品不能透过正常脑膜，脑膜有炎症时脑脊液内药物浓度约为同期血药浓度的10%。本品可通过胎盘进入胎儿循环系统，也可从乳汁分泌。6h内约85%以原型经肾脏排除。肌注1g后，尿药浓度可高于3000mg/L。肌内注射的半衰期为41～59min，静脉注射为618min，肾功能减退者半衰期延长。血液透析可清除85%的给药量。

药物相互作用 ①有报道头孢菌素类抗生素与氨基糖苷类抗生素联合应用可增加肾毒性。②本品具有较强的β-内酰胺酶诱导作用，与羧苄西林等对β-内酰胺酶不稳定药物合用可能发生拮抗。③与丙磺舒合用可延缓排泄，导致半衰期延长。

不良反应 最常见的为局部反应，静脉注射后可出现血栓性静脉炎，肌内注射后可有局部硬结压痛。偶见的为变态反应（皮疹、瘙痒、嗜酸性粒细胞增多、发热、呼吸困难等）、低血压、腹泻、恶心、呕吐、白细胞减少、血小板减少、贫血以及ALT、AST、ALP、LDH、BUN或血清Cr值一过性升高。

禁忌证 对本品及头孢菌素类抗生素过敏者禁用。

注意 ①青霉素过敏者慎用。②肾功能损害者及有胃肠疾病史（特别是结肠炎）者慎用。③本品与氨基糖苷类抗生素配伍时会增加肾毒性。

用法与用量

（1）肌内注射、静脉注射或静脉滴注　用于肌内注射，每克溶于5g/L盐酸利多卡因注射液2mL。静脉注射时，每克溶于10mL无菌注射用水。静脉滴注时，每1～2g溶于50mL或100mL氯化钠注射液或50～100g/L葡萄糖注射液中。

（2）用量

①成人：一次1～2g，每6～8h给药1次，或根据致病菌的敏感程度及病情调整剂量。a.单纯性感染（肺炎、泌尿系感染、皮肤感染），一日3～4g，每6～8h给药1g，肌内注射或静脉滴注。b.中重度感染，一日6～8g，每4h给药1g或每6～8h给药2g，静脉滴注。c.需大剂量抗生素治疗的感染（例如气性坏疽），一日12g，每4h给药2g或每6h给药3g，静脉滴注。d.肾功能不全者则需按肌酐清除率调整剂量，按表14-1进行。

表14-1　肾功能不全调整头孢西丁剂量

肌酐清除率/（mL/min）	一次剂量/g	用法
50～30	1～2	每8～12h一次
29～10	1～2	每12～24h一次
9～5	0.5～1	每12～24h一次
<5	0.5～1	每24～48h一次

②儿童：a.早产儿（体质量＞1500g）一次20～40mg/kg，每12h一次；b.新生儿一次20～40mg/kg，每8～12h一次；c.婴儿和儿童一次20～40mg/kg，每6～8h一次。严重感染病例，一日总剂量可增加至200mg/kg，最大剂量不超过12g。肾功能不全的儿童剂量和用药次数应适当减少。3个月以内婴儿不建议肌内注射。

头孢泊肟酯 Cefpodoxime Proxetil

适应证 用于对本品敏感的葡萄球菌属、链球菌属（包括肺炎链球菌）、淋球菌、卡他莫拉菌、克雷伯杆菌属、大肠埃希菌、变形杆菌属、枸橼酸杆菌属、肠杆菌属、流感嗜血杆菌等引起的轻中度感染。①呼吸道感染：包括咽喉炎、咽喉脓肿、扁桃体炎、扁桃体周围炎、扁桃体周围脓肿、急性气管支气管炎、慢性支气管炎急性发作、支气管扩张症继发感染、肺炎。②泌尿生殖系统感染：包括肾盂肾炎、膀胱炎、前庭大腺炎、前庭大腺脓肿、淋菌性尿道炎等。③皮肤及软组织感染：包括毛囊炎、疖、疖肿症、痈、丹毒、蜂窝织炎、淋巴管（结）炎、化脓性甲沟炎、皮下脓肿、汗腺炎、感染性粉瘤、肛门周围脓肿等。④中耳炎、鼻旁窦炎。⑤乳腺炎。

药动学 口服后在肠上皮细胞内去酯化生成具有抗菌活性的头孢泊肟而吸收。单次口服100mg、200mg和400mg本品后的峰浓度分别为1.4mg/L、2.3mg/L和3.9mg/L，达峰时间为2～3h；空腹口服后的生物利用度为50%，进食可增加本品的吸收，使生物利用度达70%。抗酸药和H_2受体拮抗药可减少其吸收，并使血药峰浓度减低。连续服药体内无蓄积现象。蛋白结合率为22%～33%。本品在体内分布广泛，在呼吸道、泌尿与生殖系和胆汁中均可达到有效治疗浓度。本品在体内不被代谢，未吸收的药物经粪便排出；29%～33%的给药量以原型经尿液排泄，极少部分经胆道排泄。半衰期为2.09～2.84h，肾功能不全患者尿排泄药量减少，半衰期延长。肝硬化患者本品的吸收减少。部分药物能为血液透析清除。

药物相互作用 ①本品与大剂量抗酸药（碳酸氢钠和氢氧化铝）和H_2受体拮抗药合用，血药浓度峰值分别降低24%和42%，吸收分别减少27%和32%。②与丙磺舒合用可抑制本品自肾小管分泌，使血药浓度升高20%，药-时曲线下面积增大31%。

不良反应

（1）严重不良反应 ①偶可引起休克反应；②偶可出现Stevens-Johnson综合征和中毒性表皮坏死松解症；③偶可出现假膜性大肠炎等伴有血便的严重肠炎；④偶可引起全血细胞减少症、粒细胞缺乏症、溶血性贫血、急性肾衰竭、间质性肺炎等。

（2）其他不良反应 ①过敏反应：皮疹，荨麻疹、瘙痒、发热、淋巴结肿大、关节痛等。②消化系统：有时出现恶心、呕吐、腹泻、胃痛、腹痛、食欲减退、胃部不适感。③血液系统：有时出现嗜酸性粒细胞增多、血小板减少，偶见粒细胞减少。④肝功能：偶见AST、ALT、ALP、LDH等升高。⑤肾功能：有时出现BUN、Cr升高。⑥维生素缺乏症：偶可出现维生素K缺乏症状（低凝血酶原血症、出血倾向等）、B族维生素缺乏症状（舌炎、口内炎、食欲减退、神经炎等）。⑦其他：偶尔有眩晕、头痛、水肿。

禁忌证 对本品及其他头孢菌素类过敏者、有青霉素过敏性休克或即刻反应史者及胃肠道吸收障碍者禁用。

注意 ①避免与抗酸药、H_2受体拮抗药、质子泵抑制药同时服用。②严重肾功能损害患者应慎用，如必须使用时，应调节给药剂量和给药间隔。③对青霉素类抗生素有过敏史的患者慎用。④易引起支气管哮喘、荨麻疹、湿疹等过敏症状的患者慎用。⑤全身营养状态不佳者慎用。⑥孕妇只有在确实需要时才能使用，尚无在分娩中使用的经验，所以只有在确实需要时才能使用；头孢泊肟酯可在乳汁中分泌，由于本品对哺乳的婴儿有潜在的严重反应，所以应权衡对母亲的利弊后，再确定是中断哺乳或停药。⑦老年患者与其他成年人之间未见不良反应差异，但通常老年患者多见生理功能降低，易出现不良反应及维生素K缺乏引起的出血倾向，应慎用。

用法与用量

（1）成人　餐后口服。①上呼吸道感染包括急性中耳炎、鼻窦炎、扁桃体炎和咽喉炎等，一次100mg，一日2次，疗程5～10日。②下呼吸道感染：慢性支气管炎急性发作，一次200mg，一日2次，疗程10日。③急性社区获得性肺炎，一次200mg，一日2次，疗程14日。④单纯性泌尿道感染，一次100mg，一日2次，疗程7日。⑤急性单纯性淋病，单剂量200mg。⑥皮肤和皮肤软组织感染，一次400mg，一日2次，疗程14日。

（2）儿童　餐后口服。①敏感菌感染：15天～6个月儿童一次4mg/kg，一日2次；6个月～2岁儿童一次40mg，一日2次；3～8岁儿童一次80mg，一日2次；9～12岁一次100mg，一日2次；12～18岁一次100mg，一日2次。②鼻窦炎、皮肤软组织感染、无并发症尿路感染和下呼吸道感染，剂量可增至200mg，一日2次。③无并发症淋病：12～18岁儿童单剂一次200mg。

头孢丙烯 Cefprozil

适应证　用于敏感菌所致的轻中度感染。

（1）上呼吸道感染　①化脓性链球菌性咽炎/扁桃体炎。②肺炎链球菌嗜血流感杆菌（包括产β-内酰胺酶菌株）和卡他莫拉菌（包括产β-内酰胺酶菌株）性中耳炎。③肺炎链球菌、嗜血流感杆菌（包括产β-内酰胺酶菌株）和卡他莫拉菌（包括产β-内酰胺酶菌株）性急性鼻窦炎。

（2）下呼吸道感染　由肺炎链球菌、嗜血流感杆菌（包括产β-内酰胺酶菌株）和卡他莫拉菌（包括产β-内酰胺酶菌株）引起的急性支气管炎继发细菌感染和慢性支气管炎急性发作。

（3）皮肤和皮肤软组织　金黄色葡萄球菌（包括产青霉素酶菌株）和化脓性链球菌引起的非复杂性皮肤和皮肤软组织感染，但脓肿通常需行外科引流排脓。适时应进行细菌培养和药敏试验以确定病原菌对头孢丙烯的敏感性。

药动学　口服吸收好，生物利用度为90%～95%，达峰时间为1.5h。空腹口服0.25g、0.5g和1g后，峰浓度分别为6.1mg/L、10.5mg/L和18.3mg/L，与食物同服，对AUC和峰浓度无影响，但达峰时间延迟0.25～0.75h。血浆蛋白结合率36%。在各种组织、体液中分布良好。分布容积约0.23L/kg。总清除率和肾清除率分别为3mL/min和2.3mL/min。主要自肾排泄，8h内给药量的54%～62%以原型自尿中排出，尿中药物浓度甚高。单次口服0.25g、0.5g和1g，尿中药物浓度可分别达700mg/L、1000mg/L和2900mg/L。半衰期为1.3h，肾功能减退患者半衰期可延长至5.2h。血液透析可清除本品，缩短半衰期。肝功能损害者、半衰期略有延长（2h）。多次服药后体内无蓄积现象。

药物相互作用　参阅头孢噻吩。①本品与氨基糖苷类合用可引起肾毒性。②与丙磺舒合用可使本品经肾小管的排出量减少，药-时曲线下面积增加1倍。

不良反应 ①胃肠道反应：包括软便、腹泻、胃部不适、食欲减退、恶心、呕吐、嗳气等。②过敏反应，常见为皮疹，荨麻疹、嗜酸性粒细胞增多、药物热等。儿童发生过敏反应较成人多见，多在开始治疗后几天内出现，停药后几天内消失。③肝胆系统：少见AST和ALT升高；偶见碱性磷酸酶和胆红素升高；罕见胆汁淤积性黄疸。④中枢神经系统：眩晕，多动，头痛，精神紧张，失眠，偶见神志混乱和嗜睡。所有这些反应均呈可逆性。⑤血液系统：白细胞减少，嗜酸性粒细胞增多较少见。⑥肾脏：血清尿素氮增高，血清肌酐增高，蛋白尿、管型尿等。⑦其他：血红蛋白降低、抗生素相关性肠炎、尿布皮炎样皮疹、生殖器瘙痒和阴道炎。

禁忌证 对本品及其他头孢菌素类过敏者禁用。

注意 ①用药前应仔细询问患者有无头孢丙烯或其他头孢菌素类、青霉素类及其他药物过敏史。②既往有青霉素过敏性休克或其他严重即刻过敏反应者，避免用本品。其他青霉素过敏反应的患者有指征使用本品时，应在严密观察下慎用。③同时服用袢利尿药的患者使用本品时应注意监测肾功能。④肠道疾病，尤其结肠炎患者慎用本品。⑤本品少量可经乳汁分泌，哺乳期妇女应用本品时宜停止哺乳。⑥不推荐本品用于小于6个月的婴儿患者。⑦用药过程中如发生过敏反应，应停止用药；如发生过敏性休克需立即就地抢救，并给予肾上腺素、抗组胺药、升压药、给氧、静脉输液等对症治疗措施。

用法与用量

（1）成人 ①上呼吸道感染，一次0.5g，一日1次。②下呼吸道感染，一次0.5g，一日2次。③皮肤或皮肤软组织感染：一日0.5g，一日2次；严重病例一次0.5g，一日2次。疗程一般7～14日，但β型溶血性链球菌所致急性扁桃体炎、咽炎的疗程至少10日。④肾功能不全患者服用本品应调整剂量：肌酐清除率每分钟30～120mL时，给予常用剂量；肌酐清除率每分钟0～29mL时，给予50%的常用剂量。

（2）儿童 口服。

① 6个月～12岁：a.上呼吸道感染，一次7.5mg/kg，一日2次。b.皮肤或皮肤软组织感染，一次20mg/kg，一日1次。c.中耳炎，一次15mg/kg，一日2次。d.急性鼻窦炎，一次7.5mg/kg，一日2次，严重病例，一次15mg/kg，一日2次。疗程一般7～14日，但β型溶血性链球菌所致急性扁桃体炎、咽炎的疗程至少10日。

② 13～18岁：a.上呼吸道感染，一次0.5g，一日1次。b.下呼吸道感染，一次0.5g，一日2次。c.皮肤或皮肤软组织感染，一次0.5g，分1～2次，严重病例一次0.5g，一日2次。疗程一般7～14日，但β型溶血性链球菌所致急性扁桃体炎、咽炎的疗程至少10日。d.严重肾功能不全患者服用本品应调整剂量：肌酐清除率每分钟30～120mL/1.73m^{2}时，给予50%的常用剂量。

头孢拉定 Cefradine

适应证 用于敏感菌所致的急性咽炎、扁桃体炎、中耳炎、支气管炎和肺炎等呼吸道感染、泌尿生殖道感染及皮肤软组织感染等。

药动学 口服吸收迅速，肌内注射吸收虽然较口服差，但持续时间较久。空腹口服0.5g，1h后血药浓度达峰值11～18mg/L；静脉注射0.5g，5min后血药浓度为46mg/L；肌内注射0.5g，1～2h后血药浓度达峰值6mg/L。药物吸收后在组织及体液内分布良好。本药在心肌、子宫、肺、前列腺和骨组织中皆可达有效抗菌浓度，在肝组织中药物浓度与血药浓度相等，但脑组织中浓度仅为血药浓度的5%～10%，脑脊液中浓度更低（静脉滴注2～4g，脑脊液中浓度仅有1.2～1.5mg/L）。本药可以少量分泌入乳汁中，也可透过胎盘屏障，口服500mg，羊水中浓度约为1.3mg/L。头孢拉定血清蛋白结合率为6%～10%，半衰期约1h。本药在体内很少代谢。口服0.5g后，24h尿排出量超过给药量的99%；静脉注射后6h，尿排出量超过给药量的90%；肌内注射后6h，尿中排出量约为给药量的66%；另有少量药物可随胆汁排泄。血液透析和腹膜透析可有效清除本药。

药物相互作用 参阅头孢噻吩。①注射用头孢拉定中含有碳酸钠，因此与含钙溶液（林格液、乳酸盐林格液、葡萄糖和乳酸盐林格液）有配伍禁忌；②本品和氨基糖苷类抗生素可相互灭活，当两者同时应用时，应在不同部位给药，两者也不能同瓶滴注；③注射用头孢拉定不宜与其他抗生素或其他药物同瓶滴注；④本品与庆大霉素、阿米卡星等氨基糖苷类抗生素联合有协同作用；⑤本品与氨基糖苷类、袢利尿药及其他肾毒性药物合用，可使上述药物的肾毒性增加；⑥丙磺舒可延迟本品自肾脏排泄。

不良反应 ①恶心、呕吐、腹泻、上腹部不适等胃肠道反应较为常见。②药疹发生率为1%～3%，抗生素相关性肠炎、嗜酸性粒细胞增多。偶见阴道念珠菌病。③直接Coombs试验阳性反应、周围血象白细胞及中性粒细胞减少等见于个别患者。④少数患者可出现暂时性血尿素氮升高，ALT及AST、血清碱性磷酸酶一过性升高。⑤肌内注射疼痛明显，有静脉注射后发生静脉炎的报道。⑥罕见血尿、精神异常、听力减退、迟发型过敏反应、过敏性休克、排尿困难、药物性溶血、心律失常等。

禁忌证 对头孢菌素过敏者及有青霉素过敏性休克或即刻反应史者禁用本品。

注意 ①在应用前需详细询问患者对头孢菌素类、青霉素类及其他药物过敏史，有青霉素类药物过敏性休克史者不可应用，其他患者应用时必须注意头孢菌素类与青霉素类存在交叉过敏反应的概率为5%～7%，需在严密观察下慎用。一旦发生过敏反应，立即停用药物。如发生过敏性休克，需立即就地抢救，包括保持气道通畅、吸氧和肾上腺素、糖皮质激素的应用等措施。②有胃肠道疾病史的患者，尤其有溃疡性结肠炎、局限性肠炎或抗菌药物相关性结肠炎（头孢菌素很少产生抗生素相关性肠炎）者以及肾功能减退者应慎用。③对诊断的干扰：应用头孢拉定时可出现直接Coombs试验阳性反应和尿糖假阳性反应（硫酸铜法）；少数患者的碱性磷酸酶、血清丙氨酸氨基转移酶和天门冬酸氨基转移酶皆可升高。儿童、孕妇及哺乳期妇女慎用，因头孢拉定可透过血-胎盘屏障进入胎儿血液循环，孕妇用药需有确切适应证。头孢拉定可少量进入乳汁，虽至今尚无哺乳期妇女应用头孢菌素类发生问题的报告，但应用时仍需权衡利弊。

用法与用量

（1）成人 ①口服，一次0.25～0.5g，每6～8h一次，一日最高剂量为4g。②肌内注射，一次0.5～1g，每6～8h一次。③静脉滴注，每日4～6g，每6～8h一次。一日最高剂量为8g。④若肌酐清除率每分钟＞20mL、5～20mL、＜5mL时剂量分别为每6h 0.5g、每6h 0.25g、每12h 0.25g。

（2）儿童

①口服、静脉滴注、静脉注射、或肌内注射：a.肌内注射，将2mL注射用水加入0.5g药瓶内，摇匀、溶解作深部肌内注射。b.静脉注射，0.5g药品用10mL注射用水或50g/L葡萄糖注射液稀释，于5min注射完毕。c.静脉滴注，0.5g药品用适宜的稀释液10mL溶解稀释，然后再以氯化钠注射液或50g/L葡萄糖注射液作进一步稀释，作静脉滴注。d.干混悬剂，加饮用水至瓶上刻度线后摇匀成混悬液，室温放置。7日用完；冰箱内贮存，14日内用完。

②用量：a.口服，儿童一次6.25～12.5mg/kg，每6h一次。b.静脉滴注、静脉注射、或肌内注射，儿童（1周岁以上）一次12.5～25mg/kg，每6h一次；c.若肌酐清除率每分钟＜20mL/1.73m^{2}剂量应减少。

头孢他啶 Ceftazidime

适应证 ①敏感细菌所引起的单一感染及由两种或两种以上的敏感菌引起的混合感染。全身性的严重感染，呼吸道感染；耳鼻喉感染，尿路感染；皮肤及软组织感染；胃肠、胆及腹部感染，骨骼及关节感染；与血液透析和腹膜透析及持续腹膜透析（CAPD）有关的感染。②脑膜炎，仅在得到敏感试验结果后，才能应用单一的头孢他啶治疗。③耐其他抗生素（包括氨基糖苷类和多数头孢菌素）的感染，如果合适，可联同氨基糖苷类或其他β-内酰胺类抗生素使用，例如在严重中性粒细胞减少时，或在怀疑是脆弱拟杆菌感染时，与另一种抗厌氧菌抗生素合用。④经尿道前列腺切除手术的预防治疗。

药动学 肌内注射本品0.5g或1g后，1～1.2h血药浓度达血药峰浓度，峰浓度分别为22.6mg/L和38.3mg/L。静脉注射和静脉滴注该品1.0g后的血药峰浓度分别为120.5mg/L和105.7mg/L。半衰期为1.65～2.05h。肾功能不全者、新生儿、早产儿半衰期延长，老年人半衰期可延长至2.42h。静脉注射2g后的峰浓度为200mg/L，注射后1h在骨组织、人工关节周围间隙和腹腔中的药物浓度分别为28.6mg/L、25.6mg/L和27.6mg/L；注射后90min胆汁中浓度为36.4mg/L。静脉注射1g由斑蝥素诱发形成的皮肤水疱液中药物浓度为44.7mg/L，于给药1h达到，同时期血药浓度为49.9mg/L。脑膜有炎症时，脑脊液中可达有效药物浓度。本品能通过胎盘，也能分布至眼房水、乳汁。血浆蛋白结合率为10%～17%。主要经肾小球滤过排泄，24h尿中以原型排出给药量的82.8%～86.7%，尿药峰浓度可达4000～6000mg/L，可由血液透析和腹膜透析清除。

药物相互作用 ①本品与氨基糖苷类及袢利尿药合用，可增强上述药物的肾毒性。②氯霉素与β-内酰胺类包括头孢他啶，联合应用有拮抗作用，应避免联合应用。③头孢他啶与氨基糖苷类抗生素联用对部分铜绿假单胞菌和大肠埃希菌有累加作用；与妥布霉素和阿米卡星联用对多重耐药的铜绿假单胞菌则出现明显协同抗菌作用。④本品与氨基糖苷类抗生素不能同瓶滴注。⑤本品遇碳酸氢钠不稳定，两者不可配伍。⑥万古霉素加入已制成的头孢他啶注射液后，会出现沉淀。因此在先后给予两种药物的过程中，必须谨慎冲洗给药系统和静脉系统。

不良反应 ①感染和侵袭性疾病：不常见念珠菌病（包括阴道炎和鹅口疮）。②血液和淋巴系统紊乱：常见嗜酸性粒细胞增多和血小板增多；不常见白细胞减少、中性粒细胞减少和血小板减少；非常罕见的有淋巴细胞增多，溶血性贫血和粒细胞缺乏。③免疫系统紊乱：非常罕见过敏反应（包括支气管痉挛或低血压）。④神经系统紊乱：不常见头痛、眩晕，非常罕见皮肤感觉异常。当有肾脏损害的患者使用头孢他啶没有适当减量时，曾有神经后遗症的报道，包括震颤、肌阵挛、惊厥、脑病和昏迷。⑤血管系统紊乱：常见因静脉给药引起的静脉炎或血栓性静脉炎。⑥胃肠道紊乱：常见腹泻；偶见恶心、呕吐、腹痛和结肠炎；罕见味觉障碍。与其他头孢菌素一样，结肠炎可能与艰难梭状芽孢杆菌有关，并可能会表现为抗生素相关性肠炎。⑦肝胆紊乱：常见一项或多项肝酶短暂升高，包括ALT、AST、乳酸脱氢酶（LDH）、谷氨酸转移酶（GGT）和碱性磷酸酶，非常罕见的黄疸。⑧皮肤及皮下组织紊乱：常见斑丘疹或荨麻疹；不常见瘙痒症；非常罕见血管性水肿、多形性红斑、Stevens-Johnson综合征和中毒性表皮坏死松解症的报告。⑨全身性紊乱和注射部位反应：常见在肌内注射后注射部位疼痛和（或）发炎，不常见发热。⑩实验室检查：常见Coombs试验阳性；与其他的头孢菌素类一样，观察到血尿素、血尿素氮和（或）血清肌酐的短暂升高。

禁忌证 禁用于对本品及其他头孢菌素过敏的患者。

注意

（1）过敏反应 在应用头孢他啶治疗前应仔细询问对头孢菌素类、青霉素类或其他药物的过敏反应史。对青霉素或β-内酰胺类抗生素曾有过敏反应的患者应给予特别关注。只在备有特别谨慎措施时才可在对青霉素有Ⅰ型或即发过敏反应的患者应用头孢他啶，如果对头孢他啶发生过敏反应，应停止用药，严重的过敏反应可能需要采用肾上腺素、氢化可的松、抗组胺药或其他紧急措施。

（2）肾功能 ①正在接受肾毒性药物（如氨基糖苷类抗生素或强效利尿药如呋塞米）的患者，同时使用高剂量头孢菌素类抗生素时应谨慎，因这些药合用会影响肾功能。头孢他啶的临床经验证明推荐的剂量一般不会发生这些问题。②肾功能不全的患者使用时，剂量需根据肾功能的降低程度而相应减少。当剂量没有得到适当降低时，偶有神经性后遗症报道。

（3）非敏感菌的过度生长 长期使用头孢他啶可能会引起非敏感菌过度生长（如念珠菌属、肠球菌），可能需要终止治疗或采取适当的措施。必须反复判断患者的病情。

（4）敏感菌耐药 在用头孢他啶治疗过程中，一些原本对本品敏感的菌属如大肠埃希菌属和沙雷菌属可能会产生耐药。因此使用本品对上述菌属感染治疗的过程中，应定期进行敏感性测试。

（5）妊娠初期妇女应慎用。对于孕妇，应权衡预期的益处大于可能的危险时，才可使用。

（6）低浓度的头孢他啶可经乳腺排入乳汁中，哺乳期妇女应用头孢他啶时应谨慎。

用法与用量 静脉给药或深部肌内注射给药。注射液宜新鲜配制，如果不能实现，存放在2～8℃冰箱中保存24h可保持药效。

（1）肌内注射　1.5mL的注射用水或5g/L或10g/L的利多卡因液（不含肾上腺素）加入0.5g装瓶中或3mL加入装瓶中，使完全溶解后，做深部肌内注射。

（2）静脉注射、静脉滴注　5mL注射用水加入0.5g装瓶中或10mL注射用水加入1g或2g装瓶中，使完全溶解后，于3～5min内缓慢静脉推注。将上述溶解后的药液（含1～2g）用50g/L葡萄糖注射液或9g/L氯化钠注射液100～250mL稀释后静脉滴注。

（3）用量　剂量依感染的严重程度、微生物敏感性及患者年龄、体质量和肾功能而定。

①成人：一日1～6g，每8h或每12h做静脉注射或肌内注射给药。对于大多数感染，每8h给药1g或每12h给药2g。尿路感染及许多较轻的感染，一般每12h给药500mg或1g。非常严重的感染，特别是免疫抑制的患者，包括患有中性粒细胞减少症者，每8h或12h给药2g或每12h给药3g。当用作前列腺手术预防治疗时，第1次1g（从1g瓶中）用于诱导麻醉期间，第2次用于撤除导管时。肾功能正常而患有假单胞菌类肺部感染的纤维囊性成年患者，按体质量一日100～150mg/kg，分3次给药。肾功能正常的成年人，一日剂量可达9g。肾功能不全者根据肌酐清除率调整剂量，见表14-2。

表14-2　肾功能不全时头孢他啶的用量和用法

肌酐清除率/（mL/min）	一次剂量/g	用法
50～31	1	每12h一次
30～16	1	每24h一次
15～6	0.5	每24h一次
<6	0.5	每48h一次

②儿童：a.用于新生儿静脉滴注，<7天新生儿一次25～50mg/kg，每24h给药一次；7～21天新生儿一次25～50mg/kg，每12h给药一次；21～28天新生儿一次25～50mg/kg，每8h给药一次。b.1个月～18岁儿童一次25～50mg/kg，每8h给药一次，最大剂量一日6g，静脉注射或静脉滴注。c.患有囊性纤维化并发肺部铜绿假单胞菌感染的1个月～18岁儿童一次50mg/kg，每8h给药一次，最大剂量一日9g，肌内注射、静脉注射或静脉滴注。d.肾功能损害者，当肌酐清除率每分钟<50mL/1.73m^2，应减少剂量。

头孢唑肟 Ceftizoxime

适应证　用于敏感细菌所致的下呼吸道、尿路、腹腔、盆腔、皮肤与软组织、骨与关节感染、败血症、肺炎链球菌或流感嗜血杆菌所致脑膜炎和淋球菌所致的单纯性淋病。

药动学　肌内注射本品0.5g及1.0g后达峰时间为1h，峰浓度分别为13.7mg/L和39mg/L；静脉滴注2g及3g后5min的血药峰浓度分别为131.8mg/L和221.1mg/L。半衰期约1.7h。蛋白结合率30%。本品在体内不代谢，给药后24h内以原型经肾脏排泄，因此尿液中药物浓度甚高。各种途径给药后24h内尿中回收率为70%～100%。本品静脉给药1g后2h内尿液中浓度超过6000mg/L。口服丙磺舒可抑制本品经肾小管分泌，导致血药浓度增高，半衰期延长。血液透析能清除部分本品。本品在各种体液和组织中可达有效治疗浓度，如脑脊液（脑膜有炎症时）、胆汁、外科伤口渗液、胸腔积液、痰液、房水、腹水、前列腺液、唾液、扁桃体、心脏、胆囊、骨、胆道、腹膜、前列腺及子宫。本品能穿过胎盘屏障进入胎儿，乳汁中浓度低。静脉注射后前列腺组织和正常脑脊液浓度分别为16mg/L和0.4mg/L。脑膜有炎症时，脑脊液中药物浓度可达同期血药浓度的22%，脑脊液细胞数多和蛋白含量高者药物浓度亦较高。

药物相互作用 本品与氨基糖苷类联合应用时可使后者的肾毒性增加。

不良反应 ①皮疹、瘙痒和药物热等变态反应，腹泻、恶心、呕吐、食欲缺乏等。②碱性磷酸酶、血清氨基转移酶轻度升高，暂时性血胆红素、血尿素氮和肌酐升高等。③少见贫血（包括溶血性贫血）、白细胞减少、嗜酸性粒细胞增多或血小板减少。④偶见头痛、麻木、眩晕、维生素K和B族维生素缺乏症、过敏性休克。⑤极少数患者可发生黏膜念珠菌病。⑥注射部位烧灼感、蜂窝织炎、静脉炎（静脉注射者）、疼痛、硬化和感觉异常等。

禁忌证 对本品及其他头孢菌素过敏者禁用。

注意 ①用前需详细询问患者曾有否对本品、其他头孢菌素类、青霉素类或其他药物的过敏史。因此有青霉素类过敏史患者在有指征应用本品时，必须充分权衡利弊后在严密观察下慎用。如以往发生过青霉素休克的患者，则不宜再选用本品。如应用本品时，一旦发生变态反应，需立即停药。如发生过敏性休克，需立即就地抢救，给予肾上腺素、保持呼吸道通畅、吸氧、糖皮质激素及抗过敏药等紧急措施。②如在应用过程中发生抗生素相关性肠炎，必须立即停药，采取相应措施。③有胃肠道疾病病史者，特别是结肠炎患者慎用。易发生支气管哮喘、皮疹、荨麻疹等过敏性体质者慎用。不能很好进食或非经口摄取营养者、高龄者、恶病质患者等慎用，因为有出现维生素K缺乏症的情况。④虽然本品未显示出对肾功能的影响，应用本品时仍应注意肾功能，特别是在那些接受大剂量治疗的重症患者中。⑤过长时间应用本品可致不敏感微生物的过度繁殖，需要严密观察，一旦发生二重感染，需采取相应措施。⑥一次大剂量静脉注射时可引起血管痛、血栓性静脉炎，应尽量减慢注射速度以防其发生。⑦本品溶解后在室温下放置不宜超过7h，冷处放置不宜超过48h。⑧妊娠期妇女仅在有明确指征时应用。⑨本品有少量可分泌至乳汁中，哺乳期妇女应用本品时应暂停哺乳。⑩ 6个月以下小儿使用本品的安全性和有效性尚未确定。⑪老年患者常伴有肾功能减退，应适当减少剂量或延长给药间期。

用法与用量

（1）成人

①通常静脉滴注给药，肌内注射少用。一次1～2g，每8～12h一次。

②用量：a.单纯性尿路感染，0.5g，每8～12h一次。b.其他部位感染，1g，每8～12h一次。c.严重感染或难治性感染，1g每8h一次，或2g每8～12h一次。d.盆腔炎性疾病，2g每8h一次。e.危及生命的感染，3～4g每8h一次。f.单纯性淋病奈瑟菌感染，本品1g单剂肌内注射。g.细菌性血流感染、局部实质性脓肿（如腹腔脓肿）、腹膜炎及其他严重感染宜静脉给药。

（2）儿童 ①静脉注射或静脉滴注：本品可用灭菌注射用水、氯化钠注射液、50g/

L葡萄糖注射液溶解，亦可加入100g/L葡萄糖注射液、电解质注射液中静脉滴注30min～2h。②用量：一次50mg/kg，每6～8h一次。严重感染一日150mg/kg，一日最大剂量不超过成人严重感染剂量。

头孢曲松 Ceftriaxone

适应证 用于敏感致病菌引起的：①脓毒血症，脑膜炎，播散性莱姆病（早期、晚期），腹部感染（腹膜炎、胆道及胃肠道感染）。②骨、关节、软组织、皮肤及伤口感染。③免疫机制低下患者的感染。④肾脏及泌尿道感染。⑤呼吸道感染，尤其是肺炎、耳鼻喉感染。⑥生殖系统感染，包括淋病。⑦术前预防感染。

药动学 肌内注射本品0.5g和1g，达峰时间为2h，峰浓度分别为43mg/L和80mg/L。肌内注射0.5g后24h的血药浓度为6.0mg/L。1min内静注0.5g后即刻的峰浓度为150.9mg/L，24h后的血药浓度为9.9mg/L。30min内静滴本品1g，滴注结束时的即刻血药峰浓度为150.7mg/L，24h的血药浓度为9.3mg/L。化脓性脑膜炎患者每日肌内注射15～20mg/L后，6h的脑脊液浓度平均为5.16mg/L，12h的浓度为2.3mg/L。静脉滴注本品1g后5h和14h胆汁中的药物浓度分别为1600mg/L和13.5mg/L。血浆蛋白结合率为85%～95%。本品在体内不被代谢，约40%的药物以原型自胆道经肠道排出，60%原型药物主要通过肾小球滤过自尿中排出。丙磺舒不能增高本品血药浓度。本品半衰期为6～9h。

药物相互作用 ①本品静脉输液中加入红霉素、四环素、两性霉素B、血管活性药（间羟胺、去甲肾上腺素等）、苯妥英钠、氯丙嗪、异丙嗪、B族维生素、维生素C等时将出现混浊。由于本品的配伍禁忌药物甚多，故应单独给药。②应用本品期间，饮酒或应用含乙醇的药物时，个别患者可出现双硫仑样反应。

不良反应

（1）全身性不良反应 ①胃肠道不适，稀便或腹泻、恶心、呕吐、胃炎和舌炎。②血液学改变：嗜酸性粒细胞增多，白细胞减少，中性粒细胞减少，溶血性贫血，血小板减少等。③皮肤反应：皮疹、过敏性皮炎、瘙痒、荨麻疹、水肿、多形性红斑等。

（2）其他罕见不良反应 ①头痛和眩晕，头孢曲松钙盐在胆囊沉积，肝脏氨基转移酶增高，少尿，血肌酐增加，生殖道真菌病，发热，寒战以及过敏性或过敏样反应。②头孢曲松与钙结合，可致新生儿和早产儿肾、肺内沉积，可致严重不良性反应。③抗生素相关性肠炎及凝血障碍是极其罕见的不良反应。④极为罕见的肾脏沉积病例，多见于3岁以上儿童，他们曾接受一日大剂量（如一日注80mg/kg）治疗，或总剂量超过10g，并有其他威胁因素（如限制液体、卧床等）。这一事件可以是有症状的或无症状的，会导致肾功能不全，但停药后可以逆转。

（3）局部不良反应 ①在极少的情况下，静脉用药后发生静脉炎。②肌内注射时，如不加用利多卡因会导致疼痛。

禁忌证 ①禁用于对本品及其他头孢菌素抗生素过敏的患者。有青霉素过敏性休克史的患者避免应用本品。②头孢曲松不得用于高胆红素血症的新生儿和早产儿的治疗。体外研究显示头孢曲松可从血清蛋白结合部位取代胆红素，从而引起这些患者的胆红素脑病。③在新生儿中，不得与补钙治疗同时进行，否则可能导致头孢曲松的钙盐沉淀的危险。

注意 参阅头孢噻吩。①本品不能加入哈特曼以及林格等含有钙的溶液中稀释使用。本品与含钙剂或含钙产品合并用药有可能导致致死性结局的不良事件。②为避免在肺或肾中沉淀头孢曲松钙盐而造成致命的危害，应避免本品静脉给药与含钙的药品（包括胃肠外营养液）静脉给药同时进行。如前后使用，之间应有其他静脉输液间隔，新生儿应有48h以上的时间间隔。③交叉过敏反应：对一种头孢菌素过敏者，对其他头孢菌素也可能过敏。在青霉素过敏患者中少数患者应用头孢菌素可发生交叉过敏，故有青霉素过敏性休克史者避免使用本品。④有过敏史，尤其是有药物过敏史者，使用本品发生急性过敏反应的风险增加。⑤有胆汁淤积和胆汁沉积危险因素（疾病严重、全胃肠外营养）者使用本品，继发于胆道阻塞的胰腺炎发生的风险增加。⑥胃肠道疾病史，尤其是结肠炎史者，慎用本品。⑦已有致溶血性贫血的报道，并有病例致死。一旦出现溶血性贫血应立即停药。⑧维生素K合成受损害或维生素K储存低的患者使用本品，凝血酶原时间改变的风险增加。⑨营养不良者使用本品，因本身维生素K储存低，凝血酶原时间改变的风险增加。⑩除老年患者虚弱、营养不良或有重度肾功能损害的患者外，老年人应用头孢曲松一般不需调整剂量。⑪慢性肝病患者应用本品时不需调整剂量。有严重肾病的肝功能不全者，药物中毒的风险增加，故有严重肝、肾损害或肝硬化患者应调整剂量。⑫肾衰竭患者，药物中毒的风险增加。肾功能不全患者肌酐清除率大于5mL/min，每日应用本品剂量少于2g时，不需做剂量调整。血液透析清除头孢曲松的量不多，透析后无需增补剂量。⑬长期使用本品，可导致二重感染。⑭胆囊中的头孢曲松钙盐沉淀有可能因超声异常被误诊为胆囊结石。⑮对诊断的干扰：应用本品的患者以硫酸铜法测尿糖时可获得假阳性反应，以葡萄糖酶法则不受影响；血尿素氮和肌酐值可有暂时性升高；血清胆红素、碱性磷酸酶、丙氨酸氨基转移酶和天门冬酸氨基转移酶皆可升高。

用法与用量

（1）成人 肌内或静脉给药，每24h给药1～2g或每12h给药0.5～1g。每日最大剂量4g。治疗单纯性淋病及软下疳均为250mg，单剂肌内注射。药物溶解参见下面儿童项下。

（2）儿童

①肌内注射、静脉注射或静脉滴注：a.肌内注射，0.25g或0.5g药物加2g/L利多卡因注射液2mL溶解，供肌内注射。b.静脉注射，0.25g或0.5g药物溶于5mL注射用水中，1g药物溶于10mL注射用水中用于静脉注射，注射时间不能少于3min。c.静脉滴注，取2g溶解于40mL无钙静脉注射液中，如9g/L氯化钠注射液、50g/L或100g/L葡萄糖注射液等。静脉滴注时间至少30min，新生儿至少60min。

②用量：a.用于敏感菌所致感染。新生儿一次20～50mg/kg，一日一次；1个月～12岁或体质量＜50kg儿童一次50mg/kg，一日一次，重症感染或脑膜炎剂量可增至一次80mg/kg；12～18岁或体质量≥50kg儿童剂量1g，一日一次（每24h），重症感染或脑膜炎剂量可增至2～4g，一日一次。b.治疗先天性淋病奈瑟球菌结膜炎，新生儿单剂一次25～50mg/kg（最大剂量125mg）。c.治疗无并发症的淋病和盆腔炎症，12岁以下和体质量＜45kg者，深部肌内注射单剂125mg；12岁以上和＞45kg者，深部肌内注射单剂

250mg。d.早期梅毒，12～18岁一次500mg，深部肌内注射，连续10日。e.预防外科手术感染，12～18岁在诱导麻醉期一次1g，大肠肛门手术一次2g，肌内注射、静脉注射或静脉滴注。f.预防脑膜炎奈瑟球菌脑膜炎，1个月～12岁单剂125mg，肌内注射；12～18岁单剂250mg，肌内注射。g.肾衰竭患者（肌酐清除率每分钟＜$10mL/1.73m^2$）最大剂量50mg/kg，一日用量不能超过2g。严重肾功能伴肝功能障碍者应减少剂量。

头孢呋辛酯 Cefuroxime Axetil

适应证 用于溶血性链球菌、金黄色葡萄球菌（耐甲氧西林株除外）及流感嗜血杆菌、大肠埃希菌、肺炎克雷伯菌、奇异变形杆菌等肠杆菌科细菌敏感菌株所致的感染。①成人：急性咽炎或扁桃体炎、急性中耳炎、上颌窦炎、慢性支气管炎急性发作、急性支气管炎、单纯性尿路感染、皮肤软组织感染及无并发症淋病奈瑟菌性尿道炎和宫颈炎。②儿童：咽炎或扁桃体炎、急性中耳炎及脓疱病等。

药动学 本品脂溶性强，口服吸收良好。吸收后于3～4min内在肠黏膜和门脉循环中被非特异性酯酶迅速水解释放出头孢呋辛，随后分布至全身细胞外液；蛋白结合率50%，口服混悬液和片剂后生物不等效，健康成年人口服混悬液的AUC和峰浓度分别为口服片剂的91%、71%。餐后口服片剂250mg和500mg后达峰时间为2.5～3h，峰浓度分别为4.1mg/L和7.0mg/L。食物可促进本品吸收，空腹服药，生物利用度为37%，餐后服药生物利用度可达52%。同时饮用牛奶可使药-时曲线下面积增加，在儿童较成人中更为显著。半衰期为1.2～1.6h。老年（平均年龄84岁）患者的可延长至3.5h。空腹和餐后服药500mg后，24h尿中排泄量分别为给药量的32%和48%。

药物相互作用 ①与丙磺舒合用可使本品药-时曲线下面积增加50%，与抗酸药合用可减少本品吸收。②同时服用袢利尿药的患者使用本品时，应注意监测肾功能。

不良反应 ①常见腹泻、恶心和呕吐等胃肠反应。②少见皮疹、药物热等过敏反应。③偶见抗生素相关性肠炎、嗜酸性粒细胞增多、血胆红素升高、血红蛋白降低、肾功能改变、Coombs试验阳性和一过性肝酶升高。

禁忌证 对本品及其他头孢菌素类过敏者、有青霉素过敏性休克或即刻反应史者及胃肠道吸收障碍者禁用。

注意

（1）头孢呋辛酯与青霉素类或头霉素类有交叉过敏反应，因此对青霉素类、青霉素衍生物、青霉胺及头霉素类过敏者慎用。

（2）肾功能减退及肝功能损害者慎用。

（3）有胃肠道疾病史者，特别是溃疡性结肠炎、局限性肠炎或抗生素相关性结肠炎者慎用。

（4）长期服用可致菌群失调，引发继发性感染。如发生轻度抗生素相关性肠炎，停药即可。但对于中重度抗生素相关性肠炎患者，需对症处理并给予抗艰难梭菌的抗菌药物。

（5）应于餐后服用，以增加吸收，提高血药浓度，并减少胃肠道反应。

（6）片剂、胶囊剂不宜压碎后使用，应整片吞服，因此，5岁以下小儿禁用胶囊剂、片剂，宜服用头孢呋辛酯干混悬液。

（7）对实验室检查指标的干扰　①抗人球蛋白（Coombs）试验可出现阳性；②硫酸铜尿糖试验可呈假阳性，但葡萄糖酶试验法不受影响；③高铁氰氰化物血糖试验可呈假阳性，但葡萄糖酶试验法和抗坏血酸氧化酶试验法不受影响；④血清丙氨酸氨基转移酶、天门冬酸氨基转移酶、碱性磷酸酶和血尿素氮可升高；⑤采用Jaffe反应进行血清和尿肌酐值测定时可有假性增高。

（8）孕妇及哺乳期妇女用药　①动物实验中未发现对胎儿的有害证据，但在人类研究中缺乏足够的资料，因此仅在有明确指征时，孕妇方可慎用；②头孢呋辛酯可经乳汁排出，故哺乳期妇女应慎用或暂停哺乳。

（9）老年用药　85岁以上的老年患者的血浆消除半衰期可延至约3.5h，因此应在医生指导下根据肾功能情况调整用药剂量或用药间期。

（10）本品应贮放于不超过30℃的环境内。

（11）不推荐用于＜3个月的婴儿患者。

用法与用量

（1）成人　①一日0.5g，下呼吸道感染可加至一日1g，分2次口服。②单纯性下尿路感染一日剂量0.25g，分2次口服。③单纯性淋病和奈瑟菌尿道炎，单剂口服1g。

（2）儿童　口服，3个月～2岁一次10mg/kg（最大剂量125mg），一日2次；2～12岁一次15mg/kg（最大剂量250mg），一日2次；12～18岁一次250mg，一日2次。重症下呼吸道感染时，剂量加倍，下尿路感染时，剂量减半，一次125mg，一日2次。

头孢呋辛 Cefuroxime

适应证　用于敏感细菌所致的下列感染。

（1）呼吸道感染　由肺炎链球菌、流感嗜血杆菌（含氨苄西林耐药菌）、克雷伯杆菌属、金黄色葡萄球菌（青霉素酶产酶菌及非青霉素酶产酶菌）、化脓性链球菌及大肠埃希菌所引起的呼吸道感染，如鼻窦炎、扁桃体炎、咽炎和急慢性支气管炎、支气管扩张症合并感染、细菌性肺炎、肺脓肿和术后肺部感染。

（2）泌尿道感染　由大肠埃希菌及克雷伯杆菌属细菌所致的尿道感染，如肾盂肾炎、膀胱炎和无症状性菌尿症。

（3）皮肤及软组织感染　由金黄色葡萄球菌（青霉素酶产酶菌及非青霉素酶产酶菌）、化脓性链球菌、大肠埃希菌、克雷伯杆菌属及肠道杆菌属细菌所致的皮肤及软组织感染，如蜂窝织炎、丹毒、腹膜炎及创伤感染。

（4）败血症　由金黄色葡萄球菌（青霉素酶产酶菌及非青霉素酶产酶菌）、肺炎链球菌大肠埃希菌、流感嗜血杆菌（含氨苄西林耐药菌）及克雷伯杆菌属细菌所引起的败血症。

（5）脑膜炎　由肺炎链球菌、流感嗜血杆菌（含氨苄西林耐药菌）、脑膜炎奈瑟菌及金黄色葡萄球菌（青霉素酶产酶菌及非青霉素酶产酶菌）所引起的脑膜炎。

（6）淋病　由淋病奈瑟菌（青霉素酶产酶菌及非青霉素酶产酶菌）所引起的单纯性（无并发症）及有并发症的淋病，尤其适用于不宜用青霉素治疗者。

（7）骨及关节感染　由金黄色葡萄球菌（青霉素酶产酶菌及非青霉素酶产酶菌）所引起的骨及关节感染。

（8）可用于术前或术中防止敏感致病菌的生长，减少术中及术后因污染引起的感染。如腹部骨盆及矫形外科手术、心脏、肺部、食及血管手术、全关节置换手术中的预防感染。

药动学　静脉注射本品1g后的峰浓度为144mg/L；肌内注射750m后的峰浓度为27mg/L，达峰时间为45min；静注和肌内注射相同剂量后的AUC相似。本品在各种体液、组织中分布良好，能进入炎性脑脊液，细菌性脑膜炎患者每8h静滴3g或65～75mg/kg，脑脊液内药物浓度可达0.1～22.8mg/L。每8h肌内注射750mg后痰液中的药物浓度为0.1～7.8mg/L；注射后2.5h胆汁中药物浓度为1.5～15mg/L。肌内注射750mg或静注1.5g后骨组织中药物浓度可分别达2.4mg/L和19.4mg/L。皮肤水疱液的药物浓度与同期血药浓度相接近。产妇肌内注射后羊水中的药物浓度与同期血药浓度相仿。本品亦能分布至腮腺液、房水和乳汁；蛋白结合率为31%～41%。本品大部分于给药后24h内经肾小球滤过和肾小管分泌排泄，尿药浓度甚高。半衰期为12h，新生儿和肾功能减退患者延长，同时合用丙磺舒可延长本品的半衰期。血液透析可清除本品。

药物相互作用　参阅头孢噻吩。①本品与袢利尿药联合应用可引起肾毒性。②曾经抗凝治疗稳定者使用本品后，凝血酶原活性下降的风险增加。

不良反应　①局部反应：如血栓性静脉炎等。②胃肠道反应：如腹泻，恶心、抗生素相关性肠炎等。③过敏反应：常见为皮疹、瘙痒、荨麻疹等。偶见过敏症、药物热、多形性红斑、间质性肾炎、毒性表皮剥脱性皮炎、Steves-Johnson综合征。④血液：可见血红蛋白和血细胞比容减少、短暂性嗜酸性粒细胞增多症、短暂性的中性粒细胞减少症及白细胞减少症等，偶见血小板减少症。⑤肝功能：可见ALT及AST、碱性磷酸酶、乳酸脱氢酶及血清胆红素一过性升高。⑥其他：尚见呕吐、腹痛、结肠炎、阴道炎（包括阴道念珠球菌病）、肝功能异常（包括胆汁淤积）、再生障碍性贫血、溶血性贫血、出血、癫痫、凝血酶原时间延长、各类血细胞减少、粒细胞缺乏症等。

禁忌证　对头孢菌素类药物过敏者禁用本品。

注意

（1）对青霉素类药物过敏者慎用。

（2）使用时应注意监测肾功能，特别是对接受高剂量的重症患者。

（3）肾功能不全者应减少一日的剂量。

（4）头孢呋辛能引起抗生素相关性肠炎，应警惕。抗生素相关性肠炎诊断确立后，应给予适宜的治疗。轻度者停药即可，中重度者应给予液体、电解质、蛋白质补充，并需选用对梭状芽孢杆菌有效的抗生素类药物治疗。

（5）有报道少数患儿使用本品时出现轻中度听力受损。

（6）相容性和稳定性　①肌内注射：用灭菌注射用水配制时，在室温24h、冰箱5℃保存48h可保持活性。过了这个期限，任何未用的溶液都应丢弃。②静脉注射：用灭菌注射用水配制时，0.75g、1.5g配制后的溶液在室温24h、冰箱5℃保存48h可保持活性。③在室温下与以下一些溶液可以24h内保持相容性：肝素（10～50u/mL）、氯化钾

（10～40mmol/L）、50g/L碳酸氢钠、9g/L氯化钠。④ 0.75g和1.5g本品，用50mL或100mL 50g/L葡萄糖注射液、9g/L氯化钠注射液、4.5g/L氯化钠注射液稀释，可以在室温存放24h、冰箱存放7日。

（7）孕妇及哺乳期妇女用药　孕妇应权衡利弊。本品能在乳汁分泌，哺乳期妇女慎用。

（8）儿童用药　有报新生儿对头孢菌素有蓄积作用。

用法与用量　肌内注射、静脉注射或静脉滴注。

（1）肌内注射　每0.25g用10mL无菌注射用水溶解，缓慢摇匀得混悬液后，方可深部肌内注射。深部肌内注射前，必须回抽无血才可注射。

（2）静脉注射或静脉滴注　每0.25g至少用2.0mL无菌注射用水溶解成澄明溶液，再缓慢静脉注射，也可加入静脉输注管内滴注。

（3）用量

①成人：a.常用量为每8h给药0.75～1.5g，疗程5～10日。对于生命受到威胁的感染或罕见敏感菌所引起的感染，每6h给药1.5g。对于细菌性脑膜炎，剂量每8h不超过3.0g。对于单纯性淋病应肌内注射单剂量1.5g，可分注于两侧臀部，同时口服1g丙磺舒。b.预防手术感染，术前0.5～1h静脉注射1.5g，若手术时间过长，则每隔8h静脉或肌内注射0.75g。若为开胸手术应随着麻醉药的引入，静脉注射1.5g以后每隔12h一次，总剂量为6g。

②儿童：7天以下新生儿一次25mg/kg（最大剂量750mg），每12h一次，重症感染剂量加倍，仅用于静脉给药；7～21天新生儿一次25mg/kg（最大剂量750mg），每8h一次，重症感染剂量加倍，仅用于静脉给药；21～28天新生儿一次20mg/kg（最大剂量750mg），每6h一次，重症感染剂量加倍，仅用于静脉给药；1个月～18岁一次25mg/kg（最大剂量750mg），每8h一次，重症感染一次50～60mg/kg（最大剂量1.5g），每6～8h一次。预防手术感染在术前0.5～1h麻醉诱导期静脉注射或静脉滴注，按体质量50mg/kg（最大剂量1.5g）；若手术时间过长，则每隔8h静脉或肌内注射一次30mg/kg（最大剂量0.75g）。

拉氧头孢 Latamoxef

适应证　拉氧头孢系氧头孢烯类抗生素，亦有将其归入第三代头孢菌素者。适用于大肠埃希菌、克雷伯菌属、变形杆菌属、柠檬酸菌属、肠杆菌属、沙雷菌属、流感嗜血杆菌以及拟杆菌属等敏感菌引起的下列感染：①血流感染。②细菌性脑膜炎。③肺炎、肺脓肿、脓胸等下呼吸道感染。④腹膜炎、肝脓肿、胆道感染等腹腔感染。⑤盆腔感染。⑥肾盂肾炎等尿路感染。本品可导致凝血酶原缺乏、血小板减少和功能障碍而引起严重凝血功能障碍和出血，且对葡萄球菌属、肺炎链球菌等革兰氏阳性球菌抗菌活性差，限制了本品的临床应用。

药动学　口服不吸收，静脉或肌内注射本品后生物利用度约为92%；血浆蛋白结合率52%。药物吸收后可广泛分布到内脏组织、皮肤、肌肉、骨、关节、痰液、腹水、胸腔积液、羊水、脐带血、胆汁、子宫附件、心肌、脑脊液中，但几乎不向胎盘移行。拉氧头孢在体内不发生生物代谢，主要以呈高度活性的原型药物随尿液及胆汁排泄，血浆半衰期与静脉给药量、滴注流量有关。由于本品主要通过肾脏及肝脏排泄，故在给药后1～3h内，尿液及胆汁中浓度是同一时间内血清浓度的50～100倍。正常人反复给药未见蓄积现象，但肾功能不全者、新生儿、早产儿的药物排泄时间延长。健康成人肌内注射本品1g，1h后血药浓度达峰值，约为49mg/L，8h后约为4.5mg/L，血浆半衰期约为2.1h，2h内自尿中排泄率为30%～40%，8h内随尿液排泄率约达90%。健康成人静脉注射本品0.5～1g，5～15min后达血药浓度峰值，分别为44.3mg/L、105.2mg/L，给药2h后血药浓度分别为6mg/L、29mg/L，给药6h后血药浓度分别为2mg/L、6mg/L，2h内自尿中排泄率为40%～60%，12h内为93%～99%。

药物相互作用 ①本品与呋塞米联合应用可加重肾功能损害。②应用本品患者饮酒可发生戒酒硫样反应，故治疗期间及治疗结束后1周内应禁酒。③本品与庆大霉素对金黄色葡萄球菌、铜绿假单胞菌具有协同抗菌作用。

不良反应 常见皮疹、荨麻疹、瘙痒、恶心、呕吐、腹泻、腹痛等，少见过敏性休克，偶见AST及ALT升高，肾功能损害、中性粒细胞减少、嗜酸性粒细胞增多、凝血功能障碍，停药后均可自行消失。

禁忌证 对本品过敏者禁用。

注意 ①对青霉素有过敏史者、妊娠及哺乳期妇女、肾功能损害者慎用。②大量静脉注射应选择合适部位，缓慢注射，以减轻对血管壁的刺激及减少静脉炎的发生。

用法与用量 静脉注射或静脉滴注可用注射用水、50～100g/L葡萄糖注射液、9g/L氯化钠注射液等为溶剂。不可用甘露醇为溶剂。

（1）成人 一日1～2g，一日2次静脉注射或静脉滴注给药；严重感染时可增量到一日4g，分2次给药。

（2）儿童

①静脉注射或静脉滴注，静脉滴注时间至少30min以上。

②用量：a.早产儿、新生儿一次20mg/kg，出生后3日内一日分2～3次，4日以后一日分3～4次给药。b.儿童一日60～80mg/kg，分3～4次给药。严重感染早产儿、新生儿、儿童可增量到一日150mg/kg，分3～4次给药。

③肾功能不全患者应减少剂量或延长给药间隔时间。

氟氧头孢 Flomoxef

适应证 用于敏感菌所致的下列感染：①呼吸系统感染，如咽炎、扁桃体炎、支气管炎、肺炎等。②腹腔内感染，如胆道感染、腹膜炎等。③泌尿、生殖系统感染，如肾盂肾炎、膀胱炎、前列腺炎、盆腔炎、子宫及附件炎等。④皮肤、软组织感染，如蜂窝织炎、创口感染等。⑤其他严重感染，如心内膜炎、败血症等。

药动学 氟氧头孢静脉滴注0.5g、1g或2g，历时1h，血药浓度峰值分别为20mg/L、45mg/L和90mg/L，半衰期分别为73.4min、49.2min和40min。如用以上剂量静脉滴注2h，则血药浓度峰值分别为10mg/L、24mg/L和48mg/L，半衰期分别为46.2min、57min和69min。药物吸收后在体内分布较广泛，可进入胆汁、痰液、腹腔积液、骨盆死腔渗出液以及子宫及附件、中耳黏膜和肺组织中，本药在体内少部分代谢，大部分（85%）以原型经肾随尿液排泄，肾功能减退者排出量减少。

药物相互作用 ①与氨基糖苷类药合用，理论上有累积肾毒性作用。②与强效利尿药合用可增加对肾脏的毒性。③与伤寒活疫苗合用可降低伤寒活疫苗的免疫效应，可能的机制是本药对伤寒沙门菌具有抗菌活性。

不良反应 ①常见皮疹、瘙痒、荨麻疹、恶心、呕吐、腹泻等。②少见转氨酶升高、造血系统异常（红细胞减少、粒细胞减少、血红蛋白降低、嗜酸性粒细胞增多、血细胞比容下降、血小板减少或增多）。③静脉注射可有局部红肿、硬结，严重者可致血栓性静脉炎。④罕见过敏性休克。

禁忌证 对本品过敏者禁用，对头孢菌素过敏者慎用。

注意 ①交叉过敏：氟氧头孢与头孢霉素类药有交叉过敏，与青霉素类药有部分交叉过敏。②严重肾功能障碍者慎用。③对新生儿用药安全性尚未确定，应慎用。④药物对临床结果的影响：应用本品时可出现直接抗人球蛋白（Coombs）试验阳性反应，可出现尿糖试验假阳性（硫酸铜法）。⑤长期使用本品时应常规监测肝肾功能和血象。⑥少数患者应用本品后，可出现碱性磷酸酶、血清丙氨酸氨基转移酶和天门冬酸氨基转移酶升高。

用法与用量

（1）成人 静脉给药，每天1～2g，分2次用药。重症者每天4g，分2～4次用药。

（2）儿童 ①静脉给药：轻症每天40～80mg/kg，分2～4次用药。重症每天150mg/kg，分3～4次用药。②如病情需要，早产儿和新生儿一次剂量20mg/kg，3日龄以内者一日给药2～3次，4日龄以上者一日3～4次。③肾功能不全患者应减少给药剂量或延长给药间隔。

美罗培南 Meropenem

适应证 用于由单一或多种敏感细菌引起的成人及儿童的下列感染：①肺炎及院内获得性肺炎。②尿路感染。③腹腔内感染。④妇科感染（例如子宫内膜炎）。⑤皮肤及软组织感染。⑥脑膜炎。⑦败血症。

药动学 ①健康志愿者5min内单次静脉推注美罗培南的血药峰浓度为：500mg剂量组52g/L，1g剂量组112g/L。静脉输注1g美罗培南2min、5min后，得到的血药峰浓度分别为110g/L、94g/L；静脉输注500mg美罗培南6h后，血浆中美罗培南的浓度≤1g/L。肾功能正常志愿者间隔3h给予不同剂量的美罗培南未见蓄积作用。肾功能正常的志愿者静脉注射美罗培南的半衰期约为1h。静脉注射美罗培南12h后，约70%美罗培南以原型从尿中排泄，12h后尿中几乎不能检出。静脉注射500mg美罗培南，尿中美罗培南的浓度为10g/L，并保持5h以上，健康志愿者每8h静注500mg美罗培南或6h静注1g美罗培南，未见美罗培南在血浆和尿液中蓄积。美罗培南能很好地穿透进入包括细菌性脑膜炎患者脑脊液在内的大部分体液和组织中达到有效浓度。儿童药动学参数与成人相似，2岁以下儿童体内美罗培南的半衰期为1.5～2.3h，药动学参数在剂量10～40mg/kg范围内呈良好的线性关系。

②肾功能不全患者：美罗培南的血浆清除率与肌酐清除率相关，对肾功能损害患者

有必要进行剂量调整。老年患者研究表明美罗培南血浆清除率随年龄增大、肌酐清除率的降低而降低。

③肝病患者：研究表明肝病对美罗培南的药动学参数没有影响。

药物相互作用 碳青霉烯类药物与丙戊酸联合应用，可促进后者代谢增加，导致其浓度减低于有效浓度，甚至引发癫痫。因此两者合用时应密切监测丙戊酸血药浓度，如丙戊酸血药浓度低于有效浓度或发生癫痫，应更换抗感染药或抗癫痫药物。丙磺舒可抑制亚胺培南从肾脏的排泄，可延长半衰期，提高其血药浓度。

注意 ①美罗培南与其他碳青霉烯类和β-内酰胺抗生素、青霉素和头孢菌素局部交叉过敏反应。②严重肾功能障碍的患者，需根据其肌酐清除率调节用量；严重肝功能障碍的患者，有可能加重肝功能障碍。③进食不良或全身状况不良的患者，有可能引起维生素K缺乏症状。④有癫痫史或中枢神经系统功能障碍的患者，发生痉挛、意识障碍等中枢神经系统症状的可能性增加。⑤有时会出现AST及ALT升高，连续给药1周以上或有肝脏疾病的患者，应进行肝功能检查。⑥尚未确立本品在妊娠期给药的安全性，当判断利大于弊时，才可用于妊娠期或有可能妊娠的妇女。给药期间应避免哺乳。⑦用于老年人时，可因生理功能下降或维生素K缺乏而应慎用。

禁忌证 ①对本品及其他碳青霉烯类抗生素有过敏史的患者。②使用丙戊酸钠的患者。

不良反应

（1）严重不良反应　可能有过敏性休克（发生率＜0.1%），急性肾衰竭等严重肾功能障碍，抗生素相关性肠炎等，间质性肺炎、PIE综合征，痉挛、意识障碍等中枢神经系统症状，Lyell综合征（＜0.1%）、Stevens-Johnson综合征，全血细胞减少、无粒细胞症、溶血性贫血、白细胞减少、血小板减少，肝功能障碍、黄疸（＜0.1%），血栓性静脉炎。

（2）其他不良反应　①过敏反应，如皮疹、荨麻疹、红斑、瘙痒、发热、发红等及发热感；②血液系统，如粒细胞减少、嗜酸性粒细胞增多、血小板增多或减少、红细胞减少、血红蛋白降低、嗜碱性粒细胞增多、血细胞比容降低、淋巴细胞增多等；③肝，如AST、ALT、LDH、AI-P、LAP、γ-GTP、胆红素、尿胆素原升高，胆碱酯酶降低等，黄疸；④肾，如BUN、Cr升高，尿中β_2微球蛋白升高；⑤消化系统，如腹泻、恶心、呕吐、腹痛、食欲减退；⑥二重感染，如口腔黏膜炎、念珠菌感染；⑦维生素缺乏症，如维生素K缺乏症状（低凝血酶原血症、出血倾向等）、B族维生素缺乏症状（舌炎、口腔黏膜炎、食欲下降、神经炎等）；⑧其他，如血清钙升高、头痛、倦怠感、步态不稳、肌阵挛、谵妄。

用法与用量

（1）成人　①肾功能正常患者根据感染严重程度、细菌对本品的敏感性以及患者体质量等而定，常用量为一次0.5～1g，每8～12h给药1次；细菌性脑膜炎患者可增至一次2g，每8h给药1次；一日最大剂量不得超过6g。②肾功能减退患者，内生肌酐清除率＞50～90mL/min者每次1g，每8h一次；内生肌酐清除率26～50mL/min者一次1g，每12h一次；内生肌酐清除率10～25mL/min者一次0.5g，每12h一次；内生肌酐清除率＜10mL/

min者每次0.5g，每24h一次。血液透析患者剂量为每24h给药0.5g，每次透析结束后应补充0.5g。连续性腹膜透析患者剂量与内生肌酐清除率＜10mL/min者相同。

（2）儿童

①静脉注射5min以上或静脉滴注。

②剂量：a.新生儿，＜7天新生儿一次20mg/kg，每12h一次；7～28天新生儿一次20mg/kg，每8h一次。b.儿童，1个月～12岁或者体质量＜50kg儿童一次10mg/kg，每8h一次；12～18岁或体质量≥50kg儿童一次500mg，每8h一次。治疗院内感染的肺炎、腹膜炎、血流感染以及中性粒细胞缺乏的感染时，剂量可加倍。

③治疗脑膜炎：a.新生儿，＜7天新生儿一次40mg/kg，每12h一次；7～28天新生儿一次40mg/kg，每8h一次。b.儿童：1个月～12岁或者体质量＜50kg儿童一次40mg/kg，每8h一次；12～18岁或体质量≥50kg儿童一次2g，每8h一次。

④对肾功能损害患者，如果肌酐清除率每分钟25～50mL/1.73m^2，用正常半量，每12h一次；如果肌酐清除率每分钟＜10mL/1.73m^2，用正常半量，每24h一次。

14.1.3 氨基糖苷类抗生素

常用的氨基糖苷类抗生素共同特点为：①抗菌谱广，除链霉素外对葡萄球菌属、需氧革兰氏阴性杆菌均有良好抗菌作用，多数品种对铜绿假单胞菌亦具抗菌活性；其中链霉素、阿米卡星对结核分枝杆菌和其他分枝杆菌属亦有良好作用。②主要作用机制为抑制细菌蛋白质的合成。③细菌对不同品种间有部分或完全交叉耐药。④具有不同程度的肾毒性和耳毒性，后者包括前庭功能损害和（或）听力减退，并可有神经肌肉阻滞作用。⑤胃肠道吸收差，用于治疗全身性感染时必须注射给药。应根据肾功能损害的程度调整剂量，因大部分药物经肾脏以原型排出，肾功能减退时其消除半衰期显著延长。有条件时可经血药浓度监测，调整给药方案。⑥治疗急性感染通常疗程不宜超过7～14日。本类药物静脉给药时不宜与其他药物同瓶滴注。

链霉素 Streptomycin

适应证 ①与其他抗结核药联合用于结核分枝杆菌所致各种结核病的初治病例，或其他敏感分枝杆菌感染。②单用于治疗土拉菌病，或与其他抗菌药物联合用于鼠疫、腹股沟肉芽肿、布氏杆菌病、鼠咬热等的治疗。③与青霉素或氨苄西林联合治疗草绿色链球菌或肠球菌所致的心内膜炎。

药动学 口服不易吸收，肌内注射后吸收良好。肌注0.5g或1g，30min后血药浓度达峰值，分别为15～20mg/L或30～40mg/L。有效血药浓度约可维持12h。本药分布容积为0.26L/kg。药物吸收后主要分布于细胞外液，并可分布于除脑以外的所有器官、组织。本药可渗入胆汁、胸腔积液、腹腔积液、结核性脓肿和干酪样组织，在尿液中浓度较高，在脑脊液和支气管分泌液中的浓度较低。本药可透过胎盘组织，在脐带血中达到的浓度与母体血中浓度相近。蛋白结合率为20%～30%。半衰期为2.4～2.7h，半衰期随年龄增长而延长（在青年人为2～3h，在40岁以上为9h或更高）；肾衰时半衰期可达50～110h。药物在体内不代谢，80%～90%经肾小球过滤，随尿液在24h内排出；另有约

1%从胆汁排出，此外也有极少量从乳汁、唾液和汗液中排出。血液透析可清除相当剂量的药物。

药物相互作用 ①与青霉素类药联用对草绿色链球菌、肠球菌有协同抗菌作用。②与其他氨基糖苷类药联用（同用或先后连续局部或全身应有），可增加耳毒性、肾毒性以及神经肌肉阻滞作用。③与头孢菌素类药同用可增加肾毒性。④与依他尼酸、呋塞米等强利尿药同用可能增加耳毒性、肾毒性。⑤与神经肌肉阻滞药同用可加重神经肌肉阻滞作用，导致呼吸抑制。⑥与多黏菌素药同用可增加肾毒性、神经肌肉阻滞作用。

不良反应 ①血尿、排尿次数减少或尿量减少、食欲减退、口渴等肾毒性症状，少数可产生血液中尿素氮及肌酐值增高。②影响前庭功能时可有步态不稳、眩晕等症状；影响听神经出现听力减退、耳鸣、耳部饱满感。③部分患者可出现面部或四肢麻木、针刺感等周围神经炎症状。④偶可发生视力减退（视神经炎）、嗜睡、软弱无力、呼吸困难等神经肌肉阻滞症状。⑤偶可出现皮疹、瘙痒、红肿。少数患者停药后仍可发生听力减退、耳鸣、耳部饱满感等耳毒性症状，应引起注意。

禁忌证 对本品或其他氨基糖苷类过敏者禁用。

注意

（1）交叉过敏 对一种氨基糖苷类过敏的患者可能对其他氨基糖苷类也过敏。

（2）下列情况应慎用链霉素 ①失水，可使血药浓度增高，易产生毒性反应。②第Ⅳ对脑神经损害，因本品可导致前庭神经和听神经损害。③重症肌无力或帕金森病，因本品可引起神经肌肉阻滞作用，导致骨骼肌软弱。④肾功能损害，因本品具有肾毒性。

（3）疗程中应注意定期进行下列检查 ①尿常规和肾功能测定，以防止出现严重肾毒性反应。②听力检查或高频听力测定，尤其是老年患者。

（4）对诊断的干扰 本品可使ALT及AST、血清胆红素浓度及乳酸脱氢酶浓度的测定值增高，血钙、镁、钾、钠浓度的测定值可能降低。

（5）链霉素虽对孕妇有危害，但用药后有时可能利大于弊；链霉素可穿过胎盘进入胎儿组织，可能引起胎儿听力损害。因此妊期娠妇女在使用前必须充分权衡利弊。哺乳期妇女用药期间宜暂停哺乳。

（6）在儿科中应慎用，尤其早产儿及新生儿的肾脏组织尚未发育完全，使本类药物的半衰期延长，药物易在体内积蓄而产生毒性反应。

（7）老年患者的肾功能有一定程度生理性减退，即使肾功能测定值在正常范围内仍应采用较小治疗量。老年患者应用氨基糖苷类后易产生各种毒性反应，应尽可能在疗程中监测血药浓度。

用法与用量

（1）成人 ①常用量：肌内注射，一次0.5g，每12h给药1次，与其他抗菌药物合用：细菌性（草绿色链球菌）心内膜炎，肌内注射，每12h给药1g，与青霉素合用，连续1周，继以每12h给药0.5g，连续1周；60岁以上的患者应减为每12h给药0.5g，连续2周。②肠球菌性心内膜炎，与青霉素合用，肌内注射，每12h给药1g，连续2周，继以每12h给药0.5g，连续4周。③鼠疫，肌内注射，一次0.5～1g，每12h给药1次，与四环素合用，疗程10日。④土拉菌病，肌内注射，每12h给药0.5～1g，连续5～7日。⑤结核病，肌内注射，每12h给药0.5g，或1次0.75g，一日1次，与其他抗结核药合用；如采用间歇疗法，即一周给药2～3次，一次1g；老年患者肌内注射，一次0.5～0.75g，一日1次。⑥布氏杆菌病，一日1～2g，分2次肌内注射，与四环素合用，疗程3周或3周以上。

（2）儿童　肌内注射。①结核病，与其他抗结核药联用，按20mg/kg，一日一次，一日最大剂量不超过0.75g。②其他感染，一日15～25mg/kg，分2次给药。③新生儿剂量一日10～20mg/kg。

庆大霉素 Gentamicin

适应证　①敏感革兰氏阴性杆菌，如大肠埃希菌、克雷伯菌属、肠杆菌属、变形杆菌属、沙雷菌属、铜绿假单胞菌以及葡萄球菌甲氧西林敏感株所致的严重感染，如败血症、下呼吸道感染、肠道感染、盆腔感染、腹腔感染、皮肤软组织感染、复杂性尿路感染等。治疗腹腔感染及盆腔感染时应与抗厌氧菌药物合用。与青霉素（或氨苄西林）合用可治疗肠球菌属感染。②敏感细菌所致中枢神经系统感染，如脑膜炎、脑室炎时，可同时用本品鞘内注射作为辅助治疗。

药动学　肌注后吸收迅速而完全。局部冲洗或局部应用后亦可吸收一定量。吸收后主要分布于细胞外液，其中5%～15%再分布到组织中，在肾皮质细胞中积蓄，本品可穿过胎盘。分布容积为0.2～0.25L/kg。尿液中药物浓度高。支气管分泌物、脑脊液、蛛网膜下隙、眼组织以及房水中含药量少。蛋白结合率低。肌内注射或静脉滴注后30～60min，成人一次肌注1mg/kg后，峰浓度为4mg/L；成人一次静滴80mg，峰浓度可达4～6mg/L，婴儿单次给药2.5mg/kg后峰浓度可达3～6mg/L；发热或大面积烧伤患者，血药浓度可能有所降低。半衰期成人为2～3h，肾衰竭者半衰期为40～50h，发热、贫血、严重烧伤患者或合用羧苄西林的患者半衰期可能缩短，但在不同患者间有很大差异。儿童半衰期为5～11.5h，体质量轻者半衰期较长。本品在体内不代谢，经肾小球滤过排出，尿中浓度可超过100mg/L，24h内排出给药量的50%～93%。新生儿出生3天以内者，给药后12h内排出10%；新生儿出生5～40天者给药后12h内排出40%。血液透析与腹膜透析可从血液中清除相当药量，使半衰期显著缩短。本品结膜囊内滴入后，极少吸收进入眼组织，亦不进入全身血液循环。

药物相互作用　参阅链霉素。氨基糖苷类与β-内酰胺类（头孢菌素类与青霉素类）混合可导致相互失活，因此需联合应用上述抗生素时必须分瓶滴注。同样，庆大霉素亦不宜与其他药物同瓶滴注。庆大霉素可抑制α-半乳糖激酶，因此不应与α-半乳糖激酶或β-半乳糖激酶同用。

不良反应　①用药过程中可能引起听力减退、耳鸣或耳部饱满感等耳毒性反应，影响前庭功能时可发生步态不稳、眩晕。也可能发生血尿、排尿次数显著减少或尿量减少、食欲减退、极度口渴等肾毒性反应。发生率较低者有因神经肌肉阻滞或肾毒性引起的呼吸困难、嗜睡、软弱无力等。偶有皮疹、恶心、呕吐、肝功能减退、白细胞减少、粒细胞减少、贫血、低血压等。②少数患者停药后可发生听力减退、耳鸣或耳部饱满感等耳毒性症状，应引起注意。③全身给药合并鞘内注射可能引起腿部抽搐、皮疹、发热和全身痉挛等。

禁忌证 对本品或其他氨基糖苷类过敏者禁用。

注意 ①参见链霉素注意项下的（1）~（7）。②有条件时疗程中应监测血药浓度，并据以调整剂量，尤其对新生儿、老年和肾功能减退患者。每8h 1次给药者有效血药浓度应保持在4～10mg/L，避免峰浓度超过12mg/L，谷浓度保持在1～2mg/L。每24h 1次给药者血药峰浓度应保持在16～24mg/L，谷浓度应＜1mg/L。接受鞘内注射者应同时监测脑脊液内药物浓度。不能测定血药浓度时，应根据测得的肌酐清除率调整剂量。③给予首次饱和剂量（1～2mg/kg）后，有肾功能不全、前庭功能或听力减退的患者所用维持量应酌减。④长期应用可能导致耐药菌过度生长。⑤不宜用于皮下注射。⑥本品有抑制呼吸作用，不得静脉注射。

用法与用量

（1）成人 ①口服：一日240～640mg，分4次服用。②肌内注射或稀释后静脉滴注：一次80mg（8万u），或按体质量一次1～1.7mg/kg，每8h给药1次，或一次5mg/kg，每24h给药1次。疗程为7～14日。滴注时将一次剂量加入50～200mL的氯化钠注射液或50g/L葡萄糖注射液中，一日1次滴注时加入的液体量应不少于300mL，使药液浓度不超过1g/L，该溶液应在30～60min缓慢滴入，以免发生神经肌肉阻滞作用。

（2）儿童

①口服：一日5～10mg/kg，分4次服用，用于肠道感染或手术前准备。

②肌内注射或稀释后静脉滴注：a.一日1次用药（静脉滴注）不适用于心内膜炎或脑膜炎，1个月～18岁儿童初始剂量为7mg/kg，以后的剂量依血药浓度来调整；b.一日多次用药（肌内注射或静脉滴注），1个月～12岁一次按体质量2.5mg/kg，每8h一次；12～18岁一次按体质量2mg/kg，每8h一次。

③鞘内及脑室内给药：（3个月以上）小儿一次1～2mg，每2～3日一次。注射时将药液稀释至不超过2g/L的浓度，抽入5mL或10mL的无菌针筒内，进行腰椎穿刺后先使相当量的脑脊液流入针筒内，边抽边推，将全部药液于3～5min内缓缓注入。

④肾功能减退患者的用量：按肾功能正常者每8h给药1次，一次的正常剂量为1～1.7mg/kg，肌酐清除率为每分钟10～50mL/1.73m^{2}时，每12h一次，一次为正常剂量的30%～70%；肌酐清除率每分钟＜10mL/1.73m^{2}时，每24～48h给予正常剂量的20%～30%。

新霉素 Neomycin

适应证 ①敏感菌所致的肠道感染、脓疱疮等化脓性皮肤病及烧伤、溃疡面的细菌性感染。②结肠手术前肠道准备或肝性脑病时作为辅助治疗。

药动学 口服后很少被吸收，完整的肠黏膜只能吸收约3%，但经有溃疡或表皮剥落的或有炎症的黏膜仍可吸收相当量，大部分以原型药随粪便排出。

药物相互作用 参阅硫酸链霉素。口服可影响青霉素V、地高辛、甲氨蝶呤等药物的吸收，可影响口服避孕药的效果，可增加阿卡波糖的作用。

不良反应 ①可引起食欲减退、恶心、腹泻等。②较少发现听力缺乏、耳鸣或耳部饱满感；头晕或步态不稳；尿量或排尿次数显著减少或极度口渴。③偶可引起肠黏膜萎缩而导致吸收不良综合征及脂肪性腹泻，甚至抗生素相关性肠炎。

禁忌证 对新霉素或其他氨基糖苷类抗生素过敏的患者禁用本品。

注意 ①交叉过敏，对一种氨基糖苷类抗生素如链霉素、庆大霉素、阿米卡星过敏的患者也可能对本品过敏。②在用药过程中仍宜定期进行尿常规和肾功能测定，以防止出现肾毒性，并进行听力测定。③下列情况应慎用：如失水、第Ⅳ对脑神经损害、重症肌无力、帕金森病、肾功能损害、溃疡性结肠炎及有口腔牙病患者（新霉素可引起口腔刺激或疼痛）。④长期口服本品的慢性肠道感染患者尤其伴有肾功能减退或同服其他耳毒性或肾毒性药物者仍应注意出现肾毒性或耳毒性症状的可能。⑤妊娠期妇女宜慎用。用药期间哺乳期妇女应暂停哺乳。⑥老年患者慎用。

用法与用量

（1）成人 ①口服，一次0.25～0.5g，（以新霉素计），一日1～2g。肝性脑病的辅助治疗，一次0.5～1g，每6h一次，疗程5～6天。结肠手术前准备，每小时0.5g，用药4h；继以每4h给0.5g，共24h。②滴眼液滴眼，一次1～2滴，一日3～5次。

（2）儿童 ①乳膏、软膏外用，一日2～4次，连续外用不超过7天。②口服常用量一日25～50mg/kg，分4次服用。

妥布霉素 Tobramycin

适应证 适用于敏感铜绿假单胞菌、变形杆菌属、大肠埃希菌、克雷伯菌属、肠杆菌属、沙雷菌属、柠檬酸杆菌属以及葡萄球菌属（不包括耐甲氧西林菌株）所致的严重感染。临床上常与β-内酰胺类或其他抗感染药物联合应用。本品用于铜绿假单胞菌脑膜炎或脑室炎时可同时鞘内注射给药；用于支气管及肺部感染时可同时气溶吸入本品作为辅助治疗。妥布霉素对多数链球菌属感染无效。也用于耐药性葡萄球菌、铜绿假单胞菌及其他敏感细菌所致的眼部感染。

药动学 肌注后吸收迅速而完全。局部冲洗或局部应用后亦可吸收一定量。吸收后主要分布于细胞外液；其中5%～15%再分布到组织中，在肾皮质细胞中蓄积。本品可穿过胎盘。分布容积为0.26L/kg。尿液中药物浓度高，肌注1mg/kg后尿中浓度可达75～100mg/L。滑膜液内可达有效浓度，在支气管分泌液、脑脊液、胆汁、粪便、乳汁、房水中浓度低。肌注1mg/kg后血药浓度可达4mg/L；静滴上述剂量1h，其血药浓度与肌注者相似。半衰期为1.9～2.2h，血浆蛋白结合率很低。本品在体内不代谢，经肾小球滤过排出。24h内排出给药量的85%～93%。本品可经血液透析或腹膜透析清除。本品滴眼后只有少量被吸收进入全身血液循环。在房水和玻璃体内的消除相半衰期约1h。

药物相互作用 ①本品与其他氨基糖苷类抗生素合用，将会增加耳毒性、肾毒性以及神经肌肉阻滞作用可能发生听力减退，且停药后仍可能发展至耳聋，听力损害可能难以恢复；神经肌肉阻滞作用可导致骨骼肌软弱无力、呼吸抑制或呼吸麻痹（呼吸暂停）用抗胆碱酯酶药或钙盐有助于阻滞作用恢复。②与代血浆类药如右旋糖酐、海藻酸钠，利尿药如依他尼酸、呋塞米及卷曲霉素、万古霉素、顺铂等合用，或先后连续局部或全身应用，可增加耳毒性与肾毒性，可能发生听力损害，且停药后仍可能发展至耳聋，听力损害可能恢复或呈永久性。③与神经肌肉阻滞药合用，可加重神经肌肉阻滞作用，导致肌肉软弱、呼吸抑制或呼吸麻痹。④与头孢噻吩合用可能增加肾毒性。⑤与多黏菌素类合用，可增加肾毒性和神经肌肉阻滞作用。⑥与其他肾毒性或耳毒性药物合用或先后应用，加重肾毒性或耳毒性。

不良反应 发生率较多者有听力减退、耳鸣或耳部饱满感（耳毒性）、血尿、排尿次数显著减少或尿量减少、食欲减退、极度口渴（肾毒性）、步态不稳、眩晕（耳毒性、影响前庭、肾毒性）。发生率较低者有呼吸困难、嗜睡、极度软弱无力（神经肌肉阻滞或肾毒性）。本品引起肾功能减退的发生率较庆大霉素低。眼用给药偶见局部刺激症状，如眼睑灼痛或肿胀、结膜红斑等。

禁忌证 ①对本品或其他氨基糖苷类过敏者、本人或家族中有人因使用链霉素引起耳聋或其他耳聋者禁用。②肾衰竭者禁用。③孕妇禁用。

注意

（1）肾功能不全、肝功能异常、前庭功能或听力减退者、失水、重症肌无力或帕金森病及老年患者慎用。

（2）本品1个疗程不超过7～14日。

（3）交叉过敏 对一种氨基糖苷类抗生素如链霉素、庆大霉素过敏的患者，可能对本品过敏。

（4）对患者（尤其对肾功能减退者、早产儿、新生儿、婴幼儿或老年患者、休克、心力衰竭、腹水或严重失水等患者）应注意监测 ①听电图，对老年患者需在用药前、用药过程中定期及长期用药后用以检测高频听力损害。②温度刺激试验，在用药前、用药过程中定期及长期用药后用以检测前庭毒性。③尿常规检查和肾功能测定，在用药前、用药过程中定期测定肾功能，以防止严重肾毒性反应。④在用药过程中应注意监测本品的血清浓度，一般于静脉滴注后30min至1h测血清峰浓度，于下次用药前测血清谷浓度，当峰浓度超过12mg/L、谷浓度超过2mg/L时易出现毒性反应。⑤肌酐清除率＜70mL/min者其维持剂量需根据测得的肌酐清除率进行调整。

（5）本品静脉滴注时必须经充分稀释。可将一次用量加入50～200mL 50g/L葡萄糖注射液或氯化钠注射液稀释成浓度为1g/L的溶液，在30～60min滴完（滴注时间不可少于20min），小儿用药时稀释的液量应相应减少。

（6）本品不能静脉注射，以免产生神经肌肉阻滞和呼吸抑制作用。不宜皮下注射，因可引起疼痛。

（7）对实验室检查指标的干扰：本品可使ALT、AST、血清胆红素浓度及血清乳酸脱氢酶浓度的测定值增高；血钙、镁、钾、钠浓度的测定值可能降低。孕妇禁用。

（8）妥布霉素亦可在乳汁中少量分泌，故哺乳期妇女慎用或用药期间暂停哺乳。

（9）年龄对于妥布霉素的血药浓度有显著影响。剂量相同时，5岁以下小儿的平均血药峰浓度约为成人的1/2，5～10岁儿童约为成人的2/3。按体表面积计算给药剂量可消除年龄造成的差异。小儿应慎用。在小儿使用过程中，要注意监测听力和肾功能，以防产生肾毒性和耳毒性。

（10）老年患者应用后可产生各种毒性反应，因此在疗程中监测肾功能极为重要。

肾功能正常者用药后亦可能产生听力减退。此外，老年患者应采用较小剂量或延长给药间隔，以与其年龄、肾功能和第四对脑神经的功能相适应。

用法与用量

（1）成人

①肌内注射或静脉滴注：按体质量，一次1～1.7mg/kg，每8h给药1次，疗程7～14日。

②滴眼：滴入结膜囊。a.轻中度感染：一次1～2滴，每4h滴1次。b.重度感染：一次2滴，1h滴一次。

（2）儿童

①肌内注射或静脉滴注：按体质量，早产儿或出生0～7日新生儿一次2mg/kg，每12～24h给药1次。其他小儿一次2mg/kg，每8h给药1次。

②滴眼液与眼膏：a.滴眼对轻中度感染，一次1滴，每4h滴1次；重度感染1h滴一次；b.眼膏对轻中度感染一次适量，涂于结膜囊内，一日2～3次。病情缓解后可滴眼液与眼膏联合使用，即白天用滴眼液，晚上涂眼膏。

阿米卡星 Amikacin

适应证 ①铜绿假单胞菌及部分其他假单胞菌、大肠埃希菌、变形杆菌属、克雷伯菌属、肠杆菌属、沙雷菌属、不动杆菌属等敏感革兰氏阴性杆菌与葡萄球菌属（甲氧西林敏感株）所致严重感染，如菌血症或败血症、细菌性心内膜炎、下呼吸道感染、骨关节感染、胆道感染、腹腔感染、复杂性尿路感染、皮肤软组织感染等。②对卡那霉素、庆大霉素或妥布霉素耐药菌株所致的严重感染。③用于敏感细菌所致外眼感染。

药动学 口服吸收不好，肌注后吸收迅速而完全，局部冲洗或局部给药后也可经皮肤表面吸收一定剂量。肌内注射或静脉滴注1mg/kg，分别约30min和30～60min后达血药浓度峰值，平均约为3.7mg/L。本药分布容积为0.26L/kg。药物吸收后主要分布于细胞外液，其中5%～15%再分布到组织中，在肾皮质细胞中蓄积。关节滑膜液内可达有效治疗浓度，支气管分泌液、脑脊液、胆汁、粪便、乳汁、房水中浓度较低。本药可透过胎盘屏障，在脐带血中达到的浓度约与母体血中浓度相近。本药蛋白结合率很低。半衰期为1.9～2.2h。药物在体内不代谢，主要经肾小球滤过随尿液排出，24h内可排出给药量的85%～93%。药物可经血液透析或腹膜透析清除。本品滴入结膜囊后很少吸收进入眼内组织，也不能通过血-眼屏障。

药物相互作用 ①氨基糖苷类与β-内酰胺类（头孢菌素类与青霉素类）混合可导致相互失活，因此需联合应用上述抗生素时必须分瓶滴注。阿米卡星亦不宜与其他药物同瓶滴注。②阿米卡星不宜与两性霉素B、头孢噻吩钠、呋喃妥因钠、磺胺嘧啶钠和四环素等（以上均为注射剂）联合应用，因可发生配伍禁忌。其他参见链霉素项下。

不良反应 本品对听力的影响大于庆大霉素。其他参见链霉素项下。

禁忌证 对本品或其他氨基糖苷类过敏者禁用。

注意 ①见链霉素注意事项（1）～（7）。②氨基糖苷类与β-内酰胺类（头孢菌素类与青霉素类）混合时可致相互失活，与上述抗生素联合应用时需分瓶滴注。阿米卡星亦不宜与其他药物同瓶滴注。

用法与用量

（1）成人　①肌内注射或静脉滴注：一日不超过1.5g，疗程不超过10日。②单纯性尿路感染对常用抗菌药耐药者：每12h给药0.2g。③用于其他全身感染：每8h给药5mg，或每12h给药7.5mg/kg，或每24h给药15mg/kg。④滴眼：滴入结膜囊，一次1～2滴，一日3～5次。

（2）儿童

①肌内注射或静脉滴注

a.正常用药：首剂10mg/kg，继以每12h给药7.5mg/kg，或每24h给药15mg/kg。

b.肾功能减退患者：ⓐ肌酐清除率＞50～90mL/min者每12h给予正常剂量（7.5mg/kg）的60%～90%。ⓑ肌酐清除率10～50mL/min者，每24～48h用7.5mg/kg的20%～30%。

c.英国国家处方集（儿童版）（BNFC 2010—2011版）推荐：ⓐ严重革兰氏阴性菌感染，缓慢静脉注射（＞3～5min）。1个月～18岁一次7.5mg/kg，每12h给药一次，严重感染可增加至一次7.5mg/kg，每8h给药一次，最大剂量500mg（最大累计剂量15g）。ⓑ一日一次用药（静脉滴注或静脉注射），不适用于心内膜炎或脑膜炎。1个月～18岁初始剂量15mg/kg，然后依据血药浓度调整剂量。

②滴眼：滴入结膜囊，一次1滴，一日3～5次。

奈替米星　Netilmicin

适应证　①敏感革兰氏阴性杆菌所致严重感染。如铜绿假单胞菌、变形杆菌属（吲哚阳性和阴性）、大肠埃希菌、克雷伯菌属、肠杆菌属、沙雷菌属及枸橼酸杆菌属等所致的新生儿脓毒症、败血症、中枢神经系统感染（包括脑膜炎）、尿路生殖系统感染、呼吸道感染、胃肠道感染、腹膜炎、胆道感染、皮肤或骨骼感染、中耳炎、鼻窦炎、软组织感染、李斯特菌病等。②联合治疗葡萄球菌感染，但对耐甲氧西林葡萄球菌感染常无效。③某些耐庆大霉素菌株所致严重感染。

药动学　口服吸收差，肌注吸收迅速。正常人一次肌注1mg/kg，30～60min内达到血药浓度峰值，约为3.76mg/L；一次静脉滴注（30min内滴完）2mg/kg后的血药峰浓度可达16.5mg/L。本药吸收后广泛分布于各主要脏器和各体液中，但在脑脊液和胆汁中浓度较低。在化脓性支气管炎患者的支气管分泌物中，浓度可达血药浓度的19%。由于药物可进入腹腔积液或间质液中，因此，此类患者的血药浓度常低于其他患者。蛋白结合率很低，在体内不代谢。80%的药物在24h内随尿液排出，尿液中药物浓度可超过100mg/L。本药的半衰期为2～2.5h，且不随用药途径变化，但剂量加大时半衰期可延长（按3mg/kg给药，半衰期为3h）。

药物相互作用　参阅硫酸庆大霉素。氨基糖苷类与β-内酰胺类（头孢菌素类与青霉素类）混合可导致相互失活，因此需联合应用上述抗生素时必须分瓶滴注。本品亦不宜与其他药物同瓶滴注。

不良反应　①肾毒性轻微并较少见。常发生于原有肾功能损害者，或应用剂量超过一般常用剂量的感染患者。②神经系统毒性：可发生第Ⅳ对脑神经的毒性反应，但本品的毒性发生率较低，程度亦较轻，易发生在原有肾功能损害者，或治疗剂量过高、疗程过长的感染患者，表现为前庭及听力受损的症状，如出现头晕、眩晕、听觉异常等。③其他：偶可出现头痛、全身不适、视觉障碍、心悸、皮疹、发热、呕吐及腹泻等。④局部反应一般少见，偶有注射区疼痛。

禁忌证 对奈替米星或任何一种氨基糖苷类抗生素过敏或有严重毒性反应者禁用。孕妇和新生儿禁用。

注意 ①本品不适用于单纯性尿路感染的初治，败血症治疗中需联合应用具协同作用的药物。腹腔感染治疗，宜加用甲硝唑等抗厌氧菌药物。②失水、第Ⅷ对脑神经损害、重症肌无力或帕金森病及肾功能损害患者慎用。③对一种氨基糖苷类抗生素如链霉素、庆大霉素过敏的患者，可能对奈替米星过敏。④为避免或减少耳毒性、肾毒性反应的发生，疗程一般不宜超过14日，治疗期间应定期监测尿常规、血尿素氮、血肌酐等，并密切观察前庭功能及听力改变。有条件者应进行血药浓度监测，调整剂量使血药峰浓度在16mg/L以下，且不宜持续较长时间（如2～3h以上），谷浓度避免超过4mg/L。⑤不同情况的患者使用药物后血药浓度可能不同：如严重烧伤患者使用本品时血药浓度可能较低；剂量相同时，在发热患者的血药浓度较无发热者低，但退热后血药浓度可能升高。贫血患者本品的半衰期也可能较短。⑥对实验室检查指标的干扰：可使血糖、血碱性磷酸酶、AST及ALT和嗜酸性粒细胞等的测定值升高，使白细胞、血小板等的测定值降低，多呈一过性。⑦哺乳期妇女用药尚不明确，若使用本品宜暂停哺乳。⑧新生儿应禁用。若确有应用指征，给药方案必须在血药浓度监测下进行调整。⑨老年患者宜按轻度肾功能减退者减量用药。

用法与用量 肌内注射或稀释后静脉滴注，静脉滴注时取本品用50～200mL氯化钠注射液、50g/L葡萄糖注射液或其他灭菌稀释液稀释，于1.5～2h静脉滴注；小儿的稀释液量应相应减少。于1.5～2h缓慢滴注，应用本品定期监测血药浓度，使血药峰浓度维持在6～10mg/L，谷浓度为0.5～2mg/L。

（1）成人 按体质量每8h给药1.3～2.2mg/kg，或每12h给药2～3.25mg/kg。治疗复杂性尿路感染：按体质量每12h给药1.5～2mg/kg。一日最高剂量不超过7.5mg/kg。疗程均为7～14日。

（2）儿童 6周以内者，按体质量每12h给药2～3mg/kg，6周至12岁者，按体质量每8h给药1.7～2.3mg/kg，或按体质量每12h给药2.5～3.5mg/kg。疗程均为7～14日。肾功能减退者必须根据肾功能减退程度调整剂量或给药间隔时间，有条件时宜进行血药浓度监测，据其结果拟订个体化给药方案，使血药浓度调整至上述范围。

小诺霉素 Micronomicin

适应证 本品主要与其他抗感染药联合应用治疗敏感革兰氏阴性杆菌以及甲氧西林敏感葡萄球菌所致的中重度感染，如下呼吸道感染、复杂性尿路感染、血流感染、腹腔感染、皮肤及软组织感染等。

药动学 肌内注射吸收良好。健康成人单剂肌内注射60mg或120mg后30min的血药浓度分别为5.6mg/L和7.2mg/L，其半衰期为2.5h，给药后8h血药浓度仍维持在0.5～1.0mg/L。单剂静脉滴注60mg或120mg后血药峰浓度分别为4.3mg/L和8.8mg/L，半衰期为1.69h。每12h注射本品120mg，连续4次，血液中药物无蓄积倾向。本品主要经肾脏排泄，8h尿回收率可达80%；肾功能减退时，尿中排泄量减少。本品可通过胎盘循环，羊水和脐带血中药物浓度为母体血药浓度的1/2；乳汁中药物浓度为母体血药浓度的15%。

药物相互作用 小诺霉素与哌拉西林、头孢哌酮等β-内酰胺类药物联合具有协同抗菌作用。其余参阅庆大霉素。

不良反应 本品主要不良反应亦为耳毒性、肾毒性。根据动物实验资料，小诺霉素耳毒性、肾毒性低于庆大霉素。偶可见血清氨基转移酶升高。其余参阅庆大霉素。

禁忌证 对本品或其他氨基糖苷类过敏者禁用。

注意 参阅庆大霉素。

用法与用量

（1）成人 一日120～240mg，分2次肌内注射或静脉滴注。

（2）儿童 按体质量3～4mg/kg，分2～3次给药。早产儿、新生儿、婴幼儿慎用该品，若使用，应根据血药浓度或肌酐清除率调整剂量。

14.1.4 四环素类抗生素

四环素 Tetracycline

适应证 ①四环素作为首选或选用药物可用于下列疾病的治疗：立克次体病，包括流行性斑疹伤寒、地方性斑疹伤寒、落基山斑疹热、恙虫病和Q热；支原体属感染；回归热；布氏杆菌病；霍乱；兔热病；鼠疫。治疗布氏杆菌病和鼠疫时需与氨基糖苷类联合应用。②可应用于对青霉素类抗菌药物过敏的破伤风、气性坏疽、雅司病、梅毒、淋病和钩端螺旋体病的患者。由于常见病原菌对四环素类耐药现象严重，四环素类不宜作为多数常见病原菌感染的首选药物。

药动学 口服可吸收但不完全，30%～40%的给药量可从胃肠道吸收。口服吸收受食物和金属离子的影响，后者与药物形成配合物使吸收减少。单剂口服该品250mg后，血药峰浓度为2～4mg/L。多剂口服该药250mg或500mg（每6h服药1次后），稳态血药浓度分别可达1～3mg/L和1.5～5mg/L。吸收后广泛分布于体内组织和体液，易渗入胸腔积液、腹水、胎儿循环，但不易透过血-脑脊液屏障，能沉积于骨、骨髓、牙齿及牙釉质中。该品可分泌至乳汁，乳汁中浓度可达母血浓度的60%～80%。蛋白结合率为55%～70%，该品主要自肾小球滤过排出体外，肾功能正常者血消除半衰期为6～11h，无尿患者可达57～108h，其未吸收部分自粪便以原型排出，少量药物自胆汁分泌至肠道排出，故肾功能减退时可明显影响药物的清除。该品可自血液透析缓慢清除，可清除给药量的10%～15%。

药物相互作用 ①与抗酸药如碳酸氢钠等合用时，由于胃内pH增高，可使四环素类的吸收减少、活性降低，故在服用四环素类药物后1～3h内不应服用抗酸药。②与葡萄糖酸钙、乳酸钙及含镁缓泻药等各种含钙、镁、铁离子的药物合用时，四环素类药物可与其中的金属离子形成不溶性配合物，使药物吸收减少。③与全麻药甲氧氟烷合用时可增强其肾毒性。④与强利尿药如呋塞米等药物合用时可加重肾功能损害。⑤与其他具有肝毒性的药物（如抗肿瘤化疗药物）合用时可加重肝损害。⑥血脂调节药考来烯胺或考来替泊与四环素类合用时，可影响四环素类的吸收，有指征合用时，两者应分别服用，并间隔数小时。⑦口服含雌激素类避孕药与四环素类同时应用，可降低避孕药的效果，以及增加经期外出血。

不良反应 ①胃肠道症状如恶心、呕吐、上腹不适、腹胀、腹泻等，偶可发生胰腺炎等，偶有食管炎和食管溃疡的报道，多发生于服药后立即上床的患者。②可致肝毒性，通常为脂肪肝变性，妊娠期妇女、原有肾功能损害的患者易发生肝毒性，但肝毒性亦可发生于并无上述情况的患者。本品偶可引起胰腺炎，四环素所致胰腺炎也可与肝毒性同时发生，患者并不伴有原发肝病。③变态反应：多为斑丘疹和红斑，少数患者可出现荨麻疹、血管神经性水肿、过敏性紫癜、心包炎以及系统性红斑狼疮皮疹加重，表皮剥脱性皮炎并不常见。偶有过敏性休克和哮喘发生。某些使用四环素的患者日晒时会有光敏现象。所以，应建议患者不要直接暴露于阳光或紫外线下，一旦皮肤有红斑则立即停药。④血液系统：偶可引起溶血性贫血、血小板减少、中性粒细胞减少和嗜酸性粒细胞减少。⑤中枢神经系统：偶可致良性颅内压增高，可表现为头痛、呕吐、视盘水肿等。⑥肾毒性：原有显著肾功能损害的患者可能发生氮质血症加重、高磷酸血症和酸中毒。⑦二重感染：长期应用本品可诱发耐药金黄色葡萄球菌、革兰氏阴性杆菌和真菌等引起的消化道、呼吸道和尿路感染，严重者可致败血症。⑧四环素类的应用可使人体内正常菌群减少，导致维生素缺乏、真菌繁殖，出现口干、咽炎、口角炎、舌炎、舌苔色暗或变色等。⑨四环素静脉应用时，局部可产生疼痛等刺激症状，严重者发生血栓性静脉炎。⑩儿童用药可导致牙齿黄染，疗程长者比剂量大者更易出现，8岁以下儿童易受药物影响。

禁忌证 有四环素类药物过敏史者禁用。

注意 ①交叉过敏反应：对一种四环素类药物呈过敏者可对其他四环素类药物呈现过敏。②长期用药期间应定期随访检查血常规及肾功能。③患者和肾功能损害者不宜应用。如确有指征应用时需慎重考虑，并调整剂量。④治疗性病时，如怀疑合并螺旋体感染，用药前需行暗视野显微镜检查及血清学检查，后者1个月1次，至少4次。⑤由于较长时间静脉给药有发生血栓性静脉炎的可能，故应在病情许可时尽早改为口服给药。⑥四环素可透过胎盘屏障进入胎儿体内，沉积在牙齿和骨的钙质区内，引起胎儿牙齿变色，牙釉质再生不良及抑制胎儿骨骼生长，该类药物在动物中有致畸胎作用。妊娠期间患者对四环素的肝毒性反应尤为敏感，因此妊娠期妇女应避免使用此类药物。如确有指征应用本品时一日滴注剂量以1g为宜，不应超过1g，其血药浓度应保持在15mg/L以下。⑦四环素可自乳汁分泌，乳汁中浓度较高，对乳儿有潜在的发生严重不良反应的可能，哺乳期妇女应用时应暂停授乳。⑧四环素可在任何骨组织中形成稳定的钙化合物，导致恒齿黄染、牙釉质发育不良和骨生长抑制，故8岁以下小儿不宜使用。⑨老年患者常伴有肾功能减退，因此需调整剂量。应用本品，易引起肝毒性，故老年患者需慎用。

用法与用量

（1）成人　①口服，一次0.25～0.5g，每6h给药1次。②静脉滴注，一日1～1.5g，分2～3次给药。滴注药液浓度约为1g/L。

（2）儿童　口服，8岁以上儿童，一日25～50mg/kg，分4次服用。

多西环素 Doxycycline

适应证　参见四环素。

药动学　口服吸收完全，约可吸收给药量的90%以上。口服和注射给药的血药浓度几乎相同。口服100mg，血药浓度峰值为1.8～2.9mg/L。药物吸收后广泛分布于各组织和体液，分布容积约为0.7L/kg。因脂溶性较高，本药对组织的穿透力较强，在胸导管淋巴液、腹腔积液、肠组织、眼和前列腺组织中的药物浓度均较高，为血药浓度的60%～75%，胆汁中的药物浓度可达血药浓度的10～20倍；在乳汁中也能达到较高的药物浓度；本药也可以分布于肝脏、脾脏、骨髓、骨骼、牙本质和牙釉质中。本药在体内蛋白结合率为80%～95%，清除半衰期为12～22h，肾功能减退者半衰期延长不明显。药物主要在肝脏内代谢灭活，通过肾小球滤过随尿液排泄，当肾功能损害时，多西环素从胃肠道的排泄量增加，成为主要的代谢途径。本药不能经透析清除。

药物相互作用　①与地高辛同用可增加地高辛的吸收，易导致地高辛的中毒。②与全麻药甲氧氟烷同用时，可增强多西环素肾毒性。③与强利尿药如呋塞米等药物同用，可增强多西环素肾毒性。④与其他肝毒性药物（如抗肿瘤化疗药物）同用时，可增强多西环素肝毒性。⑤巴比妥类、苯妥英或卡马西平与本药同用时，可由于诱导微粒体酶的活性致多西环素半衰期缩短，血药浓度降低。

不良反应　肾毒性较四环素轻。其他见四环素项下。

禁忌证　有四环素类药物过敏史者禁用。8岁以下儿童禁用。

注意　①应用本品时可能发生耐药菌的过度繁殖。一旦发生二重感染，即停用本品并予以相应治疗。②治疗性病时，如怀疑同时合并梅毒螺旋体感染，用药前须行暗视野显微镜检查及血清学检查，后者每月1次，至少4次。③长期用药时应定期随访检查血常规及肝功能。④肾功能减退患者可以应用，不必调整剂量，应用时通常亦不引起血尿素氮的升高。⑤多西环素可与食品、牛奶或含碳酸盐饮料同服。⑥多西环素可透过胎盘屏障进入胎儿体内，沉积在牙齿和骨的钙质区内，引起胎儿牙齿变色、牙釉质再生不良及抑制胎儿骨骼生长，该类药物在动物实验中有致畸胎作用，因此孕妇不宜应用。⑦多西环素可自乳汁分泌，乳汁中浓度较高，哺乳期妇女应用时应暂停哺乳。

用法与用量

（1）成人　口服。①抗菌及抗寄生虫感染，第一日100mg，每12h给药1次，继以100～200mg，一日1次，或50～100mg，每12h给药1次。②淋病奈瑟菌性尿道炎和宫颈炎，一次100mg，每12h给药1次，共7日。③非淋病奈瑟菌性尿道炎，由沙眼衣原体或解脲脲原体引起者，以及沙眼衣原体所致的单纯性尿道炎、宫颈炎或直肠感染，均为一次100mg，一日2次，疗程至少7日。④梅毒，一次10mg，每12h给药1次，疗程至少10日。早期梅毒疗程15日，晚期梅毒30日。

（2）儿童

① 8岁以上者口服，按体质量1日2.2mg/kg，每12h给药1次，继以2.2～4.4mg/kg，一日1次，或2.2mg/kg，每12h给药1次。体质量超过45kg者同成人。

②英国国家处方集（儿童版）（BNFC 2010—2011版）推荐口服。a.8～12岁儿童第1日2mg/kg，每12h一次；继以2mg/kg，一日1次（最大剂量100mg），严重感染一日2次，一日最大剂量200mg。b.12～18岁第1日200mg，然后一日100mg，严重感染（复杂性尿路感染）可加量至一日200mg。

米诺环素 Minocycline

适应证 用于对本品敏感的葡萄球菌、链球菌、肺炎球菌、淋病奈瑟菌、痢疾杆菌、大肠埃希菌、克雷伯菌、变形杆菌、铜绿假单胞菌、梅毒螺旋体及衣原体等引起的感染。①败血症、菌血症。②浅表性化脓性感染，如毛囊炎、脓皮症、扁桃体炎、肩周炎、泪囊炎、牙龈炎、外阴炎、创伤感染、疖、疖肿症、痤疮、手术后感染等。③深部化脓性疾病，如乳腺炎、淋巴管（结）炎、颌下腺炎、骨髓炎、骨炎。④急慢性支气管炎、喘息性支气管炎、支气管扩张症、支气管肺炎、细菌性肺炎、异型肺炎、肺部化脓症。⑤痢疾、肠炎、感染性食物中毒、胆管炎、胆囊炎。⑥腹膜炎。⑦肾盂肾炎、肾盂膀胱炎、尿道炎、膀胱炎、前列腺炎、附睾炎、宫内感染、淋病、男性非淋菌性尿道炎。⑧中耳炎、鼻旁窦炎、颌下腺炎。⑨梅毒。

药动学 口服后在胃肠道吸收完全，可吸收给药量的95%，单剂口服200mg后，达峰时间为2h，峰浓度为3.5mg/L，进食对米诺环素吸收影响小；单剂200mg静脉给药后峰浓度为4.2mg/L，给药12h后血药浓度仍可达1.4mg/L。本品脂溶性较多西环素和其他四环素高，能分布到大多数组织和体液中，且能进入细胞内，在肝胆管、肺、扁桃体和唾液、痰液等达到较高浓度。药物能储存于肝、脾、骨、骨髓、牙质及牙釉质中，并能进入胎儿循环及羊水，在乳汁中的浓度相当高。无论脑膜有无炎症，本品不易透过血脑屏障进入脑脊液。血浆蛋白结合率为55%～75%。仅4%～9%药物由肾脏排泄，相当部分药物由粪便排出。米诺环素有相当量在体内代谢，消除半衰期为15.5h，肝功能不全患者用药后的半衰期无显著延长。

药物相互作用 参阅四环素。①四环素类可影响凝血酶原活性，与抗凝药合用时，后者需适当减量。②四环素类为抑菌药，不宜与杀菌药青霉素类合用。

不良反应 ①菌群失调：米诺环素引起菌群失调较为多见。轻者引起维生素缺乏，也常可见到由于白色念珠菌和其他耐药菌所引起的二重感染。亦可发生难辨梭菌性抗生素相关性肠炎。②消化道反应：食欲减退、恶心、呕吐、腹痛、腹泻、口腔炎、舌炎、肛门周围炎等；偶可发生食管溃疡。③肝损害：偶见恶心、呕吐、黄疸、脂肪肝、ALT及AST升高、呕血和便血等，严重者可昏迷而死亡。④肾损害：可加重肾功能不全者的肾损害，导致血尿素氮和肌酐值升高。⑤影响牙齿和骨发育：本品可沉积于牙齿和骨中，造成牙齿黄染，并影响胎儿、新生儿和婴幼儿骨骼的正常发育。⑥过敏反应：主要表现为皮疹、荨麻疹、药物热、光敏性皮炎和哮喘等。罕见全身性红斑狼疮，若出现，应立即停药并作适当处理。⑦可见眩晕、耳鸣、共济失调伴恶心、呕吐等前庭功能紊乱

（呈剂量依赖性，女性比男性多见），常发生于最初几次剂量时，一般停药24～48h后可恢复。⑧血液系统：偶有溶血性贫血、血小板减少、中性粒细胞减少、嗜酸性粒细胞增多等。⑨维生素缺乏症：偶有维生素K缺乏症状（低凝血酶原症、出血倾向等）、B族维生素缺乏症状（如舌炎、口腔炎、食欲减退、神经炎）。⑩颅内压升高：出现偶见呕吐、头痛、复视、视盘水肿、前囟膨隆等颅内压升高症状，应立即停药。⑪休克：偶有休克现象发生，需注意观察，如发现有不适感、口内异常感、哮喘、便意、耳鸣等症状时，应立即停药，并作适当处理。⑫皮肤：斑丘疹、红斑样皮疹等；偶见剥脱性皮炎、混合性药疹、多形性红斑和Steven-Johnson综合征。长期服用本品，偶有指甲、皮肤、黏膜处色素沉着现象发生。⑬其他：偶有头晕、倦怠感等。长期服用本品，可使甲状腺变为棕黑色，甲状腺功能异常少见。罕见听力受损。

用法与用量

（1）成人　①常用剂量，首次200mg，以后每次100mg，每12h一次口服。②沙眼衣原体、解脲脲原体所致的单纯性非淋病奈瑟菌性尿道炎，每次100mg，每12h一次口服，至少用药7天。

（2）儿童　8岁以上儿童常用剂量，首剂4mg/kg，以后每12h给药2mg/kg口服。

14.1.5 酰胺醇类抗生素

氯霉素 Chloramphenicol

适应证　①伤寒和副伤寒。严重沙门菌属感染合并败血症。②耐氨苄西林的B型流感嗜血杆菌脑膜炎或对青霉素过敏患者的肺炎链球菌、脑膜炎奈瑟菌脑膜炎、敏感的革兰氏阴性杆菌脑膜炎。③需氧菌和厌氧菌混合感染的脑脓肿（尤其耳源性）。④严重厌氧菌（如脆弱拟杆菌）所致感染，累及中枢神经系统者，与氨基糖苷类抗生素合用治疗腹腔感染和盆腔感染，以控制同时存在的需氧和厌氧菌感染。⑤无其他低毒性抗菌药可替代的敏感细菌（如由流感嗜血杆菌、沙门菌属及其他革兰氏阴性杆菌）所致的败血症及肺部感染，常与氨基糖苷类合用。⑥立克次体感染Q热、落基山斑疹热、地方性斑疹伤寒等。

药动学　口服后吸收快而完全，可吸收给药量的80%～90%，给药后半小时可达有效血药浓度，达峰时间为1～3h。成年人单次口服12.5mg/kg后，峰浓度为11.2～18.4mg/L；儿童单次口服或静脉给药25mg/kg，峰浓度为19～28mg/L。给予常用量（每日1～2g），可使血药浓度维持在5～10mg/L。吸收后广泛分布于全身组织和体液中，在肝、肾组织中浓度高，其余依次为肺、脾、心肌、肠和脑组织。本品易透过血脑屏障进入脑脊液中。脑膜无炎症时，脑脊液中药物浓度为同期血药浓度的21%～50%，脑膜有炎症时可达同期血药浓度的45%～89%，在新生儿及婴儿患者中可达同期血药浓度的50%～99%。本品也可透过胎盘进入胎儿循环，胎儿血药浓度可达母体血药浓度的30%～80%。药物也可进入房水、玻璃体液中达到治疗浓度。氯霉素尚可进入乳汁、唾液、腹水、胸腔积液以及滑膜液中。分布容积为0.6～1L/kg。血浆蛋白结合率50%～60%。成年人半衰期为1.5～3.5h，肾功能损害者为3～4h，严重肝功能损害者半衰期延长

（4.6～11.6h），出生2周内新生儿半衰期为24h，2～4周者为12h，大于1个月的婴幼儿为4h。口服量的90%在肝内与葡糖醛酸结合为无活性的氯霉素单葡糖醛酸酯。在24h内5%～10%以原型由肾小球滤过排泄，80%以无活性的代谢产物由肾小管分泌排泄。口服后给药量的3%由胆汁分泌排出，1%由粪便中排出。透析对氯霉素的清除无明显影响。

药物相互作用 ①氯霉素可抑制肝微粒体酶的活性，导致抗癫痫药（乙内酰脲类）的代谢降低，或氯霉素置换该类药物的血浆蛋白结合部位，可使药物的作用增强或毒性增加，故合用或先后应用时需调整此类药物的剂量。②氯霉素与降糖药（如甲苯磺丁脲）或口服抗凝药（如双香豆素、华法林）合用时，由于蛋白结合部位被置换，可增强其降糖作用或抗凝作用，因此需调整剂量。格列吡嗪和格列本脲的非离子结合特点受影响较其他口服降糖药为小，但合用时仍需谨慎。③长期口服含雌激素的避孕药期间应用氯霉素，可降低避孕效果，以及增加经期外出血。④由于氯霉素可具有维生素B_6拮抗药的作用或使后者经肾排泄量增加，可导致贫血或周围神经炎的发生，因此两者不宜合用。⑤氯霉素与抗肿瘤药物、秋水仙碱、羟基保泰松、保泰松和青霉胺等能引起骨髓抑制的药物合用时，可加重骨髓抑制作用。同时进行放射治疗时，应用氯霉素亦可加重骨髓抑制作用，需调整骨髓抑制药的用药量或放射治疗剂量。⑥氯霉素可抑制肝微粒体酶的作用，降低诱导麻醉药阿芬他尼的清除，延长其作用时间。⑦苯巴比妥、利福平等药酶诱导药与氯霉素合用时，可增强氯霉素的代谢，使血药浓度降低。⑧林可霉素类和大环内酯类可替代或阻止氯霉素与细菌核糖体的50S亚基的结合，上述药物与氯霉素合用可发生拮抗作用，因此不宜联合应用。

不良反应

（1）血液系统 ①与剂量有关的可逆性骨髓抑制，常见于血药浓度超过25mg/L的患者，临床表现为贫血，并可伴白细胞和血小板减少。②与剂量无关的骨髓毒性反应，常表现为严重的、不可逆性再生障碍性贫血，发生再生障碍性贫血者可有数周至数月的潜伏期，不易早期发现，其临床表现有血小板减少引起的出血倾向，如瘀点、瘀斑和鼻出血等，以及由粒细胞减少所致感染征象，如高热、咽痛、黄疸、苍白等。绝大多数再生障碍性贫血于口服氯霉素后发生。③溶血性贫血，可发生在某些先天性葡萄糖-6-磷酸脱氢酶不足的患者。④长程治疗可诱发出血倾向，可能与骨髓抑制、肠道菌群减少致维生素K合成受阻、凝血酶原时间延长等均有关。

（2）灰婴综合征 发生在出生后48h内即投予高剂量的氯霉素，治疗持续3～4日后。临床表现为腹胀、呕吐、进行性苍白、发钳、微循环障碍、体温不升、呼吸不规则。类似表现亦可发生在成人或较大儿童应用更大剂量（按体质量一日约100mg/kg）时。及早停药，尚可完全恢复。

（3）周围神经炎和视神经炎 常在长程治疗时发生，及早停药，常属可逆，也有发生视神经萎缩而致盲者。

（4）过敏反应 较少见。可致各种皮疹、日光性皮炎、血管神经性水肿。一般较轻，停药可迅速好转。

（5）二重感染 可致变形菌、铜绿假单胞菌、金黄色葡萄球菌、真菌等的口腔、肺、胃肠道及尿路感染。

（6）消化道反应　可有腹泻、恶心及呕吐等。

禁忌证　对本品过敏者禁用。孕妇和哺乳期妇女禁用。

注意　①可能发生不可逆性骨髓抑制，应避免重复疗程使用。②肝、肾功能损害患者宜避免使用，如必须使用时需减量应用，有条件时进行血药浓度监测，使其峰浓度在25mg/L以下，谷浓度在5mg/L以下。如血药浓度超过此范围，可增加引起骨髓抑制的危险。③治疗过程中应定期检查周围血象，长程治疗者尚需查网织细胞计数，必要时做骨髓检查，以便及时发现与剂量有关的可逆性骨髓抑制，但全血象检查不能预测通常在治疗完成后发生的再生障碍性贫血。④对诊断的干扰：采用硫酸铜法测定尿糖时，应用氯霉素患者可产生假阳性反应。⑤口服时应饮用足量水分，空腹服用，即于餐前1h或餐后2h服用。⑥新生儿不宜应用，有指征必须应用时，如有条件应在监测血药浓度条件下使用。⑦老年患者慎用。

用法与用量

（1）成人　①口服：一日1.5～3g，分3～4次服用。②肌内注射或静脉滴注：每次0.5～1g，一日2次，肌内注射；或每次0.5～1.5g溶于氯化钠注射液或50g/L葡萄糖注射液250～750mL中，一日2次，静脉滴注。

（2）儿童　①口服：一日按体质量一日25～50mg/kg，分3～4次服用；新生儿一日不超过25mg/kg，分4次服用。②静脉滴注或肌内注射：静脉滴注一日30～50mg/kg，分2～4次给予；新生儿一日不超过25mg/kg，分4次给予。也可肌内注射。稀释溶剂参照上述成人项下。

甲砜霉素 Thiamphenicol

适应证　用于对其敏感的流感嗜血杆菌、大肠埃希菌、沙门菌属等所致的呼吸道、尿路、肠道等感染。

药动学　口服吸收完全，口服500mg后达峰时间为2h，峰浓度为3～6mg/L。吸收后在体内广泛分布，以肾、脾、肝、肺等中的含量较多。本品可进入脑脊液中，也可透过胎盘进入胎儿循环，尚可进入乳汁。消除半衰期约1.5h，24h内自尿中排出给药量的70%，部分自胆汁中排泄，胆汁中浓度可为同期血药浓度的几十倍。肾功能衰竭患者应用本品时，药物可在体内有相应蓄积，无尿患者应用时，血消除半衰期可达9h；肝炎或肝硬化患者应用本品时血药浓度升高和血消除半衰期延长。

药物相互作用　参阅氯霉素项下。

不良反应　参阅氯霉素项下。①可发生腹痛、腹泻、恶心、呕吐等消化道反应，其发生率在10%以下。②偶见皮疹等过敏反应。③早产儿及新生儿中尚未发现有“灰婴综合征”者，仅有个例报道有出现短暂性皮肤和面色苍白。④较氯霉素更易引起可逆性的骨髓抑制，但通常不引起再生障碍性贫血。

用法与用量　口服。

（1）成人　每日1.5～3g，分3～4次服。

（2）儿童　按体质量每日25～50mg/kg，分4次服。

14.1.6 大环内酯类抗生素

红霉素 Erythromycin

适应证 ①作为青霉素过敏患者治疗下列感染的替代用药：溶血性链球菌、肺炎链球菌等所致的急性扁桃体炎、急性咽炎、鼻窦炎；溶血性链球菌所致的猩红热、蜂窝织炎；白喉及白喉带菌者；气性坏疽、炭疽、破伤风放线菌病；梅毒；李斯特菌病等；也可用于风湿热的预防。②军团菌病。③肺炎支原体肺炎。④肺炎衣原体肺炎。⑤其他衣原体属、支原体属所致泌尿生殖系统感染。⑥沙眼衣原体结膜炎。⑦淋球菌感染。⑧厌氧菌所致口腔感染。⑨空肠弯曲菌肠炎。⑩百日咳。

药动学 口服红霉素不同盐类的生物利用度为30%~65%。口服200~250mg，达峰时间为2~3h，峰浓度一般低于1mg/L。红霉素口服吸收后除脑脊液和脑组织外，广泛分布于各组织和体液中，尤以肝脏、胆汁和脾脏中的药物浓度为高，在肾、肺等组织中的药物浓度亦可高于同期血药浓度数倍，在胆汁中的药物浓度可达血药浓度的10~40倍以上。在皮下组织、痰及支气管分泌物中的药物浓度也较高，痰中药物浓度与血药浓度相仿；在胸腔积液、腹水、脓液中的药物浓度可达到有效水平。本品有一定量（约为血药浓度的33%）进入前列腺及精囊中，但不易透过血脑屏障，脑膜有炎症时脑脊液内浓度仅为同期血药浓度的10%左右。本品可进入胎儿血液循环，也可从乳汁中分泌排出，胎儿血中的药物浓度为母体血药浓度的5%~20%，乳汁中药物浓度可达同期血药浓度的50%以上。表观分布容积为0.9L/kg。血浆蛋白结合率70%~90%。本品主要在肝脏中代谢灭活，经胆汁排出，并进行肝肠循环。口服及静脉给药后，分别有2%~5%和10%~15%的药物以原型经肾小球滤过排出，尿药浓度可达10~100mg/L。口服250mg后粪便中药物含量可达50~600μg/g，血液和腹膜透析后极少被清除，故透析后无需加量。消除半衰期为1.4~2h，无尿患者的半衰期可延长至4.8~6h。

药物相互作用 ①红霉素与氯霉素或林可霉素类合用，因竞争药物的结合位点，可产生拮抗作用。②红霉素可抑制CYP1A2、CYP3A4，与许多经此酶代谢的药物可发生相互作用，导致严重不良反应，如与阿司咪唑、特非那定和西沙必利合用可引起室性心律失常。③本品可抑制卡马西平、苯妥英钠和丙戊酸钠等抗癫痫药的代谢，使后者的血药浓度增高而发生毒性反应。与阿芬太尼合用可抑制后者的代谢，延长其作用时间。④与环孢素、他克莫司合用可使后者血药浓度增加。与其他经肝脏细胞色素P450代谢的药物如溴隐亭、抗心律失常药丙吡胺合用时，可减少后者的代谢。长期服用抗凝药的患者应用红霉素时可导致凝血酶原时间延长，从而增加出血的危险性，老年患者尤应注意。两者必须合用时，抗凝药的剂量宜适当调整，并严密观察凝血酶原时间。⑤红霉素与茶碱类药物合用，可使茶碱的肝清除减少，导致茶碱血药浓度升高和（或）毒性反应增加。因此两者合用时，茶碱类药物的剂量应予调整。⑥红霉素与其他肝毒性药物合用可能增强肝毒性。⑦大剂量红霉素与耳毒性药物合用，尤其对肾功能减退患者可能增加耳毒性。⑧本品与洛伐他汀合用时可抑制后者的代谢，引起横纹肌溶解。⑨与咪达唑仑或三唑仑合用可减少二者的清除而增强其作用。⑩与地高辛合用，可使后者的血药浓度升高。⑪与麦角胺、氢麦角胺合用，个别患者可出现麦角中毒，表现为外周血管痉挛、皮肤感觉迟钝。

不良反应 ①胃肠道反应多见，有腹泻、恶心、呕吐、中上腹痛、口舌疼痛、胃纳减退等，其发生率与剂量大小有关。②肝毒性少见，患者可有乏力、恶心、呕吐、腹痛、发热及肝功能异常，偶见黄疸等。③大剂量（≥4g/d）应用时，尤其肝、肾疾病患者或老年患者，可能引起听力减退，主要与血药浓度过高（>12mg/L）有关，停药后大多可恢复。④过敏反应表现为药物热、皮疹、嗜酸性粒细胞增多等，发生率0.5%~1%。⑤其他：偶有心律失常、口腔或阴道念珠菌感染。

禁忌证 对红霉素类药物过敏者禁用。

注意 ①溶血性链球菌感染用本品治疗时，至少需持续10日，以防止急性风湿热的发生。②肾功能减退患者一般无需减少用量。③用药期间定期随访肝功能。肝病患者和严重肾功能损害者红霉素的剂量应适当减少。④患者对一种红霉素制剂过敏或不能耐受时，对其他红霉素制剂也可过敏或不能耐受。⑤因不同细菌对红霉素的敏感性存在一定差异，故应做药敏试验。⑥可通过胎盘屏障而进入胎儿循环，浓度一般不高，文献中也无对胎儿影响方面的报道，但孕妇应用时仍宜权衡利弊。⑦红霉素有相当量进入乳汁中，哺乳期妇女应用时应暂停哺乳。

用法与用量 红霉素静脉滴注的注射液配制：先加灭菌注射用水10mL至0.5g乳糖酸红霉素粉针瓶中或加20mL至1g乳糖酸红霉素粉针瓶中，用力振摇至溶解。然后加入氯化钠注射液或其他电解质溶液中稀释，缓慢静脉滴注，注意红霉素质量浓度为10~50g/L。溶解后也可加入含葡萄糖的溶液稀释，但因葡萄糖溶液偏酸性，必须每100mL溶液中加入4g/L碳酸氢钠注射液1mL。

（1）成人 ①口服：一日1~2g，分3~4次。军团菌病一次2~4g，一日4次。预防风湿热复发时一次0.25g，一日2次。预防感染性心内膜炎时术前1h口服1g，术后6h再服用0.5g。②静脉滴注：一次1~2g，一日2~4次。军团菌病一日3~4g，分4次。一日不超过4g。

（2）儿童 ①口服：一日20~40mg/kg，分3~4次。②静脉滴注：一日20~30mg/kg，分2次，滴注流量宜缓。

罗红霉素 Roxithromycin

适应证 ①对本品敏感菌株引起的上呼吸道感染、下呼吸道感染、耳鼻喉感染、生殖器感染（淋球菌感染除外）、皮肤软组织感染。②用于支原体肺炎、沙眼衣原体感染及军团病。

药动学 口服可吸收，生物利用度为50%。单次口服本品15mg，达峰时间为2h，峰浓度为6.6~7.9mg/L。进食后服药可使生物利用度下降约一半。在扁桃体、鼻窦、中耳、肺、痰、前列腺及其他泌尿、生殖系统中的药物浓度均可达有效治疗水平。其血浆蛋白结合率在血药浓度2.5mg/L时为96%。本品经肝脏代谢，以原型及代谢物从体内排出，自胆管、肺和尿中清除量分别为给药量的53.4%、13.4%和7.4%。消除半衰期为8.4~15.5h。

药物相互作用 本品对CYP450同工酶的亲和力远低于红霉素，药物相互作用较少。本品对氨茶碱的代谢影响小，与抗酸药、卡马西平、口服避孕药、泼尼松龙、雷尼替丁等几无相互作用。

不良反应 常见腹痛、腹泻、恶心、呕吐等胃肠道反应。偶见皮疹、头晕、头痛等。

禁忌证 对本品或其他大环内酯类过敏者禁用。

注意 ①肝功能不全者慎用。②严重肾功能不全者给药时间延长1倍（一次150mg，一日一次）。③本品与红霉素存在交叉耐药性。④进食后服药会减少吸收，与牛奶同服可增加吸收。⑤服用本品后可影响驾驶及机械操作能力。

用法与用量 口服。

（1）成人 一次150mg，一日2次，空腹口服。也可一次给药300mg，一日1次。严重肝硬化者半衰期可延长至正常2倍以上，如需使用时，150mg，一日1次。老年人及轻度肾功能不全者，不需要调整剂量，严重肾功能不全者150mg，一日1次。

（2）儿童 一次2.5～5mg/kg，分2次服用，空腹。

克拉霉素 Clarithromycin

适应证 用于敏感菌所引起的感染：①鼻咽感染，如扁桃体炎、咽炎、鼻窦炎。②下呼吸道感染，如急性支气管炎、慢性支气管炎急性发作和肺炎。③皮肤软组织感染，如脓疱病、丹毒、毛囊炎、疖和伤口感染。④急性中耳炎、肺炎支原体肺炎、沙眼衣原体引起的尿道炎及宫颈炎等。⑤与其他药物联合用于鸟分枝杆菌感染、幽门螺杆菌感染的治疗。

药动学 本品对胃酸较稳定，口服后生物利用度为55%，单次口服400mg后达峰时间为2.7h，峰浓度为2.2mg/L；每12h口服250mg后的稳态血药浓度约为1mg/L。克拉霉素和其主要代谢产物在体内分布广泛，鼻黏膜、扁桃体及肺组织中的药物浓度较同期血药浓度为高，血浆蛋白结合率65%～75%。本品在肝脏中广泛代谢，代谢产物主要通过胆汁从粪便排泄；10%～15%以代谢产物从尿排泄以代谢产物从尿排泄。单次给药后半衰期为4.4h，每12h口服250mg和500mg后半衰期分别为3～4h和5～7h。低剂量给药（250mg每12h）经粪、尿两个途径排出的药量相仿，尿排出量约为给药量的32%，但剂量增大时（每12h给药500mg）尿中排出量较多。克拉霉素的药动学是非线性动力学，随剂量而改变，口服高剂量后由于代谢饱和，母药的峰浓度超比例增加。

药物相互作用 克拉霉素可影响卡马西平的体内代谢，两者合用时需监测后者的血药浓度；与大剂量氨茶碱合用或氨茶碱的基础血药浓度偏高时，需监测后者的血药浓度。

不良反应 ①主要有味觉障碍，腹痛、腹泻、恶心、呕吐等胃肠道反应，头痛，AST及ALT短暂升高。②可能发生过敏反应，轻者为药疹、荨麻疹，重者为过敏及Stevens-Johnson综合征。③偶见肝毒性、艰难梭菌引起的抗生素相关性肠炎。④可能发生短暂性中枢神经系统不良反应，包括焦虑、头晕、失眠、幻觉、噩梦或意识模糊。

用法与用量

（1）成人 ①口服，一次250～500mg，一日2次，疗程7～14天；②静脉滴注，一次500mg，一日2次，疗程一般7～14天。③肾功能严重减退成人患者按表14-3调整用量。④与其他抗菌药联合治疗幽门螺杆菌感染，一次0.5g，一日2次，餐后口服，疗程7天或10天（对于耐药严重的情况，可考虑适当延长至14天，但不超过14天）。

表14-3 肾功能严重减退患者的克拉霉素用量

肌酐清除率 >30mL/min（0.5mL/s）	肌酐清除率 <30mL/min（0.5mL/s）
500mg，一日2次	首剂500mg，以后每次250mg，一日2次
250mg，一日2次	每次250mg，一日1次

（2）儿童 6个月以上的儿童每次7.5mg/kg，一日2次口服。或按以下方口服给药：体质量8～11kg者每次62.5mg，一日2次；体质量12～19kg者每次125mg，一日2次；体质量20～29kg者每次187.5mg，一日2次；体质量30～40kg者每次250mg，一日2次，根据感染的严重程度应连续服用5～10天。

阿奇霉素 Azithromycin

适应证 ①化脓性链球菌引起的急性咽炎、急性扁桃体炎。②敏感细菌引起的鼻窦炎、中耳炎、急性支气管炎、慢性支气管炎急性发作。③肺炎链球菌、流感嗜血杆菌及肺炎支原体所致的肺炎。④沙眼衣原体及非多种耐药淋病奈瑟菌所致的尿道炎和宫颈炎。⑤敏感细菌引起的皮肤软组织感染。

药动学 口服后迅速吸收，生物利用度为37%。单次口服500mg后，达峰时间为2.5～2.6h，峰浓度为0.4～0.45mg/L。在体内分布广泛，各种组织内药物浓度可达同期血药浓度的10～100倍。在巨噬细胞及成纤维细胞内浓度高，巨噬细胞能将阿奇霉素转运至炎症部位。单次给药后的半衰期为35～48h，给药量的50%以上以原型经胆道排出，给药后72h约4.5%以原型经尿排出。

药物相互作用 ①避免本品与含铝或镁的抗酸药同时服用，因可降低本品的血药峰浓度；必须合用时，阿奇霉素应在服用上述药物前1h或后2h给予。②本品与其他药物的相互作用少，但与氨茶碱合用时，应注意监测后者的血药浓度；与华法林合用时应严密监测凝血酶原时间；与卡马西平、地高辛、环孢素、苯妥英、麦角胺、三唑仑及经肝脏细胞色素P450酶系代谢的药物合用时也应注意观察有无不良反应发生。

不良反应

（1）常见 ①胃肠道反应，如腹泻、腹痛、稀便、恶心、呕吐等。②局部反应，如注射部位疼痛、局部炎症等。③皮肤反应，如皮疹、瘙痒。④其他反应，如畏食、头晕或呼吸困难等。

（2）也可引起下列反应 ①消化系统，如消化不良、胃肠胀气、黏膜炎、口腔念珠菌病、胃炎等。②神经系统，如头痛、嗜睡等。③过敏反应，如发热、皮疹、关节痛、支气管痉挛、过敏性休克和血管神经性水肿等。④其他反应，如味觉异常，实验室检查可见AST及ALT、肌酐、乳酸脱氢酶、胆红素及碱性磷酸酶升高，白细胞、中性粒细胞及血小板计数减少。

禁忌证 对阿奇霉素、红霉素或其他任何一种大环内酯类药物过敏者禁用。

注意 ①轻度肾功能不全患者（肌酐清除率 > 40mL/min）不需作剂量调整，但阿奇霉素在较严重肾功能不全患者中的使用尚无资料，给这些患者使用阿奇霉素时应慎重。②肝功能不全者慎用，严重肝病患者不应使用。用药期间定期随访肝功能。③用药期间如果发生过敏反应（如血管神经性水肿、皮肤反应、Stevens-Johnson综合征及中毒性表皮坏死松解症等），应立即停药，并采取适当措施。④治疗期间，可能出现抗生素相关性肠炎。⑤一次静脉滴注时间不得少于60min，滴注液浓度不得高于2.0g/L。⑥治疗盆腔炎时若怀疑合并厌氧菌感染，应合用抗厌氧菌药物。⑦进食可影响阿奇霉素的吸收，口服用药需在饭前1h或餐后2h服用。⑧孕妇和哺乳期妇女慎用。⑨治疗小于6个月小儿中耳炎、社区获得性肺炎及小于2岁小儿咽炎或扁桃体炎的疗效与安全性尚未确定。

用法与用量

（1）成人

①口服：饭前1h或餐后2h服用。沙眼衣原体或敏感淋病奈瑟菌所致性传播疾病，仅需单次口服本品1.0g，对其他感染的治疗：第1日0.5g顿服，第2～5日一日0.25g顿服或一日0.5g顿服，连服3日。

②静脉滴注：a.社区获得性肺炎，一次0.5g，一日1次，至少连续用药2日，继之换用口服制剂，一日0.5g，7～10日为1个疗程。b.盆腔炎，一次0.5g，一日1次，用药1日或2日后改用口服制剂，一日0.25g，7日为1个疗程。c.静脉滴注液配制，阿奇霉素供注射用的有硫酸盐、乳糖酸盐、马来酸盐、门冬氨酸盐，有的是注射液，有的是粉针剂。粉针剂则是用适量注射用水充分溶解，再加入至250mL或500mL的氯化钠注射液或50g/L葡萄糖注射液中，最终的阿奇霉素质量浓度为1.0～2.0g/L，然后静脉滴注。

（2）儿童

①治疗中耳炎、肺炎：第1日10mg/kg顿服（一日最大量不超过500mg）。第2～5日，一日5mg/kg顿服（一日最大量不超过250mg）。或按表14-4方法给药。

表14-4 儿童治疗中耳炎、肺炎口服的阿奇霉素用量

体质量/kg	首日用量	第2～5日用量
15～25	200mg顿服	100mg顿服
26～35	300mg顿服	150mg顿服
36～45	400mg顿服	200mg顿服

②治疗儿童咽炎、扁桃体炎：第1天10mg/kg顿服，第2～5天一日5mg/kg顿服。

③英国国家处方集（儿童版）（BNFC 2010—2011版）推荐口服，适用于6个月以上儿童，餐前1h或餐后2h服用。①中耳炎、呼吸道感染、皮肤和软组织感染，一日10mg/kg（一日最大量为500mg），一日一次，连用3日；②非复杂性生殖器衣原体感染和淋病尿道炎，12～18岁，一剂1g治疗。

吉他霉素 Kitasamycin

适应证 主要用于敏感革兰氏阳性球菌所致的皮肤及软组织感染、呼吸道感染、链球菌咽峡炎、猩红热、白喉、百日咳等，以及淋病、非淋菌性尿道炎、痤疮等。

药动学 单剂口服400mg后，达峰时间为0.5h，峰浓度为0.69mg/L。在体内分布广泛，肝和胆汁中浓度尤高，在肺、肾、肌肉等组织中的浓度也较同期血药浓度为高。本品主要经肝胆系统排泄。

不良反应 本品的胃肠道反应发生率较红霉素低，偶见皮疹和瘙痒。

禁忌证 对本品或其他大环内酯类过敏者禁用。

注意 参阅红霉素。本品偶可引起一过性血清氨基转移酶增高。对肝功能不全者慎用。

用法与用量 口服。

（1）成人 每日1～1.6g，分3～4次服用。

（2）儿童 每日口服10～20mg/kg，分3～4次服用。

麦白霉素 Meleumycin

适应证 ①化脓性链球菌及肺炎链球菌引起的咽炎、扁桃体炎、鼻窦炎、中耳炎、急性支气管炎及轻度肺炎。②链球菌属所致口腔及牙周感染。③肺炎支原体所致的肺炎。④敏感葡萄球菌属、化脓性链球菌引起的皮肤及软组织感染。

药动学 口服400mg后达峰时间为2.4h，峰浓度为1mg/L。妊娠妇女口服麦迪霉素后2h脐带血药浓度为同期血药浓度的37.5%。在组织内药物浓度较高，特别在肺、脾、肾、肝、胆、皮下组织中浓度明显高于血药浓度，且持续时间也较长。半衰期为2.4h。主要以代谢产物从胆汁排出，6h时内自尿排出给药量的2%～3%。

药物相互作用 与环孢素、麦角胺及卡马西平合用，可引起后者的血药浓度上升，故后者需减量。

不良反应 较常见的不良反应有厌食、恶心、呕吐、腹痛、腹泻等胃肠道反应；皮疹等过敏反应；舌炎、舌苔增厚等。

禁忌证 对本品或其他大环内酯类过敏者禁用。

注意 ①在孕妇中使用本品的安全性尚未确立，孕妇在确有应用指征时方可用药；哺乳期妇女应用时应停止哺乳。②不推荐本品用于早产儿及新生儿患者。

用法与用量

（1）成人 每日800～1200mg，分3～4次口服。

（2）儿童 每日30mg/kg，分3～4次口服。

乙酰螺旋霉素 Acetylspiramycin

适应证 ①对本品敏感的葡萄球菌、链球菌属和肺炎链球菌所致的轻中度感染，如咽炎、扁桃体炎、鼻窦炎、中耳炎、牙周炎、急性支气管炎、慢性支气管炎急性发作、肺炎、非淋菌性尿道炎、皮肤软组织感染。②隐孢子虫病或妊娠期妇女弓形虫病。

药动学 本品耐酸，口服吸收好，经胃肠道吸收后转变为螺旋霉素而起抗菌作用。单剂口服200mg后，达峰时间为2h，峰浓度为1mg/L。本品在体内分布广泛，在胆汁、尿液、脓液、支气管分泌物、肺组织及前列腺中的浓度较同期血药浓度为高。本品不能透过血脑屏障。平均半衰期为4～8h。本品主要经肝胆系统排出，在胆汁中的药物浓度可达血药浓度的15～40倍，12h内经尿排出给药量的5%～15%，其中大部分为代谢产物。

药物相互作用 ①本品几乎不与其他药物产生相互作用，不影响氨茶碱等药物的体内代谢。②在接受麦角衍生物类药物的患者中，同时使用某些大环内酯类曾出现麦角中毒，目前尚无麦角与乙酰螺旋霉素相互作用的报道，但本品与麦角不宜同时服用。

不良反应 腹痛、恶心、呕吐等胃肠道反应，常发生于大剂量用药时，程度大多轻微，停药后可自行消失。变态反应极少，主要为药疹。

禁忌证 对本品、红霉素及其他大环内酯类过敏的患者禁用。

注意 ①严重肝功能不全患者慎用。②严重肾功能不全患者慎用。③如有变态反应，立即停药。④孕妇应用时需充分权衡利弊，哺乳期妇女宜慎用。

用法与用量 口服。

（1）成人 一次0.2～0.3g，一日4次，首次加倍。

（2）儿童 一日按体质量20～40mg/kg，分4次服。

14.1.7 林可霉素类抗生素

林可霉素类抗生素属于窄谱抗菌药物，包括林可霉素及克林霉素，对需氧革兰氏阳性菌及厌氧菌具好的抗菌作用，克林霉素的体外抗菌活性好于林可霉素。

林可霉素 Lincomycin

适应证 用于敏感需氧菌及厌氧菌所致的各种感染：①肺炎链球菌、其他链球菌属（肠球菌属除外）、金黄色葡萄球菌及厌氧菌所致的败血症、肺炎、脓胸及肺脓肿。②化脓性链球菌、金黄色葡萄球菌及厌氧菌引起的皮肤及软组织感染。③需氧菌和厌氧菌所致的妇产科感染，如子宫内膜炎、非淋病奈瑟菌性卵巢输卵管脓肿、盆腔炎、阴道侧切术后感染。④需氧菌和厌氧菌所致的腹腔感染，如腹膜炎、腹腔脓肿。⑤金黄色葡萄球菌所致的骨、关节感染等。轻症患者可用口服制剂，严重感染患者用注射剂。本品用于治疗盆腔感染和腹腔感染时常与抗需氧革兰氏阴性杆菌药联合应用。林可霉素在脑脊液中浓度不能达到有效水平，不适用于脑膜炎的治疗。

药动学 空腹口服仅吸收给药量的20%～30%，进食后服用则吸收更少。成人口服500mg后，达峰时间为2h，峰浓度为2.6mg/L；进食后口服同等剂量，达峰时间为4h，峰浓度为1.0mg/L，给药后12h血中仍有微量。单次口服剂量增加至1g，峰浓度并不成倍增加。单次肌注600mg达峰时间为30min，峰浓度为11.6mg/L；每8h肌注600mg，血药浓度维持在5.8～13.2mg/L。2h内静滴2.1g血药浓度可达37mg/L，4h后降至12mg/L，除脑脊液外，本品广泛分布于各种体液和组织中，包括骨组织。静脉给药后眼组织中可达到有效浓度。本品可迅速经胎盘进入胎儿循环，在胎儿血药浓度可达母体同期血药浓度的

25%。血浆蛋白结合率为77%～82%。林可霉素主要在肝中代谢，某些代谢产物具有抗菌活性，儿童中本品代谢率较成人为高。本品半衰期为4～6h。肾功能减退时半衰期可达10～20h；肝功能减退时半衰期约为9h。本品可经胆道、肾和肠道排泄，口服后40%的给药量以原型随粪便排出，9%～13%以药物原型自尿中排泄。也可从乳汁中分泌。林可霉素不为血液透析或腹膜透析所清除。

药物相互作用 ①本品可增强吸入性麻醉药的神经肌肉阻滞作用，导致肌无力和呼吸抑制或呼吸肌麻痹（呼吸暂停），在手术中或术后合用本品时应注意。可用抗胆碱酯酶药物或钙盐治疗。②在林可霉素类疗程中易引起腹泻，甚至在停药后数周仍可发生假膜性肠炎。本品不宜与抗蠕动止泻药合用，因可使结肠内毒素延迟排出，从而导致腹泻延长和加剧。③林可霉素类具神经肌肉阻滞作用，与抗胆碱酯酶药等治疗肌无力的药物合用可降低后者的疗效，应调整这些药物的剂量。④氯霉素或红霉素的作用靶位与林可霉素类相同，可抑制后者与细菌核糖体50S亚基的结合而产生拮抗作用。故林可霉素类药物不宜与氯霉素或红霉素合用。⑤本品与阿片类镇痛药合用，可导致呼吸抑制延长或引起呼吸麻痹（呼吸暂停），两者同用时必须对患者进行密切观察。⑥林可霉素不可与新生霉素、卡那霉素同瓶静滴。

不良反应 ①消化系统反应：恶心、呕吐、腹痛、腹泻等症状；严重者有腹绞痛、腹部压痛、严重腹泻（水样或脓血样），伴发热、异常口渴和疲乏（抗生素相关性肠炎）；偶可引起黄疸的报道。②血液系统：偶可发生白细胞减少、中性粒细胞减低或缺乏和血小板减少，再生障碍性贫血罕见。③过敏反应：可见皮疹、瘙痒等，偶见荨麻疹、血管神经性水肿和血清病反应等，罕有表皮脱落、大疱性皮炎、多形性红斑和Steven-Johnson综合征的报道。④静脉给药可引起血栓性静脉炎。快速滴注本品时可能发生低血压、心电图变化，甚至心搏、呼吸停止。

禁忌证 对林可霉素和克林霉素有过敏史的患者禁用。

注意 ①对林可霉素过敏时有可能对克林霉素类也过敏。②对诊断的干扰：服药后ALT及AST可增高。③肠道疾病或有既往史者（特别如溃疡性结肠炎、局限性肠炎或抗生素相关肠炎）、肝功能减退和肾功能严重减退者慎用、既往有哮喘或其他过敏史者慎用。④用药期间需密切注意抗生素相关性肠炎的可能。⑤为防止急性风湿热的发生，用本类药物治疗溶血性链球菌感染时的疗程，至少为10日。⑥偶可导致二重感染。⑦疗程长者需定期检测肝、肾功能和血常规。⑧孕妇应用时需充分权衡利弊。哺乳期妇女应慎用，如必须采用时应暂停哺乳。⑨患有严重基础疾病的老年人易发生腹泻或抗生素相关性肠炎等不良反应，需密切观察。

用法与用量

（1）成人 ①口服：一日1.5～2g（按林可霉素计，下同），分3～4次。②肌内注射：一日0.6～1.2g。③静脉滴注：一次0.6g，每8h或12h一次，每0.6g溶于100～200mL输液中，滴注1～2h。

（2）儿童 ①口服：一日按体质量30～60mg/kg，分3～4次口服，小于4周者不用。②肌内注射：一日按体质量10～20mg/kg，分次注射，小于4周者不用。③静脉滴注：一日按体质量10～20mg/kg，分2～3次给药。需注意静脉滴注时每0.6g溶于不少于

100mL的溶液中，滴注时间不少于1h。小于4周者不用。

克林霉素 Clindamycin（Cleocin，Dalacin，Lujiemycin）

适应证 参见林可霉素项下。

药动学 口服吸收快而完全（90%），不被胃酸破坏，空腹时生物利用度为90%，进食不影响其吸收。口服150mg、300mg及600mg后，峰浓度分别约为2.5mg/L、4mg/L及8mg/L，达峰时间为0.75～2h。血浆蛋白结合率为85%～94%。除脑脊液外，本品广泛分布于体液及组织中，在骨组织、胆汁及尿液中可达高浓度，可经胎盘进入胎儿循环。本品在肝脏代谢，部分代谢物具抗菌活性。约10%给药量以活性成分由尿排出，3.6%以活性成分由粪便排出，其余以失活代谢产物排出。半衰期成人为2.4～3h，儿童为2.5～3.4h，肾衰竭及严重肝脏损害者略有延长（3～5h）。血液透析及腹液透析不能清除本品。

药物相互作用 参阅林可霉素项下。克林霉素可增强骨骼肌松弛药、氨基糖苷类抗生素的神经肌肉阻滞作用，应避免合用。体外试验显示克林霉素与红霉素具拮抗作用，应避免联合应用。与环孢素同用，可降低后者的生物利用度，需增加环孢素的剂量。

不良反应 参见林可霉素项下。

禁忌证 本品与林可霉素有交叉耐药性，对克林霉素或林可霉素有过敏史者禁用。

注意 ①见林可霉素注意项下的①～⑨。②严重肾功能减退和（或）严重肝功能减退，伴严重代谢异常者，采用高剂量时需进行血药浓度监测。③本品不能透过血-脑脊液屏障，故不能用于脑膜炎。④不同细菌对本品的敏感性有相当大的差异故药敏试验有重要意义。

用法与用量

（1）成人 ①口服：一次0.15～0.3g，一日4次，重症感染可增至一次0.45g，一日4次。②肌内注射或静脉滴注：一日0.6～1.2g，分2～4次，比较严重感染一日1.2～1.4g，分2～4次静脉滴注。深部肌内注射1次不能超过600mg（8mL：600mg），超过此剂量应改为静脉给药。静脉滴注时，每0.3g需用50～100mL氯化钠注射液或50g/L葡萄糖注射液稀释成小于6g/L浓度的药液，滴注流量不宜过大，通常每分钟不超过20mg。1h内输入的药量不能超过1200mg。

（2）儿童 ①口服：4周或4周以上小儿，一日按体质量8～16mg/kg，分3～4次。4周以下者不用。②肌内注射或静脉滴注：4周及4周以上小儿一日15～25mg/kg，分3～4次应用；严重感染一日25～40mg/kg，分3～4次应用。小于4周小儿不用。深部肌内注射和静脉滴注参见成人“肌内注射或静脉滴注”项下。

14.1.8 多肽类抗生素

糖肽类抗生素的分子中含有糖及肽链结构，包括万古霉素、去甲万古霉素及替考拉宁；多黏菌素类和杆菌肽的分子中也含有多肽结构，故糖肽类与多黏菌素统称为多肽类抗生素。多肽类抗生素具有以下共同特点：抗菌谱窄，抗菌作用强，属杀菌药，具有不同程度的肾毒性，主要用于对其敏感的多重耐药菌所致的重症感染。

万古霉素 Vancomycin (Vancocin，VancocinCP)

适应证 ①对甲氧西林耐药的葡萄球菌引起的感染。②对青霉素过敏的患者及不能使用其他抗生素包括青霉素、头孢菌素类，或使用后治疗无效的葡萄球菌、肠球菌和棒状杆菌、类白喉杆菌属等感染（如心内膜炎、骨髓炎、败血症或软组织感染等）。③防治血液透析患者发生的葡萄球菌属所致的动静脉血分流感染。④长期服用广谱抗生素所致艰难梭状芽孢杆菌引起的抗生素相关性肠炎或葡萄球菌性肠炎。

药动学 胃肠道吸收不良，主要通过静脉全身给药。静脉滴注0.5g、1.0g，血药峰浓度分别为10～30mg/L、25～50mg/L。本药分布容积为0.43～1.25L/kg。药物吸收后可广泛分布于全身大多数组织和体液内。其中在血清、胸膜、心包、腹膜、腹腔积液和滑膜液中可达有效抑菌浓度，在尿中浓度较高，但在胆汁中不能达有效抑菌浓度。药物可透过胎盘，也可进入乳汁，但不能迅速透过正常血-脑脊液屏障进入脑脊液中，在脑膜发炎时可渗入脑脊液中并达有效抗菌浓度。本药蛋白结合率约为55%。成人半衰期平均为6h（4～11h），肾功能不全者半衰期可延长至7.5天；小儿半衰期为2～3h。药物可能经肝脏代谢。给药量中80%～90%在24h内由肾小球滤过经尿以原型排泄，少量经胆汁排出。血液透析或腹膜透析不能有效清除本药，但血液灌注或血液过滤能有效地将药物从血中清除。

药物相互作用 ①氨基糖苷类、两性霉素B注射剂、阿司匹林、其他水杨酸盐、杆菌肽（注射）、布美他尼注射剂、卷曲霉素、卡莫司汀、顺铂、环孢素、依他尼酸注射剂、呋塞米注射剂、链佐星、巴龙霉素及多黏菌素类等药物与万古霉素合用或先后应用，有增加耳毒性和（或）肾毒性的潜在可能；可能发生听力减退，即使停药后仍可能继续进展至耳聋。反应可呈可逆性，但往往成为永久性的。②本品与其他耳毒性抗感染药合用或先后应用时需监测听力。万古霉素与氨基糖苷类联合应用时需进行肾功能测定及血药浓度监测，以调整给药剂量或给药间期。③布克力嗪、赛克力嗪等抗组胺药、吩噻嗪类、噻吨类抗精神病药以及曲美苄胺等与本品合用时，可能掩盖耳鸣、头晕、眩晕等耳毒性症状。④万古霉素与碱性溶液有配伍禁忌，遇重金属可发生沉淀。⑤与二甲双胍合用，可减少二甲双胍的清除，从而使二甲双胍的血药浓度升高。⑥与琥珀酰胆碱合用，可增强琥珀酰胆碱的神经肌肉阻滞作用。⑦与华法林合用，可增加出血的风险。

不良反应 ①休克、过敏样症状（少于0.1%）如呼吸困难、全身潮红、水肿等。②急性肾功能不全（0.5%），间质性肾炎（频率不明）。③多种血细胞减少（少于0.1%）、无粒细胞血症、血小板减少。④皮肤黏膜综合征（Stevens-Johnson综合征）、中毒性表皮坏死松解症（Lyell综合征）、脱落性皮炎（频率不明）。⑤第Ⅷ对脑神经损伤（少于0.1%）。⑥假膜性大肠炎（频率不明）。⑦肝功能损害、黄疸（频率不明）。

禁忌证 对万古霉素过敏者、严重肝肾功能不全者、孕妇及哺乳期妇女禁用。

注意 ①快速给药（在数分钟内）可能伴发严重低血压包括休克，罕有心搏停止现象。应以稀释溶液静脉滴注，滴注时间在60min以上。②用药过量的患者或肾功能不全的患者或原本有失聪现象或正同时接受其他耳毒性药物的患者，宜连续进行肾功能测定和听力功能试验，以及早发现肾毒性或耳毒性的发生。③有可能引发抗生素相关性肠炎。④口服多剂量本品，治疗由艰难梭状芽孢杆菌引起的抗生素相关性肠炎时，有些患者的血清浓度会升高。⑤给予万古霉素，有发生可逆性中性粒细胞减少症的报告，如果患者进行万古霉素长期疗法或是并用药物会产生中性粒细胞减少症时，应定期监测粒细胞数。⑥与静脉滴注有关的不良反应（包括低血压、脸红、红斑、荨麻疹及瘙痒）发作频率，可因合并用麻醉药而增加，使用麻醉药前60min滴注，可使这些不良反应减至最少。⑦不宜肌内注射。静脉滴注时尽量避免药液外漏，且应经常更换注射部位，流量不宜过大。⑧在治疗过程中应监测血药浓度，尤其是需延长疗程者或有肾功能、听力减退者和耳聋病史者。血药浓度峰值不应超过20～40mg/L，谷浓度不应超过10mg/L。血药浓度高于60mg/L为中毒浓度。⑨治疗葡萄球菌性心内膜炎，疗程应不少于4周。⑩小儿仅用于耐药性革兰氏阳性菌所致严重感染，未成熟的新生儿及婴幼儿，最好确定所需的万古霉素血清浓度。并用万古霉素及麻醉药于儿童，会引起红斑及类似组胺反应的面红。

用法与用量

（1）成人

①全身感染：常用量，每6h静脉滴注0.5g或7.5mg/kg，或12h静脉滴注1g或15mg/kg。肾功能减退者首次冲击量0.75～1.0g后，按表14-5适当减量，有条件时根据血药浓度监测结果调整剂量。

表14-5 肾功能减退患者的万古霉素剂量调整

肌酐清除率/（mL/min）	静脉滴注剂量（盐基）	肌酐清除率/（mL/min）	静脉滴注剂量（盐基）
＞80	参见成人剂量	10～50	1g，每1～4日一次
50～80	1g，每12h一次	＜10	1g，每4～7日一次

②艰难梭菌引起的假膜性结肠炎：经甲硝唑治疗2个疗程无效者，口服一次125～500mg，每6h一次，疗程5～10日，需要时可重复给药。

（2）儿童 ①全身感染：常用量，出生0～7日新生儿首剂15mg/kg，继以10mg/kg，每12h一次，静脉滴注；出生8日～1个月新生儿首剂15mg/kg，继以10mg/kg，每8h一次，静脉滴注。儿童一次10mg/kg，每6h一次，静脉滴注，用药时需做血药浓度监测。②艰难梭菌引起的假膜性结肠炎：经甲硝唑治疗2个疗程无效者口服本品，一次10mg/kg，每6h一次，疗程5～10日，需要时可重复给药。

去甲万古霉素 Norvancomycin（Demethyl Vancomycinhydrochloride，Antibiotic A-51568A）

适应证 ①耐甲氧苯青霉素的金黄色葡萄球菌（MRSA）所致的系统感染和艰难梭状芽孢杆菌所致的肠道感染和系统感染。②青霉素过敏者不能应用青霉素类或头孢菌素类或经上述抗生素治疗无效的严重葡萄球菌感染。③对青霉素过敏患者的肠球菌心内膜炎、棒状杆菌属（类白喉杆菌属）的心内膜炎。④对青霉素过敏与青霉素不过敏的血液透析患者发生葡萄球菌属所致动静脉分流感染。

药动学　参见万古霉素项下。

药物相互作用、不良反应、禁忌证、注意　参见万古霉素项下。

用法与用量　静脉缓慢滴注：临用前加适量注射用水溶解。再用250mL以上的氯化钠注射液或50g/L葡萄糖注射液稀释，滴注时间在60min以上。如采取连续滴注给药，则可将一日量药物加到24h内所用的输液中给予。

（1）成人　一日0.8～1.6g（80万～160万u），分2～3次静脉滴注。

（2）儿童　小儿一日按体质量16～24mg/kg（1.6万～2.4万u/kg），分2～4次静脉滴注。

杆菌肽 Bacitracin

适应证　短杆菌肽是组分较多的混合物，杆菌肽A组分是其主要活性成分。用于葡萄球菌、溶血性链球菌、肺炎链球菌等敏感菌所致的皮肤软组织感染，仅局部应用。

药动学　体内过程不明确。通常情况下本品局部应用并无明显吸收，但用于较大创面时可有微量吸收。

不良反应　偶见皮肤瘙痒、皮疹、红肿或其他刺激现象，罕见局部过敏反应。

禁忌证　对本品有过敏反应史者禁用。

注意　避免接触眼睛及其他黏膜，如口、鼻。避免在创面长期和大面积使用，以免吸收产生肾毒性及耳毒性。连续使用不宜超过1周。儿童应在成人监护下使用。避免与肾毒性及耳毒性药物合用。

用法与用量　软膏涂于患处，一日2～3次，疗程7日。

多黏菌素B Polymyxin B

适应证　目前多黏菌素类已很少全身应用，主要为局部应用。注射剂适用于：①铜绿假单胞菌感染，目前在多数情况下，铜绿假单胞菌感染的治疗已被其他毒性较低的抗感染药物所替代，偶有对其他药物均耐药菌株所致严重感染仍可考虑选用本品。治疗铜绿假单胞菌所致的严重感染，必要时可与其他抗感染药物联合使用。②其他需氧革兰氏阴性杆菌感染，多重耐药的大肠埃希菌、肺炎克雷伯菌等革兰氏阴性菌严重感染，无其他有效抗感染药物时，可选用本品治疗。

药动学　成人肌注硫酸多黏菌素B 50mg后，达峰时间为2h，峰浓度为1～8mg/L，个体差异大，血药浓度下降缓慢，在给药后8～12h内血药浓度通常仍可测到。连续给药常出现体内药物蓄积，每日给药2.5mg/kg，连续1周后的血药峰浓度可达15mg/L。药物不易渗透到胸腔、关节腔和感染灶内，也难以进入脑脊液中。多黏菌素B的蛋白结合率低。多黏菌素B主要经肾排泄，给药量的60%自尿中排出；本品不经胆汁排泄，未经尿排出的药物可能在体内组织中缓慢灭活。半衰期约6h。肾功能不全者药物易在体内蓄积，无肾患者的半衰期可长达2～3天。

药物相互作用　①与氨基糖苷类、万古霉素等其他肾毒性药物合用，可加重本品的肾毒性。②与麻醉药、神经肌肉阻滞药合用，可增强后者的神经肌肉阻滞作用。如发生神经肌肉阻滞新斯的明治疗无效，只能采用人工呼吸，钙剂可能有效。

不良反应 不良反应多见，用常规剂量时，不良反应发生率可达25%。①肾毒性：常见且明显，发生率为22%。常发生在用药4天内，尿中可出现红细胞、白细胞及蛋白尿、管型尿等，也可有肾功能异常。停药后，有时肾功能损害仍继续加重并可持续1～2周。②神经毒性：本品可引起不同程度的精神、神经毒性反应如头晕、周围神经炎、兴奋、虚弱、意识混乱、嗜睡、极度麻木、视物模糊、麻痹、昏迷、共济失调等，也可引起可逆性的神经肌肉阻滞，症状出现迅速，无先兆，与剂量有关，常发生于手术后，应用麻醉药、镇静药或神经肌肉阻滞药或患有低血钙、缺氧、肾脏疾病的患者较易发生。本品引起的神经肌肉阻滞为非竞争性阻滞。采用本品滴耳可能引起耳聋，故不宜应用。③过敏反应：包括瘙痒、皮疹和药物热等。气溶吸入可引起哮喘。④其他：偶有白细胞减少和肝毒性发生。静脉给药偶见静脉炎。肌注易引起局部疼痛。

禁忌证 对本品或黏菌素（多黏菌素E）过敏者禁用。

注意 ①严格掌握使用指征，一般不作为首选用药。②剂量不宜过大，疗程不宜超过10～14天，疗程中定期复查尿常规及肾功能。③肾功能不全者不宜选用。④妊娠期使用本品的安全性尚未确定，孕妇应避免使用。⑤哺乳对乳儿的风险不能排除，故哺乳期妇女必须应用本品时应停止授乳。⑥不推荐2岁以下儿童使用本品。⑦本品不可静脉推注，也不宜快速静脉滴注。⑧应用超过推荐剂量的本类药物可能引起急性肾小管坏死、少尿和肾功能衰竭。腹膜透析不能清除药物，血液透析能清除部分药物。

用法与用量

（1）成人 一日1.5～2.5mg/kg（1mg相当于1万u），分2～4次静脉滴注。以50mg本品加入300～500mL的50g/L葡萄糖注射液中静脉滴注1～1.5h，或一日2.5mg/kg分4次肌内注射。静脉滴注速度宜慢，含局麻药的本品制剂不可静脉给药。肌注易引起局部疼痛。

（2）2岁以上儿童 肌内注射、静脉注射，一日1.5～2.5mg/kg（1mg相当于1万u），分2次注射。

（3）多黏菌素软膏外用 一日2次，若有需要可增加次数。

黏菌素 Colistin

适应证 注射用黏菌素的适应证同多黏菌素B。此外还有：①黏菌素（多黏菌素E）口服可用于儿童大肠埃希菌所致肠炎及其他敏感菌所致肠道感染；②肠道手术前准备，中性粒细胞减低患者可用本品联合其他抗感染药物口服，以减少肠道菌群。

药动学 口服不吸收。快速静注黏菌素甲磺酸盐1.25～2.5mg/kg后，静脉缓滴相同剂量20h或更长时间，血药浓度可维持在5～6mg/L。

药物相互作用 磺胺类药物联用可产生协同作用，其他参阅多黏菌素B项下。

不良反应 参阅多黏菌素B，可有短暂性的低血压、卟啉病急性发作等。本品的肾毒性较多黏菌素B为低。本品口服时，可有恶心、呕吐、食欲缺乏、腹泻等。

禁忌证 对黏菌素过敏者禁用。

注意 ①严重肾功能损害者慎用。②不宜与其他肾毒性药物合用。③孕妇慎用。

用法与用量

（1）成人 ①口服：一日100万～150万u，分3～4次空腹口服，重症患者剂量可加倍。②静脉滴注：每日100万～150万u，分2次缓慢静滴。

（2）儿童　①口服：2岁以上儿童一日2万～3万u/kg，分3～4次空腹口服。②静脉滴注：2岁以上儿童一日2万～3万u/kg，分2次静滴。

氨曲南 Aztreonam

适应证　①适用于治疗敏感需氧革兰氏阴性菌所致的各种感染，如尿路感染、下呼吸道感染、败血症、腹腔内感染、妇科感染、术后伤口及烧伤、溃疡等皮肤软组织感染等。②亦用于治疗医院内感染中的上述类型感染（如免疫缺陷患者的医院内感染）。

药动学　口服吸收甚少。静脉注射1g后，峰浓度可达12mg/L；30min内静脉滴注1g，滴注结束时血药浓度为90～160mg/L。肌注吸收完全，肌内注射本品1g，约1h峰浓度为46mg/L。体内分布广，胆汁、乳汁、水疱液、支气管分泌物、羊水、心包液及胸腹腔液中可达较高浓度。也可分布至子宫内膜、输卵管、卵巢、前列腺、脂肪、胆囊、肾脏、大肠、肝、肺、心肌、骨骼肌、皮肤等组织，并可穿过胎盘进入胎儿循环。本品不易透过血脑屏障，但脑膜有炎症时可部分透过。脑膜无炎症和细菌性脑膜炎成人患者接受本品2g后1.2～8h，脑脊液中药物浓度分别为0.5～0.9mg/L和0.8～17mg/L。血浆蛋白结合率56%～60%，半衰期为1.4～2.2h，肾功能损害时可延长至4.7～6.0h，6%～16%在体内代谢成无活性的代谢物。给药后8h内，60%～75%以原型从尿中排出。血液透析4h可使血药浓度下降27%～58%，腹膜透析后血药浓度仅下降约10%。

药物相互作用　①与丙磺舒合用可致血药浓度轻度上升。②头孢西丁、亚胺培南等药物在体外可诱导肠杆菌属、假单胞菌属等革兰氏阴性菌产生高水平β-内酰胺酶，从而与本品等众多β-内酰胺类药物发生拮抗作用。

不良反应　①消化道反应：常见为恶心、呕吐、腹泻及皮肤过敏反应。② 其他：白细胞计数降低、血小板减少、艰难梭菌腹泻、胃肠出血、剥脱性皮炎、低血压、一过性心电图变化、肝胆系统损害，中枢神经系统反应及肌肉疼痛等较罕见。③静脉给药偶见静脉炎，肌内注射可产生局部不适或肿块，发生率为1.9%～2.4%。

禁忌证　对氨曲南有过敏史者禁用。

注意　①氨曲南与青霉素之间无交叉过敏反应，但对青霉素、头孢菌素过敏及过敏体质者仍需慎用。②氨曲南肝毒性低，但对肝功能已受损的患者应观察其动态变化。③氨曲南可与氯霉素磷酸酯、庆大霉素、妥布霉素、头孢唑林、氨苄西林联合使用，但与萘夫西林、头孢拉定、甲硝唑有配伍禁忌。④可引起不同程度的抗生素相关性肠炎。⑤氨曲南能通过胎盘进入胎儿循环，虽然动物实验显示其对胎儿无影响、无毒性和无致畸作用，但缺乏在妊娠期妇女中进行的充分良好对照的临床研究，对妊娠期妇女或有妊娠可能性的妇女，仅在必要时方可给药。⑥氨曲南可经乳汁分泌，浓度不及母体血药浓度的1%，哺乳妇女使用时应暂停哺乳。⑦婴幼儿的安全性尚未确立，应慎用。⑧老年人用药剂量应按其肾功能减退情况酌情减量。

用法与用量

（1）用法　静脉滴注、静脉注射、肌内注射。

①静脉滴注：每1g氨曲南至少用注射用水3mL溶解，再用适当输液（9g/L氯化钠注

射液、50g/L或100g/L葡萄糖注射液或林格注射液）稀释，浓度不得超过20g/L，滴注时间20～60min。

②静脉注射：每瓶用注射用水6～10mL溶解，于3～5min缓慢注入静脉。

③肌内注射：每1g至少用注射用水或氯化钠注射液3mL溶解，深部肌内注射。

（2）用量

①成人：a.尿路感染，一次0.5g或1g，每8h或12h给药1次。b.中重度感染，一次1g或2g，每8h或12h给药1次。c.危及生命或铜绿假单胞菌严重感染一次2g，每6h或8h给药1次。d.单次剂量大于1g时或患败血症、其他全身严重感染或危及生命的感染，应静脉给药，最高剂量一日8g。e.患者有短暂或持续肾功能减退时，宜根据肾功能情况，酌情减量。对肌酐清除率小于10～30mL/min的肾功能损害者，首次用量1g或2g，以后用量减半。依靠血液透析的严重肾衰竭者，首次用量0.5g、1g或2g，维持量为首次剂量的1/4，间隔时间为6h、8h或12h。对严重或危及生命的感染者，一次血液透析后，在原有的维持量上增加首次用量的1/8。

②儿童：a.体质量＜1200g新生儿每次30mg/kg，12h给药1次；b.7日龄以下新生儿体质量1200～2000g者，每次30mg/kg，12h给药1次，体质量＞2000g者每次30mg/kg，8h给药1次。c.7日龄以上新生儿体质量1200～2000g者，每次30mg/kg，8h给药1次，体质量＞2000g者每次30mg/kg，6h给药1次。d.轻中度感染儿童一日90mg/kg，分3次，一日最大剂量不超过3g；重度感染一日90～120mg/kg，分3～4次，一日最大剂量不超过8g。

亚胺培南-西司他丁 Imipenem-Cilastatin

适应证 亚胺培南-西司他丁为一非常广谱的抗生素，适用于多种病原体所致和需氧/厌氧菌引起的混合感染及在病原菌未确定前的早期治疗。适用于由敏感细菌所引起的下列感染。①腹腔内感染。②下呼吸道感染。③妇科感染。④败血症。⑤泌尿生殖道感染。⑥骨关节感染。⑦皮肤软组织感染。⑧心内膜炎。⑨不适用于脑膜炎的治疗。⑩适用于预防已经污染或具有潜在污染性外科手术患者的术后感染。

药动学 亚胺培南在胃酸中不稳定，不能口服给药。20min内静脉滴注亚胺培南-西司他丁0.25g、0.5g和1g，亚胺培南的峰浓度分别为14～24mg/L、21～58mg/L和41～83mg/L，4～6h内亚胺培南的血药浓度下降至1mg/L以下；西司他丁峰浓度分别为15～25mg/L、31～49mg/L和56～88mg/L。与西司他丁合用时亚胺培南的AUC可增加5%～36%。亚胺培南在人体内分布广泛，在肺组织、痰液、渗出液、女性生殖系统、胆汁、皮肤等组织和体液中可达到对多数敏感菌的有效治疗浓度。亚胺培南血浆蛋白结合率约为20%；西司他丁约为40%。亚胺培南和西司他丁的半衰期均为1h。亚胺培南与西司他丁合用时，在给药后10h内尿液中原型亚胺培南为给药量的70%，10h后尿液中不能测出亚胺培南；亚胺培南给药量的其余25%～29%以代谢产物形式经尿液排出，少于1%的给药量经胆道排泄。内生肌酐清除率＜10mL/min时两者的半衰期分别为4h和16h。血液透析可清除亚胺培南与西司他丁，透析时两者的半衰期分别为2.5h和3.8h。肌注亚胺培南-西司他丁0.5g和0.75g，亚胺培南的达峰时间为2h，峰浓度分别为10mg/L和12mg/L；西司他丁的达峰时间为1h，峰浓度分别为24mg/L和33mg/L。肌内注射亚胺培南-西司他丁后，亚胺培南的生物利用度为75%，西司他丁为95%。肌注亚胺培南-西司他丁血药浓度分别持续6～8h和4h，一次给药0.5g和0.75g后血药浓度超过2mg/L的时间达6～8h。因此肌内注射本品时给药间隔时间可为12h。

药物相互作用 ①亚胺培南等碳青霉烯类药物与丙戊酸联合应用，可促进后者代谢增加，导致其血药浓度减低至有效浓度以下，甚至引发癫痫。因此两者合用时应密切监测丙戊酸血药浓度，如丙戊酸血药浓度低于有效浓度或发生癫痫，应更换抗感染药或抗癫痫药物。②有报道本品与更昔洛韦联合应用的患者发生癫痫大发作，故仅在利大于弊时两者方可联合应用。

不良反应 ①局部反应：红斑、局部疼痛和硬结，血栓性静脉炎。②过敏反应：皮疹、瘙痒、荨麻疹、多形性红斑、Stevens-Johnson综合征、血管性水肿、中毒性表皮坏死（罕见）、表皮脱落性皮炎（罕见）、念珠菌病、药物热。③胃肠道反应：恶心、呕吐、腹泻、牙齿和（或）舌色斑。已报道使用其他所有广谱抗生素均可引起抗生素相关性肠炎。④血液：嗜酸性粒细胞增多症、白细胞减少症、中性白细胞减少症，包括粒细胞缺乏症，血小板减少症、血小板增多症和血红蛋白降低，以及凝血酶原时间延长均有报道。⑤肝功能：ALT及AST、胆红素和（或）血清碱性磷酶升高；肝炎（罕见）。⑥肾功能：少尿/无尿、多尿、急性肾衰竭（罕见）。由于这些患者通常已有导致肾前性氮质血症或肾功能损害的因素，因此难以评估本品对肾功能改变的作用。⑦可引起血清肌酐和血尿素氮升高的现象；尿液变色的情况是无害的，不应与血尿混淆。⑧神经系统/精神疾病：已有报道静脉滴注本品可引起中枢神经系统的不良反应，如肌阵挛、精神障碍，包括幻觉、错乱状态或癫痫发作，感觉异常亦有报道。⑨特殊感觉：听觉丧失，味觉异常。⑩在粒细胞减少的患者中使用，常出现药物相关性的恶心和（或）呕吐症状。⑪静脉滴注用的亚胺培南-西司他丁250mg内含钠18.8mg（0.8mmol）。

禁忌证 本品禁用于对本品任何成分过敏的患者。

注意 ①使用前，应详细问患者过去有无对β-内酰胺抗生素的过敏史。亚胺培南-西司他丁静脉滴注不能与其他抗生素混合或直接加入其他抗生素中使用。②患过胃肠道疾病尤其是结肠炎的患者，需慎用。对在使用过程中出现腹泻的患者，应考虑抗生素相关性肠炎的可能。③中枢神经系统：静脉滴注可产生中枢神经系统的不良反应，如肌肉阵挛、精神错乱或癫痫发作。大多发生于已有中枢神经系统疾患的患者（如脑损害或有癫痫病史）和（或）肾功能损害者。④肌酐清除率≤5mL/min的患者不应使用，除非在48h内进行血液透析。血液透析患者亦仅在使用亚胺培南-西司他丁的益处大于诱发癫痫发作的危险性时才可考虑。⑤尚无足够的妊娠妇女使用本品的研究资料，只有考虑在对胎儿益处大于潜在危险的情况下，才能在妊娠期间给药。⑥在乳汁中可测出亚胺培南，如确定有必要对哺乳期妇女使用本品时，患者需停止授乳。⑦尚无足够的临床资料可推荐用于3个月以下的婴儿或肾功能损害（血肌酐＞20mg/L）的儿科患者。

用法与用量 本品一般为静脉滴注给药，亦可肌内注射，严禁静脉注射给药。

（1）成人

①静脉滴注：a.肾功能正常患者根据感染严重程度、细菌对本品的敏感性以及患者体质量而定，每日2～3g，每6～8h给药1次；每日最大剂量不得超过50mg/kg或4g。b.肾

功能减退患者剂量，内生肌酐清除率50～90mL/min者每次0.25～0.5g，每6～8h一次；内生肌酐清除率10～50mL/min者每次0.25g，每6～12h一次；内生肌酐清除率6～10mL/min者每次0.25～0.5g，每12h一次。内生肌酐清除率＜5mL/min者，仅在预期48h内进行血液透析时方可应用本品。由于本品在肾功能不全患者惊厥发生率增高，血液透析患者仅在充分权衡利弊后应用本品，剂量为每次0.25g，每12h一次，透析结束时补充0.25g。连续性非卧床腹膜透析（CAPD）患者剂量与内生肌酐清除率＜10mL/min者相同。

②肌内注射：剂量为每次0.5～0.75g，每12h给药1次。

（2）儿童　静脉滴注，以氯化钠注射液或50g/L葡萄糖注射液为溶剂，配成5g/L浓度，体积500mL以下20～30min滴完。500mL以上滴注时间40～60min。药物以亚胺培南计，＜7天新生儿一次20mg/kg，每12h一次；7～21天新生儿一次20mg/kg，每8h一次；21～28天新生儿一次20mg/kg，每6h一次；1～3个月婴儿一次20mg/kg，每6h一次；3个月～18岁或体质量小于40kg一次15mg/kg（最大剂量500mg），每6h一次；体质量≥40kg一次250～500mg，每6h一次。对肾功能损害的儿童患者（血清肌酐大于20mg/L），尚无足够的临床资料。

替考拉宁 Teicoplanin

适应证　①甲氧西林耐药葡萄球菌属、肠球菌属等以及对本品敏感革兰氏阳性菌所致的中重度感染如血流感染、骨髓炎、肺炎及下呼吸道感染、皮肤与软组织感染以及透析相关腹膜炎；②用于青霉素过敏患者的肠球菌属或链球菌属严重感染的治疗；③中性粒细胞缺乏症患者的革兰氏阳性球菌感染。

药动学　口服吸收差，仅静脉途径给药。健康志愿者静脉注射3mg/kg和6mg/kg后，峰浓度分别为53.5mg/L和111.8mg/L，给药后24h血药浓度仍分别可达2mg/L和4mg/L。肌内注射本品3mg/kg后，达峰时间为2～4h，峰浓度为5～7mg/L，24h血药浓度仍可维持在2mg/L。血浆蛋白结合率为90%。药物在体内很少代谢，几乎全部以原型从肾脏排泄，长达47～100h，肾功能不全者其半衰期显著延长，与万古霉素一样，血液透析和腹液透析均不能清除本品。静脉滴注替考拉宁400mg后，在腹腔、水疱液、肝、胆、胰及黏膜组织均可达有效药物浓度，但本品难以透过血脑屏障，对炎性脑膜渗透性也差。

药物相互作用　与环丙沙星合用，增加癫痫发作的风险。目前尚缺乏本品与其他药物同时应用发生相互作用的相关报道。静脉麻醉药成瘾患者对本品的肾清除加快，常需加大剂量。

不良反应　常见的不良反应为注射部位的疼痛和皮疹等过敏反应，其次为一过性的肝、肾功能异常，少数患者可发生耳、肾毒性，偶见恶心、呕吐、眩晕、嗜酸性粒细胞增多、白细胞减少、中性粒细胞减少，血小板减少等。对照研究的结果显示替考拉宁引起的“红人综合征”明显较万古霉素少见，而血小板减少的发生率则在替考拉宁组较为常见，尤其常见于应用高剂量者。对照研究显示在常用剂量下替考拉宁的肾毒性较万古霉素稍低。本品与万古霉素有交叉过敏反应。

禁忌证　有替考拉宁过敏史者禁用。对万古霉素和去甲万古霉素过敏者禁用。

注意　①肾功能不全者根据肾功能调整剂量。②中度感染可肌内注射给药，重度感染需静脉注射。③用药期间应定期复查尿常规、肾功能，并监测听力。④重症患者剂量加大仍需监测血药浓度。

用法与用量

（1）成人　首剂400mg，继以一日200mg。重症感染者剂量为400mg，每12h一次，共3次，继以一日400mg、每日1次静脉滴注或肌内注射。

（2）儿童　肌内、静脉注射或静脉滴注，静脉滴注时间应超过30min。①新生儿静脉滴注首剂16mg/kg，24h后8mg/kg，一日一次给药。② 1个月至18岁儿童中度感染时前3剂一次10mg/kg（最大剂量400mg），每12h一次，然后一次6mg/kg（最大剂量200mg），一日一次给药；严重感染和中性粒细胞减少者前3剂负荷剂量一次10mg/kg（最大剂量400mg），每12h一次，随后剂量为一次10mg/kg（最大剂量400mg），一日一次，负荷剂量的3剂后，随后的用药可肌内注射。

14.2 抗真菌药

真菌感染可分为表浅真菌感染和深部真菌感染两类，表浅感染是由癣菌侵犯皮肤、毛发、指（趾）甲等体表部位造成的，发病率高，危害性较小。深部真菌感染是由念珠菌和隐球菌侵犯内脏器官及深部组织造成的，发病率低，危害性大。在所有的抗深部真菌感染药物中，只有氟康唑和氟胞嘧啶能透过血脑屏障，治疗中枢真菌感染。

两性霉素B　Amphotericin B

适应证　用于敏感真菌所致的深部真菌感染且病情呈进行性发展者，如败血症、心内膜炎、脑膜炎（隐球菌及其他真菌）、腹腔感染（包括与透析相关者）、肺部感染、尿路感染和眼内炎等。

药动学　口服吸收少且不稳定。静脉滴注起始剂量每日1～5mg并逐渐递增至每日0.4～0.6mg/kg时，峰浓度为0.5～2mg/L，稳态血药浓度为0.5mg/L。本品与组织结合量大，与组织结合后可逐渐释放，故有双相半衰期，开始半衰期为24h，终末半衰期为15日。血浆蛋白结合率＞90%。体内分布广，有炎症的胸腔积液、腹水、滑膜液和眼房水中的药物浓度约为同期血药浓度的2/3，但脑脊液中药物浓度很低，很少超过同期血药浓度的2.5%。仅微量可进入玻璃体液和正常的羊水中。本品在人体组织中的分布尚缺乏完整资料。氚标记本品应用于灵长类动物实验结果显示，组织中药物浓度最高者为肾，依次为肝、脾、肾上腺、肺、甲状腺、心、骨骼肌、胰腺、脑和骨组织，脑脊液中药物浓度约为同期血药浓度的2%～4%。本品通过肾脏缓慢排泄（数周至数月），以活性形式自尿中排出给药量的由于排泄缓慢，在停药后7周尚可自尿中检出该药。本品不易为透析所清除。在体内的代谢途径尚不清楚。

药物相互作用

（1）由于本品可诱发低钾血症，因此除了为减轻本品的不良反应可合用肾上腺皮质激素（可加重低钾血症）外，一般不推荐两者合用；如需合用，则肾上腺皮质激素宜给予最小剂量和最短疗程，并需监测血钾浓度和心脏功能。本品可增强潜在的强心苷不良反应。本品可增强神经肌肉阻滞作用，与具有神经肌肉阻滞作用的药物合用时应监测患者的血钾浓度。避免与可延长Q-T间期的药物合用。

（2）与氟胞嘧啶合用可增强两者药效；但也可增强氟胞嘧啶的毒性，因本品可增加宿主细胞摄取氟胞嘧啶并影响其自肾排泄。

（3）氨基糖苷类、抗肿瘤药、卷曲霉素、多黏菌素类、万古霉素等具有肾毒性的药物以及环孢素等有肾毒性的免疫抑制药与本品合用时肾毒性增强。

（4）骨髓抑制药、放射治疗等均可加重患者贫血，与上述药物同用时需减少本品的剂量。

（5）同时应用使尿液碱化的药物可增加本品的排泄，并防止或减少肾小管性酸中毒的发生。同时应用利尿药可能增加引起低钾血症的可能，应监测血钾浓度。

（6）与三氧化二砷合用，Q-T间期延长的发生风险增加。

不良反应 ①静脉滴注过程中或静脉滴注后发生寒战、高热、严重头痛、食欲缺乏、恶心、呕吐，有时可出现血压下降、眩晕等。②几乎所有患者在疗程中均可出现不同程度的肾功能损害，尿中可出现红细胞、白细胞、蛋白和管型、血尿素氮和肌酐增高，肌酐清除率降低，也可引起肾小管性酸中毒。③低钾血症。④血液系统毒性反应有正常红细胞性贫血，偶可有白细胞或血小板减少。⑤肝毒性，较少见，可致肝细胞坏死，急性肝衰竭亦有发生。⑥静脉滴注过快时可引起心室颤动或心搏骤停。电解质紊乱亦可导致心律失常。滴注时易发生血栓性静脉炎。⑦鞘内注射可引起严重头痛、发热、呕吐、颈项强直、下肢疼痛及尿潴留等，严重者可发生下肢截瘫等。⑧过敏性休克、皮疹等变态反应偶有发生。

禁忌证 对两性霉素B过敏及严重肝病患者禁用。

注意

（1）本品毒性大，不良反应多，但又是治疗危重深部真菌感染的唯一有效药物，选用时必须权衡利弊后做出决定。总的来说，其含脂复合制剂因具有特有的药动学特性而其毒性有所降低。因此，其含脂复合制剂适用于不能耐受注射用两性霉素B引起的肾毒性、或出现严重毒性反应的患者，其中两性霉素B胆固醇复合体（ABCD）尚适用于粒细胞缺乏患者发热疑为真菌感染的经验治疗。

（2）下列情况应慎用 ①肾功能重度减退时，其半衰期仅轻度延长。肾功能轻中度损害的患者如病情需要仍可选用，重度肾功能损害者则需延长给药间期或减量应用，应用其最小有效量。老年人减量慎用。当治疗累积剂量大于4g时，可引起不可逆性肾功能损害。②可致肝毒性，肝病患者避免应用本品。

（3）治疗期间定期严密随访血尿常规、肝肾功能、血钾、心电图等。如血尿素氮或血肌酐明显升高时，则需减量或暂停治疗，直至肾功能恢复。

（4）为减少不良反应，给药前可给非甾体抗炎药和抗组胺药，如用吲哚美辛和异丙嗪等，同时给予琥珀酸氢化可的松25～50mg或地塞米松2～5mg一同静脉滴注。

（5）中断治疗7日以上者，需重新自小剂量（0.25mg/kg）开始逐渐增加至所需量。

（6）本品宜缓慢避光滴注，每剂滴注时间至少6h。

（7）药液静脉滴注时应避免外漏，因其可致局部刺激。

（8）用于治疗患全身性真菌感染的孕妇，对胎儿无明显影响。但孕妇用药尚缺乏有良好对照的研究。孕妇如确有应用指征时方可慎用。

（9）哺乳期妇女应避免应用或于用药时暂时停止哺乳。

（10）儿童静脉及鞘内给药剂量以体质量计算均同成人，应限用最小有效剂量。

用法与用量

（1）注射用两性霉素B

①静脉滴注：a.成人药液配制是先以灭菌注射用水10mL配制本品50mg（或以5mL配制25mg）然后用50g/L葡萄糖注射液稀释（不可用9g/L氯化钠注射液，因可产生沉淀），滴注液的药物浓度不超过100mg/L时，避光缓慢静滴，一次滴注时间需6h以上，稀释用葡萄糖注射液的pH应在4.2以上。开始时先试以1～5mg或按体质量一次0.02～0.1mg/kg给药，以后根据患者耐受情况一日或隔日增加5mg，当增至一次0.6～0.7mg/kg时即可暂停增加剂量，此为一般治疗量。成人最高一日不超过1mg/kg，一日或间隔1～2日1次，累积总量1.5～3.0g，疗程1～3个月，也可长至6个月，视病情及疾病种类而定。对敏感真菌感染宜采用较小剂量，即成人一次20～30mg，疗程同上。b.儿童药液配制同成人方法。根据英国国家处方集（儿童版）（BNFC 2010—2011版）推荐静脉注射：新生儿1mg/kg，一日一次（初始剂量为一日0.1mg/kg），7天后可减至1mg/kg，隔日一次。1月龄至18岁开始时按一日0.1mg/kg给药，以后逐渐增至一日0.25mg/kg（周期应超过2～4天），如果可耐受则继续加量至一日1mg/kg，严重感染可增加剂量至1.5mg/（kg・d）或1.5mg/kg，隔日一次，需要长期治疗时，剂量应不低于0.25mg/kg，并逐渐增加。

②鞘内给药：a.成人首次0.05～0.1mg，以后渐增至一次0.5mg，最大量一次不超过1mg，一周给药2～3次，总量15mg左右。鞘内给药时宜与小剂量地塞米松或琥珀酸氢化可的松同时给予，并需用脑脊液反复稀释药液，边稀释边缓慢注入以减少不良反应。鞘内注射的配制方法：先以灭菌注射用水10mL配制本品50mg（或5mL配制25mg）然后取5g/L浓度的药液1mL，加50g/L葡萄糖注射液19mL稀释，使最终质量浓度成250mg/L。注射时取所需药液量以脑脊液5～30mL反复稀释，并缓慢注入。鞘内注射液的药浓度不可高于250mg/L，pH应在4.2以上。b.儿童根据英国国家处方集（儿童版）（BNFC 2010—2011版）推荐，首次0.05～0.1mg，以后逐渐增至0.5mg，最大量一次不超过1mg，1周给药2～3次，总量15mg左右。鞘内给药宜于小剂量地塞米松或琥珀酸氢化可的松同时给予，并需要脑脊液反复稀释药液，边稀释边缓慢注入以减少不良反应。药液配制同成人鞘内注射的配制方法。

③局部用药：a.成人气溶吸入时一次5～10mg，用灭菌注射用水溶解成2～3g/L溶液应用，超声雾化吸入时本品浓度为0.1～0.2g/L，一日吸入2～3次，一次吸入5～10mL，持续膀胱冲洗时一日以两性霉素B 5mg加入1000mL灭菌注射用水中，按每小时注入40mL流量进行冲洗，共用5～10日。b.儿童超声雾化吸入时本品浓度为0.1～0.2g/L，一日吸入2～3次，一日吸入5～10mL；持续膀胱冲洗时一日以两性霉素B 5mg加入1000mL灭菌注射用水中按每小时注入40mL流量进行冲洗，共用5～10日。

（2）两性霉素B脂质体静脉滴注

①成人：起始剂量一日0.1mg/kg。滴注液配制是用注射用水稀释溶解并振荡摇匀后

加至50g/L葡萄糖500mL内静脉滴注。滴注流量不得超过每分钟30滴，观察有无不适，前2h每小时监测体温、脉搏、呼吸、血压各1次。如无不良反应，第2日开始增加一日0.25～0.50mg/kg，剂量逐日递增至维持剂量一日1～3mg/kg。输液浓度以不大于0.15g/L为宜。中枢神经系统感染，用最大剂量1mg/kg，给药前可考虑合并用地塞米松，以减少局部反应，但应注意皮质激素有引起感染扩散的可能。疗程视病种病情而定。

②儿童：起始剂量一日0.1mg/kg，以后一日1mg/kg，逐日递增至一日3mg/kg，严重感染可增加剂量至5mg/kg，肝功能损害者无需减量。

制霉菌素 Nystatin（Fungicidin）

适应证 ①口服用于治疗消化道念珠菌病。②局部用于治疗阴道念珠菌病、皮肤念珠菌感染等。③用于口腔念珠菌病，可将本品敷于义齿黏膜面，再戴上义齿；用于难愈的口腔黏膜病损如天疱疮、糜烂型口腔扁平苔藓等，配合糖皮质激素局部制剂。

药动学 口服不吸收，几乎全部自粪便中排出。局部外用也不被皮肤和黏膜吸收。

不良反应 口服较大剂量时可发生腹泻、恶心、呕吐和上腹疼痛等消化道反应，减量或停药后迅速消失。局部应用可引起变应性接触性皮炎。个别患者阴道应用后可引起阴道白带增多。

禁忌证 对本品过敏者禁用。

注意 ①本品对全身真菌感染无治疗作用。②妊娠及哺乳期妇女慎用。③ 5岁以下儿童不推荐使用。④本品混悬剂在室温中不稳定，临用前宜新鲜配制并于短期用完。

用法与用量

（1）成人 ①口服，用于消化道念珠菌病，一次50万～100万u，一日3次。口腔念珠菌病以口含片50万u，一日3次含于口中，直至缓慢完全溶解，连用14～30日。②外用，用于阴道念珠菌感染或真菌性阴道炎，应用阴道片或栓剂一次一片，一日1～2次；用于皮肤念珠菌感染，应用软膏剂，一次1～2g或适量涂敷，一日1～2次。③用于口腔科念珠菌感染，取适量糊剂涂布，2～3h涂1次，涂布后可咽下；口含片一次1～2片，一日3次。④耳真菌病：用滴耳剂（1mL：5万u）滴耳，一日2～3次。

（2）儿童 口腔念珠菌为安全起见，5岁以下儿童不推荐应用口含片，可以用混悬液，5万～10万u/kg，分3～4次服。也可以适量涂敷软膏等制剂。

克霉唑 Clotrimazole

适应证 体癣、股癣、手癣、足癣、花斑癣、头癣，念珠菌性甲沟炎和念珠菌性外阴阴道炎，克霉唑敏感菌引起的二重感染。

不良反应 用药面部有烧灼感、刺痛及颜色变红。个别出现不同程度的过敏反应，如皮肤瘙痒、红斑、呼吸短促、血压下降、意识障碍、恶心及腹泻。

禁忌证 对唑类药物过敏者禁用。

注意 妊娠及哺乳期妇女慎用。避免接触眼睛黏膜。过敏体质者慎用。在下述情况下使用应特别小心，并在医师指导下应用：①第一次患有阴道真菌感染。②在过去的12个月中，这种真菌感染发作超过4次。③妊娠期治疗最好由医师进行或不使用投药器。

用法与用量 阴道给药睡前将药置于阴道深处，一次1片，一般用药1次即可，必要时可在4日后进行第二次治疗，也可一次1片，7天为一疗程。克霉唑乳膏外用，用于皮肤感染，涂布于病损处，一日2～3次，体癣、股癣一般需要2～4周，手癣、足癣需要4～6周。本品滴耳剂一般适用于中耳炎局限在中耳黏膜部位的局部治疗。若炎症已涉及鼓室周围时，除局部治疗外，应同时给予口服制剂等全身治疗。成人滴耳一次6～10滴，一日2～3次，儿童酌减滴数3～5滴，一日2～3次。

咪康唑 Miconazole

适应证 外用治疗由皮肤癣菌如红色毛癣菌、须癣毛癣菌、絮状表皮癣菌和犬小孢子菌等所致的浅表皮肤真菌感染，如手癣、足癣、体癣、股癣，亦可用于头癣。外用于由念珠菌如白念珠菌等所致的皮肤念珠菌感染和念珠菌性外阴阴道炎。外用于由马拉色菌属所致的花斑癣。

不良反应 个别患者可出现局部刺激，如红斑、烧灼感，偶见过敏反应。

禁忌证 对本药过敏者，妊娠期妇女，1岁以下儿童。

注意 有心律失常者慎用。其他同克霉唑。

用法与用量 体癣、股癣和手癣、足癣，外涂患处，轻轻揉擦，早晚各1次。皮肤念珠菌病，宜用乳膏剂，早晚各1次。花斑癣，宜用乳膏剂，一日1次。用于阴道念珠菌病的治疗，每晚1粒栓剂放于阴道内。

益康唑 Econazole

适应证 本品属于咪唑类广谱抗真菌药物，外用治疗由皮肤癣菌如红色毛癣菌、须癣毛癣菌、絮状表皮癣菌和犬小孢子菌等所致的浅表皮肤真菌感染，如手癣、足癣、体癣、股癣，亦可用于头癣。外用于由念珠菌如白念珠菌等所致的皮肤念珠菌感染和念珠菌性外阴阴道炎。外用于由马拉色菌属所致的花斑癣。

不良反应 个别患者可出现局部刺激，如红斑、烧灼感，偶见过敏反应。

禁忌证 与其他含有可的松类制剂一样，复方制剂禁用于皮肤结核、梅毒、水痘或各种疱疹病毒感染。对本品过敏者禁用。

注意 ①妊娠期妇女慎用，尤其是妊娠初始3个月。②治疗念珠菌病时避免局部紧密覆盖敷料。③本品仅作外用，避免接触眼睛黏膜。④为避免复发，用于皮肤念珠菌病及各种癣症的疗程至少2周，足癣至少4周。

用法与用量 质量分数1%霜剂和溶液剂供外用治疗体表皮肤癣菌病和皮肤念珠菌病，一日2次，疗程2～4周。喷剂喷于患处，一日2～3次，疗程2～4周。栓剂治疗阴道念珠菌病，每晚1次，每次50mg，连续使用15日为1个疗程；或每次150mg，连续使用3日为1个疗程。

附 复方硝酸益康唑乳膏

本品含质量分数1%硝酸益康唑、0.1%曲安奈德。益康唑为广谱抗真菌药，对部分革兰氏阳性菌也有效。曲安奈德为合成皮质激素，具有强而持久的抗炎以及止痒、收缩血管、抗过敏等作用，两者合用可提高疗效。适应证同益康唑。局部外用涂抹患处，每日早、晚各1次，治疗湿疹、皮炎疗程一般为2～4周，治疗炎症性真菌病应持续至炎性反应消退，疗程不超过4周。

舍他康唑 Sertaconazole

适应证 本品属于咪唑类广谱抗真菌药物。用于真菌、酵母菌、念珠菌、曲霉菌引起的皮肤感染，如体股癣、手足癣等。

不良反应 个别患者可出现局部刺激，如红斑、烧灼感，偶见过敏反应。

禁忌证 对硝酸舍他康唑或本品任何成分过敏者禁用。

注意 同克霉唑。

用法与用量 软膏涂于患处，一日2次。

噻康唑 Tioconazole

适应证 同克霉唑。

不良反应 少数患者可出现皮肤局部刺激感、痛痒等，极少数患者有过敏反应。

禁忌证 对本药或咪唑类抗真菌药过敏者禁用。

注意 同克霉唑，妊娠初始个月妇女避免使用。

用法与用量

（1）软膏 一日2～3次，涂于患处。

（2）280g/L溶液 治疗甲真菌病，一日2次，疗程6～12个月。

酮康唑 Ketoconazole

适应证 适用于下列真菌病的治疗：①念珠菌病、慢性皮肤黏膜念珠菌病、口腔念珠菌感染、念珠菌尿路感染。②皮炎芽生菌病。③球孢子菌病。④组织胞浆菌病。⑤着色真菌病。⑥副球孢子菌病。由于本品有严重肝毒性反应发生，目前已很少用于治疗侵袭性真菌感染。由于本品对血脑屏障穿透性差，故不宜用于治疗真菌性脑膜炎；酮康唑不推荐用于曲霉、毛霉或足分枝菌感染，因本品对上述真菌的抗菌作用差。⑦也用于体癣、股癣、手足癣、花斑癣、头癣。

药动学 本品在胃酸内溶解后易吸收，胃酸酸度降低时，吸收减少。药物吸收后在体内广泛分布于炎性关节液、唾液、胆汁、尿液、乳汁、腱、皮肤软组织、粪便等。不易通过血脑屏障，脑脊液中药物浓度通常低于1mg/L可穿过胎盘进入胎儿血液循环。血浆蛋白结合率达99%以上。单次口服200mg和400mg后，峰浓度分别可达（3.6 ± 1.65）mg/L和（6.5 ± 1.44）mg/L。达峰时间为1～4h。餐后服药约吸收给药量的75%。消除相半衰期为6.5～9h。部分药物在肝内代谢为数种失活代谢产物。代谢产物和原型药物主要经粪便排泄，少量经尿排出（仅占给药量的13%，其中2%～4%为原型药物）。

药物相互作用 ①与特非那定、西沙比利、阿司咪唑、三唑仑、匹莫齐特、雷诺嗪合用属禁忌，由于本品抑制了细胞色素P450酶系统以致上述药物代谢减少，血药浓度升高，可致Q-T间期延长，并有发生严重室性心律失常（包括尖端扭转型室性心动过速）致死病例的报道。②与阿夫唑嗪、阿普唑仑、二氢麦角碱、麦角新碱、麦角胺、西洛多辛的合用属禁忌，由于本品抑制CYP3A4，合用时可致后者血药浓度大幅升高。③与氨氯地平、非洛地平、尼卡地平、硝苯地平等钙通道阻断药合用，由于本品抑制了CYP3A4，致使后者血药浓度升高，可出现头晕、头痛、脸红、低血压、外周水肿等不良反应。④与阿托伐他汀、洛伐他汀、辛伐他汀等HMG-CoA还原酶抑制药合用，发生肌病或横纹肌溶解的风险增大。⑤与胺碘酮、索他洛尔合用，Q-T间期延长的作用相加，Q-T间期延长、尖端扭转型室性心动过速、心脏停搏等心脏毒性反应的发生风险增加。⑥乙醇与酮康唑合用，可使肝毒性发生机会增多。接受长程治疗或原有肝病的患者尤应严密观察，并应避免饮用含乙醇类饮料。⑦抗凝药、香豆素或茚满二酮衍生物与酮康唑同时应用，可使前者血药浓度升高，抗凝作用增强，导致凝血酶原时间延长，对患者应严密观察，监测凝血酶原时间，在应用酮康唑时应调整此类药物的剂量。⑧酮康唑可使环孢素的血药浓度增高，肾毒性发生的危险性增加，因此仅在非常严密观察以及监测血药浓度的情况下，才可考虑此两类药物的联合应用。⑨本品与卡马西平、吉非替尼、厄洛替尼、红霉素、替硝唑、芬太尼、氟替卡松、泼尼松、咪达唑仑、米非司酮、瑞格列奈、沙美特罗、西地那非、伐地那非、西罗莫司、他克莫司、曲马多、伐地考昔等合用时，均由于本品抑制了CYP3A4，从而使后者的血药浓度升高，出现上述各药不良反应的风险增加。⑩与抗酸药、抗胆碱药、抗惊厥药、组胺H_2受体拮抗药、奥美拉唑、硫糖铝等合用可使本品的吸收明显减少，血药浓度降低，疗效降低。应在服酮康唑后至少2h方可服用这些药物。⑪利福平、异烟肼等药酶诱导药可增强酮康唑的代谢，合用时可降低本品的血药浓度，导致治疗失败或病情复发。故应谨慎合用上述药物。⑫苯妥英钠与吡咯类药物合用时，可使苯妥英钠的代谢减缓，致使其血药浓度明显升高，同时使吡咯类药物血药浓度降低，因此两类药物合用时应严密观察。⑬本品中所含缓冲剂可使消化道pH升高，合用时可影响本品的吸收，故两者需间隔2h以上。

不良反应 ①肝毒性本品可引起血清氨基转移酶（AST、ALT）升高，属可逆性。偶有发生严重肝毒性者，主要为肝细胞型，其发生率约为0.01%，临床表现为黄疸、尿色深、粪色白、异常乏力等，通常停药后可恢复，但也有死亡病例报道；儿童中亦有肝炎病例发生。②胃肠道反应如恶心、呕吐、腹痛及纳差等较为常见。③男性乳房发育此与本品抑制睾酮和肾上腺皮质激素的合成有关。④偶有患者发生过敏性休克，并可在应用第1剂后发生。⑤其他尚可发生皮疹、皮肤瘙痒、头晕、嗜睡、畏光等反应。偶有脱发、感觉异常、颅内压增高、高三酰甘油血症、严重精神抑郁状态等报道。

用法与用量 本品可口服也可以外用。

（1）口服 ①成人：常用量一日0.2～0.4g，顿服或分2次服用。②儿童：口服常用量，体质量＜20kg者每日50mg，体质量20～40kg者每日100mg，体质量＞40kg者每日200mg，一日量顿服或分2次服用。

（2）外用

①乳膏：涂于患处，一日2～3次。

②洗剂：a.花斑糠疹，一日1次，连续5日；b.头皮脂溢性皮炎，1周2次，每两次之间至少相隔3日，连续4周，然后间歇性给药以控制症状的发作。

氟康唑 Fluconazole

适应证 ①念珠菌病：口咽部和食管念珠菌感染；播散性念珠菌病，包括腹膜炎、肺炎、尿路感染等；念珠菌外阴阴道炎。骨髓移植患者接受细胞毒类药物或放射治疗时，预防念珠菌感染的发生。②隐球菌病：治疗脑膜炎以外的新型隐球菌病或治疗隐球菌脑膜炎时，作为两性霉素B联合氟胞嘧啶初治后的维持治疗药物。③球孢子菌病。④接受化疗、放疗和免疫抑制治疗患者的预防治疗。⑤可替代伊曲康唑用于芽生菌病和组织胞浆菌病的治疗。

药动学 口服吸收完全，达峰时间为1~2h，生物利用度超过90%。单次口服或静脉给药100mg后，峰浓度为4.5~8mg/L。口服量在50~400mg范围内，峰浓度呈比例增加。多次给药后，峰浓度升高，5~10天达稳态血药浓度。血浆蛋白结合率低，仅在体内广泛分布于皮肤、水疱液、腹腔液、痰液等组织、体液中。脑膜有炎症时，脑脊液中药物浓度可达同期血药浓度的54%~85%。主要自肾排泄，以药物原型自尿中排出给药量的80%以上。少量在肝脏代谢。半衰期为27~37h，肾功能减退时明显延长。本品可自血液透析、腹膜透析中部分清除。

药物相互作用 ①异烟肼或利福平与氟康唑同用，可降低氟康唑的浓度，可导致治疗失败或感染复发。②甲苯磺丁脲、氯磺丁脲和格列吡嗪与氟康唑同用时，上述降糖药血浆浓度升高，易发生低血糖。③高剂量氟康唑与环孢素同用时，可使环孢素血药浓度增高，致继发生毒性反应的危险增加。④氢氯噻嗪可使氟康唑的血药浓度增加。⑤茶碱与氟康唑同用时血药浓度增加，可导致毒性反应发生。⑥华法林与氟康唑同用时可增强其抗凝作用。

不良反应 ①常见恶心、呕吐、腹痛或腹泻等。②过敏反应，可表现为皮疹，偶可发生严重的剥脱性皮炎（常伴随肝功能损害）、渗出性多形红斑。③肝毒性，治疗过程中可发生轻度一过性AST及ALT升高，偶可出现肝毒性症状，尤其易发生于有严重疾病（如艾滋病和癌症）的患者。④可见头晕、头痛。⑤某些患者，尤其有严重疾病（如艾滋病和癌症）的患者，可能出现肾功能异常。⑥偶可发生周围血象一过性中性粒细胞减少和血小板减少等血液学检查指标改变，尤其易发生于有严重疾病（如艾滋病和癌症）的患者。

禁忌证 对氟康唑或其他吡咯类药有过敏史者和孕妇禁用。

注意 ①与其他吡咯类药物可发生交叉过敏反应，因此对任何一种吡咯类药物过敏者都应禁用氟康唑。②需定期监测肝肾功能，用于肝肾功能减退者，需减量应用。③在免疫缺陷者中的长期预防用药，已导致念珠菌属等对氟康唑等吡咯类抗真菌药耐药性的增加，应避免无指征预防用药。④治疗过程中可发生轻度一过性AST及ALT升高，偶可出现肝毒性症状。治疗前后均应定期检查肝功能，如出现持续异常或肝毒性临床症状时均需立即停用。⑤与肝毒性药物合用、需服用氟康唑2周以上或接受多倍于常用剂量的本品时，可使肝毒性的发生率增高，需严密观察。⑥疗程应视感染部位及个体治疗反应而定。一般治疗应持续至真菌感染的临床表现及实验室检查指标显示真菌感染消失为止。隐球菌脑膜炎或反复发作口咽部念珠菌病的艾滋病患者需用氟康唑长期维持治疗以防止复发。⑦接受骨髓移植者，如严重粒细胞减少已先期发生，则应预防性使用，直至中性粒细胞计数上升至1.0×10^9/L以上后7日。⑧哺乳期妇女慎用或服用时暂停哺乳。⑨不推荐本药用于6个月以下的婴儿。⑩老年患者须根据肌酐清除率调整剂量。

用法与用量

（1）给药说明　①氟康唑的治疗剂量，口服与静脉相同，重症感染或不能口服者可予静脉给药，病情好转可改为口服给药。②治疗隐球菌脑膜炎初期宜静脉给药。③静脉滴注最大流量为200mg/h。④肾功能不全者若只需给药1次，不用调节剂量；需多次给药时，第1日及第2日应给常规剂量，此后按肌酐清除率来调节给药剂量：肌酐清除率＞50mL/min者，按常规剂量的100%用药；≤50mL/min者，按常规剂量的50%用药。定期透析患者，一次透析后按常规剂量的100%用药。

（2）用量

①成人：a.系统性念珠菌感染，包括念珠菌血流感染、播散性念珠菌病，第1日800mg，以后每日400mg，均为一日1次给药，疗程视病情而定，一般至少4周，或症状缓解后至少持续2周。b.食管念珠菌病，第1日400mg，以后每日200mg，至少3周，或症状缓解后至少持续2周。根据治疗反应，也可加大剂量至每日400mg，一日1次。c.口咽部念珠菌病，第1日200mg，以后每日100mg，一日1次，疗程至少1周。d.念珠菌外阴阴道炎，150mg单剂口服。e.预防念珠菌病，有预防用药指征者（参见适应证及给药说明），口服每日200～400mg，一日1次给药。f.隐球菌脑膜炎巩固治疗者，每日400～800mg，1次静脉滴注，维持治疗每日200～400mg，每日1次，用至脑脊液培养转阴后至少10～12周。本品用于艾滋病患者隐球菌脑膜炎防止复发时可长期应用本品，每日200mg。

②儿童：a.食管念珠菌病，第1日6mg/kg，继以每日3mg/kg，每日1次；根据病情亦可加大至每日12mg/kg，每日1次，疗程至少3周，或症状缓解后至少持续2周。b.系统性念珠菌病，治疗播散性念珠菌感染，每日6～12mg/kg，疗程视病情而定。c.隐球菌脑膜炎，首日12mg/kg，继以6mg/kg，每日1次；根据病情亦可增至12mg/kg，每日1次；疗程为脑脊液培养转阴后10～12周。d.艾滋病患者长期治疗抑制复发，每日6mg/kg，每日1次。e.儿童应用氟康唑的每日最高剂量不可超过600mg，早产儿（26～29周出生者）出生后首2周内氟康唑每次剂量同年长儿，但给药间期为72h，此后可改为每日给药1次。

氟康唑的治疗剂量口服及静脉给药者相同，重症感染或不能口服者可予静脉给药，病情好转或可以口服者需及时改为口服给药。治疗隐球菌脑膜炎初期宜静脉给药，静脉滴注最大流量为每小时200mg。

伊曲康唑 Itraconazole

适应证　①系统性真菌感染：系统性曲霉病及念珠菌病、隐球菌病（包括隐球菌性脑膜炎）、组织胞浆菌病、孢子丝菌病、巴西副球孢子菌病、芽生菌病和其他各种少见的系统性或热带真菌病。②花斑癣、皮肤真菌病、真菌性角膜炎和口腔念珠菌病。③外阴及阴道念珠菌病。④皮肤真菌和（或）酵母菌引起的甲真菌病。

药动学　本品胶囊剂口服吸收甚差，在酸性环境中吸收增加；与食物同时服用，吸收量增多。单次空腹或餐后口服100mg后，峰浓度分别为0.038mg/L和0.13mg/L，AUC分别为0.722mg·h/L和1.899mg·h/L，血浆蛋白结合率99.83%，本品在肺脏、肾脏、肝脏、骨骼、胃、脾脏和肌肉中的浓度约为血药浓度的2～3倍。本品在脑脊液中浓度甚低。在体内主要通过肝脏CYP3A4酶代谢为多种代谢物，主要为羟基伊曲康唑，其抗真菌活性与伊曲康唑相似。本品以原型自粪便中排泄给药量的3%～18%，＜0.03%的给药量以药物原型自尿排出，给药量的40%自尿中以无活性的代谢物形式排出。单次给药后本品的半衰期为15～20h，多次给药后可延长至30～40h。

伊曲康唑口服液的吸收较其胶囊剂有所改善，绝对生物利用度为55%。与胶囊剂不同，空腹服用可达最高血药浓度，餐后服用吸收减少，因此口服液不宜与食物同服。重度肾功能减退者肌酐清除率＜30mL/min的患者不可使用伊曲康唑注射液，但可用口服制剂。肝硬化患者应用本品胶囊100mg后，峰浓度平均较健康者下降47%，消除半衰期增加2倍。在血液透析和腹膜透析患者中，对本品药动学的影响不明显。

药物相互作用 ①与本品合用后可能引起Q-T间期延长或导致严重心律失常（如尖端扭转型室性心动过速、室性心动过速、心脏停搏）以及猝死等严重心血管事件的药物有特非那定、阿司咪唑、匹莫齐特、奎尼丁、西沙比利、左醋美沙多等。②与胺碘酮、溴苄胺、丙吡胺、伊布利特、卤泛群或索他洛尔合用，Q-T间期延长的作用相加，Q-T间期延长、尖端扭转型室性心动过速、心脏停搏等心脏毒性反应的发生风险增加。③本品干扰CYP3A4的代谢，可使下列药物的血药浓度增加：芬太尼、氟替卡松、伊沙匹隆、沙美特罗、华法林、茚地那韦、里托那韦、依曲韦林、长春花生物碱类、咪达唑仑、三唑仑、地西泮、二氢吡啶类钙通道阻滞药、克拉霉素、红霉素、依维莫司、西罗莫司、他克莫司、甲泼尼松、地高辛、文拉法辛、瑞格列奈、伊马替尼、吉非替尼、厄洛替尼、拉帕替尼、达沙替尼、舒尼替尼、尼罗替尼等。④苯妥英钠、苯巴比妥、卡马西平、异烟肼、利福平、利福布汀、利福喷汀、依非韦伦、萘韦拉平、葡萄柚汁等肝药酶诱导药，可降低本品血药浓度。抗酸药、质子泵抑制药、H_2受体拮抗药等可减少吸收，降低本品血药浓度。⑤可以增加本品血药浓度的药物有大环内酯类抗生素、HIV蛋白酶抑制药等。⑥与阿托伐他汀、洛伐他汀、辛伐他汀等HMG-CoA还原酶抑制药合用，产生肌病或横纹肌溶解的风险增大。⑦与环孢素同用，CYP3A4调节的环孢素的代谢被抑制，环孢素的血药浓度增高，发生肾功能障碍、胆汁淤积、感觉异常等毒性反应的风险增加。⑧伊曲康唑等吡咯类抗真菌药先于多烯类抗生素（如两性霉素B）应用时，可抑制后者的活性，但其临床意义尚不清楚。

不良反应 ①常见厌食、恶心、腹痛和便秘。较少见的不良反应包括头痛、可逆性ALT及AST升高、月经紊乱、头晕和过敏反应（如瘙痒、红斑、风团和血管性水肿）。有个例报告出现Stevens-Johnson综合征。②已有潜在病理改变并同时接受多种药物治疗的大多数患者，长疗程治疗时可见低钾血症、水肿、肝炎和脱发等症状。

禁忌证 ①禁用于已知对伊曲康唑及辅料过敏的患者。②注射液禁用于不能注射9g/L氯化钠注射液的患者。

注意 ①对持续用药超过1个月者，及治疗过程中如出现厌食、恶心、呕吐、疲劳、腹痛或尿色加深的患者，建议检查肝功能。如果出现异常，应停止用药。②肝功能异常患者慎用（除非治疗的必要性超过肝损伤的危险性）。肝硬化患者，使用时应考虑调整剂量，并监测肝酶。③当发生神经系统症状时应终止治疗。④对肾功能不全患者，患者肌酐清除率＜30mL/min时，不得使用静脉给药。⑤对有充血性心力衰竭危险因素的患者，应谨慎用药，并严密监测。对患有充血性心力衰竭或有充血性心力衰竭病史的患者，应权衡利弊使用。严重的肺部疾病，如慢性阻塞性肺疾病；肾衰竭和其他水肿性疾病患者慎用。⑥钙通道阻滞药具有负性肌力作用，合并使用时需加注意。⑦如果发生可能与伊曲康唑注射液有关的神经病变时，应当停药。⑧对其他唑类药物过敏的患者使用伊曲康唑注射液时应慎重。⑨伊曲康唑注射液只能用随包装提供的50mL 9g/L氯化钠注射液稀释。⑩孕妇禁用（除非用于系统性真菌病治疗，但仍应权衡利弊）。⑪哺乳期妇女不宜使用。⑫育龄妇女使用时应采取适当的避孕措施，直至停止伊曲康唑治疗后的下一个月经周期。⑬儿童的临床资料有限，不用于儿童患者，除非潜在利益优于可能出现的危害。⑭用于老年人的临床资料有限，用于老年人时需权衡利弊。

用法与用量

（1）成人　①胶囊剂治疗芽生菌病、组织胞浆菌病和曲霉病，常用剂量为每日200～400mg，剂量超过200mg时宜分2次给药。治疗足趾甲癣，予以200mg，一日1次，连用12周；手指甲癣，每次200mg，每日2次，连服7天为一疗程，停药21天后再予以第2个疗程。②口服液治疗口咽部念珠菌病，予以口服液每日200mg（20mL），连用1～2周。治疗食管念珠菌病，予以口服液每日100mg（10mL），连用2周。中性粒细胞缺乏伴发热患者的经验治疗，先用静脉制剂200mg，一日2次×2日；继以200mg，一日1次×14日；而后改为口服液20mg，一日2次，至中性粒细胞计数恢复。③静脉注射液常用剂量为第1、2日，每日2次，每次200mg；从第3日起，每日1次，每次200mg。每次静脉滴注时间至少1h。静脉滴注疗程为14日，以后继以口服液每次200mg，每日2次。治疗芽生菌病、组织胞浆菌病和曲霉病，伊曲康唑静脉滴注继以口服液序贯疗法的总疗程为3个月或用药至真菌感染的临床症状、体征消失及实验室检查恢复正常。

（2）儿童　本品口服液用于轻度深部真菌病的治疗或其他抗真菌药物的序贯治疗，或免疫缺陷患儿的长期预防治疗。根据英国国家处方集（儿童版）（BNFC 2010—2011版）和国内临床报道，在必须应用时，推荐剂量为一日5mg/kg，6个月以上至2岁以下的儿童可增加2倍剂量。静脉制剂第1、2天2.5mg/kg，一日2次，以后改为一日1次，静脉给药不超过14日。最大剂量均不超过一日200mg。

伏立康唑 Voriconazole

适应证　①侵袭性曲霉病。②非中性粒细胞减少患者的念珠菌血症。③对氟康唑耐药的念珠菌引起的严重侵袭性感染（包括克柔念珠菌）。④由足放线病菌属和镰刀菌属引起的严重感染。⑤应主要用于治疗进展性、可能威胁生命的感染患者。

药动学　口服本品吸收迅速而完全，口服后生物利用度约为96%。达峰时间为1～2h，第1日静滴6mg/kg，每12h一次，继以3mg/kg静滴，每12h一次，共10天，其第1剂后和第10日的血药浓度分别为4.7mg/L和3.06mg/L。分布容积为4.6L/kg。蛋白结合率约为58%。脑脊液中药物浓度为同期血药浓度的42%～67%。伏立康唑主要在肝脏通过细胞色素P450酶系（CYP2C19、CYP2C9、CYP3A4）代谢。半衰期约6h。仅有少于2%的药物以原型经尿排出。血液透析可清除少量本品。

药物相互作用 ①本品通过CYP2C19、CYP2C9和CYP3A4代谢，这些同工酶的抑制药或诱导药可以分别增加或降低本品的血药浓度。苯妥英钠可使本品的峰浓度和AUC显著降低。合用时可能需要调整本品的维持剂量。②体内研究显示HIV蛋白酶抑制药茚地那韦对本品的峰浓度和AUC无显著影响。体外试验显示上述药物可抑制本品的代谢，使本品峰浓度和AUC增加。本品与茚地那韦合用时不需调整剂量，但应监测与本品相关的不良事件和毒性反应。③体外研究显示非核苷类逆转录酶抑制药（NNRT1）均可抑制本品的代谢，使本品峰浓度和AUC增加。本品与NNRT1合用时，应注意监测与本品相关的不良事件和毒性反应。④本品可使环孢素的AUC显著增加，对其峰浓度作用不显著。应用环孢素治疗的患者开始使用本品时，建议其环孢素的剂量减半，并严密监测其血药浓度。其血药浓度增高与肾毒性有关。当停用本品时，仍需严密监测环孢素的浓度，必要时增加环孢素的剂量。⑤他克莫司、苯妥英钠、奥美拉唑、NNRT1、苯二氮䓬类、他汀类、二氢吡啶类钙通道阻滞药、磺脲类口服降糖药、长春碱。本品可使上述药物峰浓度和AUC显著增加。合用时应密切监测上述药物相关的不良事件和毒性反应，必要时调整上述药物的剂量，并监测他克莫司、苯妥英钠的血药浓度。⑥本品可使华法林凝血酶原时间显著延长。因此当两者合用时，需严密监测凝血酶原时间，可能需要调整华法林的剂量。

不良反应 ①常见视觉障碍、发热、皮疹、恶心、呕吐、腹泻、头痛、败血症、周围性水肿、腹痛以及呼吸功能紊乱、肝功能试验值增高。②少见过敏反应、虚弱、背痛、注射部位疼痛、房性心律失常、心房颤动、完全性房室传导阻滞、二联律、心动过缓、束支传导阻滞、期外收缩、Q-T间期延长、室上性心动过速、厌食、便秘、消化不良、腹胀、胃肠炎、齿龈炎、舌炎、肾上腺皮质功能不全、胃炎、甲状腺功能降低、粒细胞缺乏症、贫血、出血时间延长、发绀、血栓性血小板减少性紫癜、蛋白尿、尿素氮增高、肌酐磷酸激酶增高、高血钾、高镁血症、高钠血症、高尿酸血症、关节痛、肌痛、肌无力、激动、张力过高、感觉减退、失眠、眩晕、咳嗽增加、鼻出血、咽炎、声音改变、血管性水肿、接触性皮炎、光敏性皮肤反应、皮肤出汗、荨麻疹、耳聋、耳痛、眼痛、眼干、味觉异常、排尿困难、少尿、尿潴留。

禁忌证 已知对伏立康唑或任何一种赋形剂有过敏史者及孕妇禁用。

注意 ①已知对其他唑类药物过敏者慎用。②极少数使用者发生了尖端扭转型室性心动过速，伴有心律失常危险因素的患者需慎用。③治疗前或治疗期间应监测血电解质，如有电解质紊乱应及时纠正。④连续治疗超过28日者，需监测视觉功能，包括视敏度、视力范围以及色觉。⑤伴有严重基础疾病（主要为恶性血液病）的患者可发生肝毒性反应。肝脏反应，包括肝炎和黄疸，可以发生在无其他确定危险因素的患者中。停药后即能好转。治疗前及治疗中需检查肝功能，以防发生更严重的肝脏损害。一旦发生应考虑停药。轻度到中度肝硬化者（Child-Pugh A和B）的负荷剂量不变，但维持剂量减半。严重肝功能不全的患者应用本品时必须权衡利弊，并密切监测药物的毒性反应。⑥片剂应在餐后或餐前至少1h服用，其中含有乳糖成分，先天性的半乳糖不能耐受者、

Lapp乳糖酶缺乏或葡萄糖-半乳糖吸收障碍者不宜应用片剂。⑦可能引起视觉改变，包括视物模糊和畏光，使用期间应避免从事有潜在危险性的工作，例如驾驶或操纵机器。⑧在治疗中患者出现皮疹需严密观察，如皮损进一步加重则需停药。用药期间应避免强烈的、直接的阳光照射。⑨用药期间必须监测肾功能（主要为血肌酐）。中度到严重肾功能减退（肌酐清除率＜50mL/min）的患者应用注射液时，可能发生助溶剂SBECD蓄积。除非应用静脉制剂的利大于弊，否则应选用口服给药。肾功能障碍者静脉给药时必须密切监测血肌酐水平，如有升高应考虑改为口服给药。⑩伏立康唑可经血液透析清除，清除率为121mL/min。4h的血液透析仅能清除少许药物，无需调整剂量。⑪在用药期间妊娠，应告知患者本品对胎儿的潜在危险。⑫哺乳期妇女和儿童患者应慎用，如果使用一定要权衡利弊。⑬禁止与CYP3A4底物如特非那定、阿司咪唑、西沙必利、匹莫齐特或奎尼丁合用，因为伏立康唑可使上述药物的血浓度增高，从而导致Q-T间期延长，并且偶见尖端扭转型室性心动过速。

用法与用量 本品口服制剂应在餐前或餐后1h服用。静脉制剂应静脉滴注给药，滴注流量不可超过每小时3mg/kg。

成人及儿童，无论静脉滴注或口服给药，第1天均应给予负荷剂量，使其血药浓度尽快达稳态浓度。详细剂量见表14-6。

表14-6 伏立康唑的给药剂量及方法

剂量	静脉滴注	口服	
		患者体质量≥40kg	患者体质量＜40kg
负荷剂量（第1日）	每12h一次，每次6mg/kg（适用于第1日）	每12h一次，每次400mg（适用于第1日）	每12h一次，每次200mg（适用于第1日）
维持剂量（第1日以后）	念珠菌感染，3mg/kg，每12h一次；曲霉、赛多孢菌、镰孢霉感染，4mg/kg，每12h一次	每12h一次，每次200mg	每12h一次，每次100mg

肝功能检查中ALT、AST升高不超过正常上限5倍者无需调整剂量，但应密切监测肝功能。轻中度肝硬化者负荷剂量不变，但维持剂量减半。

肾功能减退（肌酐清除率＜50mL/min）的患者不宜应用本品注射剂，因可导致其中赋形剂SBECD的蓄积，可选用口服制剂。

2～12岁儿童：①静脉注射一日6～12mg/kg，分2次。首日用12mg/kg，分2次；次日后为6mg/kg，分2次。②口服一次200mg，一日2次。

萘替芬 Naftifine

适应证 真菌性皮肤病，如手足癣、体股癣、头癣、皮肤念珠菌病等。

不良反应 有局部刺激，如红斑、烧灼、干燥瘙痒等个别患者可发生接触性皮炎。

禁忌证 对萘替芬过敏者禁用。

注意 ①本药不能外用于眼、口腔或阴道等黏膜部位。本药仅供外用，切忌口服。

②妊娠及哺乳期妇女慎用，过敏体质者慎用。③不宜用于急性炎症。

用法与用量 涂抹患处，皮损表面及四周约2.5cm范围内的正常皮肤均应涂抹，一日1次。疗程一般2～4周，严重者可用至8周。

联苯苄唑 Bifonazole

适应证 用于手癣、足癣、体癣、股癣、花斑癣及念珠性外阴阴道炎。

不良反应 皮肤局部过敏、红斑、瘙痒感，偶可发生接触性皮炎。

禁忌证 对本品或咪唑类药物过敏患者禁用。

注意 避免接触眼睛和其他部位黏膜；用药部位如有烧灼感、红肿等情况应停药；过敏体质者慎用。儿童需在成人监护下使用。

用法与用量 涂于患处：一日1次，并轻轻揉搓几分钟，2～4周为一疗程。

布替萘芬 Butenafine

适应证 布替萘芬属于苄甲胺衍生物。外用于治疗由皮肤癣菌所致的浅表皮肤真菌感染，如手癣、足癣（尤其是角化增厚型）、体癣、股癣；亦可用于头癣。外用于由念珠菌所致的皮肤念珠菌感染。由马拉色菌属所致的花斑癣。

不良反应 少数患者可出现局部轻度烧灼感、瘙痒感等刺激症状。偶可发生接触性皮炎。

禁忌证 对本品过敏者禁用。

注意 不能局部用于口腔、眼或阴道内。对其他丙烯胺类药物过敏者慎用。其他同克霉唑。

用法与用量 乳膏外涂抹或喷剂、溶液剂喷涂于患处，治疗体癣、股癣，一日1次，连用1～2周。手癣、足癣、花斑癣，一日1次，连用2～4周。

◎ 特比萘芬（见24章813页）

阿莫罗芬 Amorolfine

适应证 皮肤真菌病，如手癣、足癣、股癣、体癣及甲癣；皮肤念珠菌病。

不良反应 偶见局部刺激症状。

禁忌证 禁用于已知对本品过敏的患者。由于缺乏足够的临床试验数据，儿童（尤其是婴幼儿）应避免使用本品。由于缺乏足够的临床经验，本品不应大面积用于妊娠及哺乳期妇女炎症明显的皮肤，且不应用封包疗法。因为大量使用本品或在严重受损的皮肤处使用本品，无法排除机体对小量活性成分的吸收。

注意 哺乳期妇女慎用。哺乳期妇女不应将本品用于胸部。在治疗期间应避免使用指甲油和人工指甲。避免接触眼睛黏膜。

用法与用量

（1）阿莫罗芬乳膏 一日1次，晚上擦洗局部后使用，至少使用2～3周。若足部感染，需延长到6周，皮损恢复后需继续使用3～5日。

（2）甲搽剂 先热水浸泡，浸软甲板，然后锉甲，使其变薄，涂上一薄层药，一周1～2次，指甲需治疗6个月，趾甲需9～12个月。

水杨酸 Salicylic Acid

适应证 银屑病、皮肤浅部真菌病、脂溢性皮炎、痤疮、鸡眼、疣和胼胝等。

不良反应 有轻度刺激症状，偶可引起接触性皮炎。大面积使用吸收后可出现水杨酸全身中毒症状。

禁忌证 对本品过敏反应者禁用。

注意 ①不能用于破溃的皮肤。避免接触口腔、眼睛以及黏膜。不宜长期、大面积使用，尤其是哺乳期妇女、儿童和老年人。5岁以下儿童不建议使用。慎用于皮肤皱褶部位。②不同浓度药物的作用各不相同，1%～2%制剂有角质形成作用；5%～10%有角质溶解作用，抗真菌制剂一般在此浓度；20%～30%具有角质剥脱作用，可用于胼胝的治疗及明显角化过度性皮肤病；50%软膏具有腐蚀作用，可用于疣的治疗。③本品忌与金属器皿接触。④有糖尿病、四肢周围血管疾病患者慎用高浓度软膏。⑤勿与其他外用痤疮制剂或含有剥脱性作用的药物合用。

用法与用量 软膏供外用，一日2次。

苯甲酸 Benzoic Acid

适应证 手足癣、体股癣、头癣等。

不良反应 外涂可发生接触性皮炎。

禁忌证 对本品过敏者禁用。

注意 外用本品局部可有轻微刺激，勿用于眼周及角膜部位。本品的软膏剂和油膏不宜贮存于温度过高处。

用法与用量 本品质量分数6%软膏供外用，一日2次。

附 复方苯甲酸软膏

含苯甲酸质量分数12%，水杨酸6%。

十一烯酸 Undecylenic Acid

适应证 手癣、足癣、体癣及股癣。

不良反应 少数患者可出现局部轻度烧灼感、瘙痒感等刺激症状。偶可引起接触性皮炎。

禁忌证 ①局部严重溃烂者禁用。②对本品过敏者禁用。

注意 有刺激性，勿使其进入体腔、眼部，严防内服。

用法与用量 外用于患处，一日2次，需连续应用数周。

附

（1）复方十一烯酸锌软膏 ①质量分数含十一烯酸5%、十一烯酸锌20%。②含十一烯酸3%，十一烯酸锌20%。

（2）复方十一烯酸锌撒布粉剂 质量分数含十一烯酸2%、十一烯酸锌20%、硼酸1%。

利拉萘酯 Liranaftate

适应证 手癣、足癣、体癣及股癣。

不良反应 偶见接触性皮炎，局部瘙痒、发红、灼热感、刺痛等。

禁忌证 对利拉萘酯及制剂所含其他成分有过敏史者禁用。对其他外用抗真菌药物有过敏史者禁用。临床上与皮肤念珠菌病、汗疱疹、掌跖脓疱病等炎症性皮肤病难以鉴别的患者禁用。

注意 不能局部用于口腔或阴道内。禁用于角膜、结膜或糜烂部位。妊娠及哺乳期妇女、儿童及老年人慎用。

用法与用量 乳膏涂于患处，一日1次，并轻轻揉搓几分钟，2～4周为1个疗程。

氟胞嘧啶 Flucytosine

适应证 适用于治疗念珠菌属心内膜炎、隐球菌属脑膜炎、念珠菌属或隐球菌属真菌所致的血液感染、肺部感染和尿路感染等。治疗播散性真菌病时通常与两性霉素B联合应用，因单独应用本品易致真菌发生耐药性。

药动学 口服吸收完全，达峰时间为2～4h，生物利用度为78%～90%。广泛分布在肝、肾、脾、心和肺组织中，其药物浓度与血药浓度大致相仿；脑脊液中的药物浓度可达同期血药浓度的60%～90%，也可进入感染的腹腔、关节腔和房水中。血浆蛋白结合率很低。口服2g后峰浓度为30～40mg/L。半衰期为1.5～6h。约90%以上药物自肾小球滤过，以原型自肾清除。本品可经血液透析及腹膜透析清除。

药物相互作用 ①禁止与左醋美沙朵合用。与后者合用时Q-T间期延长、尖端扭转型室性心动过速、心脏停搏等心脏毒性反应的发生风险增加。②与两性霉素B联合应用有协同作用，两性霉素B也可增强氟胞嘧啶的毒性，此与两性霉素B可使细胞摄入药物量增加以及肾排泄受损有关。③对肾小球滤过功能有损害的药物可使本品的半衰期延长。④阿糖胞苷可通过竞争性抑制作用使本品的抗真菌作用失活。⑤同时应用抑制骨髓的药物可增加本品的不良反应，尤其是造血系统的不良反应。

不良反应 ①本品可引起恶心、呕吐、腹泻和皮疹；并可引起精神错乱、幻觉、头痛、头晕、嗜睡和嗜酸性粒细胞升高。②本品可致肝毒性，常无临床症状，多为血清氨基转移酶可逆性升高，偶可引起血清胆红素升高及肝大。③本品可致血尿素氮、血肌酐值升高，也可致结晶尿。④本品可致白细胞或血小板减少，偶可发生全血细胞减少、骨髓抑制和再生障碍性贫血。⑤合用两性霉素B者较单用本品者为多见，此类不良反应的发生与血药浓度过高有关。⑥本品可引起心脏毒性。

禁忌证 对本品有过敏史者禁用。

注意 ①已有肾功能损害患者应用本品时需特别注意，因氟胞嘧啶主要经肾排泄，肾功能减退时药物可在体内蓄积，因此该类患者均应进行血药浓度监测，据以调整剂量，以避免药物在体内蓄积。②已有骨髓抑制的患者应用时需特别注意，下列患者均属此种情况：血液系统疾病患者，正在接受放射治疗或接受抑制骨髓药物治疗者或有上述药物治疗史者。对免疫抑制患者的骨髓毒性可能不可逆转而致死亡。因此上述患者应避免使用该药，确有指征使用时，宜在严密监测血液系统变化及肝功能情况下慎用。③已有肝功能损害患者慎用本品，并严密随访肝功能变化。④本品在人乳汁中的分泌缺乏资料，哺乳期妇女使用本品对乳儿的风险不能排除，应用本品应停止授乳。⑤用药期间应定期监测：a.周围血象；b.血清氨基转移酶、碱性磷酸酶和血胆红素等；c.尿常规及血尿素氮和肌酐；d.肾功能减退者需要监测血药浓度，最高不宜超过80mg/L，以40～60mg/L为宜，血药浓度过高（＞100mg/L）者，易发生血液系统、肝脏等不良反应。⑥单用本品在短期内真菌易对本品产生耐药性，因此宜联合用药。

用法与用量

（1）成人　口服一日按体质量0.1～0.15g/kg，分4次服。静脉给药剂量同口服，一日剂量分2～3次静脉滴注。

（2）儿童　英国国家处方集（儿童版）（BNFC 2010—2011版）推荐如下。

①新生儿：50mg/kg，每12h一次。

②婴儿或儿童：50mg/kg，每6h一次；对于极其敏感真菌，25～37.5mg/kg，每6h一次。治疗一般不超过7天，对于隐球菌脑膜炎疗程，至少4个月。

③肾功能不全：a.轻度，常规剂量，每12h一次；b.中度，常规剂量，每24h一次；c.重度，常规剂量，每24～48h一次。

④肝功能不全：不需减少剂量。

卡泊芬净 Caspofungin

适应证　①对其他药物治疗无效或不能耐受的侵袭性曲霉菌病。②念珠菌所致的食管炎、菌血症、腹腔内脓肿、腹膜炎及胸膜腔感染。

药动学　随着静脉应用本品剂量的加大（从5mg到100mg），健康人的血药浓度亦成比例地增加。单剂静脉滴注本品7mg后1h，滴注结束时即刻血药峰浓度为12.04mg/L。24h后的血药浓度为1.42mg/L，$AUC_{0\sim24}$为118.45mg·h/L。血浆清除率为9.85mL/min，主要受分布影响，受排泄及生物转化的影响较小。本品$t_{1/2\beta}$为9～11h，$t_{1/2\gamma}$为40～50h。首日70mg，继以每日50mg，每日1次，静脉滴注共14天，第1天$AUC_{0\sim24}$为97.63mg·h/L，第14天为100.47mg·h/L。第1天静滴结束后血药浓度为12.09mg/L，第14天为9.94mg/L。多剂静脉应用本品每日15～70mg连用2周或每日70mg连用3周，发现有中度的药物累积现象（AUC_{24h}增加25%～50%）。卡泊芬净的血浆蛋白结合率可高达97%。肝、肾和大肠的AUC_{24h}组织-血浆比分别为16、2.9和2。小肠、肺和脾的药物浓度与血浆相似，而心、脑和大腿的浓度低于血药浓度。健康成人静脉应用本品70mg，本品也有自发的化学降解过程。本品消除半衰期为9～10h。本品血浆总清除率为0.72L/h。本品主要在肝脏经水解和*N*-乙酰化代谢，代谢速度缓慢。约35%给药量的本品及其代谢产物经粪便排泄；41%经尿液排泄，其中约1.45%以原型从尿液中排泄，表明其母药的肾清除率甚低，仅0.15mL/min；而本品的总清除率为12mL/min。65岁以上老年患者使用本品血药浓度有轻度增加，但不需调整剂量。

本品应用于轻度至终末期肾功能不全或轻度肝功能不全患者时，不需调整剂量。血液透析不能清除本品。对于中度肝功能不全患者，应适当减少剂量。

药物相互作用 ①本品可致他克莫司血药浓度减低。两者合用时应监测他克莫司的血药浓度，并调整他克莫司的剂量。②环孢素可使本品的AUC增加但本品不影响环孢素的血药浓度。两者合用时可发生血清氨基转移酶水平升高，故应避免两者合用。③应用利福平可使本品血药谷浓度降低30%。应用利福平的患者，应予以本品每日70mg。合用依非韦伦、奈韦拉平、苯妥英、地塞米松或卡马西平等药酶诱导药可使本品血药浓度降低。应用上述药物的患者，应予以本品每日70mg。

不良反应 ①常见发热、头痛、腹痛、疼痛、恶心、腹泻、呕吐、AST、ALT升高、贫血、静脉炎/血栓性静脉炎。静脉输注并发症、皮肤皮疹、瘙痒等。②实验室检查异常：低白蛋白、低钾、低镁、白细胞减少、嗜酸性粒细胞增多、血小板减少、中性白细胞减少、尿中红细胞增多、部分凝血激酶时间延长、血清总蛋白降低、尿蛋白增多、凝血酶原时间延长、低钠、尿中白细胞增多及低钙。

禁忌证 对本品中任何成分过敏者、哺乳期及妊娠期妇女禁用。

注意 ①与环孢素同时使用，需权衡利弊。②不推荐18岁以下的患者使用。

用法与用量 药液的配制：①不得使用任何含有右旋糖的稀释液，因为药物在含有右旋糖的稀释液中不稳定。②在无菌条件下药瓶中加入10.5mL的无菌注射用水、或含有对羟基苯甲酸甲酯和对羟基苯甲酸丙酯的无菌注射用水、或含有9g/L苯甲醇的无菌注射用水。溶解后瓶中药液的浓度将分别为7.2g/L（每瓶70mg装）或5.2g/L（每瓶50mg装）。轻轻地混合，直到获得透明的溶液。保存于25℃或以下温度的此溶液，在24h之内可以使用。③用氯化钠注射液或乳酸化的林格溶液250mL稀释供静脉滴注。如医疗上需要每日剂量为50mg或35mg，可将输注液的容积减少到100mL。溶液混浊或出现了沉淀，则不得使用。如输注液储存于2～8℃的冰箱中，必须在48h内使用。

（1）成人 ①念珠菌血流感染及其他念珠菌感染：首日负荷剂量70mg，继以每日50mg。疗程为血培养阴性后14天。中性粒细胞缺乏患者的疗程宜持续至中性粒细胞恢复正常。②食管念珠菌病：每日50mg，缓慢静脉滴注1h。③侵袭性曲霉病：首日负荷剂量70mg，继以每日50mg。疗程依据患者基础疾病的严重程度、免疫缺陷恢复情况以及患者治疗后的反应而定。④肾功能损害及轻度肝功能损害患者不需调整剂量；中度肝功能损害患者，首日负荷剂量为70mg，继以每日35mg；严重肝功能损害者无资料。

（2）儿童 3月龄～17岁患者中，需要约1h缓慢静脉滴注。对所有适应证，第一天给药70mg/m^{2}的单次负荷剂量（日实际剂量不超过70mg），之后给予50mg/m^{2}的日剂量（日实际剂量不超过70mg）。疗程可以根据适应证进行调整。如果50mg/m^{2}的日剂量无法获得满意临床反应，但是患者又能很好耐受，可以将日剂量增加到70mg/m^2（日实际剂量不超过70mg）。尽管70mg/m^{2}的日剂量能否提高药效尚缺乏证据，但是有限的安全性数据显示，日剂量提升至70mg/m^{2}仍能被很好地耐受。在儿童患者中，当本品和代谢诱导剂（如依非韦伦、奈韦拉平、地塞米松、苯妥英或卡马西平）同时使用时，本品的日剂量可调整到70mg/m^2（日实际剂量不超过70mg）。英国国家处方集（儿童版）（BNFC 2010—2011版）推荐：1～3月龄25mg/m^2，一日1次。3月龄～1岁50mg/m^2，一日1次。其余同上述介绍。

14.3 磺胺类药物

磺胺药分为口服易吸收、口服不易吸收及局部用药三类。口服易吸收者用于治疗全身各系统感染，口服不易吸收者仅作为肠道感染的治疗用药；局部用磺胺作为皮肤、黏膜感染的外用药物。

14.3.1 肠道易吸收磺胺药物

磺胺嘧啶 Sulfadiazine（Sulfadiazin，Benesulfonamid）

适应证 用于敏感细菌及其他敏感病原微生物所致的感染。①脑膜炎球菌所致的流行性脑脊髓膜炎的治疗和预防。②与甲氧苄啶合用治疗对其敏感的流感嗜血杆菌、肺炎链球菌和其他链球菌所致的中耳炎、皮肤软组织感染、急性支气管炎和肺部感染。③星形奴卡菌病。④对氯喹耐药的恶性疟疾的辅助治疗。⑤沙眼衣原体所致宫颈炎、尿道炎和新生儿包涵体结膜炎。⑥与乙胺嘧啶联合用药治疗鼠弓形虫引起的弓形虫病。

药动学 口服易吸收，约吸收给药量的70%以上，但吸收较缓慢。达峰时间为3～6h，单次口服2g后，峰浓度为30～60mg/L。血浆蛋白结合率为38%～48%。在体内分布与磺胺异噁唑相仿，可透过血脑屏障。脑膜无炎症时脑脊液中药物浓度为血药浓度的50%；脑膜有炎症时，脑脊液中药物浓度可达血药浓度的50%～80%。给药后48～72h内，以原型药物自尿中排出给药量的60%～85%。药物在尿中溶解度低，易发生结晶尿。消除半衰期在肾功能正常者约为10h，肾功能衰竭者可达34h。腹膜透析不能排出本品，血液透析仅中等度清除该药。

药物相互作用 ①与口服抗凝药、口服降糖药、甲氨蝶呤、苯妥英钠和硫喷妥钠同用时，上述药物需调整剂量，因本品可取代这些药物的蛋白结合部位，或抑制其代谢，以致药物作用时间延长或毒性发生。②与骨髓抑制药同用时可能增强此类药物潜在的毒副作用。如有指征需两类药物同用时，应严密观察可能发生的不良反应。③与避孕药（口服含雌激素者）长时间合用可导致避孕的可靠性减小，并增加经期外出血的机会。④与溶栓药合用时可能增大其潜在的毒性作用。⑤肝毒性药物合用时可能引起肝毒性发生率的增高。对此类患者尤其是用药时间较长及以往有肝病史者应进行严密的监测。⑥接受本品治疗者对维生素K的需要量增加。⑦与酸性药物如维生素C等药物同用时易导致结晶尿、血尿。⑧磺胺嘧啶与甲氧苄啶合用可产生协同作用。⑨与口服降糖药同用可增加降血糖作用。⑩因本品有可能干扰青霉素类药物的杀菌作用，最好避免与此类药物同时应用。

不良反应 ①过敏反应较为常见，可表现为药疹，严重者可发生渗出性多形红斑、剥脱性皮炎和大疱表皮松解萎缩性皮炎等，也有表现为光敏反应、药物热、关节及肌肉疼痛、发热等血清病样反应。②中性粒细胞减少或缺乏症、血小板减少症及再生障碍性贫血。患者可表现为咽痛、发热、苍白和出血倾向。③溶血性贫血及血红蛋白尿。缺乏葡萄糖-6-磷酸脱氢酶患者应用磺胺药后易发生，在新生儿和小儿中较成人为多见。④高胆红素血症和新生儿核黄疸：由于磺胺药与胆红素竞争蛋白结合部位。可致游离胆红素增高。新生儿肝功能不完善，故较易发生高胆红素血症和新生儿黄疸，偶可发生核黄疸。⑤肝脏损害：可发生黄疸、肝功能减退，严重者可发生急性重型肝炎。⑥肾脏损害：可发生结晶尿、血尿和管型尿。偶有患者发生间质性肾炎或肾小管坏死等严重不良反应。⑦恶心、呕吐、食欲减退、腹泻、头痛、乏力等，一般症状轻微，不影响继续用药。偶有患者发生艰难梭菌肠炎，此时需停药。⑧甲状腺肿大及功能减退偶有发生。⑨中枢神经系统不良反应偶可发生，表现为精神错乱、定向力障碍、幻觉、欣快感或抑郁感。

禁忌证 对磺胺类药过敏者、孕妇、哺乳期妇女、2个月以下小儿和肝肾功能不良者禁用。

注意

（1）缺乏葡萄糖-6-磷酸脱氢酶、血卟啉病、失水、休克和老年患者慎用。

（2）对一种磺胺药呈现过敏的患者对其他磺胺药也可能过敏。

（3）对呋塞米、砜类、噻嗪类利尿药、磺酰脲类、碳酸酐酶抑制药呈现过敏的患者，对磺胺药亦可能过敏。

（4）应饮用足量水分，使成人一日尿量维持在1200mL以上。如疗程长、剂量大时除多饮水外宜同服碳酸氢钠。

（5）治疗中需注意检查：①全血象检查，对接受较长疗程的患者尤为重要。②治疗中定期尿液检查（每2～3日查尿常规一次）以发现长疗程或高剂量治疗时可能发生的结晶尿。③肝、肾功能检查。

（6）严重感染者应测定血药浓度，对大多数感染性疾患游离磺胺浓度达到50～150mg/L（严重感染120～150mg/L）可有效。总磺胺血浓度不应超过200mg/L，如超过此浓度，不良反应发生率增高。

（7）本品在尿中溶解度低，易出现结晶尿，不推荐用于尿路感染。

（8）不可任意加大剂量、增加用药次数或延长疗程，以防蓄积中毒。

（9）本品能抑制大肠埃希菌的生长，妨碍B族维生素的肠内合成，使用1周以上者应同时给予B族维生素预防。

（10）注射液仅供重患者应用，病情改善后应尽早改为口服给药。不宜皮下或鞘内注射给药。

用法与用量

（1）成人 ①口服：用于一般感染。一次1g，一日2次，首次剂量加倍。②缓慢静脉注射或静脉滴注：用于严重感染，如流行性脑脊髓膜炎。首剂50mg/kg，继以一日100mg/kg，分3～4次静脉滴注或缓慢静脉注射。药液配制：以注射用水或9g/L氯化钠注射液稀释成50g/L的溶液，缓慢静脉注射；静脉滴注浓度约为10g/L。

（2）儿童 ①口服：用于一般感染。2月以上婴儿和小儿按体质量25～30mg/kg，一日2次，首次剂量加倍（总量不超过2g）。②静脉滴注：轻中度感染一日50～75mg/kg，一日2次。重度感染一日100～150mg/kg，分3～4次滴注。药液配制同上述成人。

磺胺甲噁唑 Sulfamethoxazole（Sulfamethoxazole，Benzeneslfonamide，SMZ）

适应证 用于敏感细菌及其他敏感病原微生物所致的下列感染：①敏感细菌所致的

急性单纯性尿路感染。②与甲氧苄啶合用可治疗对其敏感的流感嗜血杆菌、肺炎链球菌和其他链球菌所致的中耳炎。③星形诺卡菌病。④对氯喹耐药的恶性疟疾治疗的辅助用药。⑤与乙胺嘧啶联合用药治疗鼠弓形虫引起的弓形虫病。⑥治疗沙眼衣原体所致宫颈炎和尿道炎和新生儿包涵体结膜炎的次选药物。⑦治疗杜克雷嗜血杆菌所致软下疳的次选药物。⑧敏感脑膜炎奈瑟菌所致的流行性脑脊髓膜炎流行时的预防。

药动学 口服易吸收，吸收给药量的90%以上，但吸收较缓慢，达峰时间为2～4h。单次口服2g后峰浓度，可达80～100mg/L。吸收后广泛分布于全身组织和体液中，后者包括胸膜液、腹膜液、滑膜液和房水等。本品易透过血脑屏障在脑脊液中达到治疗浓度，脑膜无炎症时，可达同时期血药浓度的55.6%；本品也易进入胎儿血液循环。本品的分布容积为0.15L/kg。血浆蛋白结合率60%～70%，其乙酰化代谢物的蛋白结合率较母药为高。由于磺胺类药物与胆红素竞争血浆蛋白的结合，可使血中游离胆红素增高，有引起早产儿、新生儿发生胆红素脑病的可能。严重肾功能损害者本品的血浆蛋白结合率可降低。本品主要在肝内代谢为无抗菌活性的乙酰化物，具毒性作用，血中乙酰化率为20%～40%。肾功能不全者应用本品后由于药物经肾排出缓慢，乙酰化作用增强，乙酰化代谢产物生成增多，毒性作用亦增高。肝功能不全者代谢作用减弱。部分药物在肝内与葡糖醛酸结合形成无活性的代谢物，自尿中排出。本品主要自肾小球滤过排泄，部分游离药物还可经肾小管重吸收，尿中药物排泄量与尿pH有关，在碱性尿中排泄增多。给药后24h内自尿中以原型排出给药量的20%～40%。腹膜透析不能排出本品，血液透析仅中等度清除该药。本品少量自粪便、乳汁、胆汁中排出。肾功能正常者半衰期为6～12h，肾衰竭者增至20～50h。

药物相互作用 ①与碱化尿液的药物合用，可增强磺胺药在碱性尿中的溶解度，促进药物排泄。②对氨基苯甲酸及其衍生物（如普鲁卡因）可取代细菌摄取磺胺药，因而拮抗磺胺药的抑菌作用，故两者不宜合用。③与口服抗凝药、口服降糖药、甲氨蝶呤、苯妥英钠和硫喷妥钠等药物合用时，磺胺药可置换这些药物与血浆蛋白结合，或抑制其代谢，使上述药物的作用增强甚至产生毒性反应，因此需调整其剂量。④磺胺药与骨髓抑制药同用时，可能增强此类药物对造血系统的不良反应。如有指征需两类药物合用时，应严密观察可能发生的毒性反应。⑤口服含雌激素避孕药者如同时长时间服用磺胺药可导致避孕的失败，并增加经期外出血的机会。⑥溶栓药物与磺胺药合用时，可增加前者潜在的毒性作用。⑦具有肝毒性药物与磺胺药同时应用，可能引起肝毒性发生率的增高。故应监测肝功能。⑧光敏药物与磺胺药同时应用，可能增加光敏反应的发生风险。⑨接受磺胺药治疗者，维生素K的需要量增加。⑩乌洛托品在酸性尿中可分解产生甲醛，后者可与磺胺形成不溶性沉淀物，使发生结晶尿的危险性增加，因此两药不宜同时应用。⑪磺胺药可取代保泰松的血浆蛋白结合部位，当两者合用时可增强保泰松的作用。⑫磺吡酮与磺胺类药物合用时可减少后者自肾小管的分泌，使其血药浓度升高而持久，并可发生毒性反应，因此合用期间需调整磺胺药剂量。当磺吡酮疗程较长时，对磺胺药的血药浓度宜进行监测。

不良反应 ①过敏反应较为常见，可表现为药疹，严重者可发生渗出性多形红斑、剥脱性皮炎和大疱表皮松解萎缩性皮炎等；也有表现为光敏反应、药物热、关节及肌肉疼痛、发热等血清病样反应。②中性粒细胞减少或缺乏症、血小板减少症及再生障碍性贫血。患者可表现为咽痛、发热、苍白和出血倾向。③溶血性贫血及血红蛋白尿。缺乏葡萄糖-6-磷酸脱氢酶患者应用磺胺药后易发生，在新生儿和小儿中较成人为多见。④高胆红素血症和新生儿核黄疸。由于磺胺药与胆红素竞争蛋白结合部位。可致游离胆红素增高。新生儿肝功能不完善，故较易发生高胆红素血症和新生儿黄疸，偶可发生核黄疸。⑤可发生黄疸、肝功能减退，严重者可发生急性重型肝炎。⑥由于本品在尿中溶解度较高（游离型和乙酰化物），故结晶尿与血尿少见。偶有患者发生间质性肾炎或肾小管坏死等严重不良反应。⑦恶心、呕吐、胃纳减退、腹泻、头痛、乏力等，一般症状轻微，不影响继续用药。偶有患者发生艰难梭菌肠炎，此时需停药。⑧甲状腺肿大及功能减退偶有发生。⑨中枢神经系统毒性反应偶可发生，表现为精神错乱、定向力障碍、幻觉、欣快感或抑郁感。一旦出现均需立即停药。

禁忌证 对磺胺类药过敏者、巨幼细胞贫血患者、孕妇、哺乳期妇女、小于2个月的婴儿和重度肝肾功能损害者禁用。

注意

（1）交叉过敏反应 对一种磺胺药过敏对其他磺胺药也可能过敏。

（2）肝脏损害 可发生黄疸、肝功能减退，严重者可发生急性重型肝炎。故有肝功能损害患者宜避免磺胺的全身应用。

（3）肾脏损害 如应用本品疗程长，剂量大宜同服碳酸氢钠并多饮水，以防止此不良反应。失水、休克和老年患者应用本品易致肾损害，应慎用或避免应用本品。肾功能减退患者不宜应用本品。

（4）对呋塞米、砜类、噻嗪类利尿药、磺脲类、碳酸酐酶抑制药呈现过敏的患者，对磺胺药亦可过敏。

（5）下列情况应慎用 缺乏G-6-PD、血卟啉病患者。

（6）治疗中需注意检查 ①全血象检查，对接受较长疗程的患者尤为重要。②治疗中定期尿液检查。③肝、肾功能检查。

用法与用量

（1）成人 治疗一般感染，首剂2g，以后每日2g，分2次服用；较重患者，每日2g，分2次静脉滴注。

（2）儿童 治疗2个月以上婴儿及儿童的一般感染，首剂按体质量50～60mg/kg（总量不超过2g），以后每日按体质量50～60mg/kg，分2次服用。

复方磺胺甲噁唑 Compound Sulfamethoxazole

适应证 本品由磺胺甲噁唑（SMZ）与甲氧苄啶（TMP）组成，联用有协同抑菌或杀菌作用。适用于：①由敏感的流感嗜血杆菌或肺炎链球菌所致成人慢性支气管炎急性细菌感染。②由敏感流感嗜血杆菌或肺炎链球菌所致儿童急性中耳炎。③由大肠埃希菌、克雷伯菌属、肠杆菌属、奇异变形杆菌、普通变形杆菌和摩氏摩根菌敏感菌株所致细菌性尿路感染。④由产肠毒素大肠埃希菌和志贺菌属所致腹泻。⑤由福氏或宋氏志贺菌敏感菌株所致肠道感染。⑥治疗肺孢菌病，该药系首选药，喷他脒为替代选用药。

⑦肺孢菌病的预防，用于免疫缺陷者肺孢菌病发病危险性增长时，患有肺孢菌病至少有一次发作史的患者；或HIV成人感染者，其CD_4淋巴细胞计数≤200/mm^3或少于总淋巴细胞数的20%。⑧卡菌病。⑨也可用于洋葱伯克霍尔特菌、嗜麦芽窄食单胞菌及耶尔森结肠炎等。⑩可作为单核细胞增多性李斯特菌感染的可选药物。

下列情况不宜应用本品：①中耳炎的预防。② A组溶血性链球菌扁桃体炎和咽炎，因不易清除细菌。

药动学 分别参阅磺胺甲噁唑及甲氧苄啶。当应用复合制剂时，此二药的血药浓度比例为1：20，尿药浓度差异较大（自1：1至1：5），24h内SMZ及TMP分别约有给药量的50%自尿中排泄。

不良反应 参阅磺胺甲噁唑及甲氧苄啶。本品偶可致过敏性休克。老年人使用本品时较易发生严重的皮肤过敏反应及血液系统异常，同时应用利尿药者更易发生。

禁忌证 参阅磺胺甲噁唑及甲氧苄啶。

注意 ①注射剂临用前以本品每支5mL溶于50g/L葡萄糖注射液75～125mL中供静脉滴注，滴注时间在60～90min以上。②成人复方制剂（片剂）SMZ 100mg＋TMP 80mg；小儿复方制剂为SMZ 100mg＋TMP 20mg。

用法与用量

（1）成人 ①治疗细菌性感染，每次甲氧苄啶160mg，磺胺甲噁唑800mg，每12h服用1次。②治疗肺孢菌病，每次甲氧苄啶160mg，磺胺甲噁唑800mg，每8h给药1次×21日；21日后，艾滋病患者长期抑制治疗，起始剂量：甲氧苄啶160mg，磺胺甲噁唑800mg，每周服3次。

（2）儿童 ①治疗细菌性感染，2个月以上体质量4kg以下的婴幼儿，按体质量口服SMZ 20～30mg/kg及TMP 4～6mg/kg，每12h给药一次；体质量≥40kg的儿童剂量同成人。②治疗肺孢菌病，按体质量每次口服SMZ 18.75～25mg/kg，及TMP 3.75～5mg/kg，每8h给药1次×21日。③卡氏肺孢菌肺炎，一日50mg/kg（以SMZ计算），分2～4次，疗程2～3周。

磺胺异噁唑 Sulfafurazole（SIZ）

适应证 本品为短效磺胺药。对甲氧西林敏感金黄色葡萄球菌、化脓性链球菌、肺炎链球菌、大肠埃希菌、克雷伯菌属、沙门菌属、志贺菌属等肠杆菌科细菌、淋病奈瑟菌、脑膜炎奈瑟菌、流感嗜血杆菌具有抗菌作用。但近年来细菌对本品的耐药性极高，尤其是链球菌属、奈瑟菌属以及肠杆菌科细菌。磺胺异噁唑主要用于敏感菌所致的尿路感染及肠道感染，亦可用于流行性脑脊髓膜炎。

药动学 口服吸收快，2h达血药峰浓度。服用相同剂量后，SIZ的血药峰浓度比磺胺嘧啶高1倍，血浆蛋白结合率为86%，半衰期为8h。

药物相互作用、不良反应、注意 参见磺胺甲噁唑。

禁忌证 对本品和其他磺胺药过敏者禁用。

用法与用量

（1）成人 口服，首剂2g，以后每次1g，每日4次。

（2）儿童　口服，2个月以上儿童，每日50～100mg/kg，分4次口服，首剂加倍。

14.3.2 肠道难吸收磺胺药

这类磺胺药在肠道内不易吸收，可抑制肠道内敏感细菌的生长繁殖。适用于菌痢、肠炎及手术前肠道准备。长期使用这类药物时，由于肠道正常菌群的生长被抑制，维生素K的生物合成减少，体内凝血酶原合成减少，凝血时间延长，应适当补充维生素K。如同时应用抗凝药，应注意调整后者的用量。

柳氮磺吡啶 Sulfasalazine

适应证　用于轻、中、重度溃疡性结肠炎及缓解期维持治疗，活动期克罗恩病，特别是累及结肠的患者。

药动学　①口服后少部分在胃肠道吸收，通过胆汁可重新进入肠道（肝肠循环），未被吸收的部分被回肠末段和结肠的细菌分解为5-氨基水杨酸与磺胺吡啶，残留部分自粪便排出。5-氨基水杨酸几乎不被吸收，大部分以原型自粪便排出，但5-氨基水杨酸的*N*-乙酰衍生物可见于尿内。磺胺吡啶可被吸收并排泄，尿中可测知其乙酰化代谢产物。磺胺吡啶及其代谢产物也可出现于母乳中。②栓剂：本品进入肠道经肠道细菌分解为5-氨基水杨酸和磺胺吡啶，残留部分自粪便排出。5-氨基水杨酸几乎不被吸收，大部分以原型自粪便排出，磺胺吡啶可被吸收入血，最后自尿排出。

药物相互作用　①与尿碱化药合用可增强磺胺药在碱性尿中的溶解度，使排泄增多。②对氨基苯甲酸可代替本品被细菌摄取，对本品的抑菌作用发生拮抗，因而两者不宜合用。③下列药物与本品合用时，后者可取代这些药物的蛋白结合部位，或抑制其代谢，以致药物作用时间延长或毒性发生，因此当这些药物与本品合用，或在应用本品之后使用时需调整其剂量。此类药物包括口服抗凝药、口服降糖药、甲氨蝶呤、苯妥英钠和硫喷妥钠。④骨髓抑制药与本品合用时可能增强此类药物对造血系统的不良反应。如有指征需两类药物合用时，应严密观察可能发生的毒性反应。⑤避孕药（雌激素类）长时间与本品合用可导致避孕的可靠性减少，并增加经期外出血的机会。⑥溶栓药物与本品合用时，可能增大其潜在的毒性作用。⑦肝毒性药物与本品合用，可能引起肝毒性发生率的增加。对此类患者尤其是用药时间较长及以往有肝病史者应监测肝功能。⑧光敏药物与本品合用可能发生光敏的相加作用。⑨接受本品治疗者对维生素K的需要量增加。⑩乌洛托品在酸性尿中可分解产生甲醛，后者可与本品形成不溶性沉淀物。使发生结晶尿的危险性增加，因此不宜两药合用。⑪本品可取代保泰松的血浆蛋白结合部位，当两者合用时可增强保泰松的作用。⑫磺吡酮与本品同用时可减少后者自肾小管的分泌，其血药浓度升高且持久，从而产生毒性，因此在应用磺吡酮期间或在应用其治疗后可能需要调整本品的剂量。当磺吡酮疗程较长时，对本品的血药浓度宜进行监测，有助于剂量的调整，保证安全用药。⑬与洋地黄类或叶酸合用时，后者吸收减少，血药浓度降低，因此须随时观察洋地黄类的作用和疗效。⑭与丙磺舒合用，会降低肾小管磺胺排泌量，致本品的血药浓度上升，作用延长，容易中毒。⑮与新霉素合用，新霉素抑制肠道菌群，影响本品在肠道内分解，使作用降低。

不良反应　常见恶心、厌食、体温升高、红斑、瘙痒、头痛、心悸。少见且与剂量有关的不良反应有红细胞异常（如溶血性贫血、巨幼细胞贫血）、发绀、胃痛及腹痛、头晕、耳鸣、蛋白尿、血尿、皮肤黄染。可能与剂量无关的不良反应有骨髓抑制如伴有白细胞减少、粒细胞减少、血小板减少、肝炎、胰腺炎、周围神经病变、无菌性脑膜炎、出疹、荨麻疹、多形性红斑、剥脱性皮炎、表皮坏死溶解综合征、光敏感性、肺部并发症（纤维性肺泡炎伴有呼吸困难、咳嗽、发热、嗜酸性粒细胞增多症）、眶周水肿、血清病、红斑狼疮样综合征、肾病综合征；曾报道使用柳氮磺吡啶治疗的男性出现精液缺乏性不育，停止用药可逆转此反应。

禁忌证 ①对磺胺类药物过敏者。②孕妇、哺乳期妇女。③ 2岁以下小儿。

注意

（1）缺乏葡萄糖磷酸脱氢酶，肝功能、肾功能损害患者，血卟啉病，血小板、粒细胞减少，血紫质症，肠道或尿路阻塞患者应慎用。

（2）应用磺胺药期间多饮水，保持高尿流量，以防结晶尿的发生，必要时亦可服碱化尿液的药物。如应用本品疗程长，剂量大时宜同服碳酸氢钠并多饮水，以防止此不良反应。治疗中至少每周检查尿常规2～3次，如发现结晶尿或血尿时给予碳酸氢钠及饮用大量水，直至结晶尿和血尿消失。失水、休克和老年患者应用时易致肾损害，应慎用或避免应用本品。

（3）对呋塞米、砜类、噻嗪类利尿药、磺脲类、碳酸酐酶抑制药及其他磺胺类药物呈现过敏的患者，对本品亦会过敏。

（4）治疗中需注意检查以下几项 ①全血象检查，对接受较长疗程的患者尤为重要；②直肠镜与乙状结肠镜检查，观察用药效果及调整剂量；③治疗中定期尿液检查（每2～3日查尿常规1次）以发现长疗程或高剂量治疗时可能发生的结晶尿；④肝、肾功能检查；⑤遇有胃肠道刺激症状，除强调餐后服药外，也可分成小量多次服用，甚至每小时1次，使症状减轻；⑥根据患者的反应与耐药性，随时调整剂量，部分患者可采用间歇治疗（用药2周，停药1周）⑦腹泻症状无改善时，可加大剂量；⑧夜间停药间隔不得超过8h；⑨肾功能损害者应减小剂量。

（5）儿童用药 由于磺胺药可与胆红素竞争在血浆蛋白上的结合部位，而新生儿的乙酰转移酶系统未发育完善，磺胺游离血浓度增高，以致增加了核黄疸发生的危险性，因此该类药物在新生儿及2岁以下小儿应禁用。

（6）老年患者 应用磺胺药发生严重不良反应的机会增加。如严重皮疹、骨髓抑制和血小板减少等是老年人严重不良反应中常见者。因此老年患者宜避免应用，确有指征时需权衡利弊后决定。

用法与用量

（1）成人 用于炎症性肠病（主要为溃疡性结肠炎）。

①口服：a.一日3～4g，分次口服，用药间隔应不超过8h为宜；为防止消化道不耐受，初始以一日1～2g的小剂量开始，如果每日超过4g，应警惕毒性增加。b.严重发作时，一次1～2g，一日3～4次，可与糖皮质激素合用，组成强化治疗方案。c.轻度及中度发作时，一次1g，一日3～4次。d.缓解期，建议给予维持剂量以防症状重现，一般一日2～3次，一次1g。

②直肠给药：0.5～1g栓剂，一日1～2次塞肛。

（2）儿童　用于溃疡性结肠炎、克罗恩病。

①口服：a.活动期，2～12岁一次10～15mg/kg（最大量1g），一日4～6次，直至缓解；12～18岁一次1～1.5g，一日4次，直至缓解。b.缓解期，2～12岁一次5～7.5mg/kg（最大量500mg），一日4次；12～18岁一次0.5～1g，一日4次。

②直肠给药：5～8岁一次500mg，一日2次；8～12岁早上500mg，晚上1g；12～18岁一次1g，一日2次。

14.3.3 外用磺胺药

磺胺嘧啶银 Sulfadiazine Silver

适应证　用于预防和治疗小面积、轻度烧烫伤所继发的创面感染。

药动学　当本品与创面渗出液接触时缓慢代谢，部分药物可自局部吸收入血，吸收量低于给药量的1/10，磺胺嘧啶血药浓度可达10～20mg/L，当创面广泛、用药量大时，吸收量增加，血药浓度可更高。一般情况下本品中银的吸收量不超过其含量的1%。本品对坏死组织的穿透性较差。

不良反应　外用后有轻度刺激性，偶可有短暂性疼痛。药物经局部吸收后偶可发生磺胺嘧啶银全身用药所致的各种不良反应，如过敏反应，出现皮疹、自觉瘙痒；长期使用时可有银中毒。

禁忌证　磺胺类药及银盐过敏者；妊娠、哺乳期妇女；＜2个月的婴儿；严重肝、肾功能不全者均禁用。

注意　对其他磺胺药或相似结构药物如磺酰脲类、砜类药物可有交叉过敏；缺乏葡萄糖-6-磷酸脱氢酶（G-6-PD）者慎用；老年患者、休克、失水、血卟啉病、艾滋病患者慎用；用药前应做肝、肾功能检查；长疗程用药者应定期检查血、尿常规。

用法与用量　外用。以乳膏或软膏直接涂于创面，涂药厚度约为1.5mm，或将软膏制成油纱布敷用，每1～2日换药1次，一日最多外涂30g。

磺胺嘧啶锌 Sulfadiazine Zinc

适应证　本品适用于预防及治疗2、3度烧伤继发创面感染，包括对该药呈现敏感的肠杆菌科细菌、铜绿假单胞菌、金黄色葡萄球菌、肠球菌属及念珠菌等真菌所致感染。

不良反应　应用本品后部分患者可引起接触性皮炎。本品自局部吸收后偶可发生与磺胺药全身应用时相同的各种不良反应，包括：①过敏反应。②中性粒细胞减少或缺乏症、血小板减少症及再生障碍性贫血。③溶血性贫血及血红蛋白尿。④高胆红素血症和新生儿核黄疸。⑤肝、肾功能损害。⑥恶心、呕吐、食欲缺乏、腹泻、头痛、乏力等。

禁忌证　①对磺胺类药物过敏者。②妊娠、哺乳期妇女。③ 2个月以下婴儿。④肝、肾功能不良者。

注意　本品可自局部部分吸收，其注意事项同磺胺药全身应用。

（1）下列情况应慎用　缺乏葡萄糖-6-磷酸脱氢酶、血卟啉病、失水、休克和老年患者。

（2）交叉过敏反应　对一种磺胺药呈现过敏的患者对其他磺胺药亦可能过敏。

（3）对呋塞米、砜类、噻嗪类利尿药、磺脲类、碳酸酐酶抑制药呈现过敏的患者，对磺胺药亦可过敏。

（4）应用本品期间多饮水，保持高尿流量，以防结晶尿的发生，必要时亦可服药碱化尿液。

（5）治疗中需注意检查　①全血血常规，对接受较长疗程的患者尤为重要；②定期尿液检查以发现长疗程或高剂量治疗时可能发生的结晶尿；③肝、肾功能。

用法与用量　用消毒溶液清洁创面后，将软膏或调成糊状的药粉直接涂于创面，然后用无菌纱布覆盖包扎；或将软膏或调成糊状的药粉涂于无菌纱布上，贴于创面，再覆盖无菌纱布包扎；也可直接将药粉撒布于创面上；或将涂有软膏的无菌纱布直接放入脓腔引流脓液，软膏用量随创面的大小及感染情况而定，一日用量不超过500g（软膏）。

14.4 硝基呋喃类、喹诺酮类及其他抗菌药物

14.4.1 硝基呋喃类抗菌药物

硝基呋喃类药物属广谱抗菌药，细菌对之不易产生耐药性，口服吸收差，血药浓度低，本类药物包括呋喃妥因、呋喃唑酮、呋喃西林。呋喃妥因主要用于敏感菌所致的急性单纯性膀胱炎的治疗以及反复发作性尿路感染的预防，呋喃唑酮主要用于肠道感染、贾第鞭毛虫、阴道滴虫的治疗。呋喃西林目前仅作外用。

呋喃妥因 Nitrofurantoin

适应证　①敏感的大肠埃希菌、肠球菌属、葡萄球菌属以及克雷伯菌属、肠杆菌属等细菌所致的急性单纯性下尿路感染。②预防尿路感染。

药动学　本品在小肠内吸收快而完全，达峰时间为1～2h，生物利用度空腹时为87%、进食时为94%。单剂口服100mg后，峰浓度仅为0.72mg/L。由于迅速排泄，血和组织中药物浓度甚低，达不到有效浓度。尿中药物浓度高，肾功能正常者为50～200mg/L。本品可透过胎盘、羊水和脐带血中的药物浓度低于母体血药浓度。血浆蛋白结合率为60%。部分药物在体内被各种组织（包括肝脏）迅速代谢灭活。半衰期为0.3～1h。肾小球滤过为主要排泄途径，少量自肾小管分泌和重吸收。30%～40%迅速以原型经尿排出，部分药物亦可经胆汁排泄。透析可清除本品。肾功能不全者、新生儿和婴儿的药物排泄率低，易产生严重毒性反应。

药物相互作用　①含三硅酸镁的抗酸药可使本品的吸收速度降低、吸收量减少，其机制可能为本品可吸附在三硅酸镁表面。②丙磺舒和磺吡酮等药物可抑制呋喃妥因经肾小管分泌，导致后者的血药浓度增高、毒性增强。③在体外与喹诺酮类的抗菌作用相拮抗，其临床意义不明。④与肝毒性药物合用，有增加肝毒性的可能。与氟康唑合用，肝毒性和肺毒性增加。⑤与叶酸合用，可降低叶酸的吸收，使叶酸的血药浓度下降。

不良反应　①常见恶心、呕吐、食欲减退和腹泻。②少见皮疹、药物热、粒细胞减

少、肝炎等变态反应，有葡萄糖-6-磷酸脱氢酶缺乏者尚可发生溶血性贫血。③偶见头痛、头晕、嗜睡、肌痛、眼球震颤等神经系统不良反应，多属可逆，严重者可发生周围神经炎，原有肾功能减退或长期服用本品的患者易于发生；另外，偶见发热、咳嗽、胸痛、肺部浸润和嗜酸性粒细胞增多等急性肺炎表现，停药后可迅速消失，重症患者采用皮质激素可能减轻症状，长期服用6个月以上的患者，偶可引起间质性肺炎或肺纤维化，应及早停药并采取相应治疗措施。

禁忌证 新生儿、孕妇、哺乳期间妇女、肾功能减退及对硝基呋喃类药过敏者。

注意 ①宜与食物同服，以减少对胃肠道的刺激。②疗程至少7日或继续用药至尿液中细菌清除3日以上。③长期应用6个月以上者，可能发生弥漫性间质性肺炎或肺纤维化。因此将长期预防应用需权衡利弊。④葡萄糖-6-磷酸脱氢酶缺乏症、周围神经病变、肺部疾病患者慎用。⑤老年患者应慎用，并宜根据肾功能调整给药剂量。

用法与用量

（1）成人 ①口服：一次50～100mg，一日3～4次。单纯性下尿路感染用低剂量。预防尿路感染反复发作，一日50～100mg，睡前服。②直肠给药：一次100mg，一日1～2次。预防尿路感染反复发作，一日100～200mg。

（2）儿童 ①急性非复杂性尿路感染：3个月～12岁一次750μg/kg，一日4次，疗程3～7日；12～18岁一次50mg，一日4次，疗程3～7日；严重的慢性反复感染，剂量可增加至100mg，一日4次。②预防尿路感染反复发作：3个月～12岁一次1mg/kg，每晚睡前服用一次；12～18岁一次50～100mg，每晚睡前服用一次。

呋喃唑酮 Furazolidone

适应证 用于敏感菌所致的细菌性痢疾，肠炎、霍乱、伤寒、副伤寒、贾第鞭毛虫病、滴虫病等。与抗酸药等合用治疗幽门螺杆菌所致的消化性溃疡、胃窦炎。

药动学 本品口服吸收仅为5%，成人顿服1g，血药浓度为1.7～3.3mg/L，但肠道内药物浓度高。

药物相互作用 本品可增强左旋多巴及地西泮的作用，与三环类抗抑郁药合用可引起急性中毒性精神病，应予避免。本品与胰岛素合用可增强和延长胰岛素的降血糖作用，与麻黄碱同用可使血压升高。

不良反应 主要有恶心，呕吐、腹泻、头痛、头晕、药物热、皮疹、肛门瘙痒、哮喘、直立性低血压、低血糖、肺浸润等，偶可出现溶血性贫血、黄疸及多发性神经炎。

禁忌证 对本品过敏者、新生儿、孕妇及哺乳期妇女禁用。

注意 ①不宜用于溃疡病或支气管哮喘患者。②用药期间饮酒，可引起双硫仑样反应，表现为皮肤潮红、瘙痒、发热、头痛、恶心、腹痛、心动过速、血压升高、胸闷、烦躁等，故服药期间和停药后5日内禁止饮酒。③葡萄糖-6-磷酸脱氢酶（G-6-PD）缺乏者可致溶血性贫血。

用法与用量 口服。肠道感染疗程为5～7日，贾第鞭毛虫病疗程为7～10日。

（1）成人 一次0.1g，一日3～4次。

（2）儿童 按体质量一日5～10mg/kg，分4次服。

呋喃西林 Nitrofural

适应证 本品具有广谱抗菌活性，对革兰氏阳性菌、革兰氏阴性菌均有作用，但对假单胞菌属疗效甚微，对真菌和病毒无效。可局部用于皮肤的创伤、烧伤、溃疡和感染等疾患，还可用于皮肤移植前的表面准备。呋喃西林溶液可用于膀胱灌洗。

药物相互作用 有机物如血、脓、血清和氨基苯甲酸能抑制本品的抗菌作用。

不良反应 本品口服具有较大毒性，可导致严重不良反应，如严重周围神经病变，在葡萄糖-6-磷酸脱氢酶缺乏的患者还可导致溶血。外用可致接触性皮炎或皮肤过敏反应。

禁忌证 高血压及对本品过敏者禁用。

注意 ①发生过敏反应，应立即停止使用。②溶液含漱后吐出不得咽下。

用法与用量 表面消毒用0.01～0.1g/L水溶液，冲洗、湿敷患处，冲洗腔道或用于滴耳、滴鼻。外用配成质量分数0.2%软膏。

14.4.2 喹诺酮类抗菌药物

喹诺酮类抗菌药吡哌酸具有一定的抗革兰氏阴性菌和抗假单胞菌活性，可用于治疗尿路感染和肠道感染。这类抗菌药物具有下列共同特点：①抗菌谱广，对需氧革兰氏阳性菌、阴性菌均具良好抗菌作用，尤其对革兰氏阴性杆菌具强大抗菌活性。②体内分布广，在多数组织体液中药物浓度高于血浆浓度，可达有效抑菌或杀菌水平。③血浆半衰期较长，可减少服药次数，使用方便。④多数品种有口服及注射剂，对于重症或不能口服用药患者可先静脉给药，病情好转后改为口服进行序贯治疗。⑤不良反应大多程度较轻，患者易耐受。⑥近年来，国内临床分离菌对该类药物的耐药性明显增高，直接影响了该类药物的疗效。⑦喹诺酮类药物品种繁多，18岁以下的青少年儿童应尽量避免使用这类抗菌药（眼用制剂等除外）。因为不宜常规用于儿童，有许多国家在药品说明书中指出，临床上有些儿童在应用抗生素无效，仅对此类药物敏感，此时应权衡利弊后慎用。

诺氟沙星 Norfloxacin（Noroxin，Fulgram）

适应证 用于敏感菌所引起的呼吸道、泌尿道、胃肠道感染，如急性支气管炎、慢性支气管炎急性发作、肺炎、急慢性肾盂肾炎、膀胱炎、伤寒等。

药物相互作用 ①尿碱化剂可减少该品在尿中的溶解度，导致结晶尿和肾毒性。②与茶碱类合用可导致茶碱类的肝清除明显减少，血药浓度升高，出现茶碱中毒症状。③与环孢素合用，可使前者的血药浓度升高，必须监测环孢素血浓度，并调整剂量。④与华法林同用时可增强后者的抗凝作用，合用时应严密监测患者的凝血酶原时间。⑤丙磺舒可减少该品自肾小管分泌约50%，合用时可因该品血浓度增高而产生毒性。⑥与呋喃妥因有拮抗作用，不推荐联合应用。⑦多种维生素，或其他含铁、锌离子的制剂及含铝或镁的制酸药可减少该品的吸收，建议避免合用，不能避免时在该品服药前2h，或服药后6h服用。⑧去羟肌苷可减少该品的口服吸收，因其制剂中含铝及镁，可与喹诺酮类螯合，故不宜合用。⑨该品干扰咖啡因的代谢，从而导致咖啡因清除减少，消除半衰期延长，并可能产生中枢神经系统毒性。

不良反应

（1）胃肠道反应　较为常见，可表现为腹部不适或疼痛、腹泻、恶心或呕吐。

（2）中枢神经系统反应　可有头晕、头痛、嗜睡或失眠。

（3）过敏反应　皮疹、皮肤瘙痒、面部潮红、胸闷等，偶可发生渗出性多形性红斑及血管神经性水肿。少数患者有光敏反应。

（4）偶可发生：①癫痫发作、精神异常、烦躁不安、意识混乱、幻觉、震颤；②血尿、发热、皮疹等间质性肾炎表现；③静脉炎；④结晶尿，多见于高剂量应用时；⑤关节疼痛。

（5）少数患者可发生ALT及AST升高、血尿素氮增高及周围血象白细胞降低，多属轻度，并呈一过性。

禁忌证　对本品有过敏史者，或对喹诺酮类中任何药物有过敏史者禁用。

注意　参阅环丙沙星。①哺乳期妇女必须使用本品时应停止授乳。② 18岁以下儿科患者慎用本品。如病情需要，应完善告知。③老年患者由于肾功能下降，使用本品出现毒性反应的风险增加。④喹诺酮类包括诺氟沙星，与各年龄段肌腱炎、肌腱断裂风险的增加相关。60岁以上患者，合用甾体类药物，肾脏、心脏或肺移植等进一步增加发生的风险。出现肌腱痛、肿胀或炎症的最初体征时，应立即停用本品。⑤使用本品的患者参加体力活动或是紧张，肌腱断裂的风险增加。⑥类风湿关节炎等肌腱障碍史患者使用本品，肌腱断裂的风险增加。⑦肾功能损害患者使用本品，出现毒性反应和肌腱断裂的风险增加，应调整剂量。⑧重症肌无力患者使用本品，有加重病情的可能。⑨使用本品可发生过敏反应甚至致死。有的注意首次应用即可发生。⑩严重的脑动脉硬化、癫痫等中枢神经系统疾患，以及具有其他易患因素的患者使用本品可诱发癫痫。⑪过度暴露于阳光下的患者使用本品，有发生光毒性反应的风险。⑫葡萄糖磷酸脱氢酶缺乏症患者（包括潜在的）使用本品，溶血反应的发生风险增加。⑬低血钾患者使用本品，Q-T间期延长的发生风险增加。⑭心动过缓或急性心肌缺血的患者使用本品。Q-T间期延长的发生风险增加。

用法与用量

（1）成人

①口服：a.大肠埃希菌、肺炎克雷伯菌及奇异变形菌所致的急性单纯性下尿路感染，一次400mg，一日2次，疗程3日。b.其他病原菌所致的单纯性尿路感染，剂量同上，疗程7～10日。c.复杂性尿路感染，剂量同上，疗程10～21日。d.单纯性淋球菌性尿道炎，单次800～1200mg。e.急性及慢性前列腺炎，一次400mg，一日2次，疗程28日。f.肠道感染，一次300～400mg，一日2次，疗程5～7日。g.伤寒沙门菌感染，一日800～1200mg，分2～3次服用，疗程14～21日。

②静脉滴注：用于成人。a.以0.2g稀释于50g/L葡萄糖注射液250mL中使用，1.5～2h滴完，一日2次。b.严重病例0.4g稀释于50g/L葡萄糖注射液500mL中使用，3～4h滴完，一日2次。c.急性感染一般7～14日为1个疗程，慢性感染14～21日为1个疗程，或遵医嘱。

③阴道给药：a.栓剂：每晚临用前清洗外阴部，取栓剂一粒，置入阴道深部，一日1次，连用7日。或遵医嘱。b.膜剂：使用前先洗净外阴，将手洗净擦干，取出药膜1片

（或2片）经折叠成松软小团后，以食指和中指夹持（或中指）推入阴道深处，早、晚各1次，一次20～40mg（1～2片）。

（2）儿童 ①口服一日10～15mg/kg，分2～3次服。②静脉滴注一次4～8mg/kg，一日2次。

氧氟沙星 Ofloxacin

适应证 用于敏感菌所引起的各种感染。①泌尿生殖系统感染，包括单纯性及复杂性尿路感染、细菌性前列腺炎、淋病奈瑟菌尿道炎或宫颈炎（包括产酶株所致者）。②呼吸道感染，包括敏感革兰氏阴性杆菌所致支气管感染急性发作及肺部感染及结核分枝杆菌引起的感染。③胃肠道感染，由志贺菌属、沙门菌属、产肠毒素大肠埃希菌、亲水气单胞菌、副溶血弧菌等所致。④伤寒。⑤骨和关节感染。⑥皮肤软组织感染。⑦败血症等全身感染。⑧治疗细菌性结膜炎、角膜炎等外眼感染。

药物相互作用 参阅环丙沙星。①喹诺酮类与甲苯磺丁脲、氯磺丙脲、二甲双胍、格列齐特、格列美脲、格列吡嗪、格列喹酮、格列本脲、米格列醇、曲格列酮、阿卡波糖、胰岛素等降糖药合用，可致血糖波动，如必须合用，应加强血糖监测，调整降糖药用量。喹诺酮类停用后，也应注意调整降糖药用量。②与利多卡因、乙酰卡尼、恩卡尼、氟卡尼、托卡尼、普鲁卡因胺、普罗帕酮、胺碘酮、美西律、溴苄胺、丙吡胺、莫雷西嗪、奎尼丁、替地沙米、阿齐利特、司美利特、伊布利特、索他洛尔、氟哌利多等合用，Q-T间期延长的作用相加，出现Q-T间期延长、尖端扭转型室性心动过速、心脏停搏等心脏毒性的风险增加。③与阿洛司琼、替扎尼定等合用，由CYP1A2调节的药物代谢被抑制，该二药血药浓度上升，出现不良反应的风险增加。④在常用的喹诺酮类药物（如诺氟沙星、依诺沙星、环丙沙星等）中，氧氟沙星对茶碱类和咖啡因的代谢影响最小。⑤氧氟沙星与抗凝药之间的相互作用不明显。

不良反应 参见诺氟沙星项下。

禁忌证 对本品及喹诺酮类药过敏者的患者及哺乳期妇女、18岁以下儿童。

注意 ①每0.2g静脉滴注时间不得少于30min。②见诺氟沙星项下②～⑨。

用法与用量

（1）成人

①口服：a.常用量，一次200～400mg，一日2次。b.慢性支气管炎急性细菌感染性加重，肺炎、急性鼻窦炎，一次300～400mg，一日2次，疗程7～14日。c.急性、非复杂性尿路感染，每次200mg，每日2次，疗程3～7日；复杂性尿路感染，每次200～300mg，每日2次，疗程10～14日。d.慢性细菌性前列腺炎，每日300mg，每日2次，疗程7～14日。e.伤寒，一次300mg，一日2次，疗程10～14日。f.志贺菌感染（细菌性痢疾），每次200～300mg，每日2次，疗程5～7日。g.腹腔感染，每次300～400mg，每日2次，疗程10～14日。h.非复杂性皮肤及其附属机构感染，每次300～400mg，每日2次，疗程10日。i.急性盆腔炎，每次400mg，每日2次，疗程10～14日。j.败血症等全身感染，每次400mg，每日2次，疗程10～14日。k.骨、关节感染，每次400mg，每日2次，疗程4～6周。

②静脉滴注：常用量同口服，仅供缓慢静脉滴注，每200mg静脉滴注时间不少于30min。

③眼用：见24章765页。

（2）儿童18岁以下儿童及青少年若病情需要可使用。①口服：一日5～15mg/kg，分2～3次服。②静脉滴注：一次5～10mg/kg，一日2次。③眼用：见24章765页。

环丙沙星 Ciprofloxacin

适应证 用于敏感菌感染所引起的各种感染。①泌尿生殖系统感染，包括单纯性、复杂性尿路感染、细菌性前列腺炎、淋病奈瑟菌尿道炎或宫颈炎（包括产酶株所致者）。②呼吸道感染，包括敏感革兰氏阴性杆菌所致支气管感染急性发作及肺部感染。③胃肠道感染，由志贺菌属、沙门菌属、产肠毒素大肠埃希菌、亲水气单胞菌、副溶血弧菌等所致。④伤寒。⑤骨和关节感染。⑥皮肤软组织感染。⑦败血症等全身感染。

药物相互作用 ①能使尿液碱化的药物可减少本品在尿中的溶解度，导致结晶尿和肾毒性发生。②含铝或镁的抗酸药可减少本品口服的吸收，避免同时口服，可在服本品前2h或服本品后6h口服。③本品与咖啡因合用可减少后者的清除，半衰期延长，并可能产生中枢神经系统毒性。④丙磺舒可减少本品自肾小管分泌约50%，合用时使本品血药浓度增高，易发生毒性反应。⑤本品与茶碱类合用时由于对药物代谢酶的竞争性抑制，使茶碱类自肝清除明显减少，半衰期延长，血药浓度升高，出现恶心、呕吐、震颤、不安、激动、抽搐、心悸等不良反应，故两者合用时应监测茶碱类血药浓度和调整剂量。⑥去羟肌苷可减少本品的口服吸收，因制剂中含的铝及镁可与喹诺酮类螯合，故不宜合用。⑦本品与华法林合用可增强后者的抗凝作用。⑧与环孢素合用，可使后者的血药浓度升高，需监测环孢素血药浓度，并调整剂量。⑨非甾体抗炎药与喹诺酮类合用可能增加对中枢神经系统的刺激，增加癫痫发生的风险。⑩与甲苯磺丁脲、氯磺丙脲、二甲双胍、格列齐特、格列美脲、格列吡嗪、格列喹酮、格列本脲、米格列醇、曲格列酮、阿卡波糖、胰岛素等降糖药合用，可致血糖波动，如必须合用，应加强血糖监测，调整降糖药用量。喹诺酮类停用后，也应注意调整降糖药用量。⑪与利多卡因、乙酰卡尼、恩卡尼、托卡尼、普鲁卡因胺、普罗帕酮、胺碘酮、美西律、溴苄胺、丙吡胺、莫雷西嗪、奎尼丁、替地沙米、阿齐利特、司美利特、伊布利特、多非利特、索他洛尔等合用，Q-T间期延长的作用相加，出现Q-T间期延长、尖端扭转型室性心动过速、心脏停搏等心脏毒性的风险增加。⑫与阿洛司琼、替扎尼定等合用，由CYP1A2调节的药物的代谢被抑制，该二药血药浓度上升，出现不良反应的风险增加。⑬与辛伐他汀合用，辛伐他汀的代谢被抑制，出现肌病或横纹肌溶解的风险增加。⑭环丙沙星眼药水与吲哚美辛眼药水合用，可在眼中生成吲哚美辛-环丙沙星沉淀。

不良反应 见诺氟沙星的不良反应。

禁忌证 对环丙沙星及任何一种喹诺酮类药过敏的患者禁用。孕妇、哺乳期妇女及18岁以下者禁用。

注意 ①宜空腹服用，食物虽可延迟其吸收，但其总吸收量（生物利用度）未见减少，故也可于餐后服用，以减少胃肠道反应；服用时宜同时饮水250mL。②见诺氟沙星项下②～⑨。

用法与用量

（1）成人

①口服：a.常用量，一日0.5～1.5g，分2～3次服。b.尿路感染，急性单纯性下尿路感染一日0.5g，分2次，疗程3～7日；复杂性尿路感染一日1g，分2次，疗程7～14日。c.慢性细菌性前列腺炎，一日1g，分2次，疗程28日。d.肺炎等下呼吸道感染，一日1.0～1.5g，分2～3次，疗程7～14日。e.急性鼻窦炎，一日1.0g，分2次，疗程10日。f.皮肤及软组织感染，一日1.0～1.5g，分2～3次，疗程7～14日。g.骨、关节感染，一日1.0～1.5g，分2～3次，疗程≥4～6周。h.复杂性腹腔感染，一日1.0g，分2次，疗程7～14日。i.感染性腹泻，一日1.0g，分2次，疗程5～7日。j.伤寒，一日1.0g，分2次，疗程10日。k.预防吸入性炭疽（怀疑或证实暴露于该菌后），一日1.0g，分2次，疗程60日。

②静脉滴注：a.常用量，一次200mg，每12h静脉滴注1次，每200mg滴注时间不少于30min。b.重症感染或铜绿假单胞菌感染，剂量可增至一日800～1200mg，分2～3次静脉滴注。各种感染的疗程均同口服。c.用于中性粒细胞减少症发热患者经验治疗时，一日剂量为1200mg，每8h时给药1次，疗程7～14口。d.吸入性炭疽，一日剂量为800mg，分2次给药。

（2）儿童　①口服：一日10～20mg/kg，分2～3次服。②静脉滴注：一日5～8mg/kg，分2次。

14.4.3 其他类抗菌药物

甲氧苄啶 Trimethoprim（TMP）

适应证　用于敏感的大肠埃希菌、奇异变形杆菌、肺炎克雷伯菌和某些肠杆菌属和腐生葡萄球菌等细菌所致的急性单纯性下尿路感染初发病例。很少单独用，一般均与磺胺药，如磺胺甲噁唑或磺胺嘧啶合用。

药动学　口服吸收完全，约可吸收给药量的90%以上，达峰时间为1～4h，口服0.1g，峰浓度约为1mg/L。吸收后广泛分布至组织和体液中，在肾、肝、脾、肺、肌肉、支气管分泌物、唾液、阴道分泌物、前列腺组织及前列腺液中的药物浓度均超过血药浓度。本品可通过血脑屏障，脑膜无炎症时脑脊液中药物浓度为血药浓度的30%～50%，有炎症时可达50%～100%。TMP亦可穿过血-胎盘屏障，胎儿循环中药物浓度接近母体血药浓度。乳汁中药物浓度接近或高于血药浓度。房水中药物浓度约为同期血药浓度的1/3。表观分布容积为1.3～1.8L/kg；血浆蛋白结合率30%～46%。本品主要自肾小球滤过，肾小管分泌排出，10%～20%在肝脏代谢。给药量的50%～60%在24h内从尿排出，其中80%～90%为原型，其余为代谢物。尿药峰浓度约为200mg/L，平均尿药浓度为90～100mg/L，在酸性尿中排泄增加，碱性尿中排出减少。少量自胆汁及粪便中（约为给药量的4%）排出。半衰期为8～15h，无尿时为20～50h。

药物相互作用　①能引起骨髓抑制的药物与本品合用时发生白细胞、血小板减少的机会增多。②氨苯砜与本品合用两者血药浓度均可升高，氨苯砜血药浓度升高可致不良反应增多且加重，尤其是正铁血红蛋白性贫血症的发生。③本品不宜与抗肿瘤药、2，4-二氨基嘧啶类药物同时应用，也不宜在应用其他叶酸拮抗药期间应用本品，因为有发生骨髓再生不良或巨幼细胞贫血的可能。④利福平与本品同时应用，可使后者的清除明显增加，半衰期缩短。⑤本品与环孢素合用可增加肾毒性。⑥本品可干扰苯妥英钠的肝内代谢，延长苯妥英钠的半衰期达50%，并减少其清除率30%。⑦与普鲁卡因胺合用可减少其肾清除，致该药及其代谢物乙酰普鲁卡因胺（NAPA）的血药浓度增高。⑧本品可抑制华法林的代谢，增强其抗凝作用。

不良反应 ①由于本品对叶酸代谢的干扰可产生血液系统不良反应，可出现白细胞减少，血小板减少或高铁血红蛋白性贫血。一般白细胞及血小板轻度减少，及时停药可望恢复，也可加用叶酸。②过敏反应：可发生瘙痒、皮疹、偶可呈严重的渗出性多形红斑。③恶心、呕吐、腹泻等胃肠道反应，一般症状轻微。④偶可发生无菌性脑膜炎，有头痛、颈项强直、恶心等表现。

禁忌证 对本品过敏者、新生儿、早产儿、2个月以下婴儿、严重肝肾疾病、白细胞减少、血小板减少和紫癜等患者禁用。

注意 ①肝或肾功能损害、叶酸缺乏的巨幼细胞贫血或其他血液系统疾病患者慎用。②用药期间应定期进行周围血象检查，在疗程长、用药量大、老年、营养不良及服用抗紫癜药者易出现叶酸缺乏症，如周围血象中白细胞或血小板等已明显减少则需停用。③本品易产生耐药性，一般不单独使用。④本品可空腹服用，如有胃肠道刺激症状时也可与食物同服。⑤如因服用本品引起叶酸缺乏时，可同时服用叶酸制剂。如有骨髓抑制征象发生，应即停用本品，并给予叶酸治疗。⑥孕妇及哺乳期妇女慎用。

用法与用量

（1）成人

①口服：常用量，治疗急性非复杂性尿路感染0.1g，每12h一次，或0.2g，每日一次，每日总量不超过400mg。

②静脉滴注：一次30～100mg，一日80～200mg。

③肾功能不全：肾功能损害患者需减量应用。a.肌酐清除率 ＞30mL/min时，仍用成人常用量；b.肌酐清除率为15～30mL/min时，每12h服50mg；c.肌酐清除率＜15mL/min时不宜用本品。

（2）儿童 每日8～12mg/kg，分2次服。

磷霉素 Fosfomycin

磷霉素的口服制剂有磷霉素钙和磷霉素氨丁三醇，注射剂为磷霉素钠。

适应证 ①敏感菌所致的呼吸道感染、尿路感染、皮肤软组织感染等。② 其他抗生素合用于由敏感菌所致重症感染如败血症、腹膜炎、骨髓炎等。

药动学 空腹口服磷霉素钙盐1g和2g后，达峰时间为2h，峰浓度分别为5.98mg/L及8.89mg/L，约可自胃肠道吸收给药量的30%。单剂口服磷霉素氨丁三醇3g后迅速吸收并在体内转化为磷霉素游离酸，达峰时间为2h，峰浓度为26.1mg/L。口服生物利用度为37%，进食后服药的生物利用度下降至30%，静脉滴注磷霉素钠盐0.58g、1.0g、2.0g和

4.0g，后，峰浓度分别为28mg/L、46mg/L、90mg/L和195mg/L。本品的血浆蛋白结合率低，在体内各组织、体液中广泛分布，表观分布容积为2.4L/kg。组织中浓度以肾为最高，其次为心、肺、肝等。在胎儿循环和乳汁中的药物浓度分别约为同时期母体血药浓度的70%和7%。在胆汁、骨髓和脓液中的药物浓度约为血药浓度的20%、7%～28%和11%。该药也可分布至胸腔积液、腹水、淋巴液、支气管分泌液和眼房水中。磷霉素静脉给药后24h内自尿中排出药物原型约90%。口服给药后自尿中排出给药量30%～38%，消除半衰期2～5h。血液透析后70%～80%的药物可被清除。

药物相互作用 ①本品与β-内酰胺类联合对金黄色葡萄球菌（包括甲氧西林耐药金黄色葡萄球菌）、铜绿假单胞菌具有协同作用。与氨基糖苷类联合具有协同作用。②本品与甲氧氯普胺同用时，可使磷霉素血药浓度降低，其他胃肠动力药亦有可能发生类似情况，因此本品不宜与上述药物同用。

不良反应 ①主要有恶心、食欲减退、腹部不适、稀便或轻度腹泻。②偶见皮疹，嗜酸性粒细胞增多，红细胞、血小板、白细胞降低，ALT及AST一过性升高，头晕、头痛等反应。③注射部位静脉炎。④极个别患者可能出现休克。

禁忌证 对磷霉素过敏者禁用。

注意 ①静脉滴注流量宜缓慢，静脉滴注时间1～2h。②肝肾功能减退者慎用。应用较大剂量时应监测肝功能。③ 5岁以上儿童应减量及慎用。④老年人应酌减剂量并慎用。

用法与用量

（1）成人 ①磷霉素钙盐口服，一日2～4g；②服用磷霉素氨丁三醇，单剂3g（以磷霉素酸计）；③磷霉素钠静脉给药，一日4～12g，严重感染时可增至16～20g。

（2）儿童 ①口服，一日50～100mg/kg，分3～4次服。②静脉滴注，轻中度感染一日100～200mg/kg，重度感染一日300mg/kg，分2～3次滴注。

利奈唑胺 Linezolid

适应证 用于敏感菌引起的感染。①耐万古霉素的尿肠球菌引起的感染，包括并发的菌血症。②致病菌为金黄色葡萄球菌（甲氧西林敏感或耐甲氧西林的菌株）或肺炎链球菌（包括多重耐药菌株）引起的院内获得性肺炎。③金黄色葡萄球菌（甲氧西林敏感或耐甲氧西林的菌株）、化脓链球菌或无乳链球菌引起的复杂性皮肤或皮肤软组织感染，包括未并发骨髓炎的糖尿病足部感染。④金黄色葡萄球菌（仅为甲氧西林敏感的菌株）或化脓球菌引起的非复杂性皮肤或皮肤软组织感染。⑤由肺炎链球菌[包括对多药耐药的菌株（MDRSP）]、金黄色葡萄球菌（仅为甲氧西林敏感的菌株）所致的社区获得性肺炎及伴发的菌血症。

药动学 口服吸收快速且完全，生物利用度100%。健康志愿者单剂口服利奈唑胺400mg或600mg，半衰期为1～2h，峰浓度分别为8.10mg/L，和12.7mg/L。每日口服375mg或625mg利奈唑胺14.5天后，稳态血药浓度、峰浓度分别为12mg/L和18mg/L，两种不同剂量达稳态时，血药谷浓度4mg/L。进食可使达峰时间推迟至2.2h，峰浓度降低17%，但对AUC和生物利用度没有影响。单剂静脉滴注利奈唑胺600mg，达峰时间为

0.5h，峰浓度为12.9mg/L。静脉应用利奈唑胺500mg或625mg，每日2次，7.5天后达稳态时，稳态血药浓度，峰浓度分别为3.51mg/L和3.84mg/L，在12h的给药间期内，血药浓度维持在＞4mg/L的时间为9～10h。在体内广泛分布于血液灌注良好的组织，血浆蛋白结合率为31%。本品为时间依赖性抗菌药，表观分布容积为40～50L。在体内氧化生成两个失活代谢产物，氨基乙氧乙酸（A）和羟乙基氨基乙酸（B）。非肾清除率约占利奈唑胺总清除率的65%。稳态时，约有30%的药物以原型药物、40%以代谢产物B的形式、10%以代谢产物A的形式随尿排泄。利奈唑胺的肾脏清除率低，提示有肾小管重吸收。大约有6%和3%的药物分别以代谢产物B和A形式经粪便排出。消除半衰期为4.5～5.5h。

药物相互作用 本品具有轻度可逆的、非选择性的单胺氧化酶抑制药作用。因此与肾上腺素能或5-羟色胺类药物合用有产生相互作用的可能。①肾上腺素能药物与拟交感活性药物、血管收缩药、多巴胺活性药物联合应用可使患者血压上升，属于禁用。②与5-羟色胺类药物如右美沙芬联合使用可能出现高热、认知功能障碍、神经反射亢进、动作不协调等5-羟色胺综合征，属于禁用。③与哌替啶或丁螺环酮合用，5-羟色胺活性叠加，出现5-羟色胺综合（高热、高血压、肌阵挛、反射亢进、认知障碍）的风险增加，属于禁用。④与抗组胺药合用，抗组胺药的抗胆碱能作用延长并增加，属于禁用。⑤与利福平合用，利奈唑胺的峰浓度和AUC显著下降。⑥同时饮食富含酪胺的食物或饮料可引起血压升高，应避免。

不良反应 ①常见失眠、头晕、头痛、腹泻、恶心、呕吐、便秘、皮疹、瘙痒、发热、口腔念珠菌病、阴道念珠菌病、真菌感染。②用药时间过长（超过28日）时的不良反应有骨髓抑制（包括贫血、白细胞减少、各类血细胞减少和血小板减少）、周围神经病和视神经病（有的进展至失明）、乳酸性酸中毒。③与5-羟色胺类药（包括抗抑郁药，如选择性5-羟色胺再摄取抑制药）合用时可能发生5-羟色胺综合征。

禁忌证 对利奈唑胺或其制剂中的成分（枸橼酸钠、枸橼酸、葡萄糖，利奈唑胺口服干混悬剂中含苯丙氨酸）过敏的患者禁用。

注意 ①应用1周需进行全血细胞计数的检查，尤其是用药超过2周，或以前有过骨髓抑制病史，或合并使用能诱导发生骨髓抑制的其他药物，或患慢性感染既往或目前合并接受其他抗菌药物治疗的患者。②可能发生假膜性结肠炎。③可能发生乳酸性酸中毒。④可能出现视力损害，应及时进行眼科检查。对于所有长期（≥3个月）使用的患者，应当进行视觉功能监测。多数视神经病变可于停药后缓解，但周围神经病变并非如此。故应进行用药与潜在风险评价，以判断是否继续用药。⑤用药期间应避免食用大量酪胺含量高的食物和饮料；避免服用含盐酸伪麻黄碱或盐酸苯丙醇胺的药物，5-羟色胺再摄取抑制药或其他抗抑郁药，可能呈现苯酮尿，因口服干混悬剂每5mL含有20mg苯丙氨酸。⑥哺乳期妇女慎用。尚未在妊娠期妇女中进行充分的、有对照的临床研究。只有潜在的益处超过对胎儿的潜在风险时，才建议妊娠期妇女使用。⑦不推荐利奈唑胺经验性用于儿童患者的中枢神经系统感染。⑧肾功能不全患者慎用。

用法与用量

（1）成人 ①医院获得性肺炎、复杂性皮肤、软组织感染和耐药革兰氏阳性球菌所致社区获得性肺炎、万古霉素耐药屎肠球菌感染每次600mg，每12h一次静脉滴注或口服。②复杂性皮肤及软组织感染每次400mg，每日2次口服。③肾功能损害患者利奈唑胺剂量无需调整。血液透析3h约可排出30%的给药量，因此血液透析的患者在完成透析后应适当补充剂量或在完成透析后给药。

（2）儿童　口服或静脉滴注，从静脉给药转换成口服给药无需调整剂量，静脉滴注时间30～120min。

①革兰氏阳性细菌引起的复杂性皮肤或皮肤软组织感染、院内获得性肺炎：疗程10～14日。a.出生后7天内新生儿10mg/kg，每12h一次，治疗反应欠佳，可改为每8h一次；b.出生后日龄大于7天新生儿10mg/kg，每8h一次；c.1～12岁10mg/kg（最大剂量600mg），每8h一次；d.12岁以上儿童一次600mg，每12h一次。

②万古霉素耐药屎肠球菌感染及伴发的菌血症：疗程14～28日，剂量同上。

帕尼培南-倍他米隆　Panipenem-Betamipron

本品为复方制剂，其组分为帕尼培南和倍他米隆。帕尼培南为抗菌成分，倍他米隆通过阻断帕尼培南向肾皮质转运减少其肾毒性。

适应证　适用于敏感革兰氏阴性菌（包括肠菌科细菌、糖非发酵革兰氏阴性杆菌）、革兰氏阳性菌及多数厌氧菌所致的以下严重感染：①血流感染；②肺炎、肺脓肿等下呼吸道感染；③复杂性尿路感染，肾盂肾炎及肾周脓肿；④腹腔感染；⑤盆腔感染；⑥骨、关节感染；⑦皮肤及软组织感染；⑧细菌性脑膜炎。

药动学　帕尼培南-倍他米隆的血药峰浓度与药-时曲线下面积与给药剂量呈正比。30min内静脉滴注本品0.25g、0.5g和1g，帕尼培南的血药峰浓度分别为14.3mg/L 、27.5mg/L和49.3mg/L，倍他米隆的血药峰浓度分别为7.3mg/L、15.6mg/L和23.7mg/L。帕尼培南在组织和体液中分布广泛，静脉滴注本品0.5g后帕尼培南在痰液中的浓度为0.166～0.375mg/L，在肺脓肿和肝脓肿中分别为0.38mg/L和20.98mg/L，在腹腔渗液中为1～2mg/L，在胆汁中为8.37mg/L，在女性生殖系统中为3.21～5.87mg/L。在皮肤、软组织中为0.20～6.86mg/L，在骨骼和关节囊液中分别为0.20～2.54mg/L和1.67～5.63mg/L。本品在正常脑脊液中含量低，静脉滴注本品0.5g后脑脊液中帕尼培南浓度仅为0.05～0.31mg/L；但在炎性脑脊液中可达到多数细菌的有效浓度。儿童化脓性脑膜炎患者静脉滴注27.5mg/kg本品后，急性期脑脊液中的药物浓度为6.84mg/L，恢复期为3.28mg/L。帕尼培南和倍他米隆的血浆蛋白结合率分别为6%～7%和73%。帕尼培南和倍他米隆的半衰期分别为1.0h和0.59h。帕尼培南对肾去氢肽酶较亚胺培南稳定，但仍大部分在体内水解。静脉滴注帕尼培南-倍他米隆后6h内，帕尼培南、倍他米隆及其代谢产物尿排出率分别为21.5%、91.5%和69.4%，给药后2h内尿液中帕尼培南平均浓度为361～938mg/L，尿液中帕尼培南浓度超过10mg/L的时间大于8h。肾功能损害者帕尼培南和倍他米隆的半衰期均有所延长，内生肌酐清除率30～60mL/min时分别为1.78h和1.31h；内生肌酐清除率＜30mL/min时分别为3.94h和5.77h。肾功能正常儿童静脉滴注本品10mg/kg、20mg/kg和30mg/kg后，帕尼培南血药峰浓度分别为26.7mg/L、64.8mg/L和91.7mg/L。帕尼培南和倍他米隆半衰期分别为0.82～1.02h和0.47～0.63h。

药物相互作用　①丙磺舒可延长帕尼培南血清半衰期，提高其血药浓度。②碳青霉烯类药物与丙戊酸联合应用，可促进后者代谢增加，导致其血药浓度减低，甚至引发癫痫。因此两者合用时应密切监测丙戊酸血药浓度，如丙戊酸血药浓度低于有效浓度或发生癫痫，应更换抗感染药或抗癫痫药物。

不良反应 ①腹泻、恶心、呕吐、肝功能损害、皮疹、抽搐等。②临床检验值异常，如ALT及AST上升，嗜酸性粒细胞增多等。偶见较严重的不良反应，如休克、皮肤黏膜综合征、中毒性表皮坏死松解症、急性肾功能不全、意识障碍、假膜性肠炎、粒细胞缺乏症、全血细胞减少症、溶血性贫血、间质性肺炎等。

禁忌证 既往对本品的成分发生过休克反应或正在使用丙戊酸钠的患者。

注意 ①既往对碳青霉烯类、青霉素类及头孢菌素类等抗生素有过敏体质者，严重肾功能损害患者，经口摄食品不足患者或非经口维持营养患者，全身状态不良者需慎用。此外，推荐使用前进行皮试。②老年人使用本品时血中浓度有增高趋势。并可能发生因维生素K缺乏而致的出血倾向。③早产儿、新生儿及孕妇不宜应用。④本品禁止与丙戊酸钠合并使用。⑤帕尼培南分解后可能使尿呈茶色。⑥本品溶解后应立即使用。溶解液呈无色至澄明微黄色，这对于药效无影响。此外，在不得已需要保存时，应在室温下保存6h之内使用。

用法与用量 静脉滴注。

（1）成人 一日1g（按帕尼培南计，下同），分2次给药，一次静脉滴注30min以上，重症或难治愈的感染症患者，可增至一日2g，分2次用药。

（2）儿童 静脉滴注时间30min以上。一日按体质量30～60mg/kg（按帕尼培南计，下同），分3次给药。重症或难治愈的感染症患者，可增至一日100mg/kg，分3～4次给药。一日不得超过2g。

14.5 抗病毒药

多数抗病毒药抗病毒谱较窄，临床疗效有限，往往对宿主细胞亦具有一定毒性。按对不同病毒的作用，抗病毒药可分为两大类：抗非反转录病毒药和抗反转录病毒药。后者多用于治疗人类免疫缺陷病毒（HIV）感染的获得性免疫缺陷综合征（艾滋病，AIDS）。

目前临床常用品种主要有：抗流感病毒药（金刚烷胺、奥司他韦等）、抗疱疹病毒药（阿昔洛韦、喷昔洛韦、更昔洛韦等）、广谱抗病毒药（利巴韦林、膦甲酸盐）、抗肝炎病毒药（拉米夫定、阿德福韦、恩替卡韦等）、抗HIV药等。

抗病毒药的作用机制有：①阻止病毒吸附于细胞的药物，因而阻止其侵入细胞内，如丙种球蛋白或高效价免疫球蛋白，通过与病毒结合以阻止其与宿主细胞结合。②阻止病毒进入细胞的药物，如金刚烷胺等。③抑制病毒核酸复制的药物，如利巴韦林、阿昔洛韦等。④抑制病毒蛋白合成的药物，如利福霉素类药物。⑤干扰素，能诱导宿主细胞产生一种抗病毒蛋白，抑制多种病毒繁殖。

临床治疗中常由于病毒基因组的自然突变及药物的选择性压力，而出现耐药性毒株。常见的耐药性毒株多见于免疫功能低下者合并单纯疱疹病毒、带状疱疹病毒、巨细胞病毒及人免疫缺陷病毒等病毒感染中，其耐药机制目前尚未阐明。

金刚烷胺 Amantadine

适应证 ①帕金森病、帕金森综合征、药物诱发的锥体外系疾病，一氧化碳中毒后帕金森综合征及老年人合并有脑动脉硬化的帕金森综合征。②防治甲型流感病毒所引起的呼吸道感染。

药动学 口服易吸收，达峰时间为2～4h，吸收后分布于唾液、鼻腔分泌液中。在动物组织尤其是肺内的含量高于血清的含量。血浆蛋白结合率67%。本品可通过血-脑脊液屏障，也可通过胎盘进入胎儿血液循环，并可进入乳汁。肾功能正常者半衰期为11～15h，肾功能衰竭者为24h，长期透析的患者可达7～10日。每日服药者在2～3日内可达稳态浓度，稳态血药浓度为0.2～0.9mg/L。主要由肾脏排泄，90%以上以原型药物经肾小球滤过和肾小管分泌随尿排出，部分可被再吸收；在酸性尿中排泄率可迅速增加；行血液透析的患者，只有少量（约4%）可自血中清除。

药物相互作用 ①与固体剂型的氯化钾合用，由于本品的抗胆碱作用，固体剂型的氯化钾在胃肠道通过的速度减慢，出现胃肠道溃疡的风险增加，属禁忌。②本品不宜与乙醇合用，后者会加强中枢神经系统的不良作用，如头晕、晕厥、精神错乱及循环障碍。③抗胆碱药或其他抗帕金森病药、抗组胺药、吩噻嗪类抗精神病药或三环类抗抑郁药与本品合用，抗胆碱作用增强，需调整这些药物或本品的剂量。④中枢兴奋药与本品合用时，可加强中枢兴奋作用，甚至可引起惊厥或心律失常等不良反应。⑤使尿液碱化的药物可使本品的排泄率降低。

不良反应 常见眩晕、失眠和神经质，恶心、呕吐、厌食、口干、便秘。少见白细胞减少、中性粒细胞减少。偶见抑郁、焦虑、幻觉、精神错乱、共济失调、头痛。罕见惊厥。

禁忌证 对金刚烷胺过敏者、新生儿和1岁以下婴儿、哺乳期妇女。

注意 ①下列情况下应在严密监护下使用：有癫痫史、精神错乱、幻觉、充血性心力衰竭、肾功能不全、外周血管性水肿或直立性低血压的患者。②治疗帕金森病时不应突然停药。③ 用药期间不宜驾驶车辆、操纵机械和高空作业。④每日最后一次服药时间应在下午4时前，以避免失眠。⑤孕妇和老年患者应慎用。

用法与用量 口服。

（1）成人 ①帕金森病、帕金森综合征：一次100mg，一日1～2次，一日最大剂量为400mg。②抗病毒：一次200mg，一日1次；或一次100mg，每12h给药1次。

（2）儿童 新生儿和1岁内婴儿不用。抗病毒，起病48h开始给药。1～9岁儿童按体质量一日5mg/kg，分2次，总量不超过一日150mg；9～12岁儿童每12h口服100mg；12岁及12岁以上一次200mg，一日一次，或200mg分2次，每12h一次。

金刚乙胺 Rimantadine

适应证 用于预防甲型流感病毒株引起的感染；可补充接种的预防作用。

药动学 口服吸收良好，口服200mg后，峰浓度约为0.1mg/L，给药后肺、肾、肝中浓度高，本品的吸收半衰期为1.3h，消除半衰期约为36.5h。

药物相互作用 参见金刚烷胺项下。

不良反应 ①胃肠道反应：恶心、呕吐、腹痛、食欲缺乏、腹泻。②神经系统障碍：神经过敏、失眠、集中力差、头晕、头痛、老年人步态失调。③其他：无力、口干。以上不良反应在继续用药后均可消失。

禁忌证 对金刚烷类药物过敏者及严重肝功能不全者禁用。

注意 ①慎用于癫痫或肾衰竭患者以及老年人。②动物实验研究虽无致畸性，但妊娠妇女使用应斟酌利弊。③本品可随乳汁排出，哺乳期妇女慎用。④ 1岁以下婴儿使用本品尚无经验，故不推荐使用。⑤金刚烷类药物可改变患者的注意力和反应性。

用法与用量 口服，成人及10岁以上儿童为一日0.2g，可1次或分2次给药。预防性治疗的开始及持续时间依接触类型而定。与病毒性流感患者密切接触如为同一家庭的成员时应在24～48h内开始给药，并持续8～10日。无密切接触而进行季节性预防：应在病原体鉴定为甲型流感病毒后即开始给药，预防性治疗应持续4～6周。老人因肾清除率降低，剂量应减至一日0.1g，1次或分2次给药，1～10岁儿童一日按体质量5mg/kg（不超过150mg），1次或分2次服用。

利巴韦林 Ribavirin

适应证 用于呼吸道合胞病毒引起的病毒性肺炎与支气管炎，肝功能代偿期的慢性丙型肝炎患者。

药动学 口服吸收快，达峰时间为1.5h。生物利用度45%～65%，少量可经气溶胶吸入。单次口服600mg后，峰浓度为1～2mg/L。儿童每日以面罩吸药2.5h共3天，峰浓度为0.2mg/L；每日吸药20h共5天，峰浓度为1.7mg/L。本品与血浆蛋白几乎不结合。呼吸道分泌物中药物浓度大多高于血药浓度。药物能进入红细胞内，且蓄积量大。长期用药后脑脊液内药物浓度可达同期血药浓度的67%。可透过胎盘进入胎儿血液循环，也能通过乳汁分泌。在肝内代谢。口服和静脉给药时半衰期为0.5～2h，吸入给药时为9.5h。本品主要经肾排泄，72～80h尿药排泄量为给药量的30%～55%。72h粪便内药物排泄量约15%药物在红细胞内可蓄积数周。终止治疗后4周，血浆中仍有药物存在。

药物相互作用 ①本品与齐多夫定有拮抗作用，因本品可抑制齐多夫定转变成活性型的磷酸齐多夫定。②与干扰素α2b联用比两药单用能更好地降低丙型肝炎病毒RNA的浓度；而两药联用的安全性与两种药物单用的安全性相近。

不良反应 常见贫血、乏力等，停药后即消失。少见疲倦、头痛、失眠、食欲减退、恶心、呕吐、轻度腹泻、便秘等，并可致红细胞、白细胞及血红蛋白下降。

禁忌证 ①对利巴韦林过敏者、孕妇。②治疗前6个月内不稳定和未控制的心脏病、血红蛋白异常、重度虚弱患者、重度肝功能异常或失代偿期肝硬化、自身免疫病（包括自身免疫性肝炎）、不能控制的严重精神失常及儿童期严重精神病史者。

注意 ①长期或大剂量服用对肝功能、血象有不良反应。有严重贫血、肝功能异常者慎用。②对诊断的干扰：口服后引起血胆红素增高者可高达25%。大剂量可引起血红蛋白含量下降。③哺乳期妇女在用药期间需暂停哺乳。④不推荐老年人应用。

用法与用量

（1）成人　①体质量＜65kg者一次400mg，一日2次；②体质量65～85kg者早晨400mg，晚上600mg；③体质量>85kg者一次600mg，一日2次。

（2）儿童　英国国家处方集（儿童版）（BNFC 2010—2011版）推荐如下。①慢性丙型肝炎（与干扰素α或聚乙二醇干扰素合用）：用于无肝脏损害的初治患者，口服。＞3岁儿童、体质量＜47kg者，一天15mg/kg，分2次；体质量47～50kg者早200mg、晚400mg；体质量50～65kg者一次400mg，一日2次；体质量65～86kg者早400mg、晚600mg；体质量86～105kg者一次600mg，一日2次。②免疫抑制患儿的致命呼吸道合胞病毒、副流感病毒或腺病毒感染（遵循专家建议）：静脉给药＞15min。1个月～18岁儿童33mg/kg一剂，然后16mg/kg，每6h一次，连用4天，然后8mg/kg，每8h一次，连用3天。

阿昔洛韦 Aciclovir（ACV）

适应证　①单纯疱疹病毒感染；免疫缺陷者初发和复发性黏膜皮肤感染的治疗以及反复发作病例的预防；单纯疱疹性脑炎治疗。②带状疱疹：治疗免疫缺陷者严重带状疱疹或免疫功能正常者弥散型带状疱疹。③免疫缺陷者水痘。④急性视网膜坏死。

药动学　口服吸收差，吸收给药量的15%～30%。进食对血药浓度影响不明显。广泛分布至各组织与体液中，包括脑、肾、肺、肝、小肠、肌肉、脾、乳汁、子宫、阴道黏膜与分泌物、脑脊液及疱疹液。在肾、肝和小肠中浓度高，脑脊液中药物浓度约为血药浓度的一半。可通过胎盘进入胎儿血液循环。每4h服200mg和400mg，5天后峰浓度分别为0.6mg/L和1.2mg/L；每8h静脉滴注5mg/kg（滴注时间＞1h）、峰浓度为10mg/L。血浆蛋白结合率低（9%～33%）。本品主要经肾由肾小球滤过和肾小管分泌而排泄。半衰期约为2.5h。肌酐清除率降低至50～80mL/min和15～50mL/min时，半衰期分别为3h和3.5h。无尿者的半衰期长达19.5h，血液透析时降为5.7h。口服给药量的14%以原型药物由尿排泄；静脉滴注时，给药量的62%～91%以原型药物由尿排泄，给药量的9%～14%为代谢物。经粪便排泄率低于给药量2%。呼出气中含微量药物。血液透析6h约清除血中60%的药物。腹膜透析清除药量很少。

药物相互作用　①本品静脉给药时与干扰素或甲氨蝶呤（鞘内）合用，可能引起精神异常，应慎用。②本品静脉给药时与肾毒性药物合用可加重肾毒性，特别是肾功能不全者更易发生。③与齐多夫定合用可引起肾毒性，表现为深度昏睡和疲劳。④静滴本品与丙磺舒合用可减少其经肾排出，增加AUC，延长半衰期。

不良反应　①常见的不良反应注射部位炎症或静脉炎、皮肤瘙痒或荨麻疹。口服可引起恶心、呕吐、腹泻等。②少见的不良反应发热、头痛、全身不适、皮疹（如多形性红斑、荨麻疹、中毒性表皮剥脱性坏死等）、皮肤瘙痒、脱发，长程给药偶见月经紊乱。注射给药特别静脉注射后可发生静脉炎、局部疼痛、ALT增高、肝炎、黄疸。大剂量静脉滴注可发生尿路结晶、肾小管阻塞、血尿素氮和肌酐升高，偶可发生急性肾功能衰竭并死亡，故肾功能减退者慎用。③罕见的不良反应：注射用药时可能出现昏迷、意识模糊、幻觉、癫痫等中枢神经系统症状；贫血、白细胞下降、血尿等血液系统异常；淋巴结肿痛、四肢水肿、视觉异常等。亦有免疫缺陷患者大剂量注射后发生血小板减少性紫癜、溶血性尿毒症综合征甚至致死的报道。④以下症状如持续存在或明显应引起注意：长期口服本品出现关节疼痛、腹泻、头痛、恶心、呕吐、眩晕（较短程用药为多）、兴奋、嗜睡、感觉异常。

禁忌证 对本品过敏者禁用。

注意 ①对更昔洛韦过敏者也可能对本品过敏，因此需注意交叉过敏反应的发生。②生殖器复发性疱疹感染以间歇短程疗法给药有效。由于动物实验中发现本品对生育的影响及致突变作用，因此口服剂量与疗程不应超过推荐标准。生殖器复发性疱疹的长程疗法也不应超过6个月。③生育与孕妇大剂量注射剂可致动物睾丸萎缩和精子数减少，然而人体每日口服400mg和1000mg连续6个月未见类似情况。药物能通过胎盘，动物实验证实对胚胎无影响。孕妇仅在对胎儿的收益明确超过风险时方可使用。④药物在乳汁中的浓度为血药浓度的0.6～4.1倍，但未发现乳儿异常。儿童中亦未发现特殊不良反应。但哺乳期妇女服药时宜暂停授乳。⑤成人急性或慢性肾功能不全者不宜用本品静滴，因滴注流量过大时可引起肾衰竭。⑥老年人由于生理性肾功能衰退，需根据肾功能调整剂量。⑦ 2岁以下儿童用药的安全性和有效性尚未建立。⑧以下情况需考虑用药利弊：脱水或已有肾功能不全者，本品剂量应减少。严重肝功能不全者、对本品不能承受者、精神异常或以往对细胞毒性药物出现精神反应者，静脉应用本品易产生精神症状，需慎用。⑨严重免疫功能缺陷者长期或多次应用本品治疗后，可能引起单纯疱疹病毒和带状疱疹病毒对本品耐药。如单纯疱疹患者应用阿昔洛韦后皮损不见改善者应测试单纯疱疹病毒对本品的敏感性。⑩对诊断的干扰：静脉给药可引起肾小管阻塞，使血肌酐和尿素氮增高。如剂量恰当、水分充足不会引起上述不良反应。⑪随访检查：由于生殖器疱疹患者大多易患子宫颈癌，因此患者至少1年应检查1次，以早期发现。静脉用药可能引起肾毒性，用药前或用药期间应检查肾功能。⑫逾量处理：本品无特殊解毒药。主要采用对症治疗和支持疗法：给予充足的水分防止药物沉积于肾小管；血液透析有助于排泄血中的药物，对急性肾功能衰竭和血尿患者尤为重要。⑬每1g本品含钠4.05mmol。

用法与用量

（1）静脉滴注 一次滴注时间在1h以上。

①成人：一日最高剂量按体质量30mg/kg，或按体表面积1.5g/m^2。a.免疫缺陷者皮肤黏膜单纯疱疹或严重带状疱疹，按体质量一次5～10mg/kg，一日3次，每8h一次，共5日。b.单纯疱疹性脑炎，按体质量10mg/kg，一日3次，每8h一次，共7～10日。c.急性视网膜坏死，一次5～10mg/kg，一日3次，每8h一次，共7～10日。以后一次口服0.8g，一日5次，连续6～14周。

②儿童：最高剂量每8h按体表面积500mg/m^2。a.重症生殖器疱疹初治，婴儿与12岁以下小儿按体表面积一次250mg/m^2，一日3次，每8h一次，共5日。b.免疫缺陷者皮肤黏膜单纯疱疹，婴儿与12岁以下小儿按体表面积一次250mg/m^2，一日3次，每8h一次，共7日，12岁以上按成人量。c.单纯疱疹性脑炎，按体质量一次10mg/kg，一日3次，每8h一次，共10日。d.免疫缺陷者合并水痘，按体质量一次10mg/kg，或按体表面积一次500mg/m^2，一日3次，每8h一次，共10日。

③药液的配制：取本品0.5g加入10mL注射用水中（质量浓度为50g/L），充分摇匀

成溶液后，再用9g/L氯化钠注射液或50g/L葡萄糖注射液稀释至至少100mL，使最后药物浓度不超过7g/L，否则易引起静脉炎。

（2）口服

①成人：a.生殖器疱疹初治和免疫缺陷者皮肤黏膜单纯疱疹，一次200mg，一日5次，10日为1个疗程；或一次400mg，一日3次，5日为1个疗程，复发性感染，一次200mg，一日5次，5日为1个疗程。复发性感染的慢性抑制疗法，一次200mg，一日3次，6个月为1个疗程；必要时剂量可加至一日5次，6～12个月为1个疗程。b.带状疱疹，一次800mg，一日5次，7～10日为1个疗程。c.水痘，40kg以上儿童和成人常用量为一次800mg，一日4次，5日为1个疗程。肾功能不全的成人患者，按表14-7调整剂量。

表14-7　阿昔洛韦用于肾功能减退患者的剂量调整

肌酐清除率/[mL/min（mL/s）]	剂量/mg	给药间隔/h
生殖器疱疹		
起始或间歇治疗		
＞10（0.17）	200	4（一日5次）
0～10（0～0.17）	200	12
慢性抑制疗法		
＞10（0.17）	400	12
0～10（0～0.17）	200	12
带状疱疹		
＞25（0.42）	800	4（一日5次）
＞10～25（0.17～0.42）	800	8
0～10（0～0.17）	800	12

②儿童：水痘，一次20mg/kg，一日4次，5日为1个疗程。2岁以下小儿剂量尚未确立。

（3）眼科用药

①成人：a.滴眼液，一次一滴，每2h一次。b.眼膏，涂入结膜囊内，一次适量，一日4～6次。c.眼用凝胶，一次一滴，一日4次，疗程3周。

②儿童：同成人。

（4）英国国家处方集（儿童版）（BNFC 2010—2011版）推荐阿昔洛韦儿童给药方案

①口服：1个月～2岁儿童一次100mg，每天5次，一般疗程为5天（如果在治疗过程中出现新的病变或者没有完全康复可以延长疗程）；2～18岁儿童一次200mg，每天5次，一般疗程为5天（如果在治疗过程中出现新的病变或者没有完全康复可以延长疗程）。免疫缺陷者剂量可增加。

②静脉滴注：a.新生儿一次20mg/kg 14天（如果累及中枢神经系统，疗程21天）。b.1～3个月婴儿20mg/kg，每8h给药，疗程14天（如果累及中枢神经系统，疗程21天）。c.3个月～12岁儿童250mg/m^2，每8h给药，疗程一般为5天，如果累及中枢神经系统（最多不超过21天）或者免疫受损，剂量加倍。d.12～18岁儿童一次5mg/kg，每8h给药，疗

程一般为5天，如果累及中枢神经系统（最多不超过21天）或者免疫受损，剂量加倍。

③眼科用药：a.滴眼液，一次一滴，每2h一次。b.眼膏，涂入结膜囊内，婴幼儿和儿童一次适量，一日5次。

更昔洛韦 Ganciclovir

适应证 ①免疫缺陷患者（包括艾滋病患者）并发巨细胞病毒视网膜炎的诱导期和维持期治疗。②接受器官移植的患者预防巨细胞病毒感染及用于巨细胞病毒血清试验阳性的艾滋病患者预防发生巨细胞病毒疾病。

药动学 口服吸收差，空腹服药时生物利用度为5%，进食后服药为6%～9%。在体内广泛分布于各种组织中，可透过胎盘进入胎儿血液循环。脑脊液内药物浓度为同期血药浓度的7%～67%；亦可进入眼内组织。分布容积为0.74L/kg。血浆蛋白结合率1%～2%，在体内不代谢，主要以原型经肾排出。正常成年人半衰期为2.5～3.6h（静注）和3.1～5.5h（口服），肾功能减退者半衰期分别延长至9～30h（静注）和15.7～18.2h（口服）。成人静滴5mg/kg（1h内）后的峰浓度可达8.3～9mg/L，一次口服3g后峰浓度仅为1～1.2mg/L。本品可经血液透析清除。

药物相互作用 ①影响造血系统的药物、可引起骨髓抑制的药物及放射治疗等与本品合用时，可增强对骨髓的抑制作用。②本品与具有肾毒性药物合用时（如两性霉素B、环孢素）可能加重肾功能损害，使本品经肾排出量减少而引起不良反应。③与齐多夫定合用时，可增强对造血系统的毒性，故两者不宜合用。④与去羟肌苷合用或先后使用，可使后者AUC显著增加（增加72%～111%），但本品的药动学不受影响。如口服更昔洛韦2h前服用去羟肌苷时可使本品的AUC减少21%，两者经肾清除量不变。⑤本品与亚胺培南、西司他丁合用可发生全身抽搐，故两者不宜合用。⑥与丙磺舒合用，可抑制肾小管分泌，使本品的肾清除量减少约22%，其AUC增加约53%，因而易产生不良反应。⑦与氨苯砜、喷他脒、氟胞嘧啶、长春新碱、多柔比星、SMZ-TMP或核苷类似物合用前应充分权衡利弊，因可能增加不良反应。

不良反应 ①常见的为骨髓抑制，用药后约40%的患者中性粒细胞数减低至1.0×10^9/L以下，约20%的患者血小板计数减低至50×10^9/L下，此外可有贫血。②可出现中枢神经系统症状，如精神异常、紧张、震颤等。偶有昏迷、抽搐等。③可出现皮疹、瘙痒、药物热、头痛、头晕、呼吸困难、恶心、呕吐、腹痛、食欲减退、肝功能异常、消化道出血、心律失常、血压升高或降低、血尿、血尿素氮增加、脱发、血糖降低、水肿、周身不适、血肌酐增加、嗜酸性粒细胞增多症、注射局部疼痛、静脉炎等有巨细胞病毒感染性视网膜炎的艾滋病患者可出现视网膜剥离。

禁忌证 对本品或阿昔洛韦过敏者禁用。

注意 ①对阿昔洛韦过敏者也可能对本品过敏。②并不能治愈巨细胞病毒感染，用于艾滋病患者合并感染时往往需长期维持用药，防止复发。③用静脉滴注给药，一次至少滴注1h以上，患者需给予充足水分，以免增加毒性。④本品配制需充分溶解，浓度不能超过10g/L。本品溶液呈强碱性（pH = 11），避免药液与皮肤或黏膜接触或吸入，如不慎溅及，应立即用肥皂和清水冲洗，眼睛应用清水冲洗，避免药液渗漏到血管外组织。⑤本品可引起中性粒细胞减少、血小板减少，并易引起出血和感染，用药期间应注意口腔卫生。用药期间应经常检查血细胞数，初始治疗期间应每2日测定血细胞计数，以后为一周测定1次。对有血细胞减少病史的患者（包括因药物、化学品或射线所致者）或粒细胞计数低于1.0×10^9/L患者，应每天进行血细胞计数。如中性粒细胞计数在0.5×10^9/L以下、或血小板计数低于25×10^9/L时应暂时停药，直至中性粒细胞数增加至0.75×10^9/L以上方可重新给药。少数患者同时采用粒细胞-巨噬细胞集落刺激因子（GM-CSF）治疗粒细胞减低有效。⑥用药期间应每2周进行血清肌酐或肌酐清除率的测定。肾功能减退者剂量应酌减，血液透析患者用量每24h不超过1.25mg/kg，一次透析后血药浓度约可减低50%，故宜在透析后给药。⑦艾滋病合并巨细胞病毒视网膜炎患者，在治疗期间应每6周进行一次眼科检查。对正在接受齐多夫定治疗的上述患者，常不能耐受联合使用本品，合用时甚至可出现严重白细胞减少。⑧器官移植患者用药期间可能出现肾功能损害，尤其是与环孢素或两性霉素B联合用药的患者。⑨孕妇患者及12岁以下小儿患者用药应充分权衡利弊哺乳期妇女用药期间应暂停哺乳。⑩育龄妇女应用时应注意采取有效避孕措施，育龄男性应采用避孕工具至停药后至少3个月。

用法与用量 静脉滴注液配制方法为将使用剂量用10mL注射用水加至500mg瓶中充分摇匀使成澄明溶液，然后用100mL氯化钠注射液或50g/L葡萄糖注射液或林格注射液或乳酸钠林格注射液稀释，使最后浓度不超过10g/L。

（1）成人

①诱导期：静脉滴注，按体质量一次5mg/kg，每12h一次，每次静滴1h以上，疗程14～21日，肾功能减退者剂量应酌减。肌酐清除率为50～69mL/min时，每12h静脉滴注2.5mg/kg；肌酐清除率为25～49mL/min时，每24h静脉滴注2.5mg/kg；肌酐清除率为10～24mL/min者，每24h静脉滴注1.25mg/kg；肌酐清除率$<$10mL/min时每周给药3次，每次1.25mg/kg，于血液透析后给予。

②维持期：a.静脉滴注，按体质量一次5mg/kg，一日1次，静滴1h以上。肾功能减退者按肌酐清除率调整剂量：肌酐清除率为50～69mL/min，每24h静脉滴注2.5mg/kg；肌酐清除率为25～49mL/min，每24h静脉滴注1.25mg/kg；肌酐清除率为10～24mL/min时，每24h静脉滴注0.625mg/kg；肌酐清除率$<$10mL/min时每周给药3次，每次0.625mg/kg，于血液透析后给予。b.口服，一日3次，每次1g，与食物同服，肾功能减退者按肌酐清除率调整剂量：肌酐清除率为50～69mL/min时，每次1.5g、一日一次或每次0.5g、一日3次；肌酐清除率为25～49mL/min时，每次1g、一日一次或一次0.5g、一日2次；肌酐清除率为10～24mL/min时，每次0.5g，一日一次；肌酐清除率$<$10mL/min时，一周3次，每次0.5g，血液透析后给予。

③预防用药：静脉滴注按体质量一次5mg/kg，滴注时间至少1h以上，每12h一次，连续7～14日；继以5mg/kg，一日1次，共7日。

④眼科用药：成人及儿童都可以使用滴眼剂、眼膏、眼用凝胶等制剂局部给药。

（2）儿童 口服或静脉滴注。诱导治疗，一次5mg/kg，每12h一次，连用14～21日（缓慢滴注1h以上）。维持治疗，一日5mg/kg，一日一次，每周用3次。

奥司他韦 Oseltamivir

适应证 ①成人以及1岁和1岁以上儿童的甲型和乙型流感治疗。②成人以及13岁和13岁以上青少年的甲型和乙型流感的预防。

药动学 口服本品后大部分经肝脏酯酶转变为活性代谢物羧基奥司他韦。口服奥司他韦与静滴羧基奥司他韦相比，其绝对生物利用度约80%，本品的消除半衰期1～3h。其活性代谢物的血药峰浓度在给药后2～3h到达，消除半衰期约8.2h（6～10h）。与高脂食物同服不影响其生物利用度。活性代谢物在体内各种组织分布广，分布容积23～26L。本品的蛋白结合率约42%，但其活性代谢物的蛋白结合率则＜3%。本品及其活性代谢物均不影响肝脏细胞色素P450同工酶或葡萄糖醛酰转移酶，正常人一次口服本品75mg后血药峰浓度456μg/L，达峰时间5h，总清除率438mL/min，肾清除率333mL/min。尿中排出原型药约5%，其中60%～70%为活性代谢物。口服约20%由粪便排出，其中约50%为活性代谢物。老年人的体内过程与年轻人无显著差异，故无需调整剂量。

不良反应 极少见皮肤发红、皮疹、皮炎、大疱疹、肝炎、AST及ALT升高、胰腺炎、血管性水肿、喉部水肿、支气管痉挛、面部水肿、嗜酸性粒细胞升高、白细胞下降和血尿。

禁忌证 对奥司他韦及制剂中任何成分过敏者。

注意 ①尚无证据显示对甲型流感和乙型流感以外的其他疾病有效。②对1岁以下儿童治疗流感、对13岁以下儿童预防流感、在健康状况差或不稳定必须入院的患者、在免疫抑制的患者以及并有慢性心脏和（或）呼吸道疾病的患者治疗流感的安全性和有效性尚不确定。③奥司他韦不能取代流感疫苗，其使用不应影响每年接种流感疫苗；只有在可靠的流行病学资料显示社区出现了流感病毒感染后才考虑用于治疗和预防。④对肌酐清除率10～30mL/min的患者，用于治疗和预防的推荐剂量应做调整。不推荐用于肌苷清除率小于10mL/min的患者和严重肾衰竭需定期进行血液透析和持续腹膜透析的患者。⑤妊娠和哺乳期妇女只有在对哺乳母亲的预期利益大于对婴儿的潜在危险时才可服用。⑥应对患者自我伤害和谵妄事件进行密切监测。

用法与用量

（1）成人 ①流感治疗：成人和青少年（13岁以上），在流感症状开始的第1日或第2日（36～48h）开始治疗。一次75mg，一日2次，共5日。②流感预防：每日75mg口服，至少7～10天。应在接触流感患者后2天内开始。如有流感暴发流行时应每日口服75mg，共6周或直至流行结束。③老年及肝功能减退者不需要调整剂量。严重肾功能减退者（肌酐清除率＜30mL/min）需适当减量。

（2）儿童

①流感治疗：1岁以上儿童按下服用，共5日。

体质量≤15kg	一次30mg	一日2次
体质量16～23kg	一次45mg	一日2次
体质量24～40kg	一次60mg	一日2次
体质量＞40kg	一次75mg	一日2次

②流感预防：在与流感患者密切接触后2日内开始用药，或流感季节时预防流感。一次75mg，一日1次，至少7日。有数据表明连用药物6周安全有效。服药期间一直具有预防作用。

③肾功能不全患者剂量的调整：对肌酐清除率为每分钟10～30mL者一次75mg，隔日1次，或1日30mg。

拉米夫定 Lamivudine

适应证 本品为化学合成核苷类似物，对人类免疫缺陷病毒（HIV）和乙型肝炎病毒（HBV）均具抑制作用。①本品与其他抗反转录病毒药物联合用于HIV感染患者；②本品亦可用于治疗慢性乙型肝炎患者，其HBsAg持续阳性6个月以上，HBV DNA阳性的患者。

药动学 口服吸收良好，成人的生物利用度为80%～85%，儿童为68%，达峰时间约1h。口服100mg后。峰浓度为1.1～1.5mg/L，AUC 400～600μg·h/L。与食物同服时，半衰期延迟0.25～2.5h。峰浓度降低10%～40%，但生物利用度和AUC不变。广泛分布于体内各组织，分布容积1.3～1.5L/kg，血浆蛋白结合率16%～36%，半衰期5～7h，其三磷酸化合物在肝细胞内半衰期17～19h，在HIV感染者血液单核细胞内为10.5～15.5h。药物主要以原型在肾脏排泄，肾清除率12～20L/h，仅少量在肝内代谢为磺基氧化物等。本品可通过血脑屏障，进入脑脊液；亦可通过胎盘进入胎儿血液循环；并在乳汁中分泌。

药物相互作用 ① SMZ-TMP可增加本品血药浓度，但通常不需调整本品剂量。②本品与扎西他滨可相互影响两者在细胞内的磷酸化，故两者不宜联合应用。

不良反应 常见上呼吸道感染样症状、头痛、恶心、身体不适、腹痛和腹泻，症状一般较轻并可自行缓解。

禁忌证 对拉米夫定或制剂中任何成分过敏者及妊娠3个月内的患者禁用。

注意 ①治疗期间应对患者的临床情况及病毒学指标进行定期检查。②少数患者停止使用后，肝炎病情可能加重。因此如果停用，要对患者进行严密观察，若肝炎恶化，应考虑重新使用拉米夫定治疗。③ 肌酐清除率＜30mL/min者，不建议使用。肝脏损害者不影响拉米夫定的药物代谢过程。④拉米夫定治疗期间应该防止患者感染他人，故仍应采取适当防护措施。⑤孕妇服用后仍应对新生儿进行常规的乙型肝炎免疫接种。⑥妊娠3个月以上的患者使用需权衡利弊。⑦哺乳期妇女服用时暂停哺乳。⑧目前尚无16岁以下患者的疗效和安全性资料。

用法与用量

（1）HIV感染者 ①成人：每次150mg，一日2次口服；体质量＜50kg者，每次2mg/kg，一日2次。餐后或空腹服。②儿童：3个月～16岁每次4mg/kg，一日2次，每日剂量不超过150mg。同时均需与其他抗HIV药物联合治疗。③肾功能减退患者用药：肌酐清除率30～49mL/min者，每日1次，每次150mg；肌酐清除率15～29mL/min者，第1日150mg，继以每日100mg；肌酐清除率5～14mL/min者，第1日150mg，继以每日50mg；肌酐清除率＜5mL/min者，第1日50mg，继以每日25mg；血液透析患者，第1日150mg，继以每日25～50mg。

（2）慢性乙型肝炎患者　①成人：每日口服1次，100mg。②儿童：每次3mg/kg，1次口服。

（3）艾滋病患者合并慢性乙肝　剂量需加大至每日口服2次，每次150mg；并需与其他抗HIV药联合应用。

恩替卡韦 Entecavir

适应证　本品为鸟嘌呤核苷类似物，对乙型肝炎病毒（HBV）多聚酶具有抑制作用。适用于病毒复制活跃，血清氨基转移酶（ALT或AST）持续升高或肝脏组织学显示有活动性病变的慢性乙型肝炎的治疗。

药动学　健康受试者口服用药后，迅速吸收，达峰时间为0.5～1.5h，进食可延缓吸收并减少吸收量。片剂和溶液的生物利用度相等，两种剂型可交换使用。每日给药1次，6～10日后可达稳态，累积量约为2倍。本品不经CYP450代谢，主要经肾小球滤过和肾小管主动分泌而排泄，半衰期为128～149h。本品可部分由血液透析所清除。

药物相互作用　体内和体外试验评价了本品的代谢情况。本品不是CYP450酶系统的底物，对CYP无抑制或诱导作用。在浓度达到人体内浓度约10000倍时，本品不抑制任何主要的CYP450酶（1A2、2C9、2C19、2D6、3A4、2B6和2E1）。在浓度达到人体内浓度约340倍时，本品不诱导人CYP450酶（1A2、2C9、2C19、3A4、3A5和2B6）。同时服用通过抑制或诱导CYP450系统而代谢的药物对本品的药动学无显著影响。而且，同时服用本品对已知的CYP底物的药动学亦无显著影响。在研究本品与拉米夫定、阿德福韦和替诺福韦或竞争性通过主动肾小球分泌的药物的同时，服用本品可能增加这两类药物的血药浓度。同时服用本品与拉米夫定、阿德福韦、替诺福韦不会引起明显的药物相互作用。同时服用本品与其他通过肾脏清除或已知影响肾功能的药物的相互作用尚未研究，故患者在同时服用本品与此类药物时要密切监测肾功能和不良反应的发生。

不良反应　①常见ALT升高、疲乏、眩晕、恶心、腹痛、腹部不适、肝区不适、肌痛、失眠和皮疹。②用恩替卡韦的患者在治疗过程中发生ALT增高至10倍的正常值上限和基线值的2倍时，通常继续用药一段时间，ALT可恢复正常；在此之前或同时伴随有病毒载量2个对数值的下降。故在用药期间，需定期检测肝功能。

禁忌证　对恩替卡韦或制剂中任何成分过敏者。

注意　①有慢性乙肝患者停止治疗后，出现重度急性肝炎发作的报道。应在医生的指导下改变治疗方法。②核苷类药物在单独或与其他抗反转录病毒药物联合使用时，已经有乳酸性酸中毒和重度的脂肪性肝大，包括死亡病例的报道。③使用恩替卡韦治疗并不能降低经性接触或污染血源传播HBV的危险性。因此，需要采取适当的防护措施。④对妊娠妇女应用时，应当对胎儿潜在的风险利益作出充分的权衡。⑤应采取适当的干预措施以防止新生儿感染HBV。⑥哺乳期妇女慎用。⑦ 16岁以下患者使用的安全性和有效性数据尚未建立。⑧恩替卡韦主要由肾脏排泄，在肾功能损伤的患者中发生毒性反应的危险性可能更高。老年患者多数肾功能有所下降，因此应注意药物剂量的选择，并且监测肾功能。

用法与用量

①慢性乙型肝炎患者应在有经验的医生指导下服用本品。推荐剂量为成人和16岁及以上的青少年每日1次，每次0.5mg口服。在拉米夫定治疗时发生病毒血症或出现拉米夫定耐药突变的患者为每日1次，每次1mg。本品应空腹服用（餐前或餐后至少2h）。

②在肾功能不全的患者中，本品的表观口服清除率随肌酐清除率的降低而降低。肌酐清除率＜50mL/min的患者（包括接受血液透析或CAPD治疗的患者）应调整用药剂量，见表14-8。

表14-8　肾功能不全的患者恩替卡韦推荐用药间隔时间调整

肌酐清除率/（mL/min）	通常剂量	拉米夫定治疗失败者剂量
≥50	每次0.5mg，每日一次	每次1mg，每日一次
30～49	每次0.5mg，每48h一次	每次1mg，48h一次
10～29	每次0.5mg，每72h一次	每次1mg，72h一次
＜10或血液透析，或CAPD	每次0.5mg，每5～7日一次	每次1mg，每5～7日一次

注：接受血液透析的患者，请在血液透析后应用。

③肝功能不全患者无需调整用药剂量。

④目前尚无使用本品过量的相关报道。在健康人群中单次给药达40mg或连续14日多次给药20mg/d，未观察到不良事件发生的增多。如果发生药物过量，需监测患者的毒性指标，必要时进行支持疗法。

⑤单次给药1.0mg后，4h的血液透析约可清除药物的13%。

⑥关于本品的最佳治疗时间以及与长期治疗结果的关系，如肝硬化、肝癌等，目前尚未明了。

重组人干扰素α1b　Recombinanthuman Interferon α1b

适应证　①用于病毒性疾病和某些恶性肿瘤。用于治疗慢性乙型肝炎、丙型肝炎和多毛细胞白血病。②已有临床试验结果或文献报告用于治疗病毒性疾病如带状疱疹、尖锐湿疣、流行性出血热和小儿呼吸道合胞病毒肺炎等。③可用于治疗恶性肿瘤如慢性粒细胞白血病、黑色素瘤、淋巴瘤等。

药动学　健康志愿者单次皮下注射本品60μg，注射后3.99h血药浓度达高峰，吸收半衰期为1.86h，清除半衰期4.53h。本品吸收后分布于各脏器，于注射局部含量最高，其次为肾、脾、肺、肝、心脏、脑及脂肪组织，然后在体内降解。尿、粪、胆汁中排泄较少。

药物相互作用　使用本品时应慎用安眠药及镇静药。

不良反应　常在用药初期出现发热、疲劳等反应，多为一过性反应；其他可见头痛、肌痛、关节痛、食欲缺乏、恶心等；少数患者出现颗粒白细胞减少、血小板减少等血象异常，停药后可恢复。如出现上述患者不能忍受的严重不良反应时，应减少剂量或停药，并给予对症治疗。

禁忌证　①已知对干扰素制品过敏者禁用。②有心绞痛、心肌梗死病史以及其他严重心血管病史者禁用。③癫痫和其他中枢神经系统功能紊乱者禁用。④有其他严重疾病不能耐受本品的不良反应者禁用。

注意 ①过敏体质，特别是对抗生素有过敏者，应慎用。②本品在孕妇及哺乳妇女中使用经验不多，应慎用。在病情十分需要时由医生指导使用。③本品治疗儿童病毒性疾病是可行的，未发现任何不良反应，但目前经验尚不多，使用时应在儿科医师严密观察下，适当控制剂量。④年老体衰耐受性差，应在医师严密观察下应用。当使用较大剂量尤应谨慎，必要时可先用小剂量，逐渐加大剂量可以减少不良反应。⑤瓶或瓶塞有裂缝、破损、不能溶解物时不可使用。

用法与用量 肌内或皮下注射。

（1）成人

①慢性乙型肝炎：一次30～50μg，隔日1次，疗程4～6个月，可根据病情延长疗程至1年。可进行诱导治疗，即在治疗开始时，每天用药1次，0.5～1个月后改为每周3次，直至疗程结束。

②慢性丙型肝炎：一次30～50μg，隔日1次。治疗4～6个月，无效者停用。有效者可继续治疗至12个月。根据病情需要，可延长至18个月。在治疗的第1个月，一日1次。疗程结束后随访6～12个月。急性丙型肝炎应早期使用本品治疗，可减少慢性化。

③慢性粒细胞白血病：一次30～50μg，一日1次，连续用药6个月以上。可根据病情适当调整，缓解后可改为隔日注射。

④多毛细胞白血病：一次30～50μg，一日1次，连续用药6个月以上。可根据病情适当调整，缓解后可改为隔日注射。

⑤尖锐湿疣：一次10～30μg或一次10μg，疣体下局部注射，隔日1次，连续3周为1个疗程。可根据病情延长或重复疗程。

⑥肿瘤：视病情可延长疗程。如患者未出现病情迅速恶化或严重不良反应，应当在适当剂量下继续用药。

（2）儿童 一次300万～500万u/m^2，最大可达1000万u/m^2，隔日一次。疗程至少1年。也可根据年龄、病情参考成人方案，但儿科缺乏循证资料。

重组人干扰素α2a Recombinanthuman Interferon α2a

适应证 ①用于病毒性疾病伴有HBV DNA、DNA多聚酶阳性或HBeAg阳性等病毒复制标志的成年慢性活动性乙型肝炎患者、伴有HCV抗体阳性和丙氨酸氨基转移酶（ALT）增高但不伴有肝功能代偿失调（Child分类A）的成年急慢性丙型肝炎患者以及尖锐湿疣、带状疱疹、小儿病毒性肺炎和上呼吸道感染、慢性宫颈炎、丁型肝炎等。②用于某些恶性肿瘤多毛细胞白血病、多发性骨髓瘤、非霍奇金淋巴瘤、慢性白血病以及卡波西肉瘤、肾癌、喉乳头状瘤、黑色素瘤、蕈样肉芽肿、膀胱癌、基底细胞癌等。

药动学 肌内注射或皮下注射重组人干扰素α2a后吸收大于80%，肌内注射3600万u后，平均达峰时间3.8h，血药峰浓度为1500～2580ng/L（平均为2020ng/L）；皮下注射3600万u后，平均达峰时间7.3h，血药峰浓度范围为1250～2320ng/L（平均为1730ng/L）。肾脏分解代谢为主要清除途径，胆汁分泌与肝脏代谢的清除是次要途径。在健康人静脉滴注重组人干扰素α2a后，消除半衰期为3.7～8.5h（平均为5.1h）。总体清除率为

2.14～3.62mL/（min·kg），平均为1.79mL/（min·kg）。

药物相互作用 重组人干扰素α2a可能会通过降低肝内微粒体细胞色素P450的活性影响氧化代谢过程。有报告证实，用本品后体内茶碱的清除率降低。在以前或近期服用过的药物所产生的神经毒性、血液毒性及心脏毒性，都会由于使用干扰素α2a而使毒性增加。与具有中枢作用的药物合并使用时会产生相互作用。

不良反应 ①多数患者出现流感样症状，包括发热、疲乏及寒战，皮下给药较肌肉给药的发生率相对低并与剂量相关。随着用药时间延长，发生率会降低。②胃肠道反应恶心、呕吐发生率约40%，发生率与剂量相关。③神经系统反应主要表现为嗜睡和乏力，随给药时间延长，神经系统毒性会降低，对神经系统的影响是可逆的，通常停药1～2周后可恢复。④血液学毒性主要表现为白细胞和粒细胞减少，抑制程度较轻，停药后很快恢复。⑤其他如轻度脱发也较常见。少数患者用药后出现低血压、心律不齐或心悸等，故对心血管疾病患者应小心使用。极少数出现一过性肝功能损害，表现为ALT和AST升高，一般不需停药。皮肤干燥及皮疹偶见。⑥阴道局部用药可有烧灼感，一般无需处理。

禁忌证 对重组人干扰素的各种制剂及其所含的任何成分有过敏史者、患有严重心脏疾病、严重的肝肾或骨髓功能不正常、癫痫或中枢神经系统功能损伤者以及其他严重疾病不能耐受的患者。

注意 ①过敏体质，特别是对抗生素有过敏者应慎用。在使用过程中如发生过敏反应应立即停药，并给予相应治疗。②对所有接受治疗的患者定期进行仔细的神经、精神监测。极少数接受治疗的患者可发生自杀行为，应停止治疗。如发生轻到中度肾脏，肝脏或骨髓功能低下时，需要密切监测。③用于治疗已有严重骨髓抑制患者时，应极为谨慎，因为本品有骨髓抑制作用，使白细胞特别是粒细胞、血小板减少，其次是血红蛋白降低，从而增加感染及出血的危险性。故在治疗之前及治疗中的适当时期对这些项目进行密切监测，并定期进行全血计数检查。④由于能增强免疫功能，所以接受移植（如肾或骨髓移植等）的患者，其免疫抑制治疗的作用可能会被变弱。⑤对儿童的安全及疗效尚未定论。⑥使用干扰素的男性与女性患者必须采取有效避孕措施。⑦在孕妇，只有当其对母体的益处大于对胎儿的潜在危险时方可使用。⑧在哺乳期妇女，应根据对母体的重要程度决定是否中止哺乳或中止用药。⑨注射液含有赋形剂苯甲醇，对生产或剖宫产以前给予时可能对早产儿有不良反应的危险。使用时，可能会影响患者的反应速度，而使诸如驾车、操作机器等能力减退。⑩在有心脏病或癌症晚期的老年患者，用药前及治疗期间应做心电图检查，根据需要做剂量调整或停止用药。⑪注射用干扰素为白色疏松体冻干制剂，溶解后为无色透明液体，如遇有混浊、沉淀等异常现象，则不得使用。⑫注射用干扰素以注射用水溶解时应沿瓶壁注入，以免产生气泡，溶解后宜于当日用完，不得放置保存。

用法与用量

（1）成人

①慢性活动性乙型肝炎（适合治疗伴有HBV DNA，HBeAg及DNA多聚酶阳性等病毒复制标志的成年患者），一次450万u，一周3次，皮下注射，共用6个月。如用药1个

月后病毒复制标志或HBeAg无下降，则可逐渐加大剂量并可进一步将剂量调整至患者能够耐受的水平，如治疗3～4个月后没有改善，则应考虑停止治疗。

②慢性丙型肝炎：适合治疗HCV抗体阳性，ALT增高和不伴肝脏失代偿（Child分类的A级）的成年慢性丙型肝炎（非甲非乙型）患者。但没有临床和组织学方面长期好转的依据。起始剂量，一次600万u，一周3次，皮下或肌内注射3个月作为诱导治疗。维持剂量，ALT正常的患者需要再以一次300万u，一周3次，注射3个月作为完全缓解的巩固治疗；ALT不正常者必须停止治疗。

③尖锐湿疣：一次100万～300万u，皮下或肌内注射，一周3次，疗程1～2个月。

④毛细胞白血病：起始一日300万u，皮下或肌内注射，16～24周。耐受性差者可减量或减少周用药次数。维持量按上述剂量一周3次，6～20个月。

⑤多发性骨髓瘤：一次300万u，皮下或肌内注射，一周3次，可逐周增量至最大耐受量900万～1800万u。

⑥非霍奇金淋巴瘤：一次300万u，皮下注射，一周3次，至少12周。

⑦慢性骨髓性白血病：18岁以上患者，第1～3日一日300万u，第4～6日一日600万u，第7～84日一日900万u，可一直用药18个月。

⑧肾细胞瘤：第1～3日一日300万u，第4～6日一日900万u，第7～9日一日1800万u，第10～84日，一日3600万u。维持量一次最大剂量3600万u，一周3次，8～12周或更长。

⑨黑色素瘤：起始一次1800万u，皮下或肌内注射，一周3次，8～12周。维持量一次1800万u或最大耐受量，一周3次，至少8周，可用至12～24周。

（2）儿童　一次300万～500万u/m^2，最大可达1000万u/m^2，隔日一次，皮下注射，疗程至少1年。也可根据年龄、病情参考成人方案，但儿科缺乏循证资料。

重组人干扰素α2b　Recombinanthuman Interferon α2b

适应证　①用于某些病毒性疾病，如急慢性病毒性肝炎、带状疱疹、尖锐湿疣。②用于某些肿瘤，如多毛细胞白血病、慢性髓性白血病、多发性骨髓瘤、非霍奇金淋巴瘤、恶性黑色素瘤、肾细胞癌、喉乳头状瘤、卡波西肉瘤、卵巢癌、基底细胞癌、表面膀胱癌等。

药动学　通过肌内或皮下注射，血液达峰时间为3.5～8h，消除半衰期为4～12h。肾脏分解代谢为干扰素主要消除途径，而胆汁分泌与肝脏代谢的消除是重要途径。肌内注射或皮下注射的吸收超过80%。

药物相互作用　干扰素α2b可降低细胞色素P450的活性，因此西咪替丁、华法林、茶碱、地西泮、普萘洛尔等药物代谢受到影响。在与具有中枢作用的药物合并使用时，会产生相互作用。

不良反应　①常见发热、疲乏、头痛、肌痛、关节痛等，常出现在用药后第一周，不良反应多在注射48h后消失。②少见出现粒细胞减少、血小板减少等，停药后可恢复。③偶见厌食、恶心、腹泻、呕吐、脱发、血压升高或降低、神经系统功能紊乱等。④极少数患者使用后出现高血糖。有症状者应经常检查和随访血糖。⑤极少数患者使用干扰素α后有严重的肝功能障碍症和肝衰竭。⑥极少出现自身免疫现象（如脉管炎、关节炎、溶血性贫血、甲状腺功能障碍和系统性红斑狼疮）。

禁忌证、注意 见重组人干扰素α2a项下。

用法与用量

（1）成人 ①慢性乙型肝炎和急慢性丙型肝炎：皮下或肌内注射，一日300万～600万u，连用4周后改为一周3次，连用16周以上。②丁型肝炎：皮下或肌内注射，一日400万～500万u，连用4周后改为一周3次，连用16周以上。③带状疱疹：肌内注射一次100万u，共6日。④尖锐湿疣：肌内注射，一日100万～300万u，共4周，也可疣体基底部注射，一次100万u。⑤毛细胞白血病：按体表面积一日200万～800万u/m^2，肌内注射，连用至少3个月。⑥多发性骨髓瘤和非霍奇金淋巴瘤：维持治疗，一次300万～500万u/m^2，肌内注射，一周3次。⑦黑色素瘤和肾细胞癌：一次600万u，肌内注射，一周3次。

（2）儿童 慢性乙型肝炎和急慢性丙型肝炎，皮下或肌内注射。一次300万～500万u/m^2，最大可达1000万u/m^2，隔日一次。疗程至少1年。也可根据年龄、病情参考成人方案，但儿科缺乏循证资料。

聚乙二醇干扰素α2a PEGinterferon α2a

适应证 本品是聚乙二醇（PEG）与重组干扰素α2a结合形成的长效干扰素。适用于：①成人慢性乙型肝炎，患者不能处于肝病失代偿期，慢性乙型肝炎必须经过血清标志物（AST、ALT、HBsAg、HBV DNA）确诊。通常也需获取组织学证据。②未接受过治疗的慢性丙型肝炎成年患者，必须无肝脏失代偿表现，慢性丙型肝炎必须经血清标记物确证（抗HCV抗体和HCV RNA）。通常诊断要经组织学确证。

药动学 相对分子质量40000的PEG部分的结构直接影响临床药理学特点，因为这部分的大小和支链结构决定了药物的吸收、分布和消除特点。健康人单次皮下注射本品180μg后3～6h，抗病毒活性指标即血清2,5-寡腺苷酸合成酶（2,5-OAS）活性迅速升高。本品所诱导的2,5-OAS血清活性可维持1周以上，且比单次皮下注射普通干扰素的活性高。

不良反应 本品的不良反应的频率和严重性与普通干扰素α2a相似。但与其相比，本品的血液学不良反应更常见。

禁忌证 ①对本品干扰素α或本制剂的任何赋形剂过敏者禁用。②自身免疫性慢性肝炎患者、严重肝功能障碍或失代偿性肝硬化患者、新生儿和3岁以下婴幼儿、有严重心脏病史（包括6个月内有不稳定或未控制的心脏病）患者、严重的精神疾病或病史（主要是抑郁）患者、妊娠和哺乳期禁用。

注意

（1）有可能出现严重的精神性不良反应。不论以往是否有精神疾病，使用者都有可能出现抑郁、自杀心态和自杀企图。有抑郁症史者慎用。

（2）心血管事件，如高血压、室上性心律失常、胸痛和心肌梗死，与干扰素α治疗有关。心脏疾病可能被利巴韦林诱导的贫血而加重，有严重或不稳定心脏病的患者慎用。聚乙二醇干扰素α2a和利巴韦林在治疗前应进行相关检查，如果出现心血管情况的恶化应暂停或终止利巴韦林的治疗。有心脏疾病的患者在开始本品治疗前进行心电图检查。

（3）在治疗中如果出现了肝功能失代偿，应考虑停止治疗并密切监测。在使用治疗过程中可能出现ALT升高，包括出现病毒应答的患者。如果在减低了剂量后，ALT仍有进行性和与临床相关的升高或伴胆红素升高，则应停药。

（4）出现一过性皮疹者不需要中断治疗，严重的急性过敏反应（包括荨麻疹、血管性水肿、支气管痉挛和过敏性休克）需停药，并立即给予适当的治疗。

（5）对伴有自身免疫性疾病的患者应慎用。

（6）中性粒细胞计数 $<1.5\times10^9$/L和血小板计数 $<75\times10^9$/L或血红蛋白<100g/L者慎用。治疗前和治疗中定期检测血液学指标。

（7）已有个别报道用药后出现眼科疾病，如视网膜出血、棉絮状渗出点、视盘水肿、视神经病变、视网膜动脉或静脉阻塞，而且可能导致视力丧失。故治疗前应进行眼部检查，如果治疗中患者出现视力下降或视野缺失则必须进行通眼科检查。另外有糖尿病或高血压的患者在治疗中要定期进行眼部检查。出现新的眼科疾病或原有眼科疾病加重的患者应停止治疗。

（8）用药期间可能出现肺部异常，包括呼吸困难、肺浸润、肺炎、局限性肺炎。必要时，应停止使用。

（9）个别病例可出现新发银屑病或者银屑病加重。银屑病患者应慎用本品；如出现银屑病或者银屑病恶化征象，应考虑停药。

（10）治疗前，建议所有患者进行血常规检查和生化检查。下列指标是开始治疗前要达到的基础值：①血小板计数 $\geqslant90\times10^9$/L；②中性粒细胞计数 $\geqslant1.5\times10^9$/L；③ TSH和 T_4 在正常范围内或甲状腺功能可以完全控制。开始治疗后，应在2周后进行血常规检查，在4周后进行生化检查。治疗期间定期（至少每隔4周）进行上述检查。

（11）治疗中如果患者出现甲状腺功能异常的可疑症状，建议监测TSH水平。如果出现甲状腺功能异常后能通过药物方法维持TSH于正常范围，则可以继续治疗。

（12）治疗期间患者应采取有效避孕措施。男性患者服用利巴韦林期间应避免其配偶妊娠。

（13）根据药物治疗对母亲的重要性来决定停止哺乳还是停止治疗。

（14）慢性乙型肝炎患者在治疗中出现病情加重并不少见：表现为一过性和ALT大幅度升高。建议加大对此类患者肝功能的监测频率。

（15）肾功能不全患者，肌酐清除率不低于20mL/min的患者不需调整剂量，但应密切监测，出现不良反应时应减量。

（16）用药的患者应避免饮酒或限制乙醇摄入量（一日最高摄入量为20g）。

（17）患者合并感染HIV并接受高活性的抗反转录病毒治疗（HAART）时可增加乳酸性酸中毒的危险性。因此在HAART同时慎与给予聚乙二醇干扰素α2a合用。

（18）合并感染并有晚期肝硬化的患者接受HAART的同时给予利巴韦林和干扰素（包括本品）联合治疗时出现肝脏失代偿的危险性增加，并可能导致死亡。

（19）慎与其他有可能引起骨髓抑制的药物合用。

（20）出现轻微头晕、意识模糊、嗜睡和疲乏者，不要驾驶和操作机器。

（21）18岁以下儿童慎用。因为本品注射液中含苯甲醇，所以不能用于新生儿和婴幼儿。

（22）要避光保存，贮存于2～8℃的冰箱内，勿冷冻或摇晃。

用法与用量

（1）成人　①用于慢性乙型肝炎患者时本品的推荐剂量为一次135～180μg，一周1次，共48周，腹部或大腿皮下注射。②慢性丙型肝炎本品单药或与利巴韦林联合应用时的推荐剂量为一次135～180μg，一周1次，腹部或大腿皮下注射。联合治疗时同时口服利巴韦林。

（2）儿童

①标准剂量：a.慢性乙型肝炎，儿童一次104μg/m^2，一周一次皮下注射（腹部或大腿皮下注射）至少1年。b.慢性丙型肝炎，单独用药或与利巴韦林联合应用，联合治疗时同时口服利巴韦林。与本品联合治疗的利巴韦林的剂量取决于病毒的基因型，基因型2型或3型剂量为一日口服800mg；基因型1型剂量为根据体质量一日口服1000～1200mg。儿童一次104μg/m^2，一周一次皮下注射，至少1年。与利巴韦林联合应用，利巴韦林在就餐时服用。

②慢性丙型肝炎的治疗与疗程：与利巴韦林联合应用于丙型肝炎的疗程取决于病毒的基因型。HCV基因型1型不论病毒载量如何应治疗48周。HCV基因型2/3型不论病毒载量如何应治疗24周。HCV基因型4型、5型、6型患者治疗可参考HCV基因型1型治疗方案，不论病毒基因型如何，本品单药治疗的推荐疗程为48周。单药与利巴韦林联合应用12周内未出现病毒应答（HCV RNA未下降到50u/mL以下，或至少未下降到基线的1%）的HCV基因型1型患者应考虑终止治疗。HCV基因型2/3型不论12周病毒应答与否都应治疗24周。

③发生不良反应时剂量调整：a.当中性粒细胞计数$<0.75\times10^9$/L时应考虑减量，当中性粒细胞计数$<0.5\times10^9$/L时应考虑暂时停药，直到ANC恢复到$>1\times10^9$/L时再恢复治疗；重新开始治疗应使用90μg，并应监测中性粒细胞计数。b.当血小板计数$<50\times10^9$/L时应将剂量减低至90μg；当血小板计数$<25\times10^9$/L时应考虑停药。c.在丙型肝炎的治疗中出现治疗相关的贫血时特别推荐采取下列步骤处理：患者无明显心血管疾病，出现血红蛋白＜1g/L和≥0.85g/L，或当患者心血管疾病稳定，在治疗期间的任意4周内血红蛋白下降≥0.2g/L时利巴韦林应减量至一日600mg（早晨200mg、晚上400mg）。不推荐恢复至最初的用药剂量。d.出现下列情况时利巴韦林应停止使用：患者无明显心血管疾病，血红蛋白确实下降至0.85g/L以下，或者心血管疾病稳定，在减量治疗4周后血红蛋白仍持续低于1.2g/L。当恢复正常值后则重新开始使用利巴韦林一日600mg，经主治医师决定可进一步增加到一日800mg，但不推荐恢复至最初的剂量。e.当丙型肝炎的治疗中出现ALT持续升高时，应考虑将剂量减至135μg。减量后，如ALT仍持续升高，或发生胆红素升高时或肝功能失代偿时，应考虑停药。f.慢性乙型肝炎患者常见到ALT一过性升高，如果剂量减小或暂时停止了治疗，当ALT水平正常后可以继续恢复常规治疗。

④特殊人群：a.18岁以下患者，尚无安全性和有效性资料。b.肾功能不全者，对肌酐

清除率每分钟 > 20mL的患者不需要调整剂量。对终末期肾功能进行血液透析的患者，清除半衰期下降25% ~ 45%，135μg剂量下的暴露量与肾功能正常患者180μg剂量的相似。

聚乙二醇干扰素α2b PEGinterferon α2b

适应证 用于成人慢性丙型肝炎，并患有代偿性肝脏疾病。

药动学 本品的峰浓度和AUC呈剂量相关性增加。皮下给药之后，最大血清浓度出现在用药后15 ~ 44h，并可维持达48 ~ 72h。平均表观分布容积为0.99L/kg。多次用药后可出现免疫反应性的干扰素累积。聚乙二醇干扰素α2b的血浆半衰期比干扰素α2b明显延长，平均（40 ± 13.3）h。本品的肾脏清除率为30%。对于重度肾功能障碍患者，未透析和接受血透析其清除率是相似的。对于中度和重度肾功能障碍患者，本品单药治疗时应减量。

对18岁以下的患者的特殊药动学评价尚未进行。本品仅适用于年龄≥18岁的慢性丙型肝炎患者及慢性乙型肝炎的治疗。

不良反应 ①多数不良反应为轻度或中度，治疗不受影响。②十分常见注射部位疼痛/炎症、疲乏感、寒战、发热、压抑感、关节痛、恶心、脱发、骨骼肌疼痛、易激动、流感样症状、失眠、腹泻、腹痛、虚弱、咽炎、体质量下降、厌食、焦虑、注意力障碍、头痛、头晕及注射部位反应等。③常见瘙痒、皮肤干燥、不适感、出汗增加、中性粒细胞减少、白细胞减少、贫血、皮疹、呕吐、口干、情绪不稳、精神紧张、呼吸困难、病毒感染、嗜睡、甲状腺功能失调、胸痛、消化不良、面红、感觉异常、咳嗽、激动不安、鼻旁窦炎、张力过强、感觉过敏、视物模糊、意识障碍、胃肠胀气、性欲减退、皮肤红斑、眼痛、情感淡漠、感觉减退、稀粪、结膜炎、鼻充血、便秘、眩晕、月经过多、月经失调。④精神方面的症状并不常见。危及生命的精神症状极少发生。这些反应包括自杀、企图自杀、自杀构想和幻觉。⑤在接受0.5μg/kg或1.0μg/kg本品治疗的患者中，粒细胞减少（$<0.75 \times 10^9$/L）发生率分别为4%及7%，血小板减少（$<70 \times 10^9$/L）发生率分别为1%及3%。

禁忌证 ①对聚乙二醇干扰素α2b或任何一种干扰素或某一赋形剂过敏者。②自身免疫性肝炎或有自身免疫性疾病病史者以及肝功能失代偿者或严重的肾衰竭患者（肌酐清除率每分钟<50mL）禁用。

注意 ①见聚乙二醇干扰素α2a的注意项下（1）~（13）。②肾功能不全的患者应密切监测其毒性征兆和症状。③尽管使用干扰素期间发热可能与常见的流感样综合征有关，但必须排除持续性发热的其他原因。④某些患者在使用干扰素α时可见与脱水有关的低血压，故用药患者应保持充足的水分，必要时补液。⑤在治疗期间，建议监测血脂水平。⑥在治疗期间出现疲劳感、嗜睡或意识障碍的患者应告诫其避免驾驶或操作机器。

用法与用量

（1）成人 ①慢性丙型肝炎皮下注射，50 ~ 100μg，一周1次。同时口服利巴韦林。若治疗期间出现严重不良反应和实验室指标异常，建议适当调整剂量直至不良反应消失或减轻。通过剂量调整，实验室检查指标恢复正常的患者，将剂量重新调整至全量；对调整剂量后至20周时实验室检查仍未恢复正常的患者，应维持减量后的剂量。②慢性乙型肝炎，本品目前推荐剂量为1.0μg/kg，1周1次，皮下注射。疗程24周以上。白细胞 < 1.5×10^9/L，粒细胞 < 0.75×10^9/L，血小板 < 50×10^9/L，剂量应降低一半。

（2）儿童

①对于0.5μg/kg规格注册的国家：建议剂量0.5μg/kg，1周1次皮下注射，至少1年。儿童一次1.5μg/m^2，1周1次皮下注射，至少1年。治疗应在有丙型肝炎治疗经验的医生指导下开始，治疗期为连续1年。本品应在每周的同一日注射，每次给药时应更换注射部位。在用药6个月后HCV RNA未消失的患者应停止治疗。

②对于0.5μg/kg规格未注册的国家：建议剂量为0.5μg/kg或1.0μg/kg，1周1次皮下注射，至少6个月。剂量选择应依据预期效果及安全性而定。治疗应在有丙型肝炎治疗经验的医生指导下开始，在用药6个月后HCV RNA消失的患者应再继续治疗6个月，即治疗1年。每次给药时应更换注射部位。对在用药6个月后HCV RNA未消失的患者，应停止治疗。

③联合治疗：与利巴韦林合用时，本品剂量可达1.5μg/kg，1周1次皮下注射。利巴韦林的剂量是根据患者的体质量计算的。利巴韦林胶囊的量一日分2次口服，就餐时服用（早和晚），疗程不少于6个月。a.基因型1型患者接受6个月治疗后，检查为丙型肝炎病毒RNA阴性，需要外加6个月疗程（至1年）。b.基因型非1型患者接受6个月治疗后，检查为丙型肝炎病毒RNA阴性，根据其他的预后因素（如年龄、性别、桥接纤维化）来决定是否延长疗程至1年。患者接受12周治疗后，如果表现有病毒学应答，需要再继续9个月的疗程（即共计1年）。剂量的调整：若治疗期间出现严重不良反应和实验室指标进行性异常，建议适当调整剂量直至不良反应消失。

齐多夫定 Zidovudine

适应证　本品胶囊与其他抗HIV药物联合使用，用于治疗人类免疫缺陷病毒（HIV）感染的成年人和儿童。由于本品显示出可降低HIV的母婴传播率，故本品亦可用于只HIV阳性妊娠妇女及其新生儿。

药动学　口服吸收迅速，达峰时间为1h。有明显首关代谢，其生物利用度为60%～70%。食物可延缓其吸收，但不影响其生物利用度。每4h口服本品（溶液剂）5mg/kg，其稳态峰浓度及峰浓度的均值分别为1.9mg/L及0.1mg/L。一项生物等效性的研究结果显示，每4h口服齐多夫定胶囊200mg，其稳态峰浓度及峰浓度的均值分别为1.2mg/L及0.1mg/L。分布容积1.6L/kg，血浆蛋白结合率10%～30%，半衰期为1.1h。本品可通过血脑屏障，脑脊液内药物浓度约为同时期血药浓度的60%。本品先在细胞内代谢生成活性型三磷酸齐多夫定，后主要在肝内代谢生成无活性的葡萄糖苷酸代谢物，口服后尿中排出原药及其代谢物分别为14%及74%。进餐对于药物吸收无影响，高脂饮食可减少吸收。肾功能减退患者肌酐清除率 < 20mL/min时及血液透析患者应减量。严重肝功能减退患者亦应减量应用。

药物相互作用　①利福平可使本品的AUC减少48% ± 34%。其临床意义尚不清楚。②阿司匹林、吗啡、吲哚美辛、酮替芬、萘普生、奥沙西泮、劳拉西泮、西咪替丁、氯贝丁酯、氨苯砜可以通过竞争性抑制葡糖醛酸化过程或直接抑制肝脏微粒体代谢而影响本品的代谢。当上述药物与本品联合应用，特别是长期应用时，应充分考虑引起药物相互作用的可能。③司他夫定、利巴韦林可拮抗本品的抗病毒活性，应避免同时应用。④与具有细胞毒性或骨髓抑制作用的药物，如全身用喷他脒、氨苯砜、乙胺嘧啶、复方磺胺甲噁唑、两性霉素B、氟胞嘧啶、更昔洛韦、干扰素α、长春新碱、长春碱及多柔比星同时应用，产生中性粒细胞减少、贫血或骨髓抑制等血液不良反应的风险增加。上述药物必须与本品同用时，应密切监测肾功能及周围血象。⑤与吡嗪酰胺合用，本品能使吡嗪酰胺的血药浓度显著降低，疗效降低。⑥与司他夫定合用，两者均由胸苷激酶调节单磷酸化，本品对胸苷激酶的亲和力更强，司他夫定的有效性下降。

不良反应 有骨髓抑制作用，肌病，乳酸性酸中毒，严重脂肪肝肝大。可改变味觉，引起神经系统症状如头痛、失眠、嗜睡及惊厥等。偶有咽喉痛、发热、寒战、胸痛、虚弱等。肝功能不全者易引起毒性反应。

禁忌证 ①对本品及其药品中任一成分有严重过敏史者禁用。②中性粒细胞计数异常低下（$<0.75\times10^9$/L）或血红蛋白水平异常低下者禁用。

注意 ①尽管妊娠期间使用本品可预防HIV的母婴传播，但在某些病例中仍有发生母婴传播的可能。②疗程中应仔细监测周围血象。晚期HIV感染患者在治疗开始后的3个月内，至少每2周查1次血常规，此后至少每月复查1次。早期HIV感染患者（通常骨髓功能储备较好），血液系统不良反应的发生率较低，可每1～3个月检查1次。血红蛋白水平低至0.75～0.9g/L或中性粒细胞计数低至（0.75～1.0）$\times10^9$/L时应减少每日剂量，直至有骨髓恢复的迹象，否则应停止用药2～4周以促进骨髓恢复。通常在减少用药剂量2周内，骨髓得到恢复。③肥胖、长期用核苷类似物治疗或女性患者出现乳酸性酸中毒及重度脂肪肝的风险更大。在用本品治疗的患者，如在临床上或实验室检验中出现乳酸性酸中毒或肝毒性的征象，应停止用药。④本品属原美国FDA妊娠风险分级C级，药物仅在潜在的受益超过对胎儿潜在的风险的情况下方能使用。妊娠14周内孕妇患者的用药要在权衡利弊后作出决定。在孕期14～34周期间开始口服本品并持续至分娩开始。分娩过程中应静脉给药。⑤哺乳期妇女使用本品对乳儿的风险不能排除。⑥儿童用药3～12个月的婴儿可服用本品口服溶液。3个月以上的儿童，推荐初始剂量为360～480mg/m^2，分3次或4次与其他抗HIV药物合用。⑦长期使用本品可引起肌炎或肌病。⑧使用本品可出现免疫重建综合征。⑨接受干扰素与抗反转录病毒药联合治疗的HIV/HCV协同感染的患者，有肝脏失代偿的风险，有的可致死。

用法与用量

（1）成人

①本品与其他抗反转录病毒药物合用的推荐剂量为一日500mg或600mg，分2～3次给药。

②预防母婴传播的剂量妊娠妇女（孕周＜14周），一日500mg，分次口服（一次100mg，一日5次），直至分娩开始。在分娩过程中静脉用齐多夫定2mg/kg，静滴1h以上，继以每小时静滴1mg/kg直至脐带结扎。新生儿应按2mg/kg的剂量给予齐多夫定口服溶液，每6h服药1次。出生后12h内开始给药，并持续服用至6周。不能口服的婴儿应静

脉给予齐多夫定1.5mg/kg，每6h给药1次，每次给药时间大于30min。

血红蛋白水平降至0.75～0.9g/L或中性粒细胞计数降至（0.75～1.0）$\times 10^9$/L的患者，应减少齐多夫定的用量或中止齐多夫定的治疗。

③肾功能减退患者的用药剂量：晚期肾衰竭患者一日剂量为300～400mg。治疗中应根据患者的周围血象及临床反应调整剂量。对于进行血液透析及腹膜透析的肾功能衰竭患者，推荐剂量为每6～8h给药100mg。

④肝功能减退患者的用药剂量：肝功能减退患者由于葡萄糖醛酸化作用的减弱而引起齐多夫定的蓄积，因此必须进行剂量调整，但目前尚无理想的推荐方案。如果无法监测齐多夫定的血浆浓度，医师应特别注意观察患者有无不耐受的征象，并适当减量或延长用药间隔时间。

（2）儿童　口服，新生儿/婴幼儿一次2mg/kg。一日4次，儿童一次4mg/kg，一日3次。最大剂量不超过每6h给药200mg。

司他夫定 Strvudine

适应证　司他夫定是人工合成的胸苷类似物，对体外人类细胞中人类免疫缺陷病毒（HIV）的复制有抑制作用。与其他抗病毒药物联合使用，用于治疗1型HIV感染。

药动学　本品口服吸收迅速，口服生物利用度86.4%，达峰时间为1h，在0.03～4mg/kg剂量范围内，峰浓度和AUC成比例增加，血浆蛋白结合率＜1%。消除半衰期1.15h（静脉注射）、1.44h（口服）。

药物相互作用　齐多夫定能竞争性抑制司他夫定在细胞内的磷酸化过程，因此，不建议齐多夫定与本药合用。

不良反应　常见的有头痛、胃肠道不适、皮疹和脂肪萎缩。少见的有外周神经病变（主要表现为手足麻木、刺痛）、胰腺炎、脂肪重新分布、乳酸性酸中毒、严重脂肪变性肝大、睡眠障碍。罕见的有肝酶升高，迅速进展的神经肌肉无力。成年人曾服用12～24倍的推荐剂量，但未发现急性毒性。

禁忌证　对本品及本品中的任一成分过敏者禁用。

注意　①警惕外周神经痛外周神经病变表现为手足麻木、刺痛。有外周神经痛病史、晚期HIV病或同时使用有神经毒性的药物（包括去羟肌苷）、发生的风险增加。②包括本品在内的抗反转录酶核苷类似物单独或联合用药可能产生乳酸性酸中毒、脂肪变性、重度肝大，有报道甚至致命。肥胖、女性、长期应用核苷酸治疗者发生的风险增加。疗程中一旦发现乳酸性酸中毒或脂肪变性、重度肝大时应立即停止用药。③与干扰素联用，不论是否再联用利巴韦林，均应监测出现毒性反应的可能性，尤其是肝脏的失代偿，必要时调整剂量或中断治疗。④哺乳期妇女使用本品对乳儿的风险不能排除。⑤老年患者用药应根据肾功能调整剂量。⑥患者可出现免疫重建综合征，即出现无痛的炎症反应或部分机会性感染（如鸟分枝杆菌感染、巨细胞病毒感染、金罗维肺孢子菌肺炎、肺结核）等。⑦肝病患者使用本品，出现乳酸性酸中毒和脂肪变性、肝大等肝功能异常的风险增大。

用法与用量　口服，服药时间与进餐无关，间隔时间应为12h。

（1）成人　体质量＞60kg的患者一次服用40mg，一日2次；体质量＜60kg的患者一次服用30mg，一日2次。

（2）儿童　口服，服用间隔时间应为12h。≤13天新生儿一次0.5mg/kg，一日2次；儿童一次1mg/kg，一日2次（体质量>30kg按30kg计算）。如在疗程中发生手足麻木刺痛，应立即停药。如症状已完全消退，可给予上述剂量的半量继续治疗。若再发生神经病变，则应完全停止本药。神经功能损害的患者，肌酐清除率＞50mL/min时不需要调整剂量；肌酐清除率为26～50mL/min、体质量≥60kg者一次20mg，一日2次；体质量＜60kg的患者一次15mg，一日2次；肌酐清除率为10～25mL/min、体质量≥60kg的患者一次20mg，一日1次；体质量＜60kg的患者一次15mg，一日1次。血液透析的患者推荐剂量为：体质量≥60kg的患者每24h给药20mg，一日2次；体质量＜60kg的患者每24h给予15mg。儿童肾功能损害者可考虑减少剂量或延长用药间隔。

依非韦伦 Efavirdine

适应证　依非韦伦是人免疫缺陷病毒-1（HIV-1）的选择性非核苷反转录酶抑制剂。与蛋白酶抑制药和核苷类反转录酶抑制药联合用于HIV-1型病毒感染。

药动学　正常志愿者单剂口服100～1600mg后c_{max}和AUC的增加较剂量的增加为少，提示高剂量时本品的吸收减少。生物利用度50%。HIV感染患者每日口服200mg、400mg、600mg后，其平均稳态c_{max}和AUC的增高与剂量成正比，达峰时间为3～5h。35名HIV感染者每日口服600mg后，其稳态c_{max}为（12.9±3.7）μmol/L，稳态c_{max}为（5.6±3.2）μmol/L，AUC为（184±73）μmol·h/L。进食可使c_{max}和AUC及增加。本品血浆蛋白结合率高（99.5%～99.7%），主要与白蛋白结合。HIV-1感染患者每日口服200～600mg，连续1个月以上，其脑脊液内药物浓度可达同时期血药浓度的0.26%～1.19%（平均0.69%）。本品主要在肝脏经CYP3A4和CYP2B6代谢成为无活性代谢物。本品可诱导CYP的产生，加快本身的代谢。单剂口服本品后终末半衰期为52～76h，多剂口服后终末半衰期缩短为40～55h（与酶诱导作用有关）。给药量的14%～34%经尿排出，其中原型药＜1%，16%～61%经粪便排出。

药物相互作用　①本品不得与特非那定、阿司咪唑、西沙必利、苄普地尔、匹莫齐特麦角衍生物、咪达唑仑或三唑仑合用，因为本品竞争CYP3A4可能导致这些药物的代谢抑制，血药浓度升高，可能造成严重的和（或）危及生命的不良反应，如尖端扭转型室性心动过速、持续的镇静作用或呼吸抑制。②本品是CYP3A4诱导药，与安普那韦、依曲韦林、依曲康唑、伏立康唑、泊沙康唑、利福布汀、马拉韦罗等其他经CYP3A4代谢的药物合用时，后者的血浆浓度可能降低。③茚地那韦（每8h给药800mg）与本品同时服用时，由于诱导肝脏药酶的作用，茚地那韦的AUC和峰浓度分别降低约31%和16%。因而，茚地那韦的剂量应从每8h 800mg增加到1000mg，而本品的剂量不需调整。④沙奎那韦（每天3次，每次1200mg）与本品合用时，沙奎那韦的AUC和峰浓度分别降低62%和45%～50%。本品不宜与沙奎那韦合用。⑤与利福平或利福喷汀同服时，本品的血药浓度均下降。与利福平合用时，本品剂量应提高到一日800mg。与利福喷汀合用时，本品的剂量也应适当提高。⑥克拉霉素与本品联合用药时，克拉霉素的AUC和峰浓度分别降低39%和26%，而克拉霉素羟基代谢物的AUC和峰浓度分别增高约34%和49%。故与克拉霉素联合用药时，不必调整本品的剂量，而应考虑调整克拉霉素的剂量。

不良反应 可引起皮疹、眩晕、头痛、失眠、焦虑等症状，胃肠道表现为恶心、呕吐。

禁忌证 对本品或本品中的任一成分过敏者禁用。

注意 ①本品需与其他抗HIV药物联合应用，单用易出现病毒耐药。不推荐与其他含本品的药物合用。②肝病（及肝病史）患者或合用其他与肝毒性相关的药物，使用本品肝毒性的风险增加，应加强监测。③疗程中应考虑监测血脂水平。④哺乳期妇女使用本品，对乳儿的风险不能排除。⑤不推荐本品用于3岁以下或体质量低于13kg的儿童。⑥本品在老年患者中的用药无资料。⑦使用本品可出现免疫重建综合征。⑧精神病史患者或有本品注射史患者，使用本品出现精神症状的风险增加。⑨癫痫史患者使用本品，癫痫发作的风险增加，应加强监测。

用法与用量

（1）成人 本品与蛋白酶抑制药剂和（或）核苷类反转录酶抑制药（NRTI）合用时，推荐剂量为一日1次，口服600mg，可与食物或不与食物同服。体质量13～15kg者一次200mg，一日1次；体质量15～20kg者一次250mg，一日1次；体质量20～25kg者一次300mg，一日1次；体质量25～32.5kg者一次350mg，一日1次；体质量32.5～40kg者一次400mg，一日1次；体质量40kg或以上者一次600mg，一日1次。

（2）儿童 《WHO儿童示范处方集》（2010版）推荐，口服，3个月以上或体质量10kg以上者一次15mg/kg，一日1次；体质量15～25kg者一次200～300mg，一日1次；体质量16～40kg者一次300～400mg，一日1次；40kg以上者同成人剂量。

奈韦拉平 Nevirapine

适应证 本品与HIV-1的反转录酶（RT）结合，阻断此酶的催化部位，抑制RNA和DNA依赖的DNA聚合酶的活性。适用于HIV-1感染，应与其他抗反转录酶药物联合用药，亦可单独用于阻断母婴传播。

药动学 口服后迅速吸收（＞90%）。达峰时间与剂量呈线性关系。口服400mg后峰浓度为（4.5±1.9）mg/L。本品的吸收不受食物、抗酸药或去羟肌苷的影响。口服生物利用度超过90%。血浆蛋白结合率约45%，本品在人体内分布广泛，可透过胎盘，并能在乳汁中检测到，脑脊液中的药物浓度是血药浓度的45%。本品主要经肝脏CYP3A代谢，尿中排出81%，主要为羟化物的葡萄糖醛酸结合物，其中原型药＜3%，粪便排出约10%。本品对CYP3A有自身诱导作用，常用量用药2～4周后，清除率增加1.5～2倍，半衰期由40h缩短到25～30h。

药物相互作用 ①本品经肝脏CYP3A4代谢，与其他经此类酶代谢的药物发生竞争性抑制，可导致双方血药浓度升高和毒性增加。另外，肝药酶诱导药可使本品的血药浓度降低；本品本身也有轻至中度药肝酶诱导作用，可以降低其他药物的浓度。②本品与利福布汀同用时，可使利福布汀血药浓度升高，只能在确有适应证及密切观察下联合使用。

与利福平合用，可使本品血药浓度降低，禁止两者联合应用，可用利福布汀作为替代。③禁止本品与酮康唑联合应用，因可引起酮康唑血药浓度明显下降，而奈韦拉平血药浓度升高。④与氟康唑合用，奈韦拉平的血药浓度大幅上升，需加强监测不良反应的发生。⑤与伏立康唑合用，奈韦拉平的血药浓度上升，伏立康唑的血药浓度也出现波动（上升或下降）。⑥使用口服避孕药或其他激素避孕药的患者使用本品时，应改用其他非激素的避孕药，因为奈韦拉平可降低激素的血药浓度，使之失效。⑦与美沙酮合用，奈韦拉平会增加肝脏代谢而降低美沙酮的血药浓度，需增加美沙酮的剂量，监测撤药综合征。

不良反应 常见上呼吸道感染样症状、头痛、恶心、身体不适、腹痛和腹泻，症状一般较轻并可自行缓解。

禁忌证 ①对本品过敏者禁用。②中等或严重程度的肝脏损害者禁用。

注意 ①本品开始治疗时CD_4^+ T淋巴细胞计数较高（成年女性＞250个/mm^3，成年男性＞400个/mm^3）者，发生肝脏毒性的风险大，尤其在治疗的最初12周，其中最初6周的风险最大。开始治疗前应做收益/风险评价，开始治疗后应加强监测，一旦出现肝脏不良反应，应终生停用本品。②肝纤维化或肝硬化患者使用本品，肝脏毒性的程度加重。③乙肝病毒和丙肝病毒混合感染者以及氨基转移酶升高者，开始治疗后的6周内发生肝毒性的风险大。④女性（包括妊娠妇女联合应用奈韦拉平与其他抗反转录病毒药治疗HIV感染）发生肝毒性的风险更大。⑤本品治疗的初始12周，皮肤反应的风险增加，尤其是在其中初始6周的风险最大。应加强监测，一旦出现严重皮肤反应，应终生停用本品。女性发生皮疹的风险更大。⑥不能排除哺乳期妇女使用本品对乳儿的风险。⑦应用本品必须先经历14天的引导期，每天服用200mg（儿科患者每天4mg/kg）以减少发生皮疹的风险。若在引导期内发现皮疹，应待皮疹消失后增加用药剂量。⑧在临床试验中，本品与泼尼松（治疗前14天内每天服用40mg）联用会扩大治疗初始6周内皮疹的范围和程度。因此，不推荐用泼尼松预防奈韦拉平引起的皮疹。⑨奈韦拉平主要由肝脏代谢，由肾进行代谢物的消除。因此肝、肾功能不全患者用药时要特别注意。⑩儿科患者应用本品联合齐多夫定，出现粒细胞缺乏的风险更大。⑪患者可出现免疫重建综合征。

用法与用量

（1）成人 推荐剂量为初始14天，口服一天1次，一次200mg；然后一天2次，一次200mg。均与其他抗HIV药合用。

（2）儿童 艾滋病防治指南2006推荐口服。新生儿/婴幼儿一次5mg/kg，一日2次；≤8岁儿童一次4mg/kg，一日2次；＞8岁儿童一次7mg/kg，一日2次。所有患者的用量一日不超过400mg。注意：奈韦拉平有导入期。即在开始治疗的最初14天，需先从治疗量的一半开始（一日一次）。如果无严重的不良反应才可以增加到足量（一日2次）。

去羟肌苷 Didanosine

适应证 适用于成人或6个月以上感染HIV较严重的儿童，应与其他抗HIV药物联用。

药动学 口服吸收迅速，达峰时间为0.25～1.5h。在50～400mg范围内，血药浓度与剂量成正比。血浆蛋白结合率低（＜5%）。不易通过血脑屏障。根据体外和实验动物中研究推测本品在体内的代谢途径与嘌呤相同。本品在细胞内代谢成有抗病毒活性的代谢物5′-三磷酸双脱氧腺苷（ddATP）。本品经肾小球滤过和肾小管主动分泌而排泄，可经血液透析部分清除，但不为腹膜透析所清除。

食物对本品吸收的影响：进餐时服药比进餐后2h服药的峰浓度及AUC低55%。进餐前半小时服药对生物利用度无明显影响。

药物相互作用 ①抗酸药、酮康唑、伊曲康唑和喹诺酮类等药物，口服后会影响胃液的酸度，这些药物应在服用本品前2h服用。②更昔洛韦与本品同服，可使本品的稳态AUC提高（111 ± 114）%，但对更昔洛韦的稳态AUC无影响。本品提前2h服用时，更昔洛韦的稳态AUC减少（21 ± 17）%。③与别嘌醇合用，本品的生物利用度增加，血药浓度升高，属禁忌。④与替诺福韦合用，本品的生物利用度增加，血药浓度升高，出现外周神经病变、腹泻、胰腺炎、严重的乳酸性酸中毒等药物不良反应的风险增加。⑤与利巴韦林合用，增加本品或其活性代谢物，本品对细胞线粒体RNA的毒性增加，可导致致死性的乳酸性酸中毒、肝衰竭、外周神经病变或胰腺炎，属禁忌。⑥与羟基脲合用，可引起致死性胰腺炎和肝脏毒性，应避免两药合用。⑦与司他夫定合用，可引起致死性胰腺炎和肝脏毒性，应严密监测。⑧与扎西他滨合用，药理作用相加或协同，外周神经病变的风险增加。

不良反应 约34%的治疗患者在正常推荐剂量或低于推荐剂量情况下出现外周神经痛，有神经痛或神经毒性药物治疗史的患者发生率较高，约9%的用药患者在推荐剂量或低于推荐剂量时发生胰腺炎，表现为麻刺感、灼烧感或疼痛、手脚麻木等。此外，约1/3用药者有头痛和腹泻；20% ~ 25%患者出现恶心、呕吐、腹痛、失眠、药疹、瘙痒等；10% ~ 20%患者可出现忧郁、疼痛、便秘、口炎、味觉障碍、肌痛、关节炎、肝脏药物代谢酶活性增强。另可出现脂肪代谢障碍、乳酸性酸中毒、肝大、肝脏脂肪变性、视神经炎、视网膜病变等。

禁忌证 ①对本品过敏者禁用。②禁止与别嘌醇、利巴韦林合用。

注意 ①使用本品治疗时发生过致死性胰腺炎，故使用本品出现胰腺炎征兆的患者需暂时中止用药，已确诊胰腺炎者需立即停药。发生胰腺炎的概率与剂量呈正相关。同时使用有胰腺毒性的药物以及严重的HIV感染者，尤其是老年人发生胰腺炎的危险增加。儿童患者用药后胰腺炎发生率为3%（初始剂量）和13%（较高剂量）。②单独或联用核苷类似物已有引起乳酸性酸中毒脂肪变性、肝肿大的报道，严重者可致命。肥胖、女性、长期治疗或已知有肝病危险因素者，风险增加。一旦出现体征或症状应立即停药。③视网膜病变和视神经炎在儿童与成人患者中均有报道。疗程中应定期检查视网膜。④外周神经痛表现为手或足麻木、麻刺感或疼痛，在接受去羟肌苷疗法的患者中已有报道。外周神经痛在晚期艾滋病患者、有神经系统疾病史者或曾服用神经毒性药物者（包括司他夫定等）中发生的风险增加。⑤本品应空腹、餐前30min或餐后2h服用，避免饮用含乙醇类饮料。⑥哺乳期妇女用药对乳儿的风险不能排除。⑦儿童用药主要不良反应与成人相同，每天口服300mg/m^2时，7%患儿出现视网膜失色素症。⑧老年患者用药应在医生指导下调整剂量。⑨肝功能不全者使用本品应做监测。⑩肾功能损害者使用本品应调整剂量。⑪可出现免疫重建综合征。

用法与用量 口服。

（1）成人 ①体质量≥60kg者，片剂一次200mg、一日2次，或一次400mg、一日1次；散剂一次250mg，一日2次。②体质量＜60kg者，片剂一次125mg、一日2次，或一次250mg、一日1次；散剂一次167mg，一日2次。

（2）儿童 艾滋病防治指南2006推荐口服。新生儿/婴幼儿一次5mg/m^2，一日2次；儿童一次120mg/m^2、一日2次，或一次250mg、一日1次。

茚地那韦 Indinavir

适应证 本品是一种特异性蛋白酶抑制药，能有效对抗人类免疫缺陷病毒（HIV-1）。用于成人和儿童HIV-1感染，应与抗反转录病毒制剂（核苷和非核苷类反转录酶抑制药）合用治疗成人的HIV-1感染。

药物相互作用 ①本品不可与特非那定、阿司咪唑、西沙必利、胺碘酮、雷诺嗪、西洛度新、麦角衍生物、匹莫齐特、伊洛哌酮、阿普唑仑、三唑仑及咪达唑仑合用，因为本品竞争抑制CYP3A4，可能导致这些药物的代谢减少，血药浓度升高，从而造成严重的和（或）危及生命的不良反应，包括Q-T间期延长、尖端扭转型室性心动过速或心脏停搏等。如与去羟肌苷合用，应在空腹时至少间隔1h分开服用。②利福平、利福喷汀均是肝脏细胞色素P450 3A4的强诱导药，能显著降低本品的血浆浓度，不可合用。③与利福布汀合用，CYP3A4调节的利福布汀的代谢被抑制，血药浓度上升，出现毒性的风险增加。而本品的代谢被诱导，血药浓度下降。④苯巴比妥、苯妥英、卡马西平、依曲韦林和地塞米松，与本品合用时应谨慎，因为它们也可能降低本品的血药浓度。⑤与阿扎那韦合用，增加间接胆红素血症的风险。⑥与沙美特罗、舒尼替尼、达沙替尼、拉帕替尼、尼罗替尼、依维莫司、辛伐他汀、洛伐他汀、罗舒伐他汀、他达拉非、氟替卡松等合用，CYP3A4调节的代谢被抑制，这些药物的血药浓度显著升高，出现毒性反应的风险增加。⑦与奥美拉唑合用，本品pH依赖性的生物利用度降低，疗效降低。⑧与大蒜合用，CYP450和P糖蛋白被大蒜诱导，蛋白酶抑制药的浓度降低，抗反转录病毒耐药和治疗失败的风险增加。

不良反应 可有虚弱或疲劳、眩晕、头痛、感觉迟钝、失眠、味觉异常；恶心、呕吐、腹痛等胃肠道反应；皮肤干燥、瘙痒、药疹等皮肤过敏反应；背痛、肾结石；无症状性胆红素血症、肝炎、肝肾功能异常；血友病患者的自发性出血增加；急性溶血性贫血；血糖升高、糖尿病酮症酸中毒或者糖尿病加重。脂肪代谢障碍、血清三酰甘油增高。

禁忌证 对本品及本品中的任一成分过敏者禁用。

注意 ①疗程中患者应注意摄取足够的水量。如果出现肾结石的症状和体征，可考虑暂停或中断治疗。②儿科患者使用本品，出现肾结石的风险更大。③如发生急性溶血性贫血，应给予相应的治疗，包括中断使用本品。④轻度至中度肝功能不全患者应用本品时应减量。⑤不能排除哺乳期妇女使用本品对乳儿的风险。⑥本品对儿童的安全性和有效性尚未建立。⑦使用本品可出现免疫重建综合征。

用法与用量

（1）成人 ①推荐剂量为每8h口服800mg。用本品治疗必须自一日2.4g的推荐剂量开始。无论是单独使用或与其他抗反转录病毒制剂联合使用时的剂量都相同。轻至中度肝功能减退患者，应减量至一日3次，一次600mg口服。②与利福布汀联合治疗：利福布汀与本品同时服用时，利福布汀的剂量应减少至标准剂量的一半，而本品剂量：应增至每8h给药1000mg。与酮康唑同时服用时，本品的剂量应减少至每8h给药600mg。③肾结石患者除摄取足够的水分外，患者在肾结石急性发作期可暂停治疗（如暂停1～3天）或者中断治疗。

（2）儿童　口服，3岁以上儿童一次500mg/m^2，一日3次，最大剂量不超过800mg。餐前1h或餐后2h服用（要多饮水，每天排尿1.5L以上）。

14.6 抗结核药物

异烟肼 Isoniazid

适应证　与其他抗结核药联合，用于各种类型结核病及部分非结核分枝杆菌病。

药动学　口服后吸收快，达峰时间为1～2h，口服300mg，峰浓度为3～7mg/L。吸收后分布于全身组织和体液中，包括脑脊液、胸腔积液、腹水、皮肤、肌肉、乳汁和干酪样组织。可穿过胎盘，进入胎儿血液循环。血浆蛋白结合率仅0～10%。口服4～6h后血药浓度因患者的乙酰化快慢而异，主要在肝脏经乙酰化代谢成无活性代谢产物，其中有的具有肝毒性。乙酰化的速率由遗传所决定。慢乙酰化者常有肝脏*N*-乙酰转移酶缺乏，未乙酰化的异烟肼可部分结合。半衰期在快乙酰化者为0.5～1.6h，慢乙酰化者为2～5h，肝、肾功能损害者可能延长。本品主要经肾排泄（约70%），在24h内排出，大部分为无活性代谢物；快乙酰化者93%以乙酰化型在尿液中排出，慢乙酰化者为63%；快乙酰化者尿液中7%的异烟肼呈游离型或结合型，而慢乙酰化者则为37%。本品亦可从乳汁排出，少量可自唾液、痰液和粪便中排出。相当量的异烟肼可经血液透析与腹膜透析清除。

药物相互作用　①饮酒易引起异烟肼诱发的肝脏毒性反应，并加速异烟肼的代谢，因此需调整异烟肼的剂量，并密切观察肝毒性征象。服药期间避免饮用含乙醇的饮料。②含铝抗酸药可延缓并减少异烟肼口服后的吸收，使血药浓度减低，故应避免两者同时服用，或在口服抗酸药前至少1h服用异烟肼。③抗凝药（如香豆素或茚满双酮衍生物）与异烟肼同时应用时，由于本品抑制了抗凝药的代谢，使抗凝作用增强。④异烟肼与环丝氨酸合用时可增加环丝氨酸的血药浓度和中枢神经系统不良反应（如头晕或嗜睡），需调整剂量。⑤利福平与异烟肼合用时可增加肝毒性，尤其是已有肝功能损害者或为异烟肼快乙酰化者，因此在疗程的最初3个月应密切随访有无肝毒性征象出现。异烟肼与其他有肝毒性的药物合用可增加本品的肝毒性，因此宜尽量避免。⑥异烟肼为维生素B_6的拮抗药，可能导致周围神经炎，两者合用时维生素B_6的需要量增加。⑦与肾上腺皮质激素（尤其泼尼松龙）合用时，可增加异烟肼在肝内的代谢及排泄，导致后者血药浓度减低而影响疗效，在快乙酰化者更为显著，应适当调整剂量。⑧与阿芬太尼合用时，由于异烟肼为肝药酶抑制药，可延长阿芬太尼的作用；与双硫仑合用可增强其中枢神经系统作用，出现眩晕、动作不协调、易激惹、失眠等；与恩氟烷合用可增加具有肾毒性的无机氟代谢物的形成。⑨与乙硫异烟胺或其他抗结核药合用，可加重后两者的不良反应。⑩与酮康唑合用，可使酮康唑的血药浓度降低或升高，不宜合用。⑪与伊曲康唑合用，由于异烟肼诱导了CYP3A4调节的伊曲康唑的代谢，可使伊曲康唑血药浓度显著降低，导致治疗失败。⑫与苯妥英钠或氨茶碱合用时可抑制两者在肝脏中的代谢，而导致苯妥英钠或氨茶碱血药浓度增高，故苯妥英钠或氨茶碱的剂量应适当调整。⑬与对乙酰氨基酚合用时，由于异烟肼可诱导肝细胞色素P450，使对乙酰氨基酚形成毒性代谢物的量增加，从而增加后者的肝毒性及肾毒性。⑭与卡马西平同时应用时，异烟肼可抑制其代谢，使卡马西平的血药浓度增高，引起不良反应；卡马西平可诱导肝药酶而加快异烟肼的代谢，具有肝毒性的中间代谢物增加，增加异烟肼的肝毒性。⑮与左旋多巴合用，由于异烟肼直接抑制了外周和中枢的多巴脱羧酶的作用，左旋多巴治疗效果降低，帕金森病的症状加重。⑯本品不宜与其他可引起神经系统不良反应的药物合用，以免增加神经毒性。

不良反应 常用剂量的不良反应发生率较低。剂量加大至6mg/kg时，不良反应发生率显著增加，主要为周围神经炎及肝脏毒性，加用维生素B_6虽可减少毒性反应，但也可影响疗效。

（1）肝脏 可引起轻度一过性肝损害如AST及ALT升高及黄疸等，发生率为10%～20%。肝脏毒性与本品的代谢产物乙酰肼有关，快乙酰化者乙酰肼在肝脏积聚增多，故易引起肝损害。服药期间饮酒可使肝损害增加。毒性反应表现为食欲不佳、异常乏力或软弱、恶心或呕吐（肝毒性的前驱症状）及深色尿、眼或皮肤黄染（肝毒性）。

（2）神经系统 周围神经炎多见于慢乙酰化者，并与剂量有明显关系。较多患者表现为步态不稳、麻木针刺感、烧灼感或手脚疼痛。此种反应在铅中毒、动脉硬化、甲状腺功能亢进症、糖尿病、酒精中毒、营养不良、孕妇等较易发生。其他毒性反应如兴奋、欣快感、失眠、丧失自主力、中毒性脑病或中毒性精神病则均属少见，视神经炎及萎缩等严重毒性反应偶有报道。

（3）变态反应 包括发热、多形性皮疹、淋巴结病、脉管炎等。一旦发生，应立即停药，如需再用，应从小剂量开始，逐渐增加剂量。

（4）血液系统 可有粒细胞减少、嗜酸性粒细胞增多、血小板减少、高铁血红蛋白血症等。

（5）其他 口干、维生素B_6缺乏症、高血糖症、代谢性酸中毒、内分泌功能障碍等偶有报道。

禁忌证 对本品过敏的患者禁用。

注意 ①精神病、癫痫、肝功能损害及严重肾功能损害者应慎用本品或剂量酌减。②异烟肼与乙硫异烟胺、吡嗪酰胺、烟酸或其他化学结构有关药物存在交叉过敏。③大剂量应用时，可使维生素B_6大量随尿排出，抑制脑内谷氨酸脱羧变成γ-氨酪酸而导致惊厥，也可引起周围神经系统的多发性病变。因此，成人一日同时口服维生素B_6 50～100mg有助于防止或减轻周围神经炎和（或）维生素B_6缺乏症状。如出现轻度手脚发麻、头晕，可服用维生素B_1或维生素B_6，若重度者或有呕血现象，应立即停药。④肾功能减退但血肌酐值＜0.6mg/L者，异烟肼的用量无须减少。如肾功能减退严重或患者系慢乙酰化者则需减量，以异烟肼服用后24h的血药浓度不超过1mg/L为宜。在无尿患者，异烟肼的剂量可减为常用量的1/20。⑤肝功能减退者剂量应酌减。⑥用药前、疗程中应定期检查肝功能，包括血清胆红素、AST、ALT，疗程中密切注意有无肝炎的前驱症状，一旦出现肝毒性的症状及体征时应立即停药，必须待肝炎的症状、体征完全消失后方可重新用药，此时必须从小剂量开始，逐步增加剂量，如有任何肝毒性表现应立即停药。⑦如疗程中出现视神经炎症状，需立即进行眼部检查，并定期复查。⑧慢乙酰化患者较易产生不良反应，故宜用较低剂量。⑨异烟肼可透过胎盘屏障，导致胎儿血药浓度高于母体血药浓度。孕妇应避免应用，如确有指征应用时，必须充分权衡利弊。⑩异烟肼在乳汁中浓度可达12mg/L，与血药浓度相近；如哺乳期间充分权衡利弊后决定用药，否则停止哺乳。⑪新生儿肝脏乙酰化能力较差，以致消除半衰期延长，新生儿用药时应密切观察不良反应。⑫ 50岁以上患者用药引起肝炎的发生率较高，治疗时更需密切注意肝功能的变化，必要时减少剂量或同时酌情使用保护肝功能的制剂。

用法与用量

（1）成人　①预防：一日0.3g，顿服。②治疗：与其他抗结核药合用，按体质量每日口服5～8mg/kg，每日0.3～0.4g，顿服；或一日15mg/kg，最高900mg，一周2～3次。

（2）儿童

①口服：a.预防，一日10mg/kg，最高0.3g顿服；b.治疗，一日10～15mg/kg，最高0.3g顿服。

②肌内注射或静脉滴注：极少肌内注射。一般在强化期或对于重症或不能口服的患者可用静脉滴注的方法，用氯化钠注射液或50g/L葡萄糖注射液稀释后使用，一日10～15mg/kg，最高0.3g。

③局部用药：a.雾化吸入，一次0.1～0.2g；b.局部注射（胸膜腔、腹腔或椎管），一次25～250mg。

异烟腙 Ftivazide

适应证　本品为异烟肼衍生物，其作用机制与异烟肼相似，但抗菌作用稍差。本品为二线抗结核药，当用异烟肼发生不良反应时可改用本品。

药动学　口服后吸收慢，血药浓度低。

不良反应　本品毒性比异烟肼小，不良反应和异烟肼相似，但较少见。为了预防和减少不良反应，可同时应用维生素B_6。

注意　心绞痛、其他心脏病、有精神病或癫痫病史者和肝功能不全、严重肾功能不全者应慎用。

用法与用量　口服。

（1）成人　一次0.3～0.5g，一日3次。

（2）儿童　一日按体质量30～40mg/kg（不超过1.5g），分次服用。

对氨基水杨酸钠 Sodium Aminosalicylate

适应证　联合用药治疗结核分枝杆菌所致的肺及肺外结核病。

药动学 自胃肠道吸收良好，吸收后迅速分布至各种体液中，在胸腔积液中达到很高浓度，但脑脊液中的浓度很低。本品迅速弥散至肾、肺和肝组织，在干酪样组织中可达较高浓度。蛋白结合率15%。口服后1～2h血药浓度达峰值，持续时间约4h，半衰期45～60min，肾功能损害者可达23h。本品在肝中代谢，50%以上经乙酰化成为无活性代谢物。给药后85%在7～10h内经肾小球滤过和肾小管分泌迅速排出；14%～33%以原型经肾排出，50%为代谢物。本品亦可经乳汁排泄。

药物相互作用 ①对氨基苯甲酸与本品有拮抗作用，不宜合用。②本品可增强抗凝药（香豆素或茚满二酮衍生物）的作用，因此在用对氨基水杨酸类时或用后，口服抗凝药的剂量应适当调整。③与乙硫异烟胺合用时可增加胃肠道和肝脏的不良反应。④丙磺舒或磺吡酮可减少氨基水杨酸类从肾小管的分泌，导致其血药浓度增高和持续时间延长及发生毒性反应；因此合用时或合用后，前者的剂量应予适当调整，并密切随访。但目前多数不用丙磺舒作为氨基水杨酸类治疗时的辅助用药。⑤氨基水杨酸类可能影响利福平的吸收，使后者的血药浓度降低，必须告知患者在服用上述两药时，至少相隔6h。⑥与异烟肼合用，异烟肼的乙酰化下降，异烟肼的血药浓度增加。⑦与地高辛合用，地高辛的肠吸收受抑制，血药浓度下降。

不良反应 常见食欲缺乏、恶心、呕吐、腹痛、腹泻；过敏反应有瘙痒、皮疹、药物热、哮喘、嗜酸性粒细胞增多，少见胃溃疡及出血、血尿、蛋白尿、肝功损害及粒细胞减少。

禁忌证 对本品过敏者禁用。

注意 ①交叉过敏反应：对其他水杨酸类包括水杨酸甲酯或其他含对氨基苯基团（如某些磺胺药和染料）过敏的患者本品亦可过敏。②对诊断的干扰：使硫酸铜法测定尿糖出现假阳性；使尿液中尿胆原测定呈假阳性反应（氨基水杨酸类与Ehrlich试剂发生反应，产生橘红色混浊或黄色，某些根据上述原理做成的市售试验纸条的结果也可受影响），使ALT和AST的正常值增高。③充血性心力衰竭、胃溃疡、葡萄糖-6-磷酸脱氢酶缺乏症、严重肝或肾功能损害患者慎用。④孕妇和哺乳期妇女需权衡利弊后使用。⑤儿童严格按用法、用量服用。

用法与用量

（1）成人 ①口服：一次2～3g，一日4次。②静脉滴注：一日4～12g，临用前加注射用水适量使溶解后，再用50g/L葡萄糖注射液500mL稀释（避光），2～3h滴完。

（2）儿童 ①口服：一日0.15～0.2/kg，分3～4次服。②静脉滴注：剂量同口服，临用前加注射用水适量使溶解后，再用50g/L葡萄糖注射液500mL稀释（避光），2～3h滴完。

利福平 Rifampicin

适应证 ①与其他抗结核药联合用于各种结核病的初治与复治（包括结核性脑膜炎）。②与其他药物联合用于麻风杆菌、非结核分枝杆菌感染。③与万古霉素（静脉）联合可用于甲氧西林耐药葡萄球菌所致的严重感染。利福平与红霉素联合方案用于军团菌属严重感染。④无症状脑膜炎奈瑟菌带菌者，以消除鼻咽部脑膜炎奈瑟菌（但不适用于脑膜炎奈瑟菌）。

药动学 口服吸收良好，达峰时间为1.5～4h。成人一次口服600mg后峰浓度可达7～9mg/L；6个月～5岁儿童一次口服10mg/kg，峰浓度为11mg/L。进食后服药可使达峰时间延迟和峰浓度减低。成人于30min内静滴600mg后可达17.5mg/L。儿童（3个月～12岁）于30min内静滴300mg/m^2，峰浓度可达26mg/L。吸收后可分布至全身大部分组织和体液中，包括脑脊液，当脑膜有炎症时脑脊液内药物浓度增加；在唾液中亦可达有效治疗浓度；本品可通过胎盘，进入胎儿血液循环。利福平为脂溶性药物，故易进入细胞内杀灭其中的敏感细菌和分枝杆菌。分布容积为1.6L/kg。血浆蛋白结合率80%～91%。半衰期为3～5h，多次给药后缩短为2～3h。本品在肝脏中可被自身诱导微粒体氧化酶的作用而迅速去乙酰化，成为具有抗菌活性的代谢物25-*O*-去乙酰利福平，水解后形成无活性的代谢物由尿排出。本品主要经胆汁从肠道排泄，有肝肠循环。60%～65%的给药量经粪便排出，6%～15%的药物以原型、15%为活性代谢物经尿排出。亦可经乳汁分泌。在肾功能减退患者中本品无蓄积；由于自身诱导肝微粒体氧化酶的作用，在服用利福平的6～10天后消除增加；用高剂量后由于胆道排泄达到饱和，本品的排泄可能延缓。利福平不能经血液透析或腹膜透析清除。

药物相互作用 ①服用利福平时每日饮酒可导致利福平性肝毒性发生率增加，并增加利福平的代谢，需调整剂量，并密切观察。②肾上腺皮质激素、左旋甲状腺素、抗凝药、安普那韦、地拉韦啶、依非韦伦、茚地那韦、洛匹那韦、利托那韦、那非那韦、沙奎那韦、替拉那韦、奈韦拉平、氨茶碱、茶碱、氯霉素、泰利霉素、甲氧苄啶、伊曲康唑、伏立康唑、氯贝丁酯、环孢素、胺碘酮、维拉帕米、劳卡胺、妥卡胺、美西律、普罗帕酮、丙吡胺、奎尼丁、雷诺嗪、口服降血糖药、促皮质素、氨苯砜、洋地黄苷类、吉非替尼、厄洛替尼、伊马替尼、地西泮、苯妥英、喹硫平、他克莫司、吡喹酮等与利福平合用时，由于后者诱导肝微粒体酶活性，可使上述药物的代谢加快，药效减低。本品与抗凝药合用时应每日或定期测定凝血酶原时间，据以调整剂量。禁与雷诺嗪、洛匹那韦、沙奎那韦、替拉那韦、伏立康唑合用。③对氨基水杨酸盐、抗酸药和降低胃肠动力药（如抗胆碱药）可影响利福平的吸收，导致利福平血药浓度减低；合用时，两药之间至少相隔6h。④利福平可促进雌激素的代谢或减少其肝肠循环，降低口服避孕药的作用，导致月经不规则，月经间期出血和计划外妊娠。因此服用利福平时，应改用其他避孕方法。⑤利福平可诱导肝微粒体酶，增加抗肿瘤药达卡巴嗪、环磷酰胺的代谢，烷化代谢物的形成，促使白细胞减低，因此需调整剂量。⑥与异烟肼合用可增加肝毒性的危险，尤其是原有肝功能损害者和异烟肼快乙酰化患者。⑦与酮康唑合用，可使利福平与后者血药浓度均减低。⑧与乙硫异烟胺合用可加重肝脏不良反应。⑨利福平可增加美沙酮在肝脏中的代谢，引起美沙酮撤药症状。⑩氯法齐明可减少利福平的吸收，延迟其达峰时间并延长其半衰期。⑪丙磺舒可与利福平竞争被肝细胞的摄入，使利福平血药浓度增高并产生不良反应。但该作用不稳定，故不宜合用。

不良反应 ①多见于消化道反应：厌食、恶心、呕吐、上腹部不适、腹泻等胃肠道反应，但均能耐受。②肝毒性为主要不良反应，在疗程最初数周内，少数患者可出现ALT及AST升高、肝大和黄疸，大多为无症状的ALT及AST一过性升高，在疗程中可自行恢复，老年人、酗酒者、营养不良、原有肝病或其他因素造成肝功能异常者较易发生。③变态反应。大剂量间歇疗法后偶可出现流感样症候群，表现为畏寒、寒战、发热、不适、呼吸困难、头晕、嗜睡及肌肉疼痛等，发生频率与剂量大小及间歇时间有明显关系。偶可发生急性溶血或肾衰竭，目前认为其产生机制属过敏反应。④其他。偶见白细胞减少、凝血酶原时间缩短、头痛、眩晕、视力障碍等。

禁忌证 ①对利福平或利福霉素类抗菌药过敏者禁用。②肝功能严重不全、胆道阻塞者和妊娠3个月以内孕妇禁用。

注意 ①酒精中毒、肝功能损害者慎用。婴儿、妊娠3个月以上孕妇和哺乳期妇女慎用。②可致肝功能不全，在原有肝病患者或本品与其他肝毒性药物同服时有伴发黄疸死亡病例的报道，因此原有肝病患者，仅在有明确指征情况下方可慎用。③高胆红素血症：系肝细胞性和胆汁滞留的混合型，轻症患者用药中自行消退，重者需停药观察。血胆红素升高也可能是利福平与胆红素竞争排泄的结果。治疗初期2～3个月应严密监测肝功能变化。④单用利福平治疗结核病或其他细菌性感染时病原菌可迅速产生耐药性，故必须与其他药物合用。治疗可能需持续6个月至2年，甚至数年。⑤可能引起白细胞和血小板减少，并导致齿龈出血和感染、伤口愈合延迟等。用药期间应避免拔牙等手术、并注意口腔卫生、刷牙及剔牙。用药期间应定期检查周围血象。⑥应于餐前1h或餐后2h服用，最好清晨空腹一次服用，因进食影响吸收。⑦肝功能减退的患者常需减少剂量，一日剂量≤8mg/kg。老年患者肝功能有所减退，用药量应酌减。⑧肾功能减退者不需减量。⑨服药后便尿、唾液、汗液、痰液、泪液等排泄物均可显橘红色。有发生间质性肾炎的可能。⑩可透过胎盘屏障，妊娠初始3个月内妇女禁用，3个月以上妇女慎用。⑪哺乳期妇女用药应充分权衡利弊后决定是否用药。⑫ 5岁以下小儿慎用。

用法与用量

（1）成人 ①口服，抗结核一日0.45～0.6g，空腹顿服，一日不超过1.2g。脑膜炎奈瑟菌带菌者（无症状）一次5mg/kg，每12h一次，连续2日。老年患者按一日10mg/kg，空腹顿服。②静滴，用50g/L葡萄糖注射液或氯化钠注射液500mL稀释后静脉滴注，滴注时间大于2～3h。

（2）儿童 英国国家处方集（儿童版）（BNFC 2010—2011版）推荐如下。①抗结核：1个月以上，一日10～20mg/kg，空腹顿服，一日不超过0.6g。②预防性治疗：脑膜炎奈瑟球菌感染密切接触者的预防用药，口服。新生儿一次5mg/kg，每12h一次，连服2日；一个月～1岁一次5mg/kg，每12h一次，连服2日；1～12岁一次10mg/kg，每12h一次，连服2日；12～18岁一次600mg，每12h一次，连服2日。③布氏杆菌病，军团菌病，严重的葡萄球菌感染，需联合其他抗菌药物：口服或静滴。1岁以内一次5～10mg/kg，一日2次；1～18岁一次10mg/kg（最大600mg）一日2次。

利福霉素 Rifamycin

适应证 用于结核杆菌感染的疾病和重症耐甲氧西林金黄色葡萄球菌、表皮葡萄球菌以及难治性军团菌感染的联合治疗。

不良反应 ①滴注过快时可出现暂时性巩膜或皮肤黄染。②少数患者可出现一过性肝脏损害、黄疸及肾损害。③其他不良反应有恶心、食欲缺乏及眩晕，偶见耳鸣及听力下降、过敏性皮炎等。

禁忌证 ①有肝病或肝损害者禁用。②对本品过敏者禁用。

注意 ①长期应用本品，可见ALT轻度增高，停药后一般可自行恢复。②本品不宜与其他药物混合使用，以免药物析出。③用药后患者尿液呈红色，属于正常现象。④与异烟肼合用，对结核菌有协同抗菌作用，但对肝毒性亦增加。⑤用药期间应监测肝功能。⑥孕妇及哺乳期妇女慎用。⑦肝功能不全、胆道梗阻、慢性酒精中毒者应用本品应适当减量。

用法与用量

（1）成人 ①静脉滴注：一般感染一次0.5g，配于50g/L葡萄糖注射液250mL中，一日2次，中重度感染一次1g，配于50g/L葡萄糖注射液500mL中，一日2次。滴注流量不宜过大。②静脉注射：一次0.5g，一日2～3次，缓慢注射。

（2）儿童 静脉滴注或肌内注射：用量为一日按体质量10～30mg/kg，分2次给药。

利福昔明 Rifaximin

适应证 对本品敏感的病原菌引起的肠道感染，包括急性和慢性肠道感染、腹泻综合征、夏季腹泻、旅行者腹泻和小肠结肠炎等。

不良反应 常见恶心、呕吐、腹胀、腹痛；少见荨麻疹、足部水肿。肝性脑病患者服用本品后，可有体质量下降、血清钾和血清钠浓度轻度升高。

禁忌证 对本药或利福霉素类药过敏者、肠梗阻者、严重的肠道溃疡性病变患者。

注意 ①儿童连续服用本药不能超过7日。② 6岁以下儿童不要服用本药片剂。③长期大剂量用药或肠黏膜受损时，会有极少量（少于1%）被吸收，导致尿液呈粉红色。④如果出现对抗生素不敏感的微生物，应中断治疗并采取其他适当治疗措施。⑤妊娠期妇女需权衡利弊后用药。⑥哺乳期妇女可在有适当医疗监测的情况下服用本药。

用法与用量

（1）成人 口服，一次0.2g，一日4次。

（2）儿童 6～12岁一次0.1～0.2g，一日4次。12岁以上儿童剂量同成人。1个疗程不应超过7日。

乙胺丁醇 Ethalmbutol

适应证 ①联合用药治疗肺结核。②结核性脑膜炎及非典型分枝杆菌感染的治疗。

药动学 口服易吸收，达峰时间为2～4h，单次口服25mg/kg后峰浓度为5mg/L。广泛分布于全身各组织和体液中，不能渗入正常脑膜，但结核性脑膜炎患者脑脊液中可有微量；可通过胎盘进入胎儿血液循环，可从乳汁分泌，乳汁中的药物浓度约相当于母体血药浓度。其分布容积为1.6L/kg。血浆蛋白结合率为20%～30%。主要经肝脏代谢，约15%的给药量代谢成为无活性代谢物。经肾小球滤过和肾小管分泌排出，给药后约80%在24h内排出。在粪便中以原型排出约20%。半衰期为3～4h，肾功能减退者可延长至8h。相当量的乙胺丁醇可经血液透析和腹膜透析从体内清除。

药物相互作用 ①与乙硫异烟胺合用可增加不良反应。②与氢氧化铝合用能减少乙胺丁醇的吸收。③与可能引起神经系统不良反应的药物合用可增加本品神经毒性，如视神经炎或周围神经炎。

不良反应 ①常见视物模糊、眼痛、红绿色盲或视力减退、视野缩小（视神经炎一日按体质量剂量25mg/kg以上时易发生）。视力变化可为单侧或双侧。②少见畏寒、关节肿痛（趾、踝、膝等关节）、病变关节表面皮肤发热发紧感（急性痛风、高尿酸血症）。③罕见皮疹、发热、关节痛等过敏反应，或麻木，针刺感、烧灼痛或手足软弱无力（周围神经炎）。

用法与用量

（1）成人　与其他抗结核药合用。①结核初治，按体质量15mg/kg，一日1次顿服；或一次25mg/kg，最高一日1.25g，一周2～3次。②结核复治，按体质量25mg/kg，一日1次顿服，最高一日1.25g，连续2～3个月，继以按体质量15mg/kg，一日1次，顿服。③非结核分杆菌感染，一日15～25mg/kg，一次顿服。

（2）儿童　13岁以上儿童与其他抗结核药合用治疗儿童结核病或非结核分枝杆菌感染，一日15～25mg/kg，一次顿服。

乙硫异烟胺 Ethionamide

适应证 与其他抗结核药联合用于经一线抗结核药物（如链霉素、异烟肼、利福平和乙胺丁醇）治疗无效的结核病患者（复治），包括结核性脑膜炎。本品也可与其他抗麻风药联合用于治疗麻风病，还可用于非结核分枝杆菌感染如鸟-胞内复合体分枝杆菌病的治疗。

药动学 口服后吸收快，达峰时间为1.8h，口服250mg后峰浓度为2mg/L；生物利用度约为100%。广泛分布于全身组织、体液中，在各种组织中和脑脊液内的药物浓度与同期血药浓度接近。可穿过胎盘进入胎儿血液循环。血浆蛋白结合率约30%。主要在肝内代谢，代谢为亚砜，仍有部分活性；然后生成无活性代谢产物。主要经肾排泄，其中1%为原型，5%为活性代谢产物，其余均为失活性代谢产物。半衰期为2～3h。

药物相互作用 ①与环丝氨酸合用可增加中枢神经系统不良反应发生率，尤其全身抽搐症状。故应适当调整剂量，并严密观察。本品与其他可能引起神经系统不良反应药物同时使用，有增加神经系统不良反应的可能性，如视神经炎和周围神经炎。因乙胺丁醇可引起球后视神经炎，与之合用时，应非常谨慎。②与其他抗结核药合用，可能加重其他抗结核药的不良反应。③与利福平或吡嗪酰胺合用，不良反应叠加，肝毒性的风险增加。④本品为维生素B_6拮抗药，因此用药期间，维生素B_6的需要量可能增加。

不良反应 ①发生较多者：有胃肠道功能紊乱，如多涎、食欲缺乏、口中金属味，另有恶心、呕吐、口腔溃疡、腹痛和腹泻等。②发生较少者：有步态不稳或麻木、针刺感、烧灼感、手足疼痛（周围神经炎），服维生素B_6可使上述症状缓解；嗜睡、软弱、精神抑郁、精神错乱或其他精神改变（中枢神经系统毒性），眼或皮肤黄染（黄疸、肝炎）。③发生极少者为皮疹、复视、视物模糊或视力减退，合并或不合并眼痛（视神经炎）；月经失调、男性性欲减退、低血糖、男性乳腺肥大、皮肤干而粗糙；颈前部肿，体质量异常增加（甲状腺肿、甲状腺功能减退），关节疼痛、僵直、肿胀；眩晕，包括从卧位或坐位起身时（直立性低血压）。

禁忌证 对本品过敏者、严重肝功能损害者。

注意 ①痛风、视神经炎、肾功能减退慎用。②治疗期间应检查：a.眼部包括视野、视力、红绿鉴别力等，在用药前、疗程中一日检查1次，尤其是疗程长、一日剂量超过15mg/kg的患者。b.乙胺丁醇可使血清尿酸浓度增高，引起痛风发作。应定期测定。③可与食物同服，一日剂量宜一次顿服。④单用时可迅速产生耐药性，必须与其他抗结核药联合应用。⑤剂量应根据患者体质量计算。⑥肾功能减退或老年患者应用时需减量。⑦可透过胎盘屏障，胎儿血药浓度约为母亲血药浓度的30%。孕妇应慎用。⑧可在乳汁中分布，哺乳期妇女慎用。

用法与用量 口服。

（1）成人 与其他抗结核药合用，一日500～600mg，分2～3次在餐后立即服用。

（2）儿童 与其他抗结核药合用，一次按体质量4mg/kg，每8h一次。

丙硫异烟胺 Protionamide

适应证 与其他抗结核药联合用于结核病经一线药（如链霉素、异烟肼、利福平和乙胺丁醇）治疗无效者。

药动学 口服迅速吸收（80%以上），达峰时间为1～3h。广泛分布于全身组织、体液中，在各种组织中和脑脊液内的药物浓度与同期血药浓度接近。可穿过胎盘，进入胎儿血液循环。血浆蛋白结合率约10%。有效血药浓度可持续6h，半衰期约3h。主要在肝内代谢。经肾排泄，其中为原型药物，5%为活性代谢产物，其余均为失活代谢产物。

药物相互作用 参阅乙硫异烟胺项下。

不良反应 ①与乙硫异烟胺相比不良反应较轻。②发生率较少者有：步态不稳或麻木、针刺感、烧灼感、手足疼痛（周围神经炎）、精神错乱或其他精神改变（中枢神经系统毒性）、眼或皮肤黄染（黄疸、肝炎）。③发生率极少者有：视物模糊或视力减退、合并或不合并眼痛（视神经炎）、月经失调或怕冷、性欲减退（男子）、皮肤干而粗糙、甲状腺功能减退、关节疼痛、僵直肿胀。④如持续发生以下情况者应予注意：腹泻、唾液增多、流口水、食欲减退、口中金属味、恶心、口痛、胃痛、胃部不适、呕吐（胃肠道紊乱、中枢神经系统毒性）、眩晕（包括从卧位或坐位起身时）、嗜睡、软弱（中枢神经系统毒性）。

禁忌证 对丙硫异烟胺过敏者及孕妇禁用。

注意

（1）交叉过敏，患者对异烟肼、吡嗪酰胺、烟酸或其他化学结构相近的药物过敏者可能对丙硫异烟胺过敏。

（2）糖尿病、严重肝功能减退患者慎用。

（3）治疗期间需进行以下检查 ①用药前和疗程中每2～4周测定丙氨酸氨基转移酶、天门冬酸氨基转移酶，但上述试验值增高不一定预示发生临床肝炎，并可能在继续治疗过程中恢复。②眼部检查，如治疗过程中出现视力减退或其他视神经炎症状时应立即进行眼部检查，并定期复查。

（4）12岁以下儿童不宜服用。

用法与用量

（1）成人　与其他抗结核药合用，一日0.6～1.0g，分2～3次口服或一次性顿服。

（2）儿童　与其他抗结核药合用，口服，一次按体质量4～5mg/kg，每8h一次。

吡嗪酰胺 Pyrazinamide

适应证　联合用于治疗结核病。

药动学　口服后吸收快而完全，达峰时间为2h，口服1.5g和3g后峰浓度分别为33mg/L和59mg/L。广泛分布于全身组织和体液中，包括肺、脑脊液、肾、肝及胆汁；脑脊液内药物浓度可达同期血药浓度的87%～105%。血浆蛋白结合率为10%～20%。主要在肝中代谢，水解生成活性代谢产物吡嗪酸，继而羟化成为无活性的代谢物。经肾小球滤过排泄，24h内用药量的70%主要以代谢物从尿中排出（其中吡嗪酸约33%），3%以原型排出。半衰期为9～10h，肝、肾功能减退时可能延长。血液透析4h可减低吡嗪酰胺血药浓度的55%，血中吡嗪酸减低50%～60%。

药物相互作用　①本品可增加血尿酸浓度从而降低别嘌醇、秋水仙碱、丙磺舒、磺吡酮对痛风的疗效。合用时应调整剂量以便控制高尿酸血症和痛风。②与乙硫异烟胺合用时可增强不良反应。③与环孢素合用时，可能使环孢素的血药浓度减低，需监测血药浓度，调整剂量。④与利福平合用可引起严重的肝脏毒性，应在整个治疗过程中进行监测。⑤与齐多夫定合用，可使本品的血药浓度显著降低，有效性降低。

不良反应　常见肝损害、关节痛，偶见过敏反应。

禁忌证　有过敏史者。

注意　①交叉过敏，对乙硫异烟胺、异烟肼、烟酸或其他化学结构相似的药物过敏患者可能对吡嗪酰胺也过敏。②对诊断的干扰：可与硝基氰化钠作用产生红棕色，影响尿酮测定结果，可使AST及ALT，血尿酸浓度测定值增高。③糖尿病、痛风或严重肝功能减退者慎用。④使血尿酸增高，可引起急性痛风发作，需定时测定。⑤孕妇结核病患者可先用异烟肼、利福平和乙胺丁醇治疗9个月，如对上述药物中任一种耐药而对吡嗪酰胺可能敏感者可考虑采用。

用法与用量

（1）成人　口服，与其他抗结核药联合。一日15～30mg/kg，一次性顿服，或一日1.5g。间歇疗法可增至一日2g，一次性顿服或分成2～3次服用。

（2）儿童　除非必需，通常不宜应用。必须应用时需充分权衡利弊后再决定。口服，一日20～30mg/kg，顿服或分2～3次服，儿童一日最大量不超过1.5g。

环丝氨酸 Cycloserlne

适应证　与其他抗结核药联合用于经一线抗结核药物（如吡嗪酰胺、链霉素、异烟肼、利福平和乙胺丁醇）治疗失败的结核病患者。本品还可用于治疗非结核分枝杆菌感染如鸟复合分枝杆菌病的治疗。

药动学 口服易吸收，达峰时间为3～4h，单次口服250mg后峰浓度为10mg/L。广泛分布于多数体液和组织中，脑脊液中的药物浓度接近血药浓度。能通过胎盘，进入胎儿血液循环。也可经乳汁分泌。本品主要由肾小球滤过从肾脏清除，少量从粪便排出。在12h内以原型排出50%，24～72h内排出65%～70%，肾功能减退者本品可蓄积。半衰期为10h，肾功能减退者延长。本品可通过血液透析清除。

药物相互作用 ①乙醇可增加癫痫发作的危险，服本品者需忌酒。②本品可使AST、ALT测定值升高，特别是已患肝脏疾病的患者。③同时服用异烟肼或乙硫异烟胺，可增高中枢神经系统不良反应的发生率。故应调整剂量，并密切观察。④本品为维生素B_6的拮抗药，可引起贫血或周围神经炎；服药期间，对维生素B_6的需要量增加。

不良反应 ①常见的不良反应有焦虑、精神错乱、头晕、头痛、嗜睡、兴奋性增高、烦躁不安、精神抑郁、肌肉抽搐或颤抖、神经质、多梦、其他情绪改变或精神改变、语言障碍、自杀倾向（中枢神经系统毒性）。②少见的不良反应有皮疹（过敏）；麻木、麻刺感、烧灼感或手足无力（周围神经病、癫痫发作）。

禁忌证 ①对本品过敏者禁用。②焦虑、抑郁或精神病，或有焦虑、抑郁或精神病史者禁用。③癫痫发作或有癫痫发作史者禁用。④严重肾功能减退（肌酐清除率＜50mL/min）者禁用。⑤酗酒者禁用。

注意

（1）本品可进入乳汁，浓度接近或超过母体血药浓度。哺乳期妇女使用本品对乳儿的危害不能排除。

（2）服用本品每日剂量超过500mg时，应密切观察中枢神经系统毒性症状。

（3）有条件者应监测血药浓度，浓度应维持在25～30mg/L，应避免高于30mg/L。

（4）治疗期间需进行下列项目监测 ①血红蛋白。②血清肌酐和尿素氮。③血清环丝氨酸浓度。肾功能减退但尚稳定，且每日剂量超过500mg的患者，或表现出毒性症状和体征者应至少每周检测1次，应避免血药浓度高于30mg/L。

（5）逾量的处理 ①洗胃，洗胃后给予药用炭糊，以吸收肠道内残余的环丝氨酸。②癫痫发作时用抗惊厥药控制。③每天服维生素B_6 200～300mg以预防和治疗神经毒性。④必要时可进行血液透析。

用法与用量 口服。

（1）成人 通常剂量每日500mg，分2次服用，必要时可根据患者的耐受性小心加量，最大可加至每6～8h 250mg，并监测血药浓度。一日最大剂量为1g。

（2）儿童 每日10mg/kg，分2次服用。

14.7 抗麻风药

麻风病的病原菌为麻风分枝杆菌，1998年WHO推荐麻风联合化疗（MDT）方案，可减少耐药性的发生和缩短疗程，其药物有利福平、氨苯砜、氯法齐明等。

氨苯砜 Dapsone

适应证 ①联合治疗由麻风分枝杆菌引起的各种类型麻风和疱疹样皮炎。②脓疱性皮肤病、类天疱疮、坏死性脓皮病、复发性多软骨炎、环形肉芽肿、系统性红斑狼疮的某些皮肤病变、放线菌性足分枝菌病、聚会性痤疮、银屑病、带状疱疹。③与甲氧苄啶联合治疗卡氏肺孢菌感染。④与乙胺嘧啶联合预防氯喹耐药性疟疾；与乙胺嘧啶和氯喹三者联合预防间日疟。

药动学 口服易吸收。血浆蛋白结合率50%～90%。口服吸收后广泛分布于全身组织和体液中。在肝脏中经乙酰转移酶代谢。慢乙酰化者服药后易产生不良反应，尤其血液系统的不良反应，其血药峰浓度亦较高，但临床疗效未见增加。快乙酰化者用药时可能需调整剂量。口服后达峰时间为2～8h，半衰期为10～50h（平均28h）。给药量的70%～85%以原型和代谢产物由尿中逐渐排泄。本品有肝肠循环，因此停药数周后在血中仍可持续存在。

药物相互作用

（1）丙磺舒可减少本品从肾小管分泌，合用时需调整剂量。

（2）利福平可诱导肝脏微粒体酶的活性，使本品血药浓度降低至1/7～1/10；故服用利福平的同时或以后应用本品时，后者的剂量应调整。

（3）本品不宜与能引起骨髓抑制的药物合用，因可加重白细胞和血小板减少的程度，必须合用时应密切观察。

（4）本品如与其他可引起溶血的药物合用可加重其溶血不良反应。

（5）与甲氧苄啶合用时，两者的血药浓度均可增高。其机制可能为：①抑制本品在肝脏的代谢；②两者竞争在肾脏中的排泄，本品的血药浓度增高可加重不良反应，如变性血红蛋白血症和溶血性贫血。

（6）去羟肌苷可减少本品的吸收，因口服去羟肌苷需同时服用缓冲液使胃酸中和，而本品则需在酸性环境中增加吸收，两者必须合用时，至少间隔2h。

不良反应 ①常见背痛、腿痛、胃痛、食欲减退；皮肤苍白、发热、溶血性贫血、皮疹、异常乏力、软弱、变性血红蛋白血症。少见皮肤瘙痒、剥脱性皮炎、精神紊乱、周围神经炎、咽痛、粒细胞减低或缺乏、砜类综合征或肝脏损害等。②下列症状如持续存在需引起注意：眩晕、头痛、恶心、呕吐。

禁忌证 对氨苯砜及磺胺类药过敏者、严重肝功能损害和精神障碍者禁用。

注意

（1）下列情况应慎用 严重贫血、葡萄糖-6-磷酸脱氢酶（G-6-PD）缺乏、变性血红蛋白还原酶缺乏症、肝肾功能减退、胃和十二指肠溃疡病及有精神病史者。

（2）交叉过敏 砜类药物之间存在交叉过敏现象。此外，对磺胺类、呋塞咪类、噻嗪类利尿药、磺酰脲类以及碳酸酐酶抑制药过敏的患者亦可能对氨苯砜发生过敏。

（3）随访检查 ①血常规计数，用药前和治疗第一个月中每周1次，以后每月1次，连续6个月，以后每半年1次。② G-6-PD测定，如为G-6-PD缺乏者则本品应慎用，应用时需减量。③治疗中患者发生食欲减退、恶心或呕吐时应做肝功能测定，如有肝脏损害，应停用本品。④肾功能减退者在治疗中应定期测定肾功能，并适当调整剂量，如肌酐清除率低于每分钟10mL时需测定血药浓度，无尿患者应停用。

（4）鉴于本品耐药性日渐增多，不宜单独应用，应与利福平、氯法齐明、乙硫异烟胺、丙硫异烟胺、氧氟沙星、米诺环素、克拉霉素等联合应用。

（5）皮损查菌阴性者疗程6个月；阳性者至少2年或用药至细菌转阴。对未定型和结核样麻风的治疗需持续3年，二型麻风需2～10年，瘤型麻风需终身服药。

（6）快乙酰化型患者本品的血药浓度可能很低，需调整剂量。慢乙酰化型患者本品的血药浓度可能较高，亦需调整剂量。

（7）用药过程中如出现新的或中毒性皮肤反应，应迅速停用。但出现麻风反应状态时不需停药。

（8）治疗中如出现严重“可逆性”反应（1型）或神经炎时，应合用大剂量肾上腺皮质激素。

（9）治疗疱疹样皮炎时，应服用无麸质饮食，连续6个月，氨苯砜的剂量可减少50%或停用。

（10）氨苯砜可在乳汁中达有效浓度，对新生儿具预防作用。但砜类药物在G-6-PD缺乏的新生儿中可能引起溶血性贫血。孕妇及哺乳期妇女用药前应充分权衡利弊后决定是否采用，如确有应用指征者应在严密观察下应用。

（11）儿童用量酌减，一般对儿童的生长发育无明显影响。

（12）老年患者肝肾功能有所减退，用药量应酌减。

用法与用量

（1）抗麻风　口服，与一种或多种其他抗麻风药联合用药。①成人：每日100mg，1次顿服；或每日按体质量0.9～1.4mg/kg，1次顿服。②儿童：每日按体质量0.9～1.4mg/kg，1次顿服。

（2）疱疹样皮炎　①成人：起始每日50mg，口服，如症状未完全抑制，每日剂量可增加至300mg，以后尽早减少至最低有效维持量。②儿童：开始每日2mg/kg，顿服，如症状未完全控制，可逐渐增加剂量。一旦症状控制，应立即将剂量减至最小有效量。

（3）预防疟疾　本品100mg与乙胺嘧啶12.5mg联合，1次顿服，每7天服药1次。

醋氨苯砜 Acedapsone

适应证　用于麻风病的预防及不能口服砜类药物者。

药动学　肌注后吸收缓慢，血药浓度低，但能较长时间维持相对恒定的血药浓度，注射一次可维持60～75日。

药物相互作用　参见氨苯砜项下。

不良反应　①见氨苯砜项下的不良反应①、②。②注射局部有疼痛感，时间久还可发生局部硬块。

用法与用量　本品为微细颗粒的油混悬液，具长效作用，用前振摇均匀，用粗针头吸出，注入臀肌。

（1）成人　肌内注射，一次0.225g，隔60～75日注射1次，疗程长达数年。

（2）儿童　用量酌减，缺乏循证资料。

氯法齐明 Clofazimine

适应证 氯法齐明对麻风杆菌、结核杆菌和其他多种分枝杆菌有强大的抑制活性。内服适用于各型麻风的治疗，对耐砜类药物的麻风杆菌感染也有效；亦可用于因用其他药物而引起急性麻风反应的治疗。此外，也可用于治疗耐药结核杆菌感染及某些非结核分枝杆菌的感染。

药动学 口服吸收率为45%～62%，个体差异大，与食物同服可增加其吸收。本品具有高亲脂性，主要沉积于脂肪组织和单核-巨噬细胞系统内，被全身的巨噬细胞摄取，其组织浓度高于血浆浓度。本品从组织中释放及排泄缓慢，每日口服100mg和300mg，平均血药浓度分别为0.7mg/L和1mg/L。单次给药后消除半衰期约为10日，反复给药后消除半衰期至少为70日。口服单剂300mg后，3天内大多数药物经粪、胆汁排泄，少量由尿液、痰液、皮脂、汗液排泄，乳汁中也含有药物。

药物相互作用 ①本品与氨苯砜合用时，其抗炎作用下降，但不影响抗菌作用。②与利福平合用时，可能减少利福平的吸收并延迟其达峰时间。

不良反应 ①皮肤、黏膜出现红染等着色为其主要不良反应，可呈粉红色、棕色和褐黑色，着色程度与剂量、疗程成正比。②本品可致腹部和上腹部疼痛、恶心、呕吐、腹泻等胃肠道反应。③本品可导致皮肤干燥和鱼鳞样改变，尤以四肢和冬季明显。④服用本品的患者可出现眼部结膜和角膜色素沉着、干燥、瘙痒和刺痛。⑤个别患者出现光敏、红皮病和痤疮样发疹。⑥偶见报道患者产生眩晕、嗜睡、肝炎、肠梗阻或消化道出血等。

禁忌证 ①对本品过敏者禁用。②严重肝、肾功能障碍及胃肠道疾患者禁用。

注意 ①有胃肠疾病史或肝功能损害及对本品不能耐受者慎用。②孕妇应在严格的权衡利弊下慎用，哺乳期妇女不宜使用本品。③目前尚无儿童应用本品的安全性和疗效的评价，应慎用或不使用。④对每日剂量超过100mg的患者应严密观察，疗程应尽可能短。⑤患者出现腹部绞痛、恶心、呕吐、腹泻时应减量，并延长给药间期或停药。⑥本品可致患者血沉加快，血糖、血白蛋白、血清氨基转移酶及胆红素升高以及血钾降低，易引起对诊断的干扰，应予以注意。⑦妊娠妇女口服给药属原美国FDA妊娠风险C级。

用法与用量

（1）成人 口服。①对耐氨苯砜的各型麻风一次50～100mg，一日1次。与其他一种或几种抗麻风药合用。②对氨苯砜敏感的各型的麻风与其他抗麻风药合用，疗程至少2年以上，直至皮肤涂片查菌转阴。此后继续采用一种合适的药物维持治疗。③伴麻风反应的各型麻风有神经损害或皮肤溃疡征兆者，一日口服100～300mg，待反应控制后，逐渐递减至一天100mg。无神经损害或皮肤溃疡征兆时。按耐氨苯砜的各型麻风处理。④一日最大剂量不超过300mg。

（2）儿童 剂量尚未确认。病情确需使用时参照成人用量酌减。

15 抗寄生虫药物

寄生虫病可分原虫病和蠕虫病两大类。原虫病包括疟疾、阿米巴病和滴虫病等，蠕虫病包括血吸虫病、丝虫病和肠寄生虫病。寄生虫感染可以是轻度、中度、重度感染，可导致胎儿或新生儿损伤，皮肤结节或皮疹，营养缺陷，以及造成眼、肺、心脏、中枢神经系统或肝脏的重大损伤甚至引起死亡。抗寄生虫药是能选择性地杀灭、抑制或排出寄生虫，用于预防和治疗寄生虫病的药。

15.1 驱肠虫

寄生在人类肠道的寄生虫很多，包括蛔虫、钩虫，蛲虫、鞭虫和姜片虫等，药物主要是干扰这些虫的活动，引起虫体麻痹或痉挛，将其驱逐出体外。

左旋咪唑 Levamisole

适应证 本品为咪唑左旋异构体，对多种线虫有杀灭作用。适用于：①对蛔虫、钩虫、蛲虫和粪类圆线虫病有较好疗效。由于本品单剂量有效率较高，故适于集体治疗。②对班氏丝虫、马来丝虫和盘尾丝虫成虫及微丝蚴的活性较乙胺嗪为高，但远期疗效较差。③自身免疫性疾病。

药动学 口服吸收迅速，其吸收速率女性为男性的2倍。服用150mg，经2h血药浓度可达峰值（500mg/L）。本药在肝内代谢，其原型及代谢产物可经尿、粪便及呼吸道迅速排泄，其中肾脏排泄率为3%，消化道则为5%。乳汁中亦可测得。该药及其代谢产物的消除半衰期分别为4h和6h，单剂的免疫药理作用可持续5～7天，故目前常用每周1天的治疗方案。

药物相互作用 ①与噻嘧啶合用对治疗严重的钩虫感染有协同作用。②与噻苯达唑合用可治疗肠道线虫混合感染。③与枸橼酸乙胺嗪先后序贯应用可治疗丝虫感染。④与氟尿嘧啶合用可增加对肝脏的毒性。⑤与华法林合用时，可因减少华法林的代谢而增加出血的危险性。⑥与四氯乙烯等脂溶性药物联用可增加毒性。⑦左旋咪唑对结直肠癌联合氟尿嘧啶辅助治疗有效，对可切除的肿瘤作辅助性治疗可延迟或减少复发。

不良反应 ①常见恶心、呕吐、腹痛等。②少见味觉障碍、疲惫、头晕、头痛、关节酸痛、神志混乱、失眠、发热、流感样症候群、血压降低、脉管炎、皮疹、光敏性皮炎等。③偶见蛋白尿，个别可见粒细胞减少、血小板减少，少数甚至发生粒细胞缺乏症（常为可逆性），常发生于风湿病或肿瘤患者。④可引起即发型和Arthus过敏反应，可能系通过刺激T细胞而引起的特应性反应。⑤个别病例可出现共济失调、感觉异常或视物模糊。

禁忌证 肝肾功能不全者、肝炎活动期患者、妊娠早期妇女、原有血吸虫病者。

注意 ①类风湿关节炎患者服用后易诱发粒细胞缺乏症。②舍格伦综合征患者慎用。③类风湿关节炎和舍格伦综合征患者接受左旋咪唑治疗，第1周一日50mg、第2周一日100mg、第3周一日150mg后，多数发生不良反应，如红斑、丘疹、关节痛加重伴肿胀、肌痛、流感症候群、失眠、神志混乱等，再予以攻击量后，上述症状又可重现。④孕妇及哺乳期妇女用药尚不明确。

用法与用量

（1）成人 口服。①驱蛔虫，1.5～2.5mg/kg，空腹或睡前顿服。②驱钩虫，1.5～2.5mg/kg，每晚1次，连服3日。③治疗丝虫病，4～6mg/kg，分2～3次服，连服3日。④调节免疫，每周用药2天，每天100～150mg，分3次服。或每周服3天，每天100～150mg。

（2）儿童

①口服：驱蛔虫，2～3mg/kg。

②直肠给药：a.治疗蛲虫、蛔虫病，1岁内用50mg，1～3岁用75mg，3～5岁用100mg，5～10岁用150mg，一日1次，连用3日为1个疗程。b.治疗钩虫病，1～4岁用25mg，5～12岁用50mg，13～15岁用100mg，一次1粒，一日1次，连用3日为1个疗程。

噻嘧啶 Pyrantel

适应证 本品为四氢嘧啶衍生物，用于治疗蛔虫病、蛲虫病、十二指肠钩虫病等。

药动学 口服很少吸收。口服后1～3h血药浓度达峰值，一次口服11mg/kg时，峰浓度为0.05～0.13mg/L。50%～75%以上以原型药从粪便排出，约7%以原型药从胆管及尿中排出。

药物相互作用 ①本品与阿苯达唑合用，可增强驱虫效果，并避免用药后因虫体移动而造成的吐虫、腹痛、胆道蛔虫症等不良反应。②本品与哌嗪类药物相互拮抗，不能合用；③常与奥克生太合用增强疗效。

不良反应 口服本品仅大剂量时才出现不良反应，治疗剂量时毒性很低，发生率约17%。可有恶心、呕吐、食欲缺乏、腹痛和腹泻等消化道症状；少数患者发生头痛、眩晕、嗜睡、胸闷、皮疹等；一般为时短暂，可以忍受，不需处理。偶有天门冬酸氨基转移酶升高者。

禁忌证 2岁以下小儿、妊娠期妇女、肝功能不全者、对本药过敏者。

注意 ①冠心病、严重溃疡病、肾脏病患者慎用。②营养不良、贫血的患者应先给予支持疗法，然后应用本品。③服用本品无需空腹，也不需导泻。

用法与用量

（1）成人

①口服常用量：a.蛔虫病，一次按体质量10mg/kg（一般为500mg）顿服，一日1次，疗程1～2日；b.钩虫感染，剂量同上，连服3日；c.蛲虫感染，一日按体质量5～10mg/kg，连服7日。

②直肠给药：a.栓剂，一次1枚，一日1次，睡前使用，连续3～5日。使用时将塑料包装从下端缺口处撕开，取出栓剂，将栓剂下端轻轻塞入肛门，并按住肛门片刻以防栓剂滑出。b.软膏剂，每晚睡前以温水洗净肛门周围，先挤出软膏少许涂于肛门周围，再

轻轻插入肛内挤出软膏1～1.5g即可。

（2）儿童

①口服常用量：a.蛔虫病，一日10mg/kg，睡前服用，连服2日，或30mg/kg，睡前服用。b.钩虫病、鞭虫病，一日10mg/kg，睡前服用，连服3日，重症感染时连服4日。c.蛲虫病，一日10mg/kg，睡前服用，连服3日，或30mg/kg，睡前服用，因蛲虫成虫对本品不敏感，故应在2周后幼虫成熟时进行第2个疗程。

②直肠给药：栓剂与软膏剂用法用量同成人。连用7日多可治愈，用药2周不愈者应换用其他药。

氯硝柳胺 Niclosamide

适应证 本品为水杨酰胺类衍生物。用于人体和动物绦虫感染，是治疗牛带绦虫、短小膜壳绦虫、阔节裂头绦虫等感染的良好药物。对猪带绦虫亦有效，但服药后有增加感染囊虫病的可能性。

药动学 口服后极少吸收，使肠道内能保持较高的有效药物浓度，最后从粪便排出。

不良反应 偶见疲乏、头晕、胸闷、胃肠道功能紊乱、发热、瘙痒等。

禁忌证 对本品过敏者。

注意 ①用于治疗猪肉绦虫时，在服药前加服镇吐药，服药后2h，服硫酸镁导泻，以防节片破裂后散出的虫卵倒流入胃及十二指肠内造成自体感染囊虫病的危险。②孕妇及哺乳期妇女用药尚不明确。③儿童用药可研碎后用少量温开水送下。

用法与用量

（1）成人 口服，驱牛带绦虫和猪带绦虫，一次1g，空腹嚼碎后服下，隔1h再服1g，2h后导泻，并可进食；驱短小膜壳绦虫，初剂2g，继以一日1g，连服6日，必要时间隔1个月后复治。

（2）儿童 口服。①驱牛带绦虫和猪带绦虫，体质量＞10kg者1次服1g，体质量＜10kg者一次0.5g，空腹嚼碎后服下，隔1h再服一次，2h后导泻。②驱短小膜壳绦虫和阔节裂头绦虫：＜2岁首日服0.5g，继以0.25g。连服7日；必要时，间隔1个月复治。2～6岁首日1g，继以一日0.5g，连服7日；＞6岁首日2g，继以一日1g，连服7日。

硫氯酚 Bithionol

适应证 ①主要用于治疗肺吸虫病，还可用于治疗姜片虫病、绦虫病（牛带绦虫病、猪带绦虫病、微小膜壳绦虫病）。②对肺吸虫囊蚴有明显杀灭作用，临床用于肺吸虫病、牛肉绦虫病、姜片虫病。③对华支睾吸虫病疗效较差。

药动学 口服易吸收，并可维持较高的血药浓度。动物实验中一次投药后4h血药浓度达高峰，以后逐渐下降，24h后仅为最高值的1/4。健康人口服50mg/kg，分3次服用，首剂后27h血药浓度达高峰，47h降至其最高浓度的68%，75h后仍维持在56%以上，说明隔日服药可维持有效血药浓度。

不良反应 ①可见头晕、恶心、腹痛、腹泻，偶见皮肤出血点及光敏反应等。②肺型肺吸虫病患者服用本品，可加重其咳嗽、咳痰、咯血。治疗脑型肺吸虫病，必要时可使用皮质激素治疗。③少数可引起中毒性肝炎。

禁忌证 对本品过敏者，严重心、肝、肾脏疾病患者，孕妇禁用。

注意 ①消化性溃疡患者、哮喘或变应性疾病患者慎用。②服用本品前宜先驱除肠道寄生虫，以避免用药后引起的吐虫现象。③驱绦虫时，呕吐可使猪带绦虫节片逆流入胃而引起囊虫病，因而应加服小剂量氯丙嗪以防呕吐。

用法与用量 口服，一日50～60mg/kg（成人与小儿同）。

①肺吸虫病及华支睾吸虫病：可将全日量分3次服，隔日服药，疗程总量30～45g。

②姜片虫病：可于睡前半空腹将2～3g药物一次服完。

③牛肉绦虫病：可将总量（50mg/kg）分2次服，间隔半小时，服完第2次药后3～4h服泻药。

阿苯达唑 Albendazole

适应证 广谱驱虫药。可用于治疗钩虫、蛔虫、鞭虫、蛲虫、旋毛虫等线虫病，还可用于治疗囊虫病和棘球蚴病（包虫病）。

药动学 在肠道内吸收缓慢。原药在肝脏内转化为阿苯达唑-亚砜与阿苯达唑-砜，前者为杀虫成分，约70%的阿苯达唑-亚砜与血浆蛋白结合，具有可变的半衰期4～15h。本品体内分布在肝、肾、肌肉，可透过血-脑脊液屏障，脑组织内也有一定浓度，也可到达棘球蚴囊内，其浓度可达血浆药浓度的1/5。口服后2.5～3h血药浓度达峰值。血液中半衰期为8.5～10.5h。本品及其代谢产物在24h内87%从尿排出，13%从粪便排出，在体内无蓄积作用。

药物相互作用 ①与西咪替丁、地塞米松或吡喹酮合用，可增加本药不良反应的发生率。②本药抑制茶碱的代谢，可致茶碱毒性反应。③与噻嘧啶合用，可消除因虫体移动造成的不良反应（例如呕吐、腹痛、胆管蛔虫、口吐蛔虫等），同时可增强驱虫效果。

不良反应 ①少数病例有口干、乏力、嗜睡、头晕、头痛以及恶心、上腹不适等消化道症状，但均较轻微，不需处理可自行缓解。②治疗囊虫病特别是脑囊虫病时，因囊虫死亡释出异性蛋白，多于服药后2～7日发生，出现头痛、发热、皮疹、肌肉酸痛、视力障碍、癫痫发作等，需采取相应措施（应用肾上腺皮质激素、降颅压、抗癫痫等治疗）。③治疗囊虫病和包虫病，因用药剂量较大，疗程较长，可出现ALT升高，多于停药后逐渐恢复正常。

禁忌证 ①有蛋白尿、化脓性皮炎以及各种急性疾病患者。②严重肝、肾、心脏功能不全及活动性溃疡病患者。③孕妇、哺乳期妇女禁用。④ 2岁以下儿童不宜服用。

注意 ①蛲虫病易自身重复感染，故在治疗2周后应重复治疗一次。②脑囊虫病患者必须住院治疗，以免发生意外。③合并眼囊虫病时，需先行手术摘除虫体，而后进行药物治疗。

用法与用量 口服。

（1）成人 ①蛔虫病及蛲虫病：一次400mg顿服。②钩虫病及鞭虫病：一次400mg，一日2次，连服3日。③旋毛虫病：一次400mg，一日2次，连服7日。④囊虫病：按体质量一日20mg/kg，分3次口服，10日为1个疗程，一般需1～3个疗程，疗程间隔视病情而定，多为3个月。⑤包虫病：按体质量一日20mg/kg，分2次口服，疗程1个月，一般需5个疗程以上，疗程间隔为7～10日。

（2）儿童 12岁以下儿童用量减半。①蛔虫病：400mg，顿服，如需要10天后重复1次。②蛲虫病：400mg，顿服，2～4周后重复1次。③钩虫病、鞭虫病、蓝氏贾第鞭毛虫病、粪类圆线虫病：一次200mg，一日2次，连服3日。④旋毛虫病：一次200mg，一日3次，疗程7日。⑤广州管圆线虫病：一日20mg/kg，分3次口服，疗程7日。⑥猪囊尾蚴病：一日20mg/kg，分3次口服，疗程10日，一般需要1～3个疗程，疗程间隔视病情而定。⑦华枝睾吸虫病：一日20mg/kg，分3次口服，连服3～4日，或一日10mg/kg，顿服，连服7日。⑧棘球蚴病：一日20mg/kg，一般至少需要6～12个疗程，疗程间隔5～7日。

甲苯咪唑 Mebendazole

适应证 用于蛲虫病、蛔虫病、钩虫病、鞭虫病、粪类圆线虫病、绦虫病的治疗。

药动学 口服后很少由胃肠道吸收。进食后（特别是脂肪性食物）可增加吸收。吸收后分布于血浆、肝、肺等部位，在肝内分布较多。口服2～5h血药浓度可达峰值，但不到服药量的0.3%。一日服用200mg，3日后血药浓度不超过0.3mg/L。肝功能正常时半衰期为2.5～5.5h，肝功能不良时则可达35h。本品口服后于24h内以原型或2-氨基代谢物随粪便排出，5%～10%由尿中排出。

药物相互作用 ①西咪替丁可减慢本药的代谢，增加其血药浓度。②卡马西平可加速本药的代谢，减低其效力。③苯妥英钠可加速本药的代谢，减低其效力。

不良反应 因本品吸收少，排泄快，故不良反应较少。①极少数患者有胃部刺激症状，如恶心、腹部不适、腹痛、腹泻等，尚可出现乏力、皮疹。②偶见剥脱性皮炎、全身性脱毛症等，均可自行恢复正常。

禁忌证 未满2岁的幼儿禁用。有对该类药物过敏史及家族过敏史者禁用。

注意 ①肝、肾功能不全者慎用。②少数病例特别是蛔虫感染较重的患者服药后可引起蛔虫游走，造成腹痛或吐蛔虫，此时应加用噻嘧啶等驱虫药以避免上述情况发生。③腹泻者因虫体与药物接触少，故治愈率低，应在腹泻停止后服药。④食物（特别是脂肪性食物）可促进本药吸收。

用法与用量 口服。

（1）成人 ①治疗蛔虫病、蛲虫病：可采用200mg顿服。②治疗鞭虫病、钩虫病：一次200mg，一日2次，连服3日，第1个疗程未完全治愈者，2周后可服用第2个疗程。③治疗绦虫病：一次300mg，一日2次，连服3日。④治疗粪类圆线虫病：一次300mg，一日3次，连服3日。

（2）儿童 ①驱钩虫、鞭虫（4岁以上）：一次100mg，一日2次，连服3～5日，必要时2周后可复治。②驱蛔虫、蛲虫：顿服一次200mg。③驱粪类圆线虫：一次300mg，一日2次，连服3日。④驱旋毛虫：一次300mg，一日3次，连服7日。

15.2 抗疟药

抗疟药是用于预防或治疗疟疾的药物。

氯喹 Chloroquine

适应证 ①治疗对氯喹敏感的恶性疟、间日疟及三日疟。②可用于疟疾症状的抑制性预防。③也可用于治疗肠外阿米巴病、结缔组织病、光敏感性疾病（如日晒红斑）。④用于治疗红斑狼疮和类风湿关节炎。

药动学 口服吸收快而充分，服药后1～2h血中浓度最高，约55%的药物在血中与血浆成分结合。血药浓度维持较久，半衰期为2.5～10日，氯喹在红细胞中的浓度为血浆的10～20倍，而被疟原虫侵入红细胞内的氯喹浓度又比正常者高约25倍。氯喹与组织蛋白结合更多，在肝、脾、肾、肺中的浓度高于血浆浓度达200倍。在脑组织及脊髓组织中的浓度为血浆浓度的10～30倍。氯喹在体内的代谢转化是在肝脏进行的，其主要代谢产物是去乙基氯喹，此物仍有抗疟作用。小部分（10%～15%）氯喹以原型经肾排泄，其排泄速度可因尿液酸化而加快、因尿液碱化而降低，约8%随粪便排泄，氯喹也可从乳汁中排出。

药物相互作用 ①本品与保泰松同用易引起过敏性皮炎。②与氯丙嗪合用易加重肝损害。③本品对神经肌肉接头有直接抑制作用，链霉素可加重此不良反应。④洋地黄化后应用本品易引起心脏传导阻滞。⑤本品与肝素或青霉胺合用，可增加出血机会。⑥本品与伯氨喹合用可根治间日疟。

不良反应 ①本品用于治疗疟疾时，不良反应较少，口服一般可能出现的反应有：头晕、头痛、眼花、食欲减退、恶心、呕吐、腹痛、腹泻、皮肤瘙痒、皮疹、耳鸣、烦躁等。反应大多较轻，停药后可自行消失。②本品相当部分可在组织内蓄积，久服可致视网膜轻度水肿和色素聚集，出现暗点，影响视力，常不可逆。③氯喹还可损害听力，妊娠妇女大量服用可造成小儿先天性耳聋、智力迟钝等。④氯喹偶可引起窦房结抑制，导致心律失常、休克，严重时可发生阿-斯综合征，甚至死亡。⑤本品尚可导致药物性精神病、白细胞减少、紫癜、皮疹、皮炎、光敏性皮炎乃至剥脱性皮炎、银屑病、毛发变白、脱毛、神经肌肉痛、轻度短暂头痛等。⑥溶血、再生障碍性贫血、可逆性粒细胞缺乏症、血小板减少等较为罕见。

禁忌证 妊娠期妇女禁用。

注意 ①氯喹注射剂不宜做肌内注射，尤其是儿童，易致心肌抑制。禁止静脉注射。②肝肾功能不全、心脏病、重型多形性红斑、血卟啉病、银屑病及精神病患者慎用。

用法与用量

（1）成人

①口服常用量：a.间日疟，口服首剂1g，第2、3日各0.75g。抑制性预防疟疾，口服一周一次，一次0.5g。b.肠外阿米巴病，口服一日1g，连服2日后改为一日0.5g，总疗程

为3周。c.类风湿关节炎，一日0.25～0.5g，待症状控制后改为0.125g，一日2～3次，需服用6周至6个月才能达到最大的疗效，可作为水杨酸制剂及递减肾上腺皮质激素时的辅助药物。

②静脉滴注：氯喹注射液禁止静脉注射，不宜肌内注射。脑型疟患者第1日静脉滴注18～24mg/kg（体质量超过60kg者按60kg计算），第2日12mg/kg，第3日10mg/kg。滴注浓度为每0.5g磷酸氯喹加入100g/L葡萄糖溶液或50g/L葡萄糖、9g/L氯化钠注射液500mL中，静脉滴注，流量为每分钟12～20滴。

（2）儿童

①口服：a.间日疟，口服首次剂量按体质量10mg/kg（以氯喹计算，以下同），最大量不超过600mg，6h后按体质量5mg/kg，再服一次，第2、3日一日5mg/kg。b.肠外阿米巴病，第1～2日按体质量口服10mg/kg（最大量不超过600mg），分2～3次服，以后一日5mg/kg，连服2周，休息1周后，可重复一个疗程。

②静脉滴注：儿童剂量同成人，宜慎用静脉内给药。

羟氯喹 Hydroxychloroquine

适应证 用于预防疟疾发作和治疗疟疾急性发作及治疗盘状红斑狼疮、类风湿关节炎。

药动学 本药口服生物利用度约为74%。给药后2～4.5h达血药浓度峰值。药物吸收后在眼、肝、肾、肺和肾上腺等组织、器官中广泛分布，红细胞中药物浓度高于血药浓度2～5倍。本药可透过胎盘屏障，少量药物可进入乳汁中。与血浆蛋白结合率约为50%。药物部分在肝脏代谢为具有活性的脱乙基代谢物。主要经肾缓慢排泄，其中23%～25%为原型药物，酸化尿液可增加药物随尿液排泄。药物消除半衰期为32～40日。

药物相互作用 ①与西咪替丁合用可增加本药血药浓度。②与地高辛合用可增加地高辛的血药浓度。③与美托洛尔合用可增加美托洛尔的生物利用度。④与抗酸药合用可减少本药吸收。

不良反应

（1）精神、神经系统 长期用药可出现异常兴奋、情绪改变、梦魇、精神障碍、头痛、头晕、眩晕、耳鸣、眼球震颤、神经性耳聋、惊厥、共济失调等。

（2）肌肉骨骼系统 长期用药可出现眼外肌麻痹、骨骼肌无力、腱反射消失或减退等。

（3）眼 本药引起的视觉及角膜改变发生率远低于氯喹。长期大剂量用药时可出现：①睫状体调节障碍伴视物模糊。该反应具有剂量相关性，停药后可逆转。②角膜一过性水肿、点状至线状混浊、角膜敏感度减小等。治疗3周后开始出现角膜色素沉着。③视网膜黄斑水肿、萎缩、异常色素沉着及中心凹反射消失等。视网膜改变患者最常见的视觉症状是阅读及视物困难、畏光、远距离视觉模糊、中心或周围视野有区域缺失或变黑、闪光。视网膜病变即使停药后仍会进展，且具有剂量相关性。

（4）皮肤 可出现白发、脱发、瘙痒、皮肤及黏膜色素沉着、皮疹（荨麻疹、麻疹样皮疹、苔藓样皮疹、斑丘疹、紫癜、离心性环形红斑和剥脱性皮炎）等。

（5）血液系统　可出现再生障碍性贫血、粒细胞缺乏、血小板减少、葡萄糖-6-磷酸脱氢酶缺乏的个体发生溶血。

（6）胃肠道　可出现食欲减退、恶心、呕吐、腹泻及腹部痉挛等症状。

禁忌证　对任何4-氨基喹啉化合物治疗可引起的视网膜或视野改变者、已知对4-氨基喹啉化合物过敏的患者、孕妇及哺乳期妇女禁用。

注意

（1）银屑病患者及卟啉病患者使用后均可使原病情加重，故不应使用于这些患者。除非根据医师判断，患者的得益将超过其可能的风险。

（2）接受长期或高剂量治疗的某些患者，已观察到有不可逆视网膜损伤，据报道视网膜病变具有剂量相关性。

（3）服用羟氯喹应进行初次（基线）以及定期（每3个月1次）的眼科检查（包括视敏度、输出裂隙灯、眼底及视野检查）。

（4）如果视敏度、视野或视网膜黄斑区出现任何异常迹象（如色素变化、失去中心凹反射）或出现任何视觉症状（如闪光和划线），且不能用调节困难或角膜混浊完全解释时，应当立即停药，并密切观察其可能的进展。即使在停止治疗之后，视网膜改变（及视觉障碍）仍可能进展。

（5）长期治疗的所有患者应定期随访和检查，包括检查膝反射和踝反射，以及发现肌肉软弱的任何迹象。如发现肌软弱，应当停药。

（6）肝病或醇中毒患者，或者与已知有肝毒性的药物合用时，应慎用。

（7）对长期接受本品治疗的患者应定期做血细胞计数。如出现不能归因于所治疾病的任何严重血液障碍，应当考虑停药。缺乏G-6-PD（葡萄糖-6-磷酸脱氢酶）的患者应慎用本品。

（8）服用羟氯喹可出现皮肤反应，因此对接受有产生皮炎的明显倾向的药物的任何患者给予羟氯喹时，应适当注意。

（9）早期诊断“硫酸羟氯喹视网膜病变”的推荐方法，包括：①用检眼镜检查黄斑是否出现细微的色素紊乱或失去中心凹反射；②用小的红色视标检查中心，视野是否有中心周围或中心房的盲点，或者确定对于红色的视网膜阈。任何不能解释的视觉症状如闪光或划线，均应当怀疑是视网膜病变的可能表现。

（10）因过量或过敏而出现严重中毒症状时，建议给予氯化铵口服（成人一日8g，分次服用），一周3日或4日，在停止治疗后使用数月，因为尿液酸化可使4-氨基喹啉化合物的肾排泄增加20%～90%，所以对肾功能损伤的患者及代谢性酸中毒患者应当谨慎。

用法与用量

（1）成人　①预防疟疾：在进入疟疾流行区前1周口服400mg，以后1周1次，一次400mg。②治疗疟疾：首次800mg，6h后服400mg；第2～3日，一日1次，一次400mg。

（2）儿童　①口服预防疟疾发作：每周1次，5mg/kg，但不超过400mg，一般进入疫区2周前开始服用或当时服药，预防需一直持续至离开疫区后8周。②治疗疟疾急性发作：首次10mg/kg，6h后第2次服药5mg/kg，间隔18h后第3次服药5mg/kg，间隔24h后第4

次服药5mg/kg。

伯氨喹 Primaquine

适应证 用于根治间日疟和控制疟疾传播。

药动学 口服吸收快而完全，生物利用度约为96%，口服22.5mg（基质），在1h内血浆中浓度可达峰值，约250μg/L。主要分布在肝组织内，其次为肺、脑和心等组织。半衰期为5.8h（3.7～7.4h），大部分在体内代谢，仅1% 由尿中排出，一般于24h内完成。因血中浓度维持不久，故需反复多次服药才能收效。

药物相互作用 ①本品作用于间日疟原虫的红外期，与作用于红内期的抗疟药合用，可根治间日疟。②米帕林（阿的平）及氯胍可抑制伯氨喹的代谢，故伯氨喹与此两药同用后，其血药浓度大大提高，维持时间也延长，毒性增加，但疗效未见增加。

不良反应 ①伯氨喹的毒性反应较其他抗疟药为高。当一日用量超过30mg（基质）时，易发生疲倦、头晕、恶心、呕吐、腹痛等不良反应；少数人可出现药物热，粒细胞缺乏等，停药后即可恢复。②葡萄糖-6-磷酸脱氢酶缺乏者服用本品可发生急性溶血型贫血，这种溶血反应仅限于衰老的红细胞，并能自行停止发展，一般不严重。一旦发生应停药，做适当的对症治疗。当葡萄糖-6-磷酸脱氢酶缺乏时，会引起高铁血红蛋白过多症，出现发绀、胸闷等症状，应用亚甲蓝1～2mg/kg做静脉注射，能迅速改善症状。

禁忌证 ①孕妇禁用。②葡萄糖-6-磷酸脱氢酶缺乏者禁用。③系统性红斑狼疮及类风湿关节炎患者禁用。

注意 ①仔细询问有无蚕豆病及其他溶血性贫血的病史及家族史、有无葡萄糖-6-磷酸脱氢酶缺乏及烟酰胺腺嘌呤二核苷酸还原酶（NADH）缺乏等病史。②肝、肾、血液系统疾病，急性细菌和病毒感染及糖尿病患者慎用。③应定期检查红细胞计数及血红蛋白量。④哺乳期妇女慎用。

用法与用量

（1）成人　按伯氨喹计。①根治间日疟：一次13.2mg，一日3次，连服7日。②用于杀灭恶性疟配子体时：一日26.4mg，连服3日。

（2）儿童　按伯氨喹计。①根治间日疟：一日按体质量0.39mg/kg，连服14日。②用于杀灭恶性疟配子体时：剂量相同，连服3日。

奎宁 Quinine

适应证 ①脑型疟疾和其他严重的恶性疟。②治疗耐氯喹和耐多种药物的恶性疟。也可用于治疗间日疟。复方奎宁注射液主要用于疟疾的解热。

药动学 口服吸收迅速而完全。蛋白结合率70%。吸收后分布于全身组织，以肝脏浓度最高，肺、肾、脾次之，骨骼肌和神经组织中最少。一次服药后1～3h血药浓度达峰值，半衰期为8.5h。奎宁在肝中被氧化分解，迅速失效，其代谢物及少量原型药均经肾排出，服药后15min即出现于尿液中，24h后几乎全部排出，故奎宁无蓄积性。

药物相互作用 ①制酸药及含铝制剂能延缓或减少奎宁的吸收。②抗凝药与奎宁合用后，抗凝作用可增强。③肌肉松弛药如琥珀胆碱、筒箭毒碱等与奎宁合用，可能会引起呼吸抑制。④奎尼丁与奎宁合用，金鸡纳反应可加重。⑤尿液碱化剂如碳酸氢钠等可增加肾小管对奎宁的重吸收，导致奎宁血药浓度与毒性的增加。⑥与维生素K合用可增加奎宁的吸收。⑦与布克力嗪、赛克力嗪、美克洛嗪、吩噻嗪类、噻吨类、曲美苄胺合用可导致耳鸣、眩晕。⑧与硝苯地平合用，游离的奎宁浓度增加。

不良反应 ①奎宁每日用量超过1g或连用较久，常致金鸡纳反应，出现耳鸣、头痛、恶心、呕吐、视力、听力减退等症状，严重者产生暂时性耳聋，停药后常可恢复。② 24h内剂量大于4g时，可直接损害神经组织并收缩视网膜血管，出现视野缩小、复视、弱视等。③大剂量中毒时，除上述反应加重外，由于抑制心肌、扩张外周血管而致血压骤降、呼吸变慢变浅、烦躁、谵妄等，多死于呼吸麻痹。④少数患者对奎宁高度敏感，小剂量即可引起严重金鸡纳反应。⑤奎宁还可引起皮疹、瘙痒、哮喘等。

禁忌证 孕妇禁用。

注意 ①对于哮喘、房颤及其他严重心脏疾病、葡萄糖-6-磷酸脱氢酶缺乏患者和妇女月经期均应慎用。②对诊断的干扰：奎宁可干扰17-羟类固醇的测定。③盐酸奎宁注射液易致休克，所以严禁静脉注射。

用法与用量

（1）成人 ①口服：用于治疗耐氯喹虫株引起的恶性疟，1日1.8g，分次服用，疗程14日。②静脉滴注：二盐酸奎宁注射液严禁静脉注射。每次5～10mg/kg（最大500mg），加入9g/L氯化钠注射液500mL中静脉滴注，4h滴完，12h后重复1次，病情好转后改口服。③肌内注射：复方奎宁注射液严禁静脉注射，成人深部肌内注射，一次2mL。

（2）儿童 ①口服：用于治疗耐氯喹虫株所致的恶性疟时，小于1岁者一日0.1～0.2g，1～3岁为0.2～0.3g，4～6岁0.3～0.5g，7～11岁为0.5～1g，分2～3次服，疗程10日。②静脉滴注：剂量同成人。

哌喹 Piperaquine

适应证 ①疟疾的治疗，也可作症状抑制性预防用。尤其是用于耐氯喹虫株所致的恶性疟的治疗与预防。②治疗硅沉着病。

药动学 经胃肠吸收，24h内的吸收率为80%～90%，吸收后分布于肝、肾、肺、脾等组织内，给药后8h，在肝内的药量可达给药总量的1/4左右。该药在体内缓慢消失，半衰期为9.4日。药物随胆汁排出，存在肝肠循环的代谢途径，这可能是药物在体内积蓄时间较长的重要因素。

不良反应 可引起头晕、嗜睡、乏力、胃部不适、面部和唇周麻木，对心血管系统的毒性明显小于氯喹。

禁忌证 严重急性肝、肾及心脏病者。

注意 ①肝功能不全者慎用。②哌喹多积聚于肝脏，若给药量多、间隔时间短，则易引起肝脏不可逆病变。③孕妇慎用。

用法与用量 口服，剂量按照哌喹计。

（1）成人 ①抑制性预防疟疾：每月服0.6g，1个月1次，临睡前服，可连服4～6个月，但不宜超过6个月。②治疗疟疾：对耐氯喹虫株所致的恶性疟有根治作用，作用缓慢，宜在奎宁、青蒿素、咯萘啶等控制症状后继用本品。首次0.6g，第2、3日分别服0.6g及0.3g，总量1.5～1.8g。③硅沉着病的防治：预防一次服0.5g，10～15日1次，1个月量1～1.5g；治疗一次0.3～0.75g，一周1次，1个月量为2g，半年为1个疗程。间歇1个月后，进行第2个疗程，总疗程3～5年。

（2）儿童　抑制性预防疟疾和治疗疟疾，儿童根据病情按体质量和年龄递减（缺乏循证医学资料）。

咯萘啶 Malaridine

适应证　用于治疗脑型、凶险型及耐氯喹虫株所致的恶性疟，也用于治疗间日疟。

药动学　口服与肌注后，分别约于1.5h和0.75h血药浓度达高峰。肌内注射生物利用度＞90%，口服则约为40%。半衰期为2～3日。吸收后以肝内含量最高。从尿中排泄1%～2%。

药物相互作用　①与磺胺邻二甲氧嘧啶、乙胺嘧啶合用有增效作用，可减少复燃及防止、延缓耐药性的产生。②与伯氨喹合用，有较好的根治间日疟作用。

不良反应　①少数患者出现胃部不适、稀便，偶有恶心、呕吐、头晕、头痛等，反应均轻微，停药后即消失。②少数病例有窦性心动过缓，个别可出现心律失常。

禁忌证　对本药过敏者禁用。

注意　①严重心、肝、肾疾病患者慎用。②严禁静脉注射。③肌内注射后局部有硬块，每次注射应改变部位。④用药后尿呈红色。

用法与用量

（1）成人　①口服：第1日服2次，一次0.3g，间隔6h，第2、3日各服1次，一次0.3g。②肌内注射：首次160mg，间隔6h和24h各给80mg。③静脉滴注：把肌内注射每次用量加入50g/L葡萄糖注射液250～500mL中，于2～3h滴完。24h总剂量320mg。

（2）儿童　①口服：总剂量按体质量24mg/kg，首日2次，间隔6h，第2、3日各服1次。②静脉滴注：一次按体质量3～6mg/kg，加入50g/L葡萄糖注射液200～500mL中，于2～3h滴完。间隔6～8h重复1次，12h内总剂量为按体质量12mg/kg。③肌内注射：一次按体质量2～3mg/kg，共给2次，间隔4～6h。

青蒿素 Artemisinin

适应证　用于间日疟、恶性疟的症状控制以及耐氯喹虫株的治疗，也可用于治疗凶险型恶性疟如脑型、黄疸型等。

药动学　青蒿素及其衍生物在体内首先转化为双氢青蒿素，其抗疟作用主要由双氢青蒿素产生。口服青蒿素片剂15mg/kg后，血药浓度达峰时间为1.5h，峰浓度为0.09mg/L，4h后下降一半，72h血中仅含微量。经直肠给药后，药物吸收良好。它在红细胞内的浓度低于血浆的浓度。吸收后分布于组织内，以肠、肝、肾的含量较多。本品为脂溶性物质，故可透过血-脑脊液屏障进入脑组织。在体内代谢很快，主要从肾及肠道排出，24h可排出84%，72h仅少量残留。由于代谢与排泄均快，有效血药浓度维持时间短，半衰期为2.27h，不利于彻底杀灭疟原虫，故复燃率较高。

药物相互作用 ①本品与伯氨喹合用可根治间日疟。②与甲氧苄啶合用有增效作用，并可减少近期复燃或复发。

不良反应 青蒿素毒性低，使用安全，一般无明显不良反应。少数病例出现食欲减退、恶心、呕吐、腹泻等胃肠道反应，但不严重；个别患者可出现轻度皮疹及外周血网织红细胞减少。

禁忌证 ①对本药过敏者禁用。②不推荐用于早期孕妇。

注意 ①注射部位较浅时，易引起局部疼痛和硬块。②妊娠妇女慎用。③如栓剂肛塞后2h内排便，应补用一次。④青蒿素治疗系统性红斑狼疮及盘状红斑狼疮均可获不同程度的缓解。治疗初期病情可能有所加重，全身出现蚁走感，半个月逐渐减轻，月余后一般情况改善。

用法与用量

（1）成人 ①口服：先服1g，6～8h后再服0.5g，第2、3日各服0.5g，疗程3日，总量为2.5g。②深部肌内注射：第1次200mg，6～8h再给100mg，第2、3日各肌内注射100mg，总剂量500mg（个别重症第4日再给100mg）。或连用3日，一日肌内注射300mg，总量900mg。③直肠给药：首次0.6g，4h后0.6g，第2、3日各0.4g。

（2）儿童 ①口服：按体质量15m/kg，按上述成人方法3日内服完。②深部肌内注射：按体质量15mg/kg，按上述成人方法3日内注完。

双氢青蒿素 Dihydroartemisinin

适应证 用于各种类型疟疾的症状控制，尤其是对抗氯喹恶性及凶险型疟疾有较好疗效。

药动学 口服吸收良好，起效迅速，口服双氢青蒿素后，1.33h后血药浓度达峰值，峰浓度为0.71μg/L。血浆半衰期为1.57h。体内分布广，排泄和代谢迅速。

不良反应 推荐剂量未见不良反应，少数病例有轻度网织红细胞一过性减少。

禁忌证 ①对本药过敏者禁用。②不推荐用于早期孕妇。

注意 妊娠妇女慎用。

用法与用量

（1）成人 一日60mg，一日1次，首剂量加倍，连用5～7日。

（2）儿童 6岁以上儿童剂量同成人，连用5～7日，6岁以下用量按年龄递减。

双氢青蒿素磷酸哌喹 Dihydroartemisinin and Piperaquine Phosphate

适应证 用于治疗恶性疟、间日疟。每片含双氢青蒿素40mg、磷酸哌喹320mg。两者合用具有增效作用，可延缓疟原虫耐药性的产生。

药动学 双氢青蒿素的血浆半衰期为4h；磷酸哌喹的血浆半衰期为7～9天，作用持久。

不良反应 ①中枢神经系统：可见头晕、头痛、耳聋、睡眠不佳等。②消化系统：可见恶心、呕吐、食欲缺乏、腹痛、腹泻、丙氨酸氨基转移酶及天门冬酸氨基转移酶一过性升高等。③泌尿生殖系统：可见血肌酐升高。④血液系统：可见外周红细胞一过性降低。⑤过敏反应：可见皮肤瘙痒、皮疹等。本品中的磷酸哌喹半衰期较长，15天内不能重复用药。

禁忌证 ①对本品过敏者。②严重肝肾疾病患者。③血液病（白细胞减少、血小板减少）患者。④妊娠早期妇女。

注意 ①按照规定用药后症状未改善者应谨慎。②本品中磷酸哌喹的半衰期较长，15日不能重复服用。③本品7～10岁可以服用片剂；7岁以下可服用颗粒剂。

用法与用量 口服。

（1）成人 一次2片，一日2次，两次服药间隔6～8h，总量8片，疗程2日。

（2）儿童 ①≤6岁用量酌减；② 7～10岁一次1片，一日2次，疗程2日，总量4片；③ 11～15岁一次1.5片，一日2次，疗程2日，总量6片；④≥16岁一次2片，一日2次，疗程2日，总量8片。

青蒿琥酯 Artesunate

适应证 用于脑型疟及各种危重疟疾的抢救。

药动学 静脉注射后血药浓度很快下降，半衰期30min左右。体内分布甚广，以肠、肝、肾较高。主要在体内代谢转化。仅有少量由尿、粪排泄。

不良反应 使用过量（＞2.75mg/kg）可能出现外周网织红细胞一过性降低。

禁忌证 ①对本药过敏者禁用。②不推荐用于早期孕妇。

注意 动物毒理实验表明，本品有胚胎毒作用，孕妇应慎用。

用法与用量

（1）成人 ①静脉注射：临用前加入所附的50g/L碳酸氢钠注射液0.6mL，振摇2min，待完全溶解后，加50g/L葡萄糖注射液或葡萄糖氯化钠注射液5.4mL稀释，使每1mL溶液含青蒿琥酯10mg，缓慢静脉注射。首次60mg（或按体质量1.2mg/kg）。24h、48h各重复注射1次。危重者首次剂量可加至120mg，3日为1个疗程，总剂量为240～300mg。②口服：首剂量100mg，第2日起一日2次，一次50mg，连服5日。

（2）儿童 ①静脉注射：注射液配制同成人。7岁以下按体质量1.5mg/kg，首次剂量后4h、24h、48h各重复注射1次。7岁以上1.2mg/kg（不超过60mg），24h、48h各重复注射1次。②口服：一日2次（间隔8～12h），连服3日，剂量同静脉注射量。

蒿甲醚 Artemether

适应证 用于各型疟疾，但主要用于抗氯喹恶性疟治疗和凶险型恶性疟的急救。

药动学 肌内注射后吸收快且完全。肌内注射1mg/kg后，血药达峰时间为7h，峰浓度可达到0.8mg/L左右，半衰期约为13h。在体内分布甚广，以脑组织最多，肝、肾次之。主要通过肠道排泄，其次为尿排泄。

药物相互作用 本药与金硫葡糖都可诱导血液异常，而两药联用可增强该药不良反应。

不良反应 不良反应轻微，个别患者有ALT及AST轻度升高，网织红细胞可能有一过性减少。

禁忌证 ①对本药过敏者禁用。②不推荐用于早期孕妇。

注意 ①妊娠妇女慎用。②本品遇冷如有凝固现象，可微温溶解后使用。③严重呕吐者慎用。④对于凶险型疟疾的急救，应考虑使用蒿甲醚注射液。

用法与用量

（1）成人 ①口服：首剂160mg，自第2日起，一日1次，一次80mg，连续7日。②肌内注射：首剂160mg，第2日起一日1次，一次80mg，连用5～7日。

（2）儿童 ①口服：5～10周岁者为成人剂量的1/3～1/2，10～15周岁者为成人剂量的2/3～3/4。给药时间及疗程同成人，或遵医嘱。②肌内注射：首剂按体质量3.2mg/kg，第2～5日一次按体质量1.6mg/kg，一日1次。

本芴醇 Benflumetol

适应证 用于治疗恶性疟疾，尤其适用于抗氯喹虫株所致的恶性疟疾的治疗。

药动学 口服吸收慢，给药后4～5h血药浓度达峰值。在体内停留时间长，半衰期为24～72h。

药物相互作用 在健康志愿者中给予甲氟喹能降低本药的血药水平，该相互作用尚需在恶性疟疾患者中进一步证实。

不良反应 较轻，有头晕、乏力、厌食、恶心、呕吐、腹痛、心悸、肌痛、关节痛、头痛及皮疹等。少数患者可出现心电图Q-T间期一过性轻度延长。

禁忌证 孕妇及哺乳期妇女禁用。对本药过敏者禁用。

注意 ①心脏病和肾脏病患者慎用。②不用于重症疟疾患者。

用法与用量 口服。

（1）成人 首日0.8g顿服，第2、3、4日各0.4g。

（2）儿童 一日按体质量8mg/kg顿服，连服4日，首剂加倍，但首剂不宜超过0.6g。

附 复方本芴醇片

①每片含本芴醇0.12g，蒿甲醚0.02g。②用法：一次2片，一日2次（间隔8～12h），连服3日。儿童剂量递减。

乙胺嘧啶 Pyrimethamine

适应证 用于疟疾的预防，也用于治疗弓形虫病。

药动学 口服后在肠道吸收较慢但完全，6h内血浆浓度达高峰，它的抗叶酸作用可持续48h以上。主要分布于红细胞、白细胞及肺、肝、肾、脾等器官中。本品能通过胎盘，经肾脏缓慢排出。服药后5～7日内有10%～20%的原型物自尿中排出，可持续30日以上。本品也可由乳汁排出，从粪便仅排出少量。半衰期为80～100h。血浆浓度为10～100μg/L时，能抑制恶性疟原虫敏感株的血内裂殖体。

不良反应 口服，一般抗疟治疗量时，毒性很低，较为安全。大剂量应用时，如一日用25mg，连服1个月以上，就会出现叶酸缺乏现象。主要影响生长繁殖特别迅速的组织，如骨髓、消化道黏膜，引起造血功能障碍及消化道症状，如味觉的改变或丧失，舌头疼痛、红肿、烧灼感及针刺感，口腔溃疡，白斑等，食管炎所致的吞咽困难、恶心、呕吐、腹痛、腹泻等。较严重的是巨幼细胞贫血、白细胞减少症等，如及早停药，能自行恢复。甲酰四氢叶酸可改善骨髓功能。此外，由过敏所致的皮肤红斑则较少见。

禁忌证 妊娠妇女禁用。哺乳期妇女禁用。

注意

（1）下列情况应慎用 ①有意识障碍者，因大剂量治疗弓形虫病时可引起中枢神经系统毒性反应；②葡萄糖-6-磷酸脱氢酶缺乏者，服用本品可能引起溶血性贫血；③巨幼细胞贫血患者，服用本品可影响叶酸的代谢。

（2）大剂量治疗时，应同服四氢叶酸，而且每周应检测白细胞及血小板2次。

用法与用量 口服。

（1）成人 ①预防用药：应于进入疫区前1～2周开始服用，一般宜服至离开疫区后6～8周，一周服4片。②耐氯喹虫株所致的恶性疟：一日2片，分2次服，疗程3日。③治疗弓形虫病：一日50～100mg顿服，共1～3日（视耐受力而定），然后一日服25mg，疗程4～6周。

（2）儿童 ①预防用药：一次按体质量0.9mg/kg，一周服1次，最高剂量以成人量为限。②耐氯喹虫株所致的恶性疟：一次按体质量0.3mg/kg，一日3次，疗程3日。③治疗弓形虫病：一日按体质量1mg/kg，分2次服，服用1～3日后，改为一日0.5mg/kg，分2次服，疗程4～6周。

15.3 抗阿米巴及抗滴虫药

阿米巴病是由溶组织阿米巴原虫引起的。抗阿米巴病药可分为作用于肠道内、肠道外或两者兼有作用的几种类型。多数抗阿米巴病药物对滋养体具有杀灭作用，少数药物具有杀灭包囊作用，某些抗菌药，如巴龙霉素等可直接杀灭滋养体或抑制共生菌群，而发挥抗阿米巴病作用。

滴虫病主要是由阴道毛滴虫所致滴虫性阴道炎，阴道毛滴虫亦可寄生于男性泌尿道，甲硝唑是目前治疗阴道滴虫病最有效的药物，遇有抗甲硝唑滴虫感染时，也可使用乙酰胂胺等药物。

甲硝唑 Metronidazole

适应证 ①肠道和肠外阿米巴病（如阿米巴肝脓肿、胸膜阿米巴病等）。②阴道滴虫病、小袋虫病和皮肤利什曼病、麦地那龙线虫感染等。③厌氧菌感染。④凝胶外用治疗毛囊虫皮炎、疥疮、痤疮、炎症性丘疹、脓疱疮、酒渣鼻红斑。

药动学 口服吸收快而完全，达峰时间为1～2h，生物利用度80%以上。食物可延缓本品的吸收，但不减少吸收量。直肠栓剂的生物利用度为60%～80%。单次口服250mg、500mg和2g后，峰浓度分别为6mg/L、12mg/L和40mg/L。单次静脉给药500mg后，峰浓度为20mg/L。血中主要为原型药，少量为2-羟甲基代谢物，两者均具有抗菌作用。血浆蛋白结合率低于20%。表观分布容积为0.6～0.8L/kg。脑脊液、胎盘、唾液、乳汁、胆汁中的药物浓度与同期血药浓度相近。肝脓肿中脓液、肺、骨、精液、阴道分泌物中均可达到有效杀菌浓度。本品在肝脏中代谢，其羟化代谢产物具有抗菌活性。本品及其代谢产物60%～80%经尿排出，其中约20%以原型排出；6%～15%随粪便排泄。肾清除率10mL/min。原型药的消除半衰期为7～8h，酒精性肝硬化患者消除半衰期可达18h（10～29）h。羟化代谢物的消除半衰期比原型药物略长，在肾损害患者中可延长。本品及其代谢产物可很快经血液透析清除，血液透析患者消除半衰期为2.6h。腹膜透析不能清除本品。肾功能减退者单次给药后的药动学不变，但肝功能减退者本品清除减慢，孕28～30周、32～35周、36～40周出生的新生儿，其消除半衰期分别为75h、35h和25h。

药物相互作用 ①本品能抑制华法林和其他口服抗凝药的代谢，使后者的血药浓度升高，抗凝作用增强，引起凝血酶原时间延长。②同时应用苯妥英钠、苯巴比妥等肝药酶诱导药，可加强本品代谢，使血药浓度下降，而苯妥英钠排泄减慢。③同时应用西咪替丁等肝药酶抑制药，可延缓本品在肝内的代谢，半衰期延长，应根据血药浓度测定结果调整用量。④服用甲硝唑者如饮酒，部分人可能引起戒酒硫样反应（双硫仑样反应）。本品干扰双硫仑代谢，两者合用患者饮酒后可出现精神症状，故2周内应用双硫仑者不可再用本品。⑤本品可干扰血氨基转移酶和LDH的测定结果，使胆固醇、三酰甘油水平下降。

不良反应 ①消化系统：恶心、呕吐、食欲缺乏、腹部绞痛，一般不影响治疗。②神经系统：头痛、眩晕，偶有感觉异常、肢体麻木、共济失调、多发性神经炎等，大剂量可致抽搐。③少数病例发生荨麻疹、潮红、瘙痒、膀胱炎、排尿困难、口中金属味及白细胞减少等，均属可逆性，停药后自行恢复。

禁忌证 对本品和硝基咪唑类药物过敏者，有活动性中枢神经系统疾病、血液病者、孕妇及哺乳期妇女禁用。

注意 ①本品的代谢产物可使尿液呈深红色。②原有肝脏疾病患者剂量应减少。出现运动失调或其他中枢神经系统症状时应停药。重复一个疗程之前，应做白细胞计数。厌氧菌感染合并肾衰竭者，给药间隔时间应由8h延长至12h。③用药期间应戒酒，饮酒后可能出现腹痛、呕吐、头痛等症状。

用法与用量

（1）成人

①口服：a.用于肠道阿米巴病，一次0.4～0.6g，一日3次，疗程7日；肠道外阿米巴病，一次0.6～0.8g，一日3次，疗程20日；b.麦地那龙线虫病，一次0.2g，疗程7日；c.贾第鞭毛虫病，一次0.4g，一日3次，疗程7～10日；d.小袋虫病，一次0.2g，一日2次，疗程5日；e.皮肤利什曼病，一次0.2g，一日4次，疗程10日，间隔10日后重复一疗程；f.滴虫病，一次0.2g，一日4次，疗程7日；可同时用阴道栓剂，每晚0.5g，连用7～10日；g.厌氧菌感染，一日0.6～1.2g，分3次服，疗程7～10日。

②静脉滴注：厌氧菌感染，首次按体质量15mg/kg（70kg成人为1g），维持量按体质量7.5mg/kg，每6～8h静脉滴注1次。

（2）儿童

①口服：①用于肠道阿米巴病，按体质量一日35～50mg/kg，分3次服，疗程10日；

②贾第鞭毛虫病、麦地那龙线虫病、小袋虫病、滴虫病，按体质量一日15～25mg/kg，分3次服，连服10日；③厌氧菌感染，按体质量一日20～50mg/kg。

②静脉滴注：厌氧菌感染，用法与用量同成人。

替硝唑 Tinidazole

适应证 ①各种厌氧菌感染，如败血症、骨髓炎、腹腔感染、盆腔感染、肺支气管感染、肺炎、鼻窦炎、皮肤蜂窝织炎、牙周感染及术后伤口感染。②结肠直肠手术、妇产科手术及口腔手术等的术前预防用药。③肠道及肠道外阿米巴病、阴道滴虫病、贾第虫病、加得纳菌阴道炎等的治疗。④也可作为甲硝唑的替代药用于幽门螺杆菌所致的胃窦炎及消化性溃疡的治疗。

药动学 口服后吸收迅速而完全，达峰时间为2h，生物利用度比甲硝唑高。健康女性单次口服2g后，峰浓度为51mg/L。口服2g后24h、48h及72h血药浓度分别为19.0mg/L、4.2mg/L及1.3mg/L。静滴0.8g及1.6g后，峰浓度分别为14～21mg/L及32mg/L。每日口服或静脉给药1g，血药浓度均可维持在8mg/L以上。体内分布广泛，在生殖器官、肠道、腹部肌肉、乳汁中可达较高药物浓度，在肝脏、脂肪中的药物浓度低，胆汁、唾液中的药物浓度与同期血药浓度相仿，对血脑屏障的穿透性较甲硝唑高，脑膜无炎症时脑脊液中的药物浓度为同期血药浓度的80%，这与替硝唑的脂溶性较高有关。替硝唑可通过胎盘，在胎儿循环及胎盘中可达较高药物浓度，血浆蛋白结合率为12%。本品在肝脏中代谢，原型药物及代谢产物主要从尿排出，少量从粪便排出。单次口服250mg后约16%以原型从尿中排出；静脉给药后20%～25%以原型从尿中排出，12%以代谢产物的形式排出。替硝唑排泄缓慢，消除半衰期11.6～13.3h，平均12.6h。肾功能不全者的药动学参数不变，血液透析可快速清除替硝唑，故血液透析后必须重复给药一次。

药物相互作用 参阅甲硝唑项下。

不良反应 ①不良反应少见而轻微，主要为恶心、呕吐、上腹痛、食欲下降及口腔金属味，可有头痛、眩晕、皮肤瘙痒、皮疹、便秘及全身不适。此外还可有中性粒细胞减少、双硫仑样反应及黑色尿。②高剂量时也可引起癫痫发作和周围神经病变。③偶见滴注部位轻度静脉炎。

禁忌证 ①对替硝唑或其他硝基咪唑类药物过敏患者禁用。②有活动性中枢神经疾病和血液病者禁用。③ 12岁以下患者禁用。

注意 ①本品具致癌、致突变作用，但在人体中尚缺乏资料。②如疗程中发生中枢神经系统不良反应，应及时停药。③用药期间不应饮用含乙醇的饮料，因可引起体内乙醇蓄积，干扰乙醇的氧化过程，导致双硫仑样反应，患者可出现腹部痉挛、恶心、呕吐、头痛、面部潮红等。④肝功能减退者本品代谢减慢，药物及其代谢物易在体内蓄积，应予减量，并做血药浓度监测。⑤替硝唑可自胃液持续清除，某些放置胃管做吸引减压者，可引起血药浓度下降。血液透析时，本品及代谢物迅速被清除，故应用时不需减量。⑥念珠菌感染者应用本品，其症状会加重，需同时给抗真菌治疗。⑦替硝唑对阿米巴包囊作用不大，宜加用杀包囊药物。⑧治疗阴道滴虫病时，需同时治疗其性伴侣。⑨可透过胎盘屏障，迅速进入胎儿循环。动物实验发现腹腔给药对胎仔具有毒性，而口服给药无毒性。本品对胎儿的影响尚无足够和严密的对照观察，因此妊娠3个月内应禁用。3个月以上的孕妇只有具明确指征时才选用。⑩替硝唑在乳汁中浓度与血中浓度相似。动物实验显示本品对幼鼠具致癌作用，故哺乳期妇女应避免使用。若必须用药，应暂停哺乳，并在停药3日后方可哺乳。⑪老年人由于肝功能减退，应用本品时药动学有所改变，需监测血药浓度。

用法与用量

（1）成人

①口服：a.厌氧菌感染，一次1g，一日1次，首剂量加倍，一般疗程5～6日，或根据病情决定。b.预防手术后厌氧菌感染，手术前12h一次顿服2g。c.原虫感染，如阴道滴虫病、贾第虫病，单剂量2g顿服。

②静脉滴注：滴注流量应缓慢，浓度为2g/L时，一次滴注时间应不少于1h，浓度大于2g/L时，滴注流量宜再降低1～2倍。药物不应与含铝的针头和套管接触，并避免与其他药物一起滴注。a.厌氧菌感染，一次0.8g，一日1次，缓慢静脉滴注，一般疗程5～6日，或根据病情决定。b.预防手术后厌氧菌感染，总量1.6g，1次或分2次滴注，第一次于手术前2～4h，第二次于手术期间或术后12～24h滴注。

③阴道给药：栓剂一次0.2g，一日0.4g。

（2）儿童

①口服用药：a.肠阿米巴病，12岁以下儿童50mg/kg，顿服；12岁以上儿童一日2g，顿服，疗程3日；b.阿米巴肝脓肿，必须同时引流脓肿，12岁以上儿童一日1.5～2g顿服，疗程5日；c.泌尿生殖道滴虫病和贾第鞭毛虫病，12岁以下儿童一日50mg/kg，单剂顿服。必要时间隔3～5日重复上述剂量1次。

②静脉滴注：仅适合12岁以上儿童。a.厌氧菌感染，一次0.8g，一日1次，一般疗程5～6日；b.外科预防用药，总量为1.6g，1次或分2次给药，第一次于术前2～4h给药，第二次于术中或术后12～24h内给药。

奥硝唑 Ornidazole

适应证

（1）用于治疗由脆弱拟杆菌、梭状芽孢杆菌、消化链球菌、幽门螺杆菌、牙龈脆弱拟杆菌等敏感厌氧菌所引起的感染。①腹膜炎、腹内脓肿、肝脓肿等；②盆腔脏器及软组织感染等；③牙周炎、根尖周炎、冠周炎、急性溃疡性龈炎等；④伤口感染、表皮脓肿、压疮溃疡感染、蜂窝织炎、气性坏疽等；⑤脑膜炎、脑脓肿；⑥血流感染、菌血症等。

（2）用于手术前预防感染和手术后厌氧菌感染的治疗。

（3）治疗消化系统严重阿米巴虫病，如阿米巴痢疾、阿米巴肝脓肿等。治疗需氧菌与厌氧菌混合感染时常需与抗需氧菌药物合用。

药动学 本品易经胃肠道吸收，1.5g单剂量口服在2h内就达到约为30mg/L的最大血浆浓度，24h后又降到9mg/L，48h降到2.5mg/L。奥硝唑也可经阴道吸收，据报道，局部使用500mg奥硝唑阴道栓剂后12h最大血浆浓度约为5mg/L。奥硝唑的血浆消除半衰期为

14h，血浆蛋白结合率小于15%，广泛分布于组织和体液中，包括脑脊液。奥硝唑在肝中代谢，在尿中主要以轭合物和代谢物排泄，小量在粪便中排泄。已报道单剂量口服本品后于5天消除量为85%，尿中63%，粪便中22%。胆汁排泄在奥硝唑及其代谢物的消除中约占4.1%。

药物相互作用 ①同其他硝基咪唑类药物相比，本品对乙醛脱氢酶无抑制作用。②奥硝唑能抑制抗凝药华法林的代谢，使其半衰期延长，增强抗凝药的药效，当与华法林同用时，应注意观察凝血酶原时间并调整给药剂量。③巴比妥类药、雷尼替丁和西咪替丁等药物可使奥硝唑加速消除而降效并可影响凝血，因此应禁忌合用。④同时应用苯妥英钠、苯巴比妥等诱导肝微粒体酶的药物，可加强本品代谢，使血药浓度下降，而苯妥英钠排泄减慢。⑤本品可延缓肌肉松弛药维库溴铵的作用。

不良反应 本品通常具有良好的耐受性，用药期间会出现下列反应。①消化系统：包括轻度胃部不适、胃痛、口腔异味等。②神经系统：包括头痛及困倦、眩晕、颤抖、四肢麻木、痉挛和精神错乱等。③过敏反应：如皮疹、瘙痒等。④局部反应：包括刺感、疼痛等。⑤其他：白细胞减少等。

禁忌证 ①禁用于对本品及其他硝基咪唑类药物过敏的患者。②禁用于脑和脊髓发生病变的患者。③禁用于器官硬化症、造血功能低下、慢性酒精中毒患者。

注意 ①肝损害患者用药每次剂量与正常用量相同，但用药间隔时间要加倍，以免药物蓄积。②使用过程中，如有异常神经症状应立即停药。③妊娠早期（妊娠前3个月）和哺乳期妇女慎用。④儿童慎用，建议3岁以下儿童不用。

用法与用量

（1）口服

①成人：a.治疗厌氧菌感染、用于手术前预防感染和手术后厌氧菌感染、治疗阿米巴虫病，一次500mg，每12h一次；b.治疗毛滴虫病和贾第虫病，一次1～1.5g，一日一次。

②儿童：a.治疗厌氧菌感染、用于手术前预防感染和手术后厌氧菌感染，每次10mg/kg，每12h一次；b.治疗毛滴虫病和贾第虫病，每次25～40mg/kg，一日一次；c.治疗阿米巴虫病，每次25mg/kg，每12h一次。

（2）静脉滴注 静脉滴注前，首先需将本品进行适当的稀释，然后再静脉滴注，滴注时间为60min左右。对于成人，需将本品（5mL：0.25g）2支或4支分别加入250mL或500mL临床常用输液（如50g/L葡萄糖、100g/L葡萄糖、9g/L氯化钠注射液）中，即前者内含主药0.5g，后者内含主药1.0g，然后再静脉滴注。无论成人或儿童，一旦病情许可，均应尽早改为口服。

①成人：a.预防术后厌氧菌感染，术前一次静脉滴注1.0g。b.治疗妇科、外科及口腔科与厌氧菌有关的急性感染，首剂静脉滴0.5～1.0g，以后每12h静滴0.5g，共5～10日。c.治疗重症阿米巴痢疾或阿米巴肝脓肿，首剂静脉滴注0.5～1.0g，然后每12h给药0.5g，共3～6天。

②儿童：a.治疗重症阿米巴痢疾或阿米巴肝脓肿，按每12h给药一次，一日20～30mg/kg，静脉滴注时间为30min；b.治疗妇科、外科及口腔科与厌氧菌有关的急性感染

时，按每12h给药10mg/kg静脉滴注。

双碘喹啉 Diiodohydroxyquinoline

适应证 ①治疗轻型或无明显症状的阿米巴痢疾。②与依米丁、甲硝唑合用，治疗急性阿米巴痢疾及较顽固病例。

药动学 口服本品仅小部分经肠吸收，绝大部分直接由粪便排出，在肠腔内可达到较高浓度，产生较强的抗阿米巴作用。但在组织器官中分布较少，进入血液中的药物大部分以原型自尿排出，小部分分解释放出碘。被吸收药物的半衰期为11～14h。

不良反应 ①主要的不良反应为腹泻，但不常见，一般在治疗第2、3日开始，不需停药，数日后即可自行消失。②还可出现恶心、呕吐。③大剂量可致肝功能减退。④可见瘙痒、皮疹、甲状腺肿大（与药物中含碘有关）。⑤也可见发热、寒战、头痛和眩晕。

用法与用量 口服。

（1）成人 一次400～600mg，一日3次，连服14～21日。

（2）儿童 一次10mg/kg，一日3次，连服14～21日。重复治疗需间隔15～20日。

◎ **氯喹（见15章594页）**

二氯尼特 Diloxanide

适应证 ①直接杀死阿米巴原虫，对肠内外阿米巴均有效，可与依米丁或氯喹合用。②为治疗无症状带阿米巴包囊者的首选药。

药动学 口服吸收迅速，在动物实验中，60%～90%口服量的药物在48h内从尿排出，在前6h内排泄速度最快。

不良反应 常见腹胀；偶见恶心、呕吐、腹痛、食管炎、持续性腹泻、皮肤瘙痒、荨麻疹、蛋白尿和含糊的麻刺激感觉，治疗完成后而消失。

禁忌证 对本品过敏者，孕妇及2岁以下儿童不宜服用。

注意 ①对中度或重度肠阿米巴病或肠外阿米巴病常与其他药物联合应用，如阿米巴肝脓肿时本品与甲硝唑合用。②单独使用治疗肠外阿米巴病则无疗效。

用法与用量 口服。

（1）成人 一次500mg，一日3次，10日为1个疗程。

（2）儿童 按体质量30mg/kg，分3次给药，连续10日为1个疗程。根据英国国家处方集（儿童版）（BNFC 2010—2011版）推荐：① 1月龄～12岁口服一次6.6mg/kg，一日3次；② 12～18岁一次500mg，一日3次。连续10日为一个疗程。

15.4 抗血吸虫病、丝虫病及黑热病药物

血吸虫病是一类严重危害人类健康的寄生虫病，在我国流行的是日本血吸虫病。酒石酸锑钾是很有效的药物，但因其有毒性大、疗程长等缺点，限制了其在临床的应用。目前在临床应用的主要是吡喹酮，该药具有高效、低毒、疗程短、能口服等优点，现已完全取代了酒石酸锑钾在临床上的应用。近年发现的青蒿素衍生物青蒿琥酯、蒿甲醚等

具有杀灭血吸虫童虫的作用，可以预防血吸虫感染，降低感染人群的感染度。

寄生于人体的丝虫有8种，我国仅有班氏丝虫和马来丝虫两种。目前乙胺嗪是治疗丝虫病的首选药物。

治疗黑热病（利什曼原虫病）的药物有锑剂和喷他脒（戊烷脒），喷他脒仅用于对有耐药性或不能用锑剂的。

吡喹酮 Praziquantel

适应证 本品用于各种血吸虫病、华支睾吸虫病、肺吸虫病、姜片虫病、绦虫病及囊虫病。

药动学 口服后吸收迅速，80%以上的药物可从肠道吸收。血药峰值于1h左右到达，口服10～15mg/kg后的血药峰值约为1mg/L。80%的药物与血浆蛋白结合，药物进入肝脏后很快代谢，主要形成羟基代谢物，极少量未代谢的原药进入体循环。门静脉血药浓度可较周围静脉血药浓度高10倍以上。脑脊液中的药物浓度为血药浓度的15%～20%，哺乳期患者服药后，其乳汁中药物浓度相当于血清中药物浓度的25%。药物主要分布于肝脏，其次为肾脏、肺、胰腺、肾上腺、脑垂体、唾液腺等，很少通过胎盘，无器官特异性蓄积现象。半衰期为0.8～1.5h，其代谢物的半衰期为4～5h。主要由肾脏以代谢物形式排出，72%于24h内排出，80%于4日内排出。

药物相互作用 在治疗猪囊尾蚴病时，与地塞米松合用可使吡喹酮血药浓度降低约50%，苯妥英钠和卡马西平可降低吡喹酮的生物利用度，而西咪替丁则可增加其生物利用度。在治疗囊虫病时，与地塞米松合用可使吡喹酮血药浓度降低约50%，苯妥英钠和卡马西平可降低吡喹酮的生物利用度，而西咪替丁则可增加其生物利用度。

不良反应 ①常见头晕、头痛、恶心、腹痛、腹泻、乏力、四肢酸痛等，一般程度较轻，持续时间较短，不影响治疗，不需处理。②少见心悸、胸闷等症状，心电图显示T波改变和期前收缩，偶见室上性心动过速、心房颤动。③少数病例可出现一过性ALT及AST升高。④偶可诱发精神失常或出现消化道出血。

禁忌证 眼囊虫病患者。

注意 ①治疗寄生于组织内的寄生虫如血吸虫、肺吸虫、囊虫等，由于虫体被杀死后释放出大量的抗原物质，可引起发热、嗜酸性粒细胞增多、皮疹等，偶可引起过敏性休克，必须注意观察。②脑囊虫病患者需住院治疗，并辅以防治脑水肿和降低高颅压（应用地塞米松和脱水药）或防治癫痫持续状态的治疗措施，以防发生意外。③严重心、肝、肾患者及有精神病史者慎用。④有明显头晕、嗜睡等神经系统反应者，治疗期间与停药后24h内勿进行驾驶、机械操作等工作。⑤在囊虫病驱除带绦虫时，应将隐性脑囊虫病除外，以免发生意外。⑥哺乳期妇女于服药期间，直至停药后72h内不宜喂乳。

用法与用量

（1）成人 口服。

①治疗吸虫病：a.血吸虫病，各种慢性血吸虫病采用总剂量60mg/kg的2日疗法，一日量分3次餐间服。急性血吸虫病总剂量120mg/kg，一日量分3次服，连服4日。体质量超过60kg者按60kg计算。b.华支睾吸虫病，总剂量为210mg/kg，一日3次，连服3日。

c.并殖肺吸虫病，一次25～30mg/kg，一日3次，连服3日。d.姜片虫病，15mg/kg，顿服。

②治疗绦虫病：a.牛带绦虫病和猪带绦虫病，20mg/kg，清晨空腹顿服，1h后服用硫酸镁。b.短膜壳绦虫和阔节列头绦虫病，25mg/kg，顿服。

③治疗囊虫病：总剂量120～180mg/kg，分5日服，一日3次。

（2）儿童　口服。

①治疗血吸虫病：一日30mg/kg，分3次服，共4日。

②治疗华支睾吸虫病：一日50mg/kg，分3次服，共3日。

③治疗并殖肺吸虫病：一日25～30mg/kg，分3次服，连用3日。

④治疗姜片虫病：一日15mg/kg，顿服。小于12岁儿童应适当减量。

⑤ WHO推荐：a.血吸虫病，4岁以上儿童，推荐剂量一次20mg/kg，一天3次，治疗一日，两次给药间隔为4～6h。b.肝吸虫病，4岁以上儿童，推荐剂量一次25mg/kg，一天3次，治疗一日，两次给药间隔为4～6h。c.并殖吸虫病，4岁以上儿童，推荐剂量一次25mg/kg，一天3次，治疗2日，两次给药间隔为4～6h。

伊维菌素 Ivermectin

适应证　用于盘尾丝虫病和类圆线虫病、钩虫、蛔虫、鞭虫及蛲虫感染。

药动学　口服后血药浓度于4h达峰值，在肝脏和脂肪组织中药物浓度甚高，不能透过血脑屏障。血浆蛋白结合率为93%，半衰期为10h，终末半衰期为57h。动物实验显示，仅口服剂量的1%～2%以原型药出现于尿中，其余从粪便中排出。

药物相互作用　与阿苯达唑合用可增强对马来丝虫病和斑氏丝虫病的疗效。

不良反应　不良反应发生率低，患者耐受良好。有时出现轻度的眼睛刺激症状和短暂的非特异性心电图变化，偶见有短暂的头痛、皮疹、瘙痒、关节痛、肌肉痛、淋巴结肿痛、水肿、发热、乏力、恶心和呕吐等。剂量过大可引起瞳孔扩大、嗜睡、肌肉活动受抑制、震颤和共济失调等。

禁忌证　本品过敏者、孕妇及哺乳期妇女禁用。

注意　①饭前1h服药。②本药可防止微丝蚴所致眼部病变的进一步发展，但不能根治。③不推荐5岁以下儿童使用。体质量低于15kg的儿童慎用。

用法与用量　成人及5岁以上儿童口服。①盘尾丝虫病：0.15～0.2mg/kg，顿服。视症状和微丝蚴重现时间，确定治疗间隔期（一般为3～12个月）。②罗阿丝虫病：0.3～0.4mg/kg，顿服。③马来丝虫病和班氏丝虫病：0.2～0.4mg/kg，顿服。④粪类圆线虫病：0.2mg/kg，顿服。⑤蛔虫病和蛲虫病：0.1～0.2mg/kg，顿服。⑥鞭虫病：0.4mg/kg，顿服，连服2日。

葡萄糖酸锑钠 Sodium Stibogluconate

适应证　本品为五价锑化合物，必须在体内还原成三价锑才能发挥作用。用于治疗利什曼原虫病。

药动学　肌内注射吸收良好，注射后肝、脾中含量最高，五价锑的血浆浓度则远较三价锑化合物为高，但维持时间较短，较快由肾脏排出，80%的药物于6h内由尿中排出，静脉注射相同量药物后95%以上由尿中排出，表明该药在体内无明显代谢，无明显蓄积现象；但如肾功能受损，则可妨碍锑的排泄。少量在肝内还原成三价锑。本药的清除呈双相，第一相半衰期为2h，第二相半衰期比较缓慢，为33～76h，其延长的终末排泄相可能反映五价锑转化为毒性较大的三价锑，后者集中在组织的血管外腔隙，在该处给药后即呈饱和状态，由此锑剂缓慢释放。

不良反应 ①可出现恶心、呕吐、腹泻等消化道反应，一般患者多能耐受。②特殊反应包括肌内注射局部痛、肌痛、关节僵直和消化道症状。③后期出现心电图改变（如T波低平或倒置、Q-T间期延长等），为可逆性，但也可能为严重心律失常的前奏。④罕见休克和突然死亡。

禁忌证 肺炎、肺结核及严重心、肝、肾疾病患者。

注意 ①肝功能不全者慎用。②治疗过程中有出血倾向，体温突然上升或粒细胞减少、呼吸加速、剧烈咳嗽、水肿、腹水时，应暂停注射。③孕妇及哺乳期妇女用药尚不明确。

用法与用量 肌内或静脉注射。

（1）成人 一次6mL（含五价锑0.6g），一日1次，连用6～10日；或总剂量按体质量90～130mg/kg（以50kg为限），等分6～10次，一日1次。世界卫生组织推荐一日20mg/kg，一日1次，至少20日，直至骨髓或脾穿刺涂片利什曼原虫转阴。

（2）儿童 总剂量按体质量120～150mg/kg，分为6次，一日1次。对敏感性较差的虫株感染，可重复1～2个疗程，间隔10～14日。对全身情况较差者，可一周注射2次，疗程3周或更长。对新近曾接受锑剂治疗者，可减少剂量。

喷他脒 Pentamidine

适应证 ①仅用于对锑剂有耐药性或不能用锑剂的黑热病（利什曼原虫病）。②卡氏肺孢菌病（首选药为复方磺胺甲噁唑）。③也可用于治疗早期非洲锥虫病，但对晚期伴中枢神经系统感染的锥虫病患者的疗效差。

药动学 肌内注射后血药浓度达峰时间为0.5～1h，一日肌内注射4mg/kg，10～12日后，峰浓度可达0.3～0.5mg/L。肾功能受损时，血药浓度可增高。延长的平均消除半衰期为12日。反复多次注射后本药聚集在组织中，肝、肾、脾内的药物浓度最高，肺内其次。不能通过血-脑脊液屏障，可通过胎盘，但不能自乳汁中排出。在人体内的生物转化不详。动物实验表明，本品主要由尿中以原型排出。

不良反应 ①肌内注射局部可发生硬结和疼痛，偶可形成脓肿。②静脉注射易引起低血压以及严重即刻反应，只能缓慢静脉滴注。③偶可引起肝、肾功能损害（均为可逆性），低血糖或高血糖，口中金属味，焦虑，头晕，头痛，神经质，晕厥，嗜睡，幻觉，乏力，恶心，口渴，饥饿感，皮肤发红，皮疹，心动过速或心律不齐，出血倾向等。

禁忌证 妊娠和哺乳期妇女、血液病、心脏病、糖尿病或低血糖、肝肾功能不全、低血压患者、肺结核患者禁用。

注意　①肌内注射后局部可发生硬结和疼痛，偶见形成脓肿。②静脉注射易引起低血压及其他严重的即刻反应。③偶引起肝肾功能损害（均为可逆性）、低血糖或高血糖、焦虑、头晕、头痛、嗜睡等。④在用药期间宜做血糖、肝肾功能、血常规、心电图、血压等监测。⑤该药可使原有肺结核病灶恶化。⑥静脉注射易引起低血压以及其他严重即刻反应，某些系统由于组胺释放所致。

用法与用量

（1）成人　①治疗黑热病临用时新鲜配制成100g/L溶液，做深部肌内注射。剂量按体质量3～5mg/kg，一日1次，连用10～15次为一疗程日，必要时间隔1～2周后复治。②治疗早期非洲锥虫病，连用10天。

（2）儿童　多用于黑热病及卡氏肺孢菌肺炎，肌内注射、静脉注射3～5mg/kg，一日1次，连用一个疗程（10～15天），总量不超过60mg/kg，必要时间隔1～2周复治。儿童用量缺乏循证医学资料。

16 维生素类药物

维生素是一类维持人体正常代谢和健康所必需的小分子有机化合物。大部分维生素在人体内不能合成或合成量不足而必须从食物中摄取。正常情况下可由饮食摄入满足需要。维生素摄入不足可引起维生素缺乏症，如维生素B_1缺乏可引起脚气病等。维生素包括水溶性和脂溶性两大类，前者有维生素B_1、维生素B_2、维生素B_6、维生素B_{12}、烟酸、烟酰胺、维生素C、叶酸等，后者有维生素A、维生素D、维生素E、维生素K等，补充过量极易蓄积中毒。临床患者维生素缺乏的常见原因有不能进食或进食不足，消化吸收障碍、分解代谢增强、生理需要量增加、不合理的肠外营养支持以及肠道菌群失调等。左卡尼汀是脂肪进入细胞的线粒体氧化的载体，是辅酶中的一员，暂时归入维生素大类。

维生素A Vitamin A

适应证 用于防治维生素A缺乏症，如角膜软化、眼干燥症、夜盲症、皮肤角质粗糙等。

药动学 维生素A口服易吸收，胆汁酸、胰脂酶、中性脂肪、维生素E及蛋白质均促进维生素A的吸收，吸收部位主要在十二指肠、空肠。正常情况下，体内维生素A$<5\%$与血浆脂蛋白结合，大量摄入维生素A时，肝内贮存已达饱和，蛋白结合率可达65%。高脂蛋白血症时维生素A与脂蛋白结合量增高。维生素A主要贮存于肝内（约含成人2年需要量）。少量贮于肾、肺。肝内维生素A动员需锌参与。维生素A自肝释出后与视黄醇结合蛋白结合进入血循环。维生素A在肝内代谢，随粪便、尿液排出。哺乳期妇女有部分维生素A分泌于乳汁中。

药物相互作用 ①制酸药氢氧化铝可使小肠上段胆酸减少，影响维生素A的吸收。②大量维生素A与抗凝药香豆素或茚满二酮衍生物同服，可导致凝血酶原降低。③口服避孕药可提高血浆维生素A浓度。④降胆固醇树脂如考来烯胺、矿物油、新霉素、硫糖铝能干扰维生素A吸收。⑤与维生素E合用时，可促进维生素A吸收，增加肝内贮存量，加速利用和降低毒性，但大量维生素E服用可耗尽维生素A在体内的贮存。⑥与米诺环素合用时可能导致假性脑瘤及相关不良反应。

不良反应 过量可引起慢性中毒。急性中毒可见异常激动、嗜睡、复视、颅内压增高等症状。

禁忌证 维生素A过多症患者禁用。肾衰竭。

注意 ①慢性肾功能减退时慎用。②妊娠期对维生素A需要量较多，但一日不宜超过6000u。③婴幼儿对大量维生素A较敏感，应慎用。④大量或长期服用维生素A可能引起齿龈出血，唇干裂。⑤老年人长期服用维生素A可能因视黄醛廓清延迟而致维生素A过量。⑥长期服用，应随访监测暗适应试验、眼震颤、血浆胡萝卜素及维生素A含量测定。

用法与用量

（1）成人

①口服：a.用于预防，一日5000u；b.用于严重维生素A缺乏的治疗，一日1万～2.5万u，3日后改为一日5万u，给药2周后一日1万～2万u，再用2个月；c.用于轻度维生素A缺乏的治疗，一日3万～5万u，分2～3次服用后，症状改善后减量；d.用于眼干燥症，一日2.5万～5万u，服用1～2周。

②肌内注射：一日6万～10万u，连续3日，以后一日5万u，共用2周。

（2）儿童　口服或肌内注射。

①预防维生素A缺乏：在维生素A缺乏高发地区或已查出维生素A亚临床缺乏的患儿，在医师指导下给予儿童预防性口服维生素A每日1500u，或＜6个月婴儿单次口服5万u，6～12个月婴儿每隔4～6个月单次口服10万u，＞1岁儿童每隔4～6个月单次口服20万u，直至血清维生素A保持正常，在此期间不再摄入其他维生素A制剂。

②治疗维生素A缺乏症：婴幼儿可每日口服维生素A 1万u。重症有角膜软化者，＜6个月婴儿，诊断当日口服5万u，隔天及2周后各5万u；6～12个月婴儿诊断当日口服10万u，隔天及2周后各5万u；＞1岁儿童诊断当日口服20万u，隔天及2周后各20万u；症状减轻后减少用量，痊愈后改为预防量。

③麻疹患儿：口服，＜6个月婴儿每日5万u，连续2日；6～12个月婴儿每日10万u，连续2日；＞1岁儿童每日20万u，连续2日；如果麻疹患儿有眼部维生素A缺乏症状或严重营养不良，必须在2～4周给予第3次口服。

④预防完全胆道阻塞患儿维生素A缺乏：新生儿或婴儿每月5万u。

维生素D_2　Vitamin D_2

常见维生素D有两种，其中维生素D_2为骨化醇，维生素D_3为胆骨化醇。但无论维生素D_2还是维生素D_3，本身均无活性，需经肝、肾细胞的两次转化生成1,25-二羟基维生素D_2后，才能促进钙、磷在小肠内的吸收。维生素D_2是由紫外线照射植物中的麦角固醇产生；维生素D_3则由人体表皮和真皮内含有的7-脱氢胆固醇经日光中紫外线照射转变而成。维生素D_2和维生素D_3对人体的作用和作用机制完全相同。

用法与用量

（1）预防维生素D缺乏　①成人：口服一日0.01～0.02mg（400～800u）。②儿童：早产儿、双胎或人工喂养婴儿一日饮食摄入维生素D含量不足0.0025mg（100u）时，需于出生后1～3周起一日口服维生素D 0.0125～0.025mg（500～1000u），如不能坚持口服者，可每月或隔月注射维生素D 5mg（20万u）；母乳喂养婴儿一日0.01mg（400u）。

（2）治疗维生素D缺乏　①成人：口服一日0.025～0.05mg（1000～2000u），以后减至一日0.01mg（400u）。②儿童：小儿一日0.025～0.1mg（1000～4000u），以后减至一日0.01mg（400u）。

（3）维生素D依赖性佝偻病　①成人：口服一日0.25～1.5mg（1万～6万u），最高量一曰12.5mg（50万u）。②儿童：口服一日0.075～0.25mg（3000～1万u），最高量一日1.25mg（5万u）。

（4）骨软化症（长期应用抗惊厥药引起）①成人：口服一日0.025～0.1mg（1000～4000u）。②儿童：一日0.025mg（1000u）。

（5）家族性低磷血症　成人口服一日1.25～2.5mg（5万～10万u）。

（6）甲状旁腺功能低下　①成人：口服一日1.25～3.75mg（5万～15万u）。②儿童：1.25～5mg（5万～20万u）。

（7）肾功能不全　成人口服一日1～2.5mg（4万～10万u）。

（8）肾性骨萎缩　①成人：开始剂量一日口服0.5mg（2万u），维持量一日口服0.25～0.75mg（1万～3万u）。②儿童：一日口服0.1～1mg（4000～4万u）。

维生素D_3　Vitamin D_3

适应证　①用于预防和治疗各种原因引起的维生素D缺乏症，包括佝偻病、骨软化症、婴儿手足搐搦症、甲状旁腺功能减退症等。②用于妊娠、哺乳期和结核病的补钙。③绝经后及老年性骨质疏松。④各类低钙血症。

药动学　本药起效慢，作用维持时间长，高血钙时起效时间为12～24h，疗效可持续10～14日，口服作用时效6个月以上。反复给药有累积作用。本药胃肠吸收良好，主要在小肠吸收，比维生素D_2吸收迅速而完全，胆汁辅助其肠吸收，脂肪吸收不良时，会降低其吸收。维生素D_3与特异的α球蛋白结合，经血液循环转移到全身其他部位，储蓄于肝脏和脂肪内，半衰期为19～48h（贮存在脂肪中的更长）。本药在肝脏被维生素D-25-羟化酶羟基化为25-羟代谢物（如骨化二醇），后者在肾脏经维生素D-1-羟化酶代谢为抗佝偻病活性最高的1,25-双羟代谢物（如骨化三醇），并在肾脏进一步被代谢为1,24,25-三羟衍生物。维生素D及其代谢物主要经胆汁及粪便排泄，少量经尿液排出。

药物相互作用　①维生素D与卡马西平、苯巴比妥、苯妥英钠或扑米酮合用可能需要增加剂量。②维生素D与噻嗪类或其他利尿药合用增加高钙血症发生的危险性。

不良反应　①短时间超量摄入维生素D_3可导致急性高钙血症，引起严重的中毒反应。②长时间大量服用，可引起慢性维生素D中毒。

禁忌证　①高钙血症。②维生素D增多症。③高磷血症伴肾性佝偻病患者。

注意

（1）慎用　①冠心病、动脉硬化、心功能不全，以致并发高钙血症及高胆固醇血症者；②高磷血症；③对维生素D高度敏感者；④肾功能不全者；⑤婴儿；⑥孕妇。

（2）用药过程中应监测血钙、血磷浓度。

用法与用量

（1）成人　①口服：成人与儿童一日1～2粒。②肌内注射：佝偻病（不能口服及重症患者）一次7.5～15mg（30万～60万u），病情严重者可于2～4周后重复注射一次。

（2）儿童　口服。①预防维生素D缺乏：母乳喂养的婴儿一日0.01mg（400u）。②骨软化症（由于长期服用抗惊厥药引起）：一日0.025mg（1000u）。③婴儿手足抽搐症：一日0.05～0.125mg（2000～5000u），1个月后改为一日0.01mg（400u）。④甲状腺功能减退：一日1.25～12.5mg（5万～50万u）。

阿法骨化醇 Alfacalcidol

阿法骨化醇为前体药物，在体内经肝以及成骨细胞转化为维生素D的活性代谢物骨化三醇而起作用，转化后血浆骨化三醇浓度高峰出现于用药后12h，半衰期17.6h。可用于肾脏生成骨化三醇减少而致的骨病等。

不良反应、禁忌证、注意 参见骨化三醇。

用法与用量

（1）成人 口服，开始剂量一日0.001mg，每2～4周增加0.0005～0.002mg/d，必要时可增至0.003mg/d，维持量0.00025～0.001mg/d，①骨质疏松症：首剂量0.5μg/d。②其他指征：首剂量成人1μg/d，老年患者0.5μg/d。体质量20kg以上的儿童无肾性骨病1μg/d。为防止高血钙症的发生，应根据血生化指标调节阿法骨化醇的剂量。服用初期需每周测定血钙水平，剂量可按0.25～0.5μg/d的增量逐步增加，大多数成年患者的剂量可达1～3μg/d。当剂量稳定后，每2～4周测定一次血钙。对于骨软化症患者，不能因为其血钙水平没有迅速升高而加大阿法骨化醇的剂量，其他疗效指标，如血浆碱性磷酸酶水平，可作为调整剂量更有用的指标。

（2）儿童 口服，一日0.25μg，儿童剂量过大易中毒。

骨化二醇 Calcifediol

维生素D的同类衍生物有骨化二醇（25-羟胆骨化醇）、骨化三醇（1,25-双羟骨化醇）及双氢速甾醇（DHT）。

用法与用量

（1）成人 开始剂量一周口服0.3～0.35mg，分为一日或隔日服药1次，需要时4周后增加用量。大多数患者一日口服0.05～0.1mg或隔日服0.1～0.2mg可有疗效。血钙正常患者隔日服0.02mg已可奏效。

（2）儿童 口服，2岁以上一日0.02～0.05mg；2～10岁一日0.05mg；10岁以上参考成人用量。

骨化三醇 Calcitriol

适应证 ①绝经后和老年性骨质疏松；②慢性肾衰竭尤其是接受血液透析患者之肾性骨营养不良症；③甲状旁腺功能低下（术后、特发性、假性）；④维生素D依赖性佝偻病；⑤低血磷性维生素D抵抗型佝偻病；⑥静脉给药用于治疗慢性肾透析患者的低钙血症，减低已升高的甲状旁腺激素（PTH）水平。

药动学 在肠道内被迅速吸收，口服单剂量0.25～1.0μg，36h达血药峰浓度，多次用药后，在7日内血清骨化三醇浓度达稳态。在血液转运过程中，骨化三醇和其他维生素D代谢产物与特异性血浆蛋白结合。血中骨化三醇消除半衰期3～6h，单剂量骨化三醇的药理作用可持续3～5天。肾病综合征或接受血液透析的患者中，骨化三醇血药浓度降低。达峰时间延长。

药物相互作用 ①钙剂：与钙剂合用可能会引起血钙升高，应检测血钙。②噻嗪类利尿药：可促进肾脏对钙的吸收，合用时有发生高钙血症的危险。③洋地黄类：应用洋地黄类药物的患者若出现高钙血症易诱发心律失常，故合用应严密监测血钙。④巴比妥类、抗惊厥药：可加速骨化三醇的代谢，降低药效，故应适当加大骨化三醇剂量。⑤胃肠道吸收抑制药：考来烯胺可减少本药吸收，两者不宜同服，应间隔2h后服药。⑥本品可能刺激胃肠道磷吸收，对服用磷制剂的维生素D抵抗型佝偻病患者（家族性低磷血症），可能诱发高磷血症。应根据血磷浓度（正常值20～50mg/L或0.6～1.6mmol/L）调节磷结合剂的用量。⑦与含镁抗酸药合用有升高血镁的可能，对透析患者增加高镁和高磷的风险，应避免和含镁制剂、高磷饮食同用。⑧光疗（自然光或紫外线照射）同时应限制或避免使用本品的软膏。

不良反应　小剂量单独使用（＜0.5μg/d）一般无不良反应，长期大剂量服用或钙剂合用可能会引起高钙血症和高钙尿症。

禁忌证　对维生素D及其类似物过敏，具有高钙血症、维生素D中毒征象者禁用。

注意　①治疗开始时，补钙是必要的。用药过程中应注意检测血钙、血尿素氮、血肌酐以及尿钙、尿肌酐。②青年患者只限于青年特发性骨质疏松症及糖皮质激素过多引起的骨质疏松症。③甲状旁腺功能低下者，偶见吸收不佳现象，因此这类患者需要较大剂量。④医生决定对患有甲状旁腺功能低下的妊娠期妇女用本品治疗时，在妊娠后期应加大剂量，在产后及哺乳期应减小剂量。⑤儿童剂量过大可致中毒。

用法与用量

（1）成人

①口服：a.绝经后和老年性骨质疏松，推荐剂量为每次0.25μg，每日2次。服后于第4周、第3个月、第6个月监测血钙和血肌酐浓度，以后每6个月监测一次。b.肾性骨营养不良（包括透析），起始阶段日剂量0.25μg。血钙正常或略有降低的患者隔日0.25μg。如2～4周内生化指标及病情未见明显好转，则每隔2～4周日剂量增加0.25μg（期间至少每周测定血钙2次）。多数患者最佳用量为每日0.5～1.0μg。c.甲状旁腺功能低下和佝偻病，推荐起始剂量每日0.25μg，晨服。如生化指标及病情未见明显好转，则每隔2～4周增加剂量。此间，每周至少测定血钙2次。

②静脉注射：抗低钙，推荐剂量0.5μg（0.01μg/kg），每周3次，隔天一次静脉推注，在透析后从血液透析管给予。必要时每2～4周增加0.25～0.5μg。维持量一次0.5～3μg（0.01～0.05μg/kg），一周3次。

（2）儿童　低钙血症，口服，一日0.25μg。必要时每2～4周增加一日0.25μg，最高至下列剂量：维生素依赖佝偻病，一日1μg；慢性透析患者低钙，一日0.25～2μg；甲状腺功能低下，一日0.04～0.08μg/kg；肾性骨萎缩，一日0.014～0.041μg/kg。患肝病小儿开始一日口服量可提高至一日0.01～0.02μg/kg。

维生素AD Vitamin AD

适应证　用于预防和治疗维生素A及维生素D缺乏症，如夜盲症、干燥性眼炎、佝偻病、软骨症、儿童手足搐搦症等。

不良反应　可见骨关节疼痛、肿胀、皮肤瘙痒、口唇干裂、发热、头痛、呕吐、便秘、腹泻、恶心等。

禁忌证 肾衰竭、高钙血症、高磷血症伴肾性佝偻病者禁用。

注意 高钙血症妊娠期妇女可伴有维生素D敏感，功能上又能抑制甲状旁腺活动，以致婴儿有特殊面容、智力低下及患遗传性主动脉弓缩窄。老年人长期服用本品，可能因视黄醛清除延迟而致维生素A过量。过敏体质者慎用。

用法与用量

（1）成人 口服胶丸，一次一丸，一日3～4次。滴剂预防用量，口服3～9滴/日，治疗用量15～60滴/日。

（2）儿童 口服，一次一丸，一日一次。1岁以下儿童小剂量（维生素A 1500u/维生素D 500u），1岁以上大剂量（维生素A 2000u/维生素D 500u）。

维生素E Vitamin E

适应证

（1）用于未进食强化奶粉或有严重脂肪吸收不良母亲的新生儿、早产儿、出生低体质量儿。

（2）脂肪吸收异常等引起的维生素E缺乏症。

（3）用于习惯性流产、先兆流产、不育症及更年期障碍治疗的辅助治疗。

（4）用于维生素E需要量增加的情况 ①甲状腺功能亢进症、吸收不良综合征伴胰腺功能低下（囊性纤维病）、肝胆系统疾病（肝硬化、胆道闭锁、阻塞性黄疸）、小肠疾病（乳糜泻、慢性吸收不良综合征、局限性肠炎）、胃切除术后、β脂蛋白缺乏血症、棘红细胞增多症，蛋白质缺乏症。②接受肠道外营养者、进行性体质量下降者，孕妇及哺乳期妇女。

药动学 维生素E 50%～80%在肠道吸收（十二指肠），吸收需要有胆盐与饮食中脂肪存在，以及正常的胰腺功能。与血浆β脂蛋白结合，贮存于全身组织，尤其是脂肪中，贮存量可高达供4年所需。在肝内代谢，多量经胆汁排泄，少数从肾脏排出。

药物相互作用 ①维生素E可促进维生素A的吸收，肝内维生素A的贮存和利用增加，并降低维生素A中毒的发生；但超量时可减少维生素A的体内贮存。②香豆素及其衍生物与大量维生素E合用，可导致低凝血酶原血症。③考来烯胺和考来替泊、矿物油及硫糖铝等药物可干扰维生素E的吸收。④维生素E与雌激素并用时，诱发血栓性静脉炎的机会增加。

不良反应 大量长期应用可引起：血栓形成、视物模糊、乳房肿大、腹泻、头晕、流感样综合征、头痛、恶心及胃痉挛、乏力软弱。

禁忌证 对本品过敏者禁用。低体质量婴儿禁用静脉给药。

注意 ①大量可致血清胆固醇及血清三酰甘油升高。②对维生素K缺乏而引起的低凝血酶原血症及缺铁性贫血患者谨慎使用。③儿童长期使用易引起血小板聚集。

用法与用量 维生素E缺乏，治疗量随缺乏程度而异。

（1）成人 ①口服：一次10～100mg，一日2次。②肌内注射：一次5～10mg。

（2）儿童 ①口服：一日1mg/kg，早产儿一日15～20mg，慢性胆汁淤积婴儿一日

15～25mg。②肌内注射：5mg，一日一次。

维生素B_1 Vitamin B_1

适应证 用于维生素B_1缺乏所致的脚气病或威克尔脑病的治疗，亦可用于维生素B_1缺乏引起的周围神经炎、消化不良等的辅助治疗。

药动学 胃肠道吸收主要在十二指肠。吸收不良综合征或饮酒过多能阻止吸收。吸收后分布于各组织，半衰期为0.35h。肝内代谢，经肾排泄，正常人每日吸收维生素B_1 5～15mg。

药物相互作用 维生素B_1在碱性溶液中易分解，与碱性药物如碳酸氢钠、枸橼酸钠配伍，易引起变质，不宜与含鞣质的中药和食物合用。

不良反应 过量可出现头痛、疲倦、烦躁、食欲减退、腹泻、水肿，偶见过敏反应。

禁忌证 对本品过敏者忌用。

注意 大剂量应用时，测定尿酸浓度可呈假性增高，尿胆原可呈假阳性。偶见过敏反应，个别可发生过敏性休克，应在注射前用其10倍稀释后0.1mL做皮试，以防过敏反应，不宜静脉注射。

用法与用量

（1）成人 ①口服：一次5～10mg，一日3次。②肌内注射：用于重型脚气病，一次50～100mg，一日3次，症状改善后改为口服。

（2）儿童

①口服：a.预防维生素B_1缺乏，婴儿一日0.3～0.5mg，儿童一日0.5～1mg；b.治疗维生素B_1缺乏，儿童一日10～50mg，连续2周，然后一日5～10mg，持续1个月。

②肌内注射：用于重型脚气病时，一日10～25mg，症状改善后改为口服。

维生素B_2 Vitamin B_2

适应证 用于防治维生素B_2缺乏症，如口角炎、唇干裂、舌炎、阴囊炎、角膜血管化、结膜炎、脂溢性皮炎等。

药动学 由胃肠道吸收，主要在十二指肠，嗜酒可减少维生素B_2的吸收，吸收后分布到各种组织及乳汁，仅极少量贮于肝、脾、肾、心组织。蛋白结合率中等。半衰期为66～84min。肝内代谢，经肾排泄。血液透析可清除维生素B_2，但比肾排泄慢。

药物相互作用 ①肝炎及肝硬化患者同时服用丙磺舒可减少维生素B_2的吸收。②长期应用吩噻嗪类及其衍生物、三环类抗抑郁药的患者维生素B_2需要量大。③饮酒（乙醇）影响肠道吸收维生素B_2。④不宜与甲氧氯普胺合用。

不良反应 在正常肾功能状态下几乎不产生毒性；大量服用后尿呈黄色。

禁忌证 对本品过敏者忌用。

注意 ①当药品性状发生改变时禁止服用。②饭后口服吸收较完整。

用法与用量

（1）成人 口服或肌内注射。①口服：一次5～10mg，一日3次。②肌内注射：一次5 ~ 10mg，一日1次。

（2）儿童　口服或肌内注射。

①治疗维生素B_2缺乏：a.口服，≤12岁儿童一日3 ~ 10mg，分2 ~ 3次服用。> 12岁儿童或青少年一次5 ~ 10mg，一日3次。b.肌内注射，一次2.5 ~ 5mg，一日1次。

②预防维生素B_2缺乏：口服，一日1 ~ 2mg。

维生素B_6 Vitamin B_6

适应证　用于维生素B_6缺乏的预防和治疗，防治异烟肼中毒、脂溢性皮炎、口唇干裂，也可用于妊娠及放化疗所致的呕吐，新生儿遗传性维生素B_6依赖综合征。

药动学　维生素B_6口服后经胃肠道吸收，原型药与血浆蛋白几乎不结合，转化为活性产物磷酸吡哆醛可较完全的与血浆蛋白结合，血浆半衰期可长达15 ~ 20天。本品在肝内代谢，经肾排出，磷酸吡哆醛可透过胎盘，并经乳汁泌出。

药物相互作用　①氯霉素、环丝氨酸、乙硫异烟胺、盐酸肼屈嗪、免疫抑制药包括肾上腺皮质激素、环磷酰胺、环孢素、异烟肼、青霉胺等药物可拮抗维生素B_6或增加维生素B_6经肾排泄，可引起贫血或周围神经炎。②服用雌激素时应增加维生素B_6用量。③不能与左旋多巴同用，因本品呈多巴脱羧酶的辅酶，可促进左旋多巴在外周即转变成多巴胺，从而减少能通过血脑屏障的左旋多巴浓度，减弱左旋多巴对中枢的作用。

不良反应　长期大量可引起严重神经感觉异常，进行性步态不稳至足麻木、手不灵活。

禁忌证　对本品过敏者忌用。

注意　①孕妇接受大量维生素B_6，可致新生儿产生维生素B_6依赖综合征和致畸胎。②不宜应用大剂量维生素B_6超过RDA（1980）规定的10倍以上量治疗某些未经证实有效的疾病。③维生素B_6影响左旋多巴治疗帕金森病的疗效，但对卡比多巴无影响。④对诊断的干扰尿胆原试验呈假阳性。

用法与用量

（1）成人

①用于维生素B_6缺乏症：a.口服，一日10 ~ 20mg，连续3周，以后每日2 ~ 3mg，持续数周。b.皮下注射或肌内注射，一次50 ~ 100mg，一日1次。

②用于异烟肼等肼类中毒：静脉注射时，临用前，将本品50 ~ 300mg用50g/L葡萄糖注射液20 ~ 40mL溶解（稀释）后注射，注射时间4 ~ 6min；用于静脉滴注时，临用前，将本品1000mg用50g/L葡萄糖注射液或100g/L葡萄糖注射液250 ~ 500mL溶解（稀释）后滴注，滴注时间2 ~ 3h。

（2）儿童　口服、肌内注射或静脉给药。

①维生素B_6代谢异常或铁粒幼细胞贫血：口服，新生儿一次50 ~ 100mg，每日1 ~ 2次；婴儿或儿童一次50 ~ 250mg，每日1 ~ 2次。

②治疗异烟肼中毒：a.口服，新生儿一次5 ~ 10mg，婴儿和儿童一次10 ~ 20mg，每日2 ~ 3次。b.静脉注射或静脉滴注，用于静脉注射时，临用前，将本品50 ~ 100mg用50g/L葡萄糖注射液20 ~ 40mL溶解（稀释）后注射，注射时间4 ~ 6min。用于静脉滴注时，临

用前，将本品100～300mg用50g/L葡萄糖注射液或100g/L葡萄糖注射液100～250mL溶解（稀释）后滴注。

③预防异烟肼中毒：口服，新生儿一日5mg，婴儿和儿童一日5～10mg。

④维生素B_6依赖性抽搐：肌内注射，一次100mg，以后2～10mg；或口服一日10～100mg。

◎ **维生素B_{12}**（见7章183页）

烟酸 Nicotinic Acid

适应证 ①高三酰甘油症（Ⅲ型、Ⅳ型、Ⅴ型高脂蛋白血症）。②高胆固醇血症。③混合型高脂血症。④防治烟酸缺乏症和治疗糙皮病。⑤治疗偏头痛、头痛、脑动脉血栓形成、肺栓塞、内耳眩晕症、冻伤，中心性视网膜脉络膜炎。⑥大剂量与血脂调节药合用于降血脂、减少高脂血症心肌梗死患者心肌梗死再发生；延缓动脉硬化的进展；治疗有胰腺炎发生风险的高三酰甘油症。

药动学 烟酸容易自胃肠道吸收，广泛分布于机体组织，半衰期短暂，约45min。大剂量口服时，主要代谢产物为烟尿酸、*N*-甲基烟酰胺（经酰胺化代谢途径）及吡啶酮衍生物，2/3以不变形式自尿排出。如服用普通药型的烟酸制药，其酰胺化代谢途径可快速饱和，导致大多数药物经共轭途径代谢，以致潮红发生率较高。烟酸的缓释制药由于其独特的释放方式，主要通过酰胺化途径代谢，潮红发生率较低。

药物相互作用 ①烟酸与吉非罗齐合用，肌病的发生率增加（约5倍）。②烟酸剂量≥1g/d与他汀类合用有发生横纹肌溶解症的罕见病例报道。③与阿司匹林合用，可能减少烟酸的代谢和消除。④胆酸螯合树脂可与烟酸结合，使烟酸吸收减少，当合用时，应与树脂隔开至少4～6h。

不良反应 ①常见潮红、腹泻、恶心、呕吐、腹痛、瘙痒、皮疹。②少见眩晕、头痛、心跳加速、心悸、呼吸急促、出汗、全身皮疹、风疹、皮肤干燥、疼痛、乏力、发冷、外周水肿和实验室指标改变（ALT、AST、碱性磷酸酶、总胆红素乳酸脱氢酶、淀粉酶、空腹血糖和尿酸水平升高，血小板数量减少，凝血酶原时间延长，磷含量血磷水平降低，肌酸磷酸激酶升高）。③罕见葡萄糖耐量下降。④非常罕见过敏反应。

禁忌证 对烟酸过敏、严重的或原因未明的肝功能损害、活动性消化性溃疡，动脉出血。

注意 ①肝病史患者应慎用。②患有原发高胆固醇血症（Ⅰ型或Ⅱ型）的妇女在服用烟酸过程中妊娠，应该停止服用本品。③烟酸可经乳汁排泄，哺乳期妇女应停止使用或暂停哺乳。④以下情况慎用：如与HMG-CoA还原酶抑制药（他汀类）联合应用、不稳定型心绞痛、心肌梗死急性期、痛风或有痛风倾向。⑤治疗期间应定期监测肝功能和肌酸激酶。⑥患有黄疸性肝炎、肝胆疾病、糖尿病或消化道溃疡的患者，在服用期间应该严格监控肝功能和血糖，以免出现严重不良反应。

用法与用量

（1）成人

①调血脂（一般用缓释片）：晚餐后睡前服，初始剂量从低剂量开始，随后逐渐增

加剂量。较长时间中止本品的治疗或先前接受过其他烟酸制品的治疗患者，也应如此。维持治疗7周后，由医生确定合适个体的用药剂量及用药持续时间。如患者对1000mg/d的应答不足，剂量可增加至2000mg/d。4周内日剂量的增加不超过500mg，每日的最大用药剂量为2000mg。

②糙皮病的治疗：a.口服，一次50～100mg，一日500mg。如有胃部不适，宜与牛奶同服或进餐时服，一般同时服用维生素B_1、维生素B_2、维生素B_6各5mg。b.肌内注射，一次50～100mg，一日5次。c.静脉缓注，一次25～100mg，一日2次或多次。

（2）儿童　糙皮病，口服，一次25～50mg，一日2～3次。静脉注射，一次25～100mg，一日2次，缓慢静脉注射。

烟酰胺 Nicotinamide

适应证　冠心病、病毒性心肌炎、风湿性心肌炎及少数洋地黄中毒等伴发的心律失常。防治糙皮病。

药动学　胃肠道易吸收，肌内注射吸收更快，吸收后分布到全身组织，半衰期约为45min。经肝脏代谢，治疗量仅少量以原型自尿排出，用量超过需要量时排泄增多。

药物相互作用　①烟酰胺与异烟肼有拮抗作用，长期服用异烟肼时，应适当补充烟酰胺；②酰胺无扩张血管作用，高血压患者需要时可用烟酰胺。

不良反应　给药后可出现皮肤潮红和瘙痒等；偶尔可发生高血糖、高尿酸血症；个别有头晕、恶心、食欲缺乏等。

禁忌证　对本品过敏者。

注意　烟酰胺无扩张血管作用，高血压患者需要时可用。妊娠期服用过量有致畸的可能。哺乳期妇女使用本品时不宜哺乳。

用法与用量

（1）成人　①静脉滴注：一次300～400mg，一日1次。加入100g/L葡萄糖注射液250mL静脉滴注。30日为1个疗程。②口服：防治糙皮病及口舌炎，每次50～200mg，一日500mg。

（2）儿童　①口服：一日100～300mg，分2～3次服用。②静脉注射：一次25～100mg，一日2次。

复合维生素B Complex Vitamin B

适应证　用于预防和治疗B族维生素缺乏所致的营养不良、厌食、脚气病、糙皮病等。

不良反应　大剂量服用可出现烦躁、疲倦、食欲减退等。偶见皮肤潮红、瘙痒。尿液可能呈黄色。

禁忌证　对本品过敏者忌用。

注意　①当药物性状发生改变时禁止服用。②日常补充和预防时，宜用最低量。

用法与用量

（1）成人　口服一次1～3片，一日3次。

（2）儿童 ①口服，片剂，按病情需要，儿童一次1～2片，一日3次。②溶液剂，<10岁一次1mL/岁，一日3次；>10岁一次10mL，一日3次。

◎ 干酵母（见4章53页）

维生素C Vitamin C

适应证 预防和治疗维生素C缺乏病（坏血病），创伤愈合期，急慢性传染病，紫癜及过敏性疾病的辅助治疗；特发性高铁血红蛋白血症的治疗；慢性铁中毒的治疗；克山病患者发生心源性休克时，可用大剂量本品治疗；某些病对维生素C需要量增加，如接受慢性血液透析的患者、发热、创伤、感染、手术后的患者，严格控制饮食、营养不良。

药动学 胃肠道吸收，主要在空肠。蛋白结合率低。以腺体组织、白细胞、肝、眼球晶体中含量较高。人体摄入维生素C每日推荐需要量时，体内约贮存1500mg，如每日摄入200mg维生素C时，体内贮量约2500mg。肝内代谢，极少量以原型或代谢产物经肾排泄。当血浆浓度>14mg/L时，尿内排出量增多。可经血液透析清除。

药物相互作用 ①口服大剂量（>10g/d）维生素C可干扰抗凝药的抗凝效果。②与巴比妥或扑米酮等合用，可促使维生素C的排泄增加。③长期或大量应用维生素C时，能干扰双硫仑对乙醇的作用。④水杨酸类能增加维生素C的排泄。⑤本品注射液与下列药物是配伍禁忌：氨茶碱、博来霉素、头孢唑林、右旋糖酐、多沙普仑、红霉素、甲氧西林、青霉素、维生素K、华法林、碳酸氢钠。

不良反应 可见腹泻、皮肤潮红、头痛、尿频、恶心呕吐、胃部不适等反应。大量可能引起尿酸盐、半胱氨酸或草酸盐结石。

禁忌证 对本品过敏者禁用。肝性脑病时禁用。

注意 ①突然停药可能出现坏血病症状。②下列情况慎用：半胱氨酸尿症，痛风，高草酸盐尿症，尿酸盐性肾结石，糖尿病，葡萄糖-6-磷酸脱氢酶缺乏症。

用法与用量

（1）成人

①一般治疗常用量：a.口服，饮食补充一日50～100mg；慢性透析患者一日100～200mg，维生素C缺乏每次100～200mg，一日3次。至少服2周。b.肌内或静脉注射，治疗维生素C缺乏时，一次0.5～1g，临用时用50g/L葡萄糖注射液或9g/L氯化钠注射液稀释后滴注。

②酸化尿：口服，一日4～12g，分次服用，每4h一次。

③特发性高铁血红蛋白血症治疗：一日300～600mg，分次服用。

⑤克山病心源性休克：静脉注射，首剂5～10g，加入250g/L葡萄糖注射液中缓慢静脉注射，以后视病情2～4h重复1次，24h总量可达15～30g。

（2）儿童 口服、肌内注射或静脉注射。①治疗维生素C缺乏：口服，一日100～300mg，分2～3次服；肌内注射，一日100～300mg，分次注射，至少2周。②预防维生素C缺乏：口服，一日25～75mg。③克山病心源性休克：静脉注射，首剂5～10g，加入250g/L葡萄糖注射液中缓慢静脉注射。

◎ **维生素K（见7章185页）**
◎ **维生素K_1（见7章186页）**
◎ **维生素K_3（见7章186页）**
◎ **维生素K_4（见7章186页）**

左卡尼汀 Levocamitine

适应证 预防和治疗左卡尼汀缺乏症。依赖血液透析的慢性肾衰竭患者，可以改善骨髓肌病、心律失常、高脂血症、低血压和透析中肌痉挛等症状。

药动学 一次口服0.5g，健康受试者血浆最大浓度为48.5μmol/L。单一口服或静脉给予左卡尼汀0.5～2g，对健康受试者，其生物半衰期为2～15h。左卡尼汀不与血浆蛋白结合。

左卡尼汀的排泄途径取决于给药的途径，静脉注射12h内从尿中回收大约7%，24h内大约80%。口服给药，尿中回收10%。

药物相互作用 根据临床潜在的意义，接受丙戊酸的患者需增加左卡尼汀的用量。

注意 ①用胰岛素或其他降糖药物的患者可能有低血糖的发生，应检测患者的血糖在控制数值以内。②本品含有少量乙醇，对乙醇过敏的患者慎用。③静脉注射剂常稀释后由静脉滴注。④肾功能不全者慎用。

禁忌证 对本品过敏者禁用。

不良反应 偶见口干、胃肠轻度不适，停药后可自行消失。

用法与用量

（1）成人

①口服：用餐时服用，一日1～3g，分2～3次服，起始剂量应为1g/d（10mL/d），根据耐受性和治疗反应缓慢提高治疗剂量。从临床和生化角度考虑，患者可能受益的情况及谨慎用药的原则下，才考虑更高的剂量，餐间和餐后服用最佳，口服液可单独服用，也可溶于其他饮品或液态食物中服用。服用过程中应缓慢地小心吞服以达到最大程度的耐受，且用药中应合理安排用药间隔时间（每3～4h一次）。

②静脉注射：每次血透后推荐起始剂量是10～20mg/kg，溶于5～10mL注射用水中，2～3min一次静脉推注。血浆左卡尼汀谷浓度低于正常值（40～50μmol/L）立即开始治疗，在治疗第3、第4周时调整剂量（如在血透后5mg/kg）。

（2）儿童

①口服：用餐时服用，a.口服溶液，开始一日50mg/kg，分次服用，必要时可增加至一日3g。对婴幼儿推荐剂量为一日50～100mg/kg（口服溶液一日0.5～1mL/kg），每3～4h一次。b.片剂，起始剂量为一日50mg/kg，必要时可缓缓增加剂量。通常剂量为一日50～1200mg/kg，最大剂量一日3g。

②静脉给药：a.卡尼汀缺乏症，推荐剂量为50mg/kg，该剂量应分为每3～4h一次（频率不可少于每6h一次），缓慢静脉给药（2～3min）。对于有严重代谢危象的患者，通常给予负荷剂量，随后24h给予等效剂量，以后一日50mg/kg，或视治疗情况来定。最大剂量可达300mg/kg。b.终末期肾病进行血液透析者预防左卡尼汀缺乏症，初始

剂量为10～20mg/kg，在每次血液透析后，缓慢静脉注射（2～3min）。治疗前应明确左卡尼汀水平在正常范围以下。维持剂量为根据透析前血浆左卡尼汀的含量来调整剂量，通常低于40μmol/L。早期的剂量调整在治疗3～4周后。

甲钴胺 Mecobalamin

适应证 ①周围神经病。②因缺乏维生素B_{12}引起的巨幼细胞贫血的治疗。

不良反应 可见血压下降、呼吸困难等严重过敏反应；其他如皮疹、头痛、发热感、出汗、肌内注射部位疼痛、硬结。

禁忌证 对本品成分过敏者。

注意 ①如用1个月以上仍无效者，应停用。②避免同一部位反复注射，且对新生儿、早产儿、婴儿、幼儿要特别小心。注意避开神经分布密集的部位。注意注射针扎入时，如有剧痛、血液逆流的情况，应立即拔出针头，换部位注射。③妊娠及哺乳期妇女用药的安全性尚不明确。④老年患者因身体功能减退，应酌情减少剂量。⑤从事汞及其化合物工作的人员，不宜长期大量服用本药。⑥给药时见光易分解，开封后立即使用的同时，应注意避光。为确保储存质量稳定，采用遮光保护袋，在使用时从遮光保护袋中取出。

用法与用量

（1）成人

①口服：周围神经病，通常一次500μg，一日3次，可按年龄、症状酌情增减。

②肌内注射或静脉注射：a.周围神经病，通常一次500μg，一日1次，一周3次，可按年龄、症状酌情增减。b.巨幼细胞贫血，通常一次500μg，一周3次，给药2个月后，作为维持治疗每隔1～3个月一次500μg。

（2）儿童 ①口服：一次500μg，一日3次。②肌内注射：一次500μg，一日一次，一周3次。

注射用水溶性维生素 Water-soluble Vitamin for Iniection

适应证 本品系肠外营养的组成部分，用以满足成人和儿童每日对水溶性维生素的生理需要。

药物相互作用 ①本品所含维生素B_6能降低左旋多巴的作用。②本品所含叶酸可降低苯妥英钠的血药浓度和掩盖恶性贫血的临床表现。③本品所含维生素B_{12}对大剂量羟钴铵治疗某些视神经疾病有不利影响。

不良反应 对本品中任何一种成分过敏的患者，使用时均可能发生过敏反应。

禁忌证 对本品中任何一种成分过敏的患者禁用。

注意 某些高敏患者可发生过敏反应。本品加入葡萄糖注射液中进行输注时，应注意避光。

用法与用量 静脉滴注，成人和体质量10kg以上儿童一日1瓶，新生儿及体质量不满10kg的儿童按每千克体质量一日1/10瓶。

17 微量元素与营养制剂

17.1 微量元素制剂

生命必需的元素共有28种，在28种元素中，按体内含量的高低可分为常量元素（或宏量元素）和微量元素。微量元素占人体总质量的0.03%左右。这些微量元素在体内的含量虽小，但在生命活动过程中的作用是十分重要的，如铁、硅、锌、铜、碘、溴、硒、锰、锂等。

硫酸锌 Zinc Sulfate

适应证 用于锌缺乏引起的食欲缺乏、贫血、生长发育迟缓、营养性侏儒、男性性腺功能低下及肠病性肢端皮炎，也可用于异食癖、类风湿关节炎、间歇性跛行、肝豆状核变性（适用于不能用青霉胺者）、痤疮、慢性溃疡、结膜炎、口疮等的辅助治疗。

药动学 主要由十二指肠与小肠吸收，贮存于红细胞、白细胞及肌肉、骨、皮肤等组织，入血后60%与血清白蛋白结合，90%由粪便排出，微量由尿、汗、皮肤脱屑及毛发脱落排出。

药物相互作用 本品与铝、钙、锶盐、硼砂、碳酸盐和氢氧化物（碱）、蛋白银和鞣酸是配伍禁忌。锌盐与青霉胺共用可使后者作用减弱。

不良反应 本品有胃肠道刺激性，可有轻度恶心、呕吐、便秘，服用0.2～2g可催吐；偶见皮疹、胃肠道出血；罕见肠穿孔。

禁忌证 消化道溃疡患者、肾功能受损者禁用。

注意 ①宜餐后服用，以减少胃肠道刺激。②超量服用可出现中毒反应，表现如急性胃肠炎、恶心、呕吐、腹痛、腹泻。

用法与用量

（1）口服 ①成人常用治疗量为一次50～100mg，一日3次；长期服用时剂量可根据血浆锌浓度不高于30.6μmol/L进行调整。儿童每日每千克体质量口服2～4mg，分3次服，或遵医嘱。②溶液或糖浆剂：10岁以上儿童及成人一日30mL；1～10岁儿童一日20mL；妊娠期妇女一日40mL；哺乳期妇女一日50mL，可分次服用。治疗肠病性肢端皮炎，一次50～100mg，儿童按照体质量220mg/kg，分4～6次，餐后服。

（2）外用 5～10g/L硫酸锌溶液，伤口冲洗或热敷。

（3）滴眼 一日3次。

葡萄糖酸锌 Zinc Gluconate

适应证 葡萄糖酸锌胃肠道刺激较轻，用于锌缺乏引起的食欲缺乏及各种缺锌性疾病。

不良反应 个别有恶心、胃不适、便秘、腹痛、过敏性皮疹等。过量的锌入体内可引起钙和铁缺乏，还可影响铜、铁等离子的代谢。

禁忌证 对锌制剂过敏的患者禁用本品。

注意 ①不宜空腹服或过量服用。②本品宜餐后服用，以减少胃肠道刺激。③应在确诊为缺锌症时使用，如需长期服用，必须在医师指导下使用。

用法与用量

（1）成人 一日140～280mg，分次口服。

（2）儿童 口服，治疗锌缺乏，1～6岁（10～21kg）每日35mg，7～9岁每日70mg，10～12岁每日105mg，超过12岁每次1片，每日3次。

甘草锌 Licorzinc

适应证 锌缺乏症引起的儿童厌食、异食癖、生长发育不良。成人锌缺乏症也可用本品治疗，还可用于青春期痤疮、口腔溃疡症。

药动学 锌在十二指肠和近端小肠内吸收，主要排泄途径为肠道。内服甘草锌2～4h血锌即达最高浓度，6h后恢复正常，不会造成蓄积。

不良反应 大剂量长期使用，个别人可能出现排钾潴钠和轻度水肿，停药后症状自动消失。

禁忌证 急性或活动性消化溃疡者禁用。

注意 ①应在确诊为缺锌症时使用，如需长期使用，必须在医师指导下。②心、肾功能不全和高血压患者慎用。③孕妇、哺乳期妇女请在医师指导下使用。④如出现过量或出现严重不良反应，应立即就医。⑤本品性状发生改变时禁止使用。⑥对本品过敏者禁用，过敏体质者慎用。⑦儿童必须在成人监护下使用。⑧如正在使用其他药物，使用本品前应咨询医师。

用法与用量

（1）成人 ①治疗消化性溃疡：片剂1次0.5g，颗粒剂1次10g，一日3次，疗程4～6周。必要时可减半再服1个疗程巩固疗效。②营养性补锌：一日片剂0.25g即可，1次或分2次服用。颗粒剂1次1.5g，一日2～3次。③青春期痤疮、口腔溃疡及其他病症：片剂1次0.25g，颗粒剂1次5g，一日2～3次。治青春期痤疮疗程为4～6周。愈后每日服药1次，片剂0.25g，颗粒剂5g，服4～6周，以减少复发。

（2）儿童 口服，1～5岁1次0.75g颗粒剂；6～10岁1次1.5g颗粒剂；11～15岁1次2.25g颗粒剂。一日2～3次，开水冲服。

碳酸锂 Lithium Carbonate

适应证 主要治疗躁狂症，对躁狂和抑郁交替发作的双相情感性精神障碍有很好的治疗和预防复发作用，对反复发作的抑郁症也有预防发作作用。也用于治疗分裂-情感性精神病。

药动学 口服易吸收，且吸收较完全，达峰时间为0.5～3h（缓释剂为3～12h）。不与血浆蛋白结合，在体内分布广，其中骨、甲状腺、脑中浓度高于血清，可通过胎盘，也可进入乳汁。体内不代谢，绝大多数原型药物从尿排出，极少量从粪便、唾液腺和汗腺排出。半衰期为20～24h；老年人可达36h；肾功能损害者可长达40～50h。肾小球滤出的锂可在肾小管重吸收，故缺Na^+和肾小球滤过减少，可导致体内锂潴留。血药浓度个体差异大。

药物相互作用 ①与利尿药合用可产生矛盾性抗利尿作用，使锂的排泄减少，血锂浓度升高，易致中毒。②与吩噻嗪类、氯氮平、氟哌啶醇等抗精神病药合用，出现锥体外系反应和神经毒性的风险增加。③与甲基多巴、卡马西平、苯妥英、地尔硫䓬、维拉帕米等合用，出现神经毒性的风险增加。④与单胺氧化酶抑制药、选择性5-羟色胺再摄取抑制药等抗抑郁药合用可导致5-羟色胺综合征。⑤与非甾体抗炎药（如布洛芬、吲哚美辛等）、血管紧张素转换酶抑制药（如卡托普利等）、血管紧张素Ⅱ受体拮抗药和甲硝唑等合用，可使锂排泄减少，血锂浓度升高。⑥与茶碱等合用，可使锂排泄增加，血锂浓度降低。⑦与碘化钾合用易引起甲状腺功能降低。⑧钠盐可促进锂的排泄。

不良反应 ①常见口干、烦渴、多饮、多尿、便秘、腹泻、恶心、呕吐、腹痛，双手震颤、精神萎靡、无力、困倦、记忆减退、中性粒细胞升高等。②严重不良反应在中毒时可出现视物模糊、胃肠不适（食欲减退、呕吐、腹泻）、肌无力、中枢神经系统失调（轻度困倦和迟滞发展到共济失调伴眩晕、粗大震颤、协调性差、构音不良），此时需要停止治疗；严重的超剂量用药可致肌腱反射亢进、癫痫、中毒性精神病、晕厥、肾衰竭、循环衰竭、昏迷以及偶发的死亡。③少见白细胞计数升高、体质量增加、水肿、甲状腺功能亢进或减退、高钙血症、甲状腺肿、抗利尿激素浓度增加、低钾血症、心电图及肾功能改变。

禁忌证 ①严重心血管疾病、肾病、脑损伤、电解质平衡失调、使用利尿药者。②妊娠初期3个月妇女。③ 12岁以下儿童。

注意 ①哺乳期妇女使用本品期间应停止哺乳。②脑器质性疾病、严重躯体疾病和低钠血症患者慎用。③ 12岁以上儿童从小剂量开始，根据血锂浓度缓慢增加剂量。④老年人用药：锂在老年人体内排泄慢、易蓄积，应按情况酌减用量并小剂量开始，缓慢增加剂量，密切关注不良反应的出现。⑤碳酸锂中毒量与治疗量很接近，用药期间需要定期监测血锂浓度。⑥治疗期应1～2周一次，维持期可1个月1次。⑦取血时间应在次日晨，即末次服药后12h。⑧血锂浓度＞1.4mmol/L时可出现中毒症状，早期表现为粗大震颤、恶心、呕吐、腹泻。血锂浓度＞2.5mmol/L时，可出现抽搐、昏迷、心律失常等。血锂浓度达3.5mmol/L时可致死。⑨可疑中毒时应立即查血锂浓度并及时处理。⑩服本品患者需注意防止体液大量丢失，如持续呕吐、腹泻、大量出汗等情况易引起锂中毒。⑪服本品期间不可用低盐饮食。⑫长期服药者应定期检查肾功能和甲状腺功能。⑬碳酸锂片与缓释制剂具有不同的生物利用度，因此在开始治疗时，需要警惕换用不同制剂可能引起的后果。⑭锂盐应逐步减量停药，突然停药很可能导致病情复发。

用法与用量

（1）成人 ①普通口服片：急性躁狂的治疗量，一日1000～2000mg，分2～3次服。剂量应逐渐增加，以减少不良反应。一旦症状缓解应酌情减至维持剂量。维持剂量为一日500～1000mg。餐后服药可以减轻胃肠道刺激反应。②缓释片：一日900～1500mg，分1～2次服。维持治疗，一日600～900mg。

（2）儿童　可选用普通片和缓释片。

①用于12岁以上儿童少年狂躁症：a.普通口服片，用于急性躁狂，从小剂量开始，一次0.125～0.25g，一日2～3次，之后根据病情需要、服药反应及血锂浓度逐渐增加剂量，通常治疗剂量为一日1g左右，一般不超过一日1.5g，血锂浓度以0.8～1.2mmol/L为宜。维持治疗，一日不超过1g，剂量最好根据血锂浓度调整，血锂浓度以0.4～0.8mmol/L为宜。b.缓释片，用于急性躁狂，从小剂量开始，逐渐达到一日0.9～1.5g，分1～2次服用。维持治疗，一天0.6～0.9g，剂量最好根据血锂浓度调整，具体同上。

②碳酸锂可抑制甲状腺激素分泌，主要用于对于抗甲状腺药物和碘剂都过敏的患者，控制甲状腺毒症，剂量一次300～500mg，每8h一次。

多种微量元素注射液（安达美）Multi-trace Elements Injection

本品为复方制剂，每支中组分如下。

氯化铬（$CrCl_3 \cdot 6H_2O$）	53.3μg
氯化铜（$CuCl_2 \cdot H_2O$）	3.4mg
氯化铁（$FeCl_3 \cdot 6H_2O$）	5.4mg
氯化锰（$MnCl_2 \cdot 4H_2O$）	0.99mg
钼酸钠（$Na_2MoO_4 \cdot 2H_2O$）	48.5μg
亚硒酸钠（Na_2SeO_4）	69.1μg
氯化锌（$ZnCl_2$）	13.6mg
碘化钾（KI）	166μg
氟化钠（NaF）	2.1mg

若以亚硒酸钠（$Na_2SeO_4 \cdot 5H_2O$）投料，则为105μg，折合每10mL中各成分含量如下。

Cr^{3+}	0.2μmol	Cu^{2+}	20μmol
Fe^{3+}	20μmol	Mn^{2+}	5μmol
MoO_4^{2-}	0.2μmol	SeO_3^{2-}	0.4μmol
Zn^{2+}	100μmol	F^-	50μmol
I^-	1μmol		
pH	2.2		

渗透质量摩尔浓度约1900mmol/kg（非法定计量单位为1900mOsm/kg·H_2O）。

适应证　肠外营养的多种微量元素的补充剂，10mL能满足成人和儿童每日铬、铁、锰、铝、硒、锌、氟的基本和中等需要。孕妇对微量元素的需要量轻度增高，故本品也适用于妊娠妇女。

药物相互作用　在配伍得到保证的前提下可用复方氨基酸注射液或葡萄糖注射液稀释本品。使用时不可直接添加其他药物，以避免可能发生沉淀。

不良反应　输注流量过快时可能造成患者心、肾负担过重，使原有心、肾功能障碍的患者病情加重。

禁忌证 肾功能严重障碍、不耐果糖患者禁用。

注意 ①微量元素代谢障碍和胆道功能明显减退以及肾功能障碍者慎用。②未稀释不能输注。③本品经外周静脉输注时，每500mL复方氨基酸注射液或葡萄糖注射液最多可以加入本品10mL。④不可添加其他药物，以避免可能发生的沉淀。⑤必须在静注前1h内加入稀释液中，输注时间不超过24h。⑥输注流量不宜过快，按用法用量中推荐时间进行。⑦长期使用中，注意监测各微量元素缺乏或过量的有关症候，进行相应的药物调整。

用法与用量

（1）成人 推荐剂量一日10mL。在配伍得到保证的前提下用本品10mL加入500mL复方氨基酸或葡萄糖注射液中，配成营养液后，按规定在16～24h输完，输注流量不宜太大。体质量超过15kg的儿童一日0.1mL/kg，稀释后静脉输注，输注流量不超过lmL/min。

（2）儿童 ＞12岁儿童同成人推荐剂量。在无菌条件下，配制好的输液必须在24h内输注完毕，以免被污染。

甘油磷酸钠注射液 Sodium Glycerophosphate Injection

适应证 静脉营养时的磷补充剂、磷缺乏患者、低磷血症。

药动学 磷约90%由肾脏排泄，10%经粪便排泄。

不良反应 长期用药可引起血磷升高、血钙降低。

禁忌证 严重肾功能不全、休克和失水患者、对本品过敏者禁用。

注意 本品系高渗溶液，应加入静脉营养液或50～100g/L葡萄糖注射液中，4～6h内缓慢滴注，稀释后24h内用完。

用法与用量

（1）成人 本品每天用量通常为10mL（含无水甘油磷酸钠2.16g，相当于磷10mmol、钠20mmol）。对接受静脉营养治疗的患者则应根据患者的实际需要酌情增减。

（2）儿童 静脉滴注。本品加入复方氨基酸注射液或50g/L、100g/L葡萄糖注射液中输注。①0～12个月婴儿一日0.5mL/kg（磷0.5mmol）。②1～12岁儿童一日0.2mL/kg（磷0.2mmol）。③＞12岁儿童一日10mL（磷2.16g）。④对接受静脉营养支持治疗的患者则应根据实际需要酌情增减。

磷酸钾 Potassium Phosphate

适应证 主要应用的有磷酸二氢钾和磷酸氢二钾，前者除用于防治低磷血症外，尚用于酸化尿液。

用法与用量

（1）成人 ①低磷血症：口服相当于250mg（8mmol）磷的磷酸钾口服液，一日2～4次；静脉滴注，按磷计每日应用310mg（10mmol）。②酸化尿液：将1g磷酸二氢钾（含磷228mg）溶于180～240mL水中口服，一日4次，一次1g。

（2）儿童 口服，4岁以下者，相当于200mg（6.4mmol）磷的磷酸钾口服液，一日4次。4岁以上者剂量参见成人。

17.2 营养制剂

人血白蛋白 Human Albumin

适应证 ①用于因失血、创伤及烧伤等引起的休克。②脑水肿及大脑损伤所致的颅内压增高。③防治低蛋白血症以及肝硬化或肾病引起的水肿或腹水。④新生儿高胆红素血症。⑤用于心肺分流术、烧伤的辅助治疗、血液透析的辅助治疗。

药动学 白蛋白相对分子质量较大，透过膜的速度较慢，使体内蛋白的胶体渗透压与毛细血管的静力压抗衡，以此维持正常与恒定的血容量；同时，在血循环中，白蛋白可保留18mL水，每5g白蛋白在维持机体内的胶体渗透压方面约相当于100mL血浆或200mL全血的功能，从而起到增加循环血容量和维持血浆渗透压的作用。白蛋白能结合阴离子和阳离子，可以输送不同的物质，也可以将有毒物质输送到解毒器官，具有运输和解毒作用。由于组织蛋白和血浆蛋白可互相转化，在氮代谢障碍时，白蛋白可作为氮源为组织提供营养。

药物相互作用 本品不宜与血管收缩药、蛋白水解酶或含酒精溶剂的注射液混合使用。

不良反应 使用本品一般不会产生不良反应。偶见寒战、发热、颜面潮红、皮疹、恶心、呕吐等症状和过敏反应。快速输注时可引起血管超负荷，导致肺水肿。

禁忌证 急性肺水肿患者禁用。

注意 ①本品打开后应一次用完，不得分次使用或给第二人使用。②输注过程中如发现患者有不适反应，应立即停止输注。

用法与用量 一般采用静脉滴注或静脉推注。为防止大量注射时机体组织脱水，可采用50g/L葡萄糖注射液或氯化钠注射液适当稀释作静脉滴注（宜用备有滤网装置的输血器）。滴注流量应以每分钟不超过2mL为宜，但在开始15min内，应特别注意流量缓慢，逐渐加速至上述流量。使用剂量由医师酌情考虑。用量如下。

（1）成人 一般因严重烧伤或失血等所致休克，可直接注射本品5～10g。隔4～6h重复注射一次。在治疗肾病及肝硬化等慢性白蛋白缺乏症时，可每日注射本品5～10g，直至水肿消失、血清白蛋白含量恢复正常为止。

（2）儿童 一般儿童为成人剂量的1/4～1/2，或按0.4～0.44g/kg给予，滴注流量也宜控制在成人的1/4～1/2。平均一日用量为：新生儿1～2g，婴儿2～8g，儿童8～16g。在治疗肾病及肝硬化等慢性白蛋白缺乏症时，可每日注射本品5～10g，直至水肿消失、血清白蛋白含量恢复正常为止。

复方氨基酸胶囊8-11 Compound Amino Acid Capsules

适应证 本品为复方制剂，其组分为亮氨酸、盐酸赖氨酸、苏氨酸、色氨酸、维生素B_2、维生素B_6、异亮氨酸等。适用于各种疾病所致的低蛋白血症的辅助治疗，如慢性肝病、肝硬化或肾病所致的低蛋白症，外科手术后或恶性肿瘤所致负氮平衡和低蛋白血症。

药动学 本品主要在小肠吸收，其相对生物利用度为98%±12%，吸收后首先进入肝脏，一部分参与蛋白质合成，另一部分进入血液，补充血清氨基酸池，改善血清氨基酸谱，进而为组织利用或转化、代谢。本品必需氨基酸最大血药浓度为（151.63±5.98）mg/L，达峰时间为（0.4±0.12）h，药-时曲线下面积（AUC）为（455.84±36.06）mg・h/L。

不良反应 尚未见不良反应的临床报道。

禁忌证 对本品过敏者禁用。

注意 尚不明确。

用法与用量 口服。

（1）>12岁 每次1～2粒，一日2～3次，或遵医嘱。

（2）<12岁 一日1～3粒，或遵医嘱。可取胶囊内容物用温开水送服。

小儿复方氨基酸注射液18AA-Ⅰ Pediatric Compound Amino Acid Injection（18AA-Ⅰ）

适应证 本品是18种氨基酸配制而成，适应婴幼儿代谢的特点，降低了苯丙、甲硫、甘氨酸的用量，增加半胱、组氨酸的用量，满足了小儿营养需要。总氨基酸含量为6.74%（按盐计算）。适用于小儿、早产儿、低体质量儿的肠外营养。

药动学 人体的组织蛋白一方面分解成为氨基酸，另一方面又从氨基酸合成组织蛋白，是连续的分解和合成，保持动态平衡，氨基酸转换十分迅速频繁。组成蛋白质的二十种氨基酸，都有共同的基团——氨基与羧基，故有相似的代谢过程。它们都要脱氨基，生成氨与α-酮酸，氨与二氧化碳生成尿素，经肾脏排出；α-酮酸能供能量，并生成水及二氧化碳排出，也可转变为糖或脂肪。

不良反应 ①本品输注流量快时，易产生心率加快、心悸、胸闷、头痛、胃肠道反应及发热等。②高渗透浓度和高血糖引起的意识障碍，电解质异常和微量元素失调，氨基酸转移酶升高，高氨血症等。③大量快速输入可致胃酸增加，加重溃疡病，甚至造成酸中毒。④局部可能出现皮疹、过敏、红斑、血管痛、静脉炎栓塞等。

禁忌证 ①严重氮质血症、有肝性脑病昏迷倾向、严重肝功能不全患儿禁用。②严重肾衰竭或尿毒症患儿禁用。③氨基酸代谢障碍患儿禁用（本品可能加剧氨基酸的不平衡）。④对本品过敏患儿禁用。

注意 ①本品需缓慢静脉滴注，完全肠外营养时最好连续24h滴注，至少大于16h滴注，滴注过快可引起恶心、呕吐、胸闷、心悸、发冷、发热、头痛、面部潮红、多汗、给药部位疼痛。②本品为高渗溶液，从周围静脉输注时，有可能导致血栓性静脉炎。③肝肾功能不全患儿可能出现高氨血症和血浆尿素氮升高。④长期大量输注可能导致胆汁淤积、黄疸。大量快速输注可能引起酸中毒。⑤因本品含抗氧化剂，偶有可能发生皮疹样过敏反应（尤其哮喘患者）、肝功能损害等，如有发生应即刻停药。⑥包装破损或药液变色混浊等不能使用。

用法与用量 正常人血浆氨基酸浓度不高，总浓度约为2mmol/L，小儿更低，可能与儿童生长快，氨基酸摄入组织较多有关。因此，小儿具体输注量应以年龄、体质量、病情而定。出生后12～24h可以开始应用，肾功能不全者例外。一般用量，开始时氨基酸一日15mL/kg，以后按体质量7.5mL/kg递增，足月儿递增至一日45mL/kg，早产儿递增至54mL/kg。疗程结束时应注意逐渐减量，防止产生低血糖症。完全依赖肠外营养支持的患儿，全天用量最好24h均匀递增滴注，至少>16h均匀滴注；部分肠外营养支持，输注流量遵医嘱。

小儿复方氨基酸注射液18AA-Ⅱ Pediatric Compound Amino Acid Injection (18AA-Ⅱ)

本品为18种氨基酸配制而成，含有较高浓度的小儿必需氨基酸，其中有组氨酸、酪氨酸、半胱氨酸。

适应证 同小儿复方氨基酸注射18AA-Ⅰ项下。

不良反应 同小儿复方氨基酸注射18AA-Ⅰ项下。

用法与用量 一日35~50mL/kg，或遵医嘱。余同小儿复方氨基酸注射18AA-Ⅰ。

小儿复方氨基酸注射液19AA-Ⅰ Pediatric Compound Amino Acid Injection (19AA-Ⅰ)

适应证 本品为19种氨基酸配制而成，增加了牛磺酸。适用于：①早产儿、低体质量小儿及各种病因所致不能经口摄入蛋白质或摄入量不足的新生儿。②各种创伤，如烧伤、外伤及手术后等高代谢状态的患儿。③各种不能经口摄食或摄食不足的急慢性营养不良的患儿，如坏死性小肠结肠炎、急性坏死性胰腺炎、化疗药物反应等。

药动学 氨基酸为人体合成蛋白质和其他组织提供了氮源，是维持人类生命的基本物质。氨基酸除为合成蛋白质提供氮源外，部分经氧化分解可作为供能物质，另少量氨基酸还能转化变成一些生理活性物质，从而维持一些组织及器官的功能，各种氨基酸可通过血液在各组织之间转运，以保证组织中的氨基酸代谢。正常人血浆氨基酸浓度不高，总浓度约为2mmol/L，绝大部分在细胞内，小儿更低，可能与儿童生长快，氨基酸摄入组织较多有关。因此，小儿对氨基酸摄取量应高于成人。

不良反应 ①本品输注流量大时，易产生恶心、呕吐、心悸、胸闷、发热、发冷、头痛、面部潮红、多汗、给药部位疼痛。②本品是高渗溶液，从周围静脉输注时可能导致血栓性静脉炎。③肝肾功能不全患儿可能出现高氨血症和血浆尿素氮升高。④长期大量输注可能导致胆汁阻滞淤积、黄疸，大量快速给药可能引起酸中毒。⑤偶可发生皮疹样过敏反应（尤其是哮喘患儿）、肝功能损害等，如有发生应及时停止给药。

禁忌证 同小儿复方氨基酸注射液18AA-Ⅰ。

注意 ①肝肾功能严重障碍患儿慎用。②应用本品时，应密切监测代谢、电解质及酸碱平衡等，防止并发症。③如发现过敏性皮疹，应立即停药。④静脉滴注流量不宜过大，20kg体质量的患者一般不超过20gtt/min。⑤本品开启后一次用完，切勿贮存。⑥如发生混浊或沉淀时不可使用。遇冷析出结晶，可置50~60℃水浴中使溶解，并冷却至37℃至溶液澄明再用。

用法与用量

①采用中心静脉插管或周围静脉给药，但均需缓慢滴注。

②一日用量20~35mL/kg或遵医嘱。

③滴注时每克氮（1g氮＝6.25g氨基酸），应同时供给627.6～828kJ非蛋白质热量（葡萄糖、脂肪乳），另加维生素、微量元素等。

复方氨基酸注射液18AA-Ⅰ Compound Amino Acid Injection（18AA-Ⅰ）

适应证 本品为复方制剂，是由18种氨基酸与钾、钠、钙、镁等无机盐配制而成的灭菌水溶液。适用于：①＞3岁的患儿。②不能进食、进食不足或不愿进食的患儿。③有营养风险及有营养不良的患儿。④肝肾功能基本正常的低蛋白血症患儿。⑤大面积烧伤患儿。⑥改善外科手术前、后患者的营养状态。

不良反应 ①本品输注流量快时，易产生恶心、呕吐、发热、头痛，也可导致血栓性静脉炎。②长期大量输注可导致胆汁阻滞淤积、黄疸。③偶可发生皮疹样过敏反应、肝功能损害等，如有发生应及时停止给药。

禁忌证 同小儿复方氨基酸注射液18AA-Ⅰ。

注意 ①本品需缓慢输注。②包装破损或药液变色混浊等不能使用。③本品需一次用完，剩余药液切勿再用。④本品含有抗氧化剂，偶可引起过敏反应。

用法与用量 在配伍合理性得到保证的前提下，可与葡萄糖注射液、脂肪乳注射液及其他营养要素按照适当比例混合后经中心静脉或周围静脉连续、缓慢滴注，并根据年龄、体质量、病情决定用量。一般以一日0.1～0.2g氮/kg（本品总氨基酸量70g/L，含氮量14g/L）较适宜，应同时给予足够的能量、适当的电解质、维生素及矿物质。

复方氨基酸注射液18AA-Ⅱ Compound Amino Acid Injection（18AA-Ⅱ）

适应证、不良反应、禁忌证、注意、用法与用量 同复方氨基酸注射液18AA-Ⅰ。

复方氨基酸注射液3AA Compound Amino Acid Injection（3AA）

适应证 本品是由3种氨基酸（分别为亮氨酸、异亮氨酸和缬氨酸）配制而成的制剂。用于预防和治疗各种原因引起的肝性脑病、重症肝炎、肝硬化、慢性迁延性肝炎、亚急性及慢性重症肝炎引起的氨基酸代谢紊乱，也可用于肝胆外科手术前后。

不良反应 同复方氨基酸注射液18AA-Ⅰ。

注意 ①重度食管静脉曲张患者使用本品时，需严格控制滴注流量和用量，以防静脉压过高而致破裂出血。②患者有大量腹水、胸腔积液时，应避免输入量过多。③本品不加稀释或滴注流量过快时可引起胸闷、恶心、呕吐甚至导致呼吸、循环衰竭，故滴注宜慢。④非肝病患者使用时要注意肝功能和精神症状。⑤本品遇冷易析出结晶，宜微温溶解后使用。

用法与用量

（1）成人 危重患者一次250mL，一日2次，与等量葡萄糖注射液稀释后缓慢静脉滴注。其他肝病引起的氨基酸代谢紊乱者一次250mL，一日1次，加等量100g/L葡萄糖注射液缓慢静脉滴注。

（2）儿童 ＞12岁儿童静脉滴注，紧急或危重患儿一日2次，1次250mL，同时与等量100g/L葡萄糖注射液缓慢静脉滴注，一般每分钟不超过40滴。其他肝病引起的氨基酸代谢紊乱患儿一日1次，一次250mL，同时与等量100g/L葡萄糖注射液缓慢静脉滴注，<12岁儿童减量使用。

复方氨基酸注射液20AA Compound Amino Acids Injection（20AA）

适应证 本品由20种氨基酸配制而成，比18种氨基酸注射液增加了天冬酰胺和鸟氨单盐酸。用于预防和治疗肝性脑病，肝病或肝性脑病急性期的静脉营养。

不良反应 同复方氨基酸注射液18AA-Ⅰ。

禁忌证 非肝源性的氨基酸代谢紊乱；肾衰竭伴病理性非蛋白氮；酸中毒；水潴留；休克；余同氨基酸注射液（18AA）。

注意 应密切注意水、电解质和酸碱平衡。其他同复方氨基酸注射液（18AA-Ⅰ）。

用法与用量

（1）成人 中心静脉输注，推荐平均剂量为一日7～9mL/kg。滴注流量每小时1mL/kg。如外周静脉输注，应将其混入3L袋内滴注。

（2）儿童 >12岁儿童推荐剂量为按体质量计算一日7～9mL/kg，滴注流量每小时1mL/kg，如外周静脉输注，应将其混入全合一营养液内降低渗透压后滴入。

复方氨基酸注射液18AA-N Compound Amino Acids Injection（18AA-N）

适应证 急性和慢性肾功能不全患者的肠外营养支持；大手术、外伤或脓毒血症引起的严重肾衰竭以及急慢性肾衰竭。

不良反应 滴注流量过快能引起恶心、呕吐、心悸、寒战等反应，应及时减慢流量。老年人和危重患者尤其需要注意。余同复方氨基酸注射液（9AA）。

禁忌证 同复方氨基酸注射液（9AA）。

注意 ①使用本品的患者，应给予低蛋白、高热量饮食。②滴注需严格控制流量，每分钟不超过15滴。③定期监测血生化及电解质，必要时检查血镁和血氨，防止血容量异常。④尿毒症患者宜在补充葡萄糖的同时给予相应胰岛素，以防出现高血糖。⑤尿毒症性心包炎、尿毒症脑病、无尿、高钾血症患者应首先采用透析治疗。⑥注意水平衡，防止血容量不足或过多。⑦余同复方氨基酸注射液（9AA）。

用法与用量

（1）成人 ①外周静脉给药：用于慢性肾功能不全，一日200mL，一日一次，缓慢静脉滴注；根据年龄、症状、体质量适当增减；透析时在透析结束前60～90min由透析回路的静脉一侧注入；使用本品时热量摄入应一日>6210kJ（1500kcal）。②中心静脉给药：一日400mL，并根据年龄、症状和体质量适当增减。

（2）儿童 ①>12岁：a.外周静脉给药，适用于慢性肾功能不全，一日200mL，缓慢静脉滴注；并根据年龄、症状、体质量适当增减；透析时在透析结束前60～90min由透析回路的静脉一侧注入；使用本品时热量摄入应>6210kJ（1500kCal）。b.中心静脉给药，适用于急性肾功能不全，一日400mL，并根据年龄、症状、体质量适当增减。②<12岁：在专科医生指导下应用。

复方氨基酸注射液9AA Compound Amino Acid Injection（9AA）

适应证 同复方氨基酸注射液18AA-*N*。

不良反应 同复方氨基酸注射液18AA-*N*。

禁忌证 ①对本品过敏者。②氨基酸代谢紊乱、严重肝功能损害。③严重氮质血症、肝性脑病。

注意 ①用药期间，应定期检查血糖、血清蛋白、肾功能、肝功能、电解质、二氧化碳结合力、血钙、血磷，必要时检查血镁和血氨。②滴注流量不超过每分钟15滴。③凡用本品的患者，均应低蛋白、高热量饮食。热量摄入应为一日8400kJ（2000kcal）以上，如饮食摄入达不到，应给予葡萄糖等补充。④尿毒症患者和糖尿病患者宜在补充葡萄糖同时给予适量胰岛素。⑤尿毒症性心包炎、尿毒症脑病、无尿、高钾血症等患者应首先采用透析治疗。⑥注意水平衡，防止血容量不足或过多。

用法与用量

（1）成人 静脉滴注，一日250～500mL，缓慢滴注。进行透析的急慢性肾衰竭患者一日1000mL，滴注流量不超过每分钟15滴。

（2）儿童 ①＞12岁，一日200mL缓慢滴注。②＜12岁，在专科医生指导下应用。

丙氨酰谷氨酰胺注射液 Alanyl Glutamine Injection

适应证 ①适用于肠外营养需要补充谷氨酰胺的患者，包括处于分解代谢和高代谢状况的患儿。②用于补充其他不含谷氨酰胺氨基酸注射液的不足。

药动学 丙氨酰谷氨酰胺输注后在体内迅速分解为谷氨酰胺和丙氨酸，其人体半衰期为2.4～3.8min（晚期肾功能不全患者为4.2min），血浆清除率为1.6～2.7L/min。此双肽的消失伴随等物质的量（旧称克分子数）的游离氨基酸的增加。它的水解过程可能仅在细胞外发生。当输液量恒定不变时，通过尿液排泄的*N*（2）-L-丙氨酰-L-谷氨酰胺低于5%，与其他输注的氨基酸相同。

不良反应 正确使用时尚未见不良反应的报道。本品输注过快时将出现寒战、恶心、呕吐等，出现上述情况应立即停药。

禁忌证 不能用于严重肾功能不全（肌酐清除率小于25mL/min）或严重肝功能不全的患者。

注意 ①对于代偿性肝功能不全的患者，建议定期监控肝功能。②孕妇、哺乳期妇女和儿童使用本品的临床资料不足，故这类患者不推荐使用。③应监测碱性磷酸酶、ALT、AST和酸碱平衡。④将本品加入载体溶液中时，应保证在洁净的环境中进行，还应保证溶液完全混匀和它们具有相容性。不要将其他的药物加入混合后的溶液中。

用法与用量 本注射液浓度为200g/L。

（1）成人 用量按体质量计算，一日1.5～2.0mL/kg，相当于0.3～0.4g *N*（2）-L-丙氨酸-L-谷氨酰胺（例如70kg体质量患者每日需要本品100～140mL）。加入载体溶液时用量的调整：当氨基酸需要量为1.5g/（kg·d）时，其中1.2g氨基酸由载体溶液提供，0.3g氨基酸由本品提供。当氨基酸需要量为2g/（kg·d）时，其中1.6g氨基酸由载体溶液提供，

0.4g氨基酸由本品提供。输注流量依载体溶液而定，但氨基酸不应超过0.1g/（kg·h）。

（2）儿童　静脉滴注，一日300mg/kg。混合液中最大浓度不应超过35g/L。本品供给的氨基酸量不应超过全部氨基酸供给量的20%。

长链（橄榄油）脂肪乳注射液（OO）　Long Chain Fat Emulsion Injection（OO）

适应证　本品为橄榄油及大豆油制备的脂肪乳。适用于口服或肠内营养摄取不能、不足或禁忌的患者，进行肠外营养补充脂肪。

药物相互作用、不良反应　见中/长链脂肪乳注射液（$C_{6\sim24}$）（$C_{8\sim24}$）。

禁忌证　本品禁用于胎龄不足28周的早产婴儿，其他见中/长链脂肪乳注射液（$C_{6\sim24}$）（$C_{8\sim24}$）。

注意　早产和（或）低出生体质量婴儿应在新生儿儿科医生的严密监督下使用本品。本品应连续24h输注给药，临床上有出生7天～2个月婴儿输注本品的经验。本品开瓶后一次未使用完的药液应予丢弃，不得再次使用。其他见中/长链脂肪乳注射液（$C_{6\sim24}$）（$C_{8\sim24}$）。

用法与用量

（1）成人　剂量范围为1～2g/（kg·d），开始输注的10min内，输注流量必须缓慢且不超过每分钟0.1g或0.5mL，随后逐渐增加，直到30min后达到要求的流量。最大流量不超过0.15g脂质/（kg·h）［0.75mL/（kg·h）］。

（2）儿童　儿童使用本品，应连续24h滴注。建议每天剂量不超过3g脂质/（kg·d），且输注的流量0.15g脂质/（kg·h）。在治疗第一周内，逐渐增加每日剂量。对妊娠28周以上早产儿和低体质量的新生儿，起始每日剂量为0.5～1g脂质/kg，该剂量可每24h增加0.5～1.0g脂质/kg，最高至每日剂量2g脂质/kg。

中/长链脂肪乳注射液（$C_{6\sim24}$）（$C_{8\sim24}$）　Medium and Long Chain Fat Emulsion Injection（$C_{6\sim24}$）（$C_{8\sim24}$）

适应证　适用于以肠外营养补充能量及必需脂肪酸。肝功能轻度受损和创伤后推荐使用本制剂。

不良反应　输入速度过快可引起体温升高，偶见发冷、恶心和呕吐等。其他不良反应较罕见，包括：①即刻和早期不良反应，高过敏反应（变态反应、皮疹、荨麻疹），呼吸影响（如呼吸急促等）及循环影响（如高血压/低血压等），溶血、网织红细胞增多、腹痛、头痛、疲倦、阴茎异常勃起等。②迟发不良反应，长期输注本品，婴儿可能发生血小板减少。偶见静脉炎、血管痛及出血倾向。③患者脂肪廓清能力减退时，尽管输注流量正常仍可致脂肪超载综合征。④中链三酰甘油的相对分子质量较小，可通过血脑屏障。中/长链脂肪乳注射液在临床应用中无神经毒性反应报道。

禁忌证　①休克和严重脂质代谢紊乱（如严重高脂血症）患者。②肠外营养的一般禁忌证：低钾血症、水钠潴留、低渗性脱水、不稳定代谢酸中毒等。③失代偿性糖尿病、急性心肌梗死、脑卒中、栓塞、不明原因昏迷的患者。④重度肝功能障碍和凝血功能障碍的患者。⑤伴有酮症的糖尿病患者。⑥对本品中各成分（如大豆油、卵磷脂等）有过敏反应的患者。

注意 ①本品慎用于脂肪代谢功能减退的患者。②应密切观察血清三酰甘油浓度。③新生儿和未成熟儿伴高胆红素血症（血浆胆红素达到170μmol/L）或可疑肺动脉高压者应慎用本品，新生儿和未成熟儿长期使用本品需监测血小板数目、肝功能和血清三酰甘油。④采血时，如本品还未从血流中完全清除，将干扰其他实验室检测项目（如胆红素、乳酸脱氢酶、血氧饱和度、血红蛋白等），也说明需做廓清检查。⑤续使用本品1周以上者或在临床上有需要时，应做脂肪廓清观察。简易观察方法是：空腹静脉取血，离心后观察血清如果呈乳糜色或不透明，则原定的输注计划应取消或延期实施；明显高脂血症不适宜应用脂肪乳注射液。当患者脂肪廓清能力有可能降低时，应再查血清三酰甘油。⑥脂肪乳输注期间，血脂以不从原来水平有明显增加为佳。⑦本品开瓶后一次未使用完的药液应予丢弃，不得再次使用。

用法与用量 本品常用于配制含葡萄糖、脂肪、氨基酸、电解质、维生素和微量元素等的“全合一”营养混合液。本品也可与葡萄糖氨基酸混合注射液通过Y形管混合后输入体内，适用于中心静脉和外周静脉。①静脉滴注：成人按脂肪量计，剂量在一日2g三酰甘油/kg内为宜。② 10%和20%脂肪乳注射液（$C_{14\sim24}$）500mL的输注时间分别不少于5h和10h；30%脂肪乳注射液（$C_{14\sim24}$）250mL的输注时间不少于8h。③新生儿和婴儿，脂肪乳注射液（$C_{14\sim24}$）使用剂量为一日0.5～3g三酰甘油/kg静脉滴注流量不超过每小时0.17g/kg。对早产儿及低体质量新生儿，应24h连续输注，开始剂量为一日0.5～1g/kg，以后逐渐增加至一日3g/kg。应征求儿科医师的意见。

中/长链脂肪乳注射液（$C_{8\sim24}$，VE） Medium and Long Chain Fat Emulsion Injection（$C_{8\sim24}$，VE）

适应证 本品加入维生素E，有抗注射液中三酰甘油被氧化的作用。余同中/长链脂肪乳注射液（$C_{6\sim24}$）（$C_{8\sim24}$）。

不良反应、禁忌证、注意 见脂肪乳注射液（$C_{6\sim24}$）（$C_{8\sim24}$）项下。

用法与用量

（1）成人 每天每千克体质量给药1～2g，相当于5～10mL/kg（kg・d）。原则上应尽可能均匀地缓慢输注脂肪乳。特别是最初15min内输入流量不应超过每小时每千克体质量0.25～0.5mL。最大滴注流量0.25gtt/（kg・min）。对于体质量70kg的患者，相当于50mL/h（点滴流量最多18gtt/min），24h内输注，至少在16h内输入。

（2）儿童 静脉滴注，新生儿每日10～15mL/kg，学龄儿童每日5～10mL/kg，静滴流量在最初15min不应超过每小时0.25～0.5mL/kg。

结构脂肪乳注射液（$C_{6\sim24}$） Structural Fat Emulsion Injection（$C_{6\sim24}$）

适应证 本品是将等物质的量（等摩尔）的长链三酰甘油和中链三酰甘油混合后，在一定的条件下，进行水解和酯化反应后形成的混合物。本品作为肠外营养的组成部分，提供能量和必需脂肪酸。

不良反应、禁忌证、注意 见长链脂肪乳注射液（$C_{14\sim24}$）（$C_{8\sim24}$）项下。

用法与用量 静脉滴注，按脂肪量计算，剂量一日1～2g三酰甘油/kg，滴注流量每小时0.125三酰甘油/kg。余参见中/长链脂肪乳注射液（$C_{6\sim24}$）（$C_{8\sim24}$）。

多种油脂肪乳注射液（$C_{6\sim24}$） Multi-oil Fat Emulsion Injection（$C_{6\sim24}$）

适应证 本品由大豆油、橄榄油、鱼油为原料制备。用于肠外营养，为经口/肠道摄取营养不能、不足或有禁忌时的患者提供能量、必需脂肪酸和ω-3脂肪酸。

药物相互作用、不良反应、禁忌证、注意 本品过量使用会使三酰甘油廓清能力下降并引起"脂肪超载综合征"发生。其症状包括血脂异常、发热、脂肪浸润、有或没有黄疸的肝大、脾大、贫血、白细胞减少、凝血机制障碍、溶血、网织红细胞过多、肝功能检查异常和昏迷。如停止脂肪乳输注，这些症状通常可以逆转。

用法与用量 本品可用于中心或外周静脉输注，根据患者临床状况及其清除所输脂肪的能力，决定静滴剂量和流量。

（1）成人 标准剂量为1.0～2.0g脂肪/（kg·d）。推荐输注流量为0.125g脂肪/（kg·h）。最大输注流量不超过0.15g脂肪/（kg·h）。

（2）新生儿和婴儿 起始剂量为0.5～1.0g脂肪/（kg·d）。在此剂量基础上，持续增加0.5～1.0g脂肪/（kg·d）至3g脂肪/（kg·d）。推荐剂量不超过3g脂肪/（kg·d），相当于本品15mL/（kg·d）。最大输注流量不超过0.125g脂肪/（kg·h）。在早产和低出生体质量较低是新生儿中，应持续24h输注本品。

（3）儿童 推荐剂量不超过3g脂肪/（kg·d），相当于本品15mL/（kg·d）。在第一周给药期间，每日用量应持续增加。最大输注流量不超过0.15g脂肪/（kg·h）。

肠内营养粉（AA） Enteral Nutritional Powder（AA）

本品其主要成分为结晶氨基酸、脂质、糖类、电解质、维生素和微量元素等。每包80.4g（300mL），总能量为1255.5kJ（300kcal），能量密度为4.185MJ/L（1kcal/mL）。

适应证 与肠内营养的适应证基本相同。但更侧重于消化道仅有部分功能的患者，如术后吻合口瘘（咽部瘘、食管瘘、胃瘘、结肠瘘等）、胰腺炎的恢复期、短肠综合征的患者（小肠的长度短于60cm）；炎性肠道疾病（克罗恩病、溃疡性结肠炎）等。

不良反应 少见腹胀、腹痛和腹泻。

禁忌证 肠梗阻及肠功能紊乱的患者忌用。

注意 ①不能静脉使用，请依医师或营养师指示使用；不宜用于10岁以下儿童。②不得用50℃以上的热水配制营养药；糖尿病患者应注意控制和监测血糖。③肝肾功能异常者慎用。④本品可室温保存，配制好的制剂可在室温下贮藏8h配制后冰箱中40℃下冷藏可贮藏48h。

用法与用量 将250mL温水倒入适量容器中，加入1袋（80.4g）本品，盖上盖振荡20s，静置5～10min后，颗粒充分溶解后使用。

（1）成人 ①常用量：管饲连续滴入，第1日20mL/h，根据患者消化道情况逐日增加至维持一日5～6包。②口服80.4g/袋，化水300mL，50mL/h。一般口服只能达到2袋，很难达到全量。

（2）儿童　根据年龄、体质量、病情决定。10～12岁儿童应在专科医生指导下使用。

复方谷氨酰胺颗粒 Compound Glutamine Granules

本品含L-谷氨酰胺663.3mg、薁磺酸钠2.01mg。

适应证　用于胃炎、胃溃疡及十二指肠溃疡症状和体征的改善。

不良反应　偶有恶心、呕吐、便秘、腹泻、腹痛及饱胀感，偶尔还有胃部不适等。其他偶见口渴面部红斑疹。

禁忌证　严重肝肾功能不全患者忌用。

注意　对于代偿性肝功能不全的患者，定期监测肝功能。谷氨酰胺能增加肠道对钠和氯的吸收，进而对增加对肠道水分的吸收，使大便干结，长期服药需增加纤维的食入并多喝水。本品中加入肠内营养药后，24h内使用。其水溶液在室温中每日分解量为质量分数1%～2%。本品在高温下会分解破坏。

用法与用量　温开水溶解后服用，即配即用。也可根据医嘱口服。

（1）成人　一次5～10g，一日3次。

（2）儿童　大于12岁儿童按照成人剂量。小于12岁按每千克体质量一次0.1～0.2g，一日3次。

复方α-酮酸片 Compound α-Ketoacid Tablets

本品每片含4种酮氨基酸钙、1种羟氨基酸钙和5种氨基酸。

适应证　配合低蛋白饮食（要求每日蛋白摄入量为40g或40g以下），预防和治疗因慢性肾功能不全造成蛋白质代谢失调引起的损害。通常用于肾小球滤过率＜25mL/min的患者。

不良反应　可能发生高钙血症。如出现高钙血症，建议减少维生素D的摄入量。如高钙血症持续发生，将本品减量并减少其他含钙物质的摄入。

禁忌证　①高钙血症和氨基酸代谢紊乱。②因含苯丙氨酸，遗传性苯丙酮尿症者使用本品时宜注意。

注意　①本品宜在用餐期间服用，使其充分吸收并转化为相应的氨基酸。②应定期监测血钙水平，并保证摄入足够的热量。

用法与用量

（1）成人　成人及＞12岁儿童，一次4～8片，一日3次，用餐期间整片吞服。此剂量按照成人70kg体质量计算。

（2）儿童　＜12岁儿童每千克体质量一次0.1～0.2g，或在专科医生指导下使用。

肠内营养混悬液（SP） Enteral Nutritionl Suspersion（SP）

本品为短肽型肠内营养混悬剂。主要成分为水、麦芽糊精、乳清蛋白水解物、植物油、矿物质、维生素和微量元素等人体必需营养素。

适应证　本品适用于有胃肠道功能或部分胃肠道功能且有营养不良风险的住院患

儿。主要用于：①代谢性胃肠道功能障碍，如胰腺炎、肠道炎症性疾病、放射性肠炎和化疗、肠瘘、短肠综合征、艾滋病。②危重疾病，大面积烧伤、创伤、脓毒血症、大手术后的恢复期。③营养不良患者的手术前喂养。

药物相互作用 不应将其他药物与本品相混合使用，以免本品因物理化学性质的改变而使稳定性发生变化。

不良反应 本品可能会出现腹泻、腹痛等胃肠道不适反应。

禁忌证 ①胃肠道功能衰竭、完全性小肠梗阻、严重的腹腔内感染。②对本品中任一成分过敏者。③对本品中任一成分有先天性代谢障碍患者。④顽固性腹泻等需要进行肠道休息处理的患者。

注意 ①不能静脉内使用。②严重糖代谢异常者慎用。③严重肝肾功能不全者慎用。

用法与用量

（1）成人 口服或管饲。置入一根喂养管到胃、十二指肠或空肠上段一部分，连接喂养管与本品容器。本品能量密度为4.185MJ/L（1kcal/mL），正常流量为每小时100～125mL（开始时流量宜慢）。①一般患者，一日给8370kJ（2000kcal，4袋）即可满足机体对营养的需求。②高代谢患者（烧伤，多发性创伤）一日167.4MJ（4000kcal，8袋）。③初次肠道喂养的患者，初始剂量从4185kJ（1000kcal，2袋）开始，在2～3日逐渐增加至需要量。

（2）儿童 ＞12岁儿童同成人；＜12岁儿童根据病情在专科医生指导下使用。一般不适用于≤5岁儿童的单一营养来源。

短肽型肠内营养粉剂 Short Peptide Enteral Nutrition Powder

适应证 同肠内营养混悬液（SP）。

不良反应 同肠内营养混悬液（SP）。

禁忌证 不能用于5岁以内的小儿。余同肠内营养混悬液（SP）。

注意 ①非供静脉使用。②配制时注意洗手，避免交叉感染。③初次使用应注意配制浓度，严防高渗性腹泻。

用法与用量 口服或管饲。

（1）混悬剂打开前先摇匀，适应全浓度输注无需稀释。

（2）粉剂在容器中注入温开水至500mL，轻轻搅拌混匀即可。用量见肠内营养混悬液（SP）。

肠内营养乳剂（TP） Enteral Nutritional Emulsion（TP）

本品含有蛋白质、脂肪和电解质成分，500mL可提供2092.5kJ（500kcal）热量，其能量密度4.185MJ/L（1kcal/mL）。

适应证 本品不含膳食纤维，可用于严重胃肠道狭窄和肠瘘患者。余同肠内营养混悬液（SP）。

注意 ①对于以本品为唯一营养来源的患者，必须监测其液体平衡。②应根据患者不同的代谢状况决定是否需要另外补钠。③本品提供长期营养时，只适用于禁用膳食纤维的患者。否则应选用含纤维的营养制剂。④使用前宜摇匀。在有效期内使用。⑤处于妊娠期初期3个月的妇女和育龄妇女一日摄入维生素A不应超过10000u。本品与含维生素A的其他营养制剂一起使用时，应考虑这一因素。⑥ 25℃以下密闭保存。开启后可在冷处（2～10℃）保存24h。

禁忌证　不可应用于消化道功能严重障碍和对本品所含营养物质有先天性代谢障碍以及1岁以下婴儿。禁止静脉内输入。

不良反应　输注过快或严重超量时，可能出现恶心、呕吐或腹泻等胃肠道反应。

用法与用量　本品通过管饲或口服使用，应按照患者体质量营养状况计算每日剂量。

（1）以本品为唯一营养来源的患者　推荐剂量为按体质量30mL（125.55kJ）/kg。

（2）以本品补充营养的患者　根据患者需要，一日使用500～1000mL。管饲给药时，应逐渐增加剂量，第1日流量为20mL/h，以后逐日增加20mL/h，最大流量125mL/h。

肠内营养粉剂（TP） Enteral Nutritional Powder（TP）

本品为复方制剂，其组分为蛋白质、脂肪、碳水化合物、维生素、矿物质。每听400g，可加水溶解为1750mL，提供7323.75kJ（1750kcal）热量，能量密度为4.185MJ/L。本品具有渗透性，渗透质量摩尔浓度443mmol/kg（非法定计量单位称重量毫渗量为443mOsmL/kg），渗透浓度379mmol/L（非法定计量单位称容积毫渗量为379mOsm/L），因此只要正确使用就不会引起因渗透导致的腹泻。热氮比为177：1，非蛋白热氮比为152：1。

适应证　同肠内营养混悬液（SP）。儿童小于7岁，可使用小儿专用配方肠内营养粉剂。

不良反应　同肠内营养乳剂（TP）。

禁忌证　同肠内营养乳剂（TP）。半乳糖血症患者禁止使用。

注意　如不耐受果糖患者及对牛乳或大豆蛋白过敏者慎用。

用法与用量　同肠内营养乳剂（TP）。

肠内营养混悬液（TPF） Enteral Nutritional Suspension（TPF）

本品为灰白色至微黄棕色乳状混悬液，含膳食纤维，味微甜。每500mL含蛋白质、脂肪、糖类、膳食纤维（11g）以及钠、钾、氯、钙等电解质和多种维生素。产品有3.139MJ/L（0.75kcal/mL）、4.185MJ/L（1kcal/mL）、6.27MJ/L（1.5kcal/mL）三种能量密度。

适应证　同肠内营养乳剂（TP）。

不良反应　可能出现腹泻、腹痛等胃肠道不适反应。

禁忌证　肠道功能衰竭；完全性肠梗阻；严重腹腔内感染；对本品中任一成分过敏；对本品中任一成分有先天性代谢障碍者禁用。

注意　①不宜用于要求低渣膳食的患者。②严禁静脉输注。③在使用过程中，需注意液体平衡，保证足够的液体输入，以补充由纤维素排泄所带走的水分。④严重糖代谢异常的患者慎用。⑤严重肝肾功能不全的患者慎用。⑥一般不用于1岁以下的儿童。不宜作为1～5岁儿童的单一营养来源。

用法与用量 口服或管饲喂养。管饲喂养时，先置入一根喂养管到胃、十二指肠或空肠上段部分，连接喂养管与本品容器。本品能量密度为4.18MJ/L，正常流量为100～125mL/h（开始时流量宜慢）。①一般患者，一日给予8370kJ，②高代谢患者（烧伤、多发性创伤），一日16740kJ。③初次肠道喂养的患者，初始剂量从4.185kJ能量开始，在2～3日逐渐增加至需要量。④若患者不能摄入过多的液体，如心、肾功能不全患者，可酌情使用能量密度为6.27MJ/L（1.5kcal/mL）的产品。

整蛋白型肠内营养剂（粉剂） Intacted Protein Enteral Nutrition Powder

蛋白型肠内营养剂（粉剂）为微黄色至黄色粉末，味微甜，有纯正香草芳香，每听320g，加水混合易成白色乳状液体1500mL，提供6277.5kJ热量。主要成分麦芽糊精、酪蛋白、植物油、矿物质、维生素和微量元素等。

适应证、不良反应、禁忌证、注意 同肠内营养粉剂（TP）。

用法与用量 口服或管饲。混合方法：在容器中注入500mL温开水，加入320g粉剂，充分混合。待粉剂完全溶解后，再加温开水至1500mL，轻轻搅拌混匀；或用所附的小匙，取9平匙，溶于50mL温开水中充分混合，待完全溶解后，加温开水至200mL，以满足少量使用的要求。具体用法如下。

（1）口服 一次25～50mL/h。

（2）管饲 正常流量为100～125mL/h（开始流量宜慢）。一般患者，一日给以8370kJ能量，即可满足机体对营养的需求，高代谢患者（烧伤、多发性创伤）一日16740kJ。儿童按年龄、体质量、营养情况决定用量。

（3）初次肠道喂养的患者，初始剂量从能量4185kJ开始，在2～3日逐渐增加至需要量。

脂溶性维生素注射液（Ⅰ） Fat-soluble Vitamin Injection（Ⅰ）

适应证 肠外营养的组成部分之一。满足儿童一日对脂溶性维生素A、维生素D_2、维生素E、维生素K_1的生理需要。

不良反应 未见明显不良反应报告。

禁忌证 对本品过敏者禁用。

注意 ①本品在冷处（2～10℃）避光保存。②必须稀释后静脉滴注。用前1h配制，24h内用完。③不宜与香豆素类抗凝药等合用。

用法与用量 适用于11岁以下儿童及婴儿，按体质量一日1mL/kg，一日最大剂量10mL。使用前在无菌条件下，将本品加入脂肪乳注射液内（100mL或以上量），轻轻摇匀后输注，并在24h内用完。

脂溶性维生素注射液（Ⅱ） Fat-soluble Vitamin Injection（Ⅱ）

适应证 肠外营养不可少组成部分之一，用以满足成人每日对脂溶性维生素A、维生素D、维生素E、维生素K的生理性需要。

不良反应 偶见体温上升和寒战，可能出现血清天门冬酸氨基转移酶、碱性磷酸酶和胆红素升高，减量或暂停药即可恢复正常。

禁忌证 对本品过敏者禁用。

注意 ①本品在冷处（2～10℃）避光保存。②必须稀释后静脉滴注。用前1h配制，24h内用完。

用法与用量 静脉滴注，成人和11岁以上儿童一日10mL（1安瓿）。使用前在无菌条件下，将本品加入脂肪乳注射液500mL内，摇匀后即输注，并在24h内用完。

18 调节水、电解质、酸碱平衡药物和血容量扩充剂

水、电解质和酸碱平衡紊乱可继发于多种疾病。血容量减少多见于失血、失液或休克过程中。小儿尤其是婴儿体液总量占体质量的百分数比成人大，体液代谢又旺盛，而各种调节机制功能较差，故水和电解质代谢及酸碱平衡紊乱，就更常见且较严重，及时与正确地补充水和电解质就显得更为重要。

补液前必须详细问病史，全面了解病情，进行综合分析，辨明体液紊乱的程度与性质，而后确定补发的总量、组成成分、步骤和速度，遵循先快后慢、先盐后糖、见尿补钾的原则，同时注意心、肺及肾功能。对新生儿及早产儿尤应特别慎重。补液中必须密切观察病情，进行必要的调整。

葡萄糖 Glucose

适应证 ①补充热量和体液，用于各种原因引起的进食不足或大量体液丢失（如呕吐、腹泻等）、静脉外营养，饥饿性酮症。②低血糖症。③高钾血症。④高渗溶液用作组织脱水药。⑤配制腹膜透析液、极化液，或静脉用药品稀释剂。

药动学 静脉注射葡萄糖直接进入血液循环，在体内完全氧化生成二氧化碳和水，经肺和肾排出体外，同时产生能量。口服吸收迅速，进入人体后被组织利用，也可转化成糖原和脂肪贮存。一般正常人每分钟利用葡萄糖的能力为6mg/kg。

不良反应 ①胃肠道反应如恶心、呕吐等，见于口服浓度过高、过快时。②静脉炎常发生于高渗葡萄糖注射液滴注时。改用大静脉滴注，静脉炎发生率下降。③高浓度溶液注射外渗可致局部肿痛。④合并使用胰岛素过量、原有低血糖倾向及全静脉营养疗法突然停止时易发生反应性低血糖。⑤高血糖非酮症：昏迷多见于糖尿病、应激状态、使用大剂量糖皮质激素、尿毒症腹膜透析患者腹腔内给予高渗葡萄糖溶液及全静脉营养疗法时。⑥长期单纯补给葡萄糖时易出现低钾血症、低钠血症及低磷血症等电解质紊乱。⑦原有心功能不全者、小儿及老年人补液过快过多，可致心悸、心律失常甚至急性左心衰竭。

禁忌证 糖尿病酮症酸中毒未控制者；高血糖非酮症性高渗状态。各种原因导致的应激性高血糖患儿。无尿症。低渗脱水症患儿。

注意 ①倾倒综合征及低血糖反应（胃大部分切除患者做口服糖耐量试验时易出现，应改为静脉葡萄糖试验）。②应用高渗葡萄糖溶液时选用大静脉滴注。③妊娠及哺乳期妇女用药：分娩时注射过多葡萄糖，可刺激胎儿胰岛素分泌，发生产后婴儿低血糖。④儿童及老年患者用药：补液过快、过多，可致心悸、心律失常，甚至急性左侧心力衰竭。⑤水肿及严重心肾功能不全、肝硬化腹水者，易致水潴留，应控制输注量，心功能不全者尤其应该控制滴注流量。⑥ 2006～2020年《中国药典》收载的50g/L葡萄糖

注射液都是低渗的注射液。

用法与用量

（1）成人

①补充热量：患者因某些原因进食减少或不能进食时，一般可予250g/L葡萄糖注射液静脉注射，并同时补充体液。葡萄糖用量根据所需热量计算。

②肠外营养：葡萄糖是此疗法最重要的能量供给物质。在非蛋白质热量中，葡萄糖与脂肪供给热量之比为2∶1。具体用量依临床热量需要量决定。根据补液量的需要，葡萄糖可配成250～500g/L不同浓度，必要时加胰岛素，每5～10g葡萄糖加胰岛素（普通、正规）1u，由于常应用高渗溶液对静脉刺激性较大，并需输注脂肪乳剂，因此可考虑配制成肠外营养混合液（TNA）经锁骨下中心静脉或外周静脉置入中心静脉的PICC导管输入。

③低血糖症：轻者口服。重者可先给予500g/L葡萄糖注射液20～40mL静脉注射。

④饥饿性酮症：轻者口服。严重者则可应用50～250g/L葡萄糖注射液静脉滴注，每日100g葡萄糖可基本控制病情。

⑤失水：等渗性失水予以50g/L葡萄糖注射液静脉滴注。

⑥高钾血症：应用100～250g/L注射液，每2～4g葡萄糖加1u正规胰岛素输注，可降低血清钾浓度。特殊情况下可根据临床情况酌情调整。但此疗法仅使细胞外钾离子进入细胞内。体内总钾含量不变。如不采取排钾措施，仍有再次出现高钾血症的可能。

⑦组织脱水：高渗溶液（一般采用500g/L注射液）快速静脉注射20～50mL，但作用短暂，临床上应注意防止高血糖，目前少用。用于调节腹膜透析液渗透浓度时，500g/L葡萄糖注射液20mL即10g葡萄糖可使1L透析液渗透浓度提高55mmol/L。亦即透析液中糖浓度每升高10g/L，渗透浓度提高55mmol/L。

⑧葡萄糖耐量试验：无水葡萄糖75g（或一水葡萄糖82.5g）溶于250～300mL水中，清晨空腹口服。从服糖第一口开始，于服糖前和服糖后0.5h、1h、2h、3h抽血测血糖。血葡萄糖浓度正常上限分别为服前6.9mmol/L，服后0.5h、1h、2h和3h分别为11.1mmol/L、10.5mmol/L、8.3mmol/L和6.9mmol/L。如儿童则予体质量1.75g/kg，总量不超过75g。糖水在5min之内服完。

（2）儿童

①补充液体：静脉滴注50～100g/L葡萄糖注射液，按体质量每小时3～5mL，1g葡萄糖可产生16.74kJ（4kcal）能量，一般不超过每日供给能量40%～50%。

②新生儿低血糖：首次给100g/L葡萄糖注射液1～2mL/kg，5min以上静脉推注；随后使用50～100g/L葡萄糖注射液按照每分钟6～8mg/kg流量滴注，根据血糖监测调整滴注流量。

③低血糖：婴儿或儿童，5mL/kg的100g/L葡萄糖注射液静脉推注；静脉滴注应通过大静脉输注。

④高血糖患儿如需补充葡萄糖溶液，可按照4g葡萄糖加1u正规胰岛素，同时加用氯化钾溶液。

⑤急性脑水肿患儿可选择静脉推注1～2mL/kg的500g/L葡萄糖注射液。

氯化钠 Sodium Chloride

适应证 ①各种原因所致的失水和失盐，包括低渗性、等渗性和高渗性失水。②高渗性非酮症昏迷，应用等渗或低渗氯化钠可纠正失水和高渗状态。③低氯性代谢性碱中毒。④外用9g/L氯化钠注射液冲洗眼部、洗涤伤口等。⑤用作注射剂溶剂和稀释剂。

药动学 氯化钠静脉注射直接进入血液循环，在体内广泛分布，但主要存在于细胞外液。钠离子、氯离子均可被肾小球滤过，并部分被肾小管重吸收。由肾脏随尿排泄。仅少部分从胆汁排出。

禁忌证 妊娠高血压者。

注意 ①下列情况慎用：水肿性疾病如肾病综合征、肝硬化、腹水、充血性心衰、急性左心力衰竭、脑水肿及特发性水肿等，急性肾衰竭少尿期，慢性肾衰竭尿量减少而对利尿药反应不佳者，高血压，低钾血症。②根据临床需要，检查血清中钠离子、钾离子、氯离子浓度；血液中酸碱浓度平衡指标，肾功能及血压和心肺功能。③儿童用药及老人用药：补液量和流量应严格控制。④浓氯化钠不可直接静脉注射或滴注，应加入液体稀释后应用。

用法与用量

（1）成人

①口服：适用于轻度急性胃肠炎患者恶心、呕吐不严重者。

②高渗性失水：高渗性失水时患者脑细胞和脑脊液渗透浓度升高，若治疗使血浆和细胞外液钠浓度和渗透浓度过快下降，可致脑水肿。故一般认为，在治疗开始的48h内，血浆钠浓度每小时下降不超过0.5mmol/L。

若患者存在休克，应先给予氯化钠注射液，并酌情补充胶体。待休克纠正、血钠＞155mmol/L、血浆渗透浓度＞350mmol/L时，可予低渗6g/L氯化钠注射液。待血浆渗透浓度＜330mmol/L时，改用等渗9g/L氯化钠注射液。

如果在住院阶段发生水与电解质不平衡，为开医嘱，可以参考钾离子和钠离子的平衡资料，即留24h尿，测尿钾离子和钠离子的水平。结合尿总量，就可以得到排出的大概量。与钾离子和钠离子的摄入量对比，就能得到临床的钾离子和钠离子的平衡，可以帮助开医嘱。补液总量根据下列公式计算。

$$\text{所需补液量（L）}=\frac{\text{血钠浓度（mmol/L）}-142}{\text{血钠浓度（mmol/L）}}\times 0.6\times \text{体质量（kg）}$$

式中0.6是国人的总体液（细胞内液和外液的总和）占体质量的一般比例，142为正常人血清钠离子浓度（mmol/L）。因为是以总体液为基础，故第一日补给1/3～1/2的计算量，余量在以后2～3日内补给，并根据心、肺、肾功能酌情调节。

③等渗性失水：原则给予等渗溶液，如9g/L氯化钠注射液或复方氯化钠注射液，但上述溶液氯浓度明显高于血浆，单独大量使用可致高氯血症，故可将9g/L氯化钠注射液和12.5g/L碳酸氢钠或18.6g/L（1/6mol/L）乳酸钠以7∶3的比例配制后补给。后者氯浓度为107mmol/L，并可纠正代谢性酸中毒。

补给量可按体质量或血细胞比容推算。①按体质量计算：补液量（L）＝体质量下降

(kg)×142/154。②按血细胞比容计算：补液量(L)=(实际血细胞比容－正常血细胞比容)×体质量(kg)×0.2/正常血细胞比容。正常血细胞比容男性为48%；女性为42%。其中，0.2为细胞外液占体质量的一般性比例，即国人的细胞外液占体质量的23%～25%，与方法有关。

④低渗性失水：严重低渗性失水时，脑细胞内溶质减少以维持细胞容积。若治疗使血浆和细胞外液钠浓度和渗透浓度迅速回升，可致脑细胞损伤。

一般认为，当血钠低于120mmol/L时，治疗使血钠上升流量在每小时0.5mmol/L，不超过每小时1.5mmol/L(稀释性低钠血症无须补钠)。当急性血钠低于120mmol/L时或出现中枢神经系统症状时，可给予30～50g/L氯化钠注射液缓慢滴注。一般要求在6h内将血钠浓度提高至120mmol/L以上。补钠量(mmol/L)=[142－实际血钠浓度(mmol/L)]×体质量(kg)×0.2。待血钠回升至120～125mmol/L以上时，可改用等渗溶液或等渗溶液中酌情加入高渗葡萄糖注射液或100g/L氯化钠注射液。慢性缺钠的补钠速度要慢，剂量要小，使血钠浓度逐日回升至130mmol/L。

⑤低氯性碱中毒：给予9g/L氯化钠注射液或复方氯化钠注射液500～1000mL，以后根据碱中毒情况决定用量。

⑥外用：用9g/L氯化钠溶液洗涤伤口、冲洗眼部。

⑦严重颅脑损伤、脑水肿和严重肝功能受损的患者不适用乳酸林格溶液(内含氯化钠3g/L)，推荐使用碳酸氢钠注射液或醋酸电解质注射液(内含Na^+ 140mmol/L，Cl^- 98mmol/L)。

(2)儿童　氯化钠口服与外用参见上述成人用法与用量项下，下面介绍氯化钠注射液的儿童用法与用量。

①儿童患者常因各种原因导致脱水、休克，需要及时纠正脱水，进行液体复苏治疗。最常见的是婴儿急性腹泻引起的脱水，根据症状和体征判断脱水程度和性质，然后制定第一个24h补液计划，给予相应的液体量(见表18-1)和种类(见表18-2)纠正脱水。此补液量只适用于婴幼儿，大儿童补液量需要减少1/4～1/3。

②伴有循环障碍、出现休克时，首先要扩容，使用9g/L氯化钠注射液按20mL/kg给予，最多可以每20min给予一次(按照脓毒症休克的液体复苏疗法进行)；补充累积损失时扣除扩容量，并根据脱水性质选用不同液体静脉滴注。

③见尿补钾。

④高渗性失水：补充累计损失的速度与等渗性失水和低渗性失水完全不同，宜慢，在24～48h内补液，流量宜控制在每小时3～5mL/kg。同时，补液过程中需注意，开始治疗的48h内，血Na^+浓度下降流量每小时≤0.5mmol/L，同时需要根据心、肺、肾功能调整补液量和流量，并注意维持血液渗透浓度在280～320mmol/L。

⑤等渗性失水：应注意防止高氯血症出现，可以考虑使用9g/L氯化钠注射液和50g/L碳酸氢钠注射液按照2∶1比例进行补充，但要以血气分析中剩余碱量来决定使用碳酸氢钠的剂量。

⑥低渗性失水：血钠≤120mmol/L或出现中枢神经系统症状时，给予30g/L氯化钠注射液3～5mL/kg缓慢滴注，在6h内将血钠浓度提高至120mmol/L以上，再给予9g/L氯化钠

注射液继续补充。

⑦低氯性碱中毒：给予9g/L氯化钠注射液或复方氯化钠注射液（林格液）一次10～20mL/kg，按照每小时3～5mL/kg的流量补充，以后根据碱中毒情况决定用量。

⑧营养不良患儿补液总量应减少1/3，常用1/3张液体补充累计丢失，流量宜小，控制补液流量每小时3～5mL/kg。

⑨呕吐引起的脱水，累计损失量以1∶1（葡萄糖∶生理盐水）液补充为宜。

⑩纠正酸中毒、低镁、低钙和补钾。

⑪第二天补液，需要评估脱水纠正情况，如已纠正，只要补充继续损失量、生理维持量，补钾即可。如脱水未纠正，需要重新评估，给予纠正。

表18-1　不同程度脱水补液量

项目	轻度/（mL/kg）	中度/（mL/kg）	重度/（mL/kg）	时间
累计损失量	30～50	50～100	100～120	8～12h
8～12h继续丢失量	10～40	10～40	10～40	12～16h
生理维持量	60～80	60～80	60～80	12～16h

表18-2　不同程度脱水补液种类

项目	低渗	等渗	高渗
累计损失量	等张～2/3张	1/2张	1/3～1/5张
继续丢失量	1/2张	1/2张	1/2张
生理维持量	1/5张	1/5张	1/5张

氯化钾 Potassium Chloride

适应证　用于预防和治疗低钾血症，治疗洋地黄中毒引起的频发性、多源性期前收缩或快速心律失常。

药动学　本品口服迅速吸收，钾90%由肾脏排泄，10%由肠道排泄，体内存留时间短暂。排出速度随摄入量的增加而增加，但钾摄入不足时每天仍有相当量的钾排出。缓释制剂体外第2小时、4小时和8小时缓释片的释放量分别为标示量的10%～35%、30%～70%和80%以上。口服后氯化钾缓释片在消化道中缓慢释放，达峰时间较溶液剂迟，服药后1h，血清钾显著升高；第2小时血钾继续上升至接近血钾最高限。血钾浓度持续保持在较高水平至12h后才下降，服药后6～8h时尿排钾量逐渐增加。即血钾浓度较稳定，相对生物利用度高。肾功能正常且尿量正常者，口服常用量钾盐不易导致高钾血症。每日2次给药可有效防治长期利尿所致的低血钾，特别适合重症或需长期服用者。

药物相互作用　①肾上腺糖皮质激素尤其是具有较明显盐皮质激素作用者，肾上腺皮质激素和促肾上腺皮质激素（ACTH），因能促进尿钾排泄，合用时降低钾盐疗效。②抗胆碱药能加重口服钾盐尤其是氯化钾的胃肠道刺激作用。③非甾体抗炎药加重口服钾盐的胃肠道反应。④与库存血（库存10日以下含钾30mmol/L，库存10日以上含钾65mmol/L）、含钾药物和保钾利尿药合用时，发生高钾血症的概率增多，尤其是有肾功能损害者。⑤血管紧张素转换酶抑制药和环孢素能抑制醛固酮分泌，尿钾排泄减少，故合用时易发生高钾血症。⑥肝素能抑制醛固酮的合成，造成尿钾排泄减少，合用时易发生高钾血症。⑦缓释型钾盐能抑制肠道对维生素B_{12}的吸收。

不良反应 ①本品可刺激静脉内膜引起疼痛。②滴注流量较大、应用过量或原有肾功能损害时，应注意发生高钾血症。③口服偶见胃肠道刺激症状，如恶心、呕吐、咽部不适、胸痛（食管刺激）、腹痛、腹泻甚至消化性溃疡及出血。在空腹、剂量较大及原有胃肠道疾病者更易发生。

禁忌证 高钾血症者、急慢性肾功能不全者忌用。

注意 ①本品严禁直接静脉注射。②下列情况慎用：急性脱水；代谢性酸中毒伴有少尿时；慢性肾功能不全；家族性周期性麻痹（低钾性麻痹应给予补钾，但需鉴别高钾性或正常性周期麻痹）；肾前性少尿；传导阻滞性心律失常，尤其应用洋地黄类药物时；大面积烧伤、肌肉创伤、严重感染、大手术后24h和严重溶血等可引起高钾血症情况；肾上腺性异常综合征伴盐皮质激素分泌不足；接受保钾利尿药的患者；胃肠道梗阻、慢性胃炎、溃疡病、食管狭窄、憩室、肠张力缺乏以及溃疡性结肠炎患者。③用药期间需做以下随访检查：血钾、血钠、血镁、血钙、酸碱平衡指标、心电图、肾功能和尿量。④妊娠期妇女用药资料尚不明确，动物实验未见补钾对妊娠动物有不良作用。⑤老年人肾脏清除K^+功能下降，应用钾盐时较易发生高钾血症。⑥浓氯化钾注射液是我国2019年发布的13种高警示药品品种之一，用溶剂稀释后静脉滴注，浓度不能太高，小儿用药极限质量浓度是3.0g/L，成人极限质量浓度是3.4g/L；小儿极限滴注流量是2.4mmol/（kg·h）［0.18g/（kg·h）］，成人是0.75g/h（1.006mol/h）。

用法与用量

（1）成人

①静脉滴注：将100g/L氯化钾注射液10～15mL加入9g/L氯化钠注射液或50g/L葡萄糖注射液500mL中稀释后静脉滴注（忌不稀释用原注射液直接静脉滴注与注射），但低钾血症开始补钾时用氯化钠注射液稀释，不可以用葡萄糖注射液稀释。a.一般补钾的氯化钾浓度不超过3.4g/L（45mmol/L），滴注流量钾浓度不超过每小时0.75g（每小时10mmol），一日补钾量为3～4.5g（40～60mmol）；b.在体内缺钾引起严重快速性室性异位心律失常时，钾盐浓度可升高至5～10g/L，滴注流量可达每小时1.5g（每小时20mmol），补钾总量可达一日10g或以上；c.如病情危急，补钾浓度和流量可超过上述规定，但需严密动态观察血钾及心电图等，防止高钾血症发生。

②口服：一次0.5～1g（6.7～13.4mmol），一日2～4次，餐后服用，一日最大剂量为6g（80mmol）。氯化钾缓释片不要嚼碎应吞服。对口服片剂出现胃肠道反应者宜用溶液，稀释于冷开水或饮料中，分次服用。

（2）儿童 ①静脉滴注，一日按体质量0.075～0.22g/kg（1～3.0mmol/kg）或按体表面积3.0g/m^2计算。用葡萄糖或葡萄糖盐水稀释，浓度不超过3g/L。极限滴注流量是2.4mmol/（kg·h）［0.18g/（kg·h）］。②口服，宜选用溶液，一日1～3g/m^2（15～

40mmol/m^2）或0.075～0.22g/kg（1～3mmol/kg），稀释于冷开水或饮料中，分次服用。

枸橼酸钾 Potassium Citrate

适应证 用于防治各种原因造成的低钾血症。防治泌尿系结石。

药动学 钾90%由肾脏排泄，10%由肠道排泄。

药物相互作用 同氯化钾。

不良反应 口服可有异味感及胃肠道刺激症状。应用过量或原有肾功能损害时易发生高钾血症。应重视代谢性碱中毒、肠梗阻和肠穿孔。

禁忌证 伴有少尿或氮质血症的严重肾功能损害患者、未经治疗的艾迪生病、急性脱水、中暑性痉挛、无尿、严重心肌损害、家族性周期性麻痹和各种原因引起的高钾血症患者、铝中毒者、消化性溃疡患儿。

注意 ①用药期间注意复查血钾浓度。排尿量低于正常水平的患者慎用。②餐后服用以避免本品盐类缓泻作用。③服用本品时应当用适量液体冲服，防止摄入高浓度钾盐制剂而产生对胃肠道损伤的作用。④传导阻滞性心律失常，尤其应用洋地黄类药物时应经常复查血钾浓度，以随时调整剂量。

用法与用量 口服。

（1）成人 ①口服液一次10～20mL，一日3次或遵医嘱。②颗粒剂（剂量以枸橼酸钾为准）温开水冲服，一次1～2袋，一日3次或遵医嘱。

（2）儿童 ①口服液（100g/L枸橼酸钾）每日0.5～1mmol/kg，一日3次或遵医嘱。②颗粒剂（剂量以枸橼酸钾为准）温开水冲服，一日3次或遵医嘱。

门冬氨酸钾镁 Potassium Aspartate and Magnesium Aspartate

适应证 用于治疗和预防低钾血症，低钾血症及洋地黄中毒引起的心律失常，心肌炎后遗症，慢性心功能不全，急慢性肝炎的辅助治疗。

药动学 尚无门冬氨酸钾镁注射液静脉给药的药动学资料。同位素示踪动物实验研究表明，本品口服后在体内分布广泛，0.5～1h血浆浓度达峰值，1h后肝脏药物浓度最高，其次为血、肾脏、肌肉、心脏和小肠等。本品主要经肾脏由尿排泄。

药物相互作用 ①本品能抑制四环素类、铁盐、氟化钠的吸收。②与保钾利尿药、血管紧张素转换酶抑制药配伍使用时，可能发生高钾血症。③本品不宜与其他呼吸抑制药及吗啡、异烟肼配伍。

不良反应 滴注流量太大可引起高钾血症和高镁血症，还可出现恶心、呕吐、面部潮红、胸闷、血压下降，偶见血管刺激性疼痛。极少数可出现心率减慢，减慢流量或停药后即可恢复。大剂量应用可能引起腹泻。

禁忌证 高血钾、高血镁、严重肾功能障碍及三度房室传导阻滞患者禁用，心源性休克（血压低于90mmHg）禁用。

注意 ①不宜与保钾利尿药合用。②妊娠及哺乳期妇女慎用。③儿童用药：无可靠数据表明本品对儿童有任何毒害作用。各种肾脏疾病导致肾小球滤过率下降患儿慎用。④老年用药：老年人肾脏清除能力下降，应慎用。

用法与用量

（1）成人　①口服常用量，一次4片（每片含门冬氨酸钾79mg，门冬氨酸镁70mg）或2片（每片含门冬氨酸钾158mg，门冬氨酸镁140mg），一日3次。预防用药，一次剂量减半，一日3次。②静脉滴注，一次10～20mL，加入50g/L或100g/L葡萄糖注射液500mL中缓慢滴注，一日1次。门冬氨酸钾镁葡萄糖注射液可直接静脉滴注，一次250mL，一日1次。

（2）儿童　①口服，一次一片，或一次一支口服液。②静脉滴注，用量一日0.15～0.33mL/kg，常按10mL加入50g/L葡萄糖注射液250mL比例稀释，缓慢滴注；通常情况下一日使用总量为10mL，一日一次。

常用的复方（糖）电解质注射液 Common Useglucose Electrolytes Solutions

适应证　应用复方（糖）电解质输液的主要目的是调节体液平衡，同时补充部分的电解质及能量。输液总量的计算应根据“（生理维持量+既往丢失量+预计丢失量）×安全系数”全面考虑；应根据不同的需要选择处方合理的产品。复方（糖）电解质输液采用工业化生产，方便快捷，减少临床配制可能造成的污染及输液差错的发生。此外，近年国内上市了含复合糖（包括葡萄糖、果糖、木糖等）和用醋酸代替乳酸的复方电解质注射液和复方（糖）电解质输液，对某些临床情况有其适应证。

不良反应　流量快给药时，可能出现水肿、血压升高、心率加快、胸闷、呼吸困难甚至急性左心衰竭。静脉滴注浓度较高、流量大或静脉较细时，易刺激静脉内膜引起疼痛。滴注流量较快或原有肾功能损害时，应注意发生高钾血症。补液量及各种离子滴注流量应控制（见表18-3）。

禁忌证　乳酸血症患者禁用乳酸盐。

注意　①高钾血症、少尿、艾迪生病、严重烧伤、氮质血症患者及糖尿病患者应慎用。②最好在患者的尿量为一日500mL或每小时20mL以上时使用。对肾功能不全的患儿，其尿量每小时应至少≥0.5mL/kg。③用药时根据临床需要可做下列检查及观察：血气分析或血二氧化碳结合力检查；血清Na^+、K^+、Ca^{2+}、Cl^-浓度测定；肾功能测定，包括血尿素氮、肌酐等；血压，心肺功能状态，如水肿、气急、发绀、肺部啰音、颈静脉充盈、肝颈静脉回流征等，按需做静脉压或中心静脉压测定。④有妊娠高血压综合征者应注意避免水钠潴留。⑤儿童及老年患者补液量和各种离子流量应严格控制（见表18-3）。

用法与用量　静脉滴注。

（1）成人　按年龄、体质量及症状可适当增减，一次用量500～1000mL，每小时不超过0.5g/kg。

（2）儿童　常规剂量控制在每小时5mL/kg之内。按年龄、体质量及症状可适当增减。

表18-3　常用的复方（糖）电解质注射液

名称	用途	电解质浓度/（mmol/L）							葡萄糖含量/（g/L）	渗透浓度/（mmol/L）
		Na^+	K^+	Ca^{2+}	Mg^{2+}	Cl^-	HCO_3^-	乳酸盐		
葡萄糖氯化钠注射液	主要用于细胞外液缺乏时的电解质及水分补充：含糖液体也补充部分能量（目前以醋酸钠林格最接近细胞外液成分）	154				154			50	
复方氯化钠（林格）注射液		140	4	2.5		155				307.5
醋酸钠林格注射液		140	5		3	98	27	23		294
乳酸钠林格注射液		130	4	1.5		109		28		272.5
复方乳酸钠葡萄糖注射液		130	4	1.5		109		28	50	551
复方电解质山梨醇注射液		130	4	1.5		109		28	50	551
复方电解质葡萄糖针M3A	用于经口摄取不足时的热量、水分和电解质补充（葡萄糖氯化钠钾多用于儿童）	60	10			50		20	27	
复方电解质葡萄糖针M3B		50	20			50		20	27	
复方电解质葡萄糖针MG3		50	20			50		20	100	
葡萄糖氯化钠钾		30	20			50			80	
复方电解质葡萄糖针R2A	用于脱水（可以补充细胞内液）	60	25		1	49		25	23.5	297
复方电解质葡萄糖针R4A	用于术后早期及婴幼儿水分、电解质补充	30				20		10	40	282

混合糖电解质注射液 Carbohydrate and Electrolyte Injection

适应证 本品含葡萄糖、果糖和木糖醇等三种糖类，适用于糖尿病、手术后或糖耐量异常患者补充部分能量、水、电解质。其余同复方（糖）电解质注射液。

药动学 本品以3.9mL/（kg·h）流量静脉滴注4位成年男子8h，在此期间血糖水平有轻微升高，在末期时，血糖浓度又逐渐降低，约在治疗后2h恢复到治疗前水平。果糖和木糖醇最高血液浓度各为85mg/L和68mg/L，但输液后1h就无法检测出。葡萄糖肾代谢量为1g/L，果糖为8g/L，木糖醇为14.2g/L，总计23g/L混合糖被代谢。将用^{14}C标记的混合糖电解质注射液以5mL/（kg·h）和10mL/（kg·h）的剂量分别通过静脉注射入正常小鼠和手术导致的中度糖尿病小鼠。放射性迅速分布全身，在肝部和脑部尤为集中，放射活性物质主要通过呼出气体排出，24h总共排出的$^{14}CO_2$约为58%。

不良反应 发现不良反应时，应当采取中止给药等适当的处理措施（见表18-4）。

表18-4 混合糖电解质注射液的不良反应

种类	50/L以上	低于10～50g/L
过敏		出疹
大量急速给药	脑水肿、肺水肿、末梢水肿、水中毒、高钾血症、血栓性静脉炎、肝功能障碍和肾功能障碍	
其他	血管痛	

禁忌证 遗传性果糖不耐受者和对本品任一成分过敏者禁用。

注意

（1）以下患者必须谨慎给药 ①肾功能不全的患者；②心功能不全的患者；③因闭塞性尿路疾病引起的尿量减少的患者；④有肝功能障碍和肾功能障碍的患者；⑤糖尿病患者。

（2）使用时的注意事项 ①对于只能通过使用胰岛素控制血糖的患者（胰岛素依赖型糖尿病）建议使用葡萄糖制剂。②配置时，磷酸根离子和碳酸根离子会产生沉淀，所以不能混入含有磷酸盐及碳酸盐的制剂。③给药前尿液量最好在每天800mL以上。④寒冷季节应注意保持一定体温后再用药；包装启封后立刻使用，残液绝不能使用。

用法与用量

（1）成人 每天500～1000mL。滴注流量按葡萄糖注射液计，每小时不超过0.5g/kg。给药量根据年龄、症状及体质量的不同可酌情增减。

（2）儿童 缓慢静脉滴注。用量按体质量计算，一日10～15mL/kg，滴注流量控制每分钟5～8mg/kg（按照葡萄糖滴注流量计算），特殊情况按医嘱。

◎ **氯化钙****（见13章408页）**

◎ **葡萄糖酸钙****（见13章408页）**

乳酸钠 Sodium Lactate

适应证 ①适用于纠正代谢性酸中毒。②用作腹膜透析液中的缓冲剂。③用于伴严重心律失常、QRS波增宽的高钾血症。④用于碱化尿液，预防和治疗尿酸结石、婴儿肠炎等。

药动学 乳酸钠的pH为6.5～7.5，口服吸收快，在1～2h内经肝脏氧化、代谢转变为碳酸氢钠。

药物相互作用 本品与新生霉素钠、盐酸四环素、磺胺嘧啶钠呈配伍禁忌。

不良反应 ①在纠正酸中毒后易出现手足发麻、疼痛、抽搐、呼吸困难等症状，常因血清钙离子浓度降低所致。②心率加速、胸闷、气急等肺水肿、心力衰竭表现。③血压升高。④水肿。⑤血钾浓度下降，有时出现低钾血症表现。

禁忌证 ①心力衰竭及急性肺水肿。②脑水肿。③乳酸已有堆积的患者。④重症肝功能不全。⑤严重肾功能衰竭少尿或无尿。

注意

（1）孕妇有妊娠中毒症者可能加剧水肿、增加血压，有水肿及高血压者应用时宜谨慎。

（2）下列情况应慎用 ①糖尿病患者服用双胍类药物（尤其是苯乙双胍）会阻碍肝脏对乳酸的利用，易引起乳酸性酸中毒；②水肿患者伴有钠潴留倾向时；③高血压患者可增高血压；④心功能不全；⑤肝功能不全时乳酸降解速度减慢；⑥缺氧及休克，组织血供不足及缺氧时乳酸氧化成丙酮酸进入三羧酸循环代谢速度减慢，以致延缓酸中毒的纠正速度；⑦酗酒、水杨酸中毒、Ⅰ型糖原沉积病时有发生乳酸性酸中毒倾向，不宜再用乳酸钠纠正酸碱平衡；⑧糖尿病酮症酸中毒时乙酰醋酸、β-羟丁酸及乳酸均升高，且常可伴有循环不良或脏器血供不足，乳酸降解速度减慢；⑨肾功能不全，容易出现水钠潴留，增加心血管负荷；⑩老年患者常有隐匿性心、肾功能不全，也应慎用。

（3）逾量时出现碱中毒。

（4）用药时应作下列检查及观察 ①血pH和（或）二氧化碳结合力；②血清钠、钾、钙、氯浓度测定；③肾功能测定，包括血肌酐、尿素氮等；④血压；⑤心肺功能状态，如水肿、气急、发绀、肺部啰音、颈静脉充盈、肝颈静脉反流等，按需做静脉压或中心静脉压测定；⑥肝功能不全，表现黄疸、神志改变、腹水等，应于用乳酸钠前后及过程中，随时进行观察。

用法与用量

（1）成人 高钾血症，首次可静脉滴注112g/L注射液40～60mL，以后酌情给药。严重高钾血症导致缓慢异位心律失常，特别是心电图QRS波增宽时，应在心电图监护下给药，有时需高达200mL才能奏效，此时应注意血钠浓度及防止心衰。

（2）儿童 静脉滴注。①代谢性酸中毒，应根据碱缺失情况计算用药量，所需乳酸钠（mol/L）的体积（mL）＝碱缺失（mmol/L）×0.3×体质量（kg）。112g/L乳酸钠注射液稀释6倍（18.7g/L）3mL可以提高HCO_3^-约1mmol/L。②高钾血症若血清钾＞6.5mmol/L，首次可静脉滴注112g/L乳酸钠注射液0.7～1mL/kg，稀释后使用，以后根据气血分析结果酌情给药。严重高钾血症患者应于心电图监护下给药，应注意监测，以防出现血钠过高及心力衰竭。

◎ 碳酸氢钠（见4章99页）

右旋糖酐 Dextran

适应证 本品是一种高分子葡萄糖聚合物，由于聚合的葡萄糖分子数目不同，而有不同的相对分子质量，临床上使用的是右旋糖酐70（平均相对分子质量6万～8万）、右旋糖酐40（平均相对分子质量2万～4万）、右旋糖酐20（平均相对分子质量1万～2万）。《中国药典》收载右旋糖酐40、右旋糖酐70两种。用于抗低血容量性休克、预防术后血栓和血栓性静脉炎。右旋糖酐40用于抗失血性休克、创伤、烧伤、中毒性休克、脑血栓、心绞痛和心肌梗死，并预防因休克引起的弥散性血管内凝血。

药动学 右旋糖酐40相对分子质量小于右旋糖酐70。静脉滴注后立即开始从血流中消除，经肾迅速排泄，用药后1h排出50%，24h排出70%。半衰期约3h。

药物相互作用 ①与卡那霉素、庆大霉素和巴龙霉素合用可增加其肾毒性。②与肝素合用时，由于有协同作用而增加出血可能。

不良反应 皮肤瘙痒、荨麻疹、红色丘疹、哮喘等过敏反应，极少数出现过敏性休克，多发生于滴注初始几分钟内，立即出现胸闷、面色苍白、血压下降，如及时抢救可恢复；偶见发热、持续性高热或低热、寒战、淋巴结肿大、关节痛、血钾降低；用量过大可致贫血、出血、创面渗血、鼻出血、牙龈出血、皮肤黏膜出血、血尿、月经血量增多等。

禁忌证 右旋糖酐20的利尿作用较强，可引起血钾降低，对严重肾病者禁用。充血性心力衰竭者、有出血性疾病者禁用。肾衰竭、严重血小板减少者禁用。

注意 ①肝、肾功能不全者慎用。②右旋糖酐20不能代替全血应用，在抢救大出血时应用。发生由革兰氏阳性细菌感染所引起的感染性休克时，肾脏灌注量异常减弱，应用右旋糖酐70时宜注意。一日量超过1000mL时，少数患者可出现凝血时间延长，引起出血倾向或低蛋白血症，宜控制用量不超过一日1500mL。③右旋糖酐具有抗原性，少数人可能发生过敏性休克，为安全起见，应用前宜做皮肤敏感试验，抽取药液0.1mL皮下注射，观察15min，或初始滴注时观察10～15min，若出现过敏反应时立即停药，并皮下注射肾上腺素和静脉注射升压药。

用法与用量

（1）成人 静脉滴注，一次250～500mL，按体质量一日不超过20mL/kg，抗休克时滴注流量20～40mL/min，15～30min滴注完毕，冠心病和脑梗死患者应缓慢滴注，疗程视病情而定，通常每日或隔日1次，7～14次为一个疗程。

（2）儿童 ①右旋糖酐70用于抗低血容量性休克，一次10～15mL/kg，滴注流量20～40mL/min。②右旋糖酐40用于抗失血性休克、创伤、烧伤、中毒性休克，婴儿每日5mL/kg，儿童每日10mL/kg。③右旋糖酐20用于急性失血性休克、急性心肌梗死、心绞痛、脑血栓形成和供血不全，一次500～1000mL，滴注流量5～15mL/min，待血压上升后可酌情减慢。

羟乙基淀粉 Hydroxyethyl Starch

①羟乙基淀粉（130/0.4），其活性成分为聚合淀粉，平均相对分子质量为130000，

摩尔取代级0.4。②羟乙基淀粉（200/0.5），其活性成分为聚合淀粉，平均相对分子质量200000，摩尔取代级0.5。

适应证 本品为血浆容量扩充剂，用于治疗和预防与手术、创伤、感染、烧伤有关的血容量不足或休克；减少手术中对供血的需要，节约用血，如急性等容性血液稀释（ANH）。

不良反应 ①极个别患者可能发生类过敏反应。②长期大剂量使用羟乙基淀粉，患者会出现皮肤瘙痒。③使用羟乙基淀粉时，可能发生与剂量相关的凝血功能异常。④使用本品后，血清淀粉酶的浓度会升高，可能干扰胰腺炎的诊断。

禁忌证 ①液体负荷过重如肺水肿者、液体严重缺失者（脱水）、少尿或无尿的肾衰竭（血肌酐＞20mg/L）、接受透析治疗者。②严重凝血障碍、严重充血性心力衰竭、颅内出血者。③严重高钠血症或高氯血症者。④已知对羟乙基淀粉和（或）本品中其他成分过敏者。

注意 ①慢性及严重肝病患者慎用。②避免过量使用引起液体负荷过重，特别是心功不全和严重肾功能不全的患者，肾功能进一步损害和液体负荷过重的危险性增加，应调整剂量。③妊娠及哺乳期妇女慎用。个别情况利大于弊时，方可用于妊娠期患者。④为防止重度脱水，使用本品前应先给予晶体溶液。⑤严重凝血功能紊乱的患者应慎用，如严重Willebrand病的患者。运动员慎用。⑥应补充充足的液体，定期监测肾功能和液体平衡。⑦应密切监测血清电解质水平。⑧应避免与其他药物混合。如果在特别情况下需要与其他药物混合，要注意相容性、无菌及混合均匀。⑨若患者有耳神经障碍时，其给药剂量与瘙痒发生率之间有相关关系，在这种病例中最好把剂量适当减少，同时保证患者有足够的体液摄入量。

用法与用量

（1）成人 供静脉滴注，其用量和滴注流量依患者失血情况及血容量而定，24h内输注中分子羟乙基淀粉总量不应该超过33mL/kg，中分子羟乙基淀粉（130/0.4）不应该超过50mL/kg，中分子羟乙基淀粉（200/0.5）不应该超过1000mL。急性等容血液稀释时，输入与放血量相等容量的中分子羟乙基淀粉，急性等容血液稀释时，根据患者中心静脉压（CVP）输入15～20mL/kg的中分子羟乙基淀粉。

（2）儿童 ①羟乙基淀粉（130/0.4）静脉滴注：初始10～20mL，缓慢滴注，并密切观察患儿（防止可能发生的过敏反应）。一日剂量及滴注流量根据患者失血量，血流动力学参数的维持或恢复及血液稀释效果确定。没有心血管或肺功能危险的患儿使用胶体扩容剂时，血细胞比容应不低于30%。一日最大剂量50mL/kg。根据患儿的需要，本品在数日内可持续使用，治疗持续时间取决于低血容量的时间和程度，以及血流动力学参数和血液稀释效果。②羟乙基淀粉（200/0.5）：尚无在儿童中使用的安全性和有效性的资料。

明胶 Gelatin

适应证 本品为40g/L琥珀酰明胶血浆代用品（琥珀酰明胶），适用于下述情况：低血容量性休克，手术创伤、烧伤及感染的血容量补充，手术前后及手术间的稳定血液循环，体外循环（血液透析、人工心肺机）血液稀释，脊髓及硬膜外麻醉后的低血压的预防。

不良反应 偶见严重过敏反应。可出现轻微荨麻疹。

禁忌证 对明胶过敏者禁用，明显高血容量、严重心功能不全、严重凝血功能异常者禁用。

注意 使用明胶多肽时应及时监测患者的容量状态，心功能不全或肾功能受损者应慎用，大剂量输注时应保证血细胞比容维持在25%以上，注意防止凝血因子过度稀释后导致凝血功能障碍。使用本品不会干扰交叉配血。输注本品期间下列化验指标可能不稳定：血糖、红细胞沉降率、尿液比重、蛋白、双缩脲、脂肪酸、胆固醇、果糖、山梨醇脱氢酶。

用法与用量

（1）成人 快速静脉滴注时应加温液体，但不超过37℃。①血液或血浆丢失不严重，或术前或术中预防性治疗，一般1～3h输注500～1000mL。②低血容量性休克，容量补充和维持时，可在24h内输注10～15L（但血细胞比容不应低于25%，年龄大者不应低于30%，同时避免血液稀释引起的凝血异常）。③严重急性失血致生命垂危时，可在5～10min加压输注500mL，进一步输注量视缺乏程度而定。

（2）儿童 英国国家处方集（儿童版）（BNFC 2010—2011版）推荐静脉滴注。大流量输注时应加温液体，但不超过37℃。儿童滴注剂量10～20mL/kg。

◎ 人血白蛋白（见17章631页）

口服补液盐 Oral Rehydration Salts（ORS）

适应证 用于防治腹泻、呕吐、经皮肤和呼吸道等液体丢失引起的轻中度失水，可补充水、钾和钠。

药动学 ORS中含有葡萄糖，肠黏膜吸收葡萄糖的同时可吸收一定量的钠离子，从而使肠黏膜对肠液的吸收增加。用药后8～12h作用达高峰。

不良反应 常见恶心、呕吐、咽部不适、胸痛等、高钠血症、水钠潴留。

禁忌证 少尿或无尿；严重失水、有休克征象；严重腹泻，粪便量超过每小时30mL/kg；葡萄糖吸收障碍；由于严重呕吐等原因不能口服者；肠梗阻、肠麻痹和肠穿孔。

注意 ①各种水肿性疾病、忌钠盐性疾病、高钾血症、高血糖症患者慎用。②腹泻停止后即停服。③严重脱水时应用静脉输液法。④应注意随访检查：血压、体质量、血电解质（主要为Na^+和K^+）、失水体征、粪便量。⑤妊娠期妇女及哺乳期用药资料尚不明确。⑥老年人应用无特殊注意事项。⑦儿童用药：一般不用于早产儿；婴幼儿应用本品时需少量多次给予，并在口服补液应用间期予以哺乳或日常喂养。⑧当剂量超过一日100mL/kg时，需给予饮水、以免发生高钠血症。

用法与用量 1978年WHO和世界儿童基金会推荐使用建议口服补液盐作为腹泻治疗的首选药物。2006年3月23日推荐使用口服补液盐Ⅲ：氯化钠0.65g，枸橼酸钠

0.725g，氯化钾0.375g，无水葡萄糖3.375g。口服补液盐Ⅰ：每包13.75g，其中氯化钠1.75g，无水葡萄糖10.0g，氯化钾0.75g，碳酸氢钠1.45g。口服补液盐Ⅱ：每包13.95g，其中氯化钠1.75g，无水葡萄糖10.0g，枸橼酸钠1.45g，氯化钾0.75g。口服时将每包散剂溶解于500～750mL温开水中。

（1）成人 ①轻度失水，开始时50mL/kg，4～6h内饮完。以后酌情调整剂量。②中度失水，开始时50mL/kg，6h内饮完，其余应予静脉补液。③严重腹泻，应以静脉滴注为主，直至腹泻停止。

（2）儿童 ①轻度失水，开始时30～50mL/kg，8～12h内分次服用，至脱水纠正。②中度失水，每日50～100mL/kg，8～12h内分次服完。③还可用于补充继续丢失，原则是失多少补多少。不好估计的情况下，估计患儿的腹泻情况，按照10～40mL/kg给予补充。④中度以上脱水应以静脉补液为主。

19 解毒药

谷胱甘肽 Glutathione

适应证 ①有解毒作用，用于重金属、丙烯腈、氟化物、一氧化碳及有机溶剂中毒；亦可用于抗肿瘤、抗结核、中枢神经系统用药、对乙酰氨基酚等药物中毒。②有保护肝脏作用，用于病毒性、药物毒性、酒精毒性、其他化学物质毒性引起的肝脏损害，改善肝脏疾病引起的症状。③用于由乙酰胆碱、胆碱酯酶不平衡引起的过敏症状。④用于眼科疾病，抑制由晶体蛋白质巯基不稳定引起的进行性白内障及控制角膜及视网膜疾病的发展，用于初期老年性白内障、角膜溃疡、角膜上皮剥离和角膜炎。⑤防止皮肤色素沉着。⑥用于急性贫血、成人呼吸窘迫综合征、败血症等引起的低氧血症，可减轻组织损伤，改善症状。

药动学 本品注射后主要分布于肝、肾、肌肉内，脑内分布较少。在体内代谢后以硫醇尿酸排出。半衰期为24h。

药物相互作用 注射时不得与维生素B_1、维生素B_2、维生素K_1、泛酸钙、乳清酸、抗组胺制剂、磺胺及四环素类药物混合使用。

不良反应 即使大剂量、长期使用，亦很少见不良反应。偶见过敏或类过敏症状，罕见突发性皮疹。偶有食欲缺乏、恶心、呕吐、胃痛等消化道症状。注射部位有轻度疼痛。滴眼时，局部有刺激感、瘙痒、结膜充血、视物模糊。

禁忌证 对本品有过敏反应者禁用。

注意 ①本品应在医生监护下使用。②如果用药中出现皮疹、面色苍白、血压下降、脉搏异常等症状，应立即停药。③溶解后的药液应立即使用，剩余药液不能再用。

用法与用量

（1）成人 ①肌内注射：一日300～1800mg，肌内注射时药物必须完全溶解，溶解液需清澈无色。②静脉注射：需缓慢注射（溶解可用100mL、250～500mL 9g/L氯化钠注射液或50g/L葡萄糖注射液）。③口服给药：一次50～100mg，一日1～3次。

（2）儿童 ①口服：一次400mg，一日3次。②缓慢肌内注射、静脉注射：一次0.3～0.6g（最大量1.8g），一日1次。

多烯磷脂酰胆碱 Polyene Phosphatidylcholine

适应证 用于急性和慢性肝病、预防胆结石复发、妊娠导致的肝脏损害（妊娠中毒）、银屑病、放射综合征。

药动学 本品口服后，约6h血药浓度达峰值。6～12h后，磷脂酰胆碱的平均血药浓度达20%。90%的多烯磷脂酰胆碱在小肠被吸收，大部分被磷脂酶A分解为1-酰基-溶血磷脂胆碱，50%在肠黏膜立即再次酰化为多聚不饱和磷脂酰胆碱，后者通过淋巴系统进入血液，主要同肝脏的高密度脂蛋白结合。磷脂酰胆碱的半衰期是66h，不饱和脂肪酸的半衰期是32h。用^{3}H和^{14}C同位素标记，人体口服给药在粪便中的排泄不超过5%。

药物相互作用 不能与具有氧化作用的药物合并使用。

不良反应 在大剂量时偶见胃肠道紊乱（腹泻）。

禁忌证 ①由于本品中含有苯甲醇，新生儿和早产儿禁用。②对本品过敏者禁用。

注意 ①因注射剂含有苯甲醇作稳定剂，只能缓慢静脉注射。②儿童用量应遵医嘱。

用法与用量

（1）成人 ①口服：常用量一次2粒胶囊，一日3次。一日服用剂量最大不超过6粒。维持量减为一次1粒，一日3次。②静脉注射：一般一日缓慢静脉注射1～2支，严重病例一日缓慢静脉注射2～4支，一次可同时注射2支。③静脉滴注：严重病例一日静脉滴注2～4支，每天剂量可增加至6～8支。

（2）儿童 ①口服：12～18岁起始一次456mg，一日3次，一日最大剂量不能超过1368mg。一段时间后，剂量可减至一次228mg、一日3次维持，于餐中或餐后用足够量的液体整粒吞服，不要咀嚼。②静脉滴注：12～18岁一次232.5～465.0mg，每日一次。若要配制静脉输液，只能用不含电解质的葡萄糖溶液稀释，配制好的溶液在输注过程中保持澄清。

◎ **谷氨酸钠**（见4章67页）

◎ **腺苷蛋氨酸**（见4章74页）

◎ **熊去氧胆酸**（见4章73页）

生长抑素 Sonlatostatin

适应证 ①严重、急性胃及十二指肠溃疡出血。②急性糜烂性或出血性胃炎。③胰腺手术后的术后并发症的预防。④严重急性食管静脉曲张出血。⑤胰瘘、胆瘘和肠瘘的辅助治疗。⑥糖尿病酮症酸中毒的辅助治疗。

药动学 以每小时75μg的流量静脉滴注本品，15min内可达到血药浓度峰值（125μg/L），代谢清除率为1L/min左右。静脉给药后，在肝脏中经肽链内切酶和氨基肽酶的作用，使*N*-末端和分子环化部分发生裂解，而被迅速代谢。半衰期短，静脉注射后正常人、肝病患者、慢性肾衰竭患者的半衰期分别为1.1～3min、1.2～4.8min及2.6～4.9min。在静脉注射的2μg的^{125}I标记的生长抑素后，尿液排泄物的放射活性在4h后为40%，24h后放射活性为70%。

药物相互作用 ①本药可延长环己烯巴比妥引起的睡眠时间，加剧戊烯四唑的药理作用，不宜与这类药物或产生同样作用的药物同时使用。②由于本药对阿片类镇痛药活性的拮抗，可能使吗啡的镇痛作用下降。

不良反应 ①用药期间消化系统可出现恶心、呕吐、腹泻和腹痛现象。但不常见。②由于本品抑制胰岛素及胰高糖素的分泌，在治疗初期，可能会导致短暂的血糖水平下降。有发生危及生命的水潴留伴低钠血症的个案报道。③有个案报道患者静脉注射本药20h后皮肤出现红皮病、停药后症状消失。④本品停药后常出现生长激素和其他激素反跳性分泌过多，这限制了本品在肢端肥大症和其他疾病中的临床应用。有报道在肠外瘘的患者中一旦停药，漏出量会产生反跳效应。

禁忌证 ①对本品过敏者。②妊娠及哺乳期妇女。

注意 ①糖尿病患者慎用。②用药前后及用药时应检查或监测血糖，由于本品抑制胰岛素和胰高血糖素的分泌，所以对胰岛素依赖型糖尿病患者在使用时需小心，这些患者可能会发生短暂的低血糖或2～3h后出现高血糖，故使用时应每隔3～4h测试一次血糖浓度。③本品与其他药物的不相容性未经测试，所以在注射或静滴时，应单独应用。

用法与用量

（1）成人 ①严重上消化道出血（包括食管静脉曲张出血）以250μg/h的流量静脉滴注。止血后（一般在12～24h以内）应继续用药48～72h，以防止再次出血，通常的治疗总时间不超过120h，延长静脉滴注时间并不加强效果。②胰瘘、胆瘘、肠瘘辅助治疗应以250μg/h的流量持续静脉滴注，直至瘘管闭合（2～20日）。瘘管闭合后应继续用药1～3日，然后逐渐停药，以防止反跳作用。这种治疗可以用作全胃肠道外营养的辅助措施。③胰腺手术并发症的预防和治疗手术开始时以250μg/h流量静脉滴注，手术后持续用药5日。④急性胰腺炎应尽早用药静脉滴注250μg/h，连续用药5～7天。为预防手术患者发生外周和手术后的胰腺炎，以及防止内镜逆行胰胆管造影（ERCP）或括约肌成形术所引起的胰腺并发症，应于术前2～3h开始用药，连续静脉滴注250μg/h至手术后24h。⑤糖尿病酮症酸中毒的辅助治疗以100～500μg/h的流量连续静脉滴注，同时配合胰岛素治疗。一般在3h内缓解酮症酸中毒，4h内可以使血糖恢复正常。

（2）儿童 ①静脉注射和滴注，首先缓慢静脉推注3.5μg/kg（用1mL的9g/L氯化钠注射液配制）作为负荷量，而后立即以每小时3.5μg/kg的流量持续静脉滴注给药。②治疗急性上消化道出血，用药在血止后48～72h时；胰腺、胆囊和肠道瘘管的治疗，疗程不超过20天。

特利加压素 Terlipressin

适应证 本品为人工合成多肽。用于食管、胃肠道等消化道疾病引起的急性大出血的辅助治疗。

药动学 静脉注射后25～40min起效，达峰时间1～2h，持续2～10h，分布半衰期为8～9min，分布容积为0.6～0.9L/kg，主要在肝脏和肾脏代谢，其代谢产物为具有活性的赖氨酸加压素。消除半衰期为51～66min。

不良反应 可见腹绞痛、排便次数增加、头痛、面色发白、血压升高或降低、冠状动脉痉挛、心绞痛、诱发心肌梗死、心力衰竭、脑血管意外、少尿和尿失禁。

禁忌证 ①患有冠心病、高血压、脑血管病、周围血管病、机械性肠梗阻、肾衰竭者。②妊娠期妇女。③对本品过敏者。④癫痫、败血症性休克。

注意 ①高血压、晚期动脉粥样硬化、心律失常或冠脉功能不全者慎用。②应监测血压、血清电解质及液体平衡。

用法与用量

（1）成人　静脉注射：治疗食管-胃底静脉曲张出血，首剂2mg（用氯化钠注射液稀释）静脉缓慢注射（超过1min），维持剂量为每4h静脉缓慢注射1～2mg延续24～48h，直至出血控制。建议出血停止后仍维持治疗1～2日，以防止再出血。用于其他胃肠道出血，对疑为上消化道出血的患者进行早期治疗时使用，可每4～6h缓慢静脉注射1mg，连续用药，直至出血控制。本品也可作为急救药物使用。

（2）儿童　①内脏出血静脉推注，一次8～20μg/kg，每4～8h一次，连续用药，直至出血控制。②硬化法治疗后的食管-胃底静脉曲张，采用20μg/kg一次性推注。

◎ **乳果糖****（见4章71页）**

喷替酸钙钠 Calcium Trisodium Pentetate

适应证　①用于铅、铁、锌、钴、铬等金属中毒。②用于促进钍、铀、钚、钇、锶、镨等放射性核素的排出。

药动学　口服不易吸收，注射起效快，主要分布在细胞外液，由尿排出，注射后2h自尿中排出40%，24h排出90%以上，34h几乎完全排除。

药物相互作用　长效胰岛素的疗效可能因锌被螯合受干扰。

不良反应　①可见恶心、呕吐、食欲缺乏、腹泻、头晕、无力、皮肤红斑、丘疹等。②大剂量可损害肝、肾功能。

禁忌证、注意　见本章依地酸钙钠项下。

用法与用量

（1）成人　①静脉滴注：本品0.5～1.0g，加入50g/L葡萄糖注射液250～500mL中，4～8h内静脉滴注，一日1次，连续使用3～5日，间隔2～4日为一疗程。②肌内注射：本品一次0.5g，一日2次，3日为一疗程；或隔日1次，一周3次。

（2）儿童　按体质量一日25mg/kg，用法参见成人。

氟马西尼 Flumazenil

适应证　用于苯二氮䓬类药物中毒，作为苯二氮䓬类药物过量时中枢镇静作用的特效逆转药。

药动学　本品为弱亲脂性碱，口服吸收超过95%，达到血浆浓度峰值的时间为20～90min。但生物利用度低（15%～17%），只能静脉注射。血浆蛋白结合率约50%。在体内迅速经肾排出，代谢物无活性，排泄半衰期53min，稳态分布容积0.95L/kg。单次注射作用时间为15～140min，根据中毒药物种类与剂量而异。

药物相互作用　与苯二氮䓬类或三环类抗抑郁药合用，可能引发癫痫和心律失常；有报道本品可能缩短硫喷妥钠的麻醉效应持续时间。

不良反应　可见面部潮红、恶心、呕吐，快速注射后可见焦虑、心悸、恐惧。

禁忌证　①对本品过敏的患者禁用。②妊娠早期妇女禁用。③麻醉后肌松作用未消失的患者禁用。

注意 ①混合性药物中毒慎用。②哺乳期妇女慎用。③对于1周内大剂量使用过苯二氮䓬类药物者和（或）较长时间使用苯二氮䓬类药物者，应避免快速静脉注射本品。快速静脉注射本品可出现戒断症状，如兴奋、焦虑、心悸、恐惧、情绪不稳、轻微混乱和感觉失真等，故应缓慢注射。如出现严重戒断症状，应静脉注射地西泮5mg或咪达唑仑5mg。

用法与用量 静脉注射或静脉滴注。用于静脉注射时，将本品0.5～1mg用9g/L氯化钠注射液或50g/L葡萄糖注射液10mL稀释后缓慢静脉注射，注射时间1～3min，用于静脉滴注时，将本品1～2mg用9g/L氯化钠注射液或50g/L葡萄糖注射液100～200mL稀释后缓慢静脉滴注，滴注时间2～5h。

（1）成人 常用量0.5～2mg，静脉注射或静脉滴注。首次0.2mg，静脉注射。如1min内未达到要求的清醒程度，可以重复给药。重复给药一次增加0.1mg，或以每小时0.1～0.4mg流量静脉滴注，直至患者清醒为止。一般最大剂量0.5mg，但大剂量苯二氮䓬类药物中毒者可用至1～2mg或以上。

（2）儿童

①按体质量0.01mg/kg，最大剂量1mg。

②英国国家处方集（儿童版）（BNFC 2010—2011版）推荐用于拮抗苯二氮䓬类药物的镇静作用（用于鉴别诊断，如果重复使用本品后没有反应，必须考虑到苯二氮䓬类以外的其他原因）。静脉注射时，将本品0.5～1mg用9g/L氯化钠注射液或50g/L葡萄糖注射液稀释后缓慢静脉注射；用于静脉滴注时，将本品1～2mg用9g/L氯化钠注射液或50g/L葡萄糖注射液100～200mL，稀释后缓慢静脉滴注。a.静脉注射：注射时间超过15s。新生儿～12岁单次给药10μg/kg，最大单次剂量200μg，如需要，间隔1min重复给药，最大总剂量为40μg/kg（不超过1mg），监护室内最大给药量为2mg；12～18岁单次给药200μg，如需要，间隔1min，重复给药，最大总剂量为1mg，监护室内最大给药量为2mg。b.静脉持续输注（如果注射后仍有昏睡发生）：新生儿～18岁每小时2～10μg/kg，根据反应调整，最大剂量每小时400μg。

二巯丙醇 Dimercaprol

适应证 ①用于砷中毒和汞、金等重金属中毒。②与依地酸钙钠合用，用于治疗儿童急性铅中毒性脑病。

药动学 本品口服不吸收。肌注后30～60min血药浓度达高峰，维持2h。4h后几乎完全代谢降解和排泄。动物注射本品后尿内中性硫含量迅速增多，其中约50%是由于注射本品的结果。尿中葡糖醛酸含量增多，提示本品部分以葡糖醛酸形式由尿排出。

药物相互作用 铁、镉、硒、铀与本品合用，可形成有毒的复合物，禁止合用。

不良反应 本品有特殊气味。常见不良反应依次有恶心、呕吐、头痛、唇和口腔灼热感、咽和胸部紧迫感、流泪、流涕、流涎、多汗、腹痛、肢端麻木和异常感觉、肌肉和关节酸痛。剂量超过5mg/kg时出现心动过速、血压升高、抽搐和昏迷，暂时性血清丙氨酸氨基转移酶（ALT）和天门冬酸氨基转移酶（AST）增高。持续应用可损伤毛细血管，引起血浆渗出，导致低蛋白血症、代谢性酸中毒、血浆乳酸增高和肾脏损害。儿童不良反应与成人相同，且可有发热和暂时性中性粒细胞减少。一般不良反应常在给药后10min出现，30～60min后消失。

禁忌证 ①对花生及其制品过敏者禁用。②严重高血压、心力衰竭和肾衰竭的患者禁用。③严重肝功能障碍患者禁用，但砷中毒引起的黄疸除外。④铁、硒、镉中毒患者禁用，因与这些物质形成的化合物毒性更大。⑤甲基汞和其他有机汞化合物中毒患者禁用，因为应用本品，可使汞进入脑组织。

注意 ①老年患者慎用。②心脏病、高血压、肝病、肾脏病和营养不良的患者慎用。③应用本品前后应测量血压和心率。④本品与金属结合的复合物，在酸性条件下容易离解，故应碱化尿液，保护肾脏。⑤本品给药间隔时间不得少于4h。⑥本品为灭菌油溶液，肌内注射局部可引起疼痛，并可引起无菌性坏死，因此注射部位需交替进行，并注意局部清洁消毒。⑦治疗过程中要检查尿常规和肾功能；大剂量长期应用时应定期检查血浆蛋白。

用法与用量

（1）成人　常用量，肌内注射，按体质量一次2～3mg/kg，第1天、第2天每4h一次，第3天改为6h一次，第4天后每12h一次。疗程一般为10天。

（2）儿童　①肌内注射用于砷中毒和汞、金等重金属中毒：英国国家处方集（儿童版）（BNFC 2010—2011版）推荐，婴儿或儿童按体质量一次2.5～3mg/kg，每4h一次，共2日；第3天给予2～4次，然后每天给予1～2次，共10日或直到恢复。②急性铅中毒脑病：肌内注射按体质量一次2.5～3mg/kg，每4～6h一次，同时应用依地酸钙钠按体质量一次12.5mg/kg，一日2次，疗程3～5日。

二巯丁二钠 Sodium Dimercaptosuccinate

适应证 ①用于锑、汞、砷、铅、铜等金属中毒。②用于肝豆状核变性。

药动学 雄性小鼠肌内注射用^{35}S标记的本品，血药浓度5min即达高峰，分布以肾为最高，依次为肺、肝、心、肠、脾等。尿中排泄以最初1h最快，以后逐渐减少，粪便中亦有少量排泄。静脉给药本品血中半衰期仅4min。尿中排泄巯基在初始30min为40%，4h约80%。应用本品治疗铅中毒患者时，最初8h尿中铅含量占24h时尿铅总量的91.2%。

不良反应 ①约50% 的患者在静脉注射后出现轻度头晕，以及头痛、四肢无力、口臭、恶心、腹痛等。少数患者可见皮疹，皮疹呈红色丘疹，有瘙痒，以面部、颈部、前胸多见。②另见咽喉干燥、胸闷、食欲缺乏。③个别患者有血清ALT及AST暂时性增高。

禁忌证 严重肝功能不全者禁用。

注意 ①有肝脏疾病者慎用。②本品水溶液呈无色或略带微红色，极不稳定。久置后现混浊或土黄色，则不可使用。③本品不可静脉滴注。④在应用本品前和用药过程中，应根据情况定期检查肝功能，如每1～2周检查1次。

用法与用量

（1）成人　①常用量：本品1g，于临用时用氯化钠注射液或50g/L葡萄糖注射液10mL溶解，立即缓慢静脉注射，10～15min注射完毕。②对急性重金属及急性锑中毒引起的心律失常：本品首次剂量为2g，用50g/L葡萄糖注射液20mL溶解后，立即静脉缓缓注射。以后每小时1g，共4～5次。③亚急性金属中毒：每次1g，每日2～3次，共3～5日。④慢性金属中毒：每日1g，共5～7日；或每日1g，连续3日，停药4日为一个疗程，按病情可用2～4个疗程。

（2）儿童　常用量按体质量20mg/kg。

二巯丁二酸 Dimercaptosuccinic Acid

适应证　同二巯丁二钠。

药动学　口服吸收快但不完全。主要分布于胃肠道、肝、肾、血液和尿中。雄性小鼠用本品灌胃后，15min血浆巯基水平已有明显增高；半小时可达高峰，超过70mg/L，可维持1～2h，以后逐渐下降，5h降至10mg/L。半衰期为48h。24h尿中排出巯基19%～24%，肺和便中有少量排出。本品可使铅、汞、铜等金属染毒动物尿中排出的金属量增加约10倍。

不良反应　①可见口、鼻呼气、汗、尿和大便常带有大蒜样臭味。②可见食欲缺乏、腹胀、恶心、呕吐、腹泻等胃肠道反应。③偶见皮疹，血清ALT及AST一过性升高、中性粒细胞减少。

禁忌证　①严重肝功能不全患者用本品前和用药过程中应根据情况定期禁用。②孕妇禁用。

注意　①肝功能不全患者慎用。应用前和应用过程中应根据情况定期检查肝功能，出现血清ALT及AST增高时停止用药。②治疗时应监测血铅浓度。因治疗后血铅浓度降低，但有些人再次接触铅和治疗时，血铅反而升高。此外，经短时治疗后，可引起血铅反跳性升高，这是因铅从骨中游离出来重新分布的结果。所以应反复用药，才能保证疗效。③监测尿铅的排出。④每周监测全部血细胞计数，发现有中性粒细胞减少时停药。⑤对一些缺乏葡萄糖-6-磷酸脱氢酶和镰状细胞贫血儿童用本品治疗无效。⑥服用本品的同时应饮足量水，脱水患者应在水分补足后再用药。

用法与用量

（1）成人　口服，一次0.5g，一日3次。连服3日，停服4日，7日为一疗程，或一次0.5g，一日2次，隔日服药，共10日，停服5日，15日为一疗程，或按体质量10mg/kg，每8h一次，连服5日，以后每12h 1次，连服14日，停服2周，33日为一疗程，根据病情，一般应用2～3疗程。

（2）儿童　口服，按体质量一次10mg/kg，一日2～3次。用法同成人。

二巯丙磺钠 Sodium Dimercaptosulphonate

适应证　①用于汞、砷、锑、铋、铬和路易氏剂中毒。②用于毒蕈即野生毒蘑菇毒素毒肽、毒伞肽中毒。③用于沙蚕毒素类农药中毒。

药动学　本品水溶液性质稳定，可作肌内及静脉注射，肌内注射后30min达到血药浓度峰值，24h完全排出。

不良反应　①静脉注射流量大时可引起恶心、呕吐、头晕、面色苍白、口唇发麻、心跳加快等，一般10～15min即可消失。②偶见过敏反应，如皮疹、寒战、发热，甚至过敏性休克、剥脱性皮炎等。

禁忌证 对本品过敏或对巯基化合物有过敏史的患者。

注意 ①高敏体质者应慎用或禁用，必要时脱敏治疗后密切观察下小剂量使用。②一旦发生过敏反应需立即停药，并对症治疗。轻症者可用抗组胺药，反应严重者应用肾上腺素或肾上腺皮质激素。③如需静脉注射，将本品250mg用100g/L葡萄糖注射液20mL稀释后使用。静脉注射流量要低，应在5min以上注射完毕，否则会引起不良反应，故一般多采用肌内注射。④由于本品与金属形成的配合物仍有一定程度的离解，如排泄慢，离解出来的二巯基化合物可很快被氧化，则游离的金属仍能产生中毒现象，故本品在金属中毒时需反复给予足量的药物。

用法与用量

（1）成人

①金属中毒：a.急性中毒，肌内注射一次250mg，第1日3～4次，第2日2～3次，以后一日1～2次，连用7日为一个疗程，严重中毒者可酌情增加剂量并可静脉注射；b.慢性中毒，肌内注射一次125～250mg，一日1～2次，连用3日，间隔4日为1疗程，一般需用2～3个疗程。

②毒蕈中毒：肌内注射，一次250mg，一日2次，连用5～7日。

③沙蚕毒素类农药中毒：a.轻中度中毒，一次250mg，6h一次，用1日即可；b.重度中毒，首剂静脉注射，剂量不变，其他仍肌内注射，第2日如病情需要再肌内注射，一次250mg，用2～3次即可，间隔时间可延长至8～12h。

（2）儿童 肌内注射，按体质量一次5mg/kg。急性金属中度时可静脉注射，一次5mg/kg，一日1次，用药3日、停4日为1个疗程，一般用3～4个疗程。

依地酸钙钠 Calcium Disodium Edetate

适应证 本品能与多种金属结合成为稳定而可溶的螯合物。用于铅、镉、锰、铬、镍、钴、铜等重金属中毒以及诊断用的铅移动试验。

药动学 本品口服吸收差。静脉注射后，本药在血液循环中消失很快，半衰期为20～60min；肌内注射半衰期为90min。存在于血浆，主要在细胞外液，脑脊液中甚微，含量仅为血浆的5%。本品在体内几乎不进行代谢，1h内从尿排出50%，24h内排出95%。静脉注射本品1g，24h内可从尿中排出，血浆和肝、脾、肌肉等软组织中可螯合铅的14%，最多可排出铅3～5mg。

药物相互作用 ①本品能螯合锌，干扰精蛋白锌胰岛素的作用。②本品可防止其他物质与维生素B_1的螯合作用，可作为维生素B_1溶液的稳定剂。③本品与乙二胺有交叉过敏反应。

不良反应 ①头昏、前额痛、食欲缺乏、恶心、畏寒、发热。②组胺样反应，如鼻黏膜充血、喷嚏、流涕和流泪。③可见少数患者有尿频、尿急、蛋白尿、低血压和心电图T波倒置。④过大剂量可引起肾小管上皮细胞损害，导致急性肾衰竭，肾脏损害一般在停药后恢复。⑤有的患者出现高钙血症。

禁忌证 少尿、无尿或肾功能不全及肝炎患者禁用。

注意 ①对乙二胺过敏者，对本品也可能过敏。②各种肾病患者慎用。③老年患者慎用，并应减少剂量和疗程。④本品肌内注射可引起局部疼痛。为缓解注射引起的疼痛，可用5g/L或10g/L盐酸普鲁卡因注射液适量稀释后注射。⑤一日剂量不宜超过1.5g，每疗程连续用药不超过5日。需要应用第2疗程前应停药4～7日。剂量过大和疗程过长不一定成比例地增加尿中金属的排泄量，相反可引起急性肾小管坏死。⑥严重中毒患者不宜应用较大剂量，否则使血浆中金属螯合物大量增加来不及从尿中排出，反而增加对人体的毒性。⑦儿童急性严重铅脑病一般需采用本品和二巯丙醇联合治疗。具体用药：二巯丙醇按体质量一次4mg/kg，每4～6h一次，同时应用本品按体质量一次12.5mg/kg，一日2次，疗程3～5日。⑧每一疗程治疗前后应检查尿常规和肾功能，多疗程治疗过程中要监测血尿素氮、肌酐、钙和磷。

用法与用量

（1）成人

①常用量：a.静脉滴注，本品1g加入50g/L葡萄糖注射液250～500mL中，静脉滴注，4～8h滴完，每日1次。连续用药3天、停药4天为一疗程；b.肌内注射，用本品0.5g加10g/L普鲁卡因注射液2mL，稀释后做深部肌内注射，一日1次，疗程参考静脉滴注。

②铅移动试验：成人一次使用本品1g，加入50g/L葡萄糖注射液500mL中，4h静脉滴注完毕。自用药开始起留取24h尿液。24h尿铅排泄量超过2.42μmol（0.5mg）即认为体内有过量铅负荷。

（2）儿童

①用于重金属中毒特别是铅中毒：a.持续静脉滴注，所有年龄的儿童一日20～30mg/kg，持续5日；b.深部肌内注射，所有年龄的儿童一日20～30mg/kg，分为2～3次（间隔8～12h）给予，持续5日。注意，根据血铅水平可能需要额外疗程，第一个疗程间隔48h可给予第二个疗程。除了铅以外重金属中毒参见有关章节。

②儿童急性铅中毒脑病用法：a.持续静脉滴注，所有年龄的儿童一日30mg/kg，持续5日；如果有脑水肿或颅内压增高，建议肌内注射；b.深部肌内注射，所有年龄的儿童一日30mg/kg，分为2～3次（间隔8～12h）给予，持续5日。注意，根据血铅水平可能需要额外疗程，第一个疗程间隔48h可给予第二个疗程；第三个疗程可在第二个疗程后48h给予。

青霉胺 Penicillamine

适应证 本品为青霉素的降解产物，是含有巯基的氨基酸。适用于：①肝豆状核变性。②铅、汞等重金属中毒。③系统性硬化患者的皮肤肿胀和硬化、类风湿关节炎。

药动学 口服吸收率为40%～70%，与空腹比较，食物可降低52%本品的吸收。另外含有镁、铝的抗酸药和硫酸亚铁等药物会降低本品吸收，达峰时间为1h。血浆蛋白结合率80%，主要储存在皮肤和血浆，半衰期为90h。本品在肝脏代谢，氧化为二硫化物，迅速由尿排出。

药物相互作用 ①与金硫葡糖、金硫丁二钠、金诺芬等金制剂合用，出现骨髓抑制和皮疹的风险增加，故合用为禁忌。②铁等金属离子和抗酸药可减少本品的吸收，应至少间隔2h服用。③与对肾和血液系统有不良反应的药物合用时它们的毒性作用相加。

不良反应 10%～30%患者因各种不良反应而不能耐受青霉胺。多出现在使用大剂量时，改用维持量后不良反应可消失。也有25%患者在服药第1～2周内出现；少数对本品产生过敏反应，多在用药5～10日出现。这两种情况均应短期停药后，待反应消失后再从小剂量开始。常见的是恶心、食欲缺乏、发热、皮疹、粒细胞减少、血小板降低等，其他如血液系统、泌尿系统和神经系统损害及自身免疫性疾病均较少出现。最严重的不良反应是皮疹，可进展为剥脱性皮炎，应紧急处理。

禁忌证 对本品过敏者、肾功能不全者、粒细胞缺乏者、再生障碍性贫血者、孕妇禁用。

注意 ①对青霉素过敏者，也可能对本品交叉过敏。②本品对肝、肾及血液系统均有不良影响，宜密切观察。③ 65岁以上的老年人用药后易出现血液系统毒性反应。④药物对哺乳的影响：尚不明确本品是否可分泌入乳汁，建议哺乳期妇女服药期间停止哺乳。⑤用药前后及用药时应当检查或监测：在开始服药的6个月内，应每2周检查1次血尿常规，以后每月检查1次。治疗期间应每1～2个月检查肝肾功能1次，以便早期发现中毒性肝病和胆汁潴留及肾损伤。⑥正在使用抗疟药、细胞毒性药、保泰松或羟基保泰松的患者不宜使用本品。⑦由于青霉胺很容易与其他物质结合而影响其吸收，故应空腹服用，最好是餐前1h或餐后2h服用，同时注意不能与其他药物如锌剂等混服。

用法与用量

（1）成人 口服。

①肝豆状核变性：开始一日服用量为250mg，逐渐增量；轻症一日1000mg，分2～4次服；重症一日2000～2500mg，分4次服；成人维持量一日750～1000mg，可根据24h尿铜指标对青霉胺用量进行调整。可行间歇疗法。青霉胺排铜的方案有两种：a.持续疗法，适用于病程较长、症状较重的患者。持续给予青霉胺治疗0.5～1年，根据临床表现的变化和实验室检查各项指标分析，决定是否改为间歇疗法或逐渐减量。b.间歇疗法，用于稳定期或症状前期的治疗以及部分症状较轻的患者。方法有服用2周停2周、服用10天停10天、服用1周停1周等方法。成人多采用服用2周停2周法。

②铅、汞中毒：口服，一日0.5～1.5g，分4次服，5～7日为1个疗程。停药2日开始下1个疗程。一般可用1～3个疗程。

③类风湿关节炎：患者初期，一日125～250mg，分2次服，以后每1～2个月增加125～250mg。日平均剂量为500～750mg，分2～3次服，一日最大剂量一般不超过1.0g。一日常用维持量为250mg。

（2）儿童 ①重金属中毒特别是铅和铜中毒：《WHO儿童示范处方集》（2010版）推荐口服，一次7.5mg/kg，一日3～4次，最大剂量每次250mg。治疗时间根据治疗前血液水平，可以4～12周不等。②肝豆状核变性：1月龄～12岁，餐前口服，开始剂量2.5mg/kg。一日2次，1～2周可增加剂量，最大剂量10mg/kg，一日2次。12～18岁，餐前口服，0.75～1g，一日2次。③胱氨酸尿症：1月龄～12岁，餐前口服，5～10mg/kg，一日2次，调整剂量到尿胱氨酸低于200mg/L，保证摄入足够液体。12～18岁，餐前口服，0.5～1g，一日2次，调整剂量到尿胱氨酸低于200mg/L，保证摄入足够液体。④抗风湿：口服一日10mg/kg（总量＜750mg），分2～3次服。

去铁胺 Deferoxamine

适应证 铁负荷过多（血色病、含铁血黄素沉着症）、急性铁中毒、铝负荷过多。

药动学 本品在胃肠道吸收甚少，而可通过皮下、肌肉或静脉吸收，并迅速分布到各组织。在血浆和组织中被酶很快代谢，其代谢机制尚未阐明。肌注本品10mg/kg，30min达到血浆峰值浓度为15.5μmol/L（8.7μg/mL）。注射后1h，铁胺的浓度为3.7μmol/L（2.3μg/mL）。本品血浆半衰期为1h，铁胺半衰期为2.4h。注射本品6h，尿中排泄率占注射量22%，铁胺占1%。血色病患者，肌内注射本品10mg/kg后，1h本品血浆高峰浓度为7μmol/L（3.9mg/L），铁胺高峰浓度为15.7μmol/L（9.6mg/L）。注射6h后，铁胺血浆浓度先有上升，而后逐渐下降。去铁胺加入透析液中，则可在腹膜透析期间吸收。去铁胺能进入胎盘。

药物相互作用 维生素C每日口服500mg，有增加本品与铁离子的结合作用和去铁胺的排泄，但同时增加组织的铁毒性，尤其可影响心脏的代偿功能。因此老年人要慎用本品。

不良反应 ①局部反应：肌内注射部位疼痛、肿胀和局部烧灼。②全身反应：口服会出现胃肠道症状（恶心、呕吐、腹痛和腹泻）；可出现过敏、水肿、关节痛、肌肉痛、头痛、头晕、荨麻疹及发热等全身反应；呼吸系统表现呼吸困难、哮喘、发绀和间质性肺炎；长期用药可有视力或听力障碍；少数患者出现神经系统障碍、头晕、肾功能损伤；少见粒细胞减少或缺乏；罕见生长迟缓。如静脉注射流量过快可致心动过速、低血压等。

禁忌证 ①对去铁胺过敏者。②无尿或严重肾功能不全者禁用。

注意 ①长期应用过程中应定期检查铁蛋白、肝肾功能、视力和听力。②儿童每年测体质量及身高。③妊娠期妇女慎用。④铁负荷过重者使用去铁胺易发生感染，等待感染控制后再用药。⑤铁负荷过重儿童或大量摄入去铁胺可造成生长发育迟缓，3岁以下儿童用药前监测生长发育指标，一日剂量不超过40mg/kg。⑥口服本品后仍需注射给药，但静脉注射流量应缓慢。由于吸收速度快，肌内注射也可引起虚脱，注意剂量不应超过推荐剂量。⑦用药后出现头晕或其他中枢神经障碍，视力/听力损害患者禁止驾驶车辆和操作机械。

用法与用量

（1）成人 ①急性铁中毒：肌内注射，首次0.5～1g，隔4h给予0.5g，共2次，以后根据病情给药0.5g，4～12h一次，24h总量不超过6g；静脉滴注，一次0.5g，加入250～500mL葡萄糖注射液、氯化钠注射液或复方氯化钠注射液中滴注，滴注流量按体质量1h不超过15mg/kg，24h总量不超过120mg/kg。②慢性铁负荷过量：肌内注射一日0.5～1g；腹壁皮下注射按体质量20～40mg/kg，8～24h，以微型泵作为动力。③慢性肾衰竭伴铝负荷过量：按体质量20mg/kg一周1～2次，在透析初2h通过动脉留置导管滴注。一周一般不超过6g。④铁负荷试验：成人肌内注射本品0.5g，注射前排空膀胱内剩余尿。尿铁超过1mg提示有过量铁负荷；超过1.5mg可引起机体病理性损害。

（2）儿童 ①急性铁中毒：按体质量一次20mg/kg，静脉滴注，隔6h一次。滴注流量按体质量1h不超过15mg/kg。②慢性铁负荷过量：按体质量一日10mg/kg，腹壁皮下注射8～12h或24h，用微型泵作为动力。

（3）英国国家处方集（儿童版）（BNFC 2010—2011版）推荐

①急性铁中毒：缓慢静脉输注。a.新生儿、婴儿或儿童起始剂量每小时15mg/kg（输液泵），4～6h后减量应用，24h总量不超过80mg/kg，最大剂量一日6g。b.肌内注射按体质量一次50mg/kg，每6h一次，最大剂量一日6g。应用的最好途径是静脉输注。注意，对于急性铁剂量过量很少需要超过24h治疗，停止去铁胺治疗终点很难确定，可以通过观察患者临床情况稳定、血浆铁浓度小于60μg/L确定。

②慢性铁过量：皮下注射或静脉滴注。新生儿、婴儿或儿童起始剂量30mg/kg，8～12h输完，每周3～7日；对于铁过量通常一日给予20～50mg/kg，根据铁过量程度，用最低的有效剂量。

③铁中毒的诊断：肌内注射，儿童500mg。

去铁酮 Deferiprone

适应证 本品系螯合剂，用于治疗铁负荷过多的地中海贫血患者。

药动学 口服迅速吸收。达峰时间45～60min。餐后服用，达峰时间延长至2h。给予25mg/kg剂量，尽管与食物同服并不降低吸收总量，但餐后服用的血清峰浓度（85μmol/L）比空腹服用（126μmol/L）低。主要通过葡萄糖醛酸化代谢，通过使去铁酮的3-羟基团失活，使其失去结合铁的能力。葡萄糖醛酸化代谢物血清峰浓度在服用去铁酮2～3h后出现。主要通过肾脏消除，报告在服用后24h，总剂量的75%～90%由尿排出，以去铁酮原型，葡萄糖醛酸化代谢产物以及铁-去铁酮复合物形式存在。报告通过粪便有不定量的清除。多数患者的消除半衰期在2～3h。

药物相互作用 ①本品为螯合剂，与含三价阳离子的药物（如含铝离子的抗酸药）同用，会存在潜在的药物相互作用。②有去铁酮和维生素C同服出现不良反应的报告，故同服这两种药物时应慎重。

不良反应 ①最常见不良反应是淡红色/棕色尿，是由于铁-去铁酮复合物的排出所致。②一般不良反应包括恶心、呕吐、腹痛和食欲增强。多在服用去铁酮治疗的早期出现，且大多数患者在继续治疗数日或数周后缓解。对一些患者，可先降低去铁酮服用剂量然后再升高至75mg/kg，可减轻消化道不良反应。③出现关节症状的报告。关节症状从一个到多个关节的轻度疼痛直至严重的关节炎。多数患者在继续治疗后上述症状自行缓解。④有ALT增高的报道。绝大多数患者的ALT增高是无症状的和一过性的，在未停药也未降低剂量的情况下，其ALT可恢复正常。一些患者随着本身铁负荷的增高或丙肝的感染而出现肝纤维化的进展。⑤少数患者出现血浆锌水平降低，可口服补锌保持正常水平。⑥在临床试验中报告的最严重的不良反应是粒细胞缺乏症（中性粒细胞＜$0.5\times10^9/L$）、中性粒细胞减少症（中性粒细胞＜$1.5\times10^9/L$），年发生率分别为1.2%和6.5%，但伴发脾功能亢进的患者应作相应鉴别。尚无急性过量报告。

禁忌证 ①对活性成分或处方中的任何成分过敏。②有复发的中性粒细胞减少症史。③有粒细胞缺乏症史。④妊娠或哺乳期妇女。⑤因为未知去铁酮导致中性粒细胞减少的机制，患者不应再服用已知可以导致中性粒细胞减少或导致粒细胞缺乏症的药品。

注意 本品可导致中性粒细胞减少，建议每周监测白细胞计数。一旦治疗中止，中性粒细胞减少症或粒细胞缺乏症可以恢复。如果血清铁蛋白<500μg/L，应停药。目前尚无肝肾功能不良患者使用的资料。由于本品在肾脏清除，可能会增加肾功能不良患者的危险性，在地中海贫血患者中，肝纤维化与丙型肝炎相关，对伴有丙肝患者使用本品时，应确保药物使用是有益于治疗时方可使用。本品对心功能的影响尚无足够资料。

用法与用量

（1）成人 治疗剂量为每日按体质量75mg/kg，分3次服。剂量不得超过每天100mg/kg。

（2）儿童 6岁以下小儿酌情使用。

乙酰半胱氨酸 Acetylcysteine

适应证 用于对乙酰氨基酚中毒。

药动学 本品口服吸收良好，血浆蛋白结合率大于80%，表观分布容积为0.5L/kg，血浆半衰期为2～6h。

药物相互作用 ①药用炭可吸附本品，故口服本品时不要再给药用炭。②本品禁与青霉素、头孢菌素类混合使用。

不良反应 ①口服偶见恶心、呕吐，罕见皮疹、支气管痉挛等过敏反应。②静脉注射和过量可引起血管扩张、皮肤潮红、恶心、呕吐、支气管痉挛和水肿、心动过速、血压降低。

禁忌证 对本品过敏、孕妇、支气管哮喘禁用。哺乳期妇女用药期间停止哺乳。

注意 ①支气管哮喘患者在用本品治疗期间，如发生支气管痉挛应立即停药。②有消化道溃疡病史者慎用。③肝功能不全者本品血药浓度增高，应适当减量。

用法与用量 口服或静脉滴注。

（1）成人 ①口服：常用量首次按体质量140mg/kg，以后按体质量一次70mg/kg，每4h一次，共17次。②静脉滴注：常用量，第1阶段，按体质量150mg/kg，加入到50g/L葡萄糖注射液200mL中，静脉滴注15～20min；第2阶段，按体质量50mg/kg加入到50g/L葡萄糖注射液500mL中，静脉滴注4h；第3阶段，按体质量100mg/kg，加入到50g/L葡萄糖注射液1000mL中，静脉滴注16h（严重者可持续静脉滴注）。

（2）儿童 国家处方集和英国国家处方集（儿童版）（BNFC 2010—2011版）推荐如下。

①口服：a.新生儿、婴儿或儿童首次按体质量140mg/kg，以后按体质量一次70mg/kg，每4h一次，共17次。b.口服也可以按年龄计量，2～5岁一次0.1g，一日2～3次；6～14岁一次0.1g，一日3～4次；14岁以上一次0.2g，一日2～3次。

②静脉输注：a.新生儿、婴儿和5岁以下或体质量小于20kg儿童，第一阶段按体质量150mg/kg加入3mL/kg的50g/L葡萄糖注射液中15min输入；第二阶段按体质量50mg/kg加入7mL/kg的50g/L葡萄糖注射液中4h输入；第三阶段按体质量100mg/kg加入14mL/kg的50g/L葡萄糖注射液16h输入。b.5～12岁或体质量大于20kg儿童，第一阶段按体质量

150mg/kg加入100mL的50g/L葡萄糖注射液中15min输入；第二阶段按体质量50mg/kg加入250mL的50g/L葡萄糖注射液中4h内输入；第三阶段按体质量100mg/kg加入500mL的50g/L葡萄糖注射液中16h内输入。c.12～18岁，第一阶段按体质量150mg/kg（最大剂量16.5g）加入200mL的50g/L葡萄糖注射液中15min输入；第二阶段按体质量50mg/kg（最大剂量5.5g）加入500mL的50g/L葡萄糖注射液中4h内输入；第三阶段按体质量100mg/kg（最大剂量11g）加入1000mL的50g/L葡萄糖注射液中16h内输入。

甲硫氨酸 Methionine

适应证 甲硫氨酸是构成人体的必需氨基酸之一，参与蛋白质合成。用于对乙酰氨基酚中毒。

不良反应 恶心、呕吐、睡意、激惹。

禁忌证 对本品过敏患者禁用，肝性脑病患者禁用。

注意 对有血氨增高的肝硬化前及肝硬化患者应注意监测血氨水平。

用法与用量 口服，小于6岁每4h 1g，总共4次。6～18岁每4h 2.5g，总共4次。

亚甲蓝 Methylthioninium Chloride

适应证 用于亚硝酸盐（包括烂白菜及腌渍不好的蔬菜、酸菜等）及苯胺类化合物中毒引起的高铁血红蛋白血症。

药动学 本品口服可被吸收，但反应大。皮下注射及肌内注射可引起组织坏死，只能通过静脉给药。注射后在组织中被迅速还原成还原型亚甲蓝，缓慢由尿和胆汁中排出，6天内排出74%，部分可发生不完全去甲基代谢。少量本品通过胆汁，由粪便排出。

不良反应 ①静脉注射过快，可引起头晕、恶心、呕吐、胸闷、腹痛等，剂量过大时除上述症状加剧外，还可引起头痛、呼吸困难、血压降低、心率增快和心律失常、大汗淋漓、意识障碍，严重时有心肌损害。②用药后尿呈蓝绿色，有时可产生尿路刺激症状，如尿道灼痛等。

注意 ①本品不能皮下及肌内注射，否则可引起注射局部组织坏死；不能椎管内注射，否则可引起中枢神经系统器质性损害。②静脉注射流量不可过大，一般注射稀释后2mL/min左右。一次注射剂量不得超过200mg，24h总量不得超过500mg。③治疗高铁血红蛋白血症时，本品一日用量约120mg即可，重者可用2～3日，不需大量反复应用。因本品完全排泄需3～5日，大量反复使用可导致体内蓄积引起与治疗相反的结果。④对先天性还原型辅酶Ⅱ（NADPH）及高铁血红蛋白还原酶缺乏引起的高铁血红蛋白血症效果差，可一日口服本品300mg，并给予大剂量维生素C。对异常血红蛋白M伴有高铁血红蛋白血症无效。⑤葡萄糖-6-磷酸脱氢酶缺乏患者和小儿应用剂量过大可引起溶血。⑥肾功能不全者慎用。

用法与用量 静脉注射。临用前，将本品50～100mg（10g/L溶液5～10mL）用50～250g/L葡萄糖注射液20～40mL稀释后缓慢静脉注射，注射时间10～12min。

（1）成人 常用量，首次按体质量一次1～2mg/kg。每次不超过200mg，每日不超过600mg。若静脉注射30～60min后皮肤黏膜发绀不消退，可按原量重复注射1次。以后可视病情每2～4h重复注射半量，直至皮肤黏膜青紫明显好转或高铁血红蛋白降至10%左右。

（2）儿童　首次按体质量一次1～2mg/kg，缓慢注射5～10min以上。每次不超过200mg。余同成人。

亚硝酸钠 Sodium Nitrite

适应证　本品为氧化剂。用于氰化物中毒及硫化氢中毒。

药动学　静脉注射后立即起作用，作用约维持1h，60%在体内代谢，代谢产物部分为氨，大部分以原型由尿中排出。

不良反应　①本品有扩张血管作用，注射流量过大时可致血压下降、心动过速、头痛、出冷汗甚至晕厥、休克、抽搐。②用量过大时引起高铁血红蛋白血症，从而出现严重发绀、呼吸困难等症状。

禁忌证　休克患者禁用。

注意　①患者出现休克时，应当充分抗休克后再使用本品。②注射本品时，要停止吸入亚硝酸异戊酯，同时注意血压变化，一旦收缩压降至80mmHg时，应立即停止给药。③本品不得与硫代硫酸钠混合注射，否则将加重不良反应，血压明显下降。④如用量过大而导致形成过多的高铁血红蛋白时，可静脉注射10g/L亚甲蓝溶液5～10mL（0.1～0.2mL/kg），以促进高铁血红蛋白还原为血红蛋白。⑤对儿童患者，要特别注意本品的使用剂量。⑥本品必须在中毒早期应用，使用愈早效果愈好。

用法与用量

（1）成人　常用量一次0.3～0.45g用氯化钠注射液100mL稀释或30g/L溶液10～15mL，静脉注射，注射时间5～20min。本品注射完毕后，随即用同一针头及相同流量静脉注射250g/L硫代硫酸钠溶液40mL。必要时0.5～1h后可重复本品和硫代硫酸钠半量或全量。

（2）儿童　静脉注射，将药物用注射用水稀释为30g/L，注射时间5～20min。英国国家处方集（儿童版）（BNFC 2010—2011版）推荐：1月龄～18岁4～10mg/kg，最大剂量300mg（0.13～0.33mL/kg，最大剂量10mL的30g/L溶液）。然后给予硫代硫酸钠400mg/kg，最大剂量12.5g（0.8mL/kg，最大剂量25mL的500g/L溶液），至少10min输入。小儿最好根据血液中血红蛋白的含量调整亚硝酸钠的用量，见表19-1。

表19-1　小儿血红蛋白含量与30g/L亚硝酸钠用量对照表

血红蛋白/（g/L）	30g/L亚硝酸钠用量/（mL/kg）
70	0.19
80	0.22
90	0.25
100	0.27
110	0.30
120	0.33
130	0.36
140	0.39

硫代硫酸钠 Sodium Thiosulfate

适应证 ①与高铁血红蛋白形成剂联合应用治疗氰化物中毒。②治疗硝普钠过量中毒。③治疗可溶性钡盐（如硝酸钡）中毒。④可治疗砷、汞、铋、铅等金属中毒，但首选是二巯基类药物及依地酸类药物。⑤治疗皮肤瘙痒症、慢性荨麻疹、药疹等。

药动学 本品不易由消化道吸收。静脉注射后迅速分布到全身各组织的细胞外液，血中半衰期15～20min，大部分以原型由尿排出。

药物相互作用 ①不能与其他药物混合注射，否则发生沉淀或降低疗效。②不能与亚硝酸钠混合同时静脉注射，以免血压下降。

不良反应 ①偶见头晕、乏力、恶心、呕吐等。②静脉注射流量过大时可引起血压下降。

注意 ①静脉注射量大时应注意不良反应。注射流量不宜过大，以免引起血压下降。②口服中毒者需用本品500g/L溶液洗胃，以减少肠道内氰化物的吸收。

用法与用量

（1）成人　常用量。①氰化物中毒：注射高铁血红蛋白形成剂后，立即缓慢静脉注射250g/L溶液40～60mL（每分钟5mL以下），必要时，1h后再与高铁血红蛋白形成剂联合重复使用半量或全量。②硝普钠过量中毒：单独使用250g/L溶液20～40mL缓慢静脉注射。③可溶性钡盐中毒：缓慢静脉注射250g/L溶液20～40mL。④治疗砷、汞、铋、铅等金属中毒：静脉注射，一次0.5～1.0g。⑤治疗过敏性疾病：0.5～1.0g静脉注射，每日1次，10～14日为一疗程。

（2）儿童　常用量。①按体质量计算250g/L溶液1.0～1.5mL/kg（250～375mg/kg）。②根据英国国家处方集（儿童版）（BNFC 2010—2011版）推荐，静脉注射。与高铁血红蛋白形成剂联合应用治疗氰化物中毒，临用前，将本品用注射用水或氯化钠注射液溶解，制成500g/L的溶液缓慢静脉注射，注射流量每分钟2.5～5mL。在静脉注射亚硝酸钠后不需拔出针头，立即由原注射针头注射本品400mg/kg，最大剂量12.5g（0.8mL/kg，最大剂量25mL的500g/L溶液），至少10min输入。

◎ **乙酰胺****（见9章335页）**

碘解磷定 Pralidoxime Iodide（PAM）

适应证 碘解磷定是胆碱酯酶复活剂。用于有机磷毒物中毒。单独应用疗效差，应与抗胆碱药物联合应用。

药动学 本品口服吸收不规则，水中溶解度50g/L，只能用作静脉注射。静脉注射后，肝、肾、脾、心等器官含量较多，肺和骨骼肌次之。血中半衰期54min，静脉注射后24h内完全经肾排出。

药物相互作用 胆碱酯酶复活剂可恢复胆碱酯酶水解乙酰胆碱的能力，直接减少乙酰胆碱的积聚，且对N_2受体（骨骼肌神经肌肉接头）有拮抗作用，可治疗肌颤、肌无力，而抗胆碱药（如阿托品）直接拮抗积聚的乙酰胆碱对M受体的作用，故两者联合应用有明显的协同作用，联合应用时要适当减少阿托品的用量。

不良反应 ①注射速度过快可引起恶心、呕吐、心率增快，严重时有乏力、头痛、眩晕、视物模糊、复视、动作不协调等。②大剂量或注射速度过快时可引起血压波动、呼吸抑制等。③偶见咽痛和腮腺肿大等碘反应。④本品对局部组织刺激性较强，静脉注射时如漏至皮下可致剧痛及周围皮肤发麻。

禁忌证 对本品及碘过敏的患者禁用。

注意 ①本品对中毒时间不长的患者疗效较好，对被有机磷毒物（杀虫剂）抑制超过36h已“老化”的胆碱酯酶的复能作用效果甚差。因此，应用本品治疗有机磷毒物中毒时，用药越早越好。对慢性有机磷杀虫剂中毒抑制的胆碱酯酶无复活作用。②本品对不同品种有机磷毒物中毒的疗效不同。一般认为对沙林、对硫磷、内吸磷、硫特普、马拉硫磷、乙硫磷的疗效较好；对塔崩、敌敌畏、美曲腾酯的效果较差；对索曼无效；对乐果、氧化乐果尚有争议。③本品虽能迅速消除肌肉震颤、肌无力等外周性烟碱样症状，但不能直接对抗乙酰胆碱的大部分效应，即不能消除中枢症状、毒蕈碱样症状及其他烟碱样症状，故治疗中重度有机磷毒物中毒患者，必须与抗胆碱药合用。④本品不易透过血-脑脊液屏障进入中枢神经系统，对中枢的中毒酶没有明显的重活化作用，故对中毒的中枢症状无明显效果。⑤根据病情掌握剂量及间隔时间，用药过程中应密切观察病情变化及测定血液胆碱酶酶活性，以作为用药指标。有机磷农药口服中毒时，由于有机磷可在下消化道吸收及排泄较慢，因此这类患者应用本品至少要维持48～72h。停药指征以烟碱样症状（肌颤、肌无力）消失为主，血液胆碱酯酶活性应维持在50%～60%或以上。⑥本品在碱性溶液中容易水解，不能与碱性药物配伍使用。⑦老年中毒患者应适当减少用量和减慢静脉注射流量。⑧本品生物半衰期短，不宜静脉滴注。

用法与用量 注射液可直接缓慢静脉注射，每0.4～0.8g注射时间为10～15min。粉针剂临用前，将本品0.4～0.8g用氯化钠注射液、50g/L葡萄糖注射液或100g/L葡萄糖注射液20～40mL溶解后缓慢静脉注射，注射时间10～15min。

（1）成人 静脉注射。①轻度中毒：一次0.4～0.8g，必要时1h后重复用药1次。②中度中毒：首次0.8～1.6g，以后每小时重复0.4～0.8g，肌颤缓解或血液胆碱酯酶活性恢复至正常的60%以上后酌情减量或停药。③重度中毒：首次1.6～2.4g，以后每小时重复0.8～1.6g，肌颤缓解或血液胆碱酯酶活性恢复至正常的60%以上后酌情减量或停药。

（2）儿童 ①轻度中毒：按体质量一次15mg/kg。必要时1h后重复用药1次。②中度中毒：按体质量一次20～30mg/kg，以后每小时重复半量，肌颤缓解或血液胆碱酯酶活性恢复至正常的60%以上后酌情减量或停药。③重度中毒：按体质量一次30mg/kg，以后每小时重复半量。肌颤缓解或血液胆碱酯酶活性恢复至正常的60%以上后酌情减量或停药。每次剂量不应超过成人剂量。

氯解磷定 Pralidoxime Chloride

适应证 用于有机磷毒物中毒。单独应用疗效差，应与抗胆碱药联合应用。

药动学 肌内或静脉注射本品，血中浓度很快升高，浓度高峰可维持2～3h，以后逐渐下降。肌内注射7.5mg/kg或10mg/kg，可达血浆有效治疗浓度4mg/L。血中半衰期为77min。在肝脏代谢，4h内由肾脏排泄83%，以原型排出为主，主要通过肾小管排出，在体内无蓄积作用。

药物相互作用 维生素B_1能抑制肾小管排出氯解磷定和碘解磷定，延长其半衰期而增加血药浓度。与抗胆碱药的药物相互作用参阅碘解磷定。

不良反应 ①静脉注射的反应与碘解磷定相同，注射流量过大可引起恶心、呕吐、心率增快，严重时有头痛、眩晕、视物模糊、复视、动作不协调等，但比碘解磷定反应小。②药物的局部刺激性大，肌内注射局部疼痛，但通常能忍受。

禁忌证 对本品过敏者禁用。

注意 ①对马拉硫磷、甲氟磷、丙胺葡磷、八甲磷、美曲膦酯、敌敌畏、乐果等中毒效果较差，对氨基甲酸酯杀虫剂所抑制的胆碱酯酶无复活作用。②根据病情掌握剂量及间隔时间，用药过程中密切观察病情变化及测定血液胆碱酯酶活性，以作为用药指标。有机磷农药口服中毒时，由于有机磷可在下消化道吸收及排泄较慢，因此口服患者应用本品至少要维持48～72h。停药指征以烟碱样症状（肌颤、肌无力）消失为主，血液胆碱酯酶活性应维持在50%～60%。③因半衰期短，给药途径以肌内注射或稀释后静脉注射为好，不宜静脉滴注，特别是首次给药忌用静脉滴注。④本品在碱性溶液中容易水解失效，不能与碱性药物配伍使用。⑤老年中毒患者应适当减少用量和减慢静脉注射流量。⑥口服中毒患者用25g/L碳酸氢钠溶液彻底洗胃；眼部用25g/L碳酸氢钠溶液和灭菌氯化钠等渗溶液冲洗。⑦本品有效血药浓度为4mg/L，相当于2.3×10^{-5}mol/L；最高重活化作用的浓度是17.2mg/L（1×10^{-4}mol/L）。由于排泄快，半衰期短，静脉滴注不能达到有明显疗效的血药浓度，故治疗有机磷毒物中毒时不宜采用静脉滴注方式给药。⑧本品口服吸收不规则，不能达到有效的血药浓度；剂量相同时，静脉注射较肌内注射能达到更高的血药浓度，较高的血药浓度维持时间也较长；肌内注射吸收迅速，能达到有效的血药浓度，应用比较方便，不易出现不良反应。人肌内注射氯解磷定30mg/kg，5min血药浓度为20mg/L，20min血药浓度为15mg/L，90min为9mg/L，说明肌内注射效果不低于静脉注射。总结既往有机磷农药中毒的治疗经验，氯解磷定首次用量以30mg/kg（1.5～2.0g）肌内注射或静脉注射效果较好。

用法与用量 肌内注射或静脉注射。用于肌内注射时，本品可直接使用；用于静脉注射时，临用前，应将本品用氯化钠注射液20～40mL稀释后缓慢静脉注射，注射时间5～10min。

（1）成人 ①轻度中毒：0.5～0.75g肌内注射，必要时1h后重复一次。②中度中毒：首次0.75～1.5g肌内注射或稀释后缓慢静脉注射，以后每小时重复0.5～1.0g，肌颤消失或血液胆碱酯酶活性恢复至正常的60% 以上后酌情减量或停药。③重度中毒：按体质量30mg/kg。以后每小时重复首剂的2/3。每次不超过成人剂量。

（2）儿童 ①轻度中毒：按体质量15～20mg/kg。必要时1h后重复用药1次。②中度中毒：按体质量20～30mg/kg。③重度中毒：按体质量30mg/kg。

纳洛酮 Naloxone

适应证 ①用于阿片类药物复合麻醉术后，拮抗该类药物所致的呼吸抑制，促使患者苏醒。②用于阿片类药物过量，完全或部分逆转阿片类药物引起的呼吸抑制。③解救急性酒精中毒。④用于急性阿片类药物过量的诊断。

药动学 口服吸收好，但经肝脏代谢迅速失效，估计口服剂量要为注射的50倍才能产生相同效应；皮下、肌内、静脉注射和气管内给药均可采用。给药后吸收迅速，静脉和气管内给药1～3min产生效应，肌内注射或皮下注射5～10min见效。人血浆半衰期90min，作用时间持续45～90min（有报道作用时间持续3～4h），所以常需重复给药，以保持拮抗作用所需的血药浓度。本品主要代谢途径是在肝脏内与葡糖醛酸结合，然后经尿排出，静脉注射后48～72h约65%从尿中排出，分布相半衰期为4.7min，清除相半衰期平均65min。

不良反应

（1）术后患者使用本品时偶见低血压、高血压、室性心动过速和心室颤动、呼吸困难、肺水肿和心脏停搏。

（2）类阿片依赖 对阿片类药物产生躯体依赖的患者突然逆转其阿片作用可能会引起急性戒断综合征，包括但不局限于躯体疼痛、发热、出汗、流鼻涕、喷嚏、竖毛、打哈欠、无力、寒战或发抖、神经过敏、不安或易激惹、腹泻、恶心或呕吐、腹部痛性痉挛、血压升高、心悸等症状和体征。

（3）对新生儿，阿片戒断症状可能有惊厥、过度哭泣、反射性活动过多。

（4）术后使用本品和减药时引起的不良反应 按器官系统分类如下。①心血管系统：高血压、低血压、皮肤热潮红或发红、心脏停搏或心力衰竭、心悸、心室颤动和室性心动过速。据报道由此引起的后遗症有死亡、昏迷和脑病。②胃肠道：恶心、呕吐。③神经精神系统：惊厥、感觉异常、癫痫大发作惊厥、激动、幻觉、发抖。④呼吸道、胸和膈：肺水肿、呼吸困难、呼吸抑制、低氧血症。⑤皮肤：非特异性注射点反应、出汗。

禁忌证 对本品过敏者。

注意 ①伴有肝脏疾病、肾功能不全患者应慎用本品。②妊娠妇女只有在必要时才考虑使用本品，轻至中度高血压患者在临产时使用纳洛酮应密切监护，以免发生严重高血压。③哺乳期妇女应慎用本品。④已知或可疑的阿片类药物躯体依赖患者，包括其母亲为阿片类药物依赖者的新生儿，突然或完全逆转阿片作用可能会引起急性戒断综合征。⑤老年人应从小剂量开始。⑥由于某些阿片类药物的作用时间长于纳洛酮，因此应该对使用本品效果很好的患者进行持续监护，必要时应重复给药。⑦本品对非阿片类药物引起的呼吸抑制和左丙氧芬引起的急性毒性的控制无效。只能部分逆转部分性激动药或混合激动药/拮抗药（如丁丙诺啡和喷他佐辛）引起的呼吸抑制，或需要加大纳洛酮的用量。如果不能完全有效，在临床上需要用机械辅助治疗呼吸抑制。⑧在术后突然逆转阿片类抑制可能引起恶心、呕吐、出汗、发抖、心悸、血压升高、癫痫发作、室性心动过速和心室颤动、肺水肿以及心脏停搏，严重的可导致死亡。术后患者使用本品过量可能逆转痛觉缺失并引起患者激动。⑨有心血管疾病史或接受其他有严重的心血管不良反应（低血压、室性心动过速或心室颤动、肺水肿）的药物治疗的患者应慎用本品。⑩应用纳洛酮拮抗大剂量麻醉镇痛药后，由于痛觉恢复，可产生高度兴奋，表现为血压升高、心率增快、心律失常甚至肺水肿和心室颤动。⑪由于此药作用持续时间短，用药起作用后，一旦其作用消失，可使患者再度陷入昏睡和呼吸抑制。故需注意维持药效。⑫阿片类中毒患儿对本品的反应很强，因此需要对其进行至少24h的密切监护，直到本品完全代谢。⑬本品不应给予有明显戒断症状征的患者，或者尿中含有阿片的患者。⑭有些患者特别是阿片耐受患者对低剂量的本品即可发生反应，静脉注射0.1mg的本品就可以起诊断作用。

用法与用量　本品可静脉滴注、静脉注射或肌内注射给药。静脉注射起效最快，适合在急诊时使用。静脉滴注：本品2mg用500mL氯化钠注射液或葡萄糖注射液稀释，使浓度达到0.004g/L。混合液应在24h内使用，超过24h剩余的混合液必须丢弃。根据患者反应控制滴注流量。

（1）成人　①阿片类药物过量，首次可静脉注射本品0.4～2mg，如果未获得呼吸功能的理想的对抗和改善作用，可隔2～3min重复注射给药。如果给10mg还未见反应，就应考虑此诊断问题。如果不能静脉给药，可肌内给药。②部分纠正在手术使用阿片类药物后阿片的抑制效应，通常较小剂量本品即有效。首次纠正呼吸抑制时，应每隔2～3min，静脉注射0.1～0.2mg，直至产生理想的效果，即有通畅的呼吸和清醒度，无明显疼痛和不适。大于必需剂量的本品可明显逆转痛觉缺失和升高血压。同样，逆转太快可引起恶心、呕吐、出汗或循环系统负担增加。③ 1～2h的时间间隔内需要重复给予本品的量取决于最后一次使用的阿片类药物的剂量、给药类型（短作用型还是长作用型）与间隔时间。④重度酒精中毒0.8～1.2mg，1h后重复给药0.4～0.8mg。

（2）儿童　①阿片类药物过量，静脉注射的首次剂量为0.01mg/kg。如果此剂量没有在临床上取得满意的效果，接下去则应给予0.1mg/kg（如果不能静脉注射，可以分次肌内注射）。必要时可用灭菌注射用水将本品稀释。②术后阿片类药物抑制效应，在首次纠正呼吸抑制效应时，每隔2～3min静脉注射本品0.005～0.01mg，直至达到理想逆转程度。

（3）新生儿　阿片类药物引起的抑制，静脉注射、肌内注射或皮下注射的常用初始剂量为0.01mg/kg，可按照成人术后阿片类抑制的用药说明重复该剂量。纳洛酮激发试验，用来诊断怀疑阿片耐受或急性阿片过量。静脉注射本品0.2mg，观察30s看是否出现阿片戒断的症状和体征。如果未出现或未达到逆转的作用，呼吸功能未得到改善，可间隔2～3min重复用药，每注射0.6mg观察20min。如果纳洛酮的给药总量达到10mg后仍未观察到反应，则阿片类药物诱发的或部分由阿片类药物引起毒性的诊断可能有误。在不能进行静脉注射给药时，可选用肌内注射或皮下注射。

（4）英国国家处方集（儿童版）（BNFC 2010—2011版）推荐阿片类过量静脉注射①新生儿、婴儿和12岁以下儿童10μg/kg，如果没有反应继续给予100μg/kg，一次剂量不超过0.8mg，如果呼吸不能改善，评估诊断是否正确，如果呼吸功能恶化，需要继续输液泵静脉给药（用50g/L葡萄糖注射液或9g/L氯化钠注射液将纳洛酮稀释为4mg/L），用输液泵维持，每小时5～20μg/kg，根据反应调节剂量。② 12～18岁首次0.4～2mg，如果无反应，每隔2～3min重复给药，最大总剂量不超过10mg；如果呼吸功能不改善，重新评估诊断，如果呼吸功能恶化，需要继续输液泵静脉给药：第1小时输入0.24～1.2mg，然后用50g/L葡萄糖或9g/L氯化钠注射液将纳洛酮稀释为4mg/L，根据反应调整流量。

◎ 毛果芸香碱（见24章782页）

◎ 甲硫酸新斯的明（见10章337页）

抗蛇毒血清 Snake Antivenins

适应证 抗蛇毒血清是用某种蛇毒或经减毒处理的蛇毒免疫马，使其产生相应的抗体，采集含有抗体的血清或血浆精制而成。抗蛇毒血清可中和相应的蛇毒，是一种特异性被动免疫反应。用于毒蛇咬伤中毒。

不良反应 因马血清为异体蛋白，故可发生过敏反应，即刻表现为胸闷、气短、恶心、呕吐、腹痛、抽搐及血压下降，迟发表现为发热、皮疹、荨麻疹等。

注意 ①使用前应询问马血清制品注射史和过敏史，并做皮肤过敏试验。过敏试验法：取本品0.1mL加氯化钠溶液1.9mL，在前臂掌侧皮内注射0.1mL，经20～30min判定结果。可疑阳性者，预先注射氯苯那敏10mg（儿童酌减），15min后再注射本品。②皮肤试验阴性者，可缓慢静脉注射抗蛇毒血清，但不排除发生严重过敏反应的可能性。如注射过程中发生过敏反应，应立即停止注射，并按过敏反应处理原则治疗，如注射肾上腺素、输液、静脉滴注地塞米松5mg（或氢化可的松100mg）等。③皮肤过敏试验阳性者，应权衡利弊，做风险与效益分析。对严重毒蛇咬伤中毒、有生命危险者，可做脱敏注射法：抗蛇毒血清以氯化钠注射液稀释20倍，分次皮下注射，每次观察20～30min；第一次注射0.4mL，如无反应酌情增量，3次以上无反应，即可静脉、肌内或皮下注射。注射前应使本品的温度接近体温，缓慢注射，开始每分钟不超过1mL，以后不超过4mL。④毒蛇咬伤时，应立即做局部处理、服用中成药（蛇药）及对症治疗。⑤静脉给药前，应做好抗过敏反应的准备。注射过程中应严密监护患者，有过敏反应立即停止，及时处理。⑥应详细了解咬伤的毒蛇种类，用单价抗蛇毒血清治疗。如为未知的毒蛇咬伤，则给予多价抗蛇毒血清。⑦本品一般不作首选药物，症状不发展的蛇咬伤不需注射抗蛇毒血清。但亦应根据症状及时作出判断，争取早期注射，最好在4h之内静脉给药。

用法与用量 稀释后静脉注射或静脉滴注，也可肌内注射或皮下注射。用量根据被咬伤者受毒量及血清效价而定。

抗蝮蛇毒血清 *Agkistrodon halys* Antivenin

适应证 用于蝮蛇、竹叶青蛇、龟壳花蛇等蝮蛇科毒蛇咬伤。

不良反应、注意 参阅抗蛇毒血清项下。

用法与用量 静脉注射。临用前，将本品6000～16000u用氯化钠注射液或250g/L葡萄糖注射液20～40mL稀释后缓慢静脉注射，注射流量每分钟4mL。

（1）成人 常用量一次6000～12000u。

（2）儿童 常用量一次6000～12000u。

抗五步蛇毒血清 *Agkistrodon acutus* Antivenin

适应证 用于五步蛇及蝮蛇科的其他毒蛇咬伤。

不良反应、注意 参阅抗蛇毒血清项下。

用法与用量 静脉注射。临用前，将本品4000～8000u用氯化钠注射液40～80mL稀释后缓慢静脉注射，注射流量每分钟4mL。

（1）成人 常用量一次4000～8000u。

（2）儿童 常用量一次4000～8000u。

抗银环蛇毒血清 *Bungarus multicinctus* Antivenin

适应证 用于银环蛇咬伤。

不良反应、注意 参阅抗蛇毒血清项下。

用法与用量 静脉注射。临用前，将本品10000u用氯化钠注射液20～40mL稀释后缓慢静脉注射。

（1）成人 常用量一次10000u。

（2）儿童 常用量一次10000u。

抗眼镜蛇毒血清 *Naja naja*（*atra*）Antivenin

适应证 用于眼镜蛇咬伤。

不良反应、注意 参阅抗蛇毒血清项下。

用法与用量 缓慢静脉注射。

（1）成人 常用量一次2500～10000u。

（2）儿童 常用量一次2500～10000u。

肉毒抗毒素 Botulinum Antitoxins

适应证 本品系由肉毒梭菌A、B、C、D、E、F六型毒素或类毒素分别免疫马所得的血浆，经胃酶消化后纯化制成的液体抗毒素球蛋白制剂。用于预防和治疗A、B、C、D、E、F型肉毒中毒。

用于预防及治疗肉毒中毒。凡已出现肉毒中毒症状者，应尽快使用本抗毒素进行治疗。对可疑中毒者亦应尽早使用本抗毒素进行预防。在一般情况下，人的肉毒中毒多为A型、B型、或E型，中毒的毒素型别尚未得到确定之前，可同时使用2个型甚至3个型的抗毒素。

不良反应 ①过敏性休克。②血清病，主要症状为荨麻疹、发热、淋巴结肿大、局部水肿，偶有蛋白尿、呕吐、关节痛，注射部位可出现红斑、瘙痒及水肿。一般系在注射后7～14日发病，称为延缓型。亦有在注射后2～4日发病，称为加速型。对血清病应对症疗法，可使用钙剂或抗组胺药物，一般数日至十数日即可痊愈。

禁忌证 过敏试验为阳性反应者慎用，采用脱敏注射法。

注意 ①本品为液体制品。制品混浊、有摇不散的沉淀或异物、安瓿有裂纹、标签不清、过期失效者均不能使用。安瓿打开后应一次用完。②每次注射需保存详细记录，包括姓名、性别、年龄、住址、注射次数、上次注射后的反应情况、本次过敏试验结果及注射后反应情况、所用抗毒素的生产单位名称及批号等。③注射用具及注射部位应严格消毒。注射器宜专用，如不能专用，用后应彻底洗净处理，最好干烤或高压蒸汽灭菌。同时注射类毒素时，注射器需分开。④使用抗毒素需特别注意防止过敏反应。注射前必须做过敏试验并详细询问既往过敏史。凡本人及其直系亲属曾有支气管哮喘、花粉症、湿疹或血管神经性水肿等病史，或对某种物质过敏，或本人过去曾注射马血清制剂者，均需特别提防过敏反应的发生。⑤过敏试验：用氯化钠注射液将抗毒素稀释10倍（0.1mL抗毒素加0.9mL氯化钠注射液），在前臂掌侧皮内注射0.05mL，观察30min。注射部位无明显反应者即为阴性，可在严密观察下直接注射抗毒素。如注射部位出现皮丘增大、红肿、浸润，特别是形似伪足或有痒感者，即为阳性反应，必须用脱敏注射法。如注射局部反应特别严重或伴有全身症状如荨麻疹、鼻咽刺痒、喷嚏等，则为强阳性反应，应避免使用肉毒抗毒素。如必须使用，则应采用脱敏注射法，并做好抢救准备，一旦发生过敏休克，立即抢救。无过敏史者或过敏反应阴性者也并非没有发生过敏休克的可能，为慎重起见，可先注射小量于皮下进行试验，观察30min，如无异常反应，再将全量注射于皮下或肌内。⑥脱敏注射法：在一般情况下，可用氯化钠注射液将抗毒素稀释10倍，分小量数次做皮下注射，每次注射后观察30min。第1次可注射10倍稀释的抗毒素0.2mL，观察无发绀、气喘或显著呼吸短促、脉搏加速时，注射第2次0.4mL，如仍无反应则注射第3次0.8mL，如仍无反应即可将安瓿中未稀释的抗毒素全量作皮下或肌内注射。有过敏史或过敏试验强阳性者，应将第1次注射量和以后的递增量适当减少，分多次注射，以免发生剧烈反应。⑦患者注射抗毒素后，必须观察30min后方可离开。

用法与用量 皮下注射应在上臂三角肌附着处。同时注射类毒素时，注射部位必须分开。肌内注射应在上臂三角肌中部或臀大肌外上部。只有经过皮下或肌内注射未发生异常反应者方可做静脉注射。静脉注射应缓慢，开始每分钟不超过1mL，以后每分钟不宜超过4mL。一次静脉注射不应超过40mL，儿童按体质量不应超过0.8mL/kg，亦可将抗毒素加入葡萄糖注射液、氯化钠注射液等输液中静脉滴注。静脉注射前将安瓿在温水中加热至接近体温，注射中发生异常反应应立即停止。

（1）预防 1次皮下注射或肌内注射1000～20000u（指1个型）。若情况紧急，亦可酌情增量或采用静脉注射。

（2）治疗 采用肌内注射或静脉滴注。第1次注射10000～20000u（指1个型），以后视病情决定，可每隔约12h注射1次。只要病情开始好转或停止发展，即可酌情减量（例如减半）或延长间隔时间。

除肉毒抗毒素注射液外，另有冻干制品，需按标签上规定的量加入灭菌注射用水，轻摇使完全溶解后注射。

20 生物制剂

用于人类疾病预防、治疗和诊断的药品。生物制品不同于一般医用药品，它是通过刺激机体免疫系统，产生免疫物质（如抗体）才发挥其功效，在人体内出现体液免疫、细胞免疫或细胞介导免疫。

儿童免疫时间要求：①乙肝疫苗、卡介苗、脊髓灰质炎疫苗、百白破疫苗、麻疹风疹疫苗、乙脑减毒活疫苗<12月龄完成。② A群流脑疫苗≤18月龄完成。③甲肝疫苗≤24月龄完成。

儿童免疫程序：免疫程序指针对某一特定人群（如儿童）预防相应疾病需要接种疫苗种类、接种次序及有关要求所作的具体规定。免疫程序的内容包括免疫起始月（年）龄、接种针次、针次之间的时间间隔，加强免疫及几种疫苗联合免疫的问题。免疫程序包括儿童免疫程序、成人免疫程序、特殊健康人群的免疫程序等。

儿童免疫程序见表20-1。

表20-1　儿童免疫程序

疫苗	接种对象月（年）龄	接种剂次/次	接种剂量/剂次	备注
乙肝疫苗	0、1、6月龄	3	酵母菌5μg/0.5mL，CHO菌[①]；10μg/1mL；20μg/1mL	出生后24h内接种第一剂次，第1、2次间隔≥28日
卡介苗	出生时	1	0.1mL	
脊髓灰质炎疫苗	2、3、4月龄，4周岁	4	1粒	第1、2剂次，第2、3剂次间隔均≥28日
百白破疫苗	3、4、5月龄，18～24月龄	4	0.5mL	第1、2剂次，第2、3剂次间隔均≥28日
白破疫苗	6周岁	1	0.5mL	
麻疹风疹疫苗（麻疹疫苗）	8月龄	1	0.5mL	
麻腮风疫苗（麻腮疫苗，麻疹疫苗）	18～24月龄	1	0.5mL	
乙脑减毒活疫苗	8月龄、2周岁	2	0.5mL	
A群流脑疫苗	6～18月龄	2	30μg/0.5mL	第1、2剂次，间隔3个月

续表

疫苗	接种对象月（年）龄	接种剂次/次	接种剂量/剂次	备注
A+C群流脑疫苗	3周岁、6周岁	2	100μg/0.5mL	两剂次间隔≥3年；第1剂次与A群流脑疫苗第2剂次间隔大于等于12个月
甲肝减毒活疫苗	18月龄	1	0.5mL	
乙脑灭活疫苗	8月龄（2剂次），2周岁，6周岁	4	0.5mL	第1、2剂次间隔7～10日
甲肝灭活疫苗	18月龄，24～30月龄	2	0.5mL	两剂次间隔≥6个月

① CHO疫苗用于新生儿母婴阻断的剂量为20μg/mL。

注：未收入药典的疫苗，其接种部位、途径和剂量参见疫苗使用说明书。

对儿童免疫程序的说明如下。

（1）国家免疫规划儿童常规免疫的疫苗完成基础免疫的时间要求：如甲肝疫苗≤24月龄完成。

（2）免疫程序所列各种疫苗第1剂的接种时间为最小免疫起始时间。

（3）脊髓灰质炎疫苗、百白破疫苗基础免疫各剂次的间隔时间应满28日。

（4）乙肝疫苗接种3剂次，儿童出生时、1月龄、6月龄各接种1剂次，第1剂在出生后24h内尽早接种。对已知母亲乙肝病毒表面抗原阳性的新生儿，在自愿的基础上，提倡新生儿在接种首剂乙肝疫苗的同时，在不同部位自费接种100u乙肝免疫球蛋白。

（5）百白破疫苗接种4剂次，儿童3月龄、4月龄、5月龄和18～24月龄各接种1剂次。无细胞百白破疫苗免疫程序与百白破疫苗程序相同。无细胞百白破疫苗供应不足阶段，按照第4剂次至第1剂次的顺序，用无细胞百白破疫苗替代百白破疫苗不足部分继续使用百白破疫苗。

（6）麻腮风疫苗（麻疹、风疹、流行性腮腺炎疫苗）。麻腮风疫苗供应不足阶段，使用含麻疹成分疫苗的过渡期免疫程序。8月龄接种1剂次麻疹风疹疫苗，麻疹风疹疫苗不足部分继续使用麻疹疫苗。18～24月龄接种1剂次麻腮风疫苗，麻腮风疫苗不足部分使用麻腮疫苗替代，麻腮疫苗不足部分继续使用麻疹疫苗。当发生局部麻疹流行而且8月龄以下儿童发病率较高时，麻疹疫苗应急接种对象儿童可以提前到6月龄，但该剂次麻疹免疫不计入其常规免疫，在该儿童8月龄以后，再按照规定的免疫程序注射1剂次麻疹疫苗。

（7）如需同时接种注2种国家免疫规划疫苗，一次最多只能接种两种注射疫苗和一种口服疫苗，注射疫苗应在不同部位接种。严禁将几种疫苗混合吸入同一支注射器内接种。两种减毒活疫苗如未同时接种，应间隔≥28日。

（8）未完成基础免疫的≤14岁儿童应尽早补种。在补种时掌握以下原则：①未接种国家免疫规划疫苗常规免疫的儿童，按照免疫程序进行补种。②未完成国家免疫规划疫苗常规免疫程序规定剂次的儿童，只需补种未完成的剂次。③未完成百白破疫苗免疫程序的3月龄至5岁儿童使用百白破疫苗；6～11岁儿童使用白破疫苗≥12岁儿童使用成人及青少年用白破疫苗。④未完成脊髓灰质炎疫苗免疫程序的儿童，＜4岁儿童未达到3剂次（含强化免疫等），应补种完成3剂次。≥4岁儿童未达到4剂次（含强化免疫等），应补种完成4剂次。⑤未完成2剂次含麻疹成分疫苗接种（含强化免疫等）的儿童，应补种完成两剂次。⑥未接种卡介苗的＜3月龄儿童可直接补种，3月龄至3岁儿童对PPD试验阴性者补种，≥4岁儿童不予补种。

（9）HIV阳性母亲所生儿童的国家免疫规划疫苗接种原则上HIV阳性母亲所生儿童在接种前不必进行HIV筛查。对于HIV阳性母亲所生儿童HIV感染状况分3种，HIV感染不详儿童、HIV阳性儿童、HIV阴性儿童。对HIV阳性母亲所生儿童的国家免疫规划疫苗接种建议，如表20-2。

表20-2 HIV阳性母亲所生儿童的国家免疫规划疫苗接种建议

疫苗	HIV阳性儿童		HIV感染不详儿童		HIV阴性儿童
	有症状或有免疫抑制	无症状或无免疫抑制	有症状或有免疫抑制	无症状	
乙肝疫苗	√	√	√	√	√
卡介苗	X	X	暂缓接种	暂缓接种	√
脊髓灰质炎疫苗	X	X	暂缓接种	暂缓接种	√
无细胞百白破疫苗	√	√	√	√	√
白破疫苗	√	√	√	√	√
麻疹风疹疫苗	X	√	X	√	√
麻风腮疫苗	X	√	X	√	√
麻腮疫苗	X	√	X	√	√
乙脑灭活疫苗	√	√	√	√	√
乙脑减毒活疫苗	X	X	X	X	√
A群流感疫苗	√	√	√	√	√
A+C群流感疫苗	√	√	√	√	√
甲肝减毒活疫苗	X	X	X	X	√
甲肝灭活疫苗	√	√	√	√	√

① HIV感染不详儿童：出生后暂缓接种卡介苗、口服脊髓灰质炎疫苗，当确认儿童HIV阴性后再予以补种；当确认HIV阳性，不予接种卡介苗、口服脊髓灰质炎疫苗。已知母亲HIV阳性的新生儿，如经医疗机构诊断，出现了HIV相关症状或免疫抑制症状，不予接种麻腮风疫苗、麻疹风疹疫苗、麻腮疫苗、乙脑减毒活疫苗、甲肝减毒活疫苗；如无HIV相关症状，可接种麻腮风疫苗、麻疹风疹疫苗、麻腮疫苗。乙肝疫苗、A群流脑疫苗和A+C群流脑疫苗可按照免疫程序接种。接种免疫规划疫苗时，应使用乙脑灭活

疫苗、甲肝灭活疫苗和无细胞百白破疫苗。其他疫苗的接种可参考疫苗说明书的规定。

② HIV阳性儿童：不予接种卡介苗、口服脊髓灰质炎疫苗。如经医疗机构诊断，出现了HIV相关症状或免疫抑制症状，不可接种麻腮风疫苗、麻疹风疹疫苗、麻腮疫苗、乙脑减毒活疫苗、甲肝减毒活疫苗；如无HIV相关症状和无免疫抑制症状，可接种麻腮风疫苗、麻疹风疹疫苗、麻腮疫苗。乙肝疫苗、A群流脑疫苗和A+C群流脑疫苗可按照免疫程序接种。接种免疫规划疫苗时，应使用乙脑灭活疫苗、甲肝灭活疫苗和无细胞百白破疫苗。其他疫苗的接种可参考疫苗说明书的规定。

③ HIV阴性儿童：按照免疫程序完成免疫规划疫苗接种。

成人免疫：成人可以接种的疫苗有破伤风白喉疫苗、破伤风类毒素、甲肝疫苗、乙肝疫苗、麻疹疫苗、风疹疫苗、腮腺炎疫苗、流感疫苗、肺炎球菌多糖疫苗、狂犬病疫苗等十多种。

育龄期妇女慎用麻疹疫苗、腮腺炎疫苗和风疹疫苗；生育期妇女应该检测风疹抗体，血液筛查阴性的个体应该接种风疹疫苗。妊娠或者打算在4周内妊娠的妇女不应该接受风疹疫苗接种。

临床上已先后广泛利用病原微生物或其毒素，通过人和动物的血液及组织制成相应制品如疫苗、抗毒素和免疫血清等，应用于预防、治疗和诊断。

20.1 用于预防的生物制品

预防用生物制品无论它来自细菌（菌苗）或病毒（疫苗），国际上现在统称为疫苗。2020年版中国药典三部及药典配套书籍（《临床用药须知》）只有疫苗的称谓。

腮腺炎减毒活疫苗 Mumps Vaccine，Live

适应证 本品系用腮腺炎病毒减毒株接种原代鸡胚细胞，经培养、收获病毒液，加适宜稳定剂冻干制成。接种本疫苗后，可刺激机体产生抗腮腺炎病毒的免疫力。本品用于8月龄以上的腮腺炎易感者预防流行性腮腺炎。

不良反应 6～10日，少数儿童可能出现一过性发热反应以及散在皮疹，一般不超过2日可自行缓解，通常不需特殊处理，必要时可对症治疗。

禁忌证 ①已知对该疫苗所含任何成分，包括辅料以及抗生素成分过敏者。②患急性疾病、严重慢性疾病、慢性疾病的急性发作期和发热者。③妊娠期妇女。④免疫缺陷、免疫功能低下或正在接受免疫抑制治疗者。⑤患脑病、未控制的癫痫和其他进行性神经系统疾病者。

注意 ①以下情况者慎用：家族和个人有惊厥史者、患慢性疾病者、有癫痫史者、过敏体质者、哺乳期妇女。②开启疫苗瓶和注射时切勿使消毒剂接触疫苗。③疫苗瓶有裂纹、标签不清或失效者、疫苗复溶后出现混浊等外观异常者均不得使用。④疫苗瓶开启后应立即使用，如需放置，应置2～8℃，并于30min内用完，剩余均应废弃。⑤应备有肾上腺素等药物，以备发生严重过敏反应时急救用。接受注射者在注射后应在现场观察至少30min。⑥注射免疫球蛋白者应至少间隔3个月以上接种本疫苗，以免影响免疫效果。⑦使用其他减毒活疫苗与接种本疫苗应至少间隔1个月；但本疫苗与风疹和麻疹减毒活疫苗可同时接种。⑧本品为减毒活疫苗，不推荐在该疾病流行季节使用。⑨育龄妇女注射本疫苗后，应至少3个月内避免妊娠。⑩严禁冻结。

用法与用量 按标示量加入所附灭菌注射用水，待疫苗复溶并摇匀后使用。复溶后每瓶0.5mL或1.0mL。每1次人用剂量为0.5mL，含腮腺炎活病毒应不低于3.71g $CCID_{50}$。于上臂外侧三角肌附着处皮下注射。

麻疹风疹联合减毒活疫苗 Measles and Rubella Combined Vaccine，Live

适应证 本品系用麻疹病毒减毒株接种原代鸡胚细胞和风疹病毒减毒株接种人二倍体细胞，经培养、收获病毒液，按比例混合配制，加入适宜稳定剂冻干制成。接种本疫苗后，可刺激机体产生抗麻疹病毒和风疹病毒的免疫力。用于8月龄以上的麻疹和风疹易感者。

不良反应

（1）常见不良反应 ①一般接种疫苗后24h内，在注射部位可出现疼痛和触痛，多数情况下于2～3天内自行消失。②一般接种疫苗后1～2周内，可能出现一过性发热反应。其中大多数为轻度发热反应，一般持续1～2天后可自行缓解，不需处理，必要时适当休息，多喝水，注意保暖，防止继发感染；对于中度发热反应或发热时间超过48h者，可采用物理方法或药物进行对症处理。③皮疹：一般接种疫苗后1～2天内可能有轻微皮疹出现，出疹时间一般不超过2天，通常不需特殊处理，必要时可对症治疗。

（2）少见不良反应 少见重度发热反应，应采用物理方法及药物对症处理，以防高热惊厥。

（3）罕见不良反应 ①过敏性皮疹（荨麻疹）。② 过敏性休克。③过敏性紫癜。④出现血小板减少性紫癜。⑤成年人接种本疫苗后发生关节炎，大关节疼痛、肿胀。

禁忌证 同腮腺炎减毒活疫苗。

注意 使用其他减毒活疫苗与接种本疫苗应至少间隔1个月；但本疫苗与腮腺炎减毒活疫苗可同时接种。余同腮腺炎减毒活疫苗。

用法与用量 按标示量加入所附灭菌注射用水，待疫苗复溶并摇匀后使用。复溶后每瓶0.5mL，每1次人用剂量为0.5mL，于上臂外侧三角肌下缘附着处皮下注射。

麻腮风联合减毒活疫苗 Measles，Mumps and Rubella Combined Vaccine，Live

适应证 本品系用麻疹病毒减毒株和腮腺炎病毒减毒株分别接种原代鸡胚细胞、风疹病毒减毒株接种人二倍体细胞，经培养、收获病毒液，按比例混合配制，加入适宜稳定剂冻干制成。接种本疫苗后，可刺激机体产生抗麻疹病毒、腮腺炎病毒和风疹病毒的免疫力，用于8个月龄以上的易感者预防麻疹、腮腺炎、和风疹三种疾病。

不良反应 一般接种疫苗后6～12天内，少数儿童可能出现一过性皮疹，一般不超过2天可自行缓解，通常不需特殊处理，必要时可对症治疗。可有轻度腮腺和唾液腺肿大，一般在1周内自行缓解，必要时可对症处理。余同麻疹风疹联合减毒活疫苗。

禁忌证 同腮腺炎减毒活疫苗。

注意 使用其他减毒活疫苗与接种本疫苗间隔至少1个月。余同腮腺炎减毒活疫苗。

用法与用量 按标示量加灭菌注射用水0.5mL，待冻干疫苗完全溶解并摇匀后，于上臂外侧三角肌下缘附着处皮下注射，每人一次量0.5mL。

脊髓灰质炎活疫苗 Poliomyelitis Vaccine Live

适应证 口服脊髓灰质炎疫苗糖丸系采用脊髓灰质炎Ⅰ型、Ⅱ型、Ⅲ型减毒株分别接种于人二倍体细胞培养制成的三价疫苗糖丸。本疫苗服用后，可刺激机体产生抗脊髓灰质炎病毒免疫力。用于预防脊髓灰质炎。主要用于2月龄以上的儿童。

不良反应 ①个别人有轻度发热、恶心、呕吐、腹泻和皮疹。一般不需处理，必要时可对症治疗。②极罕见口服后引起脊髓灰质炎疫苗相关病例（VAPP）。③由于脊髓灰质炎活疫苗在肠道内复制后可发生回复突变而毒力增强，在美国，约每150万首次服用该疫苗的小儿有1例发生疫苗相关的脊髓灰质炎，1997年美国儿童学会推荐使用脊髓灰质炎死疫苗。

禁忌证 同腮腺炎减毒活疫苗。

注意 ①本品为口服疫苗，严禁注射。②有以下情况者慎用：家族和个人有惊厥史者、患慢性疾病者、有癫痫史者、过敏体质者。③本品系活疫苗，应使用37℃以下温水送服，切勿用热水送服。④疫苗容器开启后，如未能立即用完，应置2～8℃并于当天内用完，剩余均应废弃。⑤应备有肾上腺素等药物，以备偶有发生严重过敏反应时急救用。接种者在接种后应在现场观察至少30min。⑥应避免反复冻融，以免影响免疫效果。⑦注射免疫球蛋白者应至少间隔3个月以上接种本疫苗，以免影响免疫效果。⑧使用不同的减毒活疫苗进行预防接种时，应间隔至少1个月以上。

用法与用量 首次免疫从2月龄开始，连续口服3次，每次间隔4～6周。4岁再加强免疫1次。其他年龄组在需要时也可以服用。

其他疫苗：①脊髓灰质炎减毒活疫苗糖丸（人二倍体细胞）［Poliomyelitis Vaccine in Dragee Candy（Human Diploid Cell），Live］，本品系用脊髓灰质炎病毒Ⅰ型、Ⅱ型、Ⅲ型减毒株分别接种于人二倍体细胞，经培养、收获病毒液后制成。为白色固体糖丸。用于2月龄以上的儿童预防脊髓灰质炎。每粒糖丸重1g。每1次人用剂量1粒。②脊髓灰质炎减毒活疫苗糖丸（猴肾细胞）［Poliomyelitis Vaccine in Dragee Candy（Monkey Kidney Cell），Live］，本品系用脊髓灰质炎病毒Ⅰ型、Ⅱ型、Ⅲ型减毒株分别接种于原代猴肾细胞，经培养、收获病毒液后制成。为白色固体糖丸。用于2月龄以上的儿童预防脊髓灰质炎。每粒糖丸重1g。每1次人用剂量为1粒。

脊髓灰质炎减毒活疫苗糖丸（人二倍体细胞） Poliomyelitis Vaccine in Dragee Candy（Human Diploid Cell），Live

适应证 本品系用脊髓灰质炎病毒Ⅰ型、Ⅱ型、Ⅲ型减毒株分别接种于人二倍体细胞，经培养、收获病毒液后制成。本疫苗服用后，可刺激机体产生抗脊髓灰质炎病毒免疫力。用于2月龄以上儿童预防脊髓灰质炎。

不良反应 ①常见不良反应：有轻度发热反应、恶心、呕吐、腹泻和皮疹。一般不需特殊处理，必要时可对症治疗。②罕见不良反应：引起脊髓灰质炎疫苗相关病例（VAPP）。

禁忌证 同腮腺炎减毒活疫苗。

注意 ①有以下情况者慎用：家族和个人有惊厥史者、患慢性疾病者、有癫痫史者、过敏体质者。②见脊髓灰质炎活疫苗项下③～⑤、⑦、⑧。

用法与用量 基础免疫为3次，首次免疫从2月龄开始，连续口服3次，每次间隔4～6周，4岁再加强免疫1次，每1次人用剂量1粒。其他年龄组在需要时也可以服用。

流感全病毒灭活疫苗 Influenza Vaccine（Whole Virion），Inactivated

适应证 本品系用世界卫生组织（WHO）推荐的甲型和乙型流行性感冒病毒株分别接种鸡胚，经培养、收获病毒液、灭活病毒、浓缩、纯化后制成。接种本疫苗后，可刺激机体产生抗流行性感冒病毒的免疫力。用于8月龄以上儿童、成人及老年人预防本株病毒引起的流行性感冒。

不良反应

（1）常见不良反应 ① 一般接种疫苗后12～24h，注射部位可出现疼痛、触痛、红肿和瘙痒，多数情况下于2～3天内自行消失。②接种疫苗后可能出现一过性发热反应，短期内自行消失，不需处理。

（2）少见不良反应 ①接种部位出现严重红肿，可采取热敷等物理方式治疗。②重度发热反应：应采用物理方法及药物进行对症处理，以防高热惊厥。

（3）罕见不良反应 ①过敏性皮疹：一般接种疫苗后72h内出现荨麻疹，出现反应时应及时就诊，给予抗过敏治疗。②过敏性紫癜：出现过敏性紫癜反应及时就诊，应用皮质类固醇药物给予抗过敏治疗，治疗不当或不及时有可能并发紫癜肾炎。③过敏性休克：一般接种疫苗后1h内发生。应及时注射肾上腺素等进行治疗。

禁忌证 ①已知对该疫苗所含任何成分，包括辅料、甲醛以及抗生素过敏者。②患急性疾病、严重慢性疾病、慢性疾病的急性发作期和发热者。③妊娠期妇女。④患未控制的癫痫和其他进行性神经系统疾病者，有吉兰-巴雷综合征病史者。

注意 ①同腮腺炎减毒活疫苗①、③～⑤。②注射免疫球蛋白者应至少间隔1个月以上接种本疫苗，以免影响免疫效果。③注射后出现任何神经系统反应者，禁止再次使用。④严禁冻结。

用法与用量 人用剂量为每次注射1剂（0.5mL或1.0mL）。含各型流感病毒株血凝素应为≥12μg。于上臂外侧三角肌肌内注射。

流感病毒裂解疫苗 Influenza Vaccine（Split Virion），Inactivated

适应证 本品系用世界卫生组织（WHO）推荐的甲型和乙型流行性感冒病毒株，分别接种鸡胚，经培养、收获病毒液、病毒灭活、纯化、裂解后制成。接种本疫苗后，可刺激机体产生抗流感病毒的免疫力。用于儿童、老年人、体弱者、流感流行地区人员等，预防本株病毒引起的流行性感冒。

不良反应

（1）常见不良反应　同流感全病毒灭活疫苗。

（2）少见不良反应　①可出现一过性感冒症状和全身不适，可自行消失，不需特别处理。②重度发热反应：同流感全病毒灭活疫苗。

（3）罕见不良反应　①过敏性皮疹（荨麻疹）。②过敏性紫癜。③过敏性休克。

禁忌证　同流感全病毒灭活疫苗。

注意　同流感全病毒灭活疫苗。

用法与用量　流感流行季节前或期间进行预防接种，肌内注射于上臂外侧三角肌。每瓶（支）0.25mL或0.5mL。每1次人用剂量为0.25mL（6个月至3岁儿童用），含各型流感病毒株血凝素应为7.5μg；或0.5mL（成人及3岁以上儿童），含各型流感病毒株血凝素应为15μg。

b型流感嗜血杆菌结合疫苗 Haemophilus Influenzae Type b Conjugate Vaccine

适应证　本品系用纯化的b型流感嗜血杆菌荚膜多糖与破伤风类毒素共价结合而成。用于2月龄或3月龄婴儿至5周岁儿童预防由b型流感嗜血杆菌引起的侵袭性感染（包括脑膜炎、肺炎、败血症、蜂窝织炎、关节炎、会厌炎等）。

不良反应　注射后一般无不良反应，有的接种部位有轻微红肿、硬结、压痛、低热或伴有皮疹，偶有局部瘙痒感，一般不须特殊处理即行消退。必要时可对症治疗。全身反应主要为发热（体温多在38.5℃以下），偶有烦躁、嗜睡、呕吐、腹泻、食欲缺乏，少见出现非典型的皮疹，症状一般可自行缓解。

禁忌证　①患急性疾病、严重慢性疾病者、慢性疾病的急性发作期和发热者。②已知对该疫苗的任何成分过敏，特别对破伤风类毒素过敏者。③患严重心脏疾病、高血压、肝脏疾病、肾脏疾病者。

注意　①以下情况者慎用：家族和个人有惊厥史者、患慢性疾病者、有癫痫史者、过敏体质者。②使用前应充分摇匀，如出现摇不散的凝块、异物，疫苗瓶有裂纹、标签不清或过期失效者，均不得使用。③接受免疫抑制治疗或免疫缺陷者注射本疫苗可能影响疫苗的免疫效果。④应备有肾上腺素等药物，以备偶有发生严重过敏反应时急救用。接受注射者在注射后应在现场观察至少30min。⑤本疫苗如与其他疫苗同时接种，应在不同的部位注射。⑥在任何情况下，疫苗中的破伤风类毒素不能代替常规破伤风类毒素的免疫接种。⑦严禁冻结。

用法与用量　臀部外上方1/4处或上臂外侧三角肌附着处皮肤经消毒后肌内注射。自2月龄或3月龄开始，每隔1个月或2个月接种1次（0.5mL），共3次，在18个月时进行加强接种1次；6～12月龄儿童，每隔1个月或2个月注射1次（0.5mL），共2次，在18个月时进行加强接种1次；1～5周岁儿童，仅需注射1次（0.5mL）。

肺炎链球菌疫苗 *Streptococcus pneumoniae* Vaccine

适应证　本品系采用多种最广泛流行、最具侵袭性的血清型肺炎球菌，经培养、提纯制成的多糖疫苗。含2.5g/L苯酚作防腐剂。主要用于2岁以上人群的接种预防肺炎。

不良反应

（1）常见的不良反应　可能在注射部位出现暂时的疼痛、红肿、硬结和短暂的全身发热等轻微反应，一般均可自行缓解。必要时可给予对症治疗。

（2）罕见的不良反应　有头痛、不适、虚弱乏力、淋巴结炎、过敏样反应、血清病、关节痛、肌痛、皮疹、荨麻疹。对稳定的特发性血小板减少性紫癜的患者，会极偶然地在接种后的2～14日血小板减少复发，并可持续2周。在接种肺炎双球菌疫苗的人群中，也罕有神经系统异常的报道，如感觉异常、急性神经根病变等，但与其因果关系尚未被证实。

（3）因对疫苗成分过敏而引起的急性反应，应注射1∶1000的肾上腺素。

禁忌证　①对疫苗中任何成分过敏者禁用本品。②除接种对象项目中所列适用者外，均禁止接种本品。

用法与用量　上臂外侧三角肌皮下或肌内注射，一次注射0.5mL。

①霍奇金病患者如需接种疫苗可在治疗开始前10日给予。如果进行放疗或化疗至少应在开始前14日给予，以产生最有效的抗体免疫应答。治疗开始前不足10日及治疗期间不主张预防接种。

②免疫缺陷患者，应于术前2周接种。

③脾切除者，每5年加强免疫1次，一次注射剂量0.5mL。

④对10岁以下脾切除或患有镰状细胞性贫血的儿童，应每隔3～5年加强免疫1次，一次注射0.5mL。

人用狂犬病疫苗（Vero细胞）Rabies Vaccine（Vero Cell）for Human Use

适应证　本品系用狂犬病病毒固定毒株接种Vero细胞，培养后，收获病毒液，经灭活病毒、浓缩、纯化，加入适宜的稳定剂，可加入氢氧化铝佐剂制成，内含硫柳汞防腐剂。凡被患有或可疑患有狂犬病的动物咬伤、抓伤后，不分年龄、性别均应及时按暴露后免疫程序注射本疫苗；凡有接触狂犬病病毒危险人员（如兽医、动物饲养员、林业从业人员、猎人、屠宰场工人、狂犬病实验人员、动物标本制作者、洞穴居住者、动物聚居区的儿童、成人和经常观光的旅游者等），按照暴露前免疫程序接种进行免疫接种。

不良反应　本疫苗可能对个别接种者产生不同程度的不良反应。①局部反应：接种部位疼痛、红斑、水肿、瘙痒、硬结。②全身反应：轻微发热、寒战、晕厥、乏力、头痛、眩晕、关节痛、肌肉痛、胃肠道功能混乱。另外，也有可能出现极个别的过敏反应如神经性水肿、皮疹、荨麻疹。若出现说明书中未注明的任何不良反应时，应及时向医生报告。

禁忌证　①由于狂犬病是致死性疾病，暴露后程序接种疫苗无任何禁忌证。②暴露前程序接种时遇发热、急性疾病、严重慢性疾病、神经系统疾病、过敏性疾病或对抗生素、生物制品有过敏反应者禁用。③哺乳期、妊娠期妇女建议推迟注射本疫苗。

用法与用量

（1）使用前将疫苗振摇成均匀悬液。

（2）于上臂三角肌肌内注射，幼儿可在大腿前外侧区肌内注射。

（3）暴露后免疫程序为一般咬伤者于0日（第1日，当日）、3日（第4日，以下类推）、7日、14日、28日各注射本疫苗1剂，共5针，儿童用量相同。对有下列情形之一的建议首剂狂犬病疫苗剂量加倍给予：①注射疫苗前1个月内注射过免疫球蛋白或抗血清者。②先天性或获得性免疫缺陷患者。③接受免疫抑制药（包括抗疟疾药物）治疗的患者。④老年人及患慢性病者。⑤于暴露后48h或更长时间后才注射狂犬病疫苗的人员。暴露后免疫程序按下述伤及程度分级处理：Ⅰ级暴露，触摸动物，被动物舔及无破损皮肤，一般不需处理，不必注射狂犬病疫苗。Ⅱ级暴露，未出血的皮肤咬伤、抓伤，破损的皮肤被舔及，应按暴露后免疫程序接种狂犬病疫苗。Ⅲ级暴露，一处或多处皮肤出血性咬伤或被抓伤出血，可疑或确诊的疯动物唾液污染黏膜，应按暴露后程序立即接种狂犬病疫苗和抗狂犬病血清或免疫球蛋白。抗狂犬病血清按40u/kg给予，或狂犬患者免疫球蛋白按20u/kg给予，将尽可能多的抗狂犬病血清或狂犬病患者免疫球蛋白于咬伤局部浸润注射，剩余部分肌内注射。

（4）暴露前免疫程序。按第0日、7日、28日接种，共接种3针。

（5）对曾经接种过狂犬病疫苗的一般患者再需接种疫苗的建议　① 1年内进行过全程免疫，被可疑疯动物咬伤者，应于第0日和第3日各接种1剂疫苗。② 1年前进行过全程免疫，被可疑疯动物咬伤者，则应全程接种疫苗。③ 3年内进行过全程免疫，并且进行过加强免疫，被可疑动物咬伤者，于第0日和第3日各接种1剂疫苗。④进行过全程免疫，并且进行过加强免疫但超过3年，被可疑疯动物咬伤者，则应全程接种疫苗。

（6）此外，尚有冻干人用狂犬疫苗（Vero）和人用狂犬疫苗（地鼠肾细胞），用法同人用狂犬疫苗（Vero）。

鼠疫疫苗 Plague Vaccine

适应证　接种本疫苗后，可使机体产生免疫应答。用于预防鼠疫。

不良反应　接种后反应轻微，少数人划痕处会出现浸润，一般不影响活动，个别人体温可能稍有升高，一般可自行消退。

禁忌证　①已知对该疫苗的任何成分过敏者。②患急性疾病、严重慢性疾病、慢性疾病的急性发作期和发热者。③免疫缺陷、免疫功能低下或正在接受免疫抑制治疗者。④妊娠期或6个月内的哺乳期妇女。

注意　①本品仅供皮上划痕用，严禁注射。②注射免疫球蛋白者，应至少间隔1个月以上接种本品，以免影响免疫效果。③消毒皮肤只可用酒精，不可用碘酒，并在酒精挥发后再行接种。④本品与抗生素同时应用时可能影响疫苗的免疫效果。余同腮腺炎减毒活疫苗①～⑤、⑧。

用法与用量　本品采用皮上划痕用鼠疫活疫苗，此系用鼠疫菌弱毒菌株经培养后收集菌体，加入稳定剂冻干制成。免疫程序：按标示量加入氯化钠注射液溶解。每瓶20次人用剂量者加入1.0mL，10次人用剂量者加入0.5mL，复溶后的疫苗在3h内用完。在上臂外侧三角肌上部附着处皮上划痕接种。在接种部位上滴加疫苗，每次人用剂量0.05mL。用消毒针划成“井”字，划痕长度为1～1.5cm，应以划破表皮稍见血迹为宜。划痕处用针涂压十余次，使菌液充分进入划痕内。接种后局部应裸露至少5min。14周岁以下儿童，疫苗滴于两处划2个“井”字。“井”字间隔2～3cm。接种人员每年应免疫1次。

乙型脑炎减毒活疫苗 Japanese Encephalitis Vaccine，Live

适应证 本品系用流行性乙型脑炎病毒减毒株接种原代地鼠肾细胞，经培养、收获病毒液，加入适宜稳定剂冻干制成。接种本疫苗后，可刺激机体产生抗乙型脑炎病毒的免疫力。用于8月龄以上健康儿童及由非疫区进入疫区的儿童和成人预防流行性乙型脑炎。

药物相互作用 注射过免疫球蛋白者，至少间隔3个月以上接种本疫苗，使用其他减毒疫苗与接种本疫苗应至少间隔1个月。

不良反应

（1）常见不良反应 ①一般接种疫苗后24h内，注射部位可出现疼痛和触痛，多数情况下于2～3天内自行消失。②一般接种疫苗后1～2周内，可能出现一过性发热反应。其中大多数为轻度发热反应，一般持续1～2天后可自行缓解，不需处理，必要时适当休息，多喝开水，注意保暖，防止继发感染；对于中度发热反应或发热时间超过48h者，可给予物理方法或药物对症处理。③接种疫苗后，偶有散在皮疹出现，一般不需特殊处理，必要时可对症治疗。

（2）少见不良反应 重度发热反应：应采用物理方法及药物对症处理，以防高热惊厥。

（3）罕见不良反应 ①过敏性皮疹（荨麻疹）。②过敏性休克。③过敏性紫癜。④血管神经性水肿。

禁忌证 同腮腺炎减毒活疫苗。

注意 同麻腮风联合减毒活疫苗。

用法与用量

（1）按标示量加入所附疫苗稀释剂，复溶后每瓶0.5mL、1.5mL、2.5mL。待疫苗复溶并摇匀后使用。每1次人用剂量为0.5mL。

（2）于上臂外侧三角肌下缘附着处皮下注射。

（3）8月龄儿童首次注射1次，2岁再注射1次，每次注射0.5mL，以后不再免疫。

（4）其他乙型脑炎疫苗 ①冻干乙型脑炎灭活疫苗（Vero细胞）［Japanese Encephalitis Vaccine（Vero Cell），Inactivated，Freeze-dried］，本品系用乙型脑炎病毒接种Vero细胞，经培养、收获、灭活病毒、浓缩、纯化后，加入适宜稳定剂冻干制成。具体使用的适应证、不良反应等参见乙型脑炎减毒活疫苗项下和产品说明书。②森林脑炎灭活疫苗（Tick-borne Encephalitis Vaccine，Inactivated），本品系用森林脑炎病毒接种原代地鼠肾细胞，经培养、病毒收获、灭活、纯化后，加入稳定剂和氢氧化铝佐剂制成。用于预防森林脑炎。具体使用的适应证、不良反应等参见乙型脑炎减毒活疫苗项下和产品说明书。

伤寒疫苗 Typhoid Vaccine

适应证 本品系用伤寒沙门菌培养后，取菌苔制成悬液，经甲醛杀菌，以磷酸缓冲液（PBS）稀释制成。接种本疫苗后，可使机体产生免疫应答。用于预防伤寒。

不良反应 局部可出现红肿，有时有寒战、发热或头痛。一般可自行缓解。

禁忌证 ①发热，患严重高血压、心脏疾病、肝脏疾病、肾脏疾病及活动性结核者。②妊娠期、月经期及哺乳期妇女。③有过敏史者。

注意 ①用前摇匀。如出现摇不散的凝块、异物或疫苗瓶有裂纹、标签不清者，均不得使用。②应备有肾上腺素等药物，以备偶有发生严重过敏反应时急救用。接受注射者在注射后应在现场观察至少30min。③严禁冻结。

用法与用量 本品为混悬液，每瓶5mL。每1次人用剂量0.2～1.0mL（根据年龄及注射针次不同），含伤寒沙门菌$6.0\times10^7\sim3.0\times10^8$。

（1）于上臂外侧三角肌下缘附着处皮下注射。

（2）初次注射本疫苗者，需注射3针，每针间隔7～10天。注射剂量如下：① 1～6岁，第1针0.2mL，第2针0.3mL，第3针0.3mL；② 7～14岁，第1针0.3mL，第2针0.5mL，第3针0.5mL；③ 14周岁以上，第1针0.5mL，第2针1.0mL，第3针1.0mL。加强注射剂量与第3针相同。

（3）其他伤寒疫苗品种

①伤寒甲型副伤寒联合疫苗（Typhoid and Paratyphoid A Combined Vaccine）：本品系用伤寒沙门菌、副伤寒甲型沙门菌分别培养，取菌苔制成悬液，经甲醛杀菌，以PBS稀释制成。为乳白色混悬液，含苯酚防腐剂。免疫程序同伤寒疫苗。

②伤寒Vi多糖疫苗（Vi Polysaccharide Typhoid Vaccine）：本品系用伤寒沙门菌培养液纯化得Vi多糖，经用PBS稀释制成，为无色澄明液体。免疫程序：上臂外侧三角肌肌内注射；注射1针，剂量为0.5mL。

钩端螺旋体疫苗 Leptospira Vaccine

适应证 本品系用各地区主要的钩端螺旋体流行菌型的菌株，经培养、杀菌后，制成单价或多价疫苗。用于预防钩端螺旋体病。接种本疫苗后，可使机体产生免疫应答。用于7～60岁人群，预防钩端螺旋体病。

不良反应

（1）常见不良反应 接种后可出现短暂发热，注射部位可出现疼痛、触痛和红肿，多数情况2～3天内自行消退。

（2）罕见不良反应 过敏性皮疹，应及时就诊。

禁忌证 ①已知对该疫苗的任何成分过敏者。②患急性疾病、严重慢性疾病、慢性疾病的急性发作期和发热者。③妊娠期和哺乳期妇女。④患脑病、未控制的癫痫和其他进行性神经系统疾病者。

注意 ①以下情况者慎用：家族和个人有惊厥史者、患慢性疾病者、有癫痫史者、过敏体质者。②如出现摇不散的凝块、异物、疫苗瓶有裂纹或标签不清者，均不得使用。③疫苗开启后应立即使用，如需放置，应置2～8℃，并于1h内用完，剩余均应废弃。④注射免疫球蛋白者，应至少间隔1个月以上接种本品，以免影响免疫效果。⑤月经期妇女暂缓注射。⑥应备有肾上腺素等药物，以备偶有发生严重过敏反应时急救用。

接受注射者在注射后应在现场观察至少30min。⑦严禁冻结。

用法与用量 上臂外侧三角肌附着处皮下注射。共注射2针，间隔7～10日。第1针注射0.5mL，第2针注射1.0mL。7～13岁用量减半。必要时7岁以下儿童可酌量注射，但不超过成人量的1/4。

水痘减毒活疫苗 Varicella Vaccine，Live

适应证 本品系用水痘-带状疱疹病毒Oka株接种人二倍体细胞MRC-5株，经培养，收获病毒并加适宜稳定剂后冻干制成。本疫苗免疫接种后，可刺激机体产生抗水痘-带状疱疹病毒的免疫力，用于1岁以上儿童的水痘易感者，主要用于健康儿童。

不良反应 在接种6～18日时，少数人可有短暂发热、轻微皮疹或疱疹，一般不需特殊处理，必要时可对症治疗。

禁忌证 同腮腺炎减毒活疫苗。

注意 使用其他减毒活疫苗与接种本疫苗应至少间隔1个月；但本疫苗与麻疹、风疹和腮腺炎减毒活疫苗可同时接种。余同腮腺炎减毒活疫苗。

用法与用量 加入疫苗附带的稀释用灭菌注射用水，重溶后0.5mL，待完全溶解摇匀后使用。上臂外侧三角肌附着处皮肤用体积分数75%乙醇消毒，待干后皮下注射0.5mL。

轮状病毒活疫苗 Live Rotavirus Vaccine

适应证 本品主要用于2个月至3岁婴幼儿。

不良反应 偶有发热、呕吐、腹泻等轻微反应，多为一过性，一般无需特殊处理。必要时给予对症治疗。

禁忌证 ①身体不适，发热，腋温37.5℃以上者。②急性传染病或其他严重疾病患者。③免疫缺陷和接受免疫抑制治疗者。

用法与用量 口服轮状病毒活疫苗（Live Rotavirus Vaccine，Oral）系采用轮状病毒减毒株感染新生小牛肾细胞，经培育、收获病毒液后加入适宜的甜味保护剂制成，为橙红色或粉红色澄清液体。免疫程序参考说明书。

皮上划痕人用炭疽活疫苗 Anthrax Vaccine (Live) for Percutaneous Scarification

适应证 本品系用炭疽芽孢杆菌的弱毒株经培养、收集菌体后稀释制成。为灰白色均匀悬液。接种本疫苗后，可使机体产生免疫应答。用于炭疽常发地区人群，皮毛加工与制革工人、放牧员以及其他与牲畜密切接触者预防炭疽。

不良反应 接种后局部可出现微红，不需处理；极个别者可出现低热，但能自行消退。如出现持续性体温升高且局部出现红肿者，应做对症处理。

禁忌证 同鼠疫疫苗。

注意 同鼠疫疫苗。

用法与用量 每瓶0.25mL（5次人用剂量），在上臂外侧三角肌附着处皮上划痕接种。用消毒注射器吸取疫苗，在接种部位滴2滴，间隔3～4cm，划痕时用手将皮肤绷紧，用消毒划痕针在每滴疫苗处做“井”字划痕，每条痕长为1～1.5cm。划破表皮以出现间断小血点为度。用同一划痕针反复涂压，使疫苗充分进入划痕处，接种后局部至少应裸露5～10min，然后用消毒干棉球擦净。接种后24h划痕部位无任何反应者应重新接种。

皮上划痕人用布氏菌活疫苗 Brucellosis Vaccine（Live）for Percutaneous Scarification

适应证 本品系用布氏菌的弱毒菌株经培养、收集菌体加入稳定剂后冻干制成。接种本疫苗后，可使机体产生免疫应答。用于与布氏菌病传染源有密切接触者，每年应免疫1次，预防布氏菌病。

不良反应 接种后局部反应轻微，少数人划痕处会出现轻度浸润，一般不影响活动。个别人体温稍有增高，一般可自行消退。如因使用途径错误，出现类似急性布氏菌病症状者，要按急性布氏菌病进行彻底治疗。

（1）常见不良反应 ①接种后24h内，在注射部位可出现疼痛和触痛，注射局部红肿、浸润等轻中度反应，多数情况下在2～3天内自行消失。②接种疫苗后可出现一过性发热反应。其中大多数为轻度发热反应，持续1～2天后可自行缓解，一般不需处理；对于中度发热反应或发热时间超过48h者，可给予对症处理。

（2）少见不良反应 ①严重发热反应，应给予对症处理，以防高热惊厥。②注射局部重度红肿或其他并发症，应给予对症处理。

（3）罕见不良反应 淋巴结肿大，血管神经性水肿。

禁忌证 同鼠疫疫苗。

注意 同鼠疫疫苗。

用法与用量 按标示量每瓶加入0.5mL氯化钠注射液（10人次用剂量），复溶后的疫苗应在1h内用完，剩余的疫苗应丢弃。上臂外侧三角肌上部附着处皮上划痕接种，划痕长度为1～1.5cm。在接种部位滴加疫苗，每次人用剂量0.05mL，应以划破表皮微见血迹为宜。划痕处用针涂压十余次，使菌苗充分进入划痕内。接种后局部应裸露至少5min。10岁以下儿童及复种者疫苗滴于一处划1个“井”字，10岁以上初种者疫苗滴于两处划2个“井”字，间隔2～3cm。

吸附破伤风疫苗 Tetanus Vaccine，Adsorbed

适应证 本品系用破伤风梭状芽孢杆菌菌种，在适宜的培养基中培养产生的毒素经甲醛脱毒、精制，并加入氢氧化铝佐剂制成，有效成分为破伤风类毒素，接种后，可使机体产生体液免疫应答。用于发生创伤机会较多的人群、预防产妇及新生儿破伤风。

不良反应 注射本品后局部可出现红肿、疼痛、瘙痒或有低热、疲倦、头痛等，一般不需处理即自行消退。

禁忌证 ①患严重疾病、发热者。②有过敏史者。③注射破伤风类毒素后发生神经系统反应者。

注意 ①使用时应充分摇匀，如出现摇不散的凝块、异物、疫苗瓶有裂纹或标签不清者，均不得使用。②注射后局部可能有硬结，1～2个月即可吸收，注射第2针时应换另侧部位。③应备有肾上腺素等药物，以备偶有发生严重过敏反应时急救用。接受注射者在注射后应在现场观察至少30min。④严禁冻结。

用法与用量 每瓶疫苗0.5mL、1.0mL、2.0mL、5.0mL。每1次人用剂量0.5mL，含破伤风类毒素效价不低于40u。上臂三角肌肌内注射。

（1）无破伤风类毒素免疫史者应按表20-3进行全程免疫。

表20-3 无破伤风类毒素免疫史者全程免疫

项目	年份	针次	剂量
全程免疫	第一年	第1针 （间隔4～8周） 第2针	0.5mL 0.5mL
	第2年	注射1针	0.5mL
加强免疫	一般每10年加强注射1针，如遇特殊情况也可5年加强1针		

（2）经全程免疫和加强免疫之人员，自最后1次注射后3年以内受伤时，不需注射本品。超过3年者，用本品加强注射1次。严重污染的创伤或受伤前未经全程免疫者，除注射本品外，可酌情在另一部位注射破伤风抗毒素或破伤风人免疫球蛋白。

（3）用含破伤风类毒素的混合制剂做过全程免疫者，以后每10年用本品加强注射1针即可。妊娠期妇女可在妊娠第4个月注射第1针，6～7个月时注射第2针，每1次注射0.5mL。

双价肾综合征出血热灭活疫苗（Vero细胞） Haemorrhagic Fever with Renal Syndrome Bivalent Vaccine（Vero Cell），Inactivated

适应证 本品系用Ⅰ型和Ⅱ型肾综合征出血热病毒分别接种Vero细胞，经培养、收获、病毒灭活、纯化，混合后加入稳定剂和氢氧化铝佐剂制成。接种本品后，可刺激机体产生针对Ⅰ型和Ⅱ型肾综合征出血热病毒的免疫力。用于10～60岁人群预防Ⅰ型和Ⅱ型肾综合征出血热。

不良反应

（1）常见不良反应 ①接种本疫苗后，注射部位可出现局部疼痛、瘙痒、局部轻微红肿。②全身性反应可有轻度发热反应、不适、疲倦等，一般不需处理可自行消退。

（2）少见不良反应 ①短暂中度以上发热，应采用物理方法或药物对症处理，以防高热惊厥或继发其他疾病。②局部中度以上红肿，一般3天内即可自行消退，不需任何处理，适当休息即可恢复正常；反应较重的局部红肿可用干净的毛巾热敷，每天数次，每次10～15min可助红肿消退。

（3）罕见不良反应 ①过敏性皮疹（荨麻疹）。②过敏性休克。③过敏性紫癜。④周围神经炎。

禁忌证 ①已知对该疫苗所含任何成分，包括辅料以及抗生素过敏者。②患急性疾病、严重慢性疾病、慢性疾病的急性发作期和发热者。③患未控制的癫痫和其他进行性神经系统疾病者。④妊娠及哺乳期妇女。

注意 ①同腮腺炎减毒活疫苗①、③~⑤。②注射免疫球蛋白者应至少间隔1个月以上接种疫苗，以免影响免疫效果。③严禁冻结。

用法与用量 每瓶1.0mL。每1次人用剂量为1.0mL。于上臂外侧三角肌肌内注射。基础免疫为2针，于0天（第1天，当天）、14天（第15天）各接种1剂疫苗，基础免疫后1年应加强免疫1剂。

双价肾综合征出血热灭活疫苗（地鼠肾细胞）、双价肾综合征出血热灭活疫苗（沙鼠肾细胞）的适应证、不良反应、用法与用量参阅双价肾综合征出血热灭活疫苗（Vero细胞）项下和产品说明书。

伤寒甲型乙型副伤寒联合疫苗 Typhoid and Paratyphoid A & B Combined Vaccine

适应证 本品系用伤寒沙门菌、甲型副伤寒沙门菌和乙型副伤寒沙门菌分别培养，取菌苔制成悬液经甲醛杀菌，以磷酸缓冲液（PBS）稀释制成。为乳白色的混悬液，含苯酚防腐剂。

接种本疫苗后，可使机体产生免疫应答。用于预防伤寒及甲型、乙型副伤寒。主要用于部队、港口、铁路沿线工作人员，下水道、粪便、垃圾处理人员，饮食行业、医务防疫人员及水上居民或有本病流行地区的人群。

不良反应 局部可出现红肿，有时有寒战、发热或头痛。一般可自行缓解。

禁忌证 同伤寒疫苗。

注意 同伤寒疫苗。

用法与用量 疫苗每瓶5mL，每1次人用剂量0.2~1.0mL（根据年龄及注射针次不同）含伤寒沙门菌$3.0 \times 10^7 \sim 1.5 \times 10^8$，甲型副伤寒沙门菌、乙型副伤寒沙门菌各为$1.5 \times 10^7 \sim 7.5 \times 10^7$。具体用法见伤寒疫苗项下。

A群脑膜炎球菌多糖疫苗 Group A Meningococcal Polysaccharide Vaccine

适应证 本品系用A群脑膜炎奈瑟菌培养液，经提取获得的荚膜多糖抗原，纯化后加入适宜稳定剂冻干制成，为白色疏松体，复溶后为澄明液体。接种本疫苗后，可使机体产生体液免疫应答。用于6个月至15岁少年儿童预防A群脑膜炎奈瑟球菌引起的流行性脑脊髓膜炎。

不良反应

（1）常见及少见不良反应 同皮上划痕人用布氏菌活疫苗。

（2）罕见不良反应 ①过敏性皮疹。②过敏性休克。③过敏性紫癜。④血管神经性水肿、变态反应性神经炎。

禁忌证 ①已知对该疫苗的任何成分过敏者。②患急性疾病、严重慢性疾病、慢性疾病的急性发作期和发热者。③患脑病、未控制的癫痫和其他进行性神经系统疾病者。

注意 同腮腺炎减毒活疫苗①、③~⑤、⑩。

用法与用量

①按标示量加入所附稀释剂复溶，摇匀立即使用。

②于上臂外侧三角肌附着处皮下注射0.5mL（含多糖不低于30μg）。

③基础免疫注射2针，从6月龄开始，每针间隔3个月；3岁以上儿童只需注射1次。接种应于流行性脑脊髓膜炎流行季节前完成。根据需要每3年复种1次。在遇有流行情况下，可扩大年龄组做应急接种。

A群C群脑膜炎球菌多糖疫苗 Group A and C Meningococcal Polysaccharide Vaccine

适应证 本品系用A群及C群脑膜炎奈瑟菌培养液，经提纯获得A群及C群多糖抗原并加入适宜稳定剂后冻干制成的多糖疫苗。接种疫苗后，可使机体产生体液免疫应答。用于2岁以上儿童及成人，预防A群和C群脑膜炎奈瑟球菌引起的流行性脑脊髓膜炎。在流行区的2岁以下儿童可进行应急接种。

不良反应

（1）常见及少见不良反应 同皮上划痕人用布氏菌活疫苗。

（2）罕见不良反应 ①过敏性皮疹疗。②过敏性休克。③过敏性紫癜。④偶见血管神经性水肿、变态反应性神经炎。⑤文献报道可出现变态反应性剥脱性皮炎。

禁忌证 同A群脑膜炎球菌多糖疫苗。

注意 同腮腺炎减毒活疫苗①、③、⑤、⑩。

用法与用量 复溶后每瓶0.5mL，每次人用剂量0.5mL。含A群、C群多糖各50μg。

（1）按标示量加入所附PBS复溶，摇匀后立即使用。

（2）于上臂外侧三角肌下缘附着处皮下注射。

（3）接种1次，每1次人用剂量为0.5mL。接种应于流行性脑脊髓膜炎流行季节前完成。

（4）其他疫苗

① A群C群脑膜炎球菌多糖结合疫苗（Group A and Group C Meningococcal Conjugate Vaccine）：本品系用A群和C群脑膜炎奈瑟球菌经培养和提取纯化获取的荚膜多糖抗原，与破伤风类毒素共价结合后，加入适宜稳定剂冻干制成。按标示量加入所附稀释剂复溶，复溶后每瓶0.5mL，每次人用剂量0.5mL，含A群结合多糖不少于10μg，C群结合多糖不少于10μg。于上臂外侧三角肌肌内注射。

② ACYW135群脑膜炎球菌多糖疫苗（Group ACYW135 Meningococcal Polysaccharide Vaccine）：本品系分别用A群、C群、Y群、W135群脑膜炎奈瑟球菌培养液，分别提取和纯化A群、C群、Y群、W135群脑膜炎奈瑟球菌多糖抗原，混合后加入适宜稳定剂后冻干制成。本品用于2岁以上儿童及成人预防A群、C群、Y群及W135群脑膜炎奈瑟球菌引起的流行性脑脊髓膜炎。按标示量加入所附稀释剂溶解，复溶后每瓶0.5mL，每次人用剂量0.5mL，于上臂外侧三角肌附着处皮下注射本品。

20.2 用于治疗的生物制品

◎ 人血白蛋白（见17章631页）
◎ 人免疫球蛋白（见12章400页）
◎ 静脉注射用人免疫球蛋白（见12章399页）

乙型肝炎人免疫球蛋白 Human Hepatitis B Immunoglobulin

适应证 本品系用乙型肝炎疫苗免疫的健康献血员进行免疫后，获得的特异免疫血浆，经过低温乙醇法分离提取，经病毒灭活处理的高效价免疫球蛋白制剂。主要用于乙型肝炎预防。①乙型肝炎表面抗原（HBsAg）阳性的母亲及所生的婴儿。②意外感染的人群。③与乙型肝炎患者和乙型肝炎病毒携带者密切接触者。④预防乙型肝炎病毒相关疾病肝移植患者术后HBV再感染。

药动学 乙型肝炎免疫球蛋白在人体的半衰期为17.5～25天，一般人在注射100～200u/mL乙型肝炎免疫球蛋白后，血清中表面抗体（抗-HBs）可达38.9%，7天为41.7%，14天为11.1%，21天为8.3%。因为乙型肝炎免疫球蛋白在体内半衰期较短，应多次连续注射，以获得持久的保护作用。一般多次注射后12个月内可维持一定水平，以后抗体滴度即迅速下降。

不良反应 偶有注射部位红肿、疼痛，可自行恢复。

禁忌证 ①对人免疫球蛋白过敏或有其他严重过敏史者。②有IgA抗体的选择性IgA缺乏者。

注意 ①本品应为无色或淡黄色可带乳光澄清液体。久存可能出现微量沉淀，但一经摇动应立即消散，如有摇不散的沉淀或异物不得使用。②安瓿破裂、过期失效者不得使用。③本品开启后应一次输注完毕，不得分次使用或给第二个人使用。

用法与用量 肌内注射。

（1）成人 ①母婴阻断乙型肝炎表面抗原阳性妊娠期妇女，从产前3个月起每月注射1次，每次剂量200～400IU。②乙型肝炎预防一次注射量为200IU，间隔1个月再注射1次，必要时按免疫程序注射乙肝疫苗。③意外暴露感染应立即注射，最迟不超过7日，按体质量注射8～10IU/kg，隔1个月再注射1次。如已接种过乙型肝炎疫苗，且已知抗-HBs≥10mIU/mL者，可不进行特殊处理。如未接种过乙型肝炎疫苗，或虽接种过乙型肝炎疫苗，但抗-HBs＜10mIU/mL或抗-HBs水平不祥，应立即注射乙型肝炎人免疫球蛋白200～400IU，并同时在不同部位接种一针乙型肝炎疫苗（20μg），于1个月和6个月后分别接种第2针和第3针乙型肝炎疫苗（20μg）。

（2）儿童 乙型肝炎表面抗原阳性母亲所生婴儿，于出生24h内注射100～200IU，间隔1个月再注射1次，同时按乙型肝炎疫苗免疫程序全程注射。

破伤风人免疫球蛋白 Human Tetanus Immunoglobulin

适应证 破伤风免疫球蛋白是由经破伤风类毒素免疫的健康供血浆者血浆，经低温乙醇分离提取制备而成。主要用于预防和治疗破伤风，尤其适用于对破伤风抗毒素

（TAT）有过敏反应者。

不良反应　严重过敏反应较为罕见。偶有注射部位红肿、疼痛，少数病例可出现发热，可自行恢复。

禁忌证　对人免疫球蛋白类制剂有过敏史者禁用。

注意　①液体或冻干注射剂复溶后如混浊、有摇不散的沉淀或异物、瓶壁有裂纹、标签不清或超过有效期者均不可使用。②开瓶后应一次用完，如剩余均应废弃。冻干制剂按标签规定量加入灭菌注射用水，轻摇，溶解后使用。③应用本品做被动免疫同时，可使用吸附破伤风疫苗进行自动免疫，但注射部位和用具应分开。

用法与用量

（1）用法　供臀部肌内注射，不需做皮试，不得用作静脉注射。

（2）用量　①预防剂量：儿童、成人一次用量250IU，创面严重或创面污染严重者可加倍。②治疗剂量：儿童、成人相同，一次3000～6000IU。另有冻干制剂冻干破伤风人免疫球蛋白（Human Tetanus Immunoglobulin，Freeze-dried），用法与用量见产品说明书。

同源人类抗体/免疫球蛋白 Homologous Human Antibodies/Immunoglobulins

适应证　同源人类抗体/免疫球蛋白由许多成年捐献者的IgG抗体片段组成，主要用于甲肝和麻疹暴露后的初步预防。由于它来自许多不同的捐献者，因此含有针对许多不同抗原的抗体，如麻疹抗体、腮腺炎抗体、水痘抗体、甲肝抗体和其他正在人群中流行疾病的抗体。

不良反应　使用同源人类抗体/免疫球蛋白的不良反应包括机体不适、寒战、发热和过敏反应（极少发生）。

注意　同源人类抗体/免疫球蛋白不能用于含有对免疫球蛋白A抗体的患者。静脉用同源人类抗体/免疫球蛋白很少诱发血栓栓塞，但肥胖个体和具有发生动静脉血栓的个体应该谨慎使用。同源人类抗体/免疫球蛋白可能影响活病毒疫苗的免疫应答，所以在其使用前至少3周或者使用后至少3个月接种活病毒疫苗（不包括黄热病疫苗，因为普通疫苗球蛋白不包括针对此病毒的抗体），更多注意事项详见产品说明书。

用法与用量　可以通过肌内注射途径用于甲肝、麻疹、风疹暴露后的预防。静脉注射同源人类抗体/免疫球蛋白可用于先天丙种球蛋白缺乏症和低丙种球蛋白血症的替代治疗，也可用于治疗先天血小板减少性紫癜、川崎病、预防骨髓移植后感染、HIV感染患儿再发细菌性感染，通过血浆交换用于吉兰-巴雷综合征的治疗。同源人类抗体/免疫球蛋白也可以通过肌内注射或皮下注射途径作为替代治疗，但是静脉注射途径更为常用。

（1）甲肝　甲肝疫苗用于易感者的免疫保护，包括用于甲肝高流行地区（除北欧、西欧、北美、日本、澳大利亚、新西兰以外的其他地区）旅行者的免疫预防。随着卫生条件的提高，肌内注射普通免疫球蛋白不再推荐作为国际旅行者的常规保护措施，但是对于免疫功能异常的个体，如果接种甲肝疫苗后不能产生足够的抗体的话，仍需注射免疫球蛋白。

（2）麻疹　肌内注射免疫球蛋白可以保护或者削弱麻疹对免疫不足个体的威胁。免疫功能低下的儿童和成人暴露于麻疹病毒后应尽快接种免疫球蛋白，72h内注射最有效，6日以内注射有效。对于个体而言，在麻疹暴露之前3周内，以100mg/kg的剂量静脉注射免疫球蛋白可以预防个体麻疹感染。如果下列个体曾经接触过麻疹确诊病例或者可疑病例，应该考虑肌内注射免疫球蛋白：非免疫妊娠期妇女、9月龄以下的婴儿。

（3）风疹　肌内注射免疫球蛋白不能保护非免疫个体的风疹暴露，不推荐用于妊娠期妇女的免疫保护。使用免疫球蛋白可以减少临床发作的可能性，从而减少对胎儿的风险，因此如果妊娠期妇女不愿终止妊娠，则应在暴露之后尽早注射免疫球蛋白。

同源人类高效价免疫球蛋白 Homologous Human High-titer Immunoglobulin

本品是一种含有高滴度的特异性抗体的制品，由含有高水平抗体的捐献者血清制备。但是由于高效价免疫球蛋白来自人体，它也含有少量其他抗体。高效价免疫球蛋白被用于一些疾病暴露后的预防，包括乙肝、狂犬病、破伤风等。

（1）乙肝　虽然现在乙肝疫苗用于高危人群的免疫保护，但是在下列情况下该使用乙肝疫苗和乙肝免疫球蛋白联合免疫，如意外（经皮肤、黏膜）暴露、乙肝表面抗原阳性的个体有性暴露以及婴儿在围生期暴露。暴露后尽早肌内注射乙肝免疫球蛋白，成人和10岁以上的儿童使用500u，＜5岁的儿童使用200u，5～9岁的儿童使用300u，新生儿应在出生后尽早接种200u。

（2）狂犬病　未免疫个体暴露于从高危地区或来自于高危地区的动物，应该立即用肥皂水清洗伤口并使用抗狂犬病免疫球蛋白，大部分剂量浸润注射在伤口周围。余下的剂量一次性肌内注射（同侧大腿，头部咬伤可注射于颈背部肌肉）。同时接种狂犬疫苗，20u/kg浸润注射在洁净伤口周围，如果伤口不明显或伤口已经愈合，可以在同侧大腿肌内注射（远离疫苗接种部位）

（3）破伤风　①有可能感染破伤风伤口的处理。及早彻底清创，使用抗破伤风免疫球蛋白，适当使用抗生素和含有破伤风的疫苗。对于确定的破伤风感染，彻底清创，联合使用抗破伤风免疫球蛋白和甲硝唑。肌内注射抗破伤风免疫球蛋白。②预防性使用，肌内注射250u，如果感染后超过24h或者新生儿破伤风严重感染可增加剂量至500u。治疗性使用，150u/kg（多部位）。

多价气性坏疽抗毒素 Gas-gangrene Antitoxin（Mixed）

适应证　本品系由产气荚膜、水肿、败毒和溶组织梭菌的毒素或类毒素分别免疫马所得的血浆，经胃酶消化后纯化制成的液体多价抗毒素球蛋白制剂。用于预防和治疗气性坏疽。当受严重外伤，认为有发生气性坏疽危险或不能及时进行外科处理，应及时注射本品预防。一旦病症出现，要尽快使用大量抗毒素进行治疗。

不良反应

（1）过敏性休克　可在注射中或注射后数分钟至数十分钟内突然发生。患者突然表现沉郁或烦躁、全身皮肤瘙痒、潮红、荨麻疹、血管性水肿、哮喘、喉头水肿、呼吸困难、窒息、血压下降、心律失常、意识丧失、严重者如不及时抢救可以迅速死亡。治疗的关键是迅速缓解呼吸道阻塞和循环衰竭，并首选肌内注射肾上腺素，同时根据病情辅以输液、吸氧，使用升压药物维持血压及抗过敏药物等。

（2）血清病　多在患者治疗过程1～2周内发病，称为延缓型，少数可在4天内发生，称加速型。主要症状为广泛性淋巴结肿、皮疹（多数为荨麻疹），可伴有低热、关节痛及脾大等，注射部位可出现红斑、瘙痒及水肿。此外，血检可见中性粒细胞增多和红细胞沉降率加快，常有一过性蛋白尿，个别人有血尿，严重的可发生血管性水肿或器官水肿。多数病例可自愈，严重时可使用钙剂或抗组胺药物等对症治疗，必要时应用肾上腺皮质激素。

注意　①本品为冻干制品。应按标签上规定的量加入灭菌注射用水，轻摇使完全溶解。如有摇不散的沉淀、异物或安瓿有裂纹、标签不清、过期失效者均不能使用。安瓿打开后应一次用完。②每次注射需保存详细记录，包括姓名、性别、年龄、住址、注射次数、上次注射后的反应情况、本次过敏试验结果及注射后反应情况、所用抗毒素的生产单位名称及批号等。③注射用具及注射部位应严格消毒。注射器宜专用，如不能专用，用后应彻底洗净处理，最好干烤或高压蒸汽灭菌。同时注射类毒素时，注射器需分开。④使用抗毒素需特别注意防止过敏反应。注射前必须做过敏试验并详细询问既往过敏史。凡本人及其直系亲属曾有支气管哮喘、花粉症、湿疹或血管神经性水肿等病史，或对某种物质过敏，或本人过去曾注射马血清制剂者，均需特别提防过敏反应的发生。⑤过敏试验为阳性反应者慎用，详见脱敏注射法。

用法与用量　本品系血清蛋白，注射前必须先做过敏试验，阴性者方可给药，阳性者必须采用脱敏注射法。

（1）过敏试验　用氯化钠注射液将抗血清稀释10倍（0.1mL血清加0.9mL氯化钠注射液，混匀），在前臂掌侧皮内注射0.05～0.1mL，观察30min，注射部位无明显反应或皮丘小于1cm、红晕小于2cm，同时无其他不适反应，即为阴性。即使为阴性，也应先注射0.3mL原液，观察30min无反应，可全量注射本品。如注射局部出现皮丘≥1cm、红晕≥2cm，特别是形似伪足或有痒感者，为弱阳性反应，必须用脱敏法进行注射。如注射局部皮丘≥1.5cm，或除局部反应外，并伴有全身症状，如荨麻疹、鼻咽刺痒、喷嚏等，为强阳性反应，应尽量避免使用抗毒素。必须使用本品时，则必须采用脱敏注射，并做好一切准备，一旦发生过敏休克，立即抢救。

（2）脱敏注射法　在一般情况下，可用氯化钠注射液将抗毒素稀释10倍，分数次小量做皮下注射，每次注射后观察30min。第1次可注射0.2mL，观察无发绀、气喘或显著呼吸短促、脉搏加速时，即可注射第2次0.4mL，如仍无反应则可注射第3次0.8mL，如仍无反应即可将瓶中未稀释的抗毒素全量作缓慢地肌内注射。

（3）无过敏史或过敏试验阴性者，也并非没有发生过敏休克的可能。为慎重起见，可先用小剂量做皮下注射，观察30min，无异常反应，再将全量注射于皮下或肌内。

（4）成人　多价气性坏疽抗毒素注射液5.0mL含5000IU。

①预防用：皮下或肌内注射，一次10000IU左右。在紧急情况下，可增加用量，亦可采用静脉注射。伤口感染危险未消除者，可每隔5～6天注射一次。皮下注射应在上臂

外侧三角肌下缘附着处，肌内注射应在上臂三角肌处或臀部。

②治疗用：肌内注射或静脉注射，第1次肌内或静脉注射30000～50000IU，同时还可将适量的抗毒素注射于伤口周围的组织中。以后可根据病情，经适当的间隔时间（如4～6h或24～48h）反复注射。病情开始好转后，可酌情减量（如减半）或延长间隔时间（例如24～48h）直至确认无需继续注射为止。只有经过皮下或肌内注射未发生异常反应者方可静脉注射。静脉注射应缓慢，开始每分钟不超过1mL，以后每分钟亦不宜超过4mL。一次静脉注射不应超过40mL，亦可将抗毒素加入葡萄糖注射液、氯化钠注射液等溶液中静脉滴注。静脉注射前应将安瓿在温水中加温至接近体温，注射中如发现异常反应，应立即停止。

（5）儿童　一次静脉注射，儿童不宜超过0.8mL/kg。

白喉抗毒素 Diphtheria Antitoxin

适应证　本品用于预防和治疗白喉。已出现白喉症状者应及早注射抗毒素治疗，白喉患者密切接触者且未接种过白喉疫苗（包括含白喉类毒素的联合疫苗）或免疫史不清者，应及时注射抗毒素进行紧急预防，但也应同时进行白喉疫苗预防注射，以获得持久免疫。

不良反应　同多价气性坏疽抗毒素。

禁忌证　过敏试验为阳性反应者慎用。（详见白喉抗毒素脱敏注射法。）

注意　①本品为液体制品，余同多价气性坏疽抗毒素注意项下①～④。②门诊患者注射抗毒素后，必须观察30min方可离开。

用法与用量　本品系血清蛋白，注射前必须先做过敏试验，阴性者方可给药，阳性者应采用脱敏注射法。

（1）过敏试验　用氯化钠注射液将抗毒素稀释20倍（取0.1mL抗毒素，加1.9mL氯化钠注射液，混匀），余同多价气性坏疽抗毒素用法与用量项下（1）过敏试验。

（2）同多价气性坏疽抗毒素用法与用量项下（2）、（3）。

（3）成人

①预防用：皮下或肌内注射，一次1000～2000IU。皮下注射应在上臂外侧三角肌下缘附着处，肌内注射应在上臂三角肌处或臀部。

②治疗用：肌内注射或静脉注射（应力争早期大量注射，治疗用量见表20-4）。只有经过皮下或肌内注射未发生异常反应者方可作静脉注射。静脉注射应缓慢，开始每分钟不超过1mL，以后每分钟亦不宜超过4mL。一次静脉注射不应超过40mL，亦可将抗毒素加入葡萄糖注射液、氯化钠注射液等溶液中静脉滴注。静脉注射前应将安瓿在温水中加温至接近体温，注射中如发现异常反应，应立即停止。

（4）儿童　不宜超过0.8mL/kg，皮下或肌内注射。

表20-4　白喉抗毒素治疗用量

假膜所侵范围	注射与发病相距时间/h	应注射抗毒素剂量/IU
一侧扁桃体	24 48 72	8000 16000 32000
双侧扁桃体	24 48 72	16000 32000 48000
双侧扁桃体、悬雍垂、鼻咽或喉部白喉病变（仅限鼻部）	24 48 72 —	24000 48000 72000 8000～16000

冻干破伤风抗毒素 Tetanus Antitoxin，Freeze-dried

适应证　本品系由破伤风类毒素免疫马所得的血浆，经胃酶消化后纯化制成的冻干抗毒素球蛋白制剂。用于治疗和预防破伤风。已出现破伤风或其可疑症状时，应在进行外科处理及其他疗法的同时，及时使用抗毒素治疗。开放性外伤（特别是创口深、污染严重者）有感染破伤风的危险时，应及时注射抗毒素进行紧急预防。

（1）当伤口较小、表浅、清洁、无异物或坏死组织时　若无免疫、免疫不全、免疫史不清或加强免疫超过10年，应注射一针破伤风类毒素，接受或完成全程免疫接种或加强免疫；若全程免疫和加强免疫未超过10年，原则上可以不再给予免疫预防用药。

（2）当伤口较大、深、污染不洁、有大量异物或坏死组织或未彻底清创伤口时　若未免疫或免疫不足或末次加强免疫已超过10年，应加强注射一针破伤风类毒素，同时在对侧部位注射破伤风抗毒素（破伤风免疫球蛋白）；若末次加强免疫时间在10年内，加强注射一针破伤风类毒素。

不良反应

（1）过敏性休克和血清病同多价气性坏疽抗毒素。

（2）发热反应　主要是抗血清中的非特异性物质和致热原引起的，一般出现于注射后1h至几小时，少数在5～6h发生，以中等热度偏多，亦可见高热。退热较快，大多注射当天即可退去，一般不须特殊处理。

注意　本品为冻干制品，余同白喉抗毒素。

用法与用量　本品系血清蛋白，注射前必须先做过敏试验，阴性者方可给药，阳性者应采用脱敏注射法。

（1）同多价气性坏疽抗毒素用法与用量项下（1）～（3）。

（2）成人

①预防：皮下或肌内注射，一次1500～3000IU，伤势严重者可增加用量1～2倍。经5～6日，如破伤风感染危险未消除，应重复注射。皮下注射应在上臂外侧三角肌下缘附着处，同时注射疫苗时注射部位必须分开。肌内注射应在上臂三角肌处或臀部。

②治疗：肌内注射或静脉注射，第1次肌内或静脉注射50000～200000IU，以后视病情决定注射剂量与间隔时间，同时还可将适量的抗毒素注射于伤口周围的组织中。只有经过皮下或肌内注射未发生异常反应者方可作静脉注射。静脉注射应缓慢，开始每分钟不超过1mL，以后每分钟亦不宜超过4mL。一次静脉注射不应超过40mL，亦可将抗毒素加入葡萄糖注射液或氯化钠注射液中静脉滴注。静脉注射前应将容器置温水浴中加温至接近体温，注射中如发现异常反应，应立即停止。

（3）儿童

①预防：每次1500～3000IU，创面污染严重者可加倍，5～6日后可重复。

②治疗：1万～2万IU。分1～2次皮下注射或肌内注射新生儿破伤风，24h内分次或1次肌内或静脉注射2万～10万IU。

③只有经过皮下或肌内注射未发生异常反应方可作静脉注射。1次静脉注射不超过40mL。儿童不宜超过0.8mL/kg。

抗狂犬病血清 Rabies Antiserum

适应证 本品含有特异性抗体［包括特异性IgG及F（ab′）$_2$］具有中和狂犬病病毒的作用，与人用狂犬病疫苗联合使用，用于对被可疑疯动物严重咬伤（Ⅲ级暴露）的患者进行预防注射。被可疑疯动物咬伤后注射愈早愈好。咬伤后7日之内注射本品仍然有效。

不良反应 同冻干破伤风抗毒素。

用法与用量 本品系血清蛋白，注射前必须先做过敏试验，阴性者方可给药，阳性者必须采用脱敏注射法。

（1）同多价气性坏疽抗毒素用法与用量项下（1）～（3）。

（2）受伤部位的处理 先用肥皂水、注射用水或清水彻底冲洗伤口（至少15min），再将抗狂犬病血清尽可能全部用于伤口周围的浸润注射；如难以达到上述要求，可将剩余血清注射于伤口远处肌肉（当伤口在头面部、上肢及胸部以上躯干时，可将剩余部分注射于伤口同侧背部肌肉内如斜方肌；当伤口在下肢及胸部以下躯干时，剩余部分注射于伤口的同侧大腿外侧肌群）。

（3）注射总剂量 按体质量计算，40IU/kg，可同时注射狂犬病疫苗，但注射部位必须分开。

◎ 抗蝮蛇毒血清（见19章680页）

◎ 抗五步蛇毒血清（见19章680页）

◎ 抗银环蛇毒血清（见19章681页）

◎ 抗眼镜蛇毒血清（见19章681页）

◎ 重组人干扰素α1b（见14章559页）

依那西普 Etanercept

适应证 用于活动性类风湿关节炎、银屑病及银屑病关节炎、幼年特发性关节炎、活动性强直性脊柱炎。

药动学 临床研究表明，依那西普经皮下注射后，在注射部位缓慢吸收。单次给药后，约48h可达血药浓度峰值。绝对生物利用度约76%。每周给药2次，达稳态时的血药浓度约为单次给药峰浓度的2倍。在健康人和急性肝脏功能或肾脏功能异常的患者中观察到的血药浓度没有显著差别，因此，对于肾功能受损的患者无需调整剂量，在研究中未观察到甲氨蝶呤对依那西普的药动学影响。

不良反应 常见注射部位局部反应，包括轻至中度红斑、瘙痒、疼痛和肿胀等，注射部位反应通常发生在开始治疗的第1个月内，在随后的治疗中发生频率降低。注射部位反应平均持续3～5日。在临床试验中出现的其他不良反应包括头痛、眩晕、皮疹、咳嗽、腹痛、白细胞计数减少、中性粒细胞减少、鼻炎、发热、关节酸痛、肌肉酸痛、困倦、面部肿胀、面部过敏、肝功能异常、肾结石、肺纤维化等。

禁忌证 感染、活动性结核病患者、对本品或制剂中成分过敏者、孕妇及哺乳期妇女禁用。

注意 ①本品可诱发感染，患者有反复发作的感染史，尤其是老年人，使用本品时应慎重。②在使用过程中患者出现感染，应及时停药并密切观察。③在使用过程中，应注意过敏反应的发生，包括血管性水肿、荨麻疹以及其他严重反应，根据其情况给予抗过敏药物或停药。④使用本品期间不可接种活疫苗。⑤本品曾导致充血性心力衰竭的患者病情恶化，因此，重度心力衰竭患者不宜使用本品。⑥治疗前要接受结核感染筛查（皮肤试验、胸部X线透视），对有结核感染或感染可疑者应首先抗结核治疗3个月，再考虑用本品治疗。⑦治疗前要筛查乙型及丙型肺炎病毒感染，有活动性肝炎者不宜应用本品。⑧在治疗类风湿关节炎时宜与甲氨蝶呤联合应用以提高疗效。

用法与用量

（1）成人 皮下注射推荐剂量，一次25mg，一周2次，注射部位可为大腿、腹部和上臂。

（2）儿童 儿童推荐剂量，一周400μg/kg，最大周剂量为50mg，分次皮下注射。美国《儿童风湿病学》（2010年版）建议：4岁以上儿童每周0.8mg/kg，每周最大剂量为50mg，分次皮下注射。

阿达木单抗 Adalimumab

适应证 阿达木单抗是一种人源化的抗人肿瘤坏死因子。用于成人及13～17岁中度至重度活动性类风湿关节炎（RA）、强直性脊柱炎、重度克罗恩病以及银屑病和银屑病关节炎的治疗。

药动学 成年健康受试者单次皮下给药40mg后，血清峰浓度和达峰时间分别是（4.7±1.6）ng/L和（131 ±56）h。在3个研究中单次皮下给药40mg后估算阿达木单抗的平均绝对生物利用度是64%。单次静脉注射剂量0.25～10.0mg/kg范围内阿达木单抗的药动学呈线性。阿达木单抗稳态表观分布容积范围4.7～6.0L，全身清除率一般在12mL/h以下。平均末端半衰期约为2周，变动范围10～20天。在一些RA患者测得滑液中阿达木单抗浓度范围是血清浓度的31%～96%。

药物相互作用 ①甲氨蝶呤（MTX）：在RA患者中曾研究同时使用阿达木单抗和

MTX，没有资料提示需要调整阿达木单抗或MTX的剂量。②阿那白滞素（anakinra，IL-1拮抗药）：阿那白滞素和另一种TNF阻断药联用，曾伴随严重感染，中性粒细胞减少风险增高，且与单用这些药物相比时不增加治疗获益。不推荐阿达木单抗和阿那白滞素联用，因为阿达木单抗和阿那白滞素联用可能引起相似的毒性。

不良反应 最严重的不良反应是重度感染、神经功能影响及淋巴系统的某些恶性肿瘤。最常见的不良反应为注射部位反应，大多数注射部位反应轻微，无需停药。

禁忌证 对阿达木单抗或制剂中其他成分过敏的患者禁用。

注意 ①用阿达木单抗前，应进行结核菌素皮试，评价患者是否有活动性或潜伏性结核感染。如诊断潜伏感染，应按照疾病控制中心和预防指南进行适当预防。②用TNF阻断药后，有充血性心力衰竭（CHF）恶化和新发生心力衰竭的报道，用阿达木单抗也曾观察到CHF恶化的病例。因此，对曾有心力衰竭的患者应小心。③用TNF阻断药包括阿达木单抗，可能影响宿主抗感染和抗恶性病的能力。④用TNF阻断药包括阿达木单抗，曾报道伴随脱髓鞘疾病临床症状新发作或加重的罕见病例（影像学证据）。已存在或最近发生中枢神经系统脱髓鞘疾病的患者，用阿达木单抗时应该谨慎。⑤目前认为用阿达木单抗时不应接种活疫苗。⑥因为阿达木单抗是TNF抑制药，因此在妊娠过程中会对新生儿的正常免疫反应产生影响。不推荐在妊娠期使用阿达木单抗。⑦在考虑到药物对母亲的重要性，应作出是否中断哺乳或停止用药的决定。⑧在过大剂量情况下，建议监测患者任何不良反应的症状和体征，并开始适宜的对症治疗。⑨老年人在使用阿达木单抗时应小心。

用法与用量

（1）成人 皮下注射40mg，隔周1次。在单一药物治疗时，如某些RA患者出现治疗效果下降，可以将阿达木单抗剂量增加为每周注射40mg，以改善疗效。

（2）儿童 英国国家处方集（儿童版）（BNFC 2010—2011版）推荐用于13～17岁，皮下注射，一次40mg，每2周一次。

抗炭疽血清 Anthrax Antiserum

适应证 本品用于炭疽患者的治疗和有炭疽感染危险者的预防。

不良反应

（1）过敏性休克 可在注射中或注射后数分钟至数十分钟内突然发生。患者突然表现沉郁或烦躁、脸色苍白或潮红、胸闷或气喘、出冷汗、恶心或腹痛、脉搏细速、血压下降，重者神志昏迷、虚脱，如不及时抢救可以迅速死亡。

（2）血清病 主要症状为荨麻疹、发热、淋巴结肿大、局部水肿，偶有蛋白尿、呕吐、关节痛，注射部位可出现红斑、瘙痒及水肿。一般系在注射后7～14天发病，称为延缓型；亦有在注射后2～4天发病，称为加速型。

禁忌证 过敏试验为阳性反应者慎用，详见脱敏注射法。

注意 同白喉抗毒素。

用法与用量

（1）预防 皮下或肌内注射，1次20mL。

（2）治疗　根据病情肌内注射或静脉滴注。原则应是早期给予大剂量，第1天注射20～30mL。只有经过皮下或肌内注射未发生异常反应者，方可作静脉注射（静脉注射应缓慢，开始≤1mL/min，以后≤4mL/min。一次静脉注射不超过40mL，儿童每千克体质量不宜超过0.8mL，亦可将抗毒素加入葡萄糖注射液、氯化钠注射液等溶液中静脉滴注）。待体温恢复正常，水肿消退后，临床医生可根据病情给予维持量。

人凝血因子Ⅷ　Human Coagulation Factor Ⅷ

适应证　防治甲型血友病和获得性因子Ⅷ缺乏症伴发的出血（包括该类患者手术中及手术后出血）。其冷沉淀物亦可用于治疗血管性血友病、低纤维蛋白原血症及因子Ⅷ缺乏症。并可作为纤维蛋白原的来源用于弥散性血管内凝血。

药动学　本品静脉注射后1～2h，作用可达高峰，消除半衰期8.4～19.3h。若体内已存在相应抗体或正值活动性出血致凝血因子消耗时，其半衰期会明显缩短。

不良反应　可能出现过敏反应，严重者血压下降及休克；由纯化猪血浆制备的产品可引起血小板减少及出血；注射局部烧灼感或炎症；偶见头晕、疲乏、口干、鼻出血、恶心及呕吐等；血型为A型、B型或AB型的患者大量输注时偶见溶血；有高纤维蛋白原血症或血栓形成的报道。

注意　对蛋白过敏者可能发生过敏反应；用药过程中定期做抗体测定和定期监测血浆凝血因子Ⅷ浓度；大量或多次使用时监测血细胞比容；用药前及给药中监测脉搏；使用猪血浆纯化的凝血因子Ⅷ时，监测血小板计数。

用法与用量

（1）静脉注射　其用量视病情、患者体质量、出血类型、需要提高的凝血因子Ⅷ血浆浓度及体内是否存在抗体而定。以人血浆制品为例，输注剂量参考下列公式。所需因子Ⅷ剂量（IU）= 患者体质量（kg）× 需提高的因子Ⅷ浓度 × 0.5。按世界卫生组织（WHO）标准，1IU因子约相当于1mL新鲜血浆中因子Ⅷ的活性，可提高血浆因子Ⅷ浓度2%。

（2）预防自发性出血　25～40IU/kg，一周3次。

（3）治疗出血　①轻度出血：8～15IU/kg或将血浆凝血因子Ⅷ水平提高到正常人水平的20%～40% 的剂量。多数单次用药即可有效。若出血不止，可每8～12h重复上述剂量，根据需要维持1～3日。②中度出血：首次剂量15～25IU/kg或将血浆因子Ⅷ浓度提高到正常人水平的30%～50%。如需要，每隔8-12h注射10～15IU/kg。③严重出血或出血累及重要器官：首次30～50IU/kg或血浆因子Ⅷ浓度提高到正常人水平的60%～100% 的剂量，然后每8～12h注射20～25IU/kg。

（4）控制围术期出血　①拔牙：术前1h注射使血浆凝血因子Ⅷ浓度提高至正常人30%～50% 的剂量。术后若发生出血，可重复上述剂量。②小型手术：术前1h注射相当于上述治疗中度出血的剂量。必要时8～12h后再给予10～15IU/kg。③大型手术：术前1h注射相当于上述治疗重度出血的剂量。5h再给半量。术后10～14日应将血浆因子Ⅷ浓度维持在正常的30% 或以上。

人凝血酶原复合物 Humman Prothrombin Complex

适应证 预防和治疗因凝血因子Ⅱ、凝血因子Ⅶ、凝血因子Ⅸ、凝血因子Ⅹ缺乏导致的出血，如乙型血友病、严重肝病及弥散性血管内凝血（DIC）等；用于逆转抗凝药如双香豆素类及茚满二酮等诱导的出血；预防和治疗已产生因子Ⅷ抑制性抗体的甲型血友病患者。

药动学 静脉注射后达峰时间为10～30min，因子Ⅸ的分布半衰期为3～6h，清除半衰期为18～32h。

药物相互作用 氨基己酸或氨甲环酸等抗纤溶药与本品同时应用可增加发生血栓性合并症的危险。因此，上述药物宜在给予本品8h后使用。

不良反应 少数患者会出现面部潮红、眼睑水肿、皮疹及呼吸急促等过敏反应，严重者甚至血压下降或过敏性休克；偶可伴发血栓形成；快速滴注可出现发热、寒战、头痛、潮红、恶心、呕吐及气短；血型为A型、B型或AB型的患者大量输注时，偶可发生溶血。

注意 ①除肝病出血患者外，一般在用药前应确诊患者是缺乏凝血因子Ⅱ、凝血因子Ⅶ、凝血因子Ⅸ、凝血因子Ⅹ方能对症下药。②婴幼儿易发生血栓性并发症，应慎用。③用药期间应定期进行活化部分凝血活酶时间、纤维蛋白原、血小板及凝血酶原时间监测，以早期发现血管内凝血等并发症。④乙型血友病用药期间应一日检测凝血因子Ⅸ血浆浓度，并据此调整用量。⑤近期接受外科手术者应权衡利弊，斟酌使用。⑥妊娠及哺乳期妇女慎用。⑦肝脏疾病者应权衡利弊，斟酌使用。

用法与用量

（1）用法 ①用前应先将本品和灭菌注射用水或50g/L葡萄糖注射液预温至20～25℃，按瓶签标示量注入预温的灭菌注射用水或50g/L葡萄糖注射液，轻轻转动直至本品完全溶解（注意勿使产生很多泡沫）。②可用9g/L氯化钠注射液或50g/L葡萄糖注射液稀释成50～100mL，然后用带有滤网装置的输血器进行静脉滴注。滴注流量开始要缓慢，15min后稍加快，一般每瓶200mL中血浆当量单位（PE）在30～60min滴毕。③静脉滴注时，医师要随时注意使用情况，若发现弥散性血管内凝血或血栓的临床症状和体征，要立即终止使用，并用肝素拮抗。

（2）用量 静脉滴注，根据患者体质量、出血类型及需要提高的凝血因子血浆浓度而定其用量。一般每千克体质量输注10～20PE，以后凝血因子Ⅶ缺乏者每隔6～8h，凝血因子Ⅸ缺乏者每隔24h，凝血因子Ⅱ和凝血因子Ⅹ缺乏者每隔24～48h，可减少或酌情减少剂量输用，一般历时2～3日。

（3）在出血量较大或大手术时可根据病情适当增加剂量。

（4）凝血酶原时间延长患者如拟做脾切除者要先于手术前用药，术中和术后根据病情决定。

重组人促红素 Recombinant Human Erythropoietin

适应证 用于肾衰竭患者的贫血；非肾性贫血（如恶性肿瘤、免疫疾病、艾滋病）；早产儿伴随的贫血；外科手术前自体储血等。

药动学 慢性肾功能不全患者静脉或皮下注射本品，达峰时间分别为15min及5～24h，峰浓度可维持12～16h。反复注射其峰浓度不变。清除半衰期平均4～13h，且随用药时间的延长而缩短，最初用药＞7.5h，7次后为6.2h，24次后为4.6h。起效时间分别为：网织红细胞计数升高为7～10天，而红细胞计数、血细胞比容及血红蛋白回升通常需2～6周。另外，其疗效与剂量及铁储存、维生素B_1、维生素B_2、叶酸水平有关，若一次给予100～150u/kg，每周3次，2个月内作用可达高峰，停药后约2周血细胞比容开始下降。

药物相互作用 ①本品有升高血压的作用，尤其在血细胞比容迅速升高时。故在EPO用药的同时，应加强原有的抗高血压治疗。②由于EPO可使红细胞数量增多，血液易于凝固，同时接受血液透析的患者肝素用量应相应增加。③应用EPO时由于红细胞造血动用储存铁，铁的需求增加。除反复输血致铁过量者外，皆应补充铁剂。

不良反应 静脉给药约10%患者可出现自限性的流感样症状。偶有轻微的皮疹和荨麻疹。慢性肾衰竭患者在治疗早期，当血细胞比容（HCT）上升过快时，可出现血压升高及癫痫发作。

禁忌证 ①难以控制的高血压。②对本品过敏者。

注意 ①卟啉病者慎用。②在用本品前，患者的高血压应得到控制。③血清EPO>500u/L者一般对治疗无效。④对肾性贫血患者需监测血细胞比容（目标为30%～36%）时，如增加过快（2周内超过4%）应减少本品的用量。⑤治疗过程中应定期监测血清铁与转铁蛋白饱和度及叶酸，如有缺乏应及时补充。⑥妊娠及哺乳期妇女尚不清楚，不宜使用。

用法与用量

（1）慢性肾衰竭患者 首剂为50～100u/kg，一周3次。血液透析患者用静脉注射，非透析患者皮下注射。如治疗8周后HCT增加＜5%～6%，且HCT未达目标（30%～36%），应增加剂量。维持剂量视患者情况而定。

（2）非肾性贫血患者 初次剂量为100～150u/kg，根据治疗反应调整用量，治疗8周后HCT不上升或达不到40% 者应逐渐增加剂量到300～350u/kg；HCT达到40%者，减量25% 维持，疗程视患者情况而定。

重组人粒细胞集落刺激因子 Recombinant Human Granulocyte Colony-Stimulating Factor（rhGCSF）

适应证 ①癌症化疗等原因导致中性粒细胞减少症。②癌症患者使用骨髓抑制性化疗药物时，注射本品有助于预防中性粒细胞减少症的发生，减轻中性粒细胞减少的程度，缩短粒细胞缺乏症的持续时间，加速粒细胞数的恢复，从而减少合并感染发热的危险性。③促进骨髓移植后的中性粒细胞数升高。④其他，包括骨髓发育不良综合征引起的中性粒细胞减少症、再生障碍性贫血，特发性中性粒细胞减少症、骨髓增生异常综合征伴中性粒细胞减少症。

药动学 皮下注射本品吸收良好，5min内血清中即可测得。血药浓度达峰时间为

2～8h（静脉注射为30min）分布容积为150mL/kg。血药峰浓度为（478±66.1）ng/L，消除相半衰期静脉注射为1.4h，皮下注射为2.15h，曲线下面积分别为21.6μg·h/L及11.7μg·h/L。本品起效迅速，静脉注射5min即出现周围血中性粒细胞减少，4h后开始上升，24h内达高峰。连续静脉或皮下注射其血药浓度变化与单次给药相似，表明无蓄积作用。皮下或静脉注射后24h尿中均未测出本品浓度。

药物相互作用 若与化疗药同时应用，迅速分化的造血祖细胞对化疗药及放疗敏感，故本品不宜与化疗药同时使用。

不良反应 ①肌肉骨骼系统，如肌肉酸痛、骨痛、腰痛、胸痛。② 消化系统，如胃肠道紊乱（厌食、恶心、呕吐及腹泻等）， AST及ALT升高。③其他，如发热、头痛、乏力、皮疹、脱发、碱性磷酸酶和乳酸脱氢酶升高、注射部位反应及白细胞增多。④极少数会出现休克、间质性肺炎、成人呼吸窘迫综合征、幼稚细胞增加。⑤长期用药有时出现脾大，大多经影像学检查才发现。

禁忌证 ①对本品及对大肠埃希菌表达的其他制剂过敏者。②严重肝、肾、心、肺功能障碍者。③骨髓中幼稚细胞未显著减少的髓性白血病及外周血中存在幼稚细胞的髓性白血病患者。对本品过敏者。

注意

（1）本品应在化疗药物给药结束后24～48h开始使用。

（2）妊娠或哺乳期妇女一般不建议应用，哺乳期妇女用药前应停止哺乳。

（3）老年人慎用。

（4）儿童慎用，并给予适当监视。对新生儿和婴幼儿的安全性尚未确定，建议不用。

（5）下列情况慎用 ①髓性白血病而不伴有白细胞严重低下的患者；②镰状细胞贫血病患者。

（6）使用本品过程中应定期每周监测血象至少2次，特别是中性粒细胞数目变化的情况。

（7）应用本品有发生脾破裂的病例报道，故需要监测脾大小。

用法与用量

（1）成人 静脉注射或皮下注射，皮下注射血药浓度维持时间较长，且用药方便，故更应推广。剂量及疗程视适应证与病情而定。

①白血病化疗后及造血干细胞或祖细胞移植按体质量一日2.5～5μg/kg，待白细胞计数升至＞2×10^9/L即可停用。

②实体瘤化、放疗后每日剂量可适当减少，一日2～3μg/kg，待白细胞计数升至＞5×10^9/L停用。

③再生障碍性贫血、MDS等骨髓衰竭性疾病伴中性粒细胞减少一次2～5μg/kg，一日1次，通常以2周为一疗程。

④自体外周血造血干（祖）细胞移植前的干（祖）细胞动员，宜于化疗后白细胞降至最低点（一般为停化疗后2周左右）时开始用药，剂量为一日5～10μg/kg，至白细胞计数升至≥5×10^9/L时开始采集，并继续用至采集结束，异体外周血造血干（祖）细胞移

植前的干细胞或祖细胞动员，每日5～10μg/kg，皮下注射，连续4～6天后开始采集血样，并再持续1～3天，至采集结束。

⑤严重感染伴中性粒细胞减少，一日3～5μg/kg，用至中性粒细胞≥1×10^9/L，通常需连用5～7天。

⑥先天性、特发性或周期性中性粒细胞减少症，一日2μg/kg，至白细胞≥5×10^9/L时减量或停药，仅有近期效果。

（2）儿童　静脉注射或皮下注射用50g/L葡萄糖注射液稀释，＜3岁一次75μg，3～6岁一次15μg，6～12岁一次300μg，一日一次，可根据白血病计数升高而逐渐减少剂量。

重组人粒细胞-巨噬细胞集落刺激因子 Recombinant Human Granulocyte Macrophage Colony-Stin1ulating Factor（rhGM-CSF）

适应证　①预防和治疗肿瘤放疗或化疗后引起的白细胞减少症。②治疗骨髓造血功能障碍及骨髓增生异常综合征。③预防白细胞减少可能潜在的感染并发症。④加快感染引起的中性粒细胞减少的恢复。

药动学　本品注射后体内分布广泛。皮下注射达峰时间为3～4h，静脉与皮下注射的消除半衰期分别为2h及3h。以不同剂量分别皮下及静脉注射，其血药峰浓度和曲线下面积均随剂量增加而增高。用药后外周血粒细胞及单核细胞即有下降，半小时内达最低点，继而回升，2h后升至基础值或更高。用药3～7日白细胞达高峰。

药物相互作用　①本品若与化疗药同时应用，由于其使造血祖细胞迅速分化，可增加对化疗药的敏感性，有可能影响本品的效果。②接受细胞毒性药物治疗的肿瘤患者，或用抗病毒药物的艾滋病患者，应用本品时有可能出现血小板减少，此可能由于化疗或抗病毒药物对造血的抑制，但尚不能完全排除药物间的相互作用。③本品可引起血浆白蛋白降低，如同时使用和血浆白蛋白具有高结合力的药物，应注意调整剂量。

不良反应　最常见的不良反应为发热、寒战、恶心、呼吸困难、腹泻，一般的对症处理即可缓解，其次有皮疹、胸痛、骨痛和腹泻等。低血压和低氧综合征在首次给药时可能出现，但之后给药则无此现象。偶可发生急性过敏反应（支气管痉挛、血管性水肿、过敏性休克）。不良反应多发生于静脉注射和快速滴注。

禁忌证　①对本品过敏者。②自身免疫性血小板减少性紫癜者。

注意　①对本品的治疗反应和耐受性个体差异较大，应在治疗前后定期观察外周血白细胞或中性粒细胞、血小板数据的变化。血象恢复正常后立即停药或采用维持剂量。②本品不应与抗肿瘤放化疗同时使用，应停药至少24h后方可使用。③妊娠期妇女慎用，哺乳妇女在开始使用本品前应停止哺乳。④儿童酌情使用。

用法与用量

（1）成人　①肿瘤放化疗后：放化疗停止24～48h后方可使用本品，用1mL注射用水溶解本品（切勿剧烈振荡），在腹部、大腿外侧或上臂三角肌处进行皮下注射（注射后局部皮肤应隆起约$1cm^2$，以便药物缓慢吸收），一日3～10μg/kg，连续5～7日，根据白细胞回升速度和水平确定维持量。②骨髓移植：5～10μg/kg，一日1次，静脉滴注

4～6h，如说明书允许也可皮下注射，持续应用至连续2日中性粒细胞绝对数≥1×10^9/L。③骨髓增生异常综合征/再生障碍性贫血：一日3μg/kg，皮下注射，需2～4日才观察到白细胞增高的最初效应，以后调节剂量使白细胞计数维持在所期望水平，通常<10×10^9/L。

（2）儿童　①骨髓增生异常综合征、再生障碍性贫血：皮下注射，一日3μg/kg，一日一次，3～4日显效后调节剂量，使白细胞维持在所希望的水平。②癌症化疗：皮下注射，一次5～10μg/kg，一日一次，于化疗停药后开始使用，持续7～10日。

重组人生长激素　Recombinant Human Growth Hormone

适应证　用于因内源性、外源性生长激素缺乏所引起的儿童生长缓慢；用于重度烧伤治疗；用于已明确的下丘脑-垂体疾病所致的生长激素缺乏症和经两种不同的生长激素刺激试验确诊的生长激素显著缺乏。英国国家处方集（儿童版）（BNFC 2010—2011版）、美国FDA认可用于PWS（Prad-Willy syndrome）、TS（Turner syndrome）、慢性肾功能不全肾移植前、HIV感染相关性衰竭综合征、小于胎龄儿（SGA）、特发性矮小（ISS），短肠综合征、SHOX基因缺少及成人GHD替代治疗。

药动学　静脉注射后，半衰期为20～30min；皮下注射或肌内注射，血清浓度以半衰期3～5h的速度下降，故作用时间较长；皮下及肌内注射两者生物利用度相仿，皮下注射血药峰浓度稍高于肌内注射，但出现时间较迟。注射剂量约90%在肝脏代谢，仅约0.1%以原型由胆道、肾脏排泄。

药物相互作用　①本品与糖皮质激素合用，其促生长效能可被抑制。②蛋白同化类固醇、雄激素、雌激素或甲状腺素与生长激素同用时，均有加速骨骺提前闭合的危险，应慎重考虑。

不良反应　生长激素可引起一过性高血糖现象，通常随用药时间延长或停药后恢复正常。临床试验中有1% 的身材矮小儿童有不良反应，常见注射部位局部一过性反应（疼痛、发麻、红肿等）和体液潴留的症状（外周水肿、关节痛或肌痛），这些不良反应发生较早，发生率随用药时间延长而降低，罕见影响日常活动。长期注射重组人生长激素在少数患者体内引起抗体产生，抗体结合力低，无确切临床意义，但如果预期的生长效果未能达到，则可能有抗体产生，抗体结合力超过2mg/L，则可能会影响疗效。

禁忌证　骨骺已完全闭合后禁用于促生长治疗；严重全身性感染等危重患者在机体急性休克期内、肿瘤活动期、肾移植后、重度肥胖所致的呼吸窘迫综合征禁用。

注意　在医生指导下用于明确诊断的患者。伴糖尿病患者可能需要调整抗糖尿病药物的剂量。对有脑瘤而造成生长激素缺乏的患者或有颅内伤病史的患者，必须严密监测其潜在疾病的进展或复发的可能性。同时使用皮质激素会抑制生长激素的促生长作用，因此患ACTH缺乏的患者应适当调整其皮质激素的用量，以避免其对生长激素产生的抑制作用。少数患者在生长激素治疗过程中可能发生甲状腺功能低下，应及时纠正，以避免影响生长激素的疗效，因此患者应定期进行甲状腺功能的检查，必要时给予甲状腺素的补充。患内分泌疾病（包括生长激素缺乏症）的患者可能发生股骨头骺板滑脱，在生长激素的治疗期若出现跛行现象应注意评估。有时生长激素可导致胰岛素抵抗，因此必须注意患者是否有葡萄糖耐量减低的现象。治疗期间血糖高于10mmol/L，则需胰岛素治疗。如一日使用150u以上胰岛素仍不能有效控制血糖，则应停用本品。应常变动注射部位以防脂肪萎缩。

用法与用量

（1）成人　生长激素缺乏症按体质量0.018～0.036u/kg，每日睡前皮下注射。

（2）儿童　①用于促儿童生长的剂量因病种不同而不同。对于生长激素缺乏症，推荐剂量为一日0.1～0.15u/kg，一日1次，睡前皮下注射。TS、SGA、ISS及青春期患儿，推荐剂量为一日0.15～0.2u/kg，一日1次，睡前皮下注射。②用于重度烧伤治疗推荐剂量为一日0.2～0.4u/kg，一日1次，皮下注射，疗程一般为2周左右。

重组人血小板生成素 Recombinant Human Thrombopoietin

适应证　用于治疗实体瘤化疗后所致的血小板减少症，适用对象为血小板低于 50×10^9/L且医师认为有必要升高血小板治疗的患者。

药动学　正常人按体质量0.5μg/kg、1.0μg/kg及2.0μg/kg单剂皮下注射给药后呈线性药动学特征；血浆峰浓度分别为0.298g/L、0.438g/L及0.831g/L；达峰时间分别为9h、10.8h及11.8h；药-时曲线下面积分别为17.6μg・h/L、31.7μg・h/L及55.6μg・h/L；消除半衰期分别为46.3h、40.2h及38.7h；清除率分别为0.0296L/（h・kg）、0.0398L/（h・kg）及0.041L/（h・kg）。

药物相互作用　本品若与放疗或化疗药同时应用，由于迅速增殖、分化的巨核系祖细胞对化放疗敏感，从而影响的效果。故本品宜在疗程结束后开始应用。本品与其他药物的相互作用尚未充分肯定。

不良反应　偶有发热、寒战、肌肉酸痛、膝关节痛、头晕、头痛、血压升高等，一般不需处理，多可自行恢复。

禁忌证　①对本品及其中成分过敏者。②严重心、脑血管疾病者。③患有其他血液高凝状态疾病者，近期发生血栓病患者。④合并严重感染者，宜控制感染后再使用本品。

注意　①本品过量应用或常规应用于特异体质者可造成血小板过度升高。②本品应在化疗结束后6～24h开始使用。③使用本品过程中应定期检查血常规，一般应隔日1次，密切注意外周血小板计数的变化，血小板计数达到所需指标时应及时停药。

用法与用量　恶性实体肿瘤化疗时，预计药物剂量可能引起血小板减少及诱发出血且需要升高血小板时，可于给药结束后6～24h皮下注射本品，剂量为一日300u/kg，一日1次，连续应用14日；用药过程中待血小板计数恢复至 100×10^9/L以上或血小板计数绝对值升高 $\geq50\times10^9$/L时即应停用。当化疗中伴发白细胞严重减少或出现贫血时，本品可分别与重组人粒细胞集落刺激因子（rhG-CSF）或重组人红细胞生成素（rhEPO）合并使用。

20.3 体内诊断试剂

结核菌素纯蛋白衍生物 Purified Protein Derivative of Tuberculin（TB-PPD）

适应证 本品系由结核杆菌培养物提取的蛋白制剂，适用于儿童、成人检查结核菌感染或是否具有免疫力。本品5u用于结核病的临床诊断、卡介苗接种对象的选择及卡介苗接种后机体免疫反应的监测；2u制品用于结核病的临床诊断及流行病学监测。

不良反应 曾患过重结核病者或过敏体质者，局部可出现水疱、浸润或溃疡，可出现发热，一般自行消退或自愈。偶有严重者，可做局部消炎或退热处理。偶见过敏反应。

禁忌证 患有急性传染病如麻疹、百日咳、流行性感冒或肺炎、急性结膜炎、急性中耳炎及广泛性皮肤病者暂不宜使用。

注意 ①注射本品的注射器及针头，不得做其他注射应用。②配制时应小心勿触及皮肤或吸入本品。安瓿如有破裂或有异物者禁用。③注射液应在冷处保存。

用法与用量 吸取本品0.1mL（5u），皮内注射于前臂掌侧。注射后48～72h检查注射部位反应。测量硬结的横径及其垂直径，5u制品反应平均直径≥5mm为阳性反应。有水疱、坏死、淋巴管炎或硬结纵径、横径平均≥1.5cm者均属强阳性反应，应详细注明。

卡介苗 Bacillus Calmette-Guerin Vaccine

适应证 以无毒牛型结核菌悬液制成。具有免疫佐剂作用，能增强抗原的免疫原性，加速诱导免疫应答反应。能增强巨噬细胞的吞噬功能，促进白介素生成。促进T细胞增殖，增强细胞功能，增强T细胞介导的迟发型超敏反应、宿主抗移植物反应等。也能增强体液免疫反应和天然杀伤细胞NK活性。用于恶性黑色素瘤，或在膀胱癌、急性白血病、恶性淋巴瘤化疗后作为辅助治疗。死卡介苗还用于小儿哮喘性支气管炎的治疗、小儿感冒的预防以及成人慢性气管炎的防治。皮肤划痕接种用于预防结核病。

不良反应 ①皮内接种局部易致红肿，甚至溃疡。②本品瘤内注射、胸腔内注射、膀胱内注射及皮肤划痕均可引起过敏反应，表现为过敏性皮炎、过敏性肺炎、肉芽肿性肝炎及过敏性休克样反应。③腔内注射、瘤内注射还可引起恶寒、发热、盗汗、骨关节痛等全身性反应。④严重免疫功能低下者，可见卡介苗播散性感染。

注意事项 ①皮内注射时避免注射到皮下，否则会引起严重深部脓肿，长期不愈。②活菌苗用时禁止日光暴晒。注射器要专用。③活动性结核病的患者禁用，结核菌素反应强阳性的患者慎用。④制剂应在2～10℃暗处保存。液体菌苗有效期4～6周；冻干燥菌苗有效期为1～2年。

用法与用量

（1）用于肿瘤的辅助治疗 ①皮肤划痕：在四肢皮肤上纵、横划痕各10条，每条长5cm，交叉成为方块，以刺破表皮微微渗血为度，向划痕处置卡介苗1～2mL（每毫升含75mg活苗），每周1～2次，10～20次为一疗程。②皮内针刺：用无针注射器作20点、

40点或60点针刺接种卡介苗于四肢。③瘤内注射：将卡介苗注入肿瘤结节内，多用于恶性黑色素瘤，剂量为卡介苗悬液0.05～0.15mL。④口服：每周口服75 ～150mg（最多200mg）1～2次，1个月后改为每周或2周1次，第3个月后每月1次，直至1年以上。服用时或将卡介苗置于胶囊中或混于一杯水中一次服下。⑤胸腔内注射：应用于肺癌手术后，在术后3～5天由胸腔引流管内注入卡介苗10^7活菌。

（2）预防结核皮内注射法：三角肌处皮肤，用乙醇消毒，待干后注射0.1mL。有明显结核病接触史及1岁以上的儿童或成年人，必须先做结核菌素试验，阴性者方可接种。接种后4～8周才产生免疫力。儿童预防结核上臂三角肌外侧皮内注射0.1mL（5～10u），2～3个月后再做结核菌素试验，阳性的表示接种成功，阴性的应补种。

锡克试验毒素 Schick Test Toxin

适应证 本品系由白喉杆菌的培养液中提取其外毒素精制而成。主要用于测定儿童及成人对白喉毒素是否具有免疫力。阴性反应表示人体对白喉毒素有免疫力；阳性反应表示无免疫力，需接种白喉疫苗。

药物相互作用 本品可被白喉抗毒素中和，不得与白喉抗毒素同时使用，亦不需在白喉抗毒素使用后使用。

不良反应 注射后局部有红肿、硬结、触痛、发痒，一般较轻微，全身反应如低热、嗜睡、不适、呕吐、头痛、休克等偶有发生。

禁忌证 严重疾病、发热或有过敏史者禁用。

注意 注射前具体询问被试者的健康状况、曾是否患过白喉、是否接种过白喉疫苗等。

用法与用量 皮内注射，取本品0.1mL前臂掌侧下1/3处皮内注射，观察注射部位有无小皮丘隆起。注射后72h判定结果，注射部位呈10mm×10mm或以上的红肿反应，判为阳性，10mm×10mm以下或无反应者判为阴性。

21 酶制剂

酶制剂是一类从动物、植物、微生物中提取具有生物催化能力的蛋白质。具有高效性、专一性，在适宜条件下具有活性。

人体为了保证正常的物质代谢，必须有酶的存在。如因先天或后天因素造成酶的缺陷时，就可能产生疾病或影响某些物质的代谢，此时就需要针对性的酶制剂进行治疗。除胃蛋白酶、胰酶等制剂所在的章节介绍外，下面介绍一些临床常用的其他酶制剂。

◎ **胰酶（见4章50页）**
◎ **尿激酶（见7章198页）**
◎ **链激酶（见7章200页）**
◎ **阿替普酶（见7章201页）**

溶菌酶 Lysozyme Buccal

适应证 用于非感染性口腔黏膜溃疡、急慢性咽炎。

不良反应 偶见过敏反应、皮疹等。口含片应逐渐含化，勿嚼碎口服。

禁忌证 对本品过敏者。

注意 ①连续使用3日后炎症仍未消除，应向医生咨询。②药品性状发生改变时禁止使用。

用法与用量 口含片，一次1片，一日4～6次（儿童用药仅用于能自助含服的患儿）。

泛癸利酮（辅酶Q_{10}） Ubidecarenone（Coenzyme Q_{10}）

适应证 可作为充血性心力衰竭、冠心病、高血压、心律失常，原发性或继发性醛固酮增多症、颈部外伤后遗症、脑血管障碍、失血性休克及肝炎等的辅助治疗药物。

药动学 口服后吸收缓慢，血药峰浓度出现在口服后5～10h。本品分布到多种组织器官，尤以心、肝、肺、肾上腺分布较多。大部分通过胆汁由粪便排出，消除半衰期为34h。

药物相互作用 ①与调血脂药同服，可使高脂血症患者的内源性泛癸利酮血浆浓度降低；②口服降糖药可能抑制本品的效果。

不良反应 可出现恶心、胃部不适、食欲缺乏，但不必停药。偶见荨麻疹及一过性心悸。

禁忌证 对本品过敏者。

注意 静脉注射宜缓慢，以免引起头晕、头胀、胸闷及低血压等。

用法与用量

（1）成人　①口服，一次10～15mg，一日3次，饭后服。②肌内注射，一次5～10mg，一日1次，2～4周为1疗程。③静脉注射，疗程同肌内注射。重症患者必要时每次剂量可增至50mg以上静脉滴注。

（2）儿童　①口服，<1岁者一次5mg，一日2次。>1岁一次10mg，一日2～3次，饭后服用。②肌内注射、静脉注射，一次5～10mg，一日1次。

◎ **巴曲酶（见7章202页）**

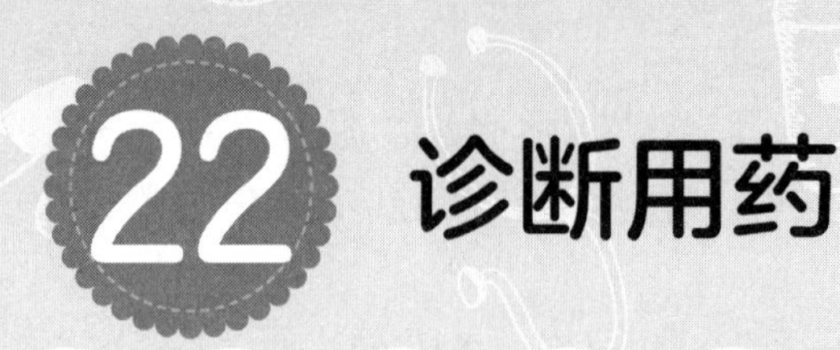

22 诊断用药

22.1 器官功能诊断用药

荧光素钠 Fluorescein Sodium

适应证 本品是一种染料，对正常角膜等上皮不能染色，但能对损伤的角膜上皮染成绿色。①用于诊断眼角膜损伤、溃疡和异物。②用于眼底血管造影和循环时间测定。

药动学 本品静脉注射后，约60%与血浆清蛋白结合；在体内不参与代谢，也不与组织牢固结合；主要经肾脏从尿液中排出，小部分经肝从胆汁排出，24h内从体内基本排尽。

药物相互作用 在静脉注射本品前30min服用甲氧氯普胺10mg和抗组胺药物，有助于减少恶心、呕吐反应。

不良反应 静脉注射后可发生恶心、头痛、胃肠道不适、晕厥、呕吐、低血压以及过敏反应。已有使用本品后心搏停止、基底动脉缺血、严重休克、抽搐、注射部位发生血栓性静脉炎和注射侧手臂的钝痛、荨麻疹、瘙痒、支气管痉挛和过敏反应的报告。注射本品后可发生强烈的味觉改变。

禁忌证 对本品任何成分过敏者禁用。

注意 ①有过敏或支气管哮喘者使用静脉注射荧光素钠应特别注意，使用时应备有急救物品，以备注射荧光素钠后发生反应时用。②注射荧光素钠前需做过敏试验。③孕妇，特别是孕期头3个月的孕妇，应避免进行荧光素血管造影。哺乳期妇女慎用。④静脉注射荧光素钠后皮肤会暂时发黄，可在6～12h消退。尿液也呈黄色，可在24～36h后恢复正常。⑤静脉注射荧光素钠时应避免药液外渗。如有外渗可发生皮肤坏死脱落、浅层静脉炎、皮下肉芽肿、肘前区域的中毒性神经炎，并可引起长达数小时的手臂剧烈疼痛。如有药液外渗，应及时停止注射，采取措施治疗损伤组织，解除疼痛。⑥不要在注射器内与其他溶液或药物混合或稀释。

用法与用量

（1）成人 ①测定循环时间，前臂静脉注射，常用量一次0.5g。②眼底血管造影，缓慢静脉注射，常用量一次0.5g；或按体质量一次15～30mg/kg，全量在4s左右推注完毕，注射后8s开始在蓝色光波激发下用荧光眼底照相机连续摄影，开始每秒1张，连续10s，以后在30min内适当间隔摄片，也可用检眼镜直接观察。

（2）儿童 ①眼表染色，滴眼液（10～20g/L）滴入结膜囊内，一次1滴。②测量眼压时眼表染色，滴眼液（2.5～5g/L），滴入结膜囊内。③血管造影，质量浓度50g/L 10mL，或质量浓度100g/L 5mL缓慢静脉注射。

22.2 X线诊断用药

硫酸钡 Barium Sulfate

适应证 食管、胃、十二指肠、小肠、结肠的单对比、双对比造影检查；也用于消化道双对比检查。

药动学 本品本身无毒，人体不吸收、不积累，原型直接从粪便排出。

药物相互作用 ①为了防止排便困难及便秘，检查后应充分饮水，必要时可服缓泻药处理。②加泻药禁用甘露醇。

不良反应 口服钡剂可引起恶心、便秘、腹泻等症状，使用不当也可发生肠穿孔，继而发生腹膜炎、粘连、肉芽肿，严重者也可致死。钡剂大量进入肺后，可造成机械刺激和炎症反应，早期引起异物巨细胞、上皮样细胞和单核细胞浸润，以后在沉积的钡炎周围发生纤维化，形成钡结节。

禁忌证 下列情况禁用本品作口服胃肠道检查：急性胃肠穿孔、食管气管瘘和疑先天性食管闭锁、近期内食管静脉破裂大出血、结肠梗阻、咽麻痹。

注意

（1）硫酸钡必须严格按药典规定检查，不得含有可溶性钡盐。

（2）下列情况慎用本品口服做胃肠道检查 ①急性胃、十二指肠出血；②小肠梗阻；③习惯性便秘。

（3）下列情况慎用本品做结肠灌肠检查 ①结肠梗阻；②习惯性便秘；③巨结肠；④重症溃疡性结肠炎；⑤结肠套叠。

（4）做过结肠活体病理检查后1～2周方可进行钡剂灌肠，以免发生结肠穿孔。

（5）老年患者慎用本品做钡灌肠。

用法与用量 通常采用的引入方式有口服、小肠灌肠和结肠灌肠等。

（1）成人

①食管检查：口服钡剂（质量浓度600～250g/L）15～60mL，可立即观察食管及其蠕动情况，在服钡剂前，先服产气药物，可做食管双对比检查。

②胃及十二指肠双对比检查：禁食6h以上，口服产气药物，待胃内产生CO_2气体300～500mL后，可先口服钡剂（质量浓度200～250g/L，黏度150～300mPas）70～100mL，令患者翻转数圈，让钡剂均匀涂布于胃黏膜即可，如有必要可再加服150mL的钡剂；如在造影检查前20min，给患者使用低张药物（如注射山莨菪碱或口服阿托品等），并口服清胃酶清洗胃液，再行双对比检查，胃黏膜表面结构可更清晰显示。

③胃肠单对比随访检查：禁食6h以上，口服质量浓度400～1200g/L钡剂240～480mL后可立即观察胃与十二指肠的形态及蠕动情况，15～30min后可观察小肠的形态及蠕动情况1.5h后可观察到所有小肠的形态及蠕动情况，2～6h后可观察回盲区和右半大肠。

④小肠灌肠检查：禁食8～12h，将质量浓度300～800g/L的钡剂800～2400mL经特制导管直接导入十二指肠或近段空肠，行逐段小肠检查。如有必要在单对比检查而直接行双对比检查。

⑤结肠灌肠检查：检查前1～3日进流汁或半流汁饮食，必要时用适量泻药，并于检查前1～2h清洁肠道。经肛门插管入结肠，注入对比剂充盈整个大肠进行造影。注入质量浓度（200～600g/L）钡剂后，进行透视和摄片，为单对比造影然后排出大部分钡剂，再注入气体充盈大肠，为双对比造影。行直接大肠双对比造影时，先通过导管注入浓度600～800g/L钡剂150～300mL，转动体位并注入气体，使钡剂和气体充盈整个大肠，行双对比造影。为取得良好效果，往往在注入对比剂之前，肌内或静脉注射高血糖素或山莨菪碱之类低张药。

（2）儿童

①食管造影：用少量调成糊状吞服，观察食管及其蠕动情况。

②胃肠造影：检查前需禁食3～4h。将本品加水调匀为200～300g/L，依患儿大小检查部位而定。服用10～100mL后，患儿翻转数圈，让钡剂均匀涂布于胃、肠黏膜，随即观察胃、十二指肠的形态及蠕动情况及蔡氏韧带位置，再补充一定剩余钡剂吞服后15～30min可观察小肠的形态及蠕动情况。30～60min后可观察小肠的形态及蠕动情况；2～5h后可观察回盲区和右半结肠。

③钡剂灌肠：检查前一天儿童应少食不易消化的食物，检查前清洁灌肠。新生儿疑为先天性巨结肠及小肠梗阻时不宜洗肠。200g/L本品经肛门插入球囊双腔管，球囊充气一般5～20mL，新生儿及先天性巨结肠灌肠时球囊不充气。注入对比剂达肝曲后可停止注入，改变体位将钡剂引流至回盲部，摄片观察充盈像，然后让患儿在无医疗干预下排便。观察结肠的走行、形态、黏膜、排钡功能及排钡后黏膜影像。

胆影葡胺 Meglumine Adipiodone

适应证 本品为有机碘化合物，为胆道对比剂。用于胆管和胆囊造影，用药后显影迅速，可用于急诊。

药动学 静脉注入后20min，胆道开始显影，45～90min显影最佳。2～2.5h后，胆囊中浓度达最高。

药物相互作用 造影当日早晨禁食，造影前1日可用缓泻药排出肠中积气。

不良反应 ①本药具有渗透性利尿作用，可加重患者的失水状况，对婴幼儿、老年人、氮质血症、失水或虚弱患者可突发虚脱。②注射后可出现热感、瘙痒、出汗、心悸、眩晕、头痛、恶心、呕吐。③个别患者可有荨麻疹、胸闷、面部或喉头水肿等过敏反应，严重时可有震颤、惊厥、呼吸困难、血压降低、心律失常、休克。

禁忌证 ①对本药或含碘对比剂过敏者。②严重肝、肾疾病者。③孕妇。④巨球蛋白血症者。⑤甲状腺功能亢进症。

注意

（1）下列情况应慎用　过敏体质或有过敏性疾病（如哮喘等）史者；严重高血压患者；严重心脏疾病患者（如心功能不全等）；活动性结核患者；肝、肾功能损害者；嗜铬细胞瘤、镰状细胞病和多发性骨髓瘤等患者；婴幼儿；老年人。

（2）药物对哺乳的影响尚不明确。

（3）注射本药前应先用本药稀释液（300g/L）做对比剂过敏反应试验，阳性反应者禁用。但严重的，甚至致死反应仍可见于试验阴性者。

（4）偶见过敏反应试验剂量即产生严重或致死反应者，故在注射本药时，以及注射后1h内必须严密观察，操作现场应有急症抢救人员并备有复苏抢救器械和药品。对对比剂有严重反应史者，可在造影前使用肾上腺皮质激素或抗组胺药，以预防或减轻造影反应，但效果并不肯定。

（5）注射前预防用药　①检查前1日口服H_1受体拮抗药氯苯那敏4mg、H_2受体拮抗药西咪替丁200mg、泼尼松5mg。②检查当日，在注射对比剂前2h，重复口服上述诸药。③注射前20min由静脉注射地塞米松10～20mg。

（6）造影前日白天应服少渣、少产气、低脂肪、易消化饮食，忌服奶类制品、鸡蛋等。造影前日晚上服缓泻药以排出积气及粪便。造影当日晨禁食。

（7）由于注射速度过快可增加碘所致的不良反应并导致胆汁显影不佳，故静脉注射必须缓慢，注射时间不应少于5min，以减少不良反应，增加显影效果。

（8）本药不宜与任何药物混合使用。

（9）对婴幼儿、老年人、虚弱患者，在注射本药前应补充足量水分，因失水可加重由对比剂渗透性利尿作用所致的反应。

（10）本药24h内不宜重复使用。

（11）在CT扫描前15～20min可口服CT阴性对比剂或水溶液500mL以充盈胃及十二指肠。

（12）可于本药滴注完，CT扫描前静注0.2mg格隆溴铵类抗胆碱药，以松弛Oddi括约肌。

（13）本药用于CT静脉滴注胆道造影的原则为增加对比剂剂量，配制大容量溶液，延长全程注射时间。

用法与用量

（1）成人　常规剂量，静脉给药。① X线静脉胆道造影：先注射1mL后暂停，作短期观察，若无不适反应，再将对比剂缓慢均匀地推入。一般成人用量为500g/L胆影葡胺20mL，在20min左右注射完毕（1mL/min）。也可用50g/L葡萄糖注射液等量稀释注射或加入50g/L葡萄糖注射液100mL中缓慢静脉滴注，滴注时间应超过30min（4mL/min）。② CT静脉滴注胆道造影（CTIVC）：用500g/L或300g/L本药40mL，加入50g/L葡萄糖注射液160mL（糖尿病患者可改用9g/L氯化钠注射液）共200mL作静脉滴注，滴注流量以3～4mL/min为宜，在对黄疸或体弱患者还应再减慢流量，应在60min内完成滴注全程。其CT扫描时间一般在滴注完毕20～40min进行。

（2）儿童　常规剂量，静脉给药。X线静脉胆道造影，一般小儿宜用300g/L溶液，用量0.3～0.6mL/kg，总量不超过20mL，推荐以等量50g/L葡萄糖注射液稀释后推注，缓慢注射至少10min以上。余同成人X线静脉胆道造影。

泛影酸钠 Sodium Diatrizoate

适应证　本品为离子型含碘水溶性对比剂。用于尿路、肾盂、心血管、脑血管等的造影。此剂还可用于术中胆道造影、关节腔造影、子宫输卵管造影以及瘘管造影等。

药动学 血管内注射后，小部分附于血浆蛋白及红细胞上，体内主要分布于各脏器，经肾排泄。

不良反应 其毒性、刺激性较小。用后可有恶心、呕吐、流涎、眩晕、荨麻疹等反应。轻者不必处理，中度反应者给予抗过敏药。本品对血管壁、细胞壁的通透性及血脑屏障有损害作用，并减少脑脊液的产生，可引起暂时性低血压，偶可发生过敏性休克。

禁忌证 严重甲状腺功能亢进者、严重肝肾功能不全者、活动性肺结核者、对本品过敏者禁用。

注意 ①用前需给予充足的水分，尤其对于多发性骨髓瘤、伴肾病的糖尿病、多尿症、少尿症、高尿酸血症的患者以及新生儿、婴幼儿、幼儿和老年患者。检查前需纠正水和电解质平衡紊乱。②注射后有过敏反应及低血压时可用肾上腺素抢救。

用法与用量

（1）成人 ①逆行肾盂造影：200g/L注射液6～10mL；②尿路造影：500g/L制剂20～30mL。③心血管造影：500g/L制剂40mL。④脑血管造影：450g/L制剂40mL。

（2）儿童 逆行肾盂造影，5岁以下单侧200g/L制剂1.5～3mL，5岁以上单侧200g/L制剂4～5mL。

泛影葡胺 Meglumine Diatrizoate

适应证 本品为离子型含碘水溶性对比剂。适用于泌尿道造影、心血管造影、脑血管造影、其他脏器和周围血管造影、CT增强扫描和其他各种腔道、瘘管造影。但不能用于脑及脊髓造影。

药动学 静脉注入后20min，胆道开始显影，45～90min显影最佳。2～2.5h后，胆囊中浓度达最高。

不良反应 轻而少见。少数患者可出现荨麻疹、哮喘和喉头水肿等过敏症状。

禁忌证 严重甲状腺功能亢进、严重肝肾功能不全、多发性骨髓瘤、活动性肺结核、对本品过敏者禁用。

注意 ①腹部血管造影和尿路造影时，如肠内无排泄物和气体干扰，可提高诊断效果。建议患者在检查前2日起，禁食产气食品，尤其是豌豆、黄豆、扁豆、沙拉、水果、黑面包和新鲜面包、未烹煮过的蔬菜。②造影检查前一日，患者应于下午6h后禁食，当晚宜服轻泻药。但新生儿、婴幼儿和幼儿在检查前禁止长时间禁食和使用泻药。③水化对比剂使用前后必须给予充足的水分。尤其对伴肾病的糖尿病、多尿症、少尿症、高尿酸血症的患者以及新生儿、婴幼儿、幼儿和老年患者。检查前需纠正水和电解质平衡紊乱。④应用前需做过敏试验，阳性者禁用。⑤肝、肾功能不全者慎用。⑥注射速度宜慢，如不良反应严重者应停止注射。

用法与用量

（1）成人 ①排泄性尿路造影：600g/L或760g/L溶液均可，每次用量20mL。②周围血管造影：600g/L或760g/L溶液均可，每次用量控制在40mL以内。③脑血管造影：600g/L溶液，每次20mL。④胃肠造影：760g/L溶液，每次30～90mL。

（2）儿童 ①心血管造影或主动脉造影：常用量按体质量1.0～1.5mL/kg（质量浓

度760g/L），重复注射总量不宜超过3mL/kg。②静脉肾盂造影：常用量按体质量0.5～1mL/kg（质量浓度常用量按体质量600g/L或760g/L），婴幼儿不超过3mL/kg；也可以6个月以下患儿5mL（600g/L）或4mL（760g/L），6～12个月患儿8mL（600g/L）或6mL（760g/L），1～2岁10mL（600g/L）或8mL（760g/L），2～5岁12mL（600g/L）或10mL（760g/L），5～7岁15mL（600g/L）或12mL（760g/L），7～10岁18mL（600g/L）或14mL（760g/L），10～15岁20mL（600g/L）或16mL（760g/L）。③排泄性尿路造影：760g/L注射液，一次10～20mL，稀释至300g/L经尿道插管缓慢逆行注入。

碘海醇 Iohexol

适应证 本品为非离子型含碘水溶性对比剂。可用于心血管造影、尿路造影、CT增强检查、椎管造影、经椎管蛛网膜下隙注射后CT脑池造影、关节腔造影、经内镜胰胆管造影（ERCP）、疝或瘘管造影、子宫输卵管造影、涎腺造影、经皮肝胆管造影（PTC）、窦道造影、胃肠道造影和“T”形管造影等。

药动学 据报道，本品静脉注射后，24h内以原型在尿液中排出近百分之百，尿液中本品最高浓度出现在注射后的1h内，没有代谢物产生。

药物相互作用 2周内用白介素治疗的患者其延迟反应的危险性会增加（感冒样症状和皮肤反应）。

不良反应 少数患者静脉注射后有热感，锥管内注射可引起头痛、恶心、呕吐、后背痛、颈部僵硬、麻木。腿和坐骨神经病较少发生，曾有胸痛、心动过速、心动过缓、呼吸暂停、头晕、发热、高血压、低血压、心搏停止、脉管炎、出血、虚脱和休克的报道。偶有癫痫大发作、无菌性脑炎、轻微短暂的神经错乱发生。

禁忌证 严重甲状腺功能亢进者、有变态反应史者、对碘对比剂过敏者禁用。

注意 ①对癫痫患者不宜蛛网膜下腔使用。妊娠期及哺乳期妇女用药安全性未确定，应谨慎。②勿与其他药物混用，并使用专用注射器。③肝肾功能不全、心脏和循环系统功能不全、体质虚弱、进行性脑动脉硬化、糖尿病、甲状腺肿及骨髓白血病者慎用。④对腰段椎管造影，注射时间宜控制在10s，颈段椎管造影宜控制在30s，全椎管造影宜控制在60s。

用法与用量 给药剂量取决于检查的种类、患者的年龄、体质量、心输出量和全身情况及使用的技术，参阅表22-1～表22-4。

表22-1 碘海醇静脉内注射剂量

适用范围	碘的质量浓度/（g/L）	用量	说明
尿路造影 成人<7岁 >7岁儿童	300或350 300 300	40～80mL 3mL/kg 2mL/kg（最高40mL）	在大剂量的尿路造影中可高于90mL
下肢静脉造影	300	每条腿20～100mL	
数字减影造影	300或350	1次2～60mL	

续表

适用范围	碘的质量浓度/（g/L）	用量	说明
CT增强			通常含碘量为30～60g
成人	300 350	100～180mL 100～150mL	
儿童	300	1.5～2mL/kg	

表22-2　碘海醇动脉内注射剂量

适用范围	碘的质量浓度/（g/L）	用量	说明
动脉造影			根据注射部位选择每次注射的用量
主动脉造影	300	一次30～40mL	
选择性脑动脉造影	300	一次5～10mL	
	350	一次25～40mL	
下肢动脉造影	300或350	一次30～50mL	
各种动脉造影	300	取决于检查的类型	
心血管造影			
成人左心室和主动脉根注射	350 350	一次30～60mL 一次4～8mL	
选择性冠状动脉造影	300或350	最高3mL/kg①	
儿童			取决于年龄、体质量和病情

① 中国国家处方集（儿童版2013年版）中是“最高8mL/kg”，此与中国药典临床用药须知中“最高3mL/kg”，数据相差较大。

表22-3　碘海醇脊髓对比剂量

适用范围	碘的质量浓度/（g/L）	用量	说明
椎管造影	300	7～10mL	为减少可能的不良反应，使用总量不超过3g的碘

表22-4　碘海醇体腔内使用剂量

适用范围	碘的质量浓度/（g/L）	用量	说明
关节腔造影	300 350	5～15mL 5～10m	
子宫输卵管造影	300	15～25mL	
涎管造影	300	0.5～2mL	
胃肠道检查（口服）		成人、儿童因人和临床要求而异	可稀释

碘佛醇 Ioversol

适应证 ①主要用于各种血管造影检查，如脑血管造影、周围动脉造影、肾动脉造影、主动脉造影、心血管造影（冠状动脉造影、动脉及静脉性数字减影血管造影）等。②用于静脉性尿路造影及CT增强扫描（包括头部和体部CT）等。

药动学 快速静脉注射后，血液内碘浓度立即升至峰值，在5～10min内迅速下降，血管内的半衰期约为20min。血浆内浓度急剧下降。静脉注射后20min，与细胞外间隙达到平衡，然后浓度呈指数性下降。静脉注射对比剂后15～120s，正常和异常组织的对比增强达到最大程度，因此在注射后30～90s内进行的动态扫描可以提高增强效果及诊断效率，这在CT增强检查时尤为有用。正常人血管内注射碘佛醇后，其药动学呈两房室模型。血管内注射后，碘佛醇主要通过肾脏排泄。尿液中药物浓度在注射后2h达峰值。通过粪便排出量极小。碘佛醇不与血浆蛋白结合，不发生代谢。碘佛醇可能以单纯扩散方式通过胎盘屏障，通过乳汁排泄情况尚不清楚。

不良反应 头痛、恶心、呕吐、荨麻疹、胸闷、热感、疼痛等，多数轻微，但和其他碘对比剂一样也可能发生严重反应，如支气管痉挛甚至过敏性休克。

禁忌证 对碘过敏者。

注意 ①下列患者慎用：有碘过敏史者，有高危因素的老年人或幼儿，支气管哮喘患者，心功能不全者，肝功能不全者，肾功能不全者（或血清肌酐超过30mg/L时），甲状腺功能亢进患者。②药物对妊娠及哺乳的影响尚不明确。③对比剂和皮质激素存在化学配伍禁忌，故不能混合在一个注射器内使用。④在造影前应使患者体内保持足够水分。⑤周围动脉造影注射的动脉必须有搏动，对闭塞性血栓性脉管炎或严重缺血性疾病伴向上蔓延感染者进行造影应极谨慎。⑥主动脉造影可能引起邻近器官损伤、胸膜穿破、肾损伤。采用腰部技术可能导致腹膜后出血、脊髓损伤及横断性脊髓炎症状。冠状动脉造影应对心电图及生命指征进行监测。⑦患者患有血栓、静脉炎、严重缺血、局部感染或静脉系统完全堵塞时，建议在透视下操作，以防止注射时对比剂溢出血管外。⑧本药为非离子型对比剂，抑制血凝的作用比离子型弱，但在进行血管造影时，对操作步骤、时间长短、注射次数、导管及注射器材料仍应予以注意，尽量缩短血液与注射器、导管接触时间，以防可能发生的凝血现象。⑨发生较重不良反应时，除对症治疗外，应给予抗过敏药物、肾上腺素、吸氧等。发生支气管痉挛致呼吸困难时可给予气管插管。在高危患者，预防用药（地塞米松）可有一定帮助。⑩患者做完造影后宜观察1h，因偶有延迟反应。⑪产品有冻结或结晶出现时则不可使用。⑫过量注射应立即进行对症治疗。本药不与血浆结合，因此可透析清除。

用法与用量 下述碘佛醇240或碘佛醇320系前者含碘240g/L，后者含碘320g/L。

（1）成人

①血管造影（以下剂量可重复，总剂量一般不超过200～250mL）：脑血管造影，显示颈动脉或椎动脉需2～12mL，使用碘佛醇240或碘佛醇320均可。主动脉造影，用碘佛醇320，一次60mL。髂总股动脉造影，一次40mL。锁骨下肱动脉造影，一次20mL。腹腔动脉造影，一次45mL。肠系膜动脉造影，一次45mL。肾动脉造影，一次9mL。冠

状动脉及左心室造影，用碘佛醇320，左冠状动脉8mL， 右冠状动脉6mL，左心室造影40mL。动脉数字减影血管造影（IA-DSA）的用量应少于一般对比剂量的50%，具体的剂量取决于注射部位，颈动脉6～10mL， 椎动脉4～8mL，主动脉25～50mL，锁骨下动脉2～10mL，腹主动脉主要分支2～20mL。如必需，可重复注射，总剂量不超过200～250mL。

② CT增强扫描：头部CT，碘佛醇320 50～150mL，碘佛醇240 100～250mL，注射结束后可立即扫描。体部CT，碘佛醇320团注25～75mL，滴注50～150mL；或碘佛醇240团注35～100mL，滴注70～200mL。

③静脉数字减影血管造影（IV-DSA）：根据检查部位，一次注射剂量通常为30～50mL，可重复注射，总剂量不超过200～250mL。

④静脉尿路造影：碘佛醇320 50～75mL，或碘佛醇240 75～100mL。

（2）儿童

①血管造影：用碘佛醇320，一般单次注射1.25mL（1～1.5mL）/kg。多次注射时总量不应超过5mL/kg。

② CT增强扫描：头部CT，碘佛醇320，一般一次lmL（1～3mL）/kg，注射结束后可立即扫描。体部CT，碘佛醇320，一般一次1mL（1～3mL）/kg。

③静脉数字减影血管造影（IV-DSA）：碘佛醇320，一次1～1.5mL/kg，总剂量不超过3mL/kg。

碘比醇 Iobitridol

适应证 用于（X线）尿路静脉造影、动脉造影、头颅和全身计算机断层扫描（CT）、静脉血管数字减影。

药动学 碘比醇注射液通过血管注射，药物分布在血管内和间质中。药物通过肾小球的过滤，以原型状态快速从尿液中排出（8h达98%），半衰期为1.8h。肾衰患者，经胆道途径排出。碘比醇是可以透析的。

药物相互作用 ①如果服用利尿药可引起脱水，将增加急性肾功能衰竭的危险，特别是使用大剂量碘对比剂时。因此，在服用碘对比剂前应多饮水。②在对糖尿病患者的放射学研究中发现，功能性肾衰竭将引起乳酸性酸中毒。研究前48h必须停止使用二甲双胍，并且只能在完成放射学检查2天后才能重新开始。

不良反应 含碘对比剂可以引起轻微的、严重的或致命的不良反应，通常是在给药初期发生，但有时也可能在给药后期发生。这些不良反应是不可预知的，通常发生在有过敏史的患者身上，如风疹、哮喘、花粉热、湿疹、多种食物或药物过敏、在预先用碘对比剂检查期间有特殊敏感史。用碘试验或同时做的其他试验不能检测出这些不良反应。

禁忌证 骨髓X线造影术。

注意 ①检查应在禁食的情况下进行，对怀疑肾功能受损的患者应先确定血浆肌酸酶的量，以便确定给药剂量。②检查期间必须由医师进行监护；必须维持一条静脉管，特别是患有严重的呼吸衰竭或充血性心力衰竭的患者。③检查前应避免任何脱水，特别是婴儿。有肾衰竭、糖尿病、多发性骨髓瘤、高尿酸血症、幼儿和老年性动脉粥样化的患者必须维持充分水分摄入与尿液排出。④必须具备出现危险时急救和复苏的设备，特别是患者服用β受体阻滞药或已知的情况下或怀疑是黑色素细胞瘤时。⑤对患有甲状腺功能亢进症或良性甲状腺结节的患者提出特别警告。⑥尿路造影或血管造影前必须进行甲状腺放射性核素扫描或用放射性碘检查，因为碘会短暂地滞留在甲状腺中。

用法与用量 所使用的剂量必须依据检查的方法、部位、体质量及肾功能的情况而定，尤其是儿童，建议使用平均剂量。根据血流动力学的情况可以服用电解质。如恶化，必须制定一套措施以减轻症状。呼吸器官症状中呼吸减慢与喉头痉挛几乎是同义的，要求用气管插管法加入大剂量的皮质类固醇对抗。神经症状中手足抽搐发作时，一般采用切断呼吸回路或注射葡萄糖酸钙的办法解决。肌内注射地西泮可以控制痉挛。有些症状可能发生较晚（24～48h）。碘比醇250、300、350注射液系指含碘量依次为250g/L、300g/L、350g/L。

（1）静脉尿路造影 ①碘比醇250注射液，平均2.6mL/kg。②碘比醇300注射液，快速静脉注射，平均1.2mL/kg；慢速静脉注射，平均1.6mL/kg。③碘比醇350注射液，平均1mL/kg。

（2）计算机断层扫描 ①碘比醇250注射液，平均2.0mL/kg。②碘比醇300注射液，头颅CT扫描平均1.4mL/kg，全身扫描平均1.9mL/kg。③碘比醇350注射液，头颅CT扫描平均1mL/kg，全身扫描平均1.8mL/kg。

（3）静脉血管数字减影 ①碘比醇250注射液，平均3.1mL/kg。②碘比醇300注射液，平均1.7mL/kg。③碘比醇350注射液，平均2.1mL/kg。

（4）动脉造影术 ①碘比醇300注射液，脑动脉造影平均1.8mL/kg，下肢动脉造影平均2.8mL/kg。②碘比醇350注射液，外动脉造影平均2.2mL/kg，下肢动脉造影平均1.8mL/kg，腹动脉造影平均3.6mL/kg。

（5）心血管造影术 ①碘比醇300注射液，平均1.1mL/kg。②碘比醇350注射液，儿童推荐剂量为一次10～130mL，平均4.6mL/kg。

碘帕醇 Iopamidol

适应证 用于腰段、胸段、颈段脊髓、脑血管造影，周围动脉及静脉造影，血管造影，冠状动脉造影，尿路、关节造影及CT增强扫描等。

药物相互作用 忌与其他药物配合使用。

不良反应 常见头痛，偶见恶心、呕吐、眩晕、精神症状，罕见轻度癫痫发作。可引起脱水，尤其老年患者、患氮质血症或衰弱患者可能出现休克。

禁忌证 对碘过敏者、甲状腺功能亢进者、心脏代偿不全者及癫痫患者禁用。

注意 ①孕妇不宜行腹部造影。②患嗜铬细胞瘤或怀疑患该病者，静脉注射本品时，应监测血压。③肝肾功能不全者、心血管疾病患者、糖尿病患者、老年及有过敏和气喘史者慎用。

用法与用量 用于X线造影，用于腰段、胸段、颈段脊髓造影，脑血管、冠状动脉、泌尿道、关节造影与CT增强，剂量见表22-5。

表22-5　正常人与儿童碘帕醇推荐剂量

用途	含碘质量浓度/（g/L）	用量/mL
脊髓造影	200～300	成人5～15
大脑血管造影	300	成人5～10；儿童3～7
周围动、静脉造影	300	成人20～50
心血管及左心室造影	370	成人30～80
冠状动脉造影	370	成人每动脉4～8
主动脉造影370	370	成人50～80
肾动脉造影	370	成人5～10
关节造影	300	成人2～10
尿路造影	300～370	成人20～50；儿童1～2.5
CT扫描	300～370	成人50～100

碘美普尔 Iomeprol

适应证　用于静脉尿路造影（成人包括肾脏损害或糖尿病患者）、CT（躯干）、常规血管造影、动脉、心血管造影（成人和儿童）、常规选择性冠状动脉造影、介入性冠状动脉造影、瘘管造影、乳管造影、泪囊造影和涎管造影。

药物相互作用　本品不能与任何其他药物混合或稀释。

不良反应　少见头痛、恶心、呕吐、味觉改变、心动过速、心律失常、心电图异常、肝肾功能改变、变态反应等。

禁忌证　对碘过敏者、甲状腺功能亢进者、心脏代偿不全者及癫痫患者禁用。

注意　①肾功能严重损害、癫痫、低血压、哮喘及其他变态反应性呼吸道疾病患者慎用。②本品对妊娠期妇女的安全性尚未确立，妊娠及哺乳期妇女慎用。

用法与用量

（1）成人　静脉注射，剂量视造影需要调节。

（2）儿童　动脉给药和静脉给药，根据不同的检查需要及患儿体质量与年龄选择不同的浓度与剂量。小儿常规静脉尿路造影推荐剂量为新生儿3～4.8mL/kg，＜1岁婴儿2.5～4mL/kg，＞1岁儿童1～2.5mL/kg。儿科动脉造影用量不得＞130mL。

碘克沙醇 Iodixanol

适应证　用于成人的心血管、脑血管、外周血管造影、腹部血管、尿路造影、静脉造影及CT增强检查。

药动学　碘克沙醇在体内快速分布，平均分布半衰期约为21min。表观分布容积与细胞外液量相同，这表明碘克沙醇仅分布在细胞外。蛋白结合率低于2%。平均排泄半衰期约为2h。碘克沙醇主要由肾小球滤过经肾脏排泄。健康志愿者经静脉注射后，约80%

的注射量在4h内以原型从尿中排出，97%在24h内排出。只有约1.2%的注射量在72h内从粪便中排泄。最大尿药浓度在注射后约1h内出现。

不良反应 常见轻度感觉异常，如冷热感；外周血管造影时常会引起热感、远端疼痛；少见恶心、呕吐、腹部不适或腹痛；偶见轻度呼吸道和皮肤反应，如呼吸困难、皮疹、荨麻疹、瘙痒和血管神经性水肿；罕见咽喉水肿、支气管痉挛、肺水肿和过敏休克。

禁忌证 对有明确的甲状腺毒症表现者、心功能不全失代偿者禁用。对妊娠妇女和儿童的安全性尚未确定，不宜应用。

注意 ①在X线造影的过程中应始终保持静脉输液通路畅通，以备抢救急用。②严重心脏病和肺动脉高压者容易出现血流动力学失调及心律失常。③非离子型对比剂有轻微的抗凝活性，因此实施血管造影术中需不时用肝素化的生理氯化钠溶液冲洗管道，减少血栓形成和栓塞。④为预防对比剂使用后的急性肾衰竭，应注意确保充分的水化，造影术前、后宜多饮水，如有必要，可在监测前开通静脉输液并一直维持到对比剂从肾脏清除。⑤使用对比剂的间隔应足够长，以保证肾功能恢复到监测前的水平。肾功能障碍者造影后应至少观察30min。⑥必须使用单独的注射器。⑦肾功能损害者、糖尿病者及有过敏、哮喘、对碘制剂有不良反应史者慎用。有急性脑病、脑瘤、癫痫者可能会引起癫痫发作，饮酒后服药也会增加癫痫发作的机会，对上述患者应慎用。⑧老年患者、甲状腺功能亢进患者及心血管疾病患者应用应谨慎。

用法与用量

（1）成人 静脉注射：用于心血管造影、脑血管造影、外周动脉造影、腹部血管造影、尿路造影、静脉造影和增强CT监测，给药剂量取决于所监测的类型、年龄、体质量、心排血量、患者全身情况及所使用的技术。用于动脉内注射的单次剂量可重复使用。剂量见表22-6。

表22-6 成人碘克沙醇推荐剂量

用途	含碘浓度/（g/L）	用量/mL
动脉内使用：动脉造影		
选择性脑动脉造影	270/320	5～10
选择性脑动脉数字减影血管造影	150	5～10
主动脉造影	270/320	40～60
外周动脉造影	270/320	30～60
外周动脉数字减影血管造影	150	30～60
选择性内脏动脉数字减影血管造影	270	10～40
血管造影		
左心室与主动脉根注射	320	30～60
选择性冠状动脉造影	320	4～8
静脉造影		
尿路造影	270/320	40～80
静脉造影	270	50～150（下肢）
CT增强监测		
头部CT	270/320	50～150
体部CT	270/320	75～150

（2）儿童　①心血管造影：动脉内使用，推荐最大总剂量10mL/kg。②尿路造影：静脉内使用，体质量≤7kg儿童推荐剂量2～4mL/kg，体质量＞7kg儿童推荐剂量2～3mL/kg，最大剂量50mL。③头部、体部CT增强：静脉内使用，推荐剂量2～3mL/kg，总使用量可至50mL，少数病例可至150mL。

钆特酸葡胺　Gadoteric Acid Meglumine Salt

适应证　用于以下疾病的核磁共振检查，如大脑、脊柱病变及其他全身性病理检查（包括血管造影）。

不良反应　可出现头痛、恶心、呕吐和皮肤反应；严重时可导致过敏反应、休克；如药液溢于血管外，可能会有局部疼痛反应。

禁忌证　对钆盐有过敏史者，核磁共振检查相关的禁忌者，如有内置心脏起搏器及血管夹者。

注意　①如有血管外渗出，会引起局部不耐受反应，这时应做局部处理。②在检查期间患者应由医生监测，并保持静脉给药导管的畅通，以备对症治疗。③有严重肾衰竭者慎用。

用法与用量　静脉注射使用，不可用于鞘内注射。儿童及婴儿推荐剂量为0.1mmol/kg即0.2mL/kg。特殊情况下如柔脑膜瘤的鉴别或游离性转移的确认，可按0.2mmol/kg进行二次注射。血管造影时，根据检查结果的显示情况，可进行二次给药。

钆双胺　Gadodiamide

适应证　用于中枢神经（脑、脊髓）、腹部、胸部、盆腔、四肢等人体脏器和组织的磁共振成像，特别适用于肝脏特异性造影。

药动学　钆双胺注射后很快分布到细胞外液，分布量与细胞外液中水量相等，分布半衰期为4min，排泄半衰期约为70min。肾功能不全患者（肾小球滤过率＜30mL/min）排泄半衰期的延长程度与GFR值成反比。钆双胺通过肾小球过滤而经肾脏排泄。对肾功能正常的患者注射钆双胺4h后有约85%的注射剂量通过尿液排泄掉，静脉注射后24h有95%～98%被排泄掉。钆双胺的肾脏清除率和总清除率几乎相同，与其他主要经肾小球滤过排泄的物质相似。注射0.1～0.3mmol/kg时，未见与剂量有关的药动学变化。本品无代谢物测出。未观察到与蛋白结合。

不良反应　少见不良反应有头痛、恶心、呕吐、味觉改变、心动过速、心律失常、心电图异常、肝肾功能改变、变态反应等。

禁忌证　对磁共振监测禁忌者禁用。妊娠及哺乳期妇女禁用。严重肾功能不全、进行过或正在接受肝移植的患者禁用。

注意　①目前尚无本品用于肾功能损伤者（肌酐清除率每分钟<30mL/1.73m^2）的研究，不建议肾功能不全者应用。②肾功能严重损害、癫痫、低血压、哮喘及其他变态反应性呼吸道疾病患者慎用。③药物过量无特殊拮抗药，如有需要可对症处理；因肾功能不良或过量注射发生排泄缓慢时，血液透析可促进本品排泄。④本品需用单独的注射针头或注射器，为保证对比剂完全注射，可应用9g/L氯化钠注射液冲洗静脉注射用导管。

用法与用量

（1）成人　静脉注射，用于肝脏造影，增强时间为4min，推荐剂量为0.1mmol/kg，相当于0.5mol/L的溶液0.2mL/kg，对比剂团注后，可立即进行动态增强成像，在肝脏完成早期动态增强成像，于注射后40～120min进行延迟成像。

（2）儿童　一次性静脉注射。儿童中枢神经系统（包括新生儿及婴儿）推荐剂量0.1mmol/kg（相当于0.5mol/L的溶液0.2mL/kg），通常20mL本品已可满足诊断。6个月以上儿童的全身MRI成像的推荐剂量为0.1mmol/kg（相当于0.5mol/L的溶液0.2mL/kg）。在患有严重肝或肾疾病的6个月以下儿童中，或4周以下早产婴儿，以及妊娠期不满30周的早产婴儿中，尚无使用本品的经验。

钆布醇 Gadobutrol

适应证　仅供静脉内给药。用于颅脑和脊髓磁共振成像（MRI）的对比增强、对比增强磁共振血管造影（CE-MRA）。

不良反应　大部分不良反应为轻至中度，常见的不良反应为头痛、恶心，少部分人有呕吐、头晕、味觉障碍、感觉异常、红斑、瘙痒症、注射部位反应、热感甚至呼吸困难。在应用本品的患者中观察到的最严重的不良反应有心脏骤停、呼吸停止和过敏性休克。极少数观察到迟发型超敏反应。

禁忌证　对本品的组成成分过敏者禁用。对其他钆螯合物有过敏反应或可疑过敏反应史的患者也不应使用本品。

注意　①既往有对比剂过敏反应史、过敏性体质、支气管哮喘史、过敏性疾病史者及癫痫患者慎用；近期有低钾血症、显著心动过缓、急性心肌缺血、伴有左心室射血分数降低的临床相关心力衰竭者或有心律失常史者慎用。②可能导致心电图Q-T间期延长。先天性长Q-T综合征儿童慎用本品。③有发生肾源性系统性纤维化（NSF）的可能性。④对比剂血管内注射给药时，患儿应尽可能平卧。注射完成后至少观察患者半小时。⑤药物在使用前应进行目测。如果严重变色，出现微粒物质或存在容器破损时不应继续使用。橡胶瓶塞只能穿刺一次，一次检查中未用完的对比剂必须废弃。第一次打开容器后，药物应立即使用。如果不能够立即使用，使用者有责任保证使用前的贮存时间和条件。

用法与用量

（1）成人　静脉内给药。

①颅脑或脊髓磁共振成像：一次推荐给药剂量为按体质量0.1mmol/kg，相当于0.1mL/kg的1.0mol/L溶液。如果MRI增强扫描未见异常而临床仍高度怀疑病灶存在，或更精确的信息会影响患者的治疗时，可在第一次给药后的30min内再注射至多按体质量0.2mmol/kg的钆布醇注射液，来提高诊断的准确率。

②对比增强磁共振血管成像（CE-MRA）：a.一个观察视野的成像，体质量＜75kg者使用7.5mL；体质量≥75kg者使用10mL（相当于0.1～0.15mmol/kg）；b.多于一个观察视野的成像，体质量＜75kg者使用15mL；体质量≥75kg者使用20mL（相当于0.2～0.3mmol/kg）。

（2）儿童　静脉团注给药。2岁及以上的儿童和青少年的推荐剂量为0.1mmol/kg（相当于0.1mL/kg）。对于儿童和青少年不应给予＞0.1mL/kg的剂量。由于缺乏有效性和安全性的数据，不推荐2岁以下的患者使用本品。

麻醉药和麻醉辅助药物

23.1 全身麻醉药

23.1.1 吸入全身麻醉药

麻醉乙醚 Anesthetic Ether

适应证 各种大、小手术的全麻，既可单独使用，也可与其他药物合用，组成复合麻醉。由于乙醚的优点少而缺点严重，临床使用逐年减少。

药动学 吸入的乙醚90%以上经肺排出；仅极少部分经肝微粒体酶代谢，降解为乙醇、乙醛和乙酸，由尿排出；极少量以原型由皮肤排泄。停止吸入后30min内可完全清醒。给药过程中，由于脑组织血流量大、类脂质较多，首先分布到脑组织，然后分布到血流量中等的肝、肾和肌肉，最后分布到血流量最少的脂肪组织，并大量蓄积于此。停吸后，体内其他器官和组织内的浓度逐渐下降，贮存在脂肪和肌肉中的乙醚不断释放到血中，重新分布到脑及全身。临床利用该特点，在麻醉过程中，除诱导期外，维持期中可用间断分次给药法，以维持浅麻醉。

药物相互作用 乙醚可使血中促肾上腺皮质激素、生长激素、抗利尿激素、皮质醇、醛固酮、促黄体激素、儿茶酚胺、甲状腺素等浓度增加，因此不应随便合用上述制剂。与筒箭毒碱有明显的协同作用，二者合用时后者的剂量可减少1/3 ~ 1/2。氨基糖苷类抗生素如链霉素可增强乙醚松弛肌肉作用。与β受体阻滞药合用可出现血压明显降低和心动过缓。与其他全麻药、丁酰苯类药合用，用量宜减少。

不良反应 ①气味不佳，刺激性强，能促使口腔、鼻腔和气管支气管黏膜、黏液腺分泌增多，气道难以保证通畅，吸入全麻诱导中，屏气、呛咳、喉痉挛、支气管痉挛时常发生，术后肺部并发症多。②苏醒期间胃肠道紊乱常见，恶心、呕吐发生率可高达50%以上。③麻醉时，胆汁分泌减少，肝糖原耗竭，血糖升高，这些改变对糖尿病患者或肝脏病变者有重要意义。

禁忌证 合并有急性或慢性呼吸系统疾病、水与电解质失调、代谢性酸血症、糖尿病、颅内压偏高、肝肾功能不全、黄疸明显等患者禁用。全麻时禁用电灼止血。

注意 乙醚为挥发性液体，应装入内壁镀铜的金属罐或有色玻璃瓶中，密封，不得漏气。一般每瓶（或罐）为60mL或120mL，不要超过200mL。用剩的经过12 ~ 24h即报废。

用法与用量 可采用多种形式的吸入全麻装置如开放、半开放、半紧闭或全紧闭等。与碱石灰接触不变质。成人诱导期间吸气内乙醚蒸气含量可逐渐按需增至体积分数10% ~ 15%，维持期间以2% ~ 4%为最常用。小儿诱导用体积分数4% ~ 6%不等，年龄愈小浓度应愈低，维持用3%～4%。吸入全麻过程中，应依据患者情况和手术要求随时调整吸气内乙醚含量，并设法避免体内有较多的乙醚蓄积于脂肪和肌肉。

氧化亚氮 Nitrous Oxide

适应证 ①镇静、镇痛作用，主要用于辅助挥发性麻醉药或静脉麻醉药进行复合全身麻醉。②单独使用（必须同时供氧）只适用于拔牙等小手术或内镜操作。③分娩镇痛。

药动学 吸入全麻药均经肺泡吸收，进入血液循环，再分布至各器官和组织。吸入后绝大部分以原型迅速由肺排出，小量经皮肤排出，微量经肾由尿排出或由肠道气体排出。

药物相互作用 ①常温下化学性质稳定，与钠石灰、金属和橡胶等均不发生反应，易溶于乙醇、油和醚中。氧化亚氮与氧气或可燃性麻醉药物混合有助燃性。②可增加α受体阻滞药和其他抗高血压药的降血压作用。③与强效阿片类药合用可降低心率和心排血量。

禁忌证 合并气囊肿、肠梗阻、肠胀气、气胸、气脑等患者禁用。禁用于玻璃体视网膜手术。对本品过敏者禁用。

注意 使用本品必须备有准确可靠的氧化亚氮和氧的流量表，否则不能使用，并随时注意潜在缺氧的危险。停吸本品时必须给氧5min左右以防“弥散性缺氧”。

用法与用量

（1）成人 吸入给药，镇静可使用体积分数25%～50%。复合全麻中维持体积分数为50%～70%。

（2）儿童 诱导麻醉含量可达体积分数70%，当吸入含量（浓度）与肺泡含量（浓度）达平衡后，再减低流量，维持在体积分数50%～70%。应严防供氧不足。

异氟烷 Isoflurane

适应证 ①全麻维持，如颅脑手术麻醉、胸腔和心血管手术等。②术中控制性降压。③肝肾功能减退患者麻醉，尤其对癫痫、颅内压增高、重症肌无力、嗜铬细胞瘤、糖尿病、支气管哮喘等患者应用安全。

药动学 本品几乎全部以原型从肺呼出，尿中代谢产物仅为本品吸入量的0.17%。本品在肝脏进行生物转化，也为肝微粒体酶所催化，其代谢产物无活性作用。

药物相互作用 ①可增强各种肌肉松弛药的作用，尤其是非去极化肌肉松弛药的作用。②与琥珀胆碱合用增加恶性高热的风险，反复使用则增加心动过缓的发生率。③卷曲霉素、克林霉素以及大量输入枸橼酸钠抗凝库存血时可增强异氟烷的肌肉松弛作用。

不良反应 ①有乙醚样气味，单纯吸入异氟烷有中度刺激性，可使患者咳嗽和屏气。②深麻醉下可引起低血压、呼吸抑制。③术后可出现寒战、恶心、呕吐、分泌物增加等不良反应。④可出现房性心律失常、室性心律失常。⑤偶见惊厥、恶性高热，肝损害极少见。⑥高浓度时能促使子宫肌松弛，并使缩宫药减效，产妇分娩时应慎用。

禁忌证 已知对异氟烷或其他卤素麻醉药过敏者、恶性高热易感者、有全身麻醉的有关禁忌证者禁用。

注意 ①颅内压增高者慎用。②由于中到重度上呼吸道不良事件发生率较高，故不建议对儿童用本品麻醉诱导，但可用于麻醉维持。③老年人维持浓度应酌减，并加用其他药物。④使用本品麻醉的深度极易发生变化，应使用专用挥发器以精确设定及控制药物输出。⑤本品对呼吸有抑制作用，故术前用药应视患者具体情况而定。一般多选用抗胆碱药。⑥有刺激性气味，单纯吸入诱导时可使患者咳嗽或屏气。⑦冠心病患者避免使用高浓度。在使用时需注意"冠状动脉窃血"现象，特别是心内膜下心肌缺血的患者，使用本品后降低血压作用更为敏感。⑧在用药过程中，保持心律稳定的同时，必须密切监视患者的自主呼吸，必要时需辅助呼吸。

用法与用量

（1）成人 吸入，全身麻醉维持在合用氧化亚氮情况下浓度为1%～2.5%（体积分数），不使用氧化亚氮时为1.5%～3.5%。

（2）儿童 诱导建议起始浓度0.5%（体积分数），逐渐增加至体积分数1.5%～3% 7～10min达到手术麻醉要求，维持体积分数1%～2.5%。

七氟烷 Sevoflurane

适应证 各种手术，尤其在儿科、口腔科、门诊手术麻醉领域有独特价值。

药动学 血/气分配系数较低，起效迅速，大部分迅速以药物原型由肺排出。体内代谢率为5%，生成六氟异丙醇，释放无机氟离子和二氧化碳。与其他氧化吸入麻醉药不同，七氟烷的代谢产物不具有诱发免疫性肝损伤的半抗原特性。

药物相互作用 本品可增强肌松药的作用，合用时宜减少后者的用量。

不良反应 ①可引起血压下降、心律失常、恶心及呕吐，发生率约13%。②化学性质不稳定，与钠石灰作用后可产生5种分解产物，其中三氟甲基乙烯醚有一定的毒性，故不宜使用钠石灰的全紧闭麻醉。七氟烷在动物模型中产生肾毒性，但临床麻醉中七氟烷的降解产物浓度尚无引起肝肾功能损害的报道。

禁忌证 本人与家族对卤化麻醉药有过敏史或恶性高热者禁用。

注意 ①妊娠期妇女（妊娠3个月内），只有明确需要才可使用本品；哺乳期妇女慎用。②肝胆疾病及肾功能低下者慎用。③高浓度本品可引起子宫肌松弛，产科麻醉时慎用。④气流量1.0L/min，以不低于0.5L/min为限。⑤对于有颅压升高危险的患者应慎用，并联合应用降低颅压的方法，如过度换气。

用法与用量 必须备有准确精密的蒸发器才能使用。

（1）成人 吸入全麻诱导浓度（体积分数）为2%～4%，诱导时间8～10min，麻醉维持浓度（体积分数）为1.5%～2.5%。成人及儿童对七氟烷的最低肺泡有效浓度（MAC）的影响见表23-1。

表23-1 年龄对七氟烷MAC的影响

患儿年龄/岁	七氟烷在氧气中的MAC	七氟烷在60% N_2O/40% O_2中的MAC
<3	3.3 %~2.6%	2.0%
3~5	2.5 %	—
5~12	2.4 %	—
25	2.5 %	1.4%
35	2.2 %	1.2 %
40	2.05 %	1.1 %
50	1.8 %	0.98 %
60	1.6 %	0.87 %
80	1.4 %	0.70 %

注：儿科患者使用60% N_2O/40% O_2。

（2）儿童 ①诱导：剂量需个体化，并需依据患儿的年龄和临床状况来调整。七氟烷可与纯氧或氧-氧化亚氮同时使用完成麻醉诱导。儿童七氟烷吸入浓度至7%（体积分数），2min内即可达到外科麻醉效果。作为术前没有用药的患者的麻醉诱导，七氟烷吸入浓度8%（体积分数）。②维持：七氟烷伴或不伴氧化亚氮维持麻醉的浓度为0.5%~3%（体积分数）。③苏醒：七氟烷麻醉的苏醒期通常较短。因此患儿会较早要求给予镇痛药减轻手术疼痛。

地氟烷 Desflurane

适应证 ①因对气道有刺激性，临床上很少单独加氧用于麻醉诱导，一般静脉麻醉诱导后，单独吸入地氟烷或加用60%氧化亚氮进行麻醉维持。②因对心、肝、肾功能影响小，适用于心脏手术及严重肝肾功能障碍患者。③适用于门诊及一些特殊类型的手术，要求术后快速苏醒的患者。④对婴儿和儿童只可作为维持麻醉，不可用于麻醉诱导。

药动学 停药后，药物几乎完全从肺迅速排泄，为目前在体内生物转化最少的吸入麻醉药。约0.02%经肝脏代谢为氟化物随尿排泄。

药物相互作用 ①与常用的麻醉前药物或麻醉中的药物如肌肉松弛药、静脉和局部麻醉药没有临床明显的不良相互作用。②苯二氮䓬类和阿片类镇痛药可减少本品的MAC（最小肺泡气浓度）。

不良反应 ①对呼吸道有刺激性，诱导中可能会引起分泌物增多、咳嗽或屏气。②对颅内占位患者地氟烷可产生剂量依赖的颅内压增高作用。③与其他麻醉药合用时可能暂时性升高血糖和白细胞数。

禁忌证 对含氟吸入麻醉药过敏者、有恶性高热家族史或怀疑有恶性高热病者、有服用氟类麻醉药后发生肝功能损害者、不明原因的发热者禁用。不推荐用于产科手术及神经外科手术。

注意 ①妊娠期妇女应权衡利弊方可使用。②不宜用于哺乳期妇女。③颅内压持续升高者、重症肌无力者慎用。④老年人心血管抑制明显，应慎用。⑤对于有冠心病或不希望有心率加快和血压增高的患者，本品不应作为唯一的麻醉诱导药，最好与其他静脉药物合并使用，如静脉给予阿片类和催眠药。冠状动脉疾病患者，为避免心肌缺血，应维持正常的血流动力学。⑥本品因沸点低（23.5℃），不能用标准蒸发器，需用电子温控蒸发器，使温度保持在23～25℃。

用法与用量

（1）成人　需用专用蒸发罐，单用12%～15%（体积分数）地氟烷可引起下颌松弛，完成气管插管，维持6%～9%（体积分数）。平衡麻醉时，地氟烷吸入浓度可维持3%（体积分数）左右。因为地氟烷可以升高颅内占位性病变患者的颅内压，对此类患者使用时建议维持呼气末浓度＜0.8MAC。

（2）儿童　①本品必须通过一个专用的雾化吸入器使用。作为全身麻醉必须视患者反应而给药。②本品的儿童剂量为5.2%～10%（体积分数）。单用或加用一氧化二氮均可达到维持进行手术的麻醉深度。维持麻醉时应控制本品吸入量，以免过度引起血压过低，与阿片类或苯二氮䓬类合用应减少本品的麻醉用量。③本品混于100%氧气内，与咪达唑仑或芬太尼伍用适合对各种年龄患者麻醉。本品的MAC（最小肺泡气浓度）：2周婴儿9.2%，10周婴儿9.4%±0.4%，9个月10.0% ±0.7%，2岁9.1%±0.6%，4岁8.6%±0.6%，7岁8.1%±0.6%。④本品混于60%一氧化二氮内与咪达唑仑或芬太尼伍用对各种年龄患者麻醉，9个月MAC 7.5%±0.8%，3岁MAC 6.4%±0.4%。

23.1.2 静脉全身麻醉药

硫喷妥钠 Thiopental Sodium

适应证　静脉全麻药。主要用于全麻诱导、复合全麻及儿童基础麻醉。另可用于终止癫痫持续状态。

药动学　硫喷妥钠的脂溶性高，静脉注射可通过血脑屏障进入脑内，随后再分布到全身脂肪中。静脉注射（6.7±0.7）mg/kg，分布容积为2.3L/kg，妊娠足月者为4.1L/kg，肥胖者为7.9L/kg，蛋白结合率85%（72%～86%）。静脉注射（成人350mg）后血液及组织中浓度达峰时间分别为：血浆最快，脑组织30s内，肌内15～30min，脂肪在数小时内。血药及组织中浓度的峰值：动脉血的血浆内以及血供丰富的脑、心、肝和肾组织内为175mg/L，颈静脉血为75mg/L。作用持续时间10～30min，其时效取决于一定时间内的用量以及代谢快慢等因素。分布半衰期为（8.5±6.0）min（一次量，快）或（62.7±30.4）min（蓄积后，慢），消除半衰期一般为（11.4±6.0）h，可随年龄增加而增加，妊娠足月者为26.1h，肥胖者为27.85h。主要经肝代谢，几乎全部经生物转化成氯化物而排出，仅极微量以原型随尿排出。

药物相互作用　①与抗高血压药并用时，不论是利尿抗高血压药（如噻嗪类药）、中枢性抗高血压药（如可乐定、甲基多巴、帕吉林等）、作用于肾上腺素能神经末梢的萝芙木类药如利血平、交感神经节阻滞药如曲咪芬，均应减至最小维持量，但不要随便停药。静脉注射巴比妥类药用量应酌减并减慢注射流量，以免出现血压剧降、心血管性虚脱或休克。②事先使用钙通道阻滞药的患者也应同样处理，以免血压下降严重。③麻醉前、全麻诱导或全麻辅助用药时，已用过其他中枢性抑制药，静脉注射本品需减量，否则不仅中枢性抑制过甚，同时还可伴有呼吸微弱或暂停、血压下降和苏醒延迟。④与大量的氯胺酮同时并用，常出现低血压、呼吸慢而浅，两者均应减量。⑤与静脉注射硫酸镁并用，中枢性抑制加深。⑥与吩噻嗪类药尤其是异丙嗪并用时，血压下降过程中，中枢神经也可先出现兴奋状态，而后才进入抑制。⑦本品溶液为碱性，与硫酸阿托品、氯化筒箭毒碱、氯化琥珀胆碱等混合即发生沉淀。

不良反应 静脉注射过快或反复多次给药可导致血压下降和呼吸抑制，少见心律失常、心肌抑制、喉痉挛、过敏性反应、皮疹、注射部位刺激性等。有少数患者（0.3%~5%）会出现不寻常的反应，如神志不清、兴奋、幻觉、颜面和口唇或眼睑肿胀、瘙痒、皮疹、颤抖、呼吸困难，甚至出现心律失常。

禁忌证 ①怀疑有潜在性卟啉病的患者为绝对禁忌。②心肝疾病、糖尿病、低血压、严重贫血、严重酸中毒、有脑缺氧情况、休克或有休克先兆、重症肌无力以及呼吸困难、气道堵塞和哮喘患者禁用。③结肠和直肠出血、溃疡或肿瘤侵犯时禁止经直肠给药。

注意 ①与巴比妥类药存在着交叉过敏，对超短作用静脉全麻药也无例外。②本品能通过胎盘，静脉注射2~3min后，脐静脉血中即可检得，胎儿的中枢神经活动也处于抑制状态，分娩或剖宫产时用药宜慎重。③对诊断的干扰，最显著的是硫喷妥钠减少^{135}I或^{131}I的吸收。④慎用于肾上腺皮质、甲状腺或肝脏功能不全，即使仅用小量，作用时间亦可明显延长。⑤用药时需注意监测呼吸和循环功能，如呼吸深度和频率、血氧饱和度、血压、脉搏、心律、心电图等。

用法与用量

（1）成人 静脉注射，一般用于全麻诱导，其次用于促使颅内压下降或控制惊厥。全麻诱导常用量按体质量一次3~5mg/kg，至多不超过6~8mg/kg。静脉注射时应先用小量（0.5~1mg/kg）证明患者的耐药性无特殊，才注入足量，耐药性大则用量可酌增。

静脉滴注一般用50g/L葡萄糖注射液稀释至2~4g/L的溶液，流量以每分钟1~2mL为度。

静脉注射给药总量，每一全麻过程中按体质量不得超过20mg/kg，即成人不超过1.0g。作为全麻维持，每小时剂量至多按体质量10mg/kg，即成人0.5g。麻醉深度不足可加用其他全麻药，吸入气内氧化亚氮的浓度为67%（体积分数）时，硫喷妥钠用量可减少2/3。总用量过大，不仅苏醒延迟、烦躁，而且不平顺。

（2）儿童 临用前用注射用水溶解成12.5~25g/L溶液。

①全麻诱导：根据《WHO儿童示范处方集》（2010版）推荐，静脉注射常用25g/L，儿童或幼儿4~6mg/kg，婴儿2mg/kg，注射时间10~15s以上（最大剂量7mg/kg）。

②基础麻醉：小儿一次5~10mg/kg（配成12.5~25g/L溶液），注入臀部深肌层，极量为一次20mg/kg，但无特殊理由时不宜肌内注射。对小儿进行基础麻醉时，推荐经直肠给予400g/L本药混悬液，剂量为30mg/kg。对于进行磁共振成像检查的小儿，本药经直肠给药是一种安全有效的方法，6个月以下婴儿剂量为50mg/kg，6~12个月婴儿为35mg/kg，12个月以上儿童为25mg/kg，最大剂量不能超过700mg。

羟丁酸钠 Sodium Hydroxybutyrate

适应证 用于复合全麻的诱导和维持，常与全麻药或麻醉辅助药合用。

药动学 静脉注射后体内分布广泛，通过血脑屏障需要一定时间，而且浓度仅为血浆的50%，因而起效慢。分解代谢过程中一般先形成内酯，部分转化为酮体，尔后均经三羧酸循环降解，最终用量的97%成为水和二氧化碳，后者随呼气排出体外，只有≤2%以原型经肾出现于尿中。血药浓度下降的药-时曲线呈双峰，指示本品在体内有明显的“重新分布”。苏醒较慢，苏醒期部分患者可出现锥体外系症状。

药物相互作用 本品与麻醉性镇痛药合用时易发生呼吸抑制。

不良反应 ①血压升高。②呼吸道分泌物增多，易致呼吸道并发症。③低钾血症。④睡眠时间长，术后不利于护理及观察。⑤可有锥体外系不良反应。

禁忌证 严重低钾血症、严重高血压、房室传导阻滞、癫痫、酸中毒、琥珀半醛脱氢酶缺乏、最近使用过镇静催眠药均禁用。

注意 ①注射15min后可出现血清钾一过性下降，对于低钾血症患者应纠正后方能使用，在术中应监测心电图，如有U波出现，应及时处理。②快速、大剂量静脉注射可引起心率减慢，有传导阻滞的患者及心率低于每分钟50次的患者慎用。③孕妇及哺乳期妇女用药尚不明确。

用法与用量

（1）成人 ①常用量辅助全麻诱导，静脉注射，按体质量一次60～80mg/kg，注射流量每分钟约1g。②全麻维持量静脉注射，按体质量一次12～80mg/kg。③极量一次总量按体质量300mg/kg。

（2）儿童 静脉注射。①辅助全身麻醉诱导：一次60～80mg/kg，注射流量1g/min。小儿最高100mg/kg。可与咪达唑仑、硫喷妥钠等静脉麻醉药联合应用。②全身麻醉维持：一次12～80mg/kg，每隔1～2h追加首次用药的半量。③基础麻醉：60～80mg/kg。

氯胺酮 Ketamine

适应证 用于各种表浅或短小手术麻醉、不合作小儿的诊断性检查麻醉及全身复合麻醉。

药动学 静脉注射后首先进入脑组织，肝、肺和脂肪内的浓度也高，“重新分布”明显。按体质量静脉注射1～2mg/kg，15s后出现知觉分离，30s后进入全麻状态，作用持续5～10min。按体质量肌内注射5～10mg/kg，3～4min呈全麻状态，作用持续12～25min。分布半衰期为2～11min，消除半衰期为2～3h。本品主要经肝代谢，降解转化的产物可能是全麻后不良反应的诱因。本品的降解产物90%经肾随尿排泄，其中4%为原型，5%随粪便排出。

药物相互作用 ①与氟烷等含卤全麻药同用时，氯胺酮的半衰期延长，苏醒延迟。②与抗高血压药或中枢神经抑制药同用时，尤其当氯胺酮的用量偏大，静脉注射又快时，可导致血压剧降和（或）呼吸抑制。③服用甲状腺素的患者，氯胺酮有可能引起血压过高和心动过速。

不良反应 ①以血压升高和脉搏增快最常见，异常的低血压、心动过缓、呼吸减慢、呼吸困难以及呕吐等少见，不能自控的肌缩罕见，这些反应一般均能自行消失，但所需要的时间不同个体间差异大。②苏醒中可出现浮想、噩梦、幻觉、错视、倦睡等，这被认为是分离麻醉所致，年幼者和年长者较青壮年少见。③行为心理的恢复需要一定的时间，用药后24h不能胜任精细工作，包括驾车。

禁忌证 顽固、难治性高血压、严重的心血管疾病及甲状腺功能亢进症患者禁用。

注意 ①本品可使妊娠子宫的压力、收缩强度、收缩频率增加；同时本品可迅速通过胎盘屏障，使胎儿肌张力增加。孕妇慎用。②本品是唯一具有镇痛作用的静脉全麻药。颅内压增高、脑出血、青光眼患者不宜单独使用。③静脉注射流量切忌过大，否则易致一过性呼吸暂停。④苏醒期间可出现噩梦、幻觉，预先应用镇静药如苯二氮䓬类，可减少此类反应。⑤完全清醒后心理恢复正常需一定时间，24h内不得驾车和操作精密性工作。⑥重度休克或心功能不全者可引起血压剧降甚至心搏骤停。

用法与用量

（1）成人 ①全麻诱导按体质量静脉注射1～2mg/kg。全麻维持可采用连续静脉滴注，每分钟不超过1～2mg，即按体质量每分钟15～30μg/kg，遇有肌肉强直或阵挛，用量不必加大，反应轻微者均自行消失，重者应考虑加用苯二氮䓬类药。②镇痛先按体质量静脉注射0.2～0.75mg/kg，2～3min注完，而后每分钟按体质量5～20μg/kg连续静脉滴注，也可按体质量先肌内注射2～4mg/kg，而后静脉滴注。

（2）儿童 《WHO儿童示范处方集》（2010版）推荐。①全身麻醉诱导和维持：静脉注射，1～2mg/kg，注射时间至少60s，适合于5～10min的手术。维持可采用连续静脉滴注，每分钟不超过1～2mg，即按体质量10～30μg/kg，如用苯二氮䓬类药，可减少其用量。新生儿最初静脉给药0.5～2mg/kg，静脉维持500μg/（kg·h），根据患儿反应，直到2mg/（kg·h），达到适当的麻醉深度。幼儿或儿童最初静脉给予每小时0.5～2mg/kg，静脉维持每小时0.6～2.7mg/kg。②基础麻醉：临床个体差异大，小儿肌内注射4～5mg/kg，必要时追加1/3～1/2量，适合于12～25min的手术。

依托咪酯 Etomidate

适应证 静脉全麻诱导药或麻醉辅助药。适用于对其他静脉麻醉药过敏或心功能受损的患者。

药动学 静脉注射后作用迅速，通常在1min以内。保持催眠的最低血浆药物浓度一般应在0.23mg/L以上，单次注药，血药浓度在30min内迅速降低。蛋白结合率高（76%）。消除半衰期约3h，在24h内约有75%由肾排出，一般无明显积蓄作用。

药物相互作用 ①如将本品作为氟烷的诱导麻醉药，宜将氟烷的用量减少。②本品合用芬太尼可增加恶心、呕吐的发生率。

不良反应 ①应用依托咪酯术后恶心、呕吐常见，注药后不自主的肌肉活动发生率可达32%（22.7%～63%），注射部位疼痛可达20%（1.2～42%），但若在肘部较大静脉内注射或用乳剂则发生率较低。②诱导时，可有肌阵挛，严重者类似抽搐，有时肌张力显著增强。

禁忌证 ①有报道依托咪酯具有潜在性卟啉生成作用，故不能用于卟啉病患者。②不明原因的癫痫、子痫者禁用。③禁用于重症监护病房的患者镇静。

注意 ①依托咪酯可阻碍肾上腺皮质产生可的松和其他皮质激素，引起暂时的肾上腺皮质功能不全。术后或危重患者长期应用此药需补充肾上腺皮质激素。②免疫抑制、器官移植、脓毒血症患者慎用。

用法与用量

（1）成人　仅静脉内注射给药，剂量必须个体化。用作静脉全麻诱导，按体质量静脉注射0.3mg/kg（范围0.2～0.6mg/kg），于30～60s内注完。术前给予镇静药，或在全麻诱导前1～2min静脉注射芬太尼0.1mg，依托咪酯需要量可酌减。

（2）儿童　① 10岁以上儿童可参照成人，10岁以下可能需要增加到400μg/kg。②英国国家处方集（儿童版）（BNFC 2010—2011版）推荐缓慢静脉注射，1个月～18岁0.15～0.3mg/kg（相当于0.075～0.15mL/kg依托咪酯脂肪乳注射液），于30～60s注射完毕。

丙泊酚 Propofol

适应证 全身麻醉诱导和维持。重症监护患者辅助通气治疗时的镇静。无痛有创检查。

药动学 研究表明，静脉注射丙泊酚（2.5mg/kg）后，98%与血浆蛋白结合，2min后血药浓度达峰值。消除半衰期为2.5min。本品代谢迅速，静脉注射放射性标记的丙泊酚，2min血药浓度为峰值浓度的94%，10min后降至39%，1h为14%，8h仅剩5%。由于此药消除快、分布广、受第三室缓慢平衡的影响，因此只有连续静脉输注才能达到预计的稳态血药浓度，通过调节输注流量达到不同的血药浓度，从而取得不同程度的镇静、睡眠效果。丙泊酚主要在肝脏代谢，88%以羟化或螯合物的形式从尿中排出。

药物相互作用 动物实验和临床试验证实，丙泊酚和吸入麻醉药、肌松药伍用，相互之间无相关作用，与地西泮、咪达唑仑合用时可延长睡眠时间，阿片类药物增加其呼吸抑制作用。

不良反应 多见诱导期局部疼痛；常见低血压、面部潮红、心动过缓、诱导期一过性呼吸暂停；少见血栓形成及静脉炎；偶见诱导过程中肌阵挛（发生率1%左右）、横纹肌溶解、胰腺炎、术后发热、延长给药后尿液变色、血管水肿及支气管痉挛等症状、性欲亢进、肺水肿；罕见惊厥和角弓反张的癫痫样运动。

禁忌证 对丙泊酚及其赋形剂过敏者、妊娠期妇女及产科患者（流产者除外）禁用。不用于1个月以下小儿的全身麻醉及重症监护小婴儿的镇静。低血压及休克、脑循环障碍患者禁用。

注意 ①本品含大豆油，极少数患者可能出现严重的过敏反应。②本品可少量地通过乳汁分泌，故哺乳期妇女应在使用本品后24h内停止哺乳。③脂肪代谢紊乱，心脏、呼吸系统、肝肾疾病患者，癫痫及癫痫发作者慎用。④心血管或呼吸功能不全及低血容量患者应于使用本品前予以纠正。⑤可考虑在诱导前或麻醉维持期间静脉注射抗胆碱药，尤其是迷走神经张力有可能占优势或本品与其他可能引起心动过缓的药物合用时。

⑥有脂肪代谢障碍及在ICU持续给药3日后的患者应监测脂质情况。⑦只有在特别注意且严密监测下，本品才可用于失代偿性心力衰竭患者和其他严重心肌疾病的患者。⑧病态肥胖患者应特别注意因剂量偏大导致的血流动力学方面的剧烈变化。⑨伴有高颅压和低平均动脉压的患者，使用本品时有降低脑灌注压的危险，应特别小心。⑩为减轻注射位点的疼痛，可在用本品前注射利多卡因。⑪持续用药超过1日时，丙泊酚的用量按体质量计不宜超过每小时4mg/kg。

用法与用量

（1）成人　全麻诱导剂量为1.5～2.5mg/kg，30～45s内注完，维持量为每小时4～12mg/kg，静脉输注或根据需要间断静脉注射25～50mg。辅助椎管内麻醉或重症监护病房患者镇静、催眠用量为每小时0.5～2mg/kg连续输注。老年人及体弱患者（ASA Ⅲ～Ⅳ）用量酌减且注药流量要减小。

使用靶控输注系统给药时，对于55岁以下成年麻醉患者，一般诱导靶浓度为4～8mg/L，维持靶浓度为3～6mg/L，预计苏醒浓度一般为1.0～2.0mg/L，但可受麻醉性镇痛药剂量的影响；对于55岁以上及ASA Ⅲ～Ⅳ级以上患者应降低初始靶浓度并缓慢滴注。

（2）儿童　①麻醉诱导：8岁以上的儿童麻醉诱导时，通常剂量为2～2.5mg/kg。8岁以下者需要量可以更大，初始剂量2～3mg/kg，必要时可按1mg/kg的剂量追加。由于缺少临床经验，对于高危（ASA Ⅲ～Ⅳ）年幼患儿建议应用更低的剂量。②麻醉维持：英国国家处方集（儿童版）（BNFC 2010—2011版）建议，1个月至12岁每小时9～15mg/kg；12～18岁每小时4～12mg/kg。③ 16岁以下儿童不适用靶控输注给药。

麻醉的最长时间一般不超过60min左右。由于缺乏经验，1个月以下的小儿不使用本品。

咪达唑仑 Midazolam

适应证　①麻醉前用药；②椎管内麻醉及局部麻醉时辅助用药；③诊疗性操作（如心血管造影、心律转复等）时患者镇静；④重症监护病房患者镇静；⑤全麻诱导及维持。

药物相互作用　①该药本身无镇痛作用，但可增强其他麻醉药的镇痛作用；②可增强中枢抑制药的作用，与乙醇合用也可增强咪达唑仑的药效，故用本品后12h内不得饮用含乙醇的饮料。

不良反应　①全麻诱导可引起外周血管阻力和平均动脉压下降，左心室充盈压减少，对心肌收缩力无影响，其血压下降机制主要与降低交感张力、减少儿茶酚胺释放有关，其对血流动力学的影响随剂量增加，但到一定程度不再增加，具有封顶效应。②对呼吸有抑制作用，其程度与剂量相关。静脉注射诱导时，其导致的呼吸暂停现象常见。③对肝、肾功能无明显影响。④咪达唑仑可降低脑血流量，降低颅内压，而对脑代谢无明显影响。

禁忌证　对苯二氮䓬类药过敏者、重症肌无力患者、精神分裂症患者、严重抑郁状态患者禁用。

注意

（1）慢性肾衰竭、肝功能损害者慎用。

（2）本品不能用于孕妇。在分娩过程中应用需特别注意，单次大剂量注射可致新生儿呼吸抑制、肌张力减退、体温下降以及吸吮无力。

（3）本品可随乳汁分泌，通常不用于哺乳期妇女。

（4）以下情况慎用：体质衰弱者或慢性病、肺阻塞性疾病或充血性心力衰竭患者，若使用咪达唑仑应减小剂量并进行生命体征的监测。

（5）大剂量用作全麻诱导术后常有较长时间再睡眠现象，应注意保持患者的气道通畅。

（6）本品不能用60g/L葡聚糖注射液或碱性注射液稀释或混合。

（7）长期静脉注射咪达唑仑，突然撤药可引起戒断综合征，推荐逐渐减少剂量。

（8）肌内注射或静脉注射咪达唑仑后至少3h不能离开医院或诊室，之后应有人伴随才能离开。至少12h内不得驾驶车船或操作机器等。

（9）急性酒精中毒时，与之合用将抑制生命体征。①患者可出现昏迷或休克，低血压的作用将延长；②充血性心力衰竭可延长半衰期，增加分布容积2～3倍；③出现肝功能损害。

（10）老年人危险性的手术和斜视、白内障切除的手术中，可推荐应用咪达唑仑，但可能会有意识朦胧或定向障碍。

用法与用量

（1）成人　①麻醉前用药剂量，术前2h口服7.5～15mg或0.05～0.75mg/kg肌内注射，老年患者剂量酌减；②用于全麻诱导剂量，0.1～0.25mg/kg静脉注射；③局部麻醉或椎管内麻醉辅助用药，分次静脉注射0.03～0.04mg/kg；④重症监护病房患者镇静，先静脉注射2～3mg，继之以0.05mg/（kg·h）静脉滴注维持。

（2）儿童　根据英国国家处方集（儿童版）（BNFC 2010—2011版）推荐。

①镇静：a.口服，1个月～18岁儿童，操作前30～60min使用，剂量0.5mg/kg（最大剂量20mg）。b.直肠给药，6个月～12岁儿童，操作前15～30min使用，剂量0.3～0.5mg/kg。c.静脉注射，静脉给药时用9g/L氯化钠注射液、50g/L或100g/L葡萄糖注射液、50g/L果糖注射液、复方氯化钠注射液稀释。操作前5～10min使用，注射时间2～3min以上。1个月～6岁初始剂量0.025～0.05mg/kg，如果需要则小剂量追加（最大总剂量6mg）。6～12岁初始剂量0.025～0.05mg/kg，如果需要则小剂量追加（最大总剂量7.5mg）。12～18岁初始剂量0.025～0.05mg/kg，如果需要则小剂量追加（最大总剂量10mg）。

②术前用药：a.口服，1个月～18岁儿童，术前15～30min使用，剂量0.5mg/kg（最大剂量20mg）。b.直肠给药，6个月～12岁儿童，诱导前15～30min使用，剂量0.3～0.5mg/kg。

③麻醉诱导：缓慢静脉注射，7～18岁儿童初始剂量0.15mg/kg（最大剂量7.5mg），0.05mg/kg逐步给予，时间2～5min以上，如必须则2～5min后每2min追加0.05mg/kg（最大剂量2.5mg）。最大总剂量为0.5mg/kg（不超过25mg）。

④ ICU镇静：静脉注射和持续静脉给药。妊娠小于32周的新生儿每小时0.03mg/kg持

续静脉输注，根据反应进行调整。妊娠超过32周新生儿每小时0.06mg/kg持续静脉输注，根据反应进行调整。1～6个月婴儿每小时0.06mg/kg持续静脉输注，根据反应进行调整。6个月～12岁儿童初始剂量为0.05～0.2mg/kg，缓慢静脉注射3min以上，静脉维持剂量为每小时0.03～0.12mg/kg，根据反应进行调整。12～18岁儿童初始剂量为0.03～0.3mg/kg，每2min给予1～2.5mg的流量逐渐缓慢推注，每小时0.03～0.2mg/kg静脉持续输注，根据反应进行调整。如果同时应用阿片类镇痛药，那么可以不给初始剂量和减少维持剂量，如果存在低血容量、血管收缩和低体温情况，可减少或不给初始剂量。

23.2 局部麻醉药

局部麻醉药是一类能选择性地阻断神经末梢和神经干的冲动传导，使有关神经所支配的组织暂时丧失痛觉的药物。

普鲁卡因 Procaine

适应证 本品为酯类局麻药，能暂时阻断神经纤维的传导而具有麻醉作用。适用于：①短效局部麻醉，如浸润麻醉、阻滞麻醉、蛛网膜下隙麻醉和封闭疗法等；②静脉复合麻醉。

药动学 本品进入体内吸收迅速，很快分布，维持药效30～60min。大部分与血浆蛋白结合，并蓄积在骨骼肌、红细胞等，当血液浆浓度降低时再分布到全身。在血液循环中大部分迅速被血浆中假性胆碱酯酶水解，生成对氨基苯甲酸和二乙氨基乙醇，前者80%以原型和结合型排出，后者仅有30%经肾脏排出，其余经肝酯酶水解，进一步降解后随尿排出。本品易透过血脑屏障和胎盘。

药物相互作用 ①本品可加强肌松药的作用。②与其他局部麻醉药合用时应减量。③本品可削弱磺胺类药物的药效，不宜同时应用磺胺类药物。④本品可增强洋地黄类药物的作用，合用可导致其毒性反应。⑤本品忌与下列药品配伍：碳酸氢钠、巴比妥类、氨茶碱、硫酸镁、肝素钠、硝普钠、甘露醇、甲基硫酸新斯的明、氢化可的松、地塞米松等。

不良反应

（1）神经毒性　分为兴奋型和抑制型。①兴奋型表现为精神紧张、好语多动、心率增快；较重时有呼吸急促、烦躁不安、血压升高、发绀，甚至肌肉震颤直至惊厥，最终导致呼吸、心跳停止；②抑制型表现为淡漠、嗜睡、意识消失；较重时有呼吸浅慢、间歇呼吸、脉搏徐缓、血压下降，最终导致心跳停止。

（2）本品可有高敏反应和过敏反应，个别患者可出现高铁血红蛋白症；剂量过大、吸收速度过快或误入血管可致中毒反应。

禁忌证 心、肾功能不全及重症肌无力、败血症、恶性高热、对本品过敏者禁用。

注意

（1）给药前必须做皮内敏感试验，注射部位周围有较大红晕时应谨慎，必须分次给药，有丘肿者应观察较长时间。一次给药不超过30～50mg，证明无不良反应时方可继续给药，有明显丘肿、主诉不适者立即停药。

（2）对其他酯类局麻药过敏者，也对本品过敏。

（3）妊娠期妇女用本品应权衡利弊。

（4）下列情况慎用　房室传导阻滞、休克、已用足量洋地黄、早产、子痫和虚弱的产妇、老年体弱者。

（5）儿童用本品的毒性反应比成人严重，故应慎用。

（6）除有特殊原因外，一般不必加肾上腺素。如确要加入，应在临用时即加，且高血压患者加肾上腺素应谨慎。

（7）药液不得注入血管内，给药时应反复抽吸，不得有回血。

（8）本品的毒性与给药途径、注入流量、药液浓度、注射部位、是否加入肾上腺素等有关，应严格按照本品说明书给药。营养不良、饥饿状态更易出现毒性反应，应予减量。

（9）给予最大剂量后应休息1h以上方准行动。

（10）蛛网膜下腔阻滞时尤其需调节阻滞平面，随时观察血压和脉搏的变化。

（11）用药前后及用药时应监测　①呼吸与循环系统的功能状态；②中枢神经活动的兴奋或抑制状态；③出现严重毒性反应后应监测体温，以防发生中枢性高热。

（12）注射器械不可用碱性物质如肥皂、煤酚皂溶液等洗涤消毒，注射部位避免接触碘，否则会引起普鲁卡因沉淀。

（13）普鲁卡因目前已很少使用，其有效性与利多卡因相似，但作用时间较短。本品不易在组织内扩散，故镇痛效应较弱。

用法与用量

（1）成人

①浸润麻醉：2.5 ~ 5g/L溶液，一次0.5 ~ 1.0g。

②外周神经（丛）阻滞：10 ~ 20g/L溶液，总用量以1.0g为限。

③蛛网膜下腔阻滞麻醉：a.限于会阴区时常用量为50 ~ 75mg（50 ~ 75g/L溶液）；b.至下肢时用量为100mg（50 ~ 75g/L溶液）；c.脊神经阻滞达肋缘时用量为150 ~ 200mg（30 ~ 50g/L溶液）。

④成人一次用量不超过1.0g。过量中毒的症状有头昏、目眩、恐慌、多言，最终可致惊厥和昏迷。

（2）儿童　①局部浸润麻醉：阻滞范围较大的一般用2.5 ~ 5g/L溶液，一次0.5 ~ 1.0g。阻滞范围较小的用10g/L溶液。本品一次用量不加肾上腺素时不得超过0.5g，加肾上腺素时不得超过1g，每小时不得超过1.5g。②神经传导阻滞麻醉：使用10 ~ 20g/L溶液。本品一次用量为不加肾上腺素时不得超过0.5g，加肾上腺素时不得超过1g（指、趾的麻醉不加肾上腺素），每小时不得超过1g。③硬膜外麻醉：用20g/L溶液，一般一次注射20 ~ 25mL。每小时不超过0.75g。④蛛网膜下腔阻滞麻醉：一次不超过150mg，麻醉作用可持续1h，主要用于腹部以下持续时间不长的手术。⑤封闭疗法：将本品注射于与病变有关的神经周围或病变部位，用量同局部浸润麻醉。⑥儿童浸润麻醉用5g/L的溶液，推荐剂量15mg/kg。

利多卡因 Lidocaine

适应证 ①盐酸利多卡因：主要用于浸润麻醉、硬膜外麻醉、表面麻醉（包括在胸腔镜检查或腹腔手术时做黏膜麻醉用）及神经传导阻滞。亦可用于治疗急性心肌梗死后室性期前收缩和室性心动过速，以及洋地黄类中毒、心脏外科手术及心导管引起的室性心律失常，对室上性心律失常通常无效。②碳酸利多卡因：低位硬膜外麻醉及臂丛神经阻滞麻醉。碳酸利多卡因与盐酸利多卡因相比，起效较快，肌肉松弛也较好，表面麻醉作用为盐酸利多卡因的4倍，浸润麻醉和椎管麻醉作用为盐酸利多卡因的2倍，传导麻醉作用为盐酸利多卡因的6倍；毒性与盐酸利多卡因无显著性差异。

药动学 盐酸利多卡因注射给药，组织分布快而面广，能透过血脑屏障和胎盘。药物从局部消除约需2h，加肾上腺素可延长其作用时间。大部分先经肝微粒酶降解为仍有局麻作用的脱乙基中间代谢物单乙级甘氨酰胺二甲苯，毒性增高，再经酰胺酶水解，经尿排出，约10%以原型排出，少量出现在胆汁中。

药物相互作用 ①常与长效局麻药合用，从而达到起效快、时效长的目的。②可使神经肌肉松弛药作用增强。③氨基糖苷类抗生素可增强本药的神经阻滞作用。④巴比妥类药物可促进利多卡因代谢，两药合用可引起心动过缓，窦性停搏。⑤与普鲁卡因胺合用，可产生一过性谵妄及幻觉，但不影响本品血药浓度。⑥异丙肾上腺素因增加肝血流量，可使本品的总清除率升高；去甲肾上腺素因减少肝血流量，可使本品总清除率下降。

不良反应 本品可作用于中枢神经系统，引起嗜睡、感觉异常、肌肉震颤、惊厥、昏迷及呼吸抑制等不良反应。可引起低血压及心动过缓。血药浓度过高，可引起心房传导速度减慢、房室传导阻滞及抑制心肌收缩力和心排血量下降。

禁忌证 阿-斯综合征（急性心源性脑缺血综合征）、预激综合征、严重心传导阻滞（包括窦房传导阻滞、房室传导阻滞及心室内传导阻滞）禁用。

注意 ①下列情况慎用：肝功能不全及肝血流降低、肾功能不全、充血性心力衰竭、严重心肌受损、低血容量、休克、孕妇。②新生儿用药可引起中毒，早产儿较正常儿半衰期长。③老年人用药应根据需要及耐受程度调整剂量，＞70岁患者剂量应减半。④用药期间应注意监测血压、监测心电图，并备有抢救设备；心电图P-R间期延长或QRS波增宽，出现其他心律失常或原有心律失常加重者应立即停药。⑤对其他局麻药过敏者，可能对本品也过敏。⑥妊娠期妇女慎用。⑦防止误入血管，注意局麻药中毒症状的诊治。⑧应严格掌握本品浓度和用药总量，超量可引起惊厥及心脏停搏。⑨其体内代谢较普鲁卡因慢，有蓄积作用，可因蓄积引起中毒而发生惊厥。⑩某些疾病如急性心肌梗死患者常伴有α1-酸性蛋白增加，利多卡因蛋白结合增加而降低了游离血药浓度。

用法与用量

（1）作为局部麻醉药应用

①成人：a.表面麻醉，20～40g/L溶液，1次不超过100mg。b.骶管阻滞，用量以200mg（10g/L）为限。c.硬膜外阻滞，胸腰段250～300mg（15～20g/L）。d.浸润局麻或静脉注射区域阻滞，50～300mg（2.5～5g/L）。e.外周神经阻滞，臂丛（单侧）

250～300mg（15g/L），牙科20～100mg（20g/L），肋间神经（每支）30mg（10g/L），以300mg为限，宫颈旁浸润左、右侧各100mg（5～10g/L），椎旁脊神经阻滞（每支）30～50mg（10g/L），以300mg为限，阴部神经左、右侧各100mg（5～10g/L）。f.交感神经节阻滞，颈星状神经节50mg（10g/L）。g.一次限量：不加肾上腺素一般不要超过200mg（4.0mg/kg），药液中加用肾上腺素用量可增至300～350mg（6.0mg/kg）。静脉注射区域阻滞极量为4mg/kg。

《中国药典》收载了碳酸利多卡因，5mL注射剂含药86.5mg，10mL注射剂含药173mg。《临床用药须知》给出：①硬膜外阻滞根据需要阻滞的节段数和患者情况调节用量。成人常用量为10～15mL，极量20mL。肝、心功能不全者用量酌减。②神经干（丛）阻滞一次15mL。

②儿童：《WHO儿童示范处方集》（2010版）推荐，盐酸利多卡因的儿童剂量应根据其身体状况和方法而不同。应使用最低的有效剂量和浓度。a.局部浸润和外周神经阻滞，使用10g/L或20g/L的浓度，不超过3mg/kg（10g/L溶液0.3mL/kg和20g/L溶液0.15mL/kg，最大剂量小于200mg），2h内不能重复给药。b.咽、喉、气管可使用40g/L的浓度，不超过3mg/kg（0.075mL/kg），2h内不能重复给药。c.尿道的表面麻醉，使用40g/L的浓度，不超过3mg/kg（0.075mL/kg），2h内不能重复给药。d.脊髓麻醉，使用50g/L的溶液，使用75g/L葡萄糖注射液稀释。不超过3mg/kg（0.06mL/kg），2h内不能重复给药。

《临床用药须知》中指出，儿科表面麻醉、神经阻滞麻醉及硬膜外麻醉常用量随个体而异，一次给药总量不得超过4.0～4.5mg/kg，常用2.5～5.0g/L溶液，特殊情况才用10g/L溶液。

（2）治疗室性心律失常

①成人：a.静脉注射，首次50～100mg，缓慢静脉注射2～3min，必要时每5min重复，1～2次，但1h之内的总量不得超过300mg。最大维持量为每分钟4mg。b.静脉滴注，一般以50g/L葡萄糖注射液配成1～4g/L药液滴注或用输液泵给药。在用负荷量后可继续以每分钟1～4mg流量静脉滴注。老年人、心力衰竭、心源性休克、肝血流量减少、肝或肾功能障碍时，以每分钟0.5～1mg静脉滴注，每小时不超过100mg。

②儿童：静脉注射负荷量一次0.5～1mg/kg，2～3min内缓慢注射，必要时间隔5～10min可重复1～2次。维持量每小时0.6～3mg/kg或每分钟25～50μg/kg，静脉滴注。

（3）检查时外用

①常用20g/L盐酸利多卡因胶浆5～7mL涂抹于食管、咽喉、气管或尿道等导管的外壁；尿道扩张术或膀胱镜检查时用量200～400mg。

②胃镜检查前口服，一般用量为20g/L溶液10～30mL或40g/L溶液5～15mL。

③取20～40g/L盐酸利多卡因气雾剂或喷雾剂作内镜检查用，20g/L每次10～30mL，40g/L每次5～15mL。

丁卡因 Tetracaine

适应证 用于硬膜外阻滞、蛛网膜下腔阻滞、神经传导阻滞、黏膜表面麻醉。

药动学 本品进入血液后，大部分和血浆蛋白结合，蓄积于组织中，骨骼肌肉蓄积量最大，当血浆内的浓度下降时又释放出来。本品大部分由血浆胆碱酯酶水解转化，经肝代谢为对氨基苯甲酸与二甲氨基乙醇，然后再降解或结合随尿排出。

药物相互作用 ①与其他局麻药合用时有增强作用，本品应减量。②本品加入肾上腺素可延长作用时间，但不适用于心脏病、高血压、甲亢、外周血管病患者。③本品可减弱磺胺类药物的作用，不宜同时服用磺胺类药物。④本药为酸性，不得与碱性药物混合。

不良反应 ①毒性反应：本品药效强度为普鲁卡因的10倍，毒性也比普鲁卡因高10倍，毒性反应发生率也比普鲁卡因高，常由于剂量大、吸收快或操作不当引起，如误注入血管使血药浓度过高等。过量中毒症状表现为头晕、目眩，继之寒战、震颤、恐慌，最后可致惊厥和昏迷，并出现呼吸衰竭和血压下降，需及时抢救。②变态反应：对过敏患者可引起猝死，即使表面麻醉时也需注意。③可产生皮疹或荨麻疹，颜、口和（或）舌咽区水肿等。

禁忌证 ①对本品过敏者、严重过敏性体质者，心、肾功能不全以及重症肌无力等患者禁用。②禁用于浸润局麻。

注意 ①本品为酯类局麻药，与普鲁卡因可能有交叉过敏反应，故对普鲁卡因或具有对氨基苯甲酸结构的药物过敏者慎用。②肝功能不全，血浆胆碱酯酶活性减弱时应减量。③妊娠期妇女使用局部麻醉药做硬膜外阻滞时用量需减少。④对于哺乳期妇女，尚未见药物进入乳汁的报道。⑤ 5岁以内儿童慎用。皮肤或黏膜表面损伤、感染严重的部位需慎用。⑥大剂量可致心脏传导系统和中枢神经系统出现抑制。⑦药液不得注入血管内，注射时需反复抽吸，不可有回血。⑧对儿童、年老体弱、营养不良、饥饿状态易出现毒性反应，应减量。⑨椎管内麻醉时尤其需调节阻滞平面，并随时观察血压和脉搏的变化。⑩神经传导阻滞、硬膜外阻滞以及蛛网膜下腔阻滞时，由于使用不当致死并非罕见，故在用药期间即使表面黏膜麻醉也应监测呼吸与循环系统的功能、中枢神经活动、胎儿心率等生命体征。同时对呼吸和循环等方面的意外，应有预案，观察细心，防治得法，抢救及时。⑪本品的毒性与给药途径、给药速度、药液浓度、注射部位、是否加入肾上腺素等有关，必须严格操作和管理，控制单位时间内的用量。⑫给予最大用量后应休息3h以上方准行动。⑬注射器械不可用碱性物质如肥皂、煤酚皂溶液等洗涤消毒。⑭本品禁止静注和静滴。

用法与用量 本品为粉针剂，需加氯化钠注射液或灭菌注射用水溶解使用。药液浓度及用量按用途分别如下。

（1）成人 ①硬膜外阻滞：常用浓度为1.5～3g/L溶液，与盐酸利多卡因合用，最高浓度为3g/L，一次常用量为40～50mg，极量为80mg。②蛛网膜下腔阻滞：常用其混合液（10g/L盐酸丁卡因1mL与100g/L葡萄糖注射液1mL、30g/L盐酸麻黄碱1mL混合使用），一次常用量为10mg，15mg为限量，20mg为极量。③神经传导阻滞：常用浓度1～2g/L，一次常用量为40～50mg，极量为100mg。④黏膜表面麻醉：常用浓度10g/L，眼科用10g/L等渗溶液，耳鼻喉科用10～20g/L溶液，一次限量为40mg。

（2）儿童 毒性大，不宜注入人体。大剂量时可抑制心脏传导阻滞及中枢神经系统。①眼科用5～10g/L溶液。②耳鼻喉科用10～20g/L溶液。③硬膜外麻醉用2.5g/L溶液。

丙美卡因 Proparacaine

适应证 用于各种眼科手术及眼科检查的表面麻醉。

不良反应 长期频繁使用可能引起角膜损伤、视力减退或伤口愈合延迟。

禁忌证 对本品过敏者禁用。

注意 ①甲状腺功能亢进症或心脏病患者慎用。②表面麻醉药不宜长期使用，以免引起角膜损伤、视力减退或伤口愈合延迟。③使用本品时防止异物进入眼内，并禁止揉搓眼睛。

用法与用量 滴眼。

（1）短时间麻醉 操作前一般为1～2滴。必要时可追加1滴。

（2）取异物或缝线拆除等小手术 一次1～2滴，间隔5～10min，使用1～3次。

（3）白内障摘除等长时间手术 一次1～2滴，间隔5～10min，使用3～5次。

奥布卡因 Oxybuprocaine

适应证 用于眼科表面麻醉。

不良反应 ①可有休克、过敏样症状。②频繁使用可能引起角膜损伤。

禁忌证 对本品的成分或对苯甲酸酯（除可卡因外）局部麻醉药有过敏史者禁用。

注意 本品对瞳孔无影响，但反复多次使用可导致角膜炎和角膜严重损害。

用法与用量 滴眼，一次1滴，可以根据年龄、体质量适当增减。

布比卡因 Bupivacaine

适应证 用于局部浸润麻醉、外周神经阻滞和椎管内阻滞。

不良反应 ①少数患者可出现头痛、恶心、呕吐、尿潴留及心率减慢等。如果出现严重不良反应，可静脉注射麻黄碱或阿托品。②过量或误入血管可产生严重的毒性反应，一旦发生心肌毒性几乎无复苏希望。

禁忌证 对本品过敏者、肝肾功能不全者禁用。

注意 ① 12岁以下儿童慎用。②本品毒性较利多卡因大4倍，心脏毒性尤应注意，其引起循环衰竭和惊厥比值较小（CC/CNS＝3.7±0.5），心脏毒性症状出现较早，往往循环衰竭与惊厥同时发生，一旦心脏停搏，复苏甚为困难。③局部浸润麻醉儿童用1g/L浓度。

用法与用量

（1）成人 ①臂丛神经阻滞：2.5g/L溶液20～30mL或3.75g/L溶液20mL（50～70mg）。②骶管阻滞：2.5g/L溶液15～30mL（37.5～75mg），或5g/L溶液15～20mL（75～100mg）。③硬脊膜外阻滞：2.5～3.75g/L溶液可以镇痛，5g/L溶液可用于一般的腹部手术等。④局部浸润：总用量一般以175～200mg（2.5g/L，70～80mL）为限，24h内分次给药，一日极量400mg。⑤交感神经节阻滞的总用量50～125mg（2.5g/L，

20～50mL）。⑥蛛网膜下腔阻滞常用量5～15mg，并加100g/L葡萄糖成高密度或用脑脊液稀释成近似等渗液。

（2）儿童 《WHO儿童示范处方集》（2010版）推荐如下。①局部浸润：2.5mg/L或5g/L溶液0.5～2.5mg/kg，最大量不超过2.5g/L溶液1mL/kg，或5g/L溶液0.5mg/kg（2.5mg/kg）。②外周神经阻滞：2.5g/L或5g/L溶液0.3～2.5mg/kg，最大量不超过2.5g/L溶液1mL/kg或5g/L溶液0.5mL/kg。③外科手术使用硬膜外麻醉（包括骶管麻醉）：5g/L溶液1～2.5mg/kg。

23.3 肌肉松弛药

肌肉松弛药能选择性地作用于运动神经终板膜上的N_2受体，阻断神经冲动向骨骼肌传递，导致肌肉松弛。按其作用机制不同，可分为去极化型和非去极化型两大类。①非去极化型：这类药物能与乙酰胆碱竞争骨骼肌运动终板膜上的N_2胆碱受体，本身无内在活性，但可通过阻断乙酰胆碱与N_2胆碱受体结合，使终板膜不能去极化，导致骨骼肌松弛，如筒箭毒碱。②去极化型：这类药物与运动神经终板膜上的N_2受体结合，使肌细胞膜产生持久去极化作用，对乙酰胆碱的反应减弱或消失，导致骨骼肌松弛，如琥珀胆碱。

氯化筒箭毒碱 Tubocurarine Chloride

适应证 氯化筒箭毒碱是从箭毒中提出的生物碱，为非去极化类肌肉松弛药。①主要用作麻醉辅助剂，与麻醉药并用，使浅麻醉即可获得外科手术所要求的肌肉松弛程度；②亦常用于减轻和抑制各种痉挛，如破伤风、士的宁及精神病休克疗法时的痉挛等。

药动学 口服难吸收，需静脉给药。人体一次给药后几小时内，药物的1/3原型随尿排出，胆汁中也出现少量。给一次量后，由于缓慢的重新分布，血浆中的浓度下降，即使是肾衰的患者也是如此。对肾功能不全的患者多次给药，可能发生蓄积作用。本药通过胎盘进入胎儿体内的量甚微。

药物相互作用 不能与溴化六烃季铵或樟脑磺酸替奥芬同时使用；乙醚、氟烷等能增强氯化筒箭毒碱的肌松效能，如合用时，用量要减半或更多。

不良反应 ①主要不良反应是呼吸抑制和导致缺氧，可给氧气并做人工呼吸，或同时注射新斯的明或依酚氯铵对抗之。②大剂量可引起血压下降和虚脱。③ 10岁以下儿童对本品的耐受性个体差异大、高敏反应多、剂量不易调节。

禁忌证 重症肌无力者慎用或禁用。因可诱发胎儿强直或僵硬，妊娠期的前数个月禁用。

注意 ①有哮喘病史和严重休克者慎用。②肾功能不全者，作用时间延长，用量也需酌减。③其神经肌肉阻滞可为抗胆碱酯酶药如新斯的明等所拮抗。④虽对心脏无直接作用，但由于广泛的肌肉松弛，导致静脉回流被抑制，小动脉平滑肌因抑制而松弛，还可以促进组胺释放，这些因素均可导致末梢循环障碍或引起低血压。⑤呼吸系统功能障碍和肌肉萎缩的患者使用氯化筒箭毒碱时要慎重。⑥脱水和电解质紊乱时，可使其作用增加。

用法与用量

（1）成人　①手术中维持肌松：先静脉注射10～15mg（0.2～0.3mg/kg），如肌松不佳，3～5min后再追加5mg（0.08mg/kg），以后每隔60～90min补给一次，每次以5mg为宜。②电休克：按体质量0.15mg/kg，30～90s内静脉注射，即可控制肌强直，一般先用3mg作试探。③用于重症肌无力的确诊：静脉注射，按体质量4～33μg/kg，阳性反应时常在2～3min即需静脉注射新斯的明拮抗，后者的成人常用量为1.5mg。

（2）儿童　常用量比成人大，新生儿满4周后初量静脉注射，按体质量0.25～0.5mg/kg，维持量为初量的1/5～1/6，按一定的间隔给予。幼儿和儿童的剂量为0.5mg/kg。小儿自发呼吸的恢复也比成人快。

氯化琥珀胆碱 Suxamethonium Chloride

适应证　本品与烟碱样受体结合后，产生稳定的去极化作用，引起骨骼肌松弛。本品是需快速气管内插管的全麻诱导药。

药动学　本品为速效肌肉松弛药。静脉注射后，即被血液和肝中的丁酰胆碱酯酶（假性胆碱酯酶）水解，先分解成琥珀酰胆碱，再缓慢分解为琥珀酸和胆碱，成为无肌松作用的代谢物，只有10%～15%的药量到达作用部位。约2%以原型、其余以代谢物的形式从尿液中排泄。半衰期为2～4min。

药物相互作用

（1）本品可在碱性溶液中分解，故不宜与硫喷妥钠混合注射。

（2）下列药物可降低假性胆碱酯酶活性而增强本品的作用　①抗胆碱酯酶药；②环磷酰胺、氮芥、塞替派等抗肿瘤药；③普鲁卡因等局麻药；④单胺氧化酶抑制药、雌激素等。

（3）与下列药物合用也需谨慎　吩噻嗪类、普鲁卡因胺、奎尼丁、卡那霉素、多黏菌素B、新霉素等有去极化型肌松作用，能增强本品作用。

不良反应　①高钾血症：本品引起肌纤维去极化时使细胞内钾离子迅速流至细胞外。正常人血钾上升0.2～0.5mmol/L。严重烧伤、软组织损伤、腹腔内感染、破伤风、截瘫及偏瘫等在本品作用下可引起钾离子异常大量外流致高钾血症，产生严重室性心律失常甚至心搏停止。②心脏作用：本品的拟乙酰胆碱作用可引起心动过缓、心律失常和心搏骤停，尤其是重复大剂量给药最易发生。③眼压升高：本品引起眼外肌痉挛性收缩以致眼压升高。④胃内压升高：最高可达4kPaH_2O（40cmH_2O），但由于其起效迅速，在由助手配合压迫环状软骨的情况下，本品仍是饱胃患者快速顺序诱导的首选肌松药。⑤恶性高热：多见于本品与氟烷合用的患者，也多发生于小儿。⑥术后肌痛：给药后卧床休息者肌痛轻而少，术后1～2天内即起床活动者肌痛重而多。⑦可能导致肌张力增强，以胸大肌最为明显，其次是腹肌，严重时波及肱二头肌和股四头肌等。这时不仅机体总的氧耗量加大，而且足以引起胃内压甚至颅内压升高。

禁忌证　①脑出血、青光眼、视网膜剥离、白内障摘除术、低血浆假性胆碱酯酶、严重创伤和大面积烧伤、上运动神经元损伤的患者及高钾血症患者禁用。②禁忌在患者清醒状态下给药。③已知或怀疑为恶性高热的遗传性易感者禁用。

注意 ①不具备控制或辅助呼吸条件时严禁使用。②使用抗胆碱酯酶药者慎用。③严重肝功能不全、营养不良、晚期癌症、严重贫血、年老体弱、严重电解质紊乱等患者慎用。④接触有机磷农药患者，已证明无血浆胆碱酯酶减少或抑制者，方能使用至足量。⑤出现长时间呼吸停止时必须辅助呼吸，亦可输新鲜血浆、注射冻干血浆或其他拟胆碱酯酶药，但不可用新斯的明。

用法与用量

（1）成人 ①气管插管时肌松：按体质量静脉注射1～1.5mg/kg，最大2mg/kg；②电休克时肌强直：静脉注射10～30mg即能防治，但应有人工通气装备。

（2）儿童

①气管插管：a.静脉注射，一次1～2mg/kg，最高2mg/kg，用氯化钠注射液稀释到每毫升含10mg，一次量不可超过150mg。b.肌内注射，一般用于找不到合适的静脉注射部位的患儿，一次1～2mg/kg。一次量不超过150mg。

②维持肌松：a.静脉注射，婴儿按体质量计算的剂量应比成人更大，才能达到相似的肌松作用。婴幼儿剂量为2mg/kg。年龄稍大的儿童和青少年，剂量应下降到1mg/kg。b.肌内注射，适用于找不到合适的静脉注射部位的患儿，剂量3～4mg/kg。总剂量不超过150mg。

◎ **甲硫酸新斯的明**（见10章337页）

◎ **溴吡斯的明**（见10章338页）

依酚氯铵 Edrophonium Chloride

适应证 用于骨骼肌松弛药的对抗药及重症肌无力的诊断药，诊断重症肌无力和鉴别肌无力危象及胆碱能危象，也用于筒箭毒碱等非去极化肌松药的拮抗药。

药动学 口服经胃肠道吸收慢，肌内注射吸收快。起效时间肌内注射2～10min，静脉注射0.5～1min。作用持续时间肌内注射0.1～0.5h，静脉注射0.1～0.2h。半衰期α相为0.5～2min，β相为24～45min。

药物相互作用 凡是应用洋地黄类药的患者，本品的迷走神经样作用格外明显，应慎用或禁用。

不良反应

（1）常见的 流涎、恶心、呕吐、吞咽困难、胃液分泌异常、腹泻、低血压、缓慢型心律失常、出汗、癫痫发作、多泪、尿频。

（2）严重的 支气管痉挛、呼吸道麻痹、心脏停搏。

禁忌证 对本品过敏、对亚硝酸盐过敏、心脏病、手术后腹胀、尿潴留、机械性肠梗阻、尿路梗阻、使用洋地黄类药物的患儿。

注意 除无溴剂过敏引起的皮疹外，其他基本同溴新斯的明。支气管哮喘及心脏病患者慎用。

用法与用量

（1）成人 ①非去极化肌松药拮抗：先静脉注射10mg，如30～45s无效可重复。②重症肌无力的诊断：先静脉注射2mg，如在30s内未见肌力增加，再静脉注射8mg，重症肌无力患者此时应出现肌力改善，均可维持5min。

（2）儿童

①肌内注射：a.重症肌无力的诊断，婴儿一次0.5～1mg；体质量≤34kg儿童一次2mg；体质量≥34kg的儿童应给予5mg。b.对抗筒箭毒碱引起的神经肌肉阻滞，婴儿剂量为0.145mg/kg，儿童为0.233mg/kg，可达50%拮抗效果。可根据需要给予更大剂量（1mg/kg）。在给予本药前30s，先给予阿托品（0.01mg/kg）可使心血管反应降至最小。

②静脉注射：重症肌无力的诊断。a.体质量34kg或以下的初始剂量为1mg；体质量＞34kg的儿童初始剂量为2mg，如果在给予初始剂量后45s内未能观察到反应，可再反复给予依酚氯铵，给药频率每30～45s 1mg，直到34kg以下及以上儿童的最大累计剂量达到5mg或10mg。b.另一给药方案为总剂量0.2mg/kg，先给其中1/5的剂量，给药时间在1min以上，如果45s内无反应，再继续给剩余的量。婴儿的推荐剂量为0.5mg。

芬太尼 Fentanyl

适应证 本品为强效镇痛药，适用于麻醉前、中、后的镇静与镇痛，是目前复合全麻中常用的药物。①用于麻醉前给药及麻醉诱导，并作为辅助用药与全麻药及局麻药合用于各种手术。使用氟哌利多2.5mg和本品0.05mg的混合液，麻醉前给药，能使患者安静，对外界环境漠不关心，但仍能合作。②用于手术前、手术后及术中等各种剧烈疼痛。

药动学 芬太尼贴片的生物利用度为92%，首次使用后在6～12h后血清中可测到芬太尼的有效浓度，12～24h达到稳态，一旦达到峰值即可维持72h。但皮肤温度升至40℃时，血清芬太尼浓度可能提高1/3。

药物相互作用 本品与其他麻醉辅助药并用作用可增强，需注意：①地西泮能减少本品的用量（总量），因为前者能加深后者的中枢性抑制，提早出现并延长呼吸抑制，地西泮用量偏大也可使外周血管总阻力减少，血压也有所下降。②肌松药的用量可因本品的使用而相应减少，肌松药又能解除本品的肌肉僵直，遇有呼吸暂停，持续的时间较长，应识别这是芬太尼导致的中枢性呼吸抑制，还是由于肌松药作用于神经肌肉接头处N_2受体而导致的外周性呼吸抑制。③与80%氧化亚氮或静脉麻醉药联合诱导，可诱发心率减慢、心肌收缩减弱、心排血量减少，左心室功能欠佳者尤其明显。④与吩噻嗪类药合用，血压常不免有大幅度波动，但遇有外科强刺激即上升。⑤芬太尼并非静脉全麻药，虽然大量快速静脉注射能使神志消失，但毕竟应激反应依然存在，可能会术中知晓。⑥纳洛酮等能拮抗本品的呼吸抑制和镇痛作用。

不良反应 严重不良反应为呼吸抑制、窒息、肌肉僵直及心动过缓，如不及时治疗，可发生呼吸停止、循环抑制及心脏停搏等。一般不良反应为眩晕、视物模糊、恶心、呕吐、低血压、胆道括约肌痉挛、喉痉挛及出汗等。偶有肌肉抽搐。本品有成瘾性。

禁忌证 支气管哮喘、呼吸抑制、呼吸道梗阻、对本品特别敏感的患者及重症肌无力患者。

注意 ①肝、肾功能不良者慎用。②妊娠期妇女慎用。③下列情况慎用：心律失常、慢性梗阻性肺部疾病、呼吸储备力降低及脑外伤昏迷、颅内压增高、脑肿瘤等易陷入呼吸抑制的患者及运动员慎用。④老年人首次剂量应适当减量。⑤按麻醉药品管理。⑥本品务必在单胺氧化酶抑制药停用14日以上方可给药，而且应先试用小剂量（1/4常用量），否则会发生严重不良反应甚至死亡。⑦硬膜外注入本品镇痛时，可有全身瘙痒，而且仍有呼吸频率减慢和潮气量减小的可能，处理应及时。⑧本品不是静脉全麻药，大量快速静脉注射时患者意识依然存在，常伴有术中知晓。⑨快速注射本品可引起胸壁、腹壁肌肉僵硬而影响通气。⑩本品有一定刺激性，不得误入气管、支气管及涂敷于皮肤上。

用法与用量 肥胖患者（成人与儿童）应避免过量用药，应根据理想体质量计算用量。

（1）成人

①静脉注射：全麻时初量。a.小手术按体质量1～2μg/kg（以芬太尼计，下同）；b.大手术按体质量2～4μg/kg；c.体外循环心脏手术时按体质量20～30μg/kg计算全量，维持量可每隔30～60min给予初量的一半或连续静滴，一般每小时按体质量1～2μg/kg；d.全麻同时吸入氧化亚氮按体质量1～2μg/kg；⑤局麻镇痛不全，作为辅助用药按体质量1.5～2μg/kg。

②麻醉前或手术后镇痛：按体质量肌内或静脉注射0.7～1.5μg/kg。

③手术后镇痛：硬膜外给药，初始量0.1mg，加9g/L氯化钠注射液稀释到8mL，每2～4h可重复，维持量一次为初始量的1/2。

（2）儿童 英国国家处方集（儿童版）（BNFC 2010—2011版）推荐如下。①自主呼吸下术中镇痛：增强麻醉效果。静脉注射时间至少30s以上，1个月～12岁初始剂量1～3μg/kg，根据需要追加剂量每次1μg/kg；12～18岁初始剂量1～3μg/kg（专科医生医嘱最大量200μg），根据需要追加剂量每次25～50μg。②辅助通气下术中镇痛：增强麻醉效果。静脉注射时间至少30s，新生儿～12岁初始剂量1～5μg/kg，根据需要追加剂量每次1～3μg/kg。12～18岁初始剂量1～5μg/kg，根据需要追加剂量每次50～200μg。③辅助通气下ICU镇痛及呼吸镇静：静脉输注，新生儿初始剂量1～5μg/kg，维持剂量每小时1.5μg/kg；1个月～18岁初始剂量1～5μg/kg，维持剂量每小时1～6μg/kg，根据反应调整。

瑞芬太尼 Remifentanil

适应证 瑞芬太尼是纯粹的阿片μ受体激动药。用于全麻诱导和全麻中维持镇痛。

药动学 本品镇痛的最大效应时间为1～3min。单次静脉用药，止痛作用持续3～10min。其血浆蛋白结合率92%，分布半衰期为1min，分布容积为30～60L。本品在血和组织中很快被酯酶所代谢，代谢产物无活性。全身清除率为40～60mL/（kg·min），在体内无蓄积。90%经肾脏排出。母体化合物的消除半衰期为3～10min。

药物相互作用 ①本品与硫喷妥、异氟烷、丙泊酚等麻醉药有协同作用，合用时应将后者剂量减至原剂量的50%～75%。给药量应根据患者的反应作个体化调整。②与巴比妥类药物、苯二氮䓬类药物（如咪达唑仑）、中枢性肌松药、水合氯醛、乙氯维诺、阿片类止痛药、羟丁酸钠等合用，可致呼吸抑制效应增强。

不良反应 ①常见恶心、呕吐、呼吸抑制、心动过缓、低血压和肌肉强直，上述不良反应在停药或降低输注流量后几分钟内即可消失。②临床中还发现有寒战、发热、晕眩、视觉障碍、头痛、呼吸暂停、瘙痒、心动过速、高血压、激动、低氧血症、癫痫、皮肤潮红与过敏。③较少见便秘、腹部不适、口干、胃食管反流、吞咽困难、肠梗阻、心肌缺血、晕厥、肌肉强直、胸痛、咳嗽、呼吸困难、支气管痉挛、喉痉挛、喘鸣、鼻充血、胸腔积液、肺水肿、焦虑、不自主运动、震颤、皮疹、荨麻疹、少尿、贫血、淋巴细胞减少、白细胞减少、血小板减少等。

禁忌证 ①已知对本品中各种组分或其他芬太尼类药物过敏的患者禁用。②重症肌无力及易致呼吸抑制患者禁用。③支气管哮喘患者禁用。

注意 ①肝肾功能受损的患者不需调整剂量。肝肾功能严重受损的患者对瑞芬太尼呼吸抑制的敏感性增强，使用时应监测。②本品可通过胎盘屏障，产妇应用时有引起新生儿呼吸抑制的危险；孕妇用药，医生应权衡利弊。③本品能经母乳排泄，因而哺乳期妇女不推荐使用；在必须使用时，医生应权衡利弊。④下列情况慎用：运动员、心律失常、慢性梗阻性肺部疾病、呼吸储备力降低及脑外伤昏迷、颅内压增高、脑肿瘤等易陷入呼吸抑制的患者慎用。⑤ 2～12岁儿童用药与成人一致。2岁以下婴幼儿不推荐使用，但英国国家处方集（儿童版）推荐使用（见用法与用量项下）。⑥ 65岁以上老年患者用药时，初始剂量为成人剂量的一半，持续静滴给药剂量应酌减。⑦按照麻醉药品管理。⑧在推荐剂量下，本品能引起肌肉强直。肌肉强直的发生与给药剂量和给药速率有关。⑨本品务必在单胺氧化酶抑制药停用14日以上方可使用，而且应先试用小剂量。⑩使用本品出现呼吸抑制时应妥善处理，包括减小输注流量或暂时中断输注。⑪本品能引起低血压和心动过缓，可以预先给予适量的抗胆碱能药缓解这些反应。⑫本品停止给药后，5～10min镇痛作用消失，对于预知需术后镇痛的患者，在停止本品前需给予适宜的替代镇痛药。⑬在非麻醉诱导情况下，不得以患者的意识消失为药效目标而使用本品。⑭本品不能单独用于全麻诱导，即使大剂量使用也不能保证使意识消失。⑮本品不含任何抗菌剂及防腐剂，因此在稀释的过程中应保持无菌状态，稀释后的溶液应及时使用。⑯本品处方中含有甘氨酸，因而不能于硬膜外和鞘内给药。⑰禁与单胺氧化酶抑制药合用。⑱禁与血、血清、血浆等血制品经同一路径给药。

用法与用量 肥胖患者（成人与儿童）应避免过量用药，应根据理想体质量计算用量。本品只能用于静脉给药，特别适用于采用定量输注装置静脉持续滴注给药。给药前需用以下注射液之一溶解并定量稀释成25mg/L、50mg/L或250mg/L质量浓度的溶液：①灭菌注射用水。② 50g/L葡萄糖注射液。③ 9g/L氯化钠注射液。④ 50g/L葡萄糖氯化钠注射液。⑤ 4.5g/L氯化钠注射液。本品用上述注射液稀释后可以与乳酸复方氯化钠注射液或50g/L葡萄糖乳酸复方氯化钠注射液共行一个快速静脉输液通路。可能情况下，应采用专用静脉输液通路。应根据同时使用的其他麻醉药物和患者的体征，及时调整给药流量和剂量。

（1）成人 临床推荐剂量如表23-2所示。

表23-2　成人临床用瑞芬太尼推荐剂量

用法		单剂量注射（按体质量）/（μg/kg）	持续输注流量	
			起始流量/（每分钟μg/kg）	范围/（μg/kg）
麻醉诱导		1[①]	0.5～1	—
麻醉维持	氧化亚氮（66%）	0.5～1	0.4	0.1～2
	异氟烷（0.4～1.5MAC[②]）	0.5～1	0.25	0.05～2
	丙泊酚（每分钟100μg/kg）	0.5～1	0.25	0.05～2

①诱导中单剂量注射时，本品给药时间应＞60s。②MAC为最小肺泡浓度。

在上述推荐剂量下，本品显著减少维持麻醉所需的催眠药剂量。因此，异氟烷和丙泊酚应如表中推荐剂量给药，以避免麻醉过深。①麻醉诱导：本品应与吸入麻醉药、催眠药（如丙泊酚、硫喷妥钠、咪达唑仑、氧化亚氮、七氟烷或氟烷）一并给药，用于诱导麻醉。按0.5～1μg/kg的剂量持续静滴。也可在静脉滴注前给予0.5～1μg/kg的初始剂量静推，静推时间应＞60s。②气管插管患者的麻醉维持：在气管插管后，应根据其他麻醉用药，依照上表指示减少本品输注流量。由于本品起效快，作用时间短，麻醉中的给药流量可以在2～5min增加25%～100%或减小25%～50%，以获得满意的μ阿片受体兴奋的药理反应。患者麻醉过浅时，每隔2～5min给予0.5～1μg/kg剂量静脉注射给药，以加深麻醉深度。

（2）儿童　英国国家处方集（儿童版）（BNFC 2010—2011版）推荐静脉给药。①新生儿：持续静脉输液剂量每分钟0.4～1μg/kg，持续输注期间可单次追加1μg/kg；② 1～12岁：静脉注射剂量0.1～1μg/kg，注射时间30s以上，然后根据麻醉方法和术中反应静脉持续输注每分钟0.05～1.3μg/kg；持续输注可追加额外静脉注射剂量。③ 12～18岁：静脉注射剂量0.1～1μg/kg，注射时间30s以上，然后根据麻醉方法和术中反应静脉持续输注每分钟0.05～2μg/kg；持续输注可追加额外静脉注射剂量。

舒芬太尼 Sufentanil

适应证　本品主要作用于μ阿片受体。临床上使用其枸橼酸盐。用于气管内插管，使用人工呼吸的全身麻醉，作为复合麻醉的镇痛用药，作为全身麻醉大手术的麻醉诱导和维持用药。

药动学　脂溶性高，亲脂性约为芬太尼的2倍，易透过血-脑脊液屏障，起效比芬太尼快。分布容积则较芬太尼小。蛋白结合率92.5%，消除半衰期为2.5h。主要在肝内和小肠内代谢。代谢物去甲舒芬太尼有药理活性，效价约为舒芬太尼的1/10，亦即与芬太尼相当，这也是舒芬太尼作用持续时间长的原因之一。代谢物随尿和胆汁排出。本品用量的80%于24h内排出体外。

药物相互作用　①同时使用巴比妥类制剂、阿片类制剂、镇静药、神经安定类镇静、乙醇及其他麻醉药或其他对中枢神经系统有抑制作用的药物，可能导致本品对呼吸和中枢神经系统抑制作用的加强。②同时给予高剂量的本品和高浓度的氧化亚氮时可导致血压、心率降低以及心排血量减少。

不良反应 典型的阿片样症状，如呼吸抑制、呼吸暂停、骨骼肌强直（胸壁肌强直）、肌阵挛、低血压、心动过缓、恶心、呕吐、眩晕、缩瞳、尿潴留。在注射部位偶有瘙痒和疼痛。其他较少见的不良反应有喉痉挛、过敏反应和心搏停止。偶尔可出现术后恢复期呼吸再抑制。

禁忌证 ①对本品或其他阿片类药物过敏者禁用。②分娩期间或实施剖宫产手术期间婴儿剪断脐带之前，静脉内禁用本品。因本品可引起新生儿呼吸抑制。③本品禁用于新生儿、妊娠期和哺乳期的妇女。如果哺乳期妇女必须使用舒芬太尼，则应在用药后24h方能再次哺乳。④在使用舒芬太尼前14日内用过单氨氧化酶抑制药者、急性肝卟啉病者、重症肌无力患者禁用。⑤因用其他药物而存在呼吸抑制者或患有呼吸抑制疾病者禁用。⑥低血容量、低血压患者禁用。

注意 ①肝和（或）肾功能不全者慎用本品。②妊娠期和哺乳期的妇女不能使用本品。③下列情况慎用：甲状腺功能低下、肺部疾病、老年人、肥胖、酒精中毒和使用过其他已知对中枢神经系统有抑制作用的药物的患者，在使用本品时均需特别注意，其用药量应酌情，建议对这些患者做较长时间的术后观察。④本品按麻醉药品管理。⑤大剂量给予本品以后可产生显著的呼吸抑制并持续至术后，可用特异性拮抗药纳洛酮逆转其呼吸抑制作用，必要时重复给药。⑥舒芬太尼可导致肌肉僵直，包括胸壁肌肉的僵直，可使用肌松药对抗之。⑦每次给药之后，都应对患者进行足够时间的监测。⑧术前应给予适量抗胆碱药物，以避免心动过缓甚至心搏停止。⑨在麻醉诱导期间可以加用氟哌利多，以防止恶心和呕吐的发生。⑩对接受过阿片类药物治疗或有过阿片类滥用史的患者，则可能需要使用较大的剂量。

用法与用量 静脉内快速静脉注射或静脉滴注：用药的时间间隔长短取决于手术的持续时间。根据个体的需要可重复给予额外的（维持）剂量。

（1）成人 ①当作为复合麻醉的一种镇痛成分应用时，按体质量0.5～5.0μg/kg做静脉注射，或者加入输液管中，在2～10min内滴完。当临床表现显示镇痛效应减弱时，可按体质量0.15～0.7μg/kg追加维持剂量。②在以本品为主用于静脉给药的全身麻醉诱导时，用药总量可为8～30μg/kg，当临床表现显示镇痛效应减弱时可按体质量0.35～1.4μg/kg追加维持剂量。

（2）儿童 用于2～12岁儿童，以本品为主的全身麻醉诱导和维持中总量建议为10～20μg/kg。如果临床表现镇痛效应降低时，可给予额外的剂量1～2μg/kg。

（3）其他 体弱患者和老年患者以及已经用过能抑制呼吸的药物的患者应减少用量，而对于那些接受过阿片类药物的或有过阿片类滥用史的患者则可能需要较大剂量。

泮库溴铵 Pancuronium Bromide

适应证 用于气管插管、术中肌肉松弛维持。

药动学 静脉注射后起效快，1min出现肌松，2～3min达高峰，持续约20～40min。在体内20%经肝代谢，40%由肾排出，40%由胆汁排泄。

药物相互作用 与乙醚、氟烷合用时应酌减剂量。

不良反应 有轻度迷走神经阻滞作用及交感兴奋作用，可引起剂量相关的心率增快、血压升高。

禁忌证 ①对本品及溴离子过敏、严重肝肾功能不全和重症肌无力患者禁用。②高血压、心动过速及心肌缺血时应避免使用。

注意 ①本品必须在有经验的医师监护下使用。②本品可引起呼吸肌松弛，应给患者使用机械呼吸，直至自主呼吸恢复为止。③本品使用过程中，变态反应的发生率不高，但应密切注意，并采用相应的防范准备和措施。④妊娠毒血症患者用硫酸镁治疗时，可加强神经肌肉阻滞作用，此时使用该药的用量要减小。⑤ 梗阻性黄疸、神经肌肉疾病、严重肥胖、脊髓灰质炎史等患者应慎用。⑥具有高血压倾向者如嗜铬细胞瘤患者或肾脏疾病引起的高血压患者应慎用。⑦电解质紊乱（低血钾、高血镁、低血钙等）、pH改变及脱水时慎用。上述情况的出现要求在必要时预先加以纠正。⑧采取低温技术实施手术时，神经肌肉阻滞作用下降。相反，当恢复正常体温时，神经肌肉阻滞作用恢复正常。⑨本品不能与其他药物或溶液混合使用。⑩泮库溴铵注射液打开后应及时使用，使用后的剩余药液应该丢弃。⑪孕妇分娩时慎用，孕妇及哺乳期妇女用药安全性尚未确立，医师应权衡利弊决定是否应用。

用法与用量

（1）成人 静脉注射。①气管插管，0.08～0.10mg/kg，3～5min内达插管条件。②琥珀胆碱插管后及手术之初，剂量0.04～0.06mg/kg。③肌肉松弛，维持剂量0.01～0.02mg/kg。

（2）儿童

①用法：a.本品仅供静脉注射用，可以用9g/L氯化钠注射液、50g/L葡萄糖注射液、乳酸钠林格溶液稀释或混合。b.本品用量与个体差异、麻醉方法、手术持续时间及同其他药物的相互作用有关；为控制神经肌肉阻滞作用和恢复，建议使用外周神经刺激器。c.肥胖患儿应考虑体质量而酌减剂量。d.由于吸入性麻醉会增强本品作用，当使用这类麻醉药时应减少本品用量。

②用量：a.4周以上儿童，气管插管时达到肌松，0.08～0.10mg/kg，3～5min内可作气管插管。琥珀酰胆碱插管后（琥珀酰胆碱的临床作用消失后）及手术之初剂量0.06～0.08mg/kg，肌肉松弛维持剂量0.02～0.03mg/kg。b.临床研究显示，4周以内新生儿对非去极化阻断药特别敏感，剂量应降低，建议先使用初剂量0.01～0.02mg/kg，而后视恢复情况而定。

顺阿曲库铵 Cisatracurium

适应证 本品作为全麻或在重症监护病房（ICU）治疗中辅助用药，可以松弛骨骼肌，使气管插管和机械通气易于进行。

药动学 清除率约为50mL/（kg・min）。分布容积121～161mL/kg。消除半衰期约为24min，主要经Hofmann降解消除；作用时间55～75min。

不良反应 可见皮肤潮红或皮疹、心动过缓、低血压和支气管痉挛。极少数情况下，当本品与一种或多种麻醉药合用时，有严重过敏反应的报道。偶见重症监护病房的严重疾病患者在过长时间使用肌肉松弛药后出现肌无力和（或）肌病。

禁忌证 对阿曲库铵及顺阿曲库铵过敏者、妊娠期妇女。

注意 ①顺阿曲库铵能使呼吸肌和其他骨髓肌瘫痪，而对意识和痛觉没有影响。②对于其他神经肌肉阻滞药过敏的患者在使用本品时应引起高度重视，因为有报道存在神经肌肉阻滞药的交叉反应。③顺阿曲库铵对心率无明显影响，亦不能拮抗由多种麻醉药或术中因刺激迷走神经而引起的心动过缓。④重症肌无力及其他形式的神经肌肉疾病患者使用本品的推荐起始剂量为不大于0.02mg/kg。⑤严重的酸碱失调和（或）血浆电解质紊乱可增加或降低对神经肌肉阻滞药的敏感性。⑥本品不可与丙泊酚注射乳剂或碱性溶液（如硫喷妥钠）在同一注射器中混合或用同一针头同时注射。⑦本品是阿曲库铵单一顺式结构的化合物，比阿曲库铵持续作用更强，作用时间略长于阿曲库铵。本品无组胺释放作用，无心血管系统不良反应。

用法与用量

（1）静脉单次给药 ①成人静脉单次注射给药：行气管插管0.15mg/kg或遵医嘱。用丙泊酚诱导麻醉后，按此剂量给予本品，120s后即可达到良好至极佳的插管条件。②成人维持用药：对以阿片类或丙泊酚麻醉的患者，给予0.03mg/kg的本品可继续产生大约20min临床有效的神经肌肉阻滞作用，连续使用维持剂量不会导致神经肌肉阻滞作用的持续延长。③成人自然恢复：神经肌肉阻滞自然恢复速度与给药量无关，当使用阿片类或丙泊酚进行麻醉时，颤搐反应从25%～75% 及5%～95% 恢复的平均时间分别为13min和30min。④成人拮抗：给予标准剂量胆碱酯酶抑制药可以很容易拮抗本品的神经肌肉阻滞作用。⑤ 2～12岁儿童：给药剂量为0.1mg/kg，并在5～10s内进行，给药后2min内即可插管。⑥儿童维持用药：以氟烷麻醉时，给予0.02mg/kg的药量，可以继续维持约9min临床有效的神经肌肉阻滞。

（2）静脉输注给药 ①成人和2～18岁儿童：以每分钟3μg/kg（每小时0.18mg/kg）的流量输注，一旦达到稳定状态后，大部分患者只需要以每分钟1～2μg/kg（每小时0.06～0.12mg/kg）的流量连续输注即可维持阻滞作用。但当采用异氟烷或恩氟烷麻醉时，本品的输注流量可减少高达40%。②肾功能损害患者的剂量与肾功能正常的患者类似，仅起效时间稍慢。③肝脏功能损害患者的剂量：晚期肝病患者无须调整用药剂量，此类患者的药效动力学特点与肝功能正常的患者类似，但起效时间稍快。④成年ICU患者推荐的起始输注流量为每分钟3μg/kg（每小时0.18mg/kg）。见表23-3、表23-4。

表23-3 2g/L顺阿曲库铵注射液的输注流量（每小时毫升数）

患者体质量/kg	剂量/（每分钟μg/kg）			
	1.0	1.5	2.0	3，0
20	0.6	0.9	1.2	1.8
70	2.1	3.2	4.2	6.3
100	3.0	4.5	6.0	9.0

表23-4　5g/L的顺阿曲库铵注射液的输注流量（每小时毫升数）

患者体质量/kg	剂量/（每分钟μg/kg）			
	1.0	1.5	2.0	3.0
70	0.8	1.2	1.7	2.5
100	1.2	1.8	2.4	3.6

罗库溴铵 Rocuronium Bromide

适应证　本品为中时效甾类非去极化肌松药，是目前临床上起效最快的非去极化肌松药，起效时间50～90s，临床作用时间45～60min。用于全麻诱导期间气管插管，以及维持术中肌松。

药动学　稳态分布容积235～320mL/kg，清除率2.4～3.0mL/（kg·min），消除半衰期100～170min。25%罗库溴铵与白蛋白结合。主要经肝脏代谢，部分原型经胆道排除，仅9%原型经肾脏排除。临床剂量不引起组胺释放，对心率和血压无明显影响。罗库溴铵虽然起效时间短，但作用时间仍嫌过长，难以替代琥珀胆碱用于困难插管。严重肝、肾功能不全时其时效可能会延长。

不良反应　有轻微的组胺释放作用，但临床剂量无心率及血压变化。大剂量时有对抗迷走神经作用，可能会引起心率增快。

禁忌证　对本品或溴离子有过敏史者禁用。

注意　①本品用于肾衰竭患者时，药物的起效时间和恢复时间可能会略有延长，②妊娠期妇女经医师权衡利弊后才可使用。③乳汁中是否会含有本品还不清楚。④下列情况慎用：肝硬化、胆汁淤积或严重肾功能不全者，因可延长肌松持续时间和作用消退时间。⑤本品在用于患有神经肌肉疾病或曾经患有儿童麻痹症的患者时应慎重，需缓慢滴注直至出现反应为止。重症肌无力者应慎用。⑥剖宫产手术的剂量不应超过0.1mg/kg。⑦心血管疾病、高龄、水肿等导致药物分布容量增大，均可使神经肌肉阻滞药的起效时间延长。⑧由于个体差异，有些患者可能需要使用较高的剂量，只要维持合适的机械通气，无论是用氟烷麻醉还是采用神经安定镇痛麻醉，首次剂量可为0.15～0.3mg/kg，而无心血管不良反应。⑨肥胖患者应根据患者的实际体质量计算给药剂量。⑩烧伤者对非去极化肌松药具有一定的耐受性。因此建议缓慢滴注药物直至出现反应为止。⑪因妊娠毒血症使用硫酸镁治疗患者，能增加维库溴铵的神经肌肉阻滞效应，应减少本品用量，并根据颤搐反应慎重给药。⑫吸入麻醉药能强化其作用。使用吸入麻醉药时应减少本品的用量。⑬配制或稀释后所得液体在室温（15～25℃）、日光下可保存24h，如不能保证绝对严格的无菌操作，液体保存不得超过12h（15～25℃）。

用法与用量

（1）成人　①气管插管：静脉注射，常用量：0.60mg/kg，90s后可达良好插管条件，维持肌肉松弛时间30～45min；快速气管插管用量增至0.9mg/kg，60s达良好插管条件，肌松维持时间可达75min左右。②肌肉松弛维持：间断注射0.15mg/kg，长时间应用吸入麻醉药时静脉注射用量降至0.075～0.1mg/kg。持续静脉滴注维持肌松，在静脉全麻时剂量为5～10μg/（kg·min），吸入全麻时剂量为5～6μg/（kg·min）。③老年及肝、肾功能障碍患者插管：剂量为静脉注射0.6mg/kg。肌肉松弛维持，间断给予0.1mg/kg或以5～6μg/（kg·min）静脉滴注维持。

（2）儿童 ①气管插管：常规麻醉中标准插管剂量0.60mg/kg，60s内在几乎所有患者中可提供满意的插管条件。②维持剂量：0.15mg/kg，在长时间吸入麻醉患者可适当减少至0.075～0.1mg/kg，最好在肌肉颤搐反应恢复至对照值的25%或对4个成串刺激具有2～3个反应时给予维持剂量。③连续输注推荐：静脉注射0.6mg/kg后，当肌松开始恢复时再行连续输注。适当调整输注流量，使肌肉颤搐反应维持在对照的10%或维持于对4个成串刺激保持1～2个反应。④氟烷麻醉下，儿童（1～14岁）和婴儿（1～12个月）对罗库溴铵的敏感性与成人相似，但起效较成人快，其临床作用时间儿童较成人短。

维库溴铵 Vecuronium Bromide

适应证 本品为中等时效的单季铵甾类非去极化肌松药，主要作为全麻辅助用药，用于全麻时的气管插管及手术中的肌肉松弛。

药动学 主要经肝脏代谢和排泄，15%～30%经肾排泄。肾衰竭时可通过肝脏消除来代偿。静脉注射后的药动学符合二室开放模型，分布相半衰期约4min，消除相半衰期为31min。恢复速度快，颤搐阻断率为50%，稳态平均血药浓度为0.118～0.176mg/L。

药物相互作用

（1）下列药物可增强本品效应 ①吸入麻醉药如氟烷、恩氟烷、异氟烷等；②大剂量硫喷妥钠、氯胺酮、芬太尼、γ-羟基丁酸、依托咪酯、异丙酚；③其他非去极化类肌肉松弛药以及琥珀酰胆碱；④抗生素如氨基糖苷类、多肽类、青霉素类以及大剂量甲硝唑；⑤其他如利尿药、β受体阻滞药、维生素B_1、单胺氧化酶抑制药、奎尼丁、鱼精蛋白、α受体阻滞药、镁盐等。

（2）下列药物可使本品作用减弱 ①新斯的明、依酚氯铵、溴吡斯的明、氨基吡啶衍生物；②长期使用皮质甾类药物或酰胺唑嗪后；③去甲肾上腺素、硫唑嘌呤（仅有短暂、有限的作用）、茶碱、氯化钙。

（3）下列药物可使本品作用变异 使用维库溴铵后，再给去极化肌肉松弛药如琥珀酰胆碱，可能加强或减弱其神经肌肉阻滞作用。

（4）应用兴奋迷走神经的药物、受体拮抗药或钙通道阻滞药时容易产生心动过缓，严重者可发生心脏停搏。

不良反应 不良反应较轻微，常用剂量时没有使心率增加的迷走神经阻断作用或拟交感作用。

禁忌证 对本品或溴离子有过敏史者。

注意 同罗库溴铵。

用法与用量

（1）成人 ①常用量：气管插管时用量0.08～0.12mg/kg，3min内达插管状态。②维持肌松：在神经安定镇痛麻醉时为0.05mg/kg，吸入麻醉为0.03mg/kg。

（2）儿童 本品仅供静脉注射使用。①插管剂量：0.08～0.12mg/kg。②维持剂量：0.02～0.03mg/kg，最好颤搐反应恢复到对照值25%时再追加维持剂量。③与其他神经肌肉阻滞药一样，其用量随患儿而异，应使用末梢神经刺激器监测神经肌肉阻滞及恢复程度。④新生儿和婴儿首次剂量0.01～0.02mg/kg即可，如颤搐反应未抑制到90%～95%，再追加剂量。在临床手术中，用药剂量不应超过0.1mg/kg。5个月至1岁婴幼儿所需剂量与成人相似。儿童持续剂量应酌减。⑤持续静脉滴注的剂量：应先给予单剂量（0.08～0.1mg/kg），等神经肌肉阻滞开始恢复时再开始静脉滴注，流量调节到颤搐反应在对照值的10%为宜。一般认为流量为每分钟0.8～1.4μg/kg。新生儿和婴儿参照上述内容。⑥本品可用下列注射液溶解成1g/L浓度：灭菌注射用水、9g/L氯化钠注射液、50g/L葡萄糖注射液、乳酸复方氯化钠注射液、葡萄糖氯化钠注射液。⑦本品用灭菌注射用水溶解后，可用下列注射液混合稀释40mg/L浓度供用：9g/L氯化钠注射液、50g/L葡萄糖注射液、乳酸复方氯化钠注射液、葡萄糖氯化钠注射液。

哌库溴铵 Pipecuronium Bromide

适应证 ①临床适用于横纹肌松弛，气管插管和人工呼吸时的一般麻醉等；②适用于心肌缺血及长时间手术患者的肌松用药。

药动学 本品起效快，对心血管系统几乎无影响，也不释放组胺。原药66%经肾排出，少量经肝代谢，无明显的蓄积作用。

药物相互作用 本品可与四环素、庆大霉素、头孢菌素、氨苄西林、克林霉素等同时给药，迄今未见相互作用。与新斯的明、皮质激素、去甲肾上腺素、茶碱、氯化钾、氯化钠、氯化钙等联合使用，可使药物疗效降低。与其他非去极化型神经肌肉阻滞药、利尿药、肾上腺素受体阻滞药、单胺氧化酶抑制药联合使用，可使药效增加或延长。

不良反应 偶见过敏反应。肾功能不全时其消除时间延长。本品不引起组胺释放。

禁忌证 重症肌无力及哌库溴铵或溴离子过敏者。

注意 ①仅在利大于弊时，本品才可用于肝病患者。②肾衰竭患者用本品后药效持续时间和作用消退时间可能会延长。③权衡利弊后方可决定妊娠患者是否应用本品。对接受硫酸镁治疗的妊娠高血压综合征患者不宜用本品。④神经肌肉疾病患者慎用。⑤儿科手术合用地西泮、氯胺酮、芬太尼等麻醉时，由于个体差异大，建议使用外周神经刺激器检测肌松情况。必要时可使用新斯的明或阿托品拮抗肌松作用。⑥电解质紊乱、血pH改变、脱水、体温过低可以延长本品作用时间。⑦低血钾、洋地黄中毒、利尿治疗、高镁血症、低钙血症（输血）、低蛋白血症、脱水、酸中毒、高碳酸血症和恶病质亦可加强或延长本品作用。⑧本品可以缩短部分凝血活酶时间和凝血酶原时间。

用法与用量

（1）成人 ①气管插管：静脉注射，一般剂量是0.04～0.05mg/kg，3min后达气管插管态。②肌肉松弛维持：在神经安定镇痛麻醉为0.05mg/kg，吸入麻醉为0.04mg/kg。静脉给药一般剂量为0.06～0.08mg/kg，与琥珀酰胆碱合用时，哌库溴铵用量为0.04～0.06mg/kg，肾功能不全患者剂量一般推荐不超过0.04mg/kg，重复给药时剂量为最初剂量的1/4～1/3。

（2）儿童 手术合用地西泮、氯胺酮、芬太尼等麻醉时，新生儿用量建议为0.05～

0.06mg/kg，儿童用量建议为0.08～0.09mg/kg，以上剂量在外科手术中临床时效为35～45min，必要时追加初始剂量的1/3，可延长25～35min的肌松效应。肾功能不全患儿推荐剂量一般不超过0.04mg/kg。

23.4 其他

◎ **地西泮（见9章292页）**

24 眼科、五官科、皮肤科用药

24.1 眼科、五官科常用药

24.1.1 眼疾病用药

氧氟沙星眼用制剂 Ofloxacin Ophthalmic Preparation

适应证 用于治疗细菌性结膜炎、角膜炎、角膜溃疡、泪囊炎、术后感染等外眼感染。

药动学 局部点眼后的眼内通透性良好。滴眼后1h角膜浓度达最大值3.22μg/g；房水浓度30min达峰值0.71mg/L。

药物相互作用 本品与头孢噻肟、甲硝唑、克林霉素、环孢素等合用后，各药物的药动学过程均无明显改变。长期大量使用经局部吸收后，可产生与全身用药相同的药物相互作用。

不良反应 眼部偶尔有辛辣似蜇样的刺激反应。

禁忌证 对本品或喹诺酮类药物过敏者禁用。

注意 ①不宜长期使用。②使用中如出现过敏症状，应立即停止使用。

用法与用量 ①滴眼液：滴眼，氧氟沙星滴眼液（8mL：24mg）一次1滴，一日3～5次。②眼膏：涂于结膜囊内，一次适量，一日3次。

左氧氟沙星滴眼液 Levofloxacin Eye Drops

适应证 用于治疗细菌性结膜炎、角膜炎、角膜溃疡、泪囊炎等外眼感染。

药动学 将本品以一次2滴、一日4次给健康成人连续滴眼2周，最终滴眼1h后的血中浓度为定量界限（0.01mg/L）以下。

不良反应 眼部偶尔有轻微似蜇样的刺激反应。

禁忌证 对本品或喹诺酮同类药物过敏者禁用。不推荐1岁以下婴儿使用。

注意 同氧氟沙星眼用制剂。

用法与用量 ①滴眼液：滴眼，一次1滴，一日3～5次。②眼用凝胶：涂于结膜囊内，一次适量，一日3次。

环丙沙星滴眼液 Ciprofloxacin Eye Drops

适应证 用于敏感菌引起的外眼部感染，如结膜炎、角膜炎等。

药动学 本品滴眼只有少量吸收。多次滴眼后的血药峰浓度小于5μg/L，平均浓度一般低于2.5μg/L。

药物相互作用 长期大量使用经局部吸收后，可产生与全身用药相同的药物相互作用，如可使茶碱类、环孢素、丙磺舒等药物血药浓度升高，增强华法林的抗凝作用，干扰咖啡因的代谢等。

不良反应 ①偶有局部一过性刺激症状。②可产生眼部灼伤感和刺痛感。③少见眼睑水肿、流泪、畏光、视力减低。④少见严重过敏反应。

禁忌证 ①对本品和喹诺酮类药物过敏者禁用。②孕妇禁用。③不推荐1岁以下儿童使用。

注意 ①使用过程中若出现皮疹等过敏表现或其他严重不良反应，应当立即停药。②哺乳期妇女慎用，用药期间应暂停哺乳。③老年患者慎用。

用法与用量 对于眼表浅层的细菌感染，可以应用滴眼液或眼膏治疗。①滴眼液：一次一滴，一日3~5次。②眼膏：涂入结膜囊内，一次适量，一日两次。

对于角膜溃疡，应当日夜连续滴用滴眼液，第1日每15min一次，持续6h，然后每隔30min滴用一次；第2日每小时滴一次；第3~14日每4h滴用一次。用药的最长时间为21天。也可以日夜涂用环丙沙星眼膏，每隔1~2h将适量的眼膏涂入结膜囊内，持续2天，然后每4h涂用一次，持续12天。

氯霉素眼用制剂 Chloramphenicol Ophthalmic Preparation

适应证 用于由大肠埃希菌、流感嗜血杆菌、克雷伯杆菌属、金黄色葡萄球菌、溶血性链球菌和其他敏感菌所致的结膜炎、角膜炎、眼睑缘炎、沙眼等。

药动学 本药脂溶性高，具有良好的眼内通透性，无论口服、滴眼或结膜下注射均能在眼内获得较高药物浓度。

药物相互作用 本品与林可霉素类或红霉素类等大环内酯类抗生素合用可使疗效降低。

不良反应 ①偶见眼睛疼痛、视力改变、持续性发红或有刺激感。②口腔苦味。③偶见儿童使用后出现再生障碍性贫血。

禁忌证 新生儿和早产儿禁用。

注意 ①如使用3~4日不见症状改善，应立即停止使用并就医。②出现不良反应即应停止使用（出现口腔苦味为氯霉素的物理特性所致，可以继续使用）。③长期使用（超过3个月）可引起视神经炎或视盘炎（特别是小儿）。长期应用本品的患者，应事先做眼部检查，并密切注意患者的视功能和视神经炎的症状，一旦出现相应症状即停药。同时服用维生素C和复合维生素B。④孕妇及哺乳期妇女应慎用。

用法与用量 ①滴眼液（2.5g/L）：滴眼，一次1滴，一日3~5次。②眼膏（质量分数1%、3%）：涂于患眼结膜囊内，一次适量，一日3次。

四环素可的松眼膏 Tetracycline Cortisone Eye Ointment

适应证 本眼膏含有四环素、可的松。用于敏感病原菌所引起的外眼感染，如结膜炎、眼睑炎、角膜炎、沙眼等。

不良反应 ①糖皮质激素在抑制炎症反应的同时也可能延缓组织生长，抑制人体对抗感染的防御功能。因此，眼膏内醋酸可的松的消炎作用有双重性，故对本品的使用必须权衡利弊，慎重使用。②偶见局部过敏反应、药疹。

禁忌证 ①对本品及四环素类药物过敏者禁用。②单纯疱疹性或溃疡性角膜炎患者禁用。

注意 ①妊娠及哺乳期妇女不宜长期使用。②长期频繁涂用可致青光眼、白内障和眼部真菌感染。③角膜、巩膜溃疡者涂用后可能会引起穿孔。

用法与用量 涂于下眼睑内，一次适量，一日2次，其中1次于睡前用。

金霉素眼膏 Chlortetacycline Eye Ointment

适应证 ①用于敏感金黄色葡萄球菌、化脓性链球菌、肺炎链球菌等革兰氏阳性菌及流感嗜血杆菌等敏感革兰氏阴性菌所致浅表眼部感染，如细菌性结膜炎、睑腺炎及细菌性眼睑炎等。②用于沙眼衣原体所致沙眼。

不良反应 少见，应用金霉素眼膏后可感到视物模糊。

禁忌证 ①对本品或大环内酯类药物过敏者禁用。②有四环素类药物过敏史者禁用。

注意 ①本品不宜长期连续使用，使用5日症状未缓解即应停药。②若出现充血、眼痒、水肿等症状应停药。③急性或慢性沙眼的疗程应为1～2个月或更长，眼膏可作为夜间治疗用药，以保持感染部位与药物接触较长时间。

用法与用量 质量分数0.5%眼膏，涂于下眼睑内，一次适量，一日1～2次，其中1次于睡前用。

红霉素眼膏 Erythromycin Eye Ointment

适应证 用于沙眼、结膜炎、角膜炎、眼睑缘炎及眼外部感染。预防新生儿淋球菌及沙眼衣原体眼部感染。

不良反应 涂眼后偶见眼痛、视力改变、持续性眼红或刺激症状。

禁忌证 对本品任何成分过敏者禁用。

注意 ①用药部位如有烧灼感、瘙痒、红肿等情况应停药，并将局部药物洗净。②孕妇及哺乳期妇女应在医师指导下使用。③避免接触其他黏膜（如口、鼻等）。

用法与用量 质量分数0.5%眼膏涂于结膜囊内：一次适量，一日2～3次，最后1次宜在睡前使用。

夫西地酸滴眼液 Fusidic Acid Eye Drops

适应证 夫西地酸为窄谱抗革兰氏阳性细菌抗生素，其滴眼液用于急性细菌性结膜炎。

不良反应 偶见过敏反应，可有短暂性刺激感。

禁忌证 ①肝功能不全患者禁用。②哺乳期妇女禁用。

注意 ①新生儿慎用。②佩戴角膜接触镜者用药时应先取下镜片。

用法与用量 滴眼液（10g/L）滴眼，一次1滴，一日2次。用药至少持续到症状消除后2日。

庆大霉素滴眼液 Gentamicin Eye Drops

适应证 庆大霉素滴眼液用于葡萄球菌属（金黄色葡萄球菌及凝固酶阴性葡萄球菌中甲氧西林敏感株）及敏感革兰氏阴性杆菌，如大肠埃希菌、克雷伯菌属、变形杆菌属、肠杆菌属、沙雷菌属、铜绿假单胞菌等所致的结膜炎、角膜炎、泪囊炎、睑缘炎、睑板腺炎等感染。

药动学 本品结膜囊内滴入后极少吸收进入眼组织，亦不进入全身血液循环。

不良反应 ①偶见局部轻微刺激不适。②偶见过敏反应，出现充血、眼痒、水肿等症状。

禁忌证 对本品或其他氨基糖苷类抗生素过敏者禁用。

注意 ①过敏体质者慎用。②本品不宜长期连续使用，使用3～4日症状未缓解时即应停药就医。③滴眼后出现眼部充血、水肿和眼痒时，应停药就医。

用法与用量 滴眼液（8mL：4万u，500万u/L）滴入结膜囊，一次1～2滴，一日3～5次。小儿慎用。

庆大霉素氟米龙滴眼液 Gentamicin and Fluorometholone Eye Drops

适应证 本滴眼液内含有庆大霉素、氟米龙。①用于对庆大霉素敏感细菌引起的眼前节细菌性感染，如细菌性结膜炎。②用于眼前段炎症以及有发生细菌性感染危险的治疗，如眼部手术等。

不良反应 ①偶有短暂的灼热感等局部刺激症状。②罕见发痒、发热等过敏反应。③长期频繁滴用可致青光眼、白内障和继发性眼部真菌感染。④长期使用本品治疗可能会导致角膜和巩膜变薄。

禁忌证 ①对本品所含成分过敏者禁用。②角膜损伤或溃疡患者禁用。③病毒感染（如单纯疱疹病毒、牛痘病毒）或真菌病患者禁用。④眼结核及青光眼患者禁用。

注意 ①长期使用本品治疗，可能会增加继发性真菌或非易感细菌感染，故使用本品请勿超过2周。②内眼手术后立即使用本品，可能延缓伤口的愈合。③角膜接触镜戴用者务必在使用滴眼液前取下镜片，用药5min后再戴上镜片。若发生眼部感染，应停戴角膜接触镜数日，以防感染蔓延。④若使用本品7～8日病情未见改善，应停药，可考虑改用其他疗法。

用法与用量

（1）细菌性感染 滴眼，一次1滴，一日5次；严重者可在1～2日内每小时一次。

（2）眼科手术后治疗 滴眼，第一周一次1滴，一日4次，之后再依治疗情况酌减使用次数。

复方新霉素滴眼液 Compound Neomycin Eye Drops

适应证 本品含有新霉素和地塞米松，用于结膜炎、角膜炎、虹膜炎、巩膜炎、葡萄膜炎以及白内障、青光眼、角膜移植术后及眼部机械或化学损伤处理。

不良反应 ①滴眼后有眼局部刺激症状。②长期频繁滴用后可引起青光眼、白内障、眼部真菌感染。

禁忌证 真菌性角膜溃疡及树枝状、地图状角膜炎禁用。

注意 ①角膜、巩膜溃疡者滴用后可能会引起穿孔。②化脓性角膜溃疡的恢复期，应在医生指导下慎用。

用法与用量 滴眼，一次1滴，一日4～8次。

妥布霉素滴眼液 Tobramycin Eye Drops

适应证 用于耐药性葡萄球菌、铜绿假单胞菌及其他敏感细菌所致的眼部感染。

药动学 本品滴眼后只有少量被吸收进入全身血液循环。在房水和玻璃体内的消除相半衰期约为1h。

药物相互作用 ①本品与其他氨基糖苷类抗生素合用，将会增加耳毒性、肾毒性以及神经肌肉阻滞作用。可能发生听力减退，且停药后仍可能发展至耳聋，听力损害可能难以恢复；神经肌肉阻滞作用可导致骨骼肌软弱无力、呼吸抑制或呼吸麻痹（呼吸暂停），用抗胆碱酯酶药或钙盐有助于神经肌肉阻滞作用恢复。②与代血浆类药如右旋糖酐、海藻酸钠，利尿药如依他尼酸、呋塞米及卷曲霉素、万古霉素、顺铂等合用，或先后连续局部或全身应用，可增加耳毒性与肾毒性，可能发生听力损害，且停药后仍可能发展至耳聋，即听力损害可能恢复或呈永久性。③本品与神经肌肉阻滞药合用，可加重神经肌肉阻滞作用，导致肌肉软弱、呼吸抑制或呼吸麻痹。④本品与头孢噻吩合用可能增加肾毒性。⑤本品与多黏菌素类合用，可增加肾毒性和神经肌肉阻滞作用。⑥本品与其他肾毒性或耳毒性药物合用或先后应用，可加重肾毒性或耳毒性。

不良反应 偶见局部刺激症状，如眼睑灼痛或肿胀、结膜红斑等。罕见过敏反应。

禁忌证 对本品及其他氨基糖苷类抗生素过敏者禁用。

注意 ①肾功能不全、肝功能异常、前庭功能或听力减退、失水、重症肌无力、帕金森病及老年患者慎用。②孕妇慎用，哺乳期妇女使用本品期间应暂停哺乳。③对一种氨基糖苷类抗生素如链霉素、庆大霉素过敏的患者，对本品也可能过敏。若出现过敏反应，应立即停药。④长期应用本品可能导致耐药菌过度生长，甚至引起真菌感染。⑤若患者同时接受氨基糖苷类抗生素的全身用药，应监测本品及氨基糖苷类抗生素的血药浓度。

用法与用量 成人与儿童用法与用量相同。

（1）滴眼液（3g/L）①轻中度感染：一次1～2滴，每4h一次。②重度感染：一次2滴，每小时一次。

（2）眼膏（质量分数0.5%）①轻度及中度感染的患者，一日2～3次，一次取约1.5cm长的眼膏涂入患眼结膜囊内，病情缓解后减量。②妥布霉素滴眼液可与眼膏联合使用，即白天用滴眼液，晚上用眼膏。

妥布霉素地塞米松 Tobramycin and Dexamethasone

适应证 ①用于对糖皮质激素敏感的眼科炎性病变伴有眼部表面的细菌感染，或有感染危险的以下情况：眼睑、球结膜、角膜、眼前节组织及一些可接受糖皮质激素潜在危险性的感染性结膜炎等炎性疾病，可以减轻水肿和炎症反应。②用于慢性前葡萄膜炎。③用于化学性、放射性、灼伤性及异物穿透所致的角膜病变。

不良反应 ①滴眼后可以出现眼睑刺痒、水肿、结膜充血。②眼压升高，并可能导致青光眼，偶尔有视神经损害、晶状体后囊膜下白内障形成和伤口愈合延迟。③长期使用后极易发生角膜真菌感染，也可能导致继发眼部细菌感染。

禁忌证 ①单纯疱疹病毒性角膜炎、牛痘、水痘及一些因病毒感染引起的角膜和结膜疾病，眼部分枝杆菌感染，眼部真菌感染患者禁用。②对本品或氨基糖苷类药物过敏者禁用。③角膜异物未完全去除的患者禁用。

注意 ①对其他氨基糖苷类抗生素过敏的患者对本品也有可能过敏。如果用药后发生过敏反应，应当停用。② 2岁以下儿童慎用。③孕妇及哺乳期妇女慎用。④长期滴用后，可致青光眼、白内障或眼部真菌感染，使用过程中应当监测眼压。⑤长期滴用可能掩盖或加重已有的感染，以及增加眼部继发严重感染的发生率。⑥在一些导致角膜、巩膜变薄的病变中可能会引起眼球穿孔。

用法与用量

（1）滴眼液 滴眼，一次1滴，每4～6h用1次。在用药的最初1～2日可增加至每2h一次。根据临床症状的改善状况逐渐减少用药的频度，注意不要过早停止治疗。

（2）眼膏 涂于结膜囊内，一次适量（长度为1～1.5cm），一日3～5次。

利福平滴眼液 Rifampicin Eye Drops

适应证 本品为半合成广谱杀菌药。用于敏感微生物所致眼部感染，如沙眼、结核性眼病及某些病毒性眼病。

药动学 本品为脂溶性抗生素，易于进入敏感菌细胞内杀死敏感菌。眼部给药吸收后可弥散至大部分体液和组织中。本品在肝脏中可被自身诱导微粒体氧化酶作用而迅速去乙酰化，成为具有抗菌活性的代谢物，然后经水解形成无活性的代谢物由尿排出。

不良反应 本品滴眼可发生轻度刺激症状。

禁忌证 ①严重肝功能不全患者禁用。②胆道阻塞患者禁用。

注意 孕妇及哺乳期妇女慎用，在确有应用指征时，应权衡利弊后决定是否使用。

用法与用量 取本品10mg（滴丸1丸）用专用溶剂10mL溶解制成滴眼液（1g/L），滴入结膜囊内，一次1～2滴，一日4～6次。

那他霉素 Natamycin

适应证 用于对本品敏感的微生物引起的真菌性外眼感染，如真菌性眼睑炎、结膜炎和角膜炎，包括腐皮镰刀菌角膜炎。

不良反应 滴眼后有可能引起过敏反应，导致球结膜水肿和充血。

禁忌证 对本品所含成分过敏者禁用。

注意 ①如果使用本品7～10日后角膜炎仍无好转，则提示引起感染的微生物对本品不敏感，应根据临床情况和其他实验室检查结果决定是否继续治疗。②孕妇和哺乳期妇女慎用。

用法与用量 滴眼液（50g/L）使用前充分摇匀，滴入结膜囊。

（1）真菌性角膜炎　初始剂量一次1滴，每1～2h一次。3～4天后改为一次1滴，一日6～8次。治疗一般要持续14～21天，或者一直持续到活动性真菌性角膜炎消退。

（2）真菌性眼睑炎和结膜炎　初始剂量一次1滴，一日4～6次。其他同真菌性角膜炎。

磺胺醋酰钠滴眼液 Sulfacetamide Sodium Eye Drops

适应证　本滴眼液用于结膜炎、睑缘炎；也可用于沙眼衣原体感染的辅助治疗。

药动学　本品水溶液呈中性，刺激性小，滴眼后穿透力强，药物可渗入眼部晶体及眼内组织而达较高浓度。300g/L溶液滴眼，经5min后角膜的药物浓度可达1g/L。角膜上皮缺损时眼内吸增加，房水浓度可高达0.95g/L。

不良反应　偶见眼睛刺激或过敏反应。

禁忌证　对本品及磺胺类药过敏者禁用。

注意　①滴眼时瓶口勿接触眼睛。②使用后应将瓶盖拧紧，以免污染药品。③用药部位如有烧灼感、瘙痒、红肿等情况应停药，并将局部药物洗净，必要时向医师咨询。④过敏体质者慎用。⑤本品性状发生改变时禁止使用。

用法与用量　滴眼液（150g/L，100g/L）滴眼，一次1～2滴，一日3～5次。

氟康唑滴眼液 Fluconazole Eye Drops

适应证　用于敏感真菌所致眼部感染，如真菌性角膜炎、角膜溃疡等。

不良反应　偶见眼部刺激反应和过敏反应。

禁忌证　对本品或其他咪唑类药物有过敏史者禁用。

注意　对任何一种咪唑类药物过敏者，对本品也可能过敏。

用法与用量　本品滴眼液（50g/L）滴入结膜囊，一次1～2滴，一日4～6次，重症每1～2h一次。

更昔洛韦滴眼液 Ganciclovir Eye Drops

适应证　用于单纯疱疹性角膜炎。

药动学　文献报道了1.5g/L眼用凝胶在健康志愿者眼部应用的药动学及安全性评价结果。按双盲、随机、交叉方式进行试验，志愿者每日点药5次，连用7天，第7天时测血中浓度。结果表明血浆最低药物浓度为（11.5 ± 3.7）mg/L。对6例志愿者双眼使用更昔洛韦眼用凝胶，每小时用药一次，一日4次，取泪液测药物浓度。结果表明，不同泪液中平均药物浓度为0.92～6.86mg/L，均高出对HSV-Ⅰ的半数抑制浓度（平均ED_{50}为0.23mg/L）。表明泪液中浓度为有效治疗浓度。

不良反应　偶见眼局部轻微疼痛和烧灼感。

禁忌证　①对本品过敏者禁用。②严重中性粒细胞减少（少于0.5×10^9/L）或严重血小板减少（少于25×10^9/L）者禁用。

注意　①儿童慎用。②孕妇及哺乳期妇女慎用。③精神病患者及神经中毒症状者慎用。

用法与用量

（1）滴眼液（8g/L） 滴眼，一次1滴，每2h一次。

（2）眼膏（质量分数10%） 涂于结膜囊内，一次适量，一日4～6次。

（3）凝胶滴眼液（1.5g/L） 一次1滴，一日4次，疗程3周。

羟苄唑 Hydrobenzole

适应证 用于急性流行性出血性结膜炎。

不良反应 滴眼后可能有眼部轻微刺激症状。

禁忌证 对本品过敏者禁用。

注意 本品防止阳光直射。

用法与用量 本品滴眼液（8g/L）滴入结膜囊，一次1～2滴，每小时滴1～2次，病情严重者每小时3～4次。待病情好转后逐渐减少滴眼次数。

泼尼松龙滴眼液 Prednisolone Eye Drops

适应证 ①用于需要抗炎治疗的眼部疾病，如非化脓性结膜炎、睑炎、巩膜炎、非疱疹性角膜炎、泪囊炎。②用于在眼科手术后、异物去除后、化学或热烧伤、擦伤、裂伤或其他眼部创伤时做预防性治疗。

药物相互作用 使用本品不能同时使用其他糖皮质激素类滴眼剂。

不良反应 ①会继发眼部的真菌和病毒感染。②在一些角膜及巩膜变薄的患者长期使用时，还可导致眼球穿孔。③有单纯疱疹病毒性角膜炎病史患者、急性化脓性感染患者慎用。④长期应用本品可能导致非敏感菌过度生长。⑤长期或大剂量眼部使用本品可导致后囊膜下白内障。⑥本品可引起眼压升高，从而导致视神经的损害和视野的缺损，因此建议使用该药期间应定期测量眼压。

禁忌证 ①未行抗感染治疗的急性化脓性眼部感染患者禁用。②急性单纯疱疹病毒性角膜炎、角膜及结膜的病毒感染、眼部结核、眼部真菌感染患者禁用。③牛痘、水痘等感染性疾病患者禁用。

注意 ①长期用药后若出现眼部慢性炎症的表现，应考虑角膜真菌感染的可能。②如果发生双重感染，应立即停药并进行适当的治疗。③孕妇及儿童慎用。

用法与用量 本品滴眼液（10g/L）滴眼：一次1～2滴，一日2～4次。开始治疗的24～48h，频率可酌情增大至每小时2次。不宜中途终止治疗，应逐步减量停药。

可的松滴眼液 Cortisone Eye Drops

适应证 用于虹膜睫状体炎、虹膜炎、角膜炎、过敏性结膜炎等。

药动学 本品滴眼有效成分可进入前房。半衰期较短，为短效甾体类药物。

药物相互作用 使用本品时，不能同时使用其他糖皮质激素类滴眼剂。

不良反应 长期频繁用药可引起青光眼、白内障。

注意 ①妊娠及哺乳期妇女不宜频繁、长期使用。②青光眼患者应在眼科医师指导下使用。③本品不宜长期滴用，一般连续不得超过2周，若症状未缓解应停药就医。

④眼部细菌性或病毒性感染时应与抗菌药物合用。

禁忌证 单纯疱疹性或溃疡性角膜炎禁用。

用法与用量 醋酸可的松滴眼液（5g/L）使用前充分摇匀，滴入结膜囊，一次1～2滴，一日3～4次。醋酸可的松眼膏（质量分数0.5%）涂于下眼睑内，一次适量，一日2～3次，其中1次于睡前用。

地塞米松滴眼液 Dexamethasone Eye Drops

适应证 用于虹膜睫状体炎、虹膜炎、角膜炎、过敏性结膜炎、眼睑炎、泪囊炎等。

药物相互作用 使用本品不能同时使用其他糖皮质激素类滴眼剂。

不良反应 长期频繁用药可引起青光眼、白内障，诱发真菌性眼睑炎。

禁忌证 单纯疱疹性或溃疡性角膜炎禁用。

注意 ①青光眼患者慎用。②眼部细菌性或病毒性感染时应与抗生素、抗病毒药物合用。③长期使用应定期检查眼压和有无真菌、病毒感染早期症状。

用法与用量 滴眼液（4g/L）滴眼，一次1滴，1日3～4次。

氟米龙 Fluorometholone

适应证 本品滴眼液用于对糖皮质激素敏感的外眼、眼前节组织的炎症，如睑结膜炎、球结膜炎、角膜炎等。

药物相互作用 使用本品不能同时使用其他糖皮质激素类滴眼剂。

不良反应 可能引起眼压升高甚至青光眼，偶致视神经损害。可能会引起晶状体后囊膜下白内障、继发性感染、眼球穿孔和延缓伤口愈合。

禁忌证 对本药过敏及患有角膜溃疡、病毒性角结膜炎、结核性眼部疾病、真菌性眼部疾病及化脓性眼科疾病患者禁用。

注意 ①孕妇及2岁以下婴幼儿慎用。②用药期间应监测眼压，防止二重感染。③对于急性化脓性感染，应予以适当的抗菌治疗。

用法与用量 滴眼液（1g/L）滴眼，一次1滴，一日2～4次。开始治疗的24～48h可以酌情增至每小时2次，或根据患者年龄、病情适当增减。应逐步减量停药。

环孢素滴眼液 Ciclosporin Eye Drops

适应证 本滴眼液（10g/L）用于预防和治疗眼角膜移植术后的免疫排斥反应。

不良反应 临床试验过程中有部分患者出现眼部轻微刺激征或结膜轻度充血，偶见睫毛脱落、角膜上皮缺损、眼周皮炎、过敏症、角膜上皮点状病变等症状，但停药后可自愈。

禁忌证 对环孢素过敏者、对滴眼液中其他成分过敏者。

注意 ①角膜移植术后如发生植片排斥反应，可视排斥反应的轻重适当增加本品滴眼次数。②与糖皮质激素联合应用时应注意逐渐调整糖皮质激素给药剂量。③本品不具有抗感染功效，若发生感染，应立即用抗生素治疗。④本品应避光密闭于2～8℃存放。

药品包装开启后应在2周内用完。本品低温贮存时有凝固倾向，可呈轻微凝固状或有轻微烟雾状物，如果出现这些情况，使用时将本品放置在室温下（25～30℃）并轻微振摇至其消失成溶液状。本品发生凝固状或烟雾状或少量絮状物并不影响药物质量。⑤本品口服可以通过胎盘，也可以进入乳汁，对哺乳的婴儿可产生高血压、肾毒性、恶性肿瘤等不良作用的潜在危险性。眼局部用药仍有全身吸收，虽然浓度很低（＜50μg/L），但尚不清楚是否可通过胎盘和乳汁分泌，所以妊娠期及哺乳期妇女避免使用。如必须使用，应在使用前排除妊娠的可能性，哺乳期妇女不应哺乳。

用法与用量　将药物滴入结膜囊内，每日4～6次，每次1～2滴。

吡嘧司特钾 Pemirolast Potassium

适应证　用于治疗过敏性结膜炎。

药动学　本药用于过敏性结膜炎时滴眼后1周内起效，不良反应的资料提示有显著的全身性吸收。在肝脏代谢为吡嘧司特葡萄糖苷酸（推测无活性），84%～90%经肾脏主要以代谢物形式排泄，母体化合物半衰期4～5h。无药物蓄积作用。

不良反应　①滴眼时常见头痛。②眼刺激感，眼干，异物感，眼睑炎，结膜充血，眼睑瘙痒等。③偶见丙氨酸氨基转移酶及天门冬酸氨基转移酶升高。④过敏反应可出现瘙痒，偶见皮疹、荨麻疹、面部潮红。

禁忌证　①对本品过敏者禁用。②孕妇不宜使用。

注意　①儿童用药安全性尚不明确。②哺乳期妇女用药安全性尚不明确。

用法与用量　本滴眼液（1g/L）用于过敏性结膜炎。

（1）成人　每侧眼一次1～2滴，一日4次。

（2）儿童　一次一滴，一日2次。

氯替泼诺 Loteprednol

适应证　① 2g/L的滴眼液用于季节性过敏性结膜炎的治疗。② 5g/L的滴眼液用于眼睑和球结膜、角膜和眼前节的糖皮质激素敏感的炎症的治疗，如过敏性结角膜炎、泡性结角膜炎、浅层点状角膜炎、带状疱疹性角膜炎、虹膜炎、睫状体炎、选择性感染性结膜炎。③本品也适用于眼科手术后炎症的治疗。

不良反应　① 视物模糊、烧灼感、眼球结膜水肿、分泌物、干眼、溢泪、异物感、眼痒、刺痛、畏光等。②结膜炎、角膜异常、眼睑发红、角膜炎、巨乳头性结膜炎和葡萄膜炎等。③眼外的不良反应包括头痛、鼻炎和咽炎。

禁忌证　结膜或角膜的病毒、真菌或支原体感染患者禁用。

注意　①孕妇及哺乳期妇女慎用。②未满2周岁的婴幼儿慎用。③长期使用可能增加眼部继发感染的危险，长期局部应用尤其容易发生角膜的真菌感染。④长期应用可能导致青光眼、视野缺损及晶状体后囊膜下白内障的形成。⑤如用药2日后症状、体征无改善，应接受检查。

用法与用量

（1）成人　① 2g/L的滴眼液滴眼，一次1滴，一日4次。② 5g/L的滴眼液滴眼，一次1滴，一日4次。治疗的第1周，如果必要时，剂量可以加到每小时1次。用于手术后炎症控制时，滴入术眼的结膜囊内，一次1滴，一日4次，在术后24h就开始使用，并必须持续使用至术后2周。

（2）儿童 滴入结膜囊内，每小时1～2次，每次1滴，病情严重者每小时3～4次。

依美斯汀 Emedastine

适应证 用于治疗过敏性结膜炎。

药动学 在人眼中滴用本品，只有少量被全身吸收。在10例健康志愿者的研究中，双眼滴用0.5g/L依美斯汀，每日2次，持续15天，药物原型的血浆浓度一般低于可测试值（＜0.3μg/L），可测量的样本中，依美斯汀的量为0.3～0.49μg/L，口服依美斯汀后血浆半衰期为3～4h，口服24h，口服剂量44%可在尿中发现，但只有3.6%以原型排出，两种主要代谢产物5-羟依美斯汀和6-羟依美斯汀可以游离和结合的形式从尿中排出，另外还可产生少量5-羟依美斯汀和6-羟依美斯汀的5′-氧化类似物及氧化氮。

不良反应 头痛、异梦、乏力、怪味、视物模糊、眼部灼热或刺痛、角膜浸润、角膜着染、皮炎、不适、眼干、异物感、充血、角膜炎、瘙痒、鼻炎、鼻窦炎和流泪。有些表现与疾病本身的症状相似。

禁忌证 对本品所含成分过敏者禁用。

注意 ①孕妇及哺乳期妇女慎用。②使用本品时勿佩戴角膜接触镜。

用法与用量 本品滴眼液（0.5g/L）滴眼，一次1滴，一日2次，必要时一日4次。

洛度沙胺 Lodoxamide

适应证 ①用于各种过敏性眼病，如春季角结膜炎、卡他性结膜炎、巨乳头性结膜炎、过敏性或特异反应性角结膜炎，包括那些病因不明但一般由空气传播的抗原及角膜接触镜引起的过敏反应。②用于由速发型超敏反应（或肥大细胞）引起的炎症性眼病。

药动学 滴眼后仅局部作用。本品经眼给药72h后眼部症状可得到改善，经眼部吸收进入血液极少。

不良反应 轻微短暂的眼部不适感，如灼热、刺痛、眼痒、流泪。

禁忌证 对本品任何成分过敏者禁用。

注意 ①用药物时勿佩戴角膜接触镜，需等数小时后方可佩戴。②用药次数勿任意增加。③孕妇及哺乳期妇女慎用。④用药后症状改善（如痒感、异物感、畏光、刺痛、流泪、发红及肿胀等）通常需数日，有时需持续治疗达4周。用药后若症状减轻，应坚持用药至进一步改善。必要时可与糖皮质激素类药物同用。

用法与用量 1g/L滴眼液滴眼，一次1滴，一日4次。改善症状常需连续用药数天。一般需持续用药直到过敏期结束。

奥洛他定滴眼液 Olopatadine Eye Drops

适应证 用于治疗过敏性结膜炎。

药动学 本品滴眼液经眼给药治疗过敏性结膜炎，起效时间短于30min，单次给药作用可维持8h。经眼给药只有极少量进入全身循环。

不良反应 头痛、乏力、视物模糊、烧灼或刺痛感、感冒综合征、眼干、异物感、充血、过敏、角膜炎、眼睑水肿、恶心、咽炎、瘙痒、鼻炎、鼻窦炎及味觉倒错。相当一部分的不良反应和疾病本身的症状相似。

禁忌证 对本品所含成分过敏者禁用。

注意 ①孕妇及哺乳期妇女慎用。②使用本品时，勿佩戴角膜接触镜。

用法与用量 滴眼液（1g/L）滴眼。

（1）成人 一次1滴，一日2次。

（2）儿童4～18岁儿童同成人。

色甘酸钠滴眼液 Sodium Cromoglicate Eye Drops

适应证 用于预防春季结膜炎。

不良反应 滴眼后偶有刺痛感和过敏反应。

禁忌证 妊娠3个月以内的妇女禁用。

注意 ①过敏体质者慎用。②严重肝、肾功能不全患者慎用。③用药前应清洁鼻腔。④在春季结膜炎好发季节前2～3周使用。

用法与用量 20g/L滴眼液滴眼，一次1滴，一日4次，必要时一日6次。

阿托品滴眼液 Atropine Eye Drops

适应证 ①用于眼底检查及验光前的睫状肌麻痹，眼科手术前散瞳，术后防止粘连。②用于治疗角膜炎、虹膜睫状体炎。

药动学 本品引起的瞳孔散大和睫状肌麻痹作用在局部用药后30min起效，持续时间12～14天。一般10g/L凝胶点眼后扩瞳作用持续7～10天，调节麻痹持续7～12天。约30%以原型经肾排出，其余水解和与葡萄糖醛酸结合为代谢物。

药物相互作用 三环类抗抑郁药、H_1受体拮抗药、抗胆碱类的抗帕金森病药、吩噻嗪类抗精神病药等均有抗胆碱作用，合用后可加重尿潴留、便秘、口干等阿托品样不良反应。

不良反应 ①用药后可能产生皮肤、黏膜干燥，发热，面部潮红，心动过速等。②少数人出现眼睑发痒、红肿，结膜充血等过敏表现。

禁忌证 ①对本品过敏者禁用。②青光眼及前列腺增生症者禁用。③儿童脑外伤者禁用。

注意 ①滴眼后用手指压迫泪囊部1～2min，减少药液的全身吸收。②孕妇慎用，哺乳期妇女应避免使用或停止哺乳。③老年患者慎用。

用法与用量 本品用于葡萄膜炎等。

（1）滴眼液（10g/L）滴入结膜囊内，一次1滴，一日2次。

（2）眼用凝胶 滴入结膜囊内，一次1滴，一日2次。

（3）眼膏（质量分数10%）涂于结膜囊内，一次适量，成人一日1～2次，儿童1～3次。

（4）儿童验光　检查前1～3日给予滴眼液、眼用凝胶每次1滴，一天1～2次，或眼膏适量，一天1～2次。

氢溴酸后马托品 Homatropine Hydrobromide

适应证　本品为合成抗胆碱药，阻断乙酰胆碱，使瞳孔括约肌和睫状肌麻痹引起散瞳。用于12岁以上至40岁以下患者的睫状肌麻痹下验光和眼底检查。

药动学　滴眼后，扩瞳作用在40～60min达到最大，1～3天后作用消失。调节麻痹作用在30～60min达到最大，维持1～3天。

不良反应　不良反应主要由于滴眼后吸收进入体内所致，因此滴眼时需压迫内眦以防止药物流入鼻腔而被吸收。不良反应的表现为共济失调、兴奋不安、幻觉等。其余不良反应和注意事项同阿托品。

禁忌证　①对本品过敏和青光眼患者禁用。②没有治疗的闭角型青光眼。

注意　①滴药时按住内眦部，以免药物流入鼻腔被吸收而中毒。②前列腺增生症患者慎用。③ 40岁以上患者慎用。④哺乳期妇女慎用。

用法与用量　滴眼液（10g/L，20g/L）滴眼，一次1滴，每10min一次，连用1h。眼膏（质量分数2%）涂结膜囊内，一次适量。用药次数根据患者的年龄、使用目的以及瞳孔变化而决定。

环喷托酯 Cyclopentolate

适应证　用于散瞳和调节麻痹。

不良反应　①眼部：用药后可产生烧灼感，可使青光眼患者的眼压升高。②全身：滴眼后可能引起儿童中枢神经系统紊乱，如运动失调、幻视和语无伦次。

禁忌证　青光眼患者禁用。

注意　①婴幼儿和强直性麻痹或脑损伤患者使用本品后易出现全身不良反应，因此用药浓度应低于5g/L。②不良反应主要由于滴眼后吸收进入体内所致，因此滴眼时需压迫内眦以防止药物流入鼻腔被吸收。③ 40岁以上患者慎用。

用法与用量

（1）成人　滴眼，一次1滴，一日1次。

（2）儿童

①睫状肌麻痹：a.3月龄至12岁，5g/L滴眼液滴眼，在检查前30～60min滴眼1次。b.12～18岁，10g/L滴眼液滴眼，滴于结膜囊内，一次一滴，一日2次，连续3日。c.眼膏：涂于结膜囊内，一次适量，一日2次，连续3日。

②治疗虹膜睫状体炎：2～18岁，滴眼液滴眼，一次1滴，一日4次。

托吡卡胺滴眼液 Tropicamide Eye Drops

适应证　本品滴眼液用于散瞳和调节麻痹。

药动学　托吡卡胺系托品酸的合成衍生物。具有较低的解离常数，绝大部分是以具有脂溶性的未解离型分子形式存在，因而眼内通透性良好，组织扩散力强，这可能是其起始迅速及维持时间短的原因。

本品5g/L、10g/L溶液滴眼后5～10min出现散瞳作用及调节麻痹，20～30min作用达峰值。随后作用逐渐降低，调节麻痹（残余的）2～6h，散瞳（残余的）约7h。本品的睫状肌调节麻痹作用强度与剂量密切相关，其2.5g/L、5g/L、7.5g/L和10g/L四种质量浓度均有调节麻痹作用。滴眼后，最大残余调节度数分别为2.5g/L溶液3.17屈光度、10g/L溶液1.30屈光度。残余调节度数能保持在2.0屈光度或以下者，7.5g/L和10g/L溶液可维持40min，5g/L约为15min。10g/L溶液1滴滴眼后隔5～25min再滴第2次，能获得更满意的睫状肌麻痹作用约20～30min。经2～6h能阅读书报，调节功能于6h内恢复至滴药前水平。

不良反应 ① 10g/L溶液可能产生暂时的刺激症状。②散瞳期间视物模糊，可使闭角型青光眼眼压急剧升高，也可能激发未被诊断的闭角型青光眼。

禁忌证 ①闭角型青光眼患者禁用。②婴幼儿有脑损伤、痉挛性麻痹及21-三体综合征反应强烈患者禁用。

注意 ①为避免药物经鼻黏膜吸收，滴眼后应压迫泪囊部2～3min。②如出现口干、颜面潮红等阿托品样毒性反应应立即停用，必要时给予拟胆碱类药物解毒。③老年患者容易产生类阿托品样毒性反应，也有可能诱发未经诊断的闭角型青光眼，一经发现应即停药。

用法与用量 滴眼，一次1滴，间隔5min滴第2次。对于新生儿，滴用5g/L滴眼液，在检查前20min滴用1次。必要时可以重复滴用。

复方托吡卡胺滴眼液 Compound Tropicamide Eye Drops

适应证 本品含托吡卡胺和盐酸去氧肾上腺素。用于散瞳和调节麻痹。

药动学 临床常用5g/L托吡卡胺与5g/L去氧肾上腺素滴眼液合用，有协同散瞳作用，具有减少用药量及减轻不良反应的功效。本品滴眼后5～10min开始散瞳，15～20min作用达峰值，维持1.5h，停药5～10h后瞳孔恢复至滴药前水平。

不良反应 ①偶见眼局部刺激症状。②亦可使开角型青光眼患者眼压暂时轻度升高，由于去氧肾上腺素本身具有降眼压的作用，故不会造成视神经的损害。

禁忌证 ①未手术的闭角型青光眼患者禁用。②婴幼儿有脑损伤、痉挛性麻痹及21-三体综合征反应强烈患者禁用。

注意 ①有眼压升高因素的前房角狭窄、浅前房者慎用，必要时测量眼压或用缩瞳药。②高血压、动脉硬化、冠状动脉供血不足、糖尿病、甲状腺功能亢进者慎用。③出现过敏症状或眼压升高应停用。④本品滴眼有作用强、起效快、持续时间短的特点，但瞳孔散大后有5～10h的畏光及近距离阅读困难的现象。⑤滴眼后应压迫泪囊部2～3min，以防经鼻黏膜吸收过多引发全身不良反应。⑥由于残余调节力的存在，不适合用于12岁以下少年儿童睫状肌麻痹下验光。⑦未成熟新生儿滴用可能发生心搏减缓、呼吸停止。⑧对儿童的安全性尚未确立，宜慎用。

用法与用量 滴眼。

（1）散瞳检查 本品滴入结膜囊内，一次1滴，间隔5min再滴第2次。本品滴眼后5～10min开始散瞳，15～20min瞳孔散得最大。维持1.5h后开始缩瞳，5～10h瞳孔恢复至滴药前水平。

（2）屈光检查　应用本品每5min滴眼1次，连续滴4次，20min后可做屈光检查。

卡替洛尔 Carteolol

适应证　用于青光眼、高眼压症。

药动学　①健康志愿者，滴用本品10g/L或20g/L溶液30～60min眼压降低0.59kPa（4.4mmHg），4～5h达峰值，此时眼压降低0.69kPa（5.2mmHg）。本品滴眼后24h，滴入量的16%由尿排出，尿中排泄半衰期为5h。②青光眼患者，滴用本品1h后眼压开始降低，4h眼压下降达峰值，此时眼压降低0.75～1.32kPa（5.6～9.9mmHg）。下降率为7%～22%，药效持续8～24h。连续用药4～32周，降眼压作用稳定。80.7%的高眼压和青光眼患者用药后眼压可控制在2.8kPa（21mmHg）以下。

不良反应　①偶见局部不良反应，如视物模糊、畏光、角膜着色，出现暂时性眼烧灼刺痛及流泪、结膜充血。全身不良反应有心率减慢、呼吸困难、无力、头痛、头晕。②罕见不良反应为恶心。③长期连续用于无晶状体眼或眼底病变者时，偶可发生黄斑部水肿，故需定期测定视力和检查眼底。

禁忌证　① 本品过敏者。②支气管哮喘或有支气管哮喘史，严重慢性阻塞性肺部疾病。③窦性心动过缓、二度或三度房室传导阻滞、明显心力衰竭、心源性休克。

注意　①对β受体阻滞药有禁忌及过敏者慎用。②肝功能低下者慎用。③自发性低血糖患者及接受胰岛素或降糖药治疗的患者慎用。④儿童慎用。⑤孕妇及哺乳期妇女慎用，在确有应用指征时，应权衡利弊后决定是否使用。⑥对明显心脏病患者，应用本品应检测心率。⑦本品不宜单独用于治疗闭角型青光眼。⑧与其他滴眼液合用时宜隔10min以上。

用法与用量　本品滴眼液（10g/L，20g/L）滴眼：一次1滴，一日2次。滴于结膜囊内，滴后用手指压迫内眦角泪囊部3～5min。效果不明显时改用20g/L制剂，一次l滴，一日2次。

左布诺洛尔 Levobunolol

适应证　①用于原发性开角型青光眼。②用于某些继发性青光眼、高眼压症、手术后未完全控制的闭角型青光眼以及其他药物及手术无效的青光眼，加用本品滴眼可进一步增强降眼压效果。

药动学　本品滴眼后1h眼压开始降低，作用达峰时间为2～6h，维持时间为24h。

药物相互作用　①本品与全身应用的β受体阻滞药合用，在降低眼压方面有相加作用。②本品与全身应用的抗高血压药在抗高血压方面有相加作用，可致直立性低血压、心动过缓、头晕和晕厥。③与肾上腺素合用可引起瞳孔扩大。

不良反应

（1）1/3的患者出现暂时性眼烧灼及眼刺痛；5%的患者出现结膜炎；一些患者出现心率减慢及血压下降。

（2）其他少见不良反应　包括心律变化、呼吸困难、虹膜睫状体炎、头痛、头晕、一过性共济失调、嗜睡、瘙痒及荨麻疹。

（3）罕见不良反应　①全身症状，如无力、胸痛；②心血管系统，如心动过缓、心律失常、低血压、晕厥、房室传导阻滞、脑血管意外、脑缺血、心力衰竭、心绞痛、心悸、心搏停止；③消化系统，如恶心、腹泻；④神经系统，如抑郁、精神错乱、重症肌无力的症状加重、感觉异常；⑤皮肤，过敏反应，如瘙痒及荨麻疹、脱发、Stevens-Johnson综合征；⑥呼吸系统，如支气管痉挛、呼吸衰竭、呼吸困难、鼻腔充血；⑦内分泌系统，如掩盖糖尿病患者应用胰岛素或降糖药后的低血糖症状；⑧泌尿生殖器系统，如阳痿。

禁忌证　①支气管哮喘或有支气管哮喘史、严重慢性阻塞性肺部疾病患者禁用。②窦性心动过缓、二度或三度房室传导阻滞、明显的心力衰竭及心源性休克患者禁用。

注意　①已知是全身β受体阻滞药禁忌的患者，包括异常心动过缓、一度以上房室传导阻滞患者慎用。②先天性心力衰竭患者应得到适当控制后，才能使用本品。③对有明显心脏疾病患者应用本品应监测脉搏。④对其他β受体阻滞药过敏者慎用。⑤已有肺功能低下的患者慎用。⑥自发性低血糖患者及接受胰岛素或降糖药治疗的患者慎用。⑦本品不宜单独用于治疗闭角型青光眼。⑧与其他滴眼液联合使用时，应间隔10min以上。⑨本品含氯化苯烷胺，戴软性角膜接触镜者不宜使用。⑩使用中若出现脑供血不足症状时应立即停药。⑪重症肌无力患者用本品滴眼时需遵医嘱。⑫定期复查眼压，根据眼压变化调整用药方案。

用法与用量　本品滴眼液（5g/L）滴眼：一次1滴，一日1～2次。滴于结膜囊内，滴后用手指压迫内眦角泪囊部3～5min。

噻吗洛尔滴眼液 Timolol Eye Drops

适应证　①用于治疗原发性开角型、闭角型青光眼和多种继发性青光眼等各种青光眼和高眼压症。②用于防治眼科激光手术引起的眼压升高和白内障手术后的高眼压反应。

药动学　用5g/L本品溶液滴眼，每12h一次。滴药后20～30min眼压即开始下降，经1～2h降眼压作用达峰值，药效可持续12h以上。

药物相互作用　①本品和拉坦前列素合用，降眼压作用加强。②本品和毛果芸香碱合用，降眼压作用优于单独用药；本品作用机制是减少房水生成，毛果芸香碱的作用机制是增加房水排出，两者合用有相加作用。③本品和多佐胺合用，有相加的降眼压作用。前者是非选择性β受体阻滞药，后者是碳酸酐酶抑制药，两者都能减少房水生成。④两种β受体阻滞药合用不会增加降眼压效果，反而会增加药物不良反应发生的概率。

不良反应　①眼部有轻度的局部刺激症状，如暂时性烧灼感、刺痛和视物模糊；泪液分泌减少、角膜知觉减退、浅层点状角膜病变、过敏性结膜炎；偶可发生视网膜脱离、黄斑出血等。②心血管系统：滴眼后如过量吸收，可引起心率减慢、心收缩力减弱，导致心动过缓、心律失常、低血压、晕厥、充血性心力衰竭和房室传导阻滞等。③呼吸系统：本品可引起支气管平滑肌收缩，导致支气管痉挛、哮喘发作、肺活量减少、呼吸困难和呼吸暂停等。④对于1岁以下婴幼儿，即使使用低浓度的滴眼液，也可能引起严重全身不良反应甚至窒息死亡，因此1岁以下婴幼儿禁用。

禁忌证、注意 见左布诺洛尔。

用法与用量 滴眼液（2.5g/L，5g/L）滴入结膜囊。先用2.5g/L滴眼液，一次1滴，一日2次；如眼压已控制，可改为一次1滴，一日1次。如眼压不能控制，改用5g/L滴眼液，一次1滴，一日2次；如眼压已控制，可改为一次1滴，一日1次。

倍他洛尔 Betaxolol

适应证 用于慢性开角型青光眼和高眼压症。

药动学 在结膜囊内滴用后30min眼压开始降低，降压作用2h达峰值，眼压下降率为24%，降眼压作用可持续12h。药物在体内分布广泛，大部分代谢为无活性产物随尿排出，尿中原型药物仅有15%。

药物相互作用 ①本品与肾上腺素、缩瞳药或碳酸酐酶抑制药合用降眼压作用增加。②本品与其他β受体阻滞药合用，不良反应、增加。

不良反应 ①视物模糊、点状角膜炎、异物感、畏光、流泪、痒、干燥、红斑、发炎、分泌物增多、视力降低、过敏反应、水肿、角膜敏感性降低及幢孔大小不一。②心动过缓、房室传导阻滞及充血性心力衰竭。③可能会有因呼吸困难、支气管痉挛、气管分泌物浓稠、气喘或呼吸衰竭而产生肺压迫感、失眠、眩晕、头晕、头痛、忧郁、嗜睡、荨麻疹、中毒性表皮坏死、脱毛、舌炎等。

禁忌证 窦性心动过缓、一度以上房室传导阻滞、明显心力衰竭患者禁用。

注意 糖尿病、甲状腺功能亢进症、肌无力、肺功能不全患者慎用。

用法与用量 本品滴眼液（2.5g/L）滴眼，一次l滴，一日2次。如本品尚不足以控制患者眼压时，可并用毛果芸香碱。

溴莫尼定 Brlmonidine

适应证 本品滴眼液用于降低开角型青光眼和高眼压症患者的眼压。

药动学 用2g/L本品滴眼后1～4h，血药浓度达到峰值，半衰期约为3h。本品主要通过肝脏代谢，药物和其代谢产物大部分由尿排出。口服用放射性物质标记的酒石酸溴莫尼定，大约87%在120h内从体内消除。

药物相互作用 与其他降眼压药物联合应用有加强作用。单独使用本品降眼压幅度达20.2%，联合用药眼压进一步下降16.9%。本品和噻吗洛尔联合应用的降眼压效果比与多佐胺和噻吗洛尔联合应用强，而不及拉坦前列素和噻吗洛尔联合应用的效果。

不良反应 眼部反应包括结膜充血、灼烧、刺痛、眼痒、过敏、结膜滤泡增生、视觉障碍、睑缘炎、流泪、角膜糜烂、浅层点状角膜炎、眼痛、分泌物、眼干、眼部刺激、眼睑炎症、结膜炎、畏光。此外还有高血压、头痛、抑郁、口干、疲劳、困倦。较少见的不良反应有味觉障碍、心悸、头晕、晕厥、鼻炎、鼻干。

禁忌证 ①严重心血管疾病、脑或冠状动脉供血不足、肢端动脉痉挛综合征、直立性低血压、抑郁症、肝肾功能不全患者禁用。②孕妇及哺乳期妇女禁用。③使用单胺氧化酶抑制药的患者禁用。

注意 用药后困倦会影响到熟练工作的完成，例如驾驶车辆。

用法与用量 滴眼，一次1滴，一日2～3次。

◎ 乙酰唑胺（见6章171页）

◎ 甘露醇（见6章172页）

毛果芸香碱 Pilocarpine

适应证 本品选择性直接作用于M胆碱受体。用于降低原发性闭角型青光眼、原发性开角型青光眼和一些继发性青光眼患者的眼压。

药动学 本品的角膜透性良好。动物实验显示，用20g/L本品对家兔单剂量滴眼，房水中的药物峰浓度出现在用药后的30min。用10g/L本品滴眼后，10～30min开始缩瞳，降眼压作用达峰时间约为75min。缩瞳持续时间为4～8h。维持降眼压作用时间（与药物浓度有关）为4～14h。

药物相互作用 ①本品与β受体阻滞药、碳酸酐酶抑制药、α和β受体激动药或高渗脱水药联合使用有协同作用。②与拉坦前列素合用可减低降眼压作用。减低、加强降眼压作用。③与局部抗胆碱药合用将干扰本品的降眼压作用。与适量的全身抗胆碱药物合用，因全身用药到达眼部的浓度很低，通常不影响本品的降眼压作用。

不良反应 ①缩瞳剂引起的睫状肌痉挛会导致头痛和偏头痛，在滴用缩瞳药的最初2～4周较为严重。②眼部不良反应包括眼部灼烧感、眼痒、刺痛、视物模糊、结膜充血、近视、晶状体变化、玻璃体积血、瞳孔阻滞。③流涎、出汗、胃肠道反应和支气管痉挛等全身性不良反应罕见。

禁忌证 任何不应缩瞳的患者如虹膜睫状体炎和继发性青光眼等禁用。

注意 ①瞳孔缩小常引起暗适应困难，应告知需在夜间开车或从事照明不好的危险职业的患者特别小心。②根据病情变化改变用药及治疗方案。③为避免吸收过多引起全身不良反应，滴眼后需用手指压迫泪囊部1～2min。④如意外口服，需给予催吐或洗胃；如过多吸收出现全身中毒反应，应使用阿托品类抗胆碱药进行对抗治疗。⑤哮喘、角膜炎患者慎用。⑥孕妇及哺乳期妇女慎用。⑦儿童慎用。因患儿体质量轻，易用药过量引起全身中毒。

用法与用量

（1）成人

①滴眼液滴眼：a.慢性青光眼，5～40g/L溶液，一次l滴，一日1～4次。②急性闭角型青光眼急性发作期，10～20g/L溶液，一次1滴，每5～10min一次，3～6次后每1～3h时1次，直至眼压下降（注意，对侧眼每6～8h滴眼1次，以防对侧眼闭角型青光的发作）。b.缩瞳，对抗散瞳作用，10g/L滴眼液滴眼1滴，4～6min 1次。

②眼膏点眼：每晚涂搽1次。

③毛果芸香碱药膜置入下结膜囊内：一次一格，一周一次，晚上睡前用。

④片剂口服：一次4mg，一日三次或遵医嘱。

⑤皮下注射：一次2～10mg，术中稀释后注入前房或遵医嘱。

（2）儿童

①降低眼压：a.1月龄至2岁，5g/L或10g/L滴眼液，一次1滴，一日3次。b.2～18岁，滴眼，一次1滴，一日4次。

②施行前房角切开术或小梁切开术前准备：1月龄至18岁，10g/L或20g/L滴眼液滴眼，一次1滴，一日1次。

◎ **丁卡因（见23章748页）**

◎ **奥布卡因（见23章750页）**

◎ **丙美卡因滴眼液（见23章750页）**

羟丙甲纤维素滴眼液 Hypromellose Eye Drops

适应证　①滴眼液用于干眼症，替代泪液，缓解干眼造成的眼表组织损伤。②注射液为手术辅助用药，用作白内障摘除手术、人工晶状体植入手术、青光眼手术、角膜移植术和视网膜手术中的房水和玻璃体的临时代用品。

药动学　本品术后24h内98%可通过小梁网排出眼外，并不发生眼内代谢。

不良反应　前房内存留可致眼压升高。

禁忌证　对羟丙甲纤维素及其他辅料如苯扎氯铵等过敏者禁用。

注意　①使用后如眼部持续刺激，则停止使用。②本产品含有氯化苄烷胺，佩戴软性角膜接触镜时不宜使用。

用法与用量

（1）滴眼液滴入结膜囊　一次1～2滴，一日4～6次。

（2）注射液注入前房　一次0.5～0.75mL，根据手术方式选择剂量。

卡波姆 Carbomer

适应证　用于干眼症泪液缺乏的替代治疗。

不良反应　用药后可能引起短暂的视物模糊。

禁忌证　对本品任何成分过敏者禁用。

注意　①驾车或操纵机器时慎用。②佩戴角膜接触镜时不宜使用。

用法与用量　本品滴眼液（2g/L）滴眼，一次1滴，一日3～5次或更多，于白天和睡觉前使用。

◎ **谷胱甘肽（见19章660页）**

◎ **荧光素钠（见22章720页）**

玻璃酸钠 Sodium Hyaluronate

适应证　①本品滴眼液用于眼睛疲劳、眼干燥症、眼干燥综合征、Stevens-Johnson综合征等疾病。②注射液用于手术后药物性外伤、光线对眼造成的刺激及戴角膜接触镜等引起的外因性疾病。

药动学　玻璃酸钠注射液为眼科手术局部辅助用药，用量仅为0.2mL左右，而且术后大部分仍被冲出或抽出，残余少量药液很快从房角随房水排出。玻璃酸钠滴眼液吸收极微。研究表明，6名健康男性志愿者外用玻璃酸钠滴眼液9天，在外用玻璃酸钠前及治疗第3天、第9天（给药最后一天）及第10天测定体内的玻璃酸钠血药浓度，所有的血药浓度都低于检测限。注入前房的玻璃酸钠在局部的代谢很少，主要经扩散至血浆内在肝脏降解成小分子产物而排泄。外源性玻璃酸钠在眼前房内的半衰期长短与注入前房玻璃酸钠的量和相对分子质量密切相关。本品在眼内逐渐由房水稀释，从房角排出。当眼内存留过多，房水稀释不足，引起房角阻滞，眼压升高。

不良反应 可能引起短暂的视物模糊、刺激感、眼痒、结膜充血、眼睑皮肤炎等。

禁忌证 对本品过敏者禁用。

注意 ①不要在佩戴角膜接触镜时使用。②用后立即密封2～8℃保存。

用法与用量

（1）滴眼液（1g/L，3g/L）滴入结膜囊，一次1滴，一日5～6次，或根据症状适当增减。

（2）注射液 前房内注射，一次0.5～0.75mL，根据手术方式选择剂量。

聚乙烯醇滴眼液 Polyvinyl Alcohol Eye Drops

适应证 用于预防或治疗眼部干涩、异物感等刺激症状，或改善眼干燥症状。

不良反应 用药后偶有眼部刺激症状和过敏反应。

禁忌证 对本品过敏者禁用。

注意 ①使用本品后如有眼痛、视物模糊、持续充血及刺激感加重，应当停用本品，及时就医。②不要在佩戴角膜接触镜时使用。③过敏体质者慎用。④儿童必须在成人监护下使用。

用法与用量 本品滴眼液（14g/L）滴眼，一次1～2滴，一日3～4次，或根据症状适当增减。

重组人干扰素α1b滴眼液 Recombinant Human Interferon α1b Eye Drops

适应证 用于眼部病毒性疾病，对单纯疱疹性眼病，包括眼睑单纯疱疹、单疱性结膜炎、角膜炎（树枝状、地图状、盘状、基质性角膜炎）、单疱性虹膜睫状体炎疗效显著，对疱疹性眼病（如眼睑带状疱疹、带状疱疹性角膜炎、巩膜炎、虹膜睫状体炎）、腺病毒性结膜角膜炎、流行性出血性结膜炎等也有良好效果。

不良反应 偶见一过性轻度结膜充血、少量分泌物、黏涩感、眼部刺痛、痒感等症状，但可耐受继续用药。病情好转时酌减滴药次数，症状即缓解消失。

注意 ①过敏体质者慎用。②本品置于20～25℃条件下保存，可使用1个月。

用法与用量 滴眼液（2mL：20万u），滴入结膜囊，一次1滴，滴后闭眼1～2min。

（1）炎症急性期患者一日4～6次，随病情好转逐渐减量至一日2～3次，基本痊愈后改为一日1次，继续用药1周后停药。

（2）有多次复发史的单疱性角膜炎患者每遇感冒、发热或其他诱因如疲劳、生活不规律等，可预防性滴用本品，一日2次，连用3日，以防复发。

重组人表皮生长因子滴眼液 Recombinant Human Epidermal Growth Factor Eye Drops

适应证 用于各种原因引起的角膜上皮缺损，包括角膜机械性损伤、各种角膜手术后、轻度干眼症伴浅层点状角膜病变、轻度化学烧伤等。需根据病情，合并应用抗生素或抗病毒药物，针对病因进行治疗。

禁忌证 对本品过敏者。

注意 ①本品为无菌包装，用后请立即旋紧管口，以防污染。②本品无抗菌作用，但不会增加创面感染机会。对感染创面，在进行创面清创的前提下，可考虑联合使用抗菌药物控制感染。对于各种慢性创面如溃疡、压疮等，在应用本品前，应先行彻底清创去除坏死组织，有利于本品与创面肉芽组织的充分接触，提高疗效。

用法与用量 滴眼液［20mg/L（20Mu/L）］直接滴入眼结膜囊内，每次1～2滴，每日4次，或遵医嘱。

氯化钠滴眼液 Sodium Chloride Eye Drops

适应证 用于暂时性缓解眼部干涩症状。

不良反应 尚无不良反应的报道。偶见结膜充血。

禁忌证 尚不明确。

注意 ①使用本品后如有眼部充血、红肿、眼痒，应及时就医。②不能作为角膜接触镜冲洗液使用。③使用2周后症状未缓解，应停药就医。

用法与用量 滴眼液（5.5g/L）滴眼，一次1滴，一日5～6次。

24.1.2 耳疾病用药

硼酸滴耳液 Boric Acid Ear Drops

适应证 用于急性中耳炎、慢性中耳炎、外耳道炎。

不良反应 滴耳时可有短暂刺痛感。

禁忌证 对本品所含成分过敏者禁用。

注意 使用温度应接近体温。切忌接触眼睛。

用法与用量 滴耳液（40g/L）。

（1）滴耳 成人一次1～2滴，儿童酌减，一日3次。

（2）清洗外耳道 用无菌棉签蘸取本品适量擦拭外耳道，一日3次。

酚甘油滴耳液 Phenol Glycerin Ear Drops

适应证 用于鼓膜未穿孔的急性中耳炎、外耳道炎。

禁忌证 ①对本品所含成分过敏者禁用。②鼓膜穿孔且流脓患者禁用。③ 6个月以下婴儿禁用。

注意 本品对皮肤及黏膜有腐蚀性，质量浓度不宜超过20g/L。

用法与用量 滴耳液（10g/L，20g/L）滴耳，成人一次2～3滴，儿童一次2滴，均一日3次。

氧氟沙星滴耳液 Ofloxacin Ear Drops

适应证 用于敏感菌引起的中耳炎、外耳道炎、鼓膜炎。

药动学 据文献报道，成人患者在中耳腔内点滴3g/L的氧氟沙星溶液，一次10滴，一日2次，总计14次。耳浴30min后的血药浓度很低，为9～12mg/L。小儿患者在中耳腔内一次滴耳，耳浴3g/L的氧氟沙星水溶液5滴，120min后血清中浓度较低，不超过0.013mg/L。

药物相互作用 长期大量使用经局部吸收后，可产生与全身用药相同的药物相互作用，如可使环孢素、丙磺舒等药物血药浓度升高，干扰咖啡因的代谢等。

不良反应 偶有中耳痛及瘙痒感。

禁忌证 ①对本品所含成分过敏者禁用。②对喹诺酮类药物过敏的患者禁用。

注意 ①本品一般用于中耳炎局限在中耳黏膜部位的局部治疗。若炎症已累及鼓室周围时，除局部治疗外，可同时加用口服抗生素。②孕妇慎用。一般不用于婴幼儿。③出现过敏症状时应立即停药。④本品疗程不宜超过4周。⑤使用本品时若药温过低，可能会引起眩晕，因此使用温度应接近体温。

用法与用量 3g/L滴耳液滴耳，成人一次6～10滴，儿童一次3～4滴，一日2～3次。滴耳后进行约10min耳浴。根据症状适当增减滴耳次数。

过氧化氢滴耳液 Hydrogen Peroxide Ear Drops

适应证 用于急性化脓性中耳炎、慢性化脓性中耳炎及外耳道炎。

不良反应 高浓度对皮肤和黏膜产生刺激性灼伤，形成一疼痛“白痂”。

禁忌证 对本品所含成分过敏者禁用。

注意 ①避免皮肤及黏膜接触高浓度溶液。②本品遇氧化物或还原物即迅速分解并发生泡沫，遇光易变质。③孕妇及哺乳期妇女慎用。

用法与用量 30g/L过氧化氢溶液滴耳，成人一次5～10滴，儿童酌减，一日3次。滴药后数分钟用棉签擦净外耳道分泌物。

环丙沙星滴耳液 Ciprofloxacin Ear Drops

适应证 用于敏感菌所致的中耳炎、外耳道炎、鼓膜炎、乳突腔术后感染等。

不良反应 偶有中耳痛及瘙痒感。

禁忌证 ①对环丙沙星及任何一种喹诺酮类药过敏的患者禁用。②孕妇、哺乳期妇女禁用。

注意 ①本品一般用于中耳炎局限在中耳黏膜部位的局部治疗。若炎症已累及鼓室周围，除局部治疗外，应同时服用抗生素。②孕妇、哺乳期妇女慎用。③出现过敏症状时应立即停药。④本品疗程不宜超过4周。⑤使用本品时若药温过低，可能会引起眩晕，因此，使用温度应接近体温。

用法与用量 30g/L滴耳液滴耳，成人一次6～10滴，儿童酌减，一日2～3次。滴耳后进行约10min耳浴。根据症状适当增减滴耳次数。一般不用于婴幼儿。

碳酸氢钠滴耳液 Sodium Bicarbonate Ear Drops

适应证 用于外耳道耵聍栓塞。

不良反应 耵聍栓塞膨胀后，可引起外耳道疼痛、耳堵感。

用法与用量 50g/L滴耳液滴耳，成人一次2～3滴，儿童酌减，一日3～5次。2～3日后及时清除耵聍。

24.1.3 鼻疾病用药

倍氯米松鼻喷雾剂 Beclometasone Nasal Spray

适应证 用于预防和治疗成人及6岁以上儿童常年性和季节性变应性鼻炎和血管运动性鼻炎。

不良反应 ①少数患者可出现鼻、咽部干燥或烧灼感、喷嚏、味感和口感不佳或轻微鼻出血。②极个别患者发生鼻中隔穿孔。③罕见眼压升高或青光眼。

禁忌证 对本品所含成分过敏者禁用。

注意 ①肺结核、伴有疱疹和鼻部真菌感染的患者慎用。②孕妇及哺乳期妇女慎用。③鼻腔和鼻旁窦伴有细菌感染时应给予抗菌治疗。④已经全身应用糖皮质激素类药物并造成肾上腺功能损伤者，改用本品局部治疗时，也应注意检查垂体-肾上腺系统的功能。

用法与用量 每一喷50μg的鼻腔喷雾剂，喷雾吸入，成人及6岁以上儿童一次每鼻孔100μg，一日2次；或一次每鼻孔50μg，一日3～4次。一日用量不超过400μg。

布地奈德鼻喷雾剂 Budesonide Nasal Spray

适应证 ①用于预防治疗成人及6岁以上儿童季节性和常年性变应性鼻炎，常年性非变应性鼻炎、鼻窦炎。②用于预防鼻息肉切除后鼻息肉的复发，对症治疗鼻息肉。③鼻内镜围术期治疗。

不良反应 ①局部症状，如鼻干、喷嚏。②轻微的血性分泌物或鼻出血。③皮肤反应，如荨麻疹、皮疹、皮炎、血管性水肿等。④极少数患者发生溃疡和鼻中隔穿孔。

禁忌证 对本品所含成分过敏者禁用。

注意 ①肺结核、伴有鼻部真菌感染和疱疹的患者慎用。②本品治疗时间不得超过3个月。③长期使用高剂量治疗的儿童和青少年可能引起生长发育迟缓。④本品仅用于鼻腔，不得接触眼睛。若接触眼睛，请立即用水清洗。⑤应避免与酮康唑或其他强效的CYP3A4抑制药合用。若无法避免，则给药间隔应尽可能长。⑥孕妇不应使用本品，除非有特别考虑，目前尚无研究资料表明本品是否能进入母乳。

用法与用量 每一喷64μg的鼻腔喷雾剂，喷雾吸入。①鼻炎：成人、6岁及6岁以上儿童，起始剂量一日256μg（每个鼻孔64μg），早晨一次喷入（每个鼻孔128μg）或分早、晚两次喷入（每次每个鼻孔64μg）。在获得预期效果后，减少用量至控制症状所需的最小剂量，如每天早晨每个鼻孔喷入64μg。②鼻息肉：成人，一次128μg（每个鼻孔64μg），一日2次。

氟替卡松鼻喷雾剂 Fluticasone Nasal Spray

适应证 参见布地奈德鼻喷雾剂。4岁以上儿童亦可应用。

不良反应 同布地奈德鼻喷雾剂。

禁忌证 对本品所含成分过敏者禁用。

注意 ①孕妇及哺乳期妇女慎用。②应用本品数日后才能产生最大疗效。以早晨用药为宜。③已经全身应用糖皮质激素类药物并造成肾上腺功能损伤者改用本品局部治疗时，也应注意检查垂体-肾上腺系统的功能。④经鼻腔用类固醇可引起全身作用，特别是在高剂量并长期使用时应予注意。

用法与用量 每一喷50μg的鼻腔喷雾剂，喷雾吸入。

（1）成人和12岁以上儿童 一次每侧鼻孔各100μg，一日1～2次，一日最大剂量每个鼻孔一次200μg。维持量一日1次，每个鼻孔各50μg。

（2）老年患者 用量同成人患者。

（3）4～11岁儿童 一次每侧鼻孔各50μg，一日1～2次。一日最大剂量每个鼻孔一次100μg。维持量应采用能够使症状得到有效控制的最小剂量。

糠酸莫米松鼻喷雾剂 Mometasone Furoate Aqueous Nasal Spray

适应证 本品用于治疗成人、青少年和3～11岁儿童季节性或常年性变应性鼻炎。对于曾有中至重度季节性变应性鼻炎症状的12岁以上患者，主张在发病季节开始前2～4周用本品作预防性治疗。

不良反应 ①鼻出血，如明显出血、带血黏液和血斑，咽炎，鼻灼热感及鼻部刺激感。②过敏反应和血管性水肿。

禁忌证 对本品所含成分（糠酸莫米松、聚山梨酯-80、苯扎氯胺、苯乙醇等）过敏者禁用。

注意 ①活动性或静止性呼吸道结核感染患者，未经治疗的真菌、细菌、全身性病毒感染以及眼单纯疱疹患者慎用。在确有应用指征时，应权衡利弊后决定是否使用。②哺乳期妇女用药期间宜暂停哺乳。③对于鼻黏膜局部感染未经治疗的患者不应使用本品。④本品使用达数月或更长时间的患者，应定期检查鼻黏膜。⑤如果鼻咽部发生局部真菌感染或持续存在鼻咽部刺激，本品应停用或给予适当治疗。⑥接受本品治疗的患者，免疫功能可能受到抑制，有感染水痘、麻疹的危险。

用法与用量 每一喷50μg的鼻腔喷雾剂，鼻腔喷雾吸入。

（1）成人及12岁以上儿童 一次每侧鼻孔各100μg，一日1次。症状被控制后，剂量可减至一次每侧鼻孔各50μg。如症状未被有效控制，则剂量可增至一次每侧鼻孔200μg。

（2）3～11岁儿童 一次每侧鼻孔各50μg，一日1次。

曲安奈德鼻喷雾剂 Triamcinolone Acetonide Nasal Spray

适应证 用于治疗和预防成人及4岁以上儿童的季节性或常年性变应性鼻炎。

不良反应 ①鼻咽部干燥或烧灼感、喷嚏或轻微鼻出血、头痛等。②鼻分泌物呈黄色或绿色，有异味；鼻部或咽部有较严重的刺痛或流鼻血。③罕见鼻中隔穿孔、眼压升高，通常见于曾做过鼻手术的患者。

禁忌证 对本品所含成分过敏者禁用。

注意 ①呼吸道活动性结核病、未治疗的真菌病、全身性或病毒性感染、眼部单纯疱疹病毒感染等患者慎用。②鼻中隔溃疡、鼻部手术或创伤后慎用。③孕妇及哺乳期妇女慎用。④鼻腔和鼻旁窦伴有细菌感染者，应同时进行抗菌治疗。⑤已经全身应用糖皮质激素类药物并造成肾上腺功能损伤者，改用本品局部治疗时，也应注意检查垂体-肾上腺系统的功能。⑥对严重过敏性鼻炎患者，尤其是伴有过敏性眼部功能损伤者，改用本品局部治疗时，也应同时接受其他药物治疗。⑦一旦发生鼻咽部白色念珠菌感染，停止使用本品，并给予适当的治疗。⑧对部分患者而言，在治疗第1日症状会有所改善，但通常需经1周左右的治疗方可达到最大疗效。

用法与用量 每一喷55μg的鼻腔喷雾剂，鼻腔喷雾吸入。

（1）成人和12岁以上儿童 一次每侧鼻孔各110μg，一日1次。当症状被控制时，用维持量，一次每侧鼻孔各55μg；如果症状未被有效控制，则剂量可增至一次每侧鼻孔各220μg，但一次总量不得超过440μg。

（2）4～11岁儿童 一次每侧鼻孔各55μg，一日1次。每日最大量，一次每侧鼻孔各110μg，一日1次。

麻黄碱滴鼻液 Ephedrine Nasal Drops

适应证 ①用于缓解鼻黏膜充血肿胀引起的鼻塞。②用于鼻出血。

药物相互作用 不得与单胺氧化酶抑制药、三环类抗抑郁药同用。

不良反应 偶见一过性轻微烧灼感、干燥感、头痛、头晕、心率加快、长期使用可致心悸、焦虑不安、失眠等。

禁忌证 萎缩性鼻炎患者禁用。

注意 ①冠心病、高血压、甲状腺功能亢进症、糖尿病、闭角型青光眼患者慎用。②孕妇及儿童慎用。③运动员慎用。④鼻腔干燥者慎用。⑤对本品过敏者慎用。

用法与用量 10g/L滴鼻液滴鼻，成人一次1～2滴，一日3～4次，连续使用不得超过7日。

羟甲唑啉滴鼻液 Oxymetazoline Nasal Drops

适应证 用于急性鼻炎、慢性鼻炎、鼻窦炎、变应性鼻炎。

药动学 本药经鼻给药可经鼻黏膜吸收，局部起效迅速（1～5min）。作用可持续8～12h，经鼻给药后72h，给药量的30%以原型经肾排出，10%原型药物随粪便排出。原型药物的半衰期为5～8h。

药物相互作用 本品不得与其他血管收缩药并用。

不良反应 ①滴药过频易致反跳性鼻充血，久用可致药物性鼻炎。②轻微烧灼感、针刺感、鼻黏膜干燥以及头痛、头晕、心率加快等反应。

禁忌证 ①鼻腔干燥、萎缩性鼻炎患者禁用。②孕妇、哺乳期妇女及2岁以下小儿禁用。③对本品过敏者禁用。

注意 高血压、冠心病、甲状腺功能亢进症、糖尿病等患者慎用。

用法与用量

（1）成人5g/L滴鼻液滴鼻，一次一侧1～3滴，早、晚各1次，每次间隔4h以上，连续使用不得超过7天。

（2）儿童2～6岁儿童应在医师指导下使用。6岁以上同成人。

羟甲唑啉喷雾剂 Oxymetazoline Spray

适应证 用于急性鼻炎、慢性鼻炎、鼻窦炎、变应性鼻炎、肥厚性鼻炎等鼻腔疾病的鼻塞症状。

药动学、药物相互作用、不良反应、禁忌证、注意 参见羟甲唑啉滴鼻液项下。

用法与用量 每一喷37μg的鼻腔喷雾剂，鼻腔喷雾吸入，连续使用不得超过7日。

（1）成人 选用喷雾剂（0.25g/L），1次一侧鼻孔37～111μg（1～3喷），早晨和睡前各1次。

（2）儿童 2岁以内儿童禁用。6岁以上儿童选用喷雾剂（0.125g/L）喷鼻，每次每侧鼻孔1～3喷，晨起和睡前各1次。

赛洛唑啉滴鼻液 Xylometazoline Nasal Drops

适应证 用于缓解急性鼻炎、慢性鼻炎、鼻窦炎等引起的鼻塞症状。

不良反应 ①滴药过频易致反跳性鼻充血，久用可致药物性鼻炎。②偶见一过性的轻微烧灼感、针刺感、鼻黏膜干燥及头痛、头晕、心率加快等反应。

禁忌证 萎缩性鼻炎及鼻腔干燥患者禁用。

注意 冠心病、高血压、甲状腺功能亢进症、糖尿病、闭角型青光眼患者、孕妇慎用。

用法与用量 滴鼻。

（1）成人 1g/L溶液，一次2～3滴，一日2次，连续使用不得超过7日。

（2）儿童 6～12岁儿童，0.5g/L溶液，一次2～3滴，一日2次，连续使用不得超过7日。

赛洛唑啉喷鼻液 Xylometazoline Nasal Spray

适应证 用于急慢性鼻炎、鼻窦炎、变应性鼻炎、肥厚性鼻炎等鼻腔疾病的鼻塞症状。

不良反应 偶见鼻腔内一过性轻微灼烧感、干燥感、头痛、头晕及心率加快等。

禁忌证 ①接受单胺氧化酶抑制药或三环类抗抑郁药治疗的患者禁用。② 2岁以下儿童禁用。③对本品过敏者禁用。

注意 ①冠心病、高血压、甲状腺功能亢进症、糖尿病、闭角性青光眼患者慎用。② 6岁以下儿童慎用。

用法与用量 每一喷62.5μg的鼻腔喷雾剂，鼻腔喷雾吸入，一次125～187.5μg（2～3喷），一日2次，连续使用不得超过7日。

左卡巴斯汀鼻喷雾剂 Levocabastine Nasal Spray

适应证 用于变应性鼻炎的症状治疗。

不良反应 偶有使暂时而轻微的局部刺激（鼻刺痛和烧灼感）的报道。罕见过敏反应。

禁忌证 对所含成分过敏者禁用。

用法与用量 每一喷50μg（按左卡巴斯汀计）的鼻腔喷雾剂。成人和儿童常规剂量每鼻孔每次2喷，每日2次。也可增加至每次每鼻孔2喷，每日3～4次。连续用药直至症状消除。

氮䓬斯汀鼻喷雾剂 Azelastine Nasal Spray

适应证 用于季节性和常年性变应性鼻炎。

不良反应 ①鼻黏膜刺激，鼻出血。②若给药方法不正确（如头部后仰），用药时会有苦味感，偶见恶心。

禁忌证 ①哺乳期妇女禁用。② 6岁以下儿童禁用。

注意 妊娠初始3个月内妇女慎用。

用法与用量 鼻腔喷雾吸入，成人一次每鼻孔各140μg（2喷），6岁以上儿童一次每鼻孔各70μg（1喷），均一日2次（早、晚各1次），连续使用不超过6个月。

孟鲁司特钠咀嚼片 Montelukast Sodium Chewable Tablets

适应证 用于减轻2～14岁儿童季节性变应性鼻炎引起的症状。

不良反应 不良反应轻微，长期使用可引起精神障碍如抑郁和兴奋等表现。

禁忌证 对所含成分过敏者禁用。

注意 不应用本品替代吸入或口服糖皮质激素。

用法与用量 口服。

（1）成人 15岁及15岁以上成人一次10mg，一日一次，睡前服。

（2）儿童 ① 6～14岁一次5mg，一日1次，睡前嚼服。② 2～5岁一次4mg，一日1次，睡前嚼服。

色甘酸钠滴鼻液 Sodium Cromoglicate Nasal Drops

适应证 用于季节性和常年性变应性鼻炎。

不良反应 ①使用滴鼻液时，可见鼻刺痛、烧灼感、喷嚏、头痛、嗅觉改变，罕见鼻出血、皮疹等过敏反应。②干粉吸入时，少数患者有咽部刺激感、呛咳、恶心、胸闷反应，系由粉末的刺激所致。也有在治疗数周后症状加重，或出现皮疹、排尿困难。

禁忌证 妇女妊娠初始3个月禁用。

注意 严重肝、肾功能不全患者慎用。

用法与用量

（1）色甘酸钠滴鼻液（20g/L）成人滴入鼻内，一次5～6滴，一日5～6次。儿童滴入鼻内，一次2～3滴，一日3～4次。

（2）吸入用色甘酸钠胶囊（20mg）干粉（胶囊）鼻吸入，每侧10mg（半粒），一日4～6次。儿童少用。

标准桃金娘油胶囊 Myrtol Standardized

适应证 用于急性鼻窦炎、慢性鼻窦炎和支气管炎。

不良反应 极少，个别有胃肠不适及原有肾结石、胆结石移动。偶有过敏反应。

禁忌证 对本品过敏者禁用。

注意 勿掰开或咀嚼服用。

用法与用量

（1）成人 ①急性患者一次300mg，一日3～4次。②慢性患者一次300mg，一日2次。

（2）儿童

① 4～12岁儿童：a.急性患者一次120mg，一日3～4次；b.慢性患者一次120mg，一日2次。

② 12岁以上儿童：a.急性患者一次300mg，一日3～4次；b.慢性患者一次300mg，一日2次。

欧龙马滴剂 Sinupret Drops

适应证 本品含欧龙胆、报春花、酸模、洋接骨木、马鞭草成分，辅料乙醇的含量为19%（体积分数）。用于急性鼻窦炎（含慢性鼻窦炎急性发作）。

不良反应 极少数患者有轻度的胃肠道不适，罕见过敏反应（皮疹、深呼吸异常）。

禁忌证 本品含乙醇，乙醇中毒患者避免服用。

用法与用量 口服。

（1）成人 第1～5天一次100滴（约6.2mL），第6～10天一次50滴（约3.1mL），一日3次。

（2）儿童 ① 2～6岁一日3次，每次15滴。② 7～14岁一日3次，每次25滴。

24.1.4 口腔科用药

复方硼砂含漱液 Compound Borax Gargle

适应证 本品含硼砂、碳酸氢钠、液化酚和甘油。用于口腔炎、咽喉炎与扁桃体炎等。

禁忌证 新生儿、婴儿禁用。

注意 ①含漱后应吐出，不可咽下。②儿童、老年人、孕妇及哺乳期妇女慎用。③本品误服后可引起局部组织腐蚀，吸收后可发生急性中毒，早期症状为呕吐、腹泻、皮疹以及中枢神经系统先兴奋后抑制等症状。④用时应避免接触眼睛。

用法与用量 含漱，一次10mL，加5倍量的温开水稀释后含漱，一次含漱5min后吐出，一日3～4次。

复方氯己定含漱液 Compound Chlorhexidine Gargle

适应证 用于牙龈炎、冠周炎、口腔黏膜炎等引致的牙周脓肿、口腔黏膜溃疡等病症的辅助治疗。

不良反应 ①偶见过敏反应或口腔黏膜浅表脱屑。②长期使用能使口腔黏膜表面与牙齿着色，舌苔发黄，味觉改变。

禁忌证 对本品过敏者禁用。

注意 ①本品连续使用不宜超过3个疗程。②含漱时至少在口腔内停留2～5min。③本品仅供含漱用，含漱后吐出不得咽下。④用时应避免药液接触眼睛。⑤孕妇及哺乳期妇女慎用。⑥使用本品期间，如另外再用其他类口腔含漱液时，应至少间隔2h。

用法与用量 漱口，一次10～20mL，一日2次，早、晚刷牙后含漱，5～10日为1个疗程。连续使用不宜超过3个疗程。

过氧化氢溶液 Hydrogen Peroxide Solution

适应证 用于扁桃体炎、口腔炎、白喉等。

不良反应 ①高浓度对皮肤和黏膜产生刺激性灼伤，形成一疼痛“白痂”。②以本品连续应用漱口可产生舌乳头肥厚，属可逆性。③本品溶液灌肠时，当含过氧化氢质量分数≥0.75%时可发生气栓和（或）肠坏疽。

注意 ①本品遇光、热易分解变质。②本品所用质量分数1%溶液系用市售质量分数30%过氧化氢溶液加水适量稀释制得。

用法与用量

（1）漱口 质量分数1%溶液，一次10～15mL，一日含漱3～4次。

（2）冲洗 质量分数3%溶液，适量龈袋或牙周袋冲洗。

（3）湿敷 质量分数1%溶液的消毒纱布覆盖于局部损害处10～20min，一日2～3次。

呋喃西林漱口片 Nitrofural Tablets

适应证 用于咽喉炎、扁桃体炎及口腔炎等。

禁忌证 对本品过敏者禁用。

注意 ①发生过敏反应应立即停止使用。②含漱后吐出不得咽下。

用法与用量 漱口，一次50mg，一日4～6次。临用前，将本品一片（50mg）加入温开水500mL使其溶解。

西地碘 Cydiodine

适应证 用于慢性咽喉炎、口腔溃疡、慢性牙龈炎、牙周炎。

不良反应 ①偶见皮疹、皮肤瘙痒等过敏反应。②长期含服可导致舌苔染色，停药后可消退。

禁忌证 对本品过敏者或对其他碘制剂过敏者禁用。

注意 ①妊娠及哺乳期妇女慎用。②本品应逐渐含化，勿嚼碎口服。③甲状腺疾病患者慎用。正在测试甲状腺功能的患者应考虑本品对检验结果的影响。④连续应用3～5日症状未见缓解者，应停药就医。

用法与用量 口含，一次1.5mg，一日3～5次。

度米芬喉片 Domiphen Bromide Tablets

适应证 用于咽喉炎、扁桃体炎。

禁忌证 对本品过敏者禁用。

注意 本品应逐渐含化，勿嚼碎口服。

用法与用量 口含，一次0.5～1mg，每2～3h一次。

◎ **溶菌酶片（见21章718页）**

薄荷喉片 Menthol Buccal Tablets

适应证 本品为复方制剂，内含薄荷脑、苯甲酸钠、三氯叔丁醇、桉叶油、八角茴香油。用于咽喉炎、扁桃体炎及口臭等。

不良反应 少见，偶可发生哮喘、荨麻疹和血管神经性水肿等变态反应。

禁忌证 对本品中成分过敏者禁用。

注意 本品应逐渐含化，勿嚼碎口服。

用法与用量 口含，一次含1片，并徐徐咽下，一日4～6次。

硼酸甘油 Boracic Acid and Glycerin

适应证 用于急性咽炎、慢性咽炎。

禁忌证 对本品中成分过敏者禁用。

用法与用量 外用，用棉签蘸取少量本品涂于患处，一日3次。

地喹氯铵 Dequalinium Chloride

适应证 用于急性咽喉炎、慢性咽炎、口腔黏膜溃疡、齿龈炎。

不良反应 ①罕见皮疹等过敏反应。②偶见恶心、胃部不适。

禁忌证 对本品过敏者禁用。

注意 本含片应逐渐含化，勿嚼碎口服。

用法与用量 含片（0.25mg），口含一次1～2片，每2～3h一次，必要时可重复用药。

氯己定 Chlorhexidine

适应证 本品系阳离子表面活性剂，具有相当强的广谱抑菌、杀菌作用。用于牙龈炎、冠周炎、口腔黏膜炎等所致的牙龈出血、牙周肿痛及溢脓性口臭、口腔溃疡等症的辅助治疗用药。

药物相互作用 ①本品与肥皂、阴离子物质、碘化钾等有配伍禁忌。②当遇到悬浮剂（如藻酸盐、西黄耆胶）、不溶性粉末（如白陶土）或不溶性化合物（如钙、镁和锌）时，药效会降低。③本品0.5g/L溶液与硼酸盐、碳酸氢盐、碳酸盐、氯化物、枸橼酸盐、硝酸盐、磷酸盐和硫酸盐有配伍禁忌，因可形成低溶解度的盐而沉淀析出。本品遇硬水可形成不溶性盐。④本品遇软木（塞）可失去药物活性。

不良反应 ①偶见过敏反应或口腔黏膜浅表脱屑。②长期使用能使口腔黏膜表面与牙齿着色、舌苔发黄、味觉改变，停药后可恢复。

禁忌证 对本品过敏者禁用。

注意 ①连续使用不宜超过3个疗程。②含漱时至少在口腔内留存2～5min。③使用本品期间，如需用其他口腔含漱液，应至少间隔2h。

用法与用量

（1）复方氯己定溶液含漱 一次10～15mL，早晚刷牙后含漱2～5min，5～10日为一疗程。

（2）0.2～2g/L溶液湿敷 将浸有本品的消毒纱布覆盖于局部损伤处10～20min，一日2～3次。

（3）葡萄糖酸氯己定片（5mg）含化，一次一片，一日4～6次。

（4）0.5g/L溶液用于创伤、烧伤、皮肤疾病的消毒；0.2g/L溶液作膀胱灌注液，用于尿路感染。

聚维酮碘溶液 Povidone Iodine Solution

适应证 本品是一种应用较普遍的碘附（碘伏）。它是元素碘和聚合物载体相结合的一种疏松复合物，其溶液用于口腔黏膜创伤、溃疡及病毒、细菌所致的口腔黏膜病；拔牙及口腔外科手术前后消毒；牙髓及根尖周病治疗中的冲洗和封药；以及日常漱口消毒。

药动学 正常个体外用很少会吸收，但可通过阴道黏膜吸收并在乳汁中浓缩，乳汁中的浓度要比母体血清浓度高8倍。

药物相互作用 ①在高pH环境下杀菌活性降低。本品与过氧化氢混合可引起爆炸。②不宜与碱性溶液及还原性物质合用。③有机物能影响本品的消毒，故不应用于含有机物的排泄物消毒。对铜、铝、银等金属有一定腐蚀作用，对镀锡和不锈钢制品不产生腐蚀，故不应做相应金属制品的消毒。

不良反应 可引起过敏反应和对皮肤、黏膜的刺激，但比碘的刺激要轻。不良反应罕见，然而，外用于婴儿可能导致碘的明显吸收（也包括用于孕妇和哺乳期妇女后的吸收），局部刺激、痒和烧灼感是常见的反应，大面积和长期应用偶可导致中性粒细胞减少症；烧伤严重的病例会有代谢性酸中毒，大面积烧伤患者也有肝损伤的报告。其他不良反应有接触性皮炎、甲状腺功能减退和碘中毒。

禁忌证 对碘过敏者禁用。

注意 ①涂布部位如有灼烧感、瘙痒、红肿等情况，应停止用药，并将局部药物洗净，必要时向医师咨询。②如误服中毒，应立即用淀粉糊或米汤洗胃，并送医院救治。

用法与用量 本品10g/L溶液。

（1）用于治疗时，可用棉签蘸原液直接涂布于患处，一日1～2次。

（2）含漱消毒，可将药液用凉开水稀释1～2倍，一次5～10mL，一日2～3次，每次含漱1min后吐出，半小时内不饮水、不进食。

（3）用于活动义齿夜间浸泡清洁时，可将原液稀释10倍。

西吡氯胺溶液 Cetylpyridinium Chloride Solution

适应证　用于口腔疾病的辅助治疗，也可用于口腔日常护理及清洁口腔。

药物相互作用　本品为阳离子型表面活性剂，与含有阴离子型表面活性剂的药物或产品合用时有配伍禁忌，可能降低其杀菌效果。

不良反应　可能出现皮疹等过敏反应。口腔、喉头偶可出现刺激感等症状。

禁忌证　对本品过敏者。

注意　①过敏体质者慎用。②本品仅供含漱用，含漱后吐出不得咽下。

用法与用量　本品1g/L溶液。

（1）含漱　刷牙前后或需要使用时，一次15mL，强力漱口1min，一日至少使用2次。

（2）湿敷　将浸有本品的消毒纱布覆盖于局部损伤处10～20min，一日2～3次。

甲紫溶液 Methylrosanilinium Chloride Solution

适应证　用于皮肤和黏膜的化脓性感染、白色念珠菌引起的口腔炎，也用于烫伤、烧伤等。

不良反应　对黏膜可能有刺激或引起接触性皮炎。

禁忌证　哺乳期妇女乳房部位用药需防止婴儿经口吸入。

注意　①面部有溃疡型损害时慎用，应避免造成皮肤着色。②治疗鹅口疮时，只在患处涂药，如将溶液咽下可造成食管炎、喉头炎。③涂药后不宜密封包扎。④大面积破损皮肤不宜使用。⑤不宜长期应用。

用法与用量

（1）治疗黏膜感染　用10g/L水溶液外涂，一日2～3次。

（2）用于烧伤、烫伤　用1～10g/L的水溶液外涂。

碘甘油 Iodine Glycerol

适应证　用于口腔黏膜溃疡、牙龈炎、冠周炎。

药物相互作用　不得与碱、生物碱、水合氯醛、苯酚、硫代硫酸钠、淀粉、鞣酸同用或接触。

不良反应　偶见过敏反应和皮炎。

禁忌证　对本品或其他含碘制剂过敏者。

注意　①过敏体质者慎用。②新生儿慎用。③仅供口腔局部使用。如误服中毒，应立即用淀粉糊或米汤灌胃，并送医院救治。④涂布部位如有灼烧感、瘙痒、红肿等情况，应停止用药，并将局部药物洗净，必要时向医师咨询。

用法与用量　10～20g/L碘甘油外用，用棉签蘸取少量涂于患处，一日2～4次。

米诺环素软膏 Minocycline Ointment

适应证 临床用于辅助治疗牙周炎、牙周脓肿、冠周炎。

不良反应 牙周袋内注射后即刻出现局部刺激，但随即消失，属一过性反应。

禁忌证 对四环素类抗生素有过敏史的患者。

注意 ①过敏反应，必须注意观察，一旦出现过敏征兆（瘙痒、发红、肿胀、丘疹、水疱等）立即停止用药。②注药时患部可能出现一时刺激或疼痛，缓慢注药可明显减轻此症状。③用药前去除软垢、龈上菌斑及牙石。④注药后不得立即漱口及进食。⑤局部如出现耐药性或不敏感菌所致的感染症应停止用药。

用法与用量 外用，在进行牙周冲洗或牙周基础治疗后，通过纤细的特制注射器将软膏注入牙周袋深部，一周一次，连续4次。

◎ **制霉菌素（见14章514页）**

复方甘菊利多卡因凝胶 Compound Chamomile and Lidocaine Gel

适应证 本品含利多卡因、麝香草酚、洋甘菊花酊。①用于牙龈、唇及口腔黏膜的炎症性疼痛。②缓解乳牙和智齿萌出过程中所出现的局部症状及由于使用正畸矫治器所致的局部症状等。③作为佩戴义齿后所出现的疼痛不适及刺激性和（或）过敏性反应的辅助性治疗。

不良反应 利多卡因可触发迟发型超敏反应和速发型超敏反应，可与其他酰胺类药物发生交叉过敏反应；频繁地局部使用利多卡因，特别是用于黏膜，可触发变态反应。

禁忌证 对本品中的各种成分已知有过敏反应的患者。

注意 请将本品置于儿童不可触及处。

用法与用量

（1）牙龈或口腔黏膜炎症性疼痛 每次涂约0.5cm凝胶于疼痛或发生炎症的牙龈区，稍加按摩，一日3次。

（2）治疗与使用义齿有关的症状或病损 可用约豌豆大小的凝胶涂抹患处。

阿昔洛韦乳膏 Aciclovir Cream

适应证 用于单纯疱疹病毒或带状疱疹感染。

不良反应 可见轻度疼痛、灼痛、刺痛、瘙痒及皮疹。

禁忌证 对本品过敏者。

注意 ①过敏体质者、孕妇、哺乳期妇女慎用。②本品仅用于皮肤黏膜，不能用于眼部。③涂药时应戴指套或手套。④连续使用7日症状仍未缓解，请咨询医师。⑤用药部位如有灼烧感、瘙痒、红肿等情况应停药，并将局部药物洗净；必要时向医师咨询。

用法与用量 本品质量分数3%乳膏外用，涂于患处，白天每2h一次，一日6次，共7日。

丁硼乳膏 Oil of Ocimum and Borax Cream

适应证 本品含丁香油和硼砂等成分的乳膏，适用于急慢性牙龈炎、口腔炎等引起的牙痛、牙龈出血、肿痛、溃疡、溢脓等症状。

不良反应 偶见过敏反应。

禁忌证 对硼砂、丁香油及丁香酚过敏者。

注意 坏死性牙龈炎或急性牙龈炎患者不宜采用刷牙方法，可将乳膏涂搽患处。

用法与用量 外用，取适量乳膏涂于患处，一日3～4次，在患处停留3～5min后用清水漱口洗去。也可将乳膏挤于牙刷上刷牙。睡前使用效果较好。

重组人表皮生长因子凝胶 Recombinant Human Epidermal Growth Factor Gel

适应证 用于皮肤烧烫伤创面（浅2度至深2度烧烫伤创面）、残余创面、供皮区创面及慢性溃疡创面的治疗。

不良反应 偶见轻度刺激症状，如刺痛、灼热感。未见严重不良反应。

禁忌证 对本品过敏者。

注意 ①本品为无菌包装，用后请立即旋紧管口，以防污染。②本品无抗菌作用，但不会增加创面感染机会。对感染创面，在进行创面清创的前提下，可考虑联合使用抗菌药物控制感染。对于各种慢性创面，如溃疡、压疮等，在应用本品前，应先行彻底清创去除坏死组织，有利于本品与创面肉芽组织的充分接触，提高疗效。

用法与用量 本品1mg/kg凝胶外用：常规清创后，用灭菌9g/L氯化钠溶液清洗创面，取本品适量，均匀涂于患处。需要包扎者，同时将本品均匀涂于适当大小的内层消毒纱布，覆盖于创面，常规包扎，一日1次或遵医嘱。推荐剂量为每100cm^{2}创面使用凝胶10g（以凝胶质量计）。

复方苯佐卡因凝胶 Compound Benzocain Gel

适应证 本品5g凝胶含苯佐卡因1g，氯化锌0.005g。适用于复发性口腔溃疡的止痛及治疗。

不良反应 部分患者使用本品时有一过性局部刺激症状，一般2min内可消失。

禁忌证 对局麻药（如普鲁卡因、丁卡因、苯佐卡因或其他类麻醉药）及本品中其他成分过敏的患者。

注意 ①本品仅供口腔使用。②本品不宜长期使用，连用7日后症状未缓解，应停药就医。③儿童慎用。④本品在口腔缓慢融化后可咽下。⑤使用过量后发生严重不良反应，应立即就医。⑥对本品过敏者禁用，过敏体质者慎用。⑦运动员慎用。⑧本品性状发生改变时禁止使用。⑨儿童必须在成人监护下使用。⑩如正在使用其他药品，使用本品前应咨询医师或药师。⑪使用本品时不能同时使用其他口腔用药。⑫如有其他药同时使用可能会发生相互作用，详细请咨询医师或药师。

用法与用量 2岁以上儿童，涂于患处，一日3～4次，最多不超过4次，

地塞米松粘贴片 Dexamethasone Tablets

适应证 适用于非感染性口腔黏膜溃疡。

不良反应 ①偶见皮疹等过敏反应。②长期使用可见糖皮质激素类全身性不良反应。

禁忌证 严重高血压、糖尿病、胃与十二指肠溃疡、骨质疏松症、有精神病史、癫痫史、青光眼等患者。

注意 参见复方苯佐卡因凝胶注意项下除⑥外的各条。

用法与用量 含本品0.3mg的贴片贴于患处，一次1片。一日总量不超过3片，连用不得超过1周。洗净手指蘸少许唾液粘起黄色面，将白色面贴于患处，并轻压10～15s使其粘牢，不须取出，直至全部溶化。

◎ 普鲁卡因（见23章745页）

本品用于局部浸润麻醉、神经阻滞麻醉。

用法与用量

（1）浸润麻醉 2.5～5.0g/L溶液，每小时不得超过1.5g。

（2）阻滞麻醉 10～20g/L溶液，每小时不得超过1.0g。

其他见23章。

◎ 利多卡因（见23章747页）

主要用于浸润麻醉、表面麻醉（包括在胸腔镜检查或腹腔手术时做黏膜麻醉用）及神经阻滞麻醉。

用法与用量

（1）表面麻醉 20～40g/L溶液，每次量宜＜100mg。

（2）浸润麻醉或静脉注射区域阻滞 2.5～5.0g/L溶液，一次50～300mg。

其他见23章。

◎ 丁卡因（见23章748页）

本品主要用于黏膜表面麻醉，1～3g/L溶液用于神经传导阻滞。

用法与用量 黏膜表面麻醉常用浓度10～20g/L，每次限量40mg。

其他见23章。

甲哌卡因 Mepivacaine

适应证 用于口腔及牙科治疗中的局部浸润麻醉（神经传导阻滞型）。

不良反应 与其他氨基类局部麻醉药类似，不良反应可能由于以下原因引起：过量注射、快速吸收或不小心注射入血管引起的血药浓度升高，或者源于部分患者的过敏体质或者对药品耐受性差。

禁忌证 ① 3岁以下儿童。②严重心血管疾病（如心肌梗死）或心律失常者。③对氨基类麻醉药过敏者。④严重肝病和肾病患者。

注意 ①使用前必须了解患者病情、身体现况及药物过敏史。②避免对患者已受感染或红肿的部位进行麻醉。③注射过程要缓慢、不间断，注射前回抽以确保针头不在血管内。④每次进行麻醉时必须准备好镇静药（苯二氮䓬类、巴比妥酸盐）。⑤患者在感觉恢复前不能咀嚼口香糖，也不能进食。⑥运动员慎用。

用法与用量 用于口腔浸润及传导麻醉：30g/L盐酸甲哌卡因注射液，每支1.8mL。

（1）成人 一次性使用不超过3支。对同一患者，使用频率不要高于每周1次。

（2）儿童 3周岁以上儿童用量视年龄、体质量及所有具体治疗方式而定。一般儿童使用的剂量是每千克体质量0.025mL，但一次不能超过1支。儿童一次可摄入盐酸甲哌卡因的限定最高剂量为儿童体质量（kg）×1.33。

阿替卡因 Articaine

适应证 口腔用局部麻醉药，特别适用于涉及切骨术及黏膜切开的外科手术过程。

不良反应 类似其他口腔用麻醉药。用药过量或某些以前用过该药的患者可能出现以下临床症状：①中枢神经系统，如神经质、易激惹、呵欠、震颤、恐惧、眼球震颤、多语症、头痛、恶心、耳鸣等。如出现以上症状，应注意患者呼吸状况，严密监视以防中枢神经抑制造成病情恶化或伴发癫痫。②呼吸系统，如呼吸过快，然后呼吸过缓，可能导致呼吸暂停。③心血管系统，如心动过速、心动过缓、心血管抑制伴随动脉低血压，可能导致虚脱、心律失常（室性期前收缩、心室颤动）、传导阻滞（房室传导阻滞）等，以上心脏症状可能导致心脏停搏。④本品中含有的抗氧剂亚硫酸盐可能引起过敏反应，如支气管痉挛等。

禁忌证 ①对局麻药或本品其他成分过敏者。② 4岁以下儿童。③严重房室传导障碍而无起搏器的患者。④经治疗未得到控制的癫痫患者。⑤卟啉病。

注意 ①应先行注射50～100g/L的剂量试验是否存在过敏反应。②缓慢注射，严禁注射于血管中，注射前必须做抽回血检查。③使用过程中应维持与患者的语言交流。④接受抗凝药治疗者必须严密监视（监测国际标准化比值）。⑤麻醉咬合危险包括各种咬合（唇、颊、黏膜、舌），建议患者在感觉恢复前不要咀嚼口香糖或食物。⑥避免注射于感染及炎症部位（麻醉效果降低）。⑦因酰胺类局麻药主要由肝脏代谢，严重肝功能不全患者需降低剂量。缺氧、高钾血症、代谢性酸中毒患者亦需降低使用剂量。⑧高血压或糖尿病患者慎用。⑨运动员慎用。

用法与用量 40g/L注射液含有1/10万肾上腺素。

（1）成人 根据手术需要注射适当剂量。对于一般手术，每次注射量0.8～1.7mL，注射流量每分钟1.7mL；最大用量不超过7mg/kg。

（2）儿童 4岁以上儿童必须依照年龄、体质量、手术类型使用不同剂量，最大用量不超过5mg/kg。儿童平均使用剂量以毫克计可计算如下：儿童体质量（kg）×1.33。

24.2 皮肤科药物

24.2.1 抗感染药

莫匹罗星 Mupirocin

适应证 革兰氏阳性球菌引起的皮肤感染，例如脓疱疮、疖肿、毛囊炎等原发性皮肤感染及湿疹合并感染、溃疡合并感染、创伤合并感染等继发性皮肤感染。

药动学 外用于皮肤后吸收很少。吸收后可迅速代谢成无活性的首一酸，并经肾脏排出。

不良反应 局部刺激反应，包括瘙痒、烧灼感等。

禁忌证 对莫匹罗星或其他含聚乙二醇软膏过敏者禁用。

注意 基质内含有聚乙二醇，建议肾功能受损者慎用。本药不适用于假单胞菌属感染。妊娠期妇女慎用。仅供皮肤给药，勿用于眼、鼻、口等黏膜部位，误入眼内用水冲洗即可。

用法与用量 质量分数2%软膏外用，一日2～3次，一日最多使用3次，连续外用不应超过10日。

夫西地酸外用制剂 Topical Preparation of Fusidic Acid

适应证 由葡萄球菌、链球菌、痤疮丙酸杆菌及其他对夫西地酸敏感细菌引起的皮肤感染，包括脓疱疮、疖、甲沟炎、创伤感染、须疮、汗腺炎、红癣、毛囊炎、寻常性痤疮的炎性损害。

不良反应 主要是用药局部皮肤反应，包括接触性皮炎、红斑、丘疹、瘙痒、皮肤过敏反应等。罕见黄疸、紫癜、表皮坏死、血管水肿等。

禁忌证 对乳膏中的任何一种成分过敏者不能使用本品。

注意 避免接触眼部。不宜长时间、大面积使用。哺乳期妇女使用时，禁用于乳房部位的皮肤感染。

用法与用量 成人外用质量分数2%软膏，儿童外用1%质量分数软膏。一日2～3次，涂于患处，疗程为7日。

新霉素外用制剂 Topical Preparation of Neomycin

适应证 敏感细菌所致脓疱疮等化脓性皮肤病及烧伤、溃疡面的细菌性感染。

不良反应 变应性接触性皮炎，搽药局部潮红、肿胀、皮疹、瘙痒。大面积外用吸收后可出现耳毒性及肾毒性。若大面积使用时需注意耳毒性及肾毒性，特别是在儿童、老人以及肾功能受损者。

禁忌证 对新霉素或其他氨基糖苷类抗生素过敏的患者禁用。

注意 若大面积使用时需注意耳毒性及肾毒性，特别是在儿童、老人以及肾功能受损者。

用法与用量 本品质量分数0.25%或0.5%软膏外用，一日2～4次，连续外用不应超过7日。

红霉素外用制剂 Topical Preparation of Erythromycin

适应证 脓疱疮等化脓性皮肤病、小面积烧伤、溃疡面的感染和寻常性痤疮的炎性损害。

不良反应 偶见局部刺激症状和过敏反应。

禁忌证 对大环内酯类过敏者。

注意 避免接触眼睛及其他部位黏膜如口、鼻等。妊娠期妇女与哺乳期妇女慎用。与氯霉素及林可霉素有拮抗作用，应避免合用。

用法与用量 本品质量分数0.5%软膏涂于患处，一日2次。

杆菌肽外用制剂 Topical Preparation of Bacitracin

适应证 用于葡萄球菌、溶血性链球菌、肺炎链球菌等敏感菌所致的皮肤软组织感染，仅局部应用。

不良反应 偶见皮肤瘙痒、皮疹、红肿或其他刺激现象。罕见局部过敏反应。

禁忌证 对本品有过敏反应史者禁用。

注意 避免接触眼睛及其他黏膜如口、鼻。避免在创面长期和大面积使用，以免吸收产生肾毒性及耳毒性。连续使用不宜超过1周。儿童在成人监护下使用。避免与肾毒性及耳毒性药物合用。

用法与用量 杆菌肽软膏8g，含杆菌肽4000u，涂于患处，一日2~3次，疗程7日。

复方多黏菌素B外用制剂 Topical Preparation of Compound Polymyxin B

适应证 本品是含多黏菌素B、新霉素、杆菌肽、利多卡因的软膏，用于脓疱疮等化脓性皮肤病、小面积外伤、擦伤与烫伤细菌感染的防治。

不良反应 偶见过敏反应、瘙痒、烧灼感、红肿等。

禁忌证 对本品任一组分过敏者禁用。

注意 应避免在大面积烧伤面、肉芽组织或表皮脱落的巨大创面使用本品。使用时需注意肾毒性和耳毒性。儿童：妊娠期及哺乳期妇女慎用。不适于眼内使用。

用法与用量 局部用药，一日2~4次，疗程5日。

磺胺嘧啶银外用制剂 Topical Preparation of Sulfadiazine Silver

适应证 用于预防和治疗小面积、轻度烧烫伤继发的创面感染。

药动学 当本品与创面渗出液接触时缓慢代谢，部分药物可自局部吸收入血，一般吸收量低于给药量的1/10，磺胺嘧啶血药浓度可达10~20mg/L，当创面广泛、用药量大时吸收增加，血药浓度可更高。一般情况下本品中银的吸收量不超过其含量的1%。本品对坏死组织的穿透性较差。吸收的药物主要经肾滤过随尿排出。

不良反应 外用后有轻度刺激性，偶可有短暂性疼痛。药物经局部吸收后偶可发生磺胺嘧啶全身用药所致的各种不良反应，如过敏反应，出现皮疹、自觉瘙痒。长期使用时可有银中毒。<2个月的婴儿禁用。

禁忌证 ①对磺胺类药及银盐过敏者。②妊娠期、哺乳期妇女。③<2个月的婴儿。严重肝、肾功能不全者。

注意 对其他磺胺药或相似结构药物如磺酰脲类、砜类药物可有交叉过敏：缺乏葡萄糖-6-磷酸脱氢酶（G-6-PD）者慎用；老年患者、休克、失水、血卟啉病、艾滋病患者慎用；用药前应做肝、肾功能检查；长疗程用药者应定期检查血常规、尿常规。

用法与用量 本品质量分数1%软膏或乳膏供外用。直接涂于创面，涂药厚度约为

1.5mm，或将软膏制成油纱布敷用，每1～2日换药1次，一日最多外涂30g。

磺胺嘧啶锌外用制剂 Topical Preparation of Sulfadiazine Zinc

适应证 本品适用于预防及治疗2～3度烧伤继发创面感染，包括对该药呈现敏感的肠杆菌科细菌、铜绿假单胞菌、金黄色葡萄球菌、肠球菌属及念珠菌等真菌所致感染。

药动学 大面积用药后血清锌浓度逐渐增加，4～8h血药浓度达峰值，而后逐渐下降，从尿中排出，在18～24h内尿中锌排出明显，48h后呈下降趋势。

不良反应 应用本品后部分患者可引起接触性皮炎。本品自局部吸收后偶可发生与磺胺药全身应用时相同的各种不良反应，包括：①过敏反应。②中性粒细胞减少或缺乏症、血小板减少症及再生障碍性贫血。③溶血性贫血及血红蛋白尿。④高胆红素血症和新生儿核黄疸。⑤肝、肾功能损害。⑥恶心、呕吐、食欲缺乏、腹泻、头痛、乏力等。

禁忌证 ①对磺胺类药物过敏者。②妊娠期、哺乳期妇女。③ 2个月以下婴儿。④肝、肾功能不全者。

注意 本品可自局部部分吸收，其注意事项同磺胺药全身应用。

（1）下列情况应慎用 缺乏葡萄糖-6-磷酸脱氢酶、血卟啉病、失水、休克和老年患者。

（2）交叉过敏反应 对一种磺胺药呈现过敏的患者对其他磺胺药亦可能过敏。

（3）对呋塞米、砜类、噻嗪类利尿药、磺酰脲类、碳酸酐酶抑制药呈现过敏的患者，对磺胺药亦可过敏。

（4）应用本品期间多饮水，保持高尿量，以防结晶尿的发生，必要时亦可服药碱化尿液。

（5）治疗中需注意检查 ①全血血常规，对接受较长疗程的患者尤为重要；②定期尿液检查，以发现长疗程或高剂量治疗时可能发生的结晶尿；③肝、肾功能。

用法与用量 用消毒溶液清洁创面后，将软膏（质量分数5%）或调成糊状的药粉直接涂于创面，然后用无菌纱布覆盖包扎；或将软膏或调成糊状的药粉涂于无菌纱布上，贴于创面，再覆盖无菌纱布包扎；也可直接将药粉撒布于创面上；或将涂有软膏的无菌纱布直接放入脓腔引流脓液。软膏用量随创面的大小及感染情况而定，一日用量不超过500g（软膏）。

甲硝唑外用制剂 Topical Preparation of Metronidazole

适应证 ①毛囊虫皮炎、疥疮、痤疮。其他如滴虫阴道炎、外阴炎的局部辅助治疗。②用于炎症性丘疹、脓疱疮、酒渣鼻红斑的局部治疗。

不良反应 短暂红斑、皮肤干燥、烧灼感、皮肤刺激性反应。

禁忌证 ①妊娠期及哺乳期妇女。②对本品或甲基咪唑类药物过敏者。③有活动性中枢性疾病和血液病患者。

注意 用药后避免暴露于强烈的日光或紫外线下。

用法与用量 本品质量分数0.75%、1%乳膏或凝胶涂于患处，一日2次。

鱼石脂 Ichthammol

适应证 本品具有温和的消炎防腐作用，用于疖肿等多种皮肤病、外耳道炎。

药物相互作用 与酸、碱、生物碱、碘化物、铁和铅盐有配伍禁忌。

不良反应 偶见皮肤刺激和过敏反应。

禁忌证 对本品过敏者禁用，过敏体质者慎用。

注意 不得用于皮肤溃烂处。避免接触眼睛和其他部位黏膜如口、鼻等。连续使用一般不超过7日。用药部位如有烧灼感、红肿等情况应停药。

用法与用量 ①质量分数10%～30%软膏外用治疗疖肿，一日2次，涂患处。②质量分数10%鱼石脂甘油滴耳剂治疗外耳道炎，一日3次，一次2滴。

过氧苯甲酰 Benzoyl Peroxide

适应证 寻常痤疮。

药动学 本品通过皮肤吸收，代谢成苯甲酸，以苯甲酸盐形式经尿排出。

不良反应 可能出现变应性接触性皮炎和干燥现象。

禁忌证 对本药过敏者禁用；皮肤急性炎症或破溃者禁用。

注意 仅供外用。如果出现严重刺激反应，应立即停药并予以适当治疗。症状消退后可重新恢复治疗，注意开始时用药次数要减少。本品不得用于眼睛周围或黏膜处。避免接触毛发和织物。本品和有颜色物接触时，可能出现漂白或褪色现象。避免接触部位过度日光照晒。

用法与用量 用温和的香皂和清水清洗患处，然后涂用本品乳膏或凝胶（质量分数2.5%、5%、10%），一日1～2次。

二硫化硒 Selenium Sulfide

适应证 去头屑、头皮脂溢性皮炎、花斑糠疹（汗斑）。

不良反应 偶可引起接触性皮炎，头发或头皮干燥。少数人会有头发褪色。

禁忌证 ①皮肤有炎症、糜烂、渗出的部位禁用。②外生殖器禁用。③对本品过敏者禁用。

注意 头发用药后应冲洗干净，以免头发褪色。染发或烫发后2日内不得使用该药。避免接触眼睛。本品有毒，禁止口服。

用法与用量 25g/L洗剂。

（1）治疗脂溢性皮炎 出现泡沫后停留3～5min再冲洗干净，一周2次，2～4周为1个疗程。

（2）治疗花斑糠疹 将药液涂于患处，停留10～30min后洗净，隔天或1周2次使用，2～4周为1个疗程。

酞丁安 Ftibamzone

适应证 外用于带状疱疹、单纯疱疹，对尖锐湿疣也有一定的治疗作用。可用于治疗浅部真菌病如体癣、股癣、手足癣等。

不良反应 偶见局部刺激症状，如皮肤红斑、丘疹及刺痒感。

禁忌证 对酞丁安过敏者禁用。孕妇禁用。

注意 ①育龄妇女慎用。②使用时注意勿入口内及眼内。

用法与用量 搽剂50g/L，乳膏、软膏质量分数3%。①用于带状疱疹、单纯疱疹、尖锐湿疣时，外涂于患处，一日3次。②用于浅部真菌病时，外涂于患处，早、晚各1次，体癣、股癣连续外用3周，手癣、足癣连续外用4周。

鬼臼毒素 Podophyllotoxin

适应证 男女外生殖器及肛门周围部位的尖锐湿疣。

不良反应 ①涂药部位可出现不同程度烧灼感或刺痛感以及红斑、水肿和糜烂。脱落后局部可出现红斑或浅表糜烂，以上均为常见的局部反应，不必停药。②个别患者局部反应严重，可用消炎、收敛药液冷湿敷或用霜剂、乳剂、糊剂处理，可很快显著减轻症状，对于局部出现严重溃疡、水肿、剧烈疼痛者，必要时可停止治疗。

禁忌证 对本药过敏者、孕妇与哺乳期妇女以及手术后创口未愈合者禁用。

注意 ①本品仅供外用，不可口服。②用药疣体总面积不应超过10cm^2，日用药总量不应超过0.5mL。用时切勿触及眼睛。严禁药液与健康皮肤长期接触。③应妥善存放，勿让儿童取用。④男性患者在完全治愈前行房事应使用避孕套。避免与其他含鬼臼树脂制剂同时使用。⑤ 12岁以下儿童及老人慎用。

用法与用量

①涂药前先用消毒、收敛溶液（如高锰酸钾溶液等）清洗患处并擦干。

②用特制药签将药液涂于疣体处，要涂遍疣体，不需重复并尽量避免药液接触正常皮肤和黏膜。

③用药总量勿超过1mL，涂药后暴露患处使药液干燥。

④一日用药2次，连续3日，停药观察4日为1个疗程。如病灶尚有残留可重复1个疗程，但最多不超过3个疗程。

大观霉素 Spectinomycin

适应证 主要用于奈瑟淋球菌所致的尿道炎、前列腺炎、宫颈炎和直肠感染以及对青霉素、四环素等耐药菌株引起的感染。由于多数淋病患者同时合并沙眼衣原体感染，因此应用本品治疗后应继续以7日疗程的四环素或多西环素或红霉素治疗。

不良反应 注射部位疼痛，荨麻疹，眩晕，恶心，感冒样症状，发热，失眠等，尿量减少，血红蛋白、血细胞比容降低，碱性磷酸酯酶、尿素氮（BUN）及丙氨酶氨基转移酶升高。

禁忌证 对本品及氨基糖苷类抗生素过敏史者及肾病患者禁用。孕妇及新生儿禁用。

注意 本药对治疗梅毒无效，短期大量使用本药治疗淋病时可能会掩盖或延迟潜伏性梅毒的症状，故治疗淋病患者时，如认为可能同时有梅毒，应每个月做血清学检查并坚持至少3个月。过敏体质者慎用。

用法与用量 本注射粉针2g溶于3mL稀释液9g/L苯甲醇中。在加入稀释剂后至吸取前应加以摇动。配制后的悬浮液可置于室温25℃下，但必须在24h内使用。使用20号注射针头为宜，应注射于臀肌上部外侧，深入臀肌中。不得静脉给药。治疗儿童淋病用40mg/kg，肌内注射。

升华硫 Sublimed Sulfur

适应证 用于疥疮、头癣、痤疮、脂溢性皮炎、酒渣鼻、单纯糠疹等。

不良反应 轻度刺激症状如灼热感、瘙痒等。

禁忌证 对本药过敏者。

注意 家庭成员、集体宿舍成员中密切接触者均应同时接受治疗。长时间使用可引起皮肤瘙痒、刺激等不适。避免接触眼睛和其他黏膜。过敏体质慎用。儿童慎用。不得与铜制品接触。

用法与用量 外用，治疥疮时药物应涂抹在全身。

（1）14岁以下儿童 用质量分数5% 硫黄软膏，早、晚各涂1次，连续3日，此期间不洗澡、不更衣，3日后洗澡、更衣。换下的衣服及床单等均应煮沸消毒。

（2）14岁以上儿童及成人 用质量分数10% 硫黄软膏，早、晚各涂1次，连续3日，此期间不洗澡、不更衣，3天后洗澡、更衣。换下的衣服及床单等均应煮沸消毒。必要时，在停用3日后，可重复第2个疗程。

林旦 Lindane

适应证 疥疮、阴虱病。

不良反应 ①少数患者皮肤局部可有轻度刺激。②搽药后偶见头晕，1～2天后消失。

禁忌证 ① 4岁以下婴幼儿禁用。②孕妇及哺乳期妇女禁用。③有癫痫病史者禁用。

注意 ①不用于皮肤破损处。②避免与眼和其他黏膜接触。

用法与用量 质量分数1%林旦霜剂。

（1）疥疮 自颈部以下将药均匀涂擦全身，无皮疹处亦需搽到，尤其是皮肤的褶皱部位。成人一次不超过30g（儿童酌减量）。擦药12h后洗澡，儿童6h后洗澡，同时更换衣被及床单。首次治疗1周后如未治愈，可再用药第2次治疗。

（2）阴虱病 剃去阴毛后涂擦本药，一日3～5次。

克罗米通 Crotamiton

适应证 疥疮、皮肤瘙痒。

不良反应 接触性皮炎，偶见过敏反应。

禁忌证 对本药过敏者禁用。急性渗出性皮肤病禁用。

注意 不能大面积用于婴儿及低龄儿童的皮肤。避免接触眼睛及其他黏膜如口、鼻部位黏膜。

用法与用量 质量分数10%乳膏、100g/L洗剂。

（1）用于疥疮 治疗前洗澡、擦干，将本品自颈以下涂擦全身皮肤，特别是皱褶处、手足、指（趾）间、腋下和腹股沟。24h后涂第2次，再隔48h后洗澡将药物洗去，换上干净衣服，更换被褥等。1周后可重复1次。

（2）用于止痒 局部涂于患处，一日3次。

丁香罗勒油 Ocimum Gratissimum Oil

适应证 疥疮。

不良反应 偶见过敏反应如皮疹、瘙痒等。

禁忌证 对本品过敏者及皮肤糜烂处禁用。

注意 避免接触眼睛和其他黏膜如口、鼻等部位。如发生过敏症状，应停药。儿童必须在成人监护下使用。药品性状发生改变时禁用。其他同升华硫。

用法与用量 质量分数2.5%乳膏。用药前修剪指甲、温水洗澡，然后用乳膏自颈部以下涂遍全身，早、晚各1次，连用2日，停2日，自第5日起再重复上述治疗2日，并消毒衣服及被褥。未愈者可再重复上述治疗。

高锰酸钾 Potassium Peremanganate

适应证 用于创面、溃疡面或化脓性皮肤损害等的清洁、除臭及痔疮坐浴等。

不良反应 对皮肤及器皿有一定的染色作用。高浓度对皮肤有腐蚀和刺激作用。

禁忌证 口服可致口腔黏膜腐蚀、水肿，胃肠道出血，肝、肾功能损伤。高浓度液体严禁口服。

注意 本品有强氧化作用，具有强而快的杀菌作用，可除臭、消毒，但作用短暂、表浅。可清洗创面、坐浴，对红皮病或大面积感染皮损者可浸浴用。溶液应新鲜配制，久置或加温可迅速失效。勿用于黏膜部位。结晶不可直接与皮肤接触。

用法与用量

（1）高锰酸钾水溶液1～5g/L，用于清洗创面。

（2）高锰酸钾水溶液0.2g/L，用于坐浴、浸浴、洗胃、阴道冲洗等。

（3）高锰酸钾水溶液1g/L，用于水果及食具的消毒。

硼酸 Boric Acid

适应证 用于急性或亚急性皮炎湿疹有糜烂、渗液处的冷湿敷，皮肤和黏膜损害的清洁。

不良反应 大量吸收引起的急性不良反应有消化道、神经系统、心血管和泌尿系统症状，严重者可致死。慢性中毒者可有乏力、厌食、脱发、月经紊乱及精神错乱等。

禁忌证 婴儿禁用。3岁以下幼儿慎用。避免长期大面积外用，以免吸收中毒。

注意 外用制剂，不可内服。

用法与用量 硼酸2～4g/L溶液冷湿敷，一日数次。

苯酚 Phenol

适应证 用于皮肤轻度感染和止痒。有较强的杀菌作用，能杀灭大多数细菌，对芽孢和病毒无效。低浓度时具有局部止痛和止痒作用。

不良反应 高浓度对组织有腐蚀性和刺激性。

禁忌证 尿布皮炎患儿及6个月以下婴儿禁用。

用法与用量

（1）水溶液、乙醇溶液或软膏质量分数0.5%～2% 用于止痒、镇痛。

（2）乙醇溶液5%～10%（体积分数） 外搽手掌足趾用于手足多汗症的治疗，外搽于腋窝用于腋臭，以止汗除臭等。

（3）体积分数20%以上的水溶液 用于急性女阴溃疡及软下疳等，杀菌并刺激上皮生长，促进溃疡愈合，一日1～2次。

乙醇 Alcohol

适应证 外用消毒。常用作消毒防腐用，能使蛋白质变性而发挥杀菌作用，但对芽孢无效。

不良反应 长期外用时由于乙醇具有去脂作用，可使皮肤变得干燥。

用法与用量 体积分数75%乙醇水溶液用于皮肤消毒。作为溶剂，加入其他药物配成酊剂，如20～40g/L红霉素乙醇用于痤疮的治疗。

甲醛 Formaldehyde

适应证 除消毒防腐作用外，还用作手足多汗症、腋臭、寻常疣、扁平疣等的治疗。水溶液对细菌、芽孢、真菌和病毒都有杀灭作用，具有消毒、防腐、止汗和收敛作用。

药动学 少量自皮肤和黏膜吸收。在组织液特别是肝和红细胞中迅速代谢成甲酸，然后转化为二氧化碳和水排泄，或以甲酸盐从肾排泄。

药物相互作用 本品与氨、明胶、苯酚和氧化剂等为配伍禁忌。

不良反应 接触可使皮肤变白、变硬和过敏，发生接触性皮炎。甲醛蒸气强烈刺激眼和呼吸道引起流泪、咳嗽甚至结膜炎、鼻炎和气管炎。误服本品可刺激口腔、咽喉和消化道黏膜，引起疼痛、呕吐和腹泻等。大量吸收可出现中枢神经系统症状如意识丧失或惊厥，致中枢抑制，导致死亡。

禁忌证 乙醇过敏者、孕妇禁用。

注意 勿接触眼、外阴及呼吸道黏膜。

用法与用量 一般制成质量分数40%水溶液，即福尔马林溶液。

（1）质量分数5%～10%福尔马林乙醇溶液或水溶液 用于手足多汗和腋臭等，也用作表面消毒。

（2）质量分数10%～20%福尔马林水溶液 用于寻常疣及扁平疣，将药液外搽于皮损上，一日2次。用于趾疣时可用药液浸泡患足，每晚1次，一次5～10min。

碘酊 Iodine Tincture

适应证 用于一般皮肤消毒，也用于传染性软疣及头癣等的治疗。

不良反应 碘对皮肤和黏膜有强烈的刺激作用，浓度过高可引起皮肤起疱及皮炎。外用也可引起刺激和灼烧。

禁忌证 对碘过敏者忌用。

注意 对黏膜有刺激作用，因此不能用于黏膜部位。

用法与用量 碘酊用于传染性软疣时应先以镊子夹去疣体，然后外搽碘酊。用于头癣治疗时患者应剃去头发，白天外用头癣软膏，晚上洗头后外搽碘酊。

◎ **甲紫溶液（见24章796页）**

依沙吖啶 Ethacridine

适应证 适用于敏感革兰氏阳性菌及革兰氏阴性菌引起的浅表皮肤感染，如创伤性伤口感染、化脓性皮肤感染等。

不良反应 有一定的致敏性，个别人可发生变应性接触性皮炎。

禁忌证 对本品过敏者禁用。

注意 ①用于湿敷的薄纱布或薄棉片剪成病损大小，在湿敷过程中，纱布或棉片要保持药液饱和状态。②本品遇光色泽加深，不可再用。

用法与用量

（1）1～2g/L依沙吖啶水溶液 做伤口或创面的清洗，湿敷用。

（2）复方依沙吖啶软膏、糊膏剂 用于化脓性皮肤病，外用前应首先清洗，然后以药膏外涂于患处，一日1～2次。

苯扎溴铵 Benzalkonium Bromide

适应证 本品为阳离子表面活性剂，具有清洁、杀菌和消毒作用，对多种革兰氏阳性菌和阴性菌、真菌和多种病毒均具有较强的杀灭作用。可用于皮肤、黏膜和小面积伤的消毒。

药物相互作用 本品与肥皂和其他阴离子表面活性剂、枸橼酸盐、碘化物、硝酸盐、高锰酸盐、水杨酸盐、银盐、酒石酸盐、氯化锌、硫酸盐和生物碱有配伍禁忌。与铝、棉质敷料、荧光素钠、过氧化氢、羟丙甲纤维素、白陶土、含水羊毛脂和有些磺胺药为配伍禁忌。与某些合成橡胶和塑料中的成分可有配伍禁忌。

不良反应 口服可造成恶心、呕吐。浓溶液可致食管损伤或坏死。

注意 ①本品应避光长期反复应用，以防引起过敏反应。②应用本品时应避免接触眼睛、脑、脑膜、中耳等部位。③本品不宜用于膀胱镜、眼科器械及合成橡胶的消毒。④勿与肥皂、盐类及其他合成洗涤剂同时使用，避免使用铝制容器、聚氯乙烯瓶盛放。⑤对结核杆菌和铜绿假单胞菌无效。

用法与用量 体积分数0.05%～0.1% 水溶液，外搽或浸泡。复发性毛囊炎的好发部位可经常以此溶液涂擦。

苯氧乙醇 Phenoxyethanol

适应证 本品对铜绿假单胞菌有强抑菌作用，对变形杆菌和革兰氏阳性杆菌也有效。可用于铜绿假单胞菌感染的化脓性皮肤病。

用法与用量 体积分数1%～2%苯氧乙醇水溶液或油剂，清洁后外用。

喷昔洛韦 Penciclovir

适应证 口唇及面部单纯疱疹，生殖器疱疹。

不良反应 暂时性的局部疼痛、灼热感、瘙痒。儿童慎用。

禁忌证 对本品过敏者禁用。

注意 慎用于儿童、老人、妊娠及哺乳期妇女。勿用于眼内及眼周。严重免疫功能缺陷患者应慎用。

用法与用量 质量分数1%乳膏外用，白天每隔3h给药1次，共用7日。

重组人干扰素α2b外用制剂 Topical Preparation of Recombinant Human Interferon α2b

适应证 宫颈糜烂、尖锐湿疣、带状疱疹、口唇疱疹及生殖器疱疹。

不良反应 ①治疗病毒性皮肤病：暂时性的刺痛或烧灼感。②治疗宫颈糜烂：轻度瘙痒，下腹部坠胀，分泌物增多。

注意 疱疹病毒感染治疗开始越早效果越好。适于尖锐湿疣初期、数目少、疣体小的损害。对干扰素有过敏史者慎用。治疗宫颈糜烂，月经期间停止用药，治疗期间禁止性生活及坐浴。妊娠期及哺乳期妇女和儿童慎用。

用法与用量 乳膏或凝胶（5g：25万u或5g：100万u）外用，涂于患处。①尖锐湿疣：一日4次，连续6～8周。②口唇疱疹或生殖器疱疹：一日4次，连续7日。③宫颈糜烂：隔日1次，6～9次为1个疗程。

苯甲酸苄酯 Benzyl Benzoate

适应证 用于疥疮，也用于体虱、头虱和阴虱。

不良反应 轻度刺激症状，如灼热感、瘙痒，皮疹等。

禁忌证 妊娠期及哺乳期妇女、12岁以下、癫痫患者禁用。

注意 同升华硫。不得用于破溃处。避免接触眼睛和其他黏膜。

用法与用量 本品200～250g/L洗剂或搽剂、质量分数50%乳膏外用。治疥疮时药物应涂抹在全身，一日1～2次，用药24h后洗去，再用肥皂洗澡一次，并换用已消毒的衣被，共用2～3日。

克霉唑外用制剂 Topical Preparation of Clotrimazole

适应证 体癣、股癣、手癣、足癣、花斑癣、头癣，以及念珠菌性甲沟炎和念珠菌性外阴阴道炎。

不良反应　偶见局部刺激、瘙痒、烧灼感、接触性皮炎，皮肤可出现红斑、丘疹、水疱、脱屑等。偶见过敏反应。

禁忌证　对唑类药物过敏者禁用。

注意　妊娠期及哺乳期妇女慎用。避免接触眼睛及其他黏膜。过敏体质者慎用。

用法与用量　本品质量分数1%～3%软膏、15g/L溶液外用，一日2～3次。体癣、股癣疗程一般需2～4周，手癣、足癣疗程4～6周。阴道念珠菌病用克霉唑阴道片，每晚1次，一次1片，10日为1个疗程。月经期停用。

咪康唑外用制剂 Topical Preparation of Miconazole

适应证　浅部真菌病、皮肤念珠菌病、念珠菌性外阴阴道炎。

不良反应　局部刺激症状如烧灼感、瘙痒等。儿童和老年人应用未发现有特殊问题。

禁忌证　对本药过敏者、妊娠期妇女、1岁以下儿童禁用。

注意　有心律失常者慎用。其他同克霉唑。

用法与用量　质量分数2%软膏外用，一日2次。花斑糠疹可一日1次。念珠菌性阴道炎用栓剂一次1片，一日1～2次，一个疗程7日。

益康唑外用制剂 Topical Preparation of Econazole

适应证　外用治疗由皮肤癣菌如红色毛癣菌、须癣毛癣菌、絮状表皮癣菌和犬小孢子菌等所致的浅部皮肤真菌病，如手癣、足癣、体癣、股癣，亦可用于头癣。外用于由念珠菌如白念珠菌等所致的皮肤念珠菌感染、念珠菌性口角炎和念珠菌性外阴阴道炎。外用于由马拉色菌属所致的花斑糠疹。复方制剂适用于伴有真菌感染的皮炎、湿疹。

不良反应　偶见局部刺激、瘙痒、烧灼感、接触性皮炎，皮肤可出现红斑、丘疹、水疱、脱屑等。偶见过敏反应。

禁忌证　与其他含有可的松类制剂一样，复方制剂禁用于皮肤结核、梅毒、水痘或各种疱疹病毒感染。对本品过敏者禁用。

注意　①妊娠期妇女慎用，尤其是妊娠初始3个月。②治疗念珠菌病时避免局部紧密覆盖敷料。③本品仅作外用，避免接触眼睛黏膜。④为避免复发，用于皮肤念珠菌病及各种癣症的疗程至少2周，足癣至少4周。

用法与用量　质量分数1%乳膏、10g/L溶液外用，一日2次。质量分数1%喷雾剂，喷于患处，一日2～3次，疗程2～4周。栓剂治疗阴道念珠菌病，每晚1次，一次50mg，连续使用15日为1个疗程；如一次150mg，连续使用3日为一个疗程。

酮康唑外用制剂 Topical Preparation of Ketoconazole

适应证　手癣、足癣、体癣、股癣、花斑癣以及皮肤念珠菌病。

不良反应　局部使用本品治疗一般耐受性良好，罕见的不良反应有用药局部皮肤烧灼感、瘙痒、刺激、油腻或干燥。有报道对头发受到化学损伤或灰发的患者，使用本品后可能出现头发褪色。此外偶见过敏反应。用药部位可能出现由刺激或过敏引起的接触性皮炎。

禁忌证 对酮康唑、咪唑类药物或亚硫酸盐过敏者禁用，对本品任何组分过敏者禁用。

注意 ①为减少复发，对体癣、股癣、花斑癣者，疗程至少2～4周。使用2～4周后症状无改善或加重，应停药并咨询医师或药师。②不得用于皮肤破溃处。避免接触眼睛和其他部位黏膜如口、鼻等。③用药部位如有烧灼感、红肿等情况应停药，并将局部洗净，必要时向医师咨询。④儿童、妊娠期及哺乳期妇女应在医师指导下使用。⑤过敏体质者慎用。

用法与用量

（1）乳膏（质量分数2%） 涂于患处，一日2～3次。

（2）洗剂（10g/L、20g/L） ①花斑糠疹，一日1次，连续5日。②头皮脂溢性皮炎，一周2次，两次之间至少相隔3日，连续4周，然后间歇性给药以控制症状的发作。

联苯苄唑外用制剂 Topical Preparation of Bifonazole

适应证 同酮康唑外用制剂。

不良反应 皮肤局部过敏、红斑、瘙痒感，偶可发生接触性皮炎。

禁忌证 对本品或咪唑类药物过敏患者禁用。

注意 避免接触眼睛和其他部位黏膜。用药部位如有烧灼感、红肿等情况应停药。过敏体质者慎用。儿童须在成人监护下使用。

用法与用量 质量分数1%乳膏、凝胶和10g/L溶液、洗剂外用，涂于患处，一日1次，并轻轻揉搓几分钟，2～4周为一疗程。

舍他康唑外用制剂 Topical Preparation of Sertaconazole

适应证 由真菌、酵母菌、念珠菌、曲霉菌引起的皮肤感染，如体癣股癣、手癣、足癣等。

不良反应 局部刺激症状，如烧灼感、瘙痒、红肿等。

禁忌证 对硝酸舍他康唑或本品任何成分过敏者禁用。

注意 同克霉唑外用制剂。

用法与用量 本品质量分数2%乳膏涂于患处，一日2次。

噻康唑外用制剂 Topical Preparation of Tioconazole

适应证 体癣、股癣、手癣、足癣、花斑癣、头癣以及念珠菌性甲沟炎和念珠菌性外阴阴道炎。

不良反应 少数患者可出现皮肤局部刺激感、瘙痒等。极少数患者有过敏反应。

禁忌证 对本药或咪唑类抗真菌药过敏者禁用。

注意 同克霉唑外用制剂。妊娠初始3个月妇女避免使用。

用法与用量

（1）质量分数2%软膏 外用，一日2～3次，涂于患处。

（2）28g/L溶液　治疗甲真菌病，一日2次，疗程12个月。

利拉萘酯外用制剂 Topical Preparation of Liranaftate

适应证　手癣、足癣、体癣、股癣。

不良反应　偶见接触性皮炎，局部瘙痒、发红、灼热感、刺痛等。

禁忌证　对利拉萘酯及制剂所含其他成分有过敏史者禁用。对其他外用抗真菌药物有过敏史者禁用。临床诊断与皮肤念珠菌病、汗疱疹、掌趾脓疱病等炎症性皮肤病难以鉴别的患者禁用。

注意　不能局部用于口腔或阴道内。禁用于角膜、结膜或糜烂部位。妊娠期及哺乳期妇女、儿童及老年人慎用。

用法与用量　质量分数2%乳膏涂于患处并轻轻揉搓几分钟，一日1次，2～4周为1个疗程。

萘替芬外用制剂 Topical Preparation of Naftifine

适应证　真菌性皮肤病，如手癣、足癣、体癣、股癣、头癣、皮肤念珠菌病等。

不良反应　有局部刺激，如红斑、烧灼、干燥、瘙痒等，个别患者可发生接触性皮炎。

禁忌证　对萘替芬过敏者禁用。

注意　①本药不能外用于眼、口腔或阴道等黏膜部位。本药仅供外用，切忌口服。②妊娠期及哺乳期妇女慎用，过敏体质者慎用。③不宜用于急性炎症部位及开放性损伤部位。

用法与用量　质量分数1%乳膏、软膏、凝胶、散剂及10g/L溶液涂抹患处，皮损表面及周围约2.5cm范围内的正常皮肤均应涂抹，一日1次。疗程一般2～4周，严重者可用至8周。

布替萘芬外用制剂 Topical Preparation of Butenafine

适应证　主要用于敏感真菌所致的手癣、足癣、体癣、股癣及花斑糠疹等。

不良反应　常见局部刺激、红斑、痛痒、灼热感、刺痛、接触性皮炎等。

禁忌证　对本品过敏者禁用。

注意　本药不能局部用于口腔、眼或阴道内。对其他丙烯胺类药物过敏者慎用。其他同克霉唑外用制剂。

用法与用量　质量分数1%乳膏、凝胶、喷剂及10g/L溶液涂抹患处，一日1次。

特比萘芬 Terbinafine

适应证　外用治疗由皮肤癣菌如红色毛癣菌、须癣毛癣菌、絮状表皮癣菌和犬小孢子菌等所致的浅部真菌病，如手癣、足癣（尤其是角化增厚型）、体癣、股癣，亦可用于头癣。外用于由念珠菌如白念珠菌等所致的皮肤念珠菌感染和念珠菌性外阴阴道炎。外用于由马拉色菌属所致的花斑糠疹。内服可用于治疗皮肤癣菌病如真菌病、头癣。

不良反应 少数患者可出现局部轻度烧灼感、瘙痒感等刺激症状或局部皮肤干燥。偶可引起接触性皮炎。

禁忌证 对本品过敏者禁用。

注意 ①用药过程中一旦局部皮肤过敏、皮疹加重、瘙痒，应立即停用。②避免接触眼睛。

用法与用量 质量分数1%乳膏、凝胶及10g/L溶液外涂于患处。治疗体癣、股癣，一日1次，连用2～4周。治疗手癣、足癣、花斑糠疹，一日1次，连用4～6周。

阿莫罗芬外用制剂 Topical Preparation of Amorolfine

适应证 皮肤真菌病如手癣、足癣、股癣、体癣及甲癣，皮肤念珠菌病。

不良反应 偶见局部刺激症状。

禁忌证 禁用于已知对本品过敏的患者。由于缺乏足够的临床经验，儿童（尤其是婴幼儿）应避免使用本品。本品不应大面积用于妊娠期及哺乳期妇女炎症明显的皮肤，且不应用封包疗法。大量使用本品或在严重受损的皮肤处使用本品时，无法排除机体对活性成分的小量吸收。

注意 哺乳期妇女慎用。哺乳期妇女不应将本品用于胸部。在治疗期间应避免使用指甲油和人工指甲。避免接触眼睛黏膜。

用法与用量

（1）阿莫罗芬乳膏（质量分数0.25%） 一日1次，晚上擦洗局部后使用，至少使用2～3周。若足部感染，需延长到6周。皮损恢复后需继续使用3～5日。

（2）甲搽剂（50g/L） 先热水浸泡，浸软甲板，然后锉甲，使其变薄，涂上一薄层药，一周1～2次。指甲需治疗6个月，趾甲需9～12个月。

◎ **制霉菌素****（见14章514页）**

两性霉素B外用制剂 Topical Preparation of Amphotericin B

适应证 外用于着色芽生菌病、灼烧伤后皮肤真菌感染、呼吸道念珠菌、曲菌或隐球菌感染、真菌性角膜溃疡。

不良反应 可有局部刺激等。

用法与用量 ①灼烧伤后皮肤真菌感染，以1g/L溶液外涂。②呼吸道真菌感染，以0.2～0.3g/L溶液，每日分2次喷雾，疗程1个月。③真菌性角膜溃疡，用1g/L滴眼液滴入眼内，一日2次。④质量分数1%眼膏临睡时涂入结膜囊内。

十一烯酸外用制剂 Topical Preparation of Undecylenic Acid

适应证 手癣、足癣、体癣及股癣。

不良反应 少数患者可出现局部轻度烧灼感、瘙痒感等刺激症状。偶可引起接触性皮炎。

注意 有刺激性，勿使其进入体腔、眼部，严防内服。

禁忌证 ①局部严重溃烂者禁用。②对本品过敏者禁用。

用法与用量 复方十一烯酸锌软膏、撒布粉外用于患处，一日2次，需连续应用数周。

氟尿嘧啶外用制剂 Topical Preparation of Fluorouracil

适应证 光线性角化症、Queyrat红斑增殖病、鲍温样丘疹病、尖锐湿疣、寻常疣、扁平疣等。

不良反应 接触性皮炎、皮肤红肿、糜烂、炎症后色素沉着、疼痛、光敏、瘙痒等。

禁忌证 孕妇及用药期间可能妊娠的妇女及对本品过敏的患者禁用。

注意 面部损害涂药后可产生色素沉着。肝肾功能不良、感染、心脏病等患者慎用。不可用于黏膜。不可大面积使用。用药期间应定期检查血象。用药期间若出现毒性反应，应立即停药。皮肤破溃处不宜应用。

用法与用量 质量分数2.5%、0.5%乳膏、霜剂外用，一日1～2次，涂患处。

24.2.2 糖皮质激素

醋酸氢化可的松外用制剂 Topical Preparation of Hydrocortisone Acetate

适应证 本品外用为弱效糖皮质激素，具有抗炎、抗过敏、抗增生及止痒作用。外用适于对糖皮质激素有效的非感染性、炎症性及瘙痒性皮肤病，如特应性皮炎、湿疹、神经性皮炎、接触性皮炎及脂溢性皮炎等。

药动学 外用后可经皮肤吸收，尤其在皮肤破损处吸收更快。经皮吸收后的药动学与全身给药相似，主要在肝脏代谢，经肾脏排出。

不良反应 可有烧灼感、皮肤刺激感。偶可引起接触性皮炎。长期外用局部可出现毛细血管扩张、多毛、皮肤萎缩，并使皮肤容易发生继发感染，如毛囊炎及真菌感染。长期外用于面部可出现痤疮样疹、口周皮炎等。

禁忌证 ①对本药及基质成分过敏者或对其他糖皮质激素过敏者禁用。②原发性细菌性、真菌性及病毒性皮肤病禁用。

注意 ①不宜长期、大面积使用。因为长期大量使用，由于全身性吸收作用可造成可逆性下丘脑-垂体-肾上腺（HAP）轴的抑制，部分患者可出现库欣综合征、高血糖等表现。②若用药部位发生局部皮肤过敏、皮疹加重、瘙痒，应立即停用。③孕妇及哺乳期妇女应考虑用药利弊，慎重使用。

用法与用量 质量分数0.5%、1%、2.5%乳膏、乳膏外用，涂于患处，成人一日2～3次；儿童一日1～2次。

泼尼松龙外用制剂 Topical Preparation of Prednisolone

适应证 外用于治疗过敏性、非感染性皮肤病和一些炎症性皮肤疾病。如皮炎、湿疹、神经性皮炎、脂溢性皮炎及瘙痒症等。

不良反应 长期使用可引起局部皮肤萎缩，毛细血管扩张、色素沉着、毛囊炎、口周皮炎以及继发感染。

禁忌证 对本药及基质成分过敏者和对其他糖皮质激素过敏者禁用。原发性细菌性、真菌性及病毒性等感染性皮肤病禁用。

注意 涂布部位如有灼烧感、瘙痒、红肿等，应停止用药并洗净，必要时向医师咨询。

用法与用量 质量分数0.5%软膏，局部外用，一日2～4次。

丁酸氢化可的松外用制剂 Topical Preparation of Hydrocortisone Butyrate

适应证 本品是一个外用中效糖皮质激素。适用于对糖皮质激素外用有效的皮肤病，如接触性皮炎、特应性皮炎、脂溢性皮炎、湿疹、神经性皮炎、银屑病等瘙痒性及非感染性炎症性皮肤病。可适于儿童及面部皮肤的使用。

不良反应 偶可出现瘙痒、干燥及烧灼感。长期局部外用，可引起糖皮质激素类的不良反应，如痤疮样皮炎、毛细血管扩张、色素脱失或沉着、增加对感染的易感性等。

禁忌证 ①对本药及基质成分过敏者和对其他糖皮质激素过敏者禁用。②原发性细菌性、真菌性及病毒性等感染性皮肤病禁用。③水痘、化脓性皮肤病禁用。④不宜用于破损皮肤。

注意 ①婴儿及儿童勿长期、大面积使用或采用封包治疗，以免抑制HPA轴，产生继发性肾上腺功能不足。②孕妇及哺乳期妇女应考虑用药的利弊，慎重使用。避免与眼接触。

用法与用量 质量分数0.1%软膏外用，均匀涂于患处，用后轻轻揉擦，一日2～3次。对顽固、肥厚性皮损可采用封包疗法。

地塞米松外用制剂 Topical Preparation of Dexamethasone

适应证 本品为外用中效糖皮质激素。适于对糖皮质激素有效的非感染性、炎症性及瘙痒性皮肤病，如特应性皮炎、湿疹、神经性皮炎、接触性皮炎、脂溢性皮炎及局限性瘙痒症等。

药动学 外用后可经皮肤吸收，尤其在皮肤破损处吸收更快。经皮吸收后的药动学与全身给药相似，主要在肝脏代谢，经肾脏排出。

不良反应 ①可有烧灼感、皮肤刺激感。偶可发生接触性皮炎。②长期外用局部可出现毛细血管扩张、多毛、皮肤萎缩、延缓创伤愈合等。③长期外用于面部可出现痤疮样疹、酒渣样皮炎、颜面红斑、口周皮炎等。④长期外用于皮肤皱褶部位如股内侧，可出现萎缩纹，尤其在青少年容易发生。

禁忌证 ①对本药及基质成分过敏者禁用。②对其他糖皮质激素过敏者禁用。②原发性细菌性、真菌性及病毒性等感染性皮肤病禁用。

注意 ①不宜长期、大面积使用。因为长期大量使用，由于全身性吸收作用可造成可逆性HPA轴的抑制，部分患者可出现库欣综合征、高血糖等表现。②面部、皮肤褶皱部位如腹股沟、腋窝及儿童，连续使用不应超过2周。③若用药部位发生烧灼感、瘙痒、局部红肿，应立即停药。本品不可用于眼部。④孕妇及哺乳期妇女应考虑用药利弊，慎重使用。

用法与用量 质量分数0.05%软膏或乳膏涂于患处，一日1～2次。儿童连续使用不应超过2周。

地奈德 Desonide

适应证 用于对皮质激素治疗有效的各种皮肤病，如接触性皮炎、神经性皮炎、脂溢性皮炎、湿疹、银屑病、扁平苔藓、单纯性苔藓、汗疱症等引起的皮肤炎症和皮肤瘙痒的治疗。

不良反应 局部使用偶可引起灼热、瘙痒、刺激、皮肤干燥、毛囊炎、多毛症、痤疮样皮疹、色素脱失、口周炎、继发感染以及皮肤萎缩等。长期使用此类药品可导致儿童生长发育迟缓。

禁忌证 对外用皮质激素或本品中含有的其他成分过敏者禁用。

注意 ①本品需在医生指导下使用，仅供外用，避免接触眼睛。②除患有适应证中疾病的患者外，其他皮肤病患者不宜使用本品。③皮肤治疗区域的密闭性包扎、覆盖应在医生指导下进行。④孕妇应充分权衡利弊后慎用本品。⑤哺乳期妇女慎用。⑥儿童外用此类药品时应在有效前提下选择最低的剂量。

用法与用量 本品质量分数0.05%软膏，均匀涂搽于患处，一日2～4次。银屑病及其他顽固性皮肤病可采用本品封包治疗，若发生感染则应结束封包，并使用适当抗菌药物治疗。

丁酸氯倍他松外用制剂 Topical Preparation of Clobetasone Butyrate

适应证 用于短期治疗和控制各种湿疹和皮炎，包括特应性皮炎、原发刺激性皮炎等。

不良反应 ①可有烧灼感、皮肤刺激感。偶可发生接触性皮炎。②长期局部外用，可出现毛细血管扩张、多毛、皮肤萎缩，增加对感染的易感性等，封包治疗时更多见。③长期外用于面部可出现痤疮样疹、酒渣样皮炎、颜面红斑、口周皮炎等。④长期、大面积使用可因药物的累计吸收作用出现皮质功能亢进症（库欣综合征），表现为多毛、痤疮、满月脸、高血压、骨质疏松、精神抑郁、伤口愈合不良等。儿童长期使用可抑制生长和发育。

禁忌证 ①原发性细菌性、真菌性及病毒性等感染性皮肤病，如脓疱病、体癣、股癣、单纯疱疹等禁用。②对本药及基质成分过敏者或对其他糖皮质激素过敏者禁用。

注意 ① 12岁以下儿童使用本品前请咨询医师，儿童必须在成人监护下使用。将本品放在儿童不能接触的地方。② 7天内症状消除，即可停止治疗；若7天后症状缓解但仍需继续治疗时，请咨询医师；7天后症状未缓解或加重，请咨询医师。若症状复发，除非得到医生建议，同一部位的治疗不应超过两次。③用于眼皮治疗时，注意不要让本品进入眼内，糖皮质激素类外用药可能导致青光眼；不要用于腹股沟、阴部和趾间等易受真菌感染的部位。④不用于脂溢性皮炎的治疗，脂溢性皮炎患者请就医治疗。⑤使用本品时，请勿封包，因为封包可增加皮肤对药物的吸收；勿合用其他糖皮质激素类外用药，合用这些药物可能会增加不良反应的发生率。⑥不建议孕妇及哺乳期妇女使用本品。⑦不宜长期、全身大面积使用。

用法与用量 本品质量分数0.05%乳膏外用，成人及12岁以上儿童，一日2次，轻涂于患处，连续使用最长为7天。

醋酸曲安奈德外用制剂 Topical Preparation of Triamcinolone Acetonide Acetate

适应证 本品为中效糖皮质激素类外用药。适用于接触性皮炎、脂溢性皮炎、神经性皮炎、湿疹、银屑病、盘状红斑狼疮等糖皮质激素外用治疗有效的皮肤病。局部注射可用于瘢痕疙瘩、肥厚性瘢痕、腱鞘炎、滑囊炎、肩周炎等的治疗。

不良反应 ①可有烧灼感、皮肤刺激感。偶可发生接触性皮炎。②长期外用局部可出现毛细血管扩张、多毛、皮肤萎缩、创伤愈合障碍，并使皮肤容易发生继发感染，如毛囊炎及真菌感染，封包治疗时更多见。③长期外用于面部可出现痤疮样疹、酒渣样皮炎、颜面红斑、口周皮炎等。④长期、大面积使用可因药物的累计吸收作用出现皮质功能亢进症（库欣综合征）、表现为多毛、痤疮、满月脸、高血压、骨质疏松、精神抑郁、伤口愈合不良等。儿童长期使用可抑制生长和发育。⑤皮损内局部注射可引起局部皮肤萎缩凹陷。

禁忌证 对本药及基质成分过敏者和对其他糖皮质激素过敏者禁用。原发性细菌性、真菌性及病毒性等感染性皮肤病禁用。局部注射时，有高血压、心脏病、糖尿病、溃疡病、骨质疏松症、青光眼、肝肾功能不全等的患者视病情慎用乃至禁用；局部有感染时禁用。

注意 ①本品不宜大面积或长期局部外用。因为长期大量使用，由于全身性吸收作用可造成可逆性HPA轴的抑制。②面部、腋下、腹股沟等皮肤细嫩部位慎用。长期使用可发生皮肤萎缩变薄和毛细血管扩张等。③孕妇及哺乳期妇女应考虑用药利弊，慎重使用。④儿童慎用，婴儿不宜使用。⑤患处涂药后不需封包。封包疗法只适于掌跖及肥厚的皮损，应在医务人员指导下使用。⑥本品不可用于眼部。⑦皮肤有化脓感染和真菌感染时需同时使用抗感染药物。如同时使用后，感染的症状没有及时改善，应停用本药直至感染得到控制。

用法与用量 本品质量分数0.1%软膏外用，涂于患处，一日2～3次。注射液（10g/L、40g/L），皮损局部注射，一次10～40mg，每3～4周1次。局部注射剂使用前应充分摇匀。

糠酸莫米松外用制剂 Topical Preparation of Mometasone Furoate

适应证 本品为中效糖皮质激素外用制剂。适用于对糖皮质激素外用治疗有效的皮肤病，如接触性皮炎、特应性皮炎、湿疹、神经性皮炎及银屑病等瘙痒性及非感染性炎症性皮肤病。

不良反应 偶见烧灼感、瘙痒、刺痛等刺激反应。长期局部外用可发生皮肤萎缩、毛细血管扩张、增加对感染的易感性等。长期外用于面部可发生痤疮样皮炎、口周皮炎。

禁忌证 ①对本药及基质成分过敏者和其他糖皮质激素过敏者禁用。②原发性、细菌性、真菌性及病毒性等感染性皮肤病禁用。

注意 ①如大面积、长期外用或采用封包使用本品，会增加药物的全身吸收，同时会增加造成肾上腺皮质抑制不良后果的危险性，必须加以注意。尤其对于婴儿及儿童，由于其体表面相对较大，使用本品对产生HPA轴抑制及库欣综合征的敏感大于成年人，且可影响儿童的生长发育，因此对于儿童，使用本品应注意尽可能减少药物的用量。②如伴有皮肤感染，抗感染药物必须同时使用。如临床症状没有及时得到改善，应停用本品直至感染得到控制。③不可用于眼部。④使用过程中发生刺激和过敏反应时，应停止用药并适当治疗。⑤尚不知局部使用糖皮质激素是否可以从乳汁中排出，对于哺乳期妇女使用本品仍需考虑停止哺乳或停止用药。⑥过量、长期局部使用糖皮质激素类药物可能抑制HPA轴，造成继发性肾上腺功能不足。

用法与用量 质量分数0.1%糠酸莫米松乳膏或软膏外用均匀涂于患处，一日1次，时间不应超过2周。

醋酸氟轻松外用制剂 Topical Preparation of Fluocinonide

适应证 本品是一个含氟糖皮质激素。质量分数0.01%外用制剂为中效，质量分数0.025%外用制剂为强效糖皮质激素。适用于对糖皮质激素有效的皮肤病，如接触性皮炎、特应性皮炎、脂溢性皮炎、湿疹、皮肤瘙痒症、银屑病、神经性皮炎等瘙痒性及非感染性炎症性皮肤病。

不良反应 长期或大面积应用可引起皮肤萎缩、毛细血管扩张、毛囊炎，增加对感染的易感性等。应用于面部可发生痤疮样皮炎、口周皮炎等。偶可引起接触性皮炎。

禁忌证 对本药及基质成分过敏者和对其他糖皮质激素过敏者禁用。禁用于由细菌、真菌、病毒等所致的原发性感染性皮肤病，如脓疱病、体癣、股癣等。

注意 ①对于强效糖皮质激素外用制剂，不能长期、大面积应用。若长期、大面积应用或采用封包治疗，由于全身性吸收作用，可造成可逆性HPA轴的抑制，部分患者可出现库欣综合征、高血糖等表现。②应用于面部及皮肤皱褶部位，应慎重权衡利弊，因为即便短期应用也可造成皮肤萎缩、毛细血管扩张等不良反应。③如伴有皮肤感染，必须同时使用抗感染药物。如同时使用后，感染的症状没有及时改善，应停用本药直至感染得到控制。④孕妇及哺乳期妇女应权衡利弊后慎用。孕妇不能长期、大面积或大量使用。⑤不可用于眼部。⑥儿童及婴儿由于体表面积相对较大，使用本药对HPA轴的抑制更敏感，应权衡利弊后慎用，若用应尽可能减少药物用量，且不能采用封包治疗。

用法与用量 质量分数0.025%、002%氟轻松软膏外用均匀涂于患处，一日2次。封包仅适于慢性肥厚或掌跖部位的皮损。

倍他米松外用制剂 Topical Preparation of Betamethasone

适应证 本品外用为强效糖皮质激素。适用于对糖皮质激素有效的非感染性、炎症性及瘙痒性皮肤病，如特应性皮炎、湿疹、神经性皮炎、接触性皮炎、脂溢性皮炎及寻常型银屑病等。

药动学 本品可经皮肤吸收，尤其在皮肤破损处吸收更快。经皮吸收后的药动学与全身给药相似，主要在肝脏代谢，经肾脏排出。

不良反应 长期外用局部可出现毛细血管扩张、多毛、皮肤萎缩、创伤愈合障碍，并使皮肤容易发生继发感染，如毛囊炎及真菌感染，封包治疗时更多见。余同地塞米松外用制剂。

禁忌证 对本药及基质成分过敏者禁用。余同地塞米松外用制剂。

注意 ①本品不可用于眼部。②本品不宜大面积或长期局部外用。因为长期大量使用，由于全身性吸收作用可造成可逆性下丘脑-垂体-肾上腺（HPA）轴的抑制，部分患者可出现库欣综合征、高血糖等表现。③面部、腋下、腹股沟等皮肤细嫩部位慎用。④孕妇、哺乳期妇女应考虑用药利弊，慎重使用。⑤儿童慎用。⑥患处涂药后不需封包。

用法与用量 本品质量分数0.05%软膏外用，一日1～2次，涂于患处，并轻揉片刻。仅掌跖及肥厚的皮损可用封包疗法且应在医务人员指导下使用。

氟替卡松外用制剂 Topical Preparation of Flutlcasone

适应证、药动学 同倍他米松外用制剂。

不良反应 不良反应通常较轻，可有瘙痒、干燥及烧灼感。偶可引起接触性皮炎。长期外用局部可出现毛细血管扩张、多毛、皮肤萎缩、创伤愈合障碍，并使皮肤容易发生继发感染如毛囊炎及真菌感染，长期外用于面部可出现痤疮样疹、酒渣样皮炎、颜面红斑、口周皮炎等，封包治疗时更多见。

禁忌证 对本药及基质成分过敏者禁用。余同地塞米松外用制剂。

注意 本品仅供外用，避免接触眼睛。余同倍他米松外用制剂注意项下②～⑥。

用法与用量 质量分数0.05%丙酸氟替卡松软膏或乳膏，涂于患处，一日2次。

氯氟舒松外用制剂 Topical Preparation of Halcinonide

适应证 外用适用于低效或中效糖皮质激素治疗无效的亚急性或慢性非感染性皮肤病，如接触性皮炎、特应性皮炎、脂溢性皮炎、神经性皮炎、湿疹、银屑病、盘状红斑狼疮等。

药动学 同倍他米松外用制剂。

不良反应 ①少数患者在涂药部位可出现局部烧灼感、刺痛、暂时性瘙痒，偶可发生接触性皮炎。②长期外用局部可出现毛细血管扩张、多毛、皮肤萎缩、紫癜、延缓创伤愈合，并使皮肤容易发生继发感染，如毛囊炎及真菌感染，封包治疗时更多见。③长期外用于面部可出现痤疮样疹、酒渣样皮炎、颜面红斑、口周皮炎等。④长期外用于皮肤皱褶部位，如股内侧可出现萎缩纹，尤其在青少年容易发生。⑤长期大面积使用、皮肤破损或封包治疗，可由于全身性吸收作用出现库欣综合征、高血糖等表现。

禁忌证 ①禁用于由细菌、真菌、病毒等所致的原发性感染性皮肤病，如脓疱病、体癣、股癣等。②对本药及基质成分过敏者或对其他糖皮质激素过敏者禁用。溃疡性病变者禁用。③禁用于痤疮、酒渣鼻。

注意　①本品应避免接触眼睛及其周围。②不宜大面积或长期局部外用。③面部、腋下、腹股沟等部位慎用。④孕妇、哺乳期妇女应考虑用药的利弊，慎重使用。⑤婴幼儿及儿童皮肤细薄，外用易被吸收，应慎用。⑥若用药部位发生烧灼感、瘙痒，局部红肿，应立即停药。

用法与用量　氯氟舒松1g/L溶液，质量分数0.1%软膏、乳膏、涂膜剂，涂于患处，一日1～2次。

倍氯米松外用制剂 Topical Preparation of Beclometasone

适应证　本品是局部应用的强效糖皮质激素，适用于对糖皮质激素外用有效的各种非感染性炎症性皮肤病，如亚急性和慢性湿疹、脂溢性皮炎、接触性皮炎、特应性皮炎、局限性神经性皮炎、寻常型银屑病、盘状红斑狼疮、掌跖脓疱病和扁平苔藓等。

药动学　本品亲脂性较强，易渗透，涂于患处30min后即生效，软膏剂的半衰期约为3h。本品可经皮肤吸收，尤其在皮肤破损处吸收更快。经皮吸收后的药动学与全身给药相似，主要在肝脏代谢，肾脏排出。

不良反应　同氯氟舒松外用制剂。

禁忌证　①禁用于由细菌、真菌、病毒等所致的原发性感染性皮肤病，如脓疱病、体癣、股癣等。②对本药及基质成分过敏者或对其他糖皮质激素过敏者禁用。

注意　①本品不宜长期、大面积应用，亦不宜采用封包治疗，大面积使用不能超过2周。②治疗顽固、斑块状银屑病。若用药面积仅占体表面积的5%～10%，可连续应用4周，每周用量均不能超过软膏50g。③不宜用于溃疡、2度及以上烫伤、冻伤、湿疹性外耳道炎等。④本品不能用于眼。⑤孕妇及婴儿慎用。

用法与用量　质量分数0.025%倍氯米松软膏，涂于患处，一日2～3次，必要时予以封包。

卤米松外用制剂 Topical Preparation of Halometasone

适应证　本品为含卤素的最强效外用糖皮质激素，适用于对糖皮质激素外用有效的各种非感染性炎症性皮肤病，如亚急性和慢性湿疹、脂溢性皮炎、接触性皮炎、特应性皮炎、局限性神经性皮炎、寻常型银屑病和扁平苔藓等。

药动学　本品的透皮吸收率平均为所用剂量的1.2%。

不良反应　有烧灼感、皮肤刺激感。偶可发生接触性皮炎。余同氯氟舒松外用制剂不良反应项下②～④。

禁忌证　①原发性、细菌性、真菌性及病毒性等感染性皮肤病，如脓疱病、体癣、股癣、单纯疱疹、皮肤结核等禁用。②对本药及基质成分过敏者或对其他糖皮质激素过敏者禁用。③玫瑰痤疮、口周皮炎、寻常痤疮患者禁用。

注意　①本品长期应用可出现皮肤萎缩、毛细血管扩张、色素沉着及毛发增生等。②大面积使用、皮肤破损、封包治疗可造成大量吸收，而引起全身性反应。③不可用于眼部，勿接触眼结膜。④慎用于面部或皱褶部位如腋窝、腹股沟，且只能短期使用。

⑤孕妇和哺乳期妇女应慎用。⑥儿童应慎用，治疗不应超过7天。⑦用药的皮肤面积不应超过体表面积的10%，不应使用封包疗法。⑧如伴有皮肤感染，必须同时使用抗感染药物。如同时使用后，感染的症状没有及时改善，应停用本药直至感染得到控制。

用法与用量 质量分数0.05%卤米松软膏或乳膏将其薄薄地涂敷于患处，轻轻揉擦，一日1～2次。对顽固、肥厚的皮损，可采用封包治疗，但封包应限于短期和小面积皮损。

24.2.3 抗角化药

水杨酸外用制剂 Topical Preparation of Salicylic Acid

适应证 用于寻常痤疮、脂溢性皮炎、银屑病、皮肤浅部真菌病、疣、鸡眼、胼胝及局部角质增生。

药物相互作用 本品与肥皂、清洁剂、痤疮制剂、含乙醇制剂、维A酸共用，可引起附加的刺激或干燥。

不良反应 可引起接触性皮炎。大面积使用吸收后可出现水杨酸全身中毒症状，如头晕、神志模糊、精神错乱、呼吸急促、持续性耳鸣、剧烈或持续头痛、刺痛。

禁忌证 对本品过敏反应者禁用。

注意 ①不能用于破溃的皮肤。避免接触口腔、眼睛以及黏膜。不宜长期、大面积使用，尤其是哺乳期妇女、儿童和老年人。5岁以下儿童不建议使用。慎用于皮肤皱褶部位。②不同浓度药物的作用各不相同：质量分数1%～2% 制剂有角质形成作用；5%～10%制剂有角质溶解作用，抗真菌一般用此浓度；20%～30%制剂具有角质剥脱作用，可用于胼胝的治疗及明显角化过度性皮肤病；50% 软膏具有腐蚀作用，可用于疣的治疗。③本品忌与金属器皿接触。④有糖尿病、四肢周围血管疾病患者慎用高浓度软膏。⑤勿与其他外用痤疮制剂或含有剥脱性作用的药物合用。

用法与用量

（1）角质促成和止痒作用　以软膏（质量分数1%～3%），一日外涂1～2次。

（2）角质溶解作用　以质量分数5%～10%软膏一日外涂1～2次。

（3）腐蚀作用　以质量分数25%～60%软膏或40%硬膏外用。

（4）浅部真菌病　质量分数3%～6%酊剂、软膏，一日外涂1～2次。

（5）痤疮　5～20g/L溶液外涂。

（6）甲癣　以质量分数15%软膏外涂。

（7）儿童　不能用于破溃皮肤；不宜长期、大面积使用；慎用于皮肤褶皱部位；大面积使用吸收后可出现水杨酸全身中毒症状。

苯甲酸外用制剂 Topical Preparation of Benzoic Acid

适应证 手足癣、体股癣、头癣等浅部真菌病。

不良反应 外涂可发生接触性皮炎。

禁忌证 对本品过敏者禁用。

注意 外用本品局部可有轻微刺激，勿用于眼周及黏膜部位。本品的软膏剂和油膏不宜贮存于温度过高处。

用法与用量 质量分数6%软膏外用，一日2次。

煤焦油 Coal Tar

适应证 头部银屑病、脂溢性皮炎以及去除头皮屑。

药物相互作用 与光敏药物如甲氧沙林共用，可加强光敏感作用。

不良反应 局部皮肤刺激症状如红斑、瘙痒等。煤焦油刺激可产生毛囊炎。偶见皮肤过敏。

禁忌证 对焦油类过敏者禁用。光敏性皮肤病患者禁用。

注意 应避免用于眼及黏膜部位。避免用于皮肤破溃部位。有光敏作用，不用于面部。不用于急性渗出、糜烂性皮损及皮肤感染部位。

用法与用量 用于治疗银屑病，先涂煤焦油制剂，1～2h后接受紫外线照射（UVB），照射前应对每一患者先测定最小红斑量（MED），开始照射不应超过最小红斑量，以后逐渐增大照射剂量。使用软膏（质量分数5%～20%），将本品涂在病变部位，继以轻擦，一日1～2次。使用洗剂（质量分数1%），可将本品直接涂在皮损上。用于头皮时，先用温水将头发和头皮浸湿再涂药，轻揉使起泡沫，保留3～5min后冲洗干净，一周2～3次。

地蒽酚 Dithranol

适应证 寻常性斑块状银屑病。

不良反应 主要的不良反应是对皮肤有刺激作用，引起发红、灼热、瘙痒等症状。指甲可染为红褐色，并使衣物染色。

禁忌证 对地蒽酚类化合物过敏者禁用，对脓疱性银屑病患者禁用。

注意 避免用于眼周和皮肤敏感部位。避免接触眼及黏膜部位。不能用于皮肤破溃处。不能用于面部、外阴部及皮肤皱褶部位。用药后应立即洗去手上残留药物，以防刺激皮肤。本药治疗应从低浓度、小面积及短疗程开始，根据皮肤的耐受性及皮损反应，逐渐增加浓度、扩大用药面积及增加药物接触时间。用药期间若邻近正常皮肤出现红斑、灼热等反应降低药物浓度、减少给药次数及药物存留时间。

用法与用量 治疗应从低含量如质量分数0.1%软膏开始，根据耐受程度逐渐增加药物含量如0.25%、0.5%、1.0%，最高可至3%。一般每日晚上涂药，次日清晨洗去，白天涂润肤药以保持皮肤润泽。对较厚的皮损，可先用角质溶解药，再用本品。

松馏油 Pine Tar

适应证 减轻脱屑、瘙痒，用于银屑病、慢性皮炎湿疹。

不良反应 偶见有接触过敏反应。

禁忌证 不用于急性渗液、糜烂性皮损以及对此成分过敏者。

注意 勿用于眼内，一般不用于面部。有一定气味，可污染衣物。

用法与用量 本品质量分数5%软膏外用，一日2次。

糠馏油 Pityrol

适应证 皮损肥厚呈苔藓样变的皮肤病，如慢性湿疹、特应性皮炎、神经性皮炎、银屑病等。

不良反应 不良反应极少。

禁忌证 对本药及其赋形剂过敏者禁用。

注意 糠馏油较煤焦油、松馏油作用缓和，少有刺激性。缺点是有一定气味，污染衣物。

用法与用量 软膏（质量分数3%～5%）或糊剂（质量分数5%～10%）外用，一日2次。

黑豆馏油 Pix Fabate Nigrate

适应证 消炎，收敛，止痒。用于神经性皮炎、慢性湿疹等。

不良反应 尚不明确。

注意 与其他焦油类制剂比较作用缓和，刺激性微弱。缺点是有一定气味，污染衣物。不得接触眼及黏膜部，涂药部位应避免日光照射。

用法与用量 质量分数5%、10%软膏外用，一日1～2次。

维A酸 Tretinoin

适应证 寻常痤疮特别是粉刺类损害、扁平疣、皮肤及毛囊角化异常性病变、寻常型银屑病。

不良反应 局部反应包括烧灼感、红斑、刺痛、瘙痒、皮肤干燥或脱屑，对紫外线敏感性增强。可出现一过性皮肤色素沉着。用于眼周可出现局部刺激和水肿、脱屑。

禁忌证 ①妊娠初始3个月内及哺乳期妇女禁用。②对本品任何成分过敏者禁用。③眼部禁用。④急性或亚急性皮炎、湿疹类皮肤病患者禁用。

注意 晒伤、酒渣鼻患者不宜使用。不宜用于皮肤皱褶部位。用药期间避免同时使用含磨砂剂、易引起粉刺或有收敛作用的化妆品。避免同时采用局部光疗照射。避免用于大面积严重痤疮。避免接触眼、鼻、口腔黏膜。育龄妇女使用时需避孕。

用法与用量 涂于患处，每晚1次。一日量不应超过20g（质量分数0.1%、0.025%乳膏或软膏剂）。

阿达帕林 Adapalene

适应证 用于以粉刺、丘疹和脓疱为主要表现的寻常型痤疮，面部、胸和背部的痤疮。

不良反应 在最初治疗的2～4周里最常见的不良反应为红斑、干燥、鳞屑、瘙痒、灼伤或刺痛，较少发生的不良反应有晒伤、皮肤刺激、皮肤不适的烧灼和刺痛。极少发生的不良反应包括痤疮红肿、皮炎、眼水肿、结膜炎、红斑、瘙痒、皮肤变色、红疹和湿疹等。如不良反应严重，应减少用药次数或停药。

禁忌证 对阿达帕林或凝胶赋形剂中的任何组分过敏者禁用。

注意 如果产生过敏或严重的刺激反应，应停止用药。使用药物期间，如果暴露在日光下，应将剂量降低到最小用量。避免接触眼、唇、口腔、鼻黏膜、内眦和其他黏膜组织。不应用在刀伤、擦伤、湿疹或晒伤的皮肤上，也不得用于十分严重的痤疮患者，或患有湿疹样的皮肤创面。当用其他维生素A类药或使用“蜡质”脱毛方法时，应避免使用本品进行治疗。不能同时搽乙醇或香水。使用本品时要保持皮肤清洁干燥。

用法与用量 质量分数0.1%凝胶涂于患处，每晚1次。

克林霉素外用制剂 Topical Preparation of Clindamycin

适应证 有炎性丘疹及脓疱等合并感染的寻常痤疮。

不良反应 可引起皮肤干燥及局部刺激、皮疹等过敏反应。偶见胃肠不适及腹泻。

禁忌证 有肠炎或溃疡性结肠病史者禁用。对本品过敏者禁用。

注意 应避免接触眼睛和其他黏膜。局部吸收后也可能引起腹泻，应立即停药。请勿将本品用于其他细菌引起的皮肤感染。妊娠期、哺乳期妇女及12岁以下儿童慎用。过敏体质者慎用。不宜与红霉素类联合使用。

用法与用量 克林霉素磷酸酯溶液10g/L，质量分数1%凝胶或搽剂，涂于患处，一日2次，早、晚各1次，4周为1个疗程。

异维A酸 Isotretinoin

适应证 重度痤疮（尤其是结节囊肿型痤疮），毛发红糠疹。

不良反应 患者在服药后面部出油明显减少，同时感到皮肤、黏膜包括口唇、眼、鼻黏膜干燥、脱皮；鼻出血；头痛、肌肉关节痛；血脂异常；可使肝酶升高；有报道服药后出现精神变化，如抑郁、自杀倾向、焦虑；脱发；偶见恶心、过敏反应及光敏；妊娠期妇女服药后可致自发性流产及胎儿发育畸形。

禁忌证 孕妇、哺乳期妇女、肝肾功能不全、维生素A过量及高脂血症患者禁用。

注意 异维A酸不良反应较大，有致畸作用，应在皮肤科医师指导及监视下用药，用药前应排除妊娠，在月经周期的第2日或第3日开始治疗，女性必须在治疗期间及治疗后做好避孕，直至治疗结束后3个月，如在治疗过程中妊娠必须行人工流产。治疗期间或治疗后1个月避免献血。治疗后1个月以及之后定期检查肝功能和血脂，如血脂或转氨酶持续升高应减量或停药。如果在治疗期间发生精神紊乱等表现，应停止服药，并建议精神科专家会诊。糖尿病、肥胖症、酗酒及脂质代谢紊乱者慎用。

用法与用量

（1）成人 本品在医师指导下使用。口服一次10～20mg（按体质量0.5～1.0mg/kg），一日2～3次。1个月后视病情可减为一日1～2次，一次10～20mg，饭后服用。疗程一般为3个月，视病情遵医嘱增减。

（2）儿童 开始剂量为0.1～1mg/kg，推荐一日0.5mg/kg，分2～3次服用，饭间或餐后服用，4周后改用维持量，维持量视患者耐受情况决定，但1日最高剂量不得超过

1mg/kg，一般6～8周为1个疗程。如需要，停药8周后再进行下1个疗程。质量分数0.05%凝胶局部用于痤疮治疗。

阿维A Acitretin

适应证 ①严重的银屑病，包括红皮病型银屑病、脓疱型银屑病等。②其他角化性皮肤病。

药物相互作用 不能与四环素、甲氨蝶呤、维生素A及其他维A酸类药物并用。

不良反应 主要和常见的不良反应为维生素A过多综合征样反应，主要表现如下。①皮肤瘙痒、感觉过敏、光过敏、红斑、干燥、脱屑、甲沟炎等。②唇炎、鼻炎、口干等。③眼干燥、结膜炎等。④肌痛、背痛、关节痛、骨增生等。⑤神经系统：头痛、步态异常、颅内压升高、耳鸣、耳痛等。⑥其他：疲劳、厌食、食欲改变、恶心、腹痛等。⑦实验室异常：可见ALT、AST、碱性磷酸酶、三酰甘油、胆红素、尿酸、网织红细胞等短暂性轻度升高，也可见高密度脂蛋白、白细胞及磷钾等电解质减少，继续治疗或停止用药，改变可恢复。

禁忌证 妊娠及哺乳期妇女及2年内有生育计划的妇女禁用。对阿维A或其他维A酸类药物过敏者禁用。严重肝肾功能不全者、高脂血症者、维生素A过多症或对维生素A及其代谢物过敏者禁用。

注意 育龄妇女在开始阿维A治疗前2周内必须进行妊娠试验，确认妊娠试验为阴性后，在下次正常月经周期的第2日或第3日开始用阿维A治疗。在开始治疗前、治疗期间和停止治疗后至少2年内必须使用有效的避孕方法。治疗期间，应定期进行妊娠试验，如妊娠试验为阳性，应立即与医师联系，共同讨论对胎儿的危险性及是否继续妊娠等。在阿维A治疗期间或治疗后2个月内应避免饮用含乙醇的饮料，并忌酒。在服用阿维A前和治疗期间应定期检查肝功能，若出现肝功能异常，应每周检查，若肝功能未恢复正常或进一步恶化，必须停止治疗，并继续监测肝功能至少3个月。对有脂代谢障碍、糖尿病、肥胖症、酒精中毒的高危患者和长期服用阿维A的患者，必须定期检查血清胆固醇和三酰甘油。对长期服用阿维A的患者，应定期检查有无骨异常。正在服用维A酸类药物治疗及停药后2年内，患者不得献血。治疗期间，不应使用含维生素A的制剂或保健食品，应避免在阳光下过多暴露。

用法与用量

（1）成人 口服使用，本品个体差异较大，剂量需要个体化，才能取得最大的临床治疗效果，同时不良反应最小。

①开始治疗：阿维A治疗应为一日25mg或30mg作为一个单独剂量与主餐一起服用。如果经过4周治疗效果不满意，又无毒性反应，每天最大剂量可以逐渐增加至60～70mg。

②维持治疗：治疗开始有效后，可给予一日25～50mg的维持剂量。维持剂量应以临床效果和耐受性作为根据。一般来说，当皮损已充分消退，治疗应该停止。复发可按开始治疗的方法再治疗。

③其他角化性疾病：角化性疾病的维持剂量为一日10mg，最大为一日50mg。

（2）儿童 起始剂量一日0.5～0.75mg/kg，最大剂量不超过1mg/kg，可以单独使用，也可以与B波紫外线联合使用，皮损清除后应尽快停药。

壬二酸 Azelaic Acid

适应证 寻常痤疮、丘疹脓疮期酒渣鼻。

禁忌证 对本药过敏者。

注意 避免接触眼部及口腔等黏膜部位。

不良反应 局部刺激反应，偶见皮肤脱色，罕见光敏感。

用法与用量 本品质量分数15%或20%软膏涂于患处，一日2次。

卡泊三醇 Calcipotriol（Calcipotriene）

适应证 寻常性银屑病。

药物相互作用 不能与水杨酸制剂合用。

不良反应 局部皮肤刺激症状，可出现红斑、烧灼感、瘙痒等症状，还可引起光敏反应。

禁忌证 对本品过敏者或钙代谢失调者应禁用。

注意 这类药物吸收可影响体内钙代谢，禁用于钙离子代谢异常患者，也不宜长期、大面积使用，以免增加高钙血症的风险。软膏制剂避免用于面部：妊娠期妇女慎用。用后应洗去手上残留药物，以避免刺激正常皮肤。

用法与用量

（1）软膏（质量分数0.005%）外用，一日1～2次，1周用量不应超过100g。

（2）搽剂（50mg/L）用于头皮银屑病，一日1～2次，1周用量不应超过60mL。

他卡西醇 Tacalcitol

适应证 寻常性银屑病。

不良反应 局部皮肤刺激症状如红斑、瘙痒等。

禁忌证 对本品成分有过敏者禁用。有钙代谢性疾病者禁用。

注意 尚未有血清钙值上升的临床报道，但因本品为活性维生素D_3制剂，与类似药品如活性型维生素D_3外用制剂合用或大剂量涂抹时有血清钙值上升可能性。另外，还有引起伴随高钙血症的肾功能低下的可能性。因此，在与类似药制剂合用或大剂量给药时，应注意观察血清钙及尿液中的钙含量和肾功能状况如肌酸酐、BUN等。不用于眼角膜、结膜。妊娠妇女慎用。

用法与用量 本品质量分数0.0002%软膏外用，一日1～2次，一日用量不应超过10g。

24.2.4 其他

樟脑 Camphor

适应证 用于瘙痒性皮肤病、纤维组织炎、神经痛、流行性感冒。

不良反应 可引起接触性皮炎。婴幼儿禁用。面部避免使用。

禁忌证 对樟脑和乙醇过敏者禁用。

注意 ①不得用于皮肤破溃处。②避免接触眼睛和其他黏膜（如口、鼻等）。③用后拧紧瓶盖。④用药部位如有烧灼感、红肿等情况应停药，并将局部药物洗净，必要时向医师咨询。⑤孕妇及哺乳期妇女慎用。⑥过敏体质者慎用。⑦本品性状发生改变时禁止使用。

用法与用量 10%质量分数的樟脑酯、樟脑软膏，患部外搽，一日2～3次。小儿采用10%樟脑酯、质量分数2%樟脑软膏，避免大面积使用。

炉甘石 Calamine

适应证 急性瘙痒皮肤病，如湿疹和痱子。

不良反应 寒冷季节不宜大面积涂用，否则易受凉。本品较强的收敛作用可使皮肤变得干燥。

禁忌证 有显著糜烂、渗出部位不宜使用。

注意 头发等体毛较长部位一般不用。有显著渗出的皮肤损害者不宜应用。

用法与用量 炉甘石洗剂（含炉甘石、氧化锌、甘油）外用，一日多次。

氧化锌 Zinc Oxide

适应证 急性或亚急性皮炎、湿疹、痱子及轻度、小面积的皮肤溃疡。

禁忌证 对本品过敏者禁用。

注意 对有渗出的皮损，最好先做湿敷。使用糊剂或油剂前，可先用纱布蘸液状石蜡或植物油清洁皮损表面。头皮、外阴部位涂药时需将毛发剪短。

用法与用量 本品质量分数10%、15%软膏或糊剂外用，一日2～3次。

氧化锌滑石粉 Zinc Oxide and Talc Powder

适应证 预防痱子、间擦疹。

禁忌证 对氧化锌过敏者禁用。

注意 勿用于眼内。不用于有渗出、糜烂处。

用法与用量 外用，一日1～2次。

复方硼酸粉 Compound Boric Acid Powder

适应证 同氧化锌滑石粉。

禁忌证 对本品过敏者禁用。

注意、用法与用量 同氧化锌滑石粉。

鞣酸 Tannic Acid

适应证 烧伤、压疮、尿布皮炎、新生儿臀红、间擦疹等。

不良反应 偶见轻度局部刺激。

禁忌证 对有关成分过敏者禁用。

注意　勿接触眼内。

用法与用量　外用，一日2～3次。

尿囊素外用制剂 Topical Preparation of Allantoin

适应证　皮肤干燥、干皮病、皮肤皲裂、乏脂性湿疹、鱼鳞病、冬季瘙痒症等。

不良反应　罕见局部刺激现象。

禁忌证　对有关成分过敏者禁用。

注意　勿入眼内。

用法与用量　本品质量分数1%软膏或乳膏外用，一次2～3g，一日2～3次。

尿素软膏 Urea Ointment

适应证　皮肤角化症、手足皲裂、干皮症、鱼鳞病等。

不良反应　个别有局部刺激现象。

禁忌证　对有关成分过敏者禁用。

注意　勿入眼内。高浓度软膏（质量分数30%～40%）用于甲真菌病，有软化剥离病甲作用。

用法与用量　本品质量分数20%软膏外用，一日2～3次。

复方乳酸软膏 Compound Lactic Acid Ointment

适应证　手足皲裂症和鱼鳞病。

禁忌证　对乳酸、尿素及化学结构类似物有过敏史者禁用。

注意　避免接触眼睛。涂抹部位如有灼烧感、痛痒、红肿等，应停止用药并即洗净。

用法与用量　本品含有乳酸、尿素成分的软膏，供外用，一日2～3次。

二甲硅油乳膏 Dimethicone Cream

适应证　本品含有二甲硅油、甘油、硬脂酸、丙二醇、液状石蜡。用于保护、滋润皮肤。

注意　勿入眼内。

用法与用量　外用，一日2次。

羊毛脂软膏 Lanolin Ointment

适应证　皮肤干燥、干皮病、皮肤皲裂、乏脂性湿疹、鱼鳞病、冬季瘙痒症、慢性剥脱性皮炎等。

禁忌证　对有关成分过敏者禁用。

用法与用量　质量分数10%软膏外用，一日2～3次。

甲氧沙林 Methoxsalen

适应证　白癜风。

不良反应 配合长波紫外线照射后常见的不良反应是红斑，常在照射24～28h出现。皮肤色素沉着，瘙痒。若照射剂量过大或时间过长，照射部位皮肤可出现红肿、水疱、疼痛、脱屑，如有红肿、水疱等暂时停药，待恢复后再用。

禁忌证 12岁以下儿童、年老体弱者禁用。孕妇及哺乳期妇女禁用。严重肝病患者禁用。白内障或其他晶状体疾病患者禁用。有光敏性疾病如红斑狼疮、皮肌炎、卟啉病、多形性日光疹、着色性干皮病等患者禁用。对本品过敏者禁用。

注意 口腔、眼、黏膜周围及皮肤破溃处不宜使用。仅外搽于病变部位，尽量避免外用于正常皮肤。在外用后配合长波紫外线或日光照晒，照射的剂量或时间应在专科医师指导下逐渐增加。照射紫外线时应戴墨镜，并用黑布覆盖正常皮肤。有皮肤癌病史、日光敏感家族史、新近接受放射线或细胞毒性药物治疗及有胃肠道疾病者应慎用。治疗期间不得服用含有呋喃香豆素的食物，如酸橙、无花果、香菜、芥末、胡萝卜、芹菜等。治疗期间应戒酒，不宜吃过于腥的食物。治疗白癜风疗效出现较慢。

用法与用量 甲氧沙林溶液剂或二甲基亚砜溶液（1～3g/L）外用，患处涂搽1～2h后，用长波紫外线照射患处。照射时光距为10～30cm，照射30min左右，一日1次，一般1个疗程为1个月。治愈后，每周或隔周照射1次以巩固疗效。如未治愈应继续治疗。如2个疗程结束皮损仍无明显消退，可停止治疗。治愈后如有复发，重复治疗仍然有效。

二氧化钛外用制剂 Topical Preparation of Titanium Dioxide

适应证 外用防晒药。光敏性皮肤病患者等外出活动时涂于外露部位。

不良反应 偶有轻度刺激作用。

注意 对有显著渗出的皮肤损害不宜使用本品。

用法与用量 质量分数5%软膏或乳膏外用，一日1～2次。

他克莫司外用制剂 Topical Preparation of Tacrolimus

适应证 因潜在危险而不宜使用传统疗法、对传统疗法反应不充分或无法耐受传统疗法的中至重度特应性皮炎患者，作为短期或间歇性长期治疗。

不良反应 在外用最初几天局部可有灼热、痒感、红斑、干燥及脱屑。

禁忌证 对他克莫司或制剂中任何其他成分有过敏史的患者禁用。孕妇禁用。对大环内酯类抗生素过敏者禁用。

注意 ①局部有感染者应先治疗感染。②涂药处不采用封包。③避免过度暴露于日光和紫外线光源。④用药期间避免饮酒。⑤避免药物接触眼结膜。⑥不能长期大面积使用。⑦本品质量分数0.03% 和0.1% 软膏均可用于成人，但只有0.03% 的本品可用于2岁及以上的儿童，2岁以下儿童不建议使用。

用法与用量

（1）成人和16岁以上儿童一日2次，外用质量分数0.1% 软膏剂直到皮损消失。然后减量到一日1次或改用质量分数0.03%软膏剂。如果湿疹加重或2周后无改善，则应选用其他治疗。

（2）2～15岁儿童初始时用质量分数0.03% 软膏剂，一日2次。皮损控制后减量到一日1次，直到皮损消失。

吡美莫司 Pimecrolimus

适应证 无免疫受损的2岁及2岁以上轻度至中度异位性皮炎（湿疹）患者，作为短期或间歇性长期治疗。

不良反应 局部可有灼热、痒感、红斑、干燥及脱屑。

禁忌证 对吡美莫司或其他聚内酰胺类药物过敏或对任何一种赋形剂过敏者禁用。

注意 ①不应长期大面积外用。②避免过度暴露于日光和紫外线光源。③避免接触眼睛和黏膜。④ 2岁以下儿童不建议使用。⑤不能用于急性皮肤病毒感染部位（单纯疱疹、水痘）。⑥应用本品软膏或乳膏时在用药局部会发生轻度和一过性反应，如用药局部反应严重，则暂停使用。⑦对儿童不应大面积、长时间使用。⑧涂药处不封包。

用法与用量 质量分数1%软膏外用，一日2次。

多塞平外用制剂 Topical Preparation of Doxepin

适应证 慢性单纯性苔藓，瘙痒症，亚急性、慢性湿疹及异位性皮炎引起的瘙痒。

不良反应 全身的不良反应一般为嗜睡，还可有口干、头痛、眩晕、疲倦、情绪改变、味觉改变、恶心、焦虑和发热等。局部的不良反应有一过性刺痛感和（或）烧灼感、瘙痒、红斑、皮肤干燥等。

禁忌证 ①因为本品具有抗胆碱作用，而且外用后可在血中检出本品，因此对未治疗的闭角型青光眼或有尿潴留倾向、心功能不全、严重肝肾损伤者以及有癫痫病史者禁用。②既往有严重药物过敏史者禁用。

注意 ①不能用于眼结膜等黏膜部位。②有20% 的人外用后可有嗜睡，尤其是超过10% 体表面积时，应提醒患者用药后不要驾车或操作危险机器。③连续使用不得超过8日。④用药时应避免饮酒，因酒能加剧此药的作用。⑤使用前至少2周应停用单胺氧化酶抑制药。

用法与用量 质量分数5%软膏外用，一日2～3次，连续使用不得超过8日。

咪喹莫特 Imiquimod

适应证 咪喹莫特是局部免疫调节药，外用治疗外生殖器及肛周的尖锐湿疣。文献报告本品外用还可用于日光性角化症、浅表基底细胞癌、鲍恩样丘疹病等的治疗。

不良反应 主要是局部反应，包括用药部位烧灼感、发红、肿胀、瘙痒、刺痛、脱屑，少见的有糜烂、溃疡、疼痛。以上反应多为轻至中度，常发生在用药的第2～5周，且持续时间短，停药2周后一般可恢复正常。

禁忌证 对咪喹莫特及其乳膏基质过敏者禁用。

注意 ①本药仅供外用，不可口服，应在医生指导下使用。②用药后不要封包。用药后6～10h将药物清洗掉。③局部破损处应避免使用本品；曾用药物或激光等治疗尖锐湿疣并出现了破损的部位，应等到伤口愈合后再用本品。④不可将药物涂入眼、口、鼻等部位。⑤不得用于尿道、阴道内、子宫颈和肛管内尖锐湿疣的治疗。⑥用药期间避免性生活。使用避孕套的，应先将外用的咪喹莫特冲洗干净，因为咪喹莫特可使避孕套变脆弱。⑦对有包皮的男性患者，在用药期间，应每日将包皮翻起，清洗用药部位。若包皮黏膜面出现糜烂、溃疡、水肿及包皮翻起有困难时，应立即停止治疗。⑧孕妇与哺乳期妇女尚未发现用药禁忌证，但应慎用。

用法与用量 质量分数5%软膏外用。涂药前，先用清水或中性肥皂清洗患处并擦干，用棉签将药物在疣体上均匀涂抹一层薄膜，保留6～10h后用清水或中性肥皂将药物从疣体上洗掉。睡前涂抹，一日1次，每周3次（周1、周3、周5用或周2、周4、周6用）。一般疗程为8～12周，最多不超过16周。

◎ **氨苯砜（见14章585页）**

沙利度胺 Thalidomide

适应证 用于强直性脊柱炎、皮肤黏膜血管炎。美国《儿童风湿病学》（2010年版）建议可用于幼年特发性关节炎（全身型）。

药物相互作用 能增强其他中枢抑制药，尤其是巴比妥类药的作用。

不良反应 口鼻黏膜干燥、头晕、倦怠、嗜睡、恶心、腹痛、便秘、面部水肿、面部红斑、过敏反应及多发性周围神经炎、深静脉血栓。

禁忌证 孕妇及哺乳期妇女禁用。对本品过敏者禁用。驾驶员及机器操作者禁用。

注意 ①对于育龄妇女，服药前4周就应采取有效的避孕措施，妊娠试验阴性方可服药。患者停药至少4周后方可妊娠。服药期间不允许母乳喂养。②男性患者服药期间性生活时应使用避孕套。③服药期间不允许献血。④用于心血管疾病高发患者时，注意患者心衰及血栓形成情况。若患者同时服用β受体阻滞药则更要注意。必要时停药及对症治疗。⑤用药期间定期检查血象，中性粒细胞的绝对值低于750/mm^{3}的患者不要服用。

用法与用量

（1）成人 成人口服，一般用量每日100～300mg，睡前一次50mg，1周后递增至一日150mg，分2～3次服用或睡前服。应从小剂量开始并逐渐递增，好转后减药维持。

（2）儿童 美国《儿童风湿病学》（2010年版）推荐，治疗儿童系统性红斑狼疮（SLE）及全身型幼年特发性关节炎（JIA），口服，一日剂量为2.5～4mg/kg，最大量一日100mg。

◎ **硫酸锌（见17章626页）**

肝素钠外用制剂 Topical Preparation of Heparin Sodium

适应证 用于早期冻疮、皲裂、溃疡、湿疹及浅表性静脉炎和软组织损伤。

不良反应 罕见皮肤刺激如烧灼感，或过敏反应如皮疹、瘙痒等。

禁忌证 有出血性疾病或烧伤者禁用。

注意 ①孕妇及哺乳期妇女慎用。②用药部位出现皮疹、瘙痒、红肿等，应停止用药并即洗净，必要时向医师或药师咨询。

用法与用量 肝素钠乳膏（35万u/kg），局部外用，一日2～3次。

参考文献

[1] 国家药典委员会. 中华人民共和国药典临床用药须知[M]. 2015年版. 北京：中国医药科技出版社，2017.

[2] 《中国国家处方集》编委会. 中国国家处方集2010[M]. 北京：人民军医出版社，2010.

[3] 《中国国家处方集》编委会. 中国国家处方集（儿童版）2013[M]. 北京：人民军医出版社，2013.

[4] 李俊. 临床药理学[M]. 6版. 北京：人民卫生出版社，2018.

[5] 杨宝峰，陈建国. 药理学[M]. 9版. 北京：人民卫生出版社，2018.

[6] 高鸿慈，张先洲，乐智勇. 输液剂的制备与临床配伍[M]. 北京：化学工业出版社，2011.

[7] 钱漪，沈时霖. 儿科临床药物手册[M]. 2版. 长沙：湖南科技出版社，2000.

[8] Brunton L，Chabner B，Knollman B. Goodman and Gilman's The Pharmacological Basis of Therapeutics[M]. 12th Ed. McGraw-Hill Professional，2011.

[9] 中华医学会编辑出版部. 法定计量单位在医学上的应用[M]. 2版. 北京：人民军医出版社，1991.

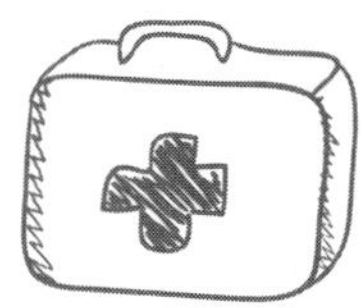

☆中文药名索引☆

C

D

E

F

K

L

M

N

O

P

Q

R

S

T

W

X

Y

Z

☆ 外文药名索引 ☆

A

D

E

F

G

H

I

J

K

L

M

N

Q

R

S

T

U

V

W

X

Z

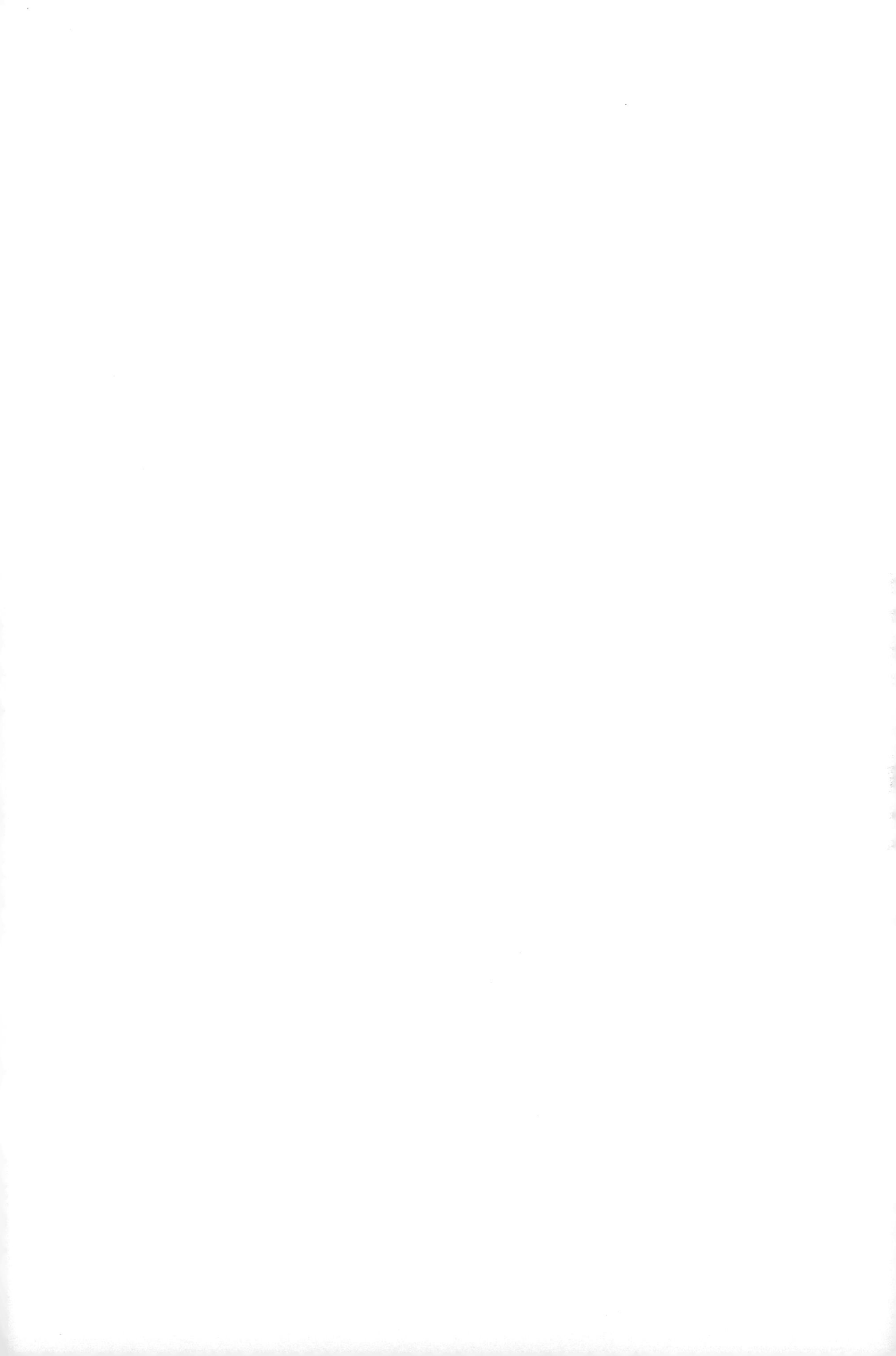